Fortschritte der praktischen Dermatologie und Venerologie

Zwölfter Band

Vorträge der XII. Fortbildungswoche der Dermatologischen Klinik
und Poliklinik der Ludwig-Maximilians-Universität München
in Verbindung mit dem Berufsverband der Deutschen Dermatologen e.V.
vom 23. bis 28. Juli 1989

Herausgegeben von
O. Braun-Falco und J. Ring

Mit 162 zum Teil farbigen Abbildungen

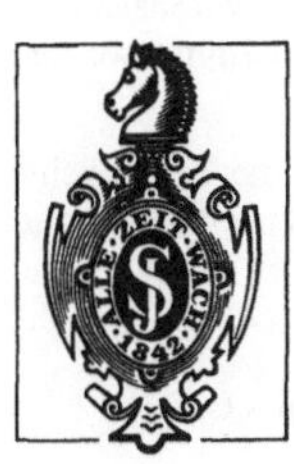

Springer-Verlag
Berlin Heidelberg New York London
Paris Tokyo Hong Kong

Prof. Dr. med. Dr. h.c. mult. Otto Braun-Falco
o.ö. Professor für Dermatologie und Venerologie
Direktor der Dermatologischen Klinik und Poliklinik
der Ludwig-Maximilians-Universität München,
Frauenlobstraße 9–11, D-8000 München 2

Prof. Dr. med. Dr. phil. Johannes Ring
Dermatologische Klinik und Poliklinik,
Ludwig-Maximilians-Universität München,
Frauenlobstraße 9–11, D-8000 München 2

ISBN 978-3-540-51962-1   ISBN 978-3-642-48223-6 (eBook)
DOI 10.1007/978-3-642-48223-6

CIP-Titelaufnahme der Deutschen Bibliothek

Fortschritte der praktischen Dermatologie und Venerologie : Vorträge d. … Fortbildungswoche
der Dermatologischen Klinik und Poliklinik der Ludwig-Maximilians-Universität München / in Ver-
bindung mit d. Berufsverb. d. Dt. Dermatologen e.V. – Berlin ; Heidelberg ; New York ; London ;
Paris ; Tokyo ; Hong Kong : Springer.
  ISSN 0071-7932
NE: Dermatologische Klinik und Poliklinik ⟨München⟩
Bd. 12. Vorträge der 12. Fortbildungswoche … vom 23. bis 28. Juli 1989. – 1990
  ISBN 978-3-540-51962-1

Verantwortlich für den Anzeigenteil: Frau K. Schilling, Heidelberger Platz 3, D-1000 Berlin 33
2127/3145-543210 – gedruckt auf säurefreiem Papier

Inhaltsverzeichnis

IV

Entwicklungen in der Therapie

Kurse

Moderne histologische Methoden in der praktischen Diagnostik

Mikrobiologie

Andrologie

Operative Dermatologie

VI

Autorenverzeichnis

Abeck, D., Dr. med.
Dermatologische Klinik und Poliklinik, Universität München, Frauenlobstraße 9–11,
8000 München 2

Altmeyer, P., Prof. Dr. med.
Dermatologische Klinik, Ruhr-Universität Bochum, St. Josefs-Hospital,
Gudrunstraße 56, 4630 Bochum 1

Anemüller, W.
Klinik für Dermatologie und Venerologie, Medizinische Universität zu Lübeck,
Ratzeburger Allee 160, 2400 Lübeck 1

Bacharach-Buhles, M.
Dermatologische Klinik, Ruhr-Universität Bochum, St. Josefs-Hospital,
Gudrunstraße 56, 4630 Bochum 1

Balda, B.-R., Prof. Dr. med. Dr. habil.
Klinik für Dermatologie und Allergologie, Zentralklinikum Augsburg, Stenglinstraße 1,
8900 Augsburg

Bieber, T., Priv.-Doz. Dr. med.
Dermatologische Klinik und Poliklinik, Universität München, Frauenlobstraße 9–11,
8000 München 2

Biemer, E., Prof. Dr. Dr. habil.
Abteilung für Plastische und Wiederherstellungschirurgie, Technische Universität
München, Klinikum rechts der Isar, Ismaninger Straße 22, 8000 München 80

Borelli, S., Prof. Dr. med., Dr. phil.
Dermatologische Klinik und Poliklinik, Technische Universität München, Biedersteiner
Straße 29, 8000 München 40

Bork, K., Prof. Dr.
Hautklinik, Universität Mainz, Langenbeckstraße 1, 6500 Mainz 1

Braun-Falco, O., Prof. Dr. med., Dr. h.c. mult.
Dermatologische Klinik und Poliklinik, Universität München, Frauenlobstraße 9–11,
8000 München 2

Breit, R., Priv.-Doz. Dr.
Dermatologische und Allergologische Abteilung, Städtisches Krankenhaus München-
Schwabing, Kölner Platz 1, 8000 München 40

Burg, G., Prof. Dr. med.
Klinik und Poliklinik für Haut- und Geschlechtskrankheiten, Universität Würzburg,
Josef-Schneider-Straße 2, 8700 Würzburg

Chorzelski, T., Prof. Dr. med.
Klinika Dermatologiczna Akademii Medycznej, Koszykowa 82a, 02-008 Warszawa,
Polen

Christophers, E., Prof. Dr. med.
Dermatologische Klinik, Universität Kiel, Schittenhelmstraße 7, 2300 Kiel 1

Czarnetzki, B.M., Prof. Dr. med.
Abteilung klinische Forschung, Dermatologie, Hoffmann-La Roche, Grenzacher
Straße 124, CH-4002 Basel

Donhauser, G., Dr. med.
Dermatologische Klinik und Poliklinik, Universität München, Frauenlobstraße 9–11,
8000 München 2

Eckert, F., Dr. med.
Dermatologische Klinik und Poliklinik, Universität München, Frauenlobstraße 9–11,
8000 München 2

Elsner, P., Priv.-Doz. Dr. med.
Klinik und Poliklinik für Haut- und Geschlechtskrankheiten, Universität Würzburg,
Josef-Schneider-Straße 2, 8700 Würzburg und Department of Dermatology School of
Medicine, University of California, San Francisco, CA, USA

Faergemann, J., Doc. Dr. med.
Department of Dermatology, Sahlgrens Hospital, S-41345 Göteborg

Forck, G., Prof. Dr. med.
Poliklinik für Allergologie und Gewebedermatologie, Universität Münster,
Von-Esmarch-Straße 56, 4400 Münster

Freundl, G., Prof. Dr. med. habil.
Frauenklinik, Städtisches Krankenhaus Benrath, Urdenbacher Allee 83,
4000 Düsseldorf 13

Friedrich, M., Dr. med.
Dermatologische Klinik und Poliklinik, Technische Universität München, Biedersteiner
Straße 29, 8000 München 40

Fritsch, P., Univ.-Prof. Dr.
Universitätsklinik für Dermatologie und Venerologie, Anichstraße 35,
A-6020 Innsbruck

Fröschl, M., Dr. med.
Dermatologische Klinik und Poliklinik, Universität München, Frauenlobstraße 9–11,
8000 München 2

Frosch, P.J., Prof. Dr. med.
Hautklinik, Universität Heidelberg, Voßstraße 2, 6900 Heidelberg 1

Gadner, H., Dr. med.
I. Universitäts-Hautklinik, Alser Straße 4, A-1090 Wien

Gebhart, W., Univ.-Prof. Dr. med.
II. Universitäts-Hautklinik, Alser Straße 4, A-1090 Wien

Gevers Leuven, J., Dr. med.
Gaubius Instituut TNO, Leiden

Goerz, G., Prof. Dr. med.
Hautklinik, Universität Düsseldorf, Moorenstraße 5, 4000 Düsseldorf 1

Gross, G.E., Prof. Dr. med.
Hautklinik, Universitäts-Krankenhaus Eppendorf, Martinistraße 52, 2000 Hamburg 20

Grosshans, E., Prof. Dr. med.
Clinique Dermatologique, Faculté de Médecine, Université Louis Pasteur, 1, Place de
l'Hôpital, F-67091 Strasbourg Cedex

Grußendorf-Conen, E.-I., Prof. Dr. med.
Abteilung Dermatologie der Medizinischen Fakultät, RWTH Aachen, Pauwelsstraße,
5100 Aachen

Haaf, U., Dr. med.
Hautklinik, Universität Tübingen, Liebermeisterstraße 25, 7400 Tübingen

Haidl, G., Dr. med.
Klinik für Dermatologie und Andrologie, Universität Gießen, Gaffkystraße 14,
6300 Gießen

Haina, D. (†)
Gesellschaft für Strahlen- und Umweltforschung, München

Haneke, E., Prof. Dr. med.
Hautklinik, Ferdinand-Sauerbruch-Klinikum Elberfeld, Arrenberger Straße 20,
5600 Wuppertal 1

Hannuksela, M., Prof. Dr. med.
Dermatologische Abteilung, Universitäts-Krankenhaus, 90220 Oulu 22, Finland

Happle, R., Prof. Dr. med.
Afdeling Huidziekten, Sint Radboudziekenhuis, Javastraat 194, NL-6524 MJ Nijmegen

Hartmann, A.A., Prof. Dr. med.
Klinik und Poliklinik für Haut- und Geschlechtskrankheiten, Universität Würzburg,
Josef-Schneider-Straße 2, 8700 Würzburg

Haustein, U.-F., OMR Prof. Dr. sc. med.
Klinik für Hautkrankheiten des Bereichs Medizin der Karl-Marx-Universität,
Liebigstraße 21, DDR-7010 Leipzig

Helm, E.B., Prof. Dr. med.
Zentrum der Inneren Medizin, Klinikum der Universität Frankfurt, Theodor-Stern-
Kai 7, 6000 Frankfurt/Main 70

Hödl, S., Univ. Doz. Dr. med.
Universitätsklinik für Dermatologie und Venerologie, Auenbruggerplatz 8, A-8036 Graz

Hönigsmann, H., Prof. Dr. med.
Abteilung für Photobiologie und Phototherapie, I. Universitäts-Hautklinik, Alser
Straße 4, A-1090 Wien

Hofmann, N., Prof. Dr. med.
Hautklinik, Universität Düsseldorf, Moorenstraße 5, 4000 Düsseldorf 1

Hohenleutner, U., Dr. med.
Dermatologische Klinik und Poliklinik, Universität München, Frauenlobstraße 9–11,
8000 München 2

Hornstein, O., Prof. Dr. med.
Universitäts-Hautklinik, Hartmannstraße 14, 8520 Erlangen

Ippen, H., Dipl.-Chem. Prof. Dr. med.
Abteilung Dermato-Venerologie I, Universitäts-Hautklinik, v.-Siebold-Straße 3,
3400 Göttingen

Jablonska, S., Prof. Dr. med
Klinika Dermatologiczna Akademii Medycznej, Koszykowa 82a, 02-008 Warszawa,
Polen

Jarisch, R., Doz. Dr. med.
Dermatologisch-pädiatrisches Allergieambulatorium, Franz-Jonas-Platz 8, A-1210 Wien

Juhlin, L., Prof. Dr. med.
Dermatologische Abteilung, Universitäts-Krankenhaus, S-751 85 Uppsala

Kaudewitz, P., Priv.-Doz. Dr. med.
Dermatologische Klinik und Poliklinik, Universität München, Frauenlobstraße 9–11,
8000 München 2

Kaufmann, R., Dr. med.
Dermatologische Abteilung, Universität Ulm, Steinhövelstraße, 7900 Ulm

Kerl, H., Univ.-Prof., Dr. med.
Universitätsklinik für Dermatologie und Venerologie, Auenbruggerplatz 8, A-8036 Graz

Kirnbauer, R., Dr. med.
II. Univ.-Hautklinik, Alser Straße 4, A-1090 Wien

Kleinhans, D., Prof. Dr. med.
Abteilung für Dermatologie, Hautklinik, Krankenhaus Bad Cannstatt, Prießnitzweg 24,
7000 Stuttgart 50

Konz, B., Dr. med.
Dermatologische Klinik und Poliklinik, Universität München, Frauenlobstraße 9–11,
8000 München 2

Korting, H.C., Priv.-Doz. Dr. med.
Dermatologische Klinik und Poliklinik, Universität München, Frauenlobstraße 9–11,
8000 München 2

Kresbach, H., Univ. Prof. Dr. med.
Universitätsklinik für Dermatologie und Venerologie, Auenbruggerplatz 8, A-8036 Graz

Krieg, T., Prof. Dr. med.
Dermatologische Klinik und Poliklinik, Universität München, Frauenlobstraße 9–11,
8000 München 2

Kühnel, W., Prof. Dr. med.
Institut für Anatomie, Medizinische Universität zu Lübeck, Ratzeburger Allee 160,
2400 Lübeck 1

Kulozik, M., Dr. med.
Dermatologische Klinik und Poliklinik, Universität München, Frauenlobstraße 9–11,
8000 München 2

Landthaler, M., Prof. Dr. med.
Dermatologische Klinik und Poliklinik, Universität München, Frauenlobstraße 9–11,
8000 München 2

Lee, S., Prof. Dr. med.
Behcet's Syndrome Specialty Clinic, Yonsei University College of Medicine, C.P.O.
Box 8044, Seoul, Korea

Luger, T. A., Prof. Dr. med.
II. Universitäts-Hautklinik Wien und LBI-DVS, Labor für Zellbiologie, Alser Straße 4,
A-1090 Wien

Marghescu, S., Prof. Dr. med.
Hautklinik Linden, Medizinische Hochschule Hannover, Ricklinger Straße 5,
3000 Hannover 91

Meaume, S., Dr. med.
Clinique Dermatologique, Faculté de Médecine, Université Louis Pasteur, 1, Place de
l'Hôpital, F-67091 Strasbourg Cedex

Meigel, W., Prof. Dr. med.
Dermatologische Abteilung, Allgemeines Krankenhaus St. Georg, Lohmühlenstraße 5,
2000 Hamburg 1

Meinhof, W., Prof. Dr. med.
Abteilung Dermatologie der Medizinischen Fakultät, RWTH Aachen, Pauwelsstraße,
5100 Aachen

Merk, H.F., Prof. Dr. med.
Hautklinik, Universität Köln, Joseph-Stelzmann-Straße 9, 5000 Köln 41

Meurer, M., Prof. Dr. med.
Dermatologische Klinik und Poliklinik, Universität München, Frauenlobstraße 9–11,
8000 München 2

Moll, I., Dr. med.
Hautklinik, Fakultät für Klinische Medizin Mannheim, Universität Heidelberg (Jung)

Moll, R., Dr. med.
Institut für Pathologie, Klinikum der Universität Mainz, Langenbeckstraße 1,
6500 Mainz

Näher, H., Dr. med.
Hautklinik, Abteilung Dermatologie I mit Poliklinik, Klinikum der Universität
Heidelberg, Voßstraße 2, 6900 Heidelberg

Neubert, U., Dr. med.
Dermatologische Klinik und Poliklinik, Universität München, Frauenlobstraße 9–11,
8000 München 2

Nischt, R., Dr. rer. nat.
    Dermatologische Klinik und Poliklinik, Universität München, Frauenlobstraße 9–11,
    8000 München 2

Nürnberger, F., Prof. Dr. med.
    Haut-Poliklinik der Freien Universität Berlin, Universitätsklinikum Rudolf-Virchow,
    Augustenburger Platz 1, 1000 Berlin 65

Petres, J., Prof. Dr. med.
    Hautklinik, Städtische Kliniken Kassel, Mönchebergstraße 41–43, 3500 Kassel

Petzoldt, D., Prof. Dr. med.
    Hautklinik, Abteilung Dermatologie I mit Poliklinik, Klinikum der Universität
    Heidelberg, Voßstraße 2, 6900 Heidelberg

Pichler, E., Dr. med.
    Universitätsklinik für Dermatologie und Venerologie, Anichstraße 35, A-6020 Innsbruck

Pleier, R., Dr. med.
    Klinik für Dermatologie und Allergologie, Zentralklinikum Augsburg, Stenglinstraße 1,
    8900 Augsburg

Plewig, G., Prof. Dr. med.
    Hautklinik, Universität Düsseldorf, Moorenstraße 5, 4000 Düsseldorf 1

Przybilla, B., Priv.-Doz. Dr. med.
    Dermatologische Klinik und Poliklinik, Universität München, Frauenlobstraße 9–11,
    8000 München 2

Rakoski, J., Priv.-Doz. Dr. med.
    Dermatologische Klinik und Poliklinik, Technische Universität München, Biedersteiner
    Straße 29, 8000 München 40

Rasokat, H., Dr. med.
    Hautklinik, Universität Köln, Joseph-Stelzmann-Straße 9, 5000 Köln 41

Rassner, G., Prof. Dr. med.
    Hautklinik, Universität Tübingen, Liebermeisterstraße 25, 7400 Tübingen

Ring, J., Prof. Dr. med. Dr. phil.
    Dermatologische Klinik und Poliklinik, Universität München, Frauenlobstraße 9–11,
    8000 München 2

Rodermund, O.E., Prof. Dr. med.
    Dermatologische Abteilung, Bundeswehrkrankenhaus Ulm, Oberer Eselsberg 40,
    7900 Ulm

Rufli, T., Prof. Dr. med.
    Dermatologische Universitätsklinik, Petersgraben 4, CH-4031 Basel

Ruzicka, T., Priv.-Doz. Dr. med.
    Dermatologische Klinik und Poliklinik, Universität München, Frauenlobstraße 9–11,
    8000 München 2

Schill, W.-B., Prof. Dr. med.
    Klinik für Dermatologie und Andrologie, Universität Gießen, Gaffkystraße 14,
    6300 Gießen

Schnyder, U.W., Prof. Dr. med.
    Dermatologische Klinik, Universitätsspital, Gloriastraße 31, CH-8091 Zürich

Schöpf, E., Prof. Dr. med.
    Universitäts-Hautklinik, Klinikum der Universität Freiburg, Hauptstraße 7,
    7800 Freiburg i. Br.

Smolle, J., Dr.
    Universitätsklinik für Dermatologie und Venerologie, Auenbruggerplatz 8, A-8036 Graz

Sönnichsen, N., OMR Prof. Dr. sc. med.
    Dermatologische Klinik und Poliklinik, Bereich Medizin (Charité) der Humboldt-
    Universität Berlin, Schumannstraße 20/21, DDR-1040 Berlin

Steigleder, G.K., Prof. Dr. med.
Hautklinik, Universität Köln, Joseph-Stelzmann-Straße 9, 5000 Köln 41

Steinert, M.
Hautklinik, Universität Tübingen, Liebermeisterstraße 25, 7400 Tübingen

Sterry, W., Prof. Dr. med.
Abteilung Dermatologie und Venerologie, Universitäts-Hautklinik, Schittenhelmstraße 7,
2300 Kiel 1

Stingl, G., Univ. Prof. Dr. med.
Abteilung für Immunbiologie, I. Universitäts-Hautklinik, Alser Straße 4, A-1090 Wien

Töpfer-Petersen, E., Priv.-Doz. Dr. rer. nat. Dr. med. habil.
Dermatologische Klinik und Poliklinik, Universität München, Frauenlobstraße 9–11,
8000 München 2

Uter, W., Dr. med.
Abteilung Dermato-Venerologie I, Universitäts-Hautklinik, v.-Siebold-Straße 3,
3400 Göttingen

Vermeer, B.J., Prof. Dr. med.
Abteilung Dermatologie, Academisch Ziekenhuis, Postbus 9600, NL-2300 RC Leiden

Vogt, H.-J., Priv.-Doz. Dr. med.
Dermatologische Klinik und Poliklinik, Technische Universität München, Biedersteiner
Straße 29, 8000 München 40

Wassilew, S.W., Prof. Dr. med.
Dermatologische Klinik, Städtische Krankenanstalten, Lutherplatz 40, 4150 Krefeld

Weber, L., Prof. Dr. med.
Dermatologische Klinik, Universität Ulm, Oberer Eselsberg, 7900 Ulm

Winzer, M., Prof. Dr. med.
Klinik für Dermatologie und Venerologie, Medizinische Universität zu Lübeck,
Ratzeburger Allee 160, 2400 Lübeck 1

Wolff, H., Dr. med.
Dermatologische Klinik und Poliklinik, Universität München, Frauenlobstraße 9–11,
8000 München 2

Wolff, H.H., Prof. Dr. med.
Klinik für Dermatologie und Venerologie, Medizinische Universität zu Lübeck,
Ratzeburger Allee 160, 2400 Lübeck 1

Wolff, K., Univ.-Prof. Dr. med.
I. Universitäts-Hautklinik, Alser Straße 4, A-1090 Wien

Wüthrich, B., Prof. Dr. med.
Dermatologische Klinik, Allergiestation, Universitätsspital, Gloriastraße 31, CH-8091
Zürich

Ziffer, S., Prof. Dr. med.
Klinik und Poliklinik für Haut- und Geschlechtskrankheiten, Universität Würzburg,
Josef-Schneider-Straße 2, 8700 Würzburg

Vorwort

Im vorliegenden Fortbildungsband sind Referate und Dia-Klinik aus Anlaß der XII. Fortbildungwoche für praktische Dermatologie und Venerologie 1989 niedergelegt. Er soll auch denjenigen Kollegen, denen eine Teilnahme nicht vergönnt war, zur kontinuierlichen Fortbildung und als Informationsquelle dienen.

Seit dem ersten Fortbildungskurs im Jahr 1951 hat sich im Fachgebiet der Dermatologie und Venerologie vieles verändert und weiterentwickelt; dies auch in der Art und Gestaltung der Münchener Fortbildungsveranstaltungen. Aus der ursprünglichen Initiative von Alfred Marchionini, praktisch tätigen Dermatologen in Klinik und Praxis eine Fortbildungsplattform zu ermöglichen, um sich mit den laufenden Fortschritten im Fachgebiet vertraut zu halten, hat sich eine internationale Fortbildungswoche für praktische Dermatologie und Venerologie entwickelt, die nicht nur Dermatologen in unserem Lande, sondern auch Dermatologen deutscher Zunge aus dem Ausland ein Fortbildungsforum hoher Qualität bietet. Diese Entwicklung erfüllt uns mit Freude und Genugtuung.

Die Struktur unserer Fortbildungswochen, nämlich die Kombination von praktisch wichtiger Dia-Klinik, fortbildenden Grundsatzreferaten, Symposien und Kursen, hat sich auch dieses Mal wiederum bewährt. Trotz dieses vielseitigen Angebotes wurde besonderer Wert auf Vermeidung einer weitgehenden Aufsplitterung der Teilnehmer in zu viele kleine Gruppen gelegt. Besonderer Wert wurde auch dieses Mal auf eine große Pharmaausstellung gelegt, da diese den Teilnehmern innerhalb einer Woche genügend Gelegenheit zu persönlichen Gesprächen zur Fortbildung auf therapeutischen Sektoren ermöglicht.

Besonders wichtig scheint es mir, daß der teilnehmende Kollege auch die Möglichkeit hat, nach dem Kongreß in Ruhe das eine oder andere vertiefend nachzulesen. Diesem Wunsch und dem Ziel einer breiteren Information von Fachkollegen dient die Publikation der Fortbildungsbände im Springer-Verlag. Wenn man die letzten elf Bände analysiert, kann man zwanglos erkennen, daß diese nicht nur eine Fülle von fortbildenden Detailinformationen liefern, sondern wirklich meilensteinartig die langsame aber stetige Entwicklung unseres Fachgebietes markieren und daher nicht nur eine beliebte Quelle für wissenschaftliche und praktische Information darstellen, sondern auch von dermatologisch-historischem Wert sind.

Nunmehr ist die Zahl zwölf erreicht, und alle Mitwirkenden freuen sich über das gelungene Werk. Mir verbleibt es, den Referenten und Moderatoren für ihre Mühewaltung, die sie aus Anlaß der Veranstaltung auf sich genommen haben, herzlich Dank zu sagen. Die rasche Übermittlung aller Manuskripte und deren optimale Ausgestaltung haben wesentlich zur Verwirklichung dieses Fortbildungsbandes geführt. Wir hoffen, daß dieser Band im Kollegenkreise gute Aufnahme finden wird.

Es ist mir ein besonderes Anliegen, allen denjenigen, die an der Verwirklichung der XII. Fortbildungswoche für praktische Dermatologie und Venerologie mitgewirkt haben, für ihre große Einsatzbereitschaft bei der Vorbereitung und der Durchführung dieser Tagung herzlich zu danken. Mein besonderer Dank gilt dem Sekretär, Herrn Professor Dr. med. Dr. phil. Johannes Ring, leitender Oberarzt unserer Klinik, für seine stets ideenreiche Mitwirkung.

Dem Springer-Verlag sei für die sprichwörtlich gute verlagstechnische Ausgestaltung dieses Bandes herzlich gedankt.

Es bleibt zu hoffen und zu wünschen, daß auch der XII. Fortbildungsband wiederum unseren Kolleginnen und Kollegen in Klinik und Praxis bei ihrer täglichen Arbeit als verläßliche Informationsquelle von Nutzen sein möge.

München, im Dezember 1989   *Otto Braun-Falco*

Klinische Dermatologie

Pathogenetische Aspekte der Psoriatischen Gewebsreaktion

Enno Christophers

Einleitung

Seit der Erstbeschreibung der Psoriasis zu Beginn des 19. Jahrhunderts durch Willan wird über Ursache und Pathogenese dieser einzigartigen Erkrankung der Haut nachgedacht, ohne daß es bislang gelungen ist, ursächliche Faktoren genau zu definieren. In engstem anatomischem Raum ablaufende Vorgänge in Epidermis und Dermis wie auch – funktionell betrachtet – die augenfällige Verbindung von epidermaler Zellproliferation mit dem bis in die Epidermis sich fortsetzenden Strom von Entzündungszellen aus den Papillarkörpergefäßen machen die psoriatische Hautreaktion zu etwas besonderem. In folgenden sollen in knapper Form bestimmte Merkmale betrachtet werden, ohne Anspruch auf Vollständigkeit, jedoch mit dem Hinweis, daß die Erkenntnisse der letzten Jahre es inzwischen erlauben müssen, bestimmte Gangarten der psoriatischen Gewebsreaktion zu definieren (Tabelle 1).

Heterogenität der Psoriasis vulgaris

Seit den Untersuchungen von White et al. im Jahre 1972 [1] und besonders von Svejgard et al. [2] ist die signifikant erhöhte Assoziation von Psoriasis mit bestimmten HLA-Antigenen bekannt. Weiterhin ist es seit langem fester Teil unseres Wissens um diese Dermatose, daß der Beginn überwiegend im jugendlichen Alter, in einem geringeren Prozentsatz jedoch auch im höheren Alter beobachtet wird. In einer datenanalytischen Studie an über 3000 Patienten konnten wir [3, 4] unlängst zeigen, daß Psoriatiker mit frühem Beginnalter (16.–21. Lebensjahr) mit wenigen Ausnahmen das HLA-Cw6 Antigen aufweisen, während spätes Beginnalter (6. Lebensdekade) Cw6-

Tabelle 1. Psoriatische Hautreaktionen

Nicht-pustulöse Psoriasisformen	Pustulöse Psoriasisfromen

a) Nosologisch
   Psoriasis Typ I
   (exanthemat. Psoriasis)
	Psorisis cum pustulatione

Psoriasis Typ II (chron. station. Psoriasis)	Psoriasis pustulosa generalisata von Zumbusch
Erythrodermat. Psoriasis	Psoriasis pustulosa anularis Milian Katchoura
Psoriasis arthropathica (HLA-B27-assoziiert,	Psoriasis pustulosa circinata Bloch
nicht HLA-B27 assoziiert)	Impetigo herpetiformis

b) Morphologisch
   Psoriasis guttata, geographica,
   anularis, circinata, follicularis,
   gyrata, inversa, nummularis
   serpiginosa etc.	

negativ ist und – im Gegensatz zum frühen Beginnalter – keine familiäre Häufung aufweist. Die Beobachtungen gestatteten es, zwei Typen (Typ I, Typ II) der nichtpustulösen Psoriasis zu unterscheiden. Sie wurden inzwischen von anderer Seite bestätigt [5]. Ähnlich wie bei Diabetes mellitus erscheint es möglich, daß unterschiedliche pathogenetische Wegstrecken in das gleiche Endbild, die psoriatische Hautreaktion, einmünden.

Die Unterscheidung von zwei Phasen

Eine Reihe von Untersuchungen der letzten Jahre hat sich intensiv mit der Frage beschäftigt, welche pathogenetischen Einzelschritte es sind, in die das Geschehen – vom Anfang bis zur vollentwickelten Läsion – zerlegt werden könnte. Während die Analyse frühester sichtbarer Läsionen ein lymphohistiozytäres Entzündungbild im oberen Papillarkörper bot [6], waren sogenannte „pin point lesions" [7] beherrscht von neutrophilen Granulozyten.

Eigene, mit Dr. Schubert durchgeführte Untersuchungen an sequentiell entnommenen Gewebsproben bei frisch rezidivierender Psoriasis ergaben ein reproduzierbares, unseres Erachtens kennzeichnendes Bild [8]. Es bot sich nämlich eine höchst charakteristische Folge von Einzelereignissen, die anfangs in der Dermis stattfanden und erst dann auf die Epidermis übergriffen:

Aktivierung von Endothelzellen,
Degranulation von Mastzellen,
Migration von Makrophagen in die Epidermis.

Kennzeichen dieser frühentzündlichen Reaktion ist die Aktivierung von mehreren Zelltypen (Endothel, Mastzelle, Makrophagen), die in der oberen Dermis zu Hause sind. Jüngste Untersuchungen haben nun gezeigt, daß neben den Mastzellen besonders Endothelzellen und Makrophagen auf bestimmte Stimuli mit Sekretion hochaktiver Mediatoren antworten. Dazu gehören Lipidmediatoren (PAF, Archidonsäurederivate) wie auch Peptidmediatoren (Interleukin 1, Tumor Nekrose Faktor, Interferone und neutrophilenaktivierende Peptide, s. u.) sowie Enzyme, die Komplementspaltprodukte (insbesonders C5a) produzieren.

Die Epidermis ist zu diesem Zeitpunkt noch regelrecht strukturiert und beginnt nach dem verstärkten Einwandern von Makrophagen erste Zeichen krankhafter Verhornung zu zeigen.

Der Zeitraum, in dem diese Vorgänge ablaufen, beträgt 6 bis 8 Tage. Dann erst betreten Neutrophile die Szene und wandern aus den Papillenspitzen in die subkorneale Zone.

Es sind somit zwei unterschiedliche Phasen in der sich entwickelnden Psoriasisläsion erkennbar: eine dermal-entzündliche *Frühphase* und eine neutrophilenreiche *Dauerphase*. Diese Unterscheidung mag wichtig sein, da es nun gilt, die Fragen nach der *Auslösung* (Initiation) und der *Unterhaltung* (Perpetuation) getrennt zu stellen und zu bearbeiten.

Das Problem der Mediatoren

Eine große Zahl von Arbeiten der letzten Jahre hat dazu beigetragen, die Beteiligung unterschiedlicher Mediatorsysteme bei der Psoriasis zu verstehen. Während man anfangs Erstaunen erlebte über die verhältnismäßig großen Mengen an Lipoxigenaseprodukten (12-HETE, LTB_4) [9], so stellte sich bald heraus, daß diese proentzündlichen Lipide, ebenso wie PAF, bei anderen Dermatosen (z. B. atopischem Ekzem) gleichfalls erhöht vorlagen [10].

Interessante Ergebnisse zeigte die Analyse von Peptidmediatoren. Das hochwirksame Komplementspaltprodukt $C5a/C5a_{des\ arg}$ fand sich in großen Mengen in der Epidermis bei Psoriasis und bislang wohl nur dort. Es waren zuerst Tagami und Ofuji [11], die histologisch den Nachweis von C5-Spaltprodukten in der psoriatischen Hornschicht führten. 1986 konnten wir nach hochdruckflüssigkeitschromatographischer Aufbereitung psoriatischer Schuppen zeigen, daß erhebliche Mengen der desarginierten Form von C5a darin enthalten sind [12]. $C5a/C5a_{des\ arg}$ stimuliert die Chemotaxis von Neutrophilen und Monozyten, die Degranulation von Mastzellen und Basophilen und aktiviert das Endothel der postkapillären Venolen.

Im Rahmen dieser Untersuchungen fanden wir in den Schuppen ein zweites Peptid, das ebenfalls in bedeutenden Mengen vorlag und – überraschend – eine hohe chemotaktische Wirkung auf Neutrophile zeigte. Dieser Faktor (Mol. Gew. 9 KD) ist schwach anionisch, wir nannten es deshalb „anionisches Neutrophilen-aktivierendes Peptid" (ANAP) [13].

Mit dieser Beobachtung taten sich eine Reihe neuer Fragen auf, die längst nicht alle beantwortet sind: Fragen nach Herkunft, Bedeutung, Spezifität für die Psoriasis und bestimmte Zelltypen stehen im Raum.

Vor kurzem konnte von unserer Gruppe, voran Dr. Jens-M. Schröder, aus den Überständen von in vitro gezüchteten, Lipopolysaccharid-stimulierten menschlichen Monozyten ein stark proinflammatorisches Peptid (MONAP) isoliert werden, das mit ANAP eng verwandt ist und den gleichen Rezeptor auf Neutrophilen bindet. Ein identisches Peptid wird, wie jüngste Ergebnisse zeigen, auch von mitogen-stimulierten humanen T-Zellen sezerniert [14]. Wir nannten, der bisherigen Nomenklatur folgend diesen neuen Lymphozytenfaktor „LYNAP". Die inzwischen erfolgte Aminosäureanalyse ergab ein Peptid von 72 Aminosäuren, das über zwei Schwefelbrücken eine bestimmte, für die Wirkung erforderliche Konfiguration erfährt [15].

Inzwischen konnte von anderen Arbeitsgruppen ein wohl mit MONAP/LYNAP identisches Peptid aus den Überständen mononukleärer Zellen isoliert werden [16]. Übereinstimmende Ergebnisse zeigen, daß mit diesem Peptid einer der stärksten pro-entzündlichen Faktoren erkannt wurde. Seine Rolle in den klinischen Formen neutrophilenreicher Entzündungsreaktionen, insbesondere bei neutrophilen Dermatosen, bleibt zunächst spekulativ und bestätigt erneut die Komplexität kutaner Entzündungsmechanismen wie auch der psoriatischen Hautreaktion.

Schlußbemerkungen

Diese im Hinblick auf den Umfang der jüngsten Erkenntnisse viel zu knappen Ausführungen sollen andeuten, daß das Psoriasisbild in einzelnen markanten Bereichen neue Erkenntnisse erfahren hat. Dazu gehören die aus klinischem Verlauf, HLA-Assoziation und Heredität sich ergebende Auftrennung in verschiedene Typen, das beginnende Verständnis für zwei charakteristische Phasen der sich entwickelnden Psoriasisläsion und die Identifikation neuer Mediatoren mit hoher Zellspezifität. So hat die Beschäftigung mit diesem Krankheitsbild in den letzten Jahren ein faszinierendes Spektrum biologischer Einzelvorgänge aufgedeckt, und sicherlich wird der Beobachter auch in der nächsten Zukunft noch Einiges an Überraschung erleben.

Literatur

1. White SH et al. (1972) Disturbance of HL-A antigen frequency in psoriasis. N Engl J Med 287:740
2. Svejgard A et al. (1975) The HLA-system: an introductory survey. Monogr Human Genetics 7:1

3. Henseler T, Christophers E (1985) Psoriasis of early and late onset: characterization of two types of Psoriasis vulgaris. J Am Acad Dermatol 3:450–456
4. Christophers E, Henseler T (1985) Characterization of disease patterns in nonpustular Psoriasis. Semin Dermatol 4:271–275
5. Economidou I, Papasteriades C, Varla-Leftharioti M, Vareltzidis A, Stratigos J (1985) Human lymphocyte antigen A, B and C in Greek patients with psoriasis: Relations to age and clinical expression of the disease. J Am Acad Dermatol 13:578–582
6. Braun-Falco O (1977) The initial psoriatic lesions. In: Farber E, Cox A (eds) Psoriasis: Proceedings of the 2nd Symposium. Yorke Medical Books, New York, pp 1–11
7. Jablonska S, Chowaniec O, Maciejowsky E (1982) Histology of psoriasis: the role of polymorphonuclear neutrophils. In: Beutner E (ed) Autoimmunity in Psoriasis. CRC Press, Boca Raton, Florida, pp 21–36
8. Schubert C, Christophers E (1985) Mast cells and macrophages in early relapsing psoriasis. Arch Dermatol Res 277:352–358
9. Brain SD et al. (1983) Release of leukotriene B_4 (LTB_4) and monohydroxyeicosatetraenoic acid (HETES) from the involved skin of patients with psoriasis. In: Piper PJ (ed) Leukotrienes and other lipoxygenase products. Chichester, John Wiley & Sons, pp 248–254
10. Ruzika T, Simmert T, Peskar BA, Braun-Falco O (1984) Leukotrienes in skin of atopic dermatitis. Lancet I:222–223
11. Tagami H, Ofuji S (1977) Characterization of leucotactic factor derived from psoriatic scale. Br J Dermatol 97:509–518
12. Schröder J-M, Christophers E (1986) Identification of $C5a_{des\ arg}$ and an anionic neutrophil-activating peptide (ANAP) in psoriatic scales. J Invest Dermatol 87:53–58
13. Schröder J-M, Mrowietz U, Morita E, Christophers E (1987) Purification and partial biochemical characterization of a human monocyte-derived, neutrophil-activating peptide that lacks interleukin 1 activity. J Immunol 10:3474–3483
14. Schröder J-M, Mrowietz U, Christophers E (1988) Purification and partial biologic characterization of a human lymphocyte-derived peptide with potent neutrophil-stimulating activity. J Immunol 140:3524
15. Gregory H, Young J, Schröder J-M, Mrowietz U, Christophers E (1988) Structure determination of a human lymphocyte derived neutrophil activating peptide (LYNAP). Biochem Biophys Res Commun 151:883–890
16. Yoshimura T, Matsushima K, Oppenheim JJ, Leonhard EJ (1987) Neutrophil chemotactic factor produced by lipopolysaccharide (LPS)-stimulated blood mononuclear leukocytes: partial characterization and separation from Interleukin 1 (IL 1). J Immunol 139:788–793

Pyoderma gangraenosum

Peter Fritsch und Evelyn Pichler

Definition

Pyoderma gangraenosum (PG) ist ein lokal destruktives Reaktionsmuster der Haut
unklarer Genese, das durch solide bis matschige Nekrosen mit peripherer Ausbreitung, eine morphologisch charakteristische progrediente Randzone, abszedierende
Entzündung mit Gefäßbeteiligung, Fehlen von Systemzeichen aber hohe Assoziation
(etwa 50%) mit inneren Krankheiten (Colitis ulcerosa) gekennzeichnet ist.

Historisches

Die Erstbeschreibung erfolgte 1930 durch Brunsting, Goeckerman und O'Leary [1],
die das PG als infektiösen Prozeß interpretierten. Zwar wurden immer wieder Keime
gezüchtet, doch ergab sich nicht zuletzt aufgrund der Antibiotika-Resistenz, daß es
sich um einen sterilen Prozeß handelt. Die Literatur der vergangenen 60 Jahre über
das PG ist reich an Kasuistiken und Übersichtsartikeln [5, 6, 9, 11–14, 19]; sie wurde
anfangs von terminologischen Meinungsunterschieden und, in den letzten 15 Jahren,
einer Plethora divergierender Laborbefunde und hypothetischer Erklärungen der
Pathogenese bestimmt. Ein einheitliches Konzept einer solchen steht bis heute aus.
Bemerkenswert ist, daß das PG – vermutlich wegen seiner klar definierbaren klinischen Morphologie – weder einer anderen Krankheitseinheit zugeschlagen, noch in
Untergruppen aufgesplittert wurde; einzige Ausnahme hiervon ist das „Pyoderma
malignum", das heute allgemein als PG im Kopfbereich betrachtet wird [5, 16],
und das „oberflächliche PG" [18], dessen Zugehörigkeit zum PG nicht gesichert
erscheint.

PG wird wegen der Dominanz neutrophiler Leukozyten im Krankheitsgeschehen
in die heterogene Gruppe der „neutrophilen Dermatosen" eingereiht. Trotz funda-
mentaler Unterschiede in Klinik und Pathogenese kommt es gelegentlich zur Über-
schneidung mit Sweet-Syndrom und der subkornealen pustulösen Dermatose, insbesondere bei Assoziation mit dem myeloproliferativen Syndrom [2].

Allgemeines

PG gilt als relativ selten, ist jedoch keine Rarität und sicherlich häufiger als diagnostiziert. Groben Schätzungen zufolge muß eine dermatologische Abteilung mittlerer
Größe mit zumindest einem Fall pro Jahr rechnen. Alle Altersgruppen können befallen sein, doch ist PG in der Kindheit selten. Geschlechtsprädisposition und Assoziationen mit HLA-Typen bestehen nicht; Prädilektionsstellen sind vorwiegend die unteren Extremitäten und der Rumpf, doch können Herde überall auftreten. Die Ausprägung der Krankheit ist sehr variabel hinsichtlich der Zahl der Herde, ihrer Tiefe,
Ausbreitungsgeschwindigkeit und Bestandsdauer; der Verlauf ist kapriziös, das Auftreten neuer Herde noch nach Jahren von Erscheinungsfreiheit möglich. PG ist in
etwa 50% der Fälle von inneren Krankheiten begleitet (siehe unten).

Klinisches Bild

Ausgangspunkt des sehr schmerzhaften PG sind eine hämorrhagische Blase bzw. Pustel oder Knoten, die entweder (zumindest anscheinend) spontan entstehen können oder Traumen (Schnitt-, Stichverletzungen), Insektenstichen, Pyodermien etc. folgen. Nach wenigen Tagen gliedert sich die Primärläsion in einen zentralen nekrotischen Anteil und einen peripheren hochcharakteristischen aktiven Randsaum; letzterer „rändelt" die erstere exakt ein und ist durch seine Qualität (livide-hämorrhagisch, fallweise mit nekrotisierenden Pusteln bestanden) gekennzeichnet. Dieser Randsaum geht in eine in der Umgebung verlaufende erythematöse Zone über. Durch verschieden schnelle Ausbreitung entlang der Zirkumferenz wird die Läsion polyzyklisch. Die zentrale Nekrose ist gelegentlich solide, nimmt aber meist einen matschigen, wurmstichig-zerreißlichen Charakter an, exulzeriert und unterminiert den aktiven Randsaum, so daß dieser lippenartig überhängt und oft auch wallartig aufgeworfen ist; gelegentlich entstehen Fistelgänge. Der Substanzdefekt kann oberflächlich bleiben, aber auch bis in das Fettgewebe reichen. Die Ausbreitungsgeschwindigkeit schwankt von wenigen Millimetern pro Woche bis ein Zentimeter oder mehr pro Tag. Besonders massive Fälle von PG entstehen nach operativen Eingriffen („postoperative progressive Gangrän").

Die Abheilung des Herdes erfolgt vom Zentrum (von intakt gebliebenen Haarfollikeln?) und, bei partiellem Sistieren der Aktivität, vom Rande her. Oft kommt es zu über den Körper „grasenden", nierenförmigen oder kreissegmentartigen Ulzera, die am konvexen Teil progredient sind und am konkaven reepithelisieren. Die entstehenden Narben sind hoch charakteristisch: „wie gestrickt", atroph und depigmentiert. Hoch charakteristisch ist auch die Umrändelung dieser Narben mit bräunlichem Pigment (Hämosiderin).

Pathergiephänomen

Das bei 10–20% der Patienten registrierbare Phänomen der Auslösung der Primärläsion des PG durch unspezifische Traumen (meist iatrogen im Rahmen von Intrakutantestung auch mit der Kochsalzkontrolle, Injektionen, Biopsien oder auch an Entnahmestellen von Hauttransplantaten). Ein ähnliches Phänomen ist auch beim M. Behçet bekannt.

Assoziierte Krankheiten

Die häufigste Assoziation sind entzündliche Darmkrankheiten, nämlich Colitis ulcerosa und Morbus Crohn (ca. ⅓ der Fälle). Fast ebenso häufig wird rheumatoide Arthritis (oder auch seronegative Arthritis, Morbus Bechterew) angegeben. In 10–20% der Fälle findet sich eine monoklonale (oder auch polyklonale) Gammopathie (IgA > IgG), die jedoch nur in Ausnahmefällen zu einem Myelom fortschreitet [10]. Die Aktivität des PG verläuft häufig, aber nicht stets, parallel zu der des assoziierten Leidens. Weitere wichtige Assoziationen sind das myeloproliferative Syndrom [2], chronisch persistente und aktive Hepatitis, primäre biliäre Zirrhose, Wegenersche Granulomatose. Daneben wird eine große Zahl in Einzelfällen – und daher möglicherweise zufällig – assoziierter Krankheiten angegeben: Lupus erythematodes, Takayasu-Arteriitis, diverse Infektionskrankheiten, Diabetes mellitus, Thyreoiditis, Sarkoidose, Spinnenbisse etc.

Histologie

Die histologischen Veränderungen sind eindrucksvoll aber nicht spezifisch und laufen in charakteristischer Weise phasenhaft ab: in der äußersten Peripherie der Läsion (Begleiterythem) findet sich eine lympho-histiozytäre „Vaskulitis" mit beginnender Hämorrhagie und noch wenig leukozytärer Durchsetzung. Der aktive Randsaum zeigt massenhaft Leukozyten, Gefäßnekrosen, ausgedehnte Hämorrhagien und intra- und subepidermale Spaltbildung (spongiotisch, zytolytisch). Das Ulkus selbst zeigt eosinophile Nekrose und abszedierende Entzündung. Das klassische Bild einer leukozytoklastischen Vaskulitis findet sich nicht, doch bestehen hierüber divergierende Auffassungen.

Labor

Außer Entzündungsparametern (Senkungserhöhung, Leukozytose, Anämie etc.) und durch die jeweils assoziierten Krankheiten bedingte Laborabweichungen im Rahmen der Norm.

Immunparameter

Im Bestreben, eine „immunologische" Basis des PG aufzudecken, wurden in den letzten Jahren eine Vielzahl immunologischer Parameter erhoben – meist jedoch nur an Einzelpatienten oder kleinen Gruppen. Die Zusammenschau ergibt ein widersprüchliches und verwirrendes Bild. Die Diskrepanzen beziehen sich auf den humoralen wie auf den zellulären Schenkel des Immunsystems sowie auf das Makrophagen-Leukozyten-System.

Humorale Immunität

PG tritt häufig bei (monoklonaler oder polyklonaler) Hypergammaglobulinämie auf, wurde aber auch in Fällen hereditärer Hypo(A)gammaglobulinämie beobachtet [5]. Immunglobuline und Komplement in den Gefäßen der aktiven Randzone wurde von den meisten Autoren nicht, von anderen vereinzelt [14, 19], von Su et al. [15] jedoch in bis zu 61% der Fälle gefunden. Komplementspiegel, antinukleäre Antikörper und Rheumafaktoren sind meist im Normbereich, gelegentlich außerhalb desselben.

Zelluläre Immunität

Antigen- und mitogen-induzierte Lymphzytenproliferation in vitro ist meist normal, gelegentlich beeinträchtigt oder dissoziiert; ähnliches gilt für die MIF-Produktion in vitro. Vereinzelt wurde eine kutane Anergie beschrieben [4].

Leukozyten-Makrophagen

Periphere Leukozyten sind meist, jedoch nicht immer erhöht. Wanderung in das Rebucksche Hautfenster und Enzymgehalt wird als normal beschrieben, Chemokinese, Chemotaxis und Phagozytosefähigkeit in vitro wird häufig als reduziert [7, 8], in anderen Publikationen jedoch als normal oder dissoziiert angegeben (s. Übersichtsarbeiten).

Ätiologie und Pathogenese

Unbekannt. Die ursprüngliche Erklärung als Infektion erwies sich als nicht haltbar; in der Folge wurden mit infektiösen Agentien verbundene, destruktive immunologische Mechanismen erwogen: „Infektallergie", Shwartzmann-Sanarelli-Phänomen, Arthus-Reaktion (s. Übersichtsarbeiten). Norris [8] vermutete eine überschießende Effektorzellreaktion. Eine weit verbreitete Erklärung ist die des PG als Immunkomplexvaskulitis [14, 15, 19]. Diese Hypothese gründet sich auf das gelegentliche Auftreten von Immunglobulinen und Komplement in den Gefäßen der progredienten Randzone, bleibt jedoch eine Erklärung für die höchst distinkte klinische und histologische Verhaltensweise des PG schuldig. Während manche Autoren schließlich einen T-Helfer-Zell-Defekt [3, 4] als Ursache vermuten, hat sich das Augenmerk der Mehrheit den Leukozyten zugewendet. Hier muß allerdings festgehalten werden, daß weder ein konsistenter Funktionsdefekt aufgedeckt noch ein darauf beruhender Pathomechanismus formuliert werden konnte. Zwischen der mehrmals beschriebenen Reduktion der Chemokinese und dem dramatischen klinischen Bild des PG kann kein klarer Zusammenhang gefunden werden.

Etwas mehr Klarheit kann gewonnen werden, wenn die gesicherten Faktoren des PG zusammengestellt werden. PG ist *nicht* mit einem systemischen Immundefekt kombiniert, da die Häufigkeit von Infektionen nicht erhöht ist. Ferner handelt es sich um einen *lokalen* Prozeß (auf Basis einer geänderten systemischen Reaktionslage – Pathergiephänomen), der durch einen *lokalen* Trigger ausgelöst wird und Läsionen in loco hervorruft. Systemerscheinungen sind selten und unspezifisch. Fest steht schließlich, daß die Leukozyten eine Hauptrolle in der Pathogenese tragen; dennoch sind die Gefäße schon frühzeitig betroffen (fibrinoide Nekrosen, Hämorrhagien) und vermutlich wesentlich an der Qualität der klinischen Symptomatik beteiligt. Diese Überlegungen lassen die Vermutung zu, daß die Grundstörung beim PG eine Beeinträchtigung der Inaktivierungsmechanismen freigesetzter Entzündungsmediatoren und/oder leukozytärer Enyzme (Elastase, Kollagenase, Gelatinase etc.) ist. Letztere werden ja im Normalfall schnell durch Antiproteinasen inaktiviert und die toxische Gewebswirkung der Leukozyten daher auf engen Raum begrenzt [17]. Ein (teilweiser) Ausfall dieser Inhibitoren müßte zu verstärktem Gewebszerfall und peripherer Ausbreitung der Läsion, weiterer Mediatorfreisetzung und Chemotaxis und damit weiterer Anreicherung von Leukozyten führen (Circulus vitiosus).

Therapie

Die wirksamste Therapie ist die Unterbrechung des destruktiven entzündlichen Geschehens mit einem Kortikosteroidstoß (40–80 mg Prednisolon pro Tag p.o.), wobei nach Stillstand und Beginn der Reepithelisation innerhalb einiger Wochen abgebaut und nach Abheilung abgesetzt werden kann. Gleichzeitig erfolgt eine Antibiotikaabschirmung. Im Fall eines Rezidivs muß unverzüglich wieder mit Kortikoiden eingegriffen werden; eine Intervalltherapie ist wenig sinnvoll, doch empfiehlt sich eine prophylaktische Gabe von Steroiden vor operativen Eingriffen, um einer postoperativen progressiven Gangrän vorzubeugen. Neuerdings werden auch andere Steroid-Therapieregimen beim PG angegeben: Bolustherapie [4] sowie intraläsionale oder auch lokale Steroidapplikation; die Effektivität der letzteren muß sich allerdings noch an größeren Krankenkontingenten erweisen.

Mittel zweiter Wahl sind die Sulfone (Dapson oder Salazosulfapyridin); sie wirken langsamer (Latenzphase von einigen Wochen) und sind daher zur Monotherapie weniger geeignet, können aber als Kortikosteroid-sparendes Adjuvans eingesetzt werden. Ähnliches gilt für Clofazimin (300–400 mg pro Tag). Ferner wird in Einzelberichten eine große Zahl therapeutischer Alternativen unsicherer Dignität angegeben;

eine aggressive Therapie ohne rationelle Basis (Cyclophosphamid, Azathioprin, Cromoglycolat und Cyclosporin A) ist unserer Ansicht nach jedoch angesichts der so gut wie stets wirksamen systemischen Steroidtherapie kaum angezeigt.

Differentialdiagnose

Wegen des außerordentlich typischen klinischen Bildes ergibt sich die Diagnose eines PG bei geeigneter Erfahrung nicht selten schon als „Blickdiagnose". Zumindest anfängliche Fehlinterpretationen als Ulcus cruris venosum, traumatisches Ulkus und Artefakte sind jedoch eher die Regel als die Ausnahme. Unterschieden muß das PG schließlich noch von der Livedovaskulitis, dem vegetierenden Herpes simplex, vegetierenden Pyodermien, der Pseudomonas aeruginosa-Gangrän und lokalen Infektionen mit seltenen Erregern (atypische Mykobakterien, Mukormyzeten etc.) werden.

Zusammenfassung

Pyoderma gangraenosum ist eine seltene lokal destruktive Hautreaktion von höchst charakteristischem klinischen Bild aber unklarer Genese. Die Bemühungen der letzten 60 Jahre und besseres Verständnis dieser Dermatose brachte detaillierte Kenntnisse über assoziierte innere Krankheiten und eine Plethora von immunpathologischen Befunden, von denen jedoch keiner ein konstantes Merkmal des Pyoderma gangraenosum darstellt und eine plausible Erklärung der eindrucksvollen Krankheitsvorgänge abgibt. Hauptagonist sind offensichtlich die neutrophilen Leukozyten; es wird vermutet, daß Pyoderma gangraenosum durch einen Defekt der Inaktivierungsmechanismen (Antiproteinasen) leukozytärer Enzyme gekennzeichnet ist, der die ungehinderte periphere Ausbreitung der durch diese bewirkten Gewebszerstörung erlaubt und durch Freisetzung chemotaktischer Entzündungsmediatoren im Sinne eines Circulus vitiosus neue Leukozyten rekrutiert.

Literatur

1. Brunsting LA, Goeckerman WH, O'Leary PA (1930) Clinical and experimental observations in five cases occurring in adults. Arch Derm Syph 22:655–680
2. Caughman W, Stern R, Haynes H (1983) Neutrophilic dermatosis of myeloproliferative disorders. J Am Acad Dermatol 9:751–758
3. Check IL, Ellington EP, Moreland A, McKay M (1983) T helper-suppressor cell imbalance in pyoderma gangrenosum, with relapsing polychondritis and corneal keratolysis. Am J Cell Pathol 80:396–399
4. Lazarus GS, Goldsmith LA, Rocklin RE, Pinals RS, DeBuisseret JP, David JR, Draper W (1972) Pyoderma gangrenosum; altered delayed hypersensitivity and polyarthritis. Arch Dermatol 105:46–51
5. Malkinson FD (1987) Pyoderma gangrenosum vs malignant pyoderma. Arch Dermatol 123:333–337
6. Metz G, Metz J (1981) Pyoderma gangraenosum (Dermatitis ulcerosa). Hautarzt 32:443–449
7. Nerella P, Daniela A, Guido M, Fabbri P (1985) Leukocyte chemotaxis and pyoderma gangrenosum. Int J Dermatol 24:45–47
8. Norris DA, Weston WL, Thorne G, Humbert JR (1978) Pyoderma gangrenosum. Abnormal monocyte function corrected in vitro with hydrocortisone. Arch Dermatol 114:906–911
9. Powell FC, Schroeter AL, Su WPD, Perry HO (1985) Pyoderma gangrenosum: A review of 86 patients. Quart J Med, New Series 55 217:173–186
10. Powell FC, Schroeter AL, Su WPD, Perry HO (1983) Pyoderma gangrenosum and monoclonal gammopathy. Arch Dermatol 119:468–472

11. Prystowsky JH, Kahn SN, Lazarus GS (1989) Present status of pyoderma gangrenosum. Arch Dermatol 125:57–64
12. Schwaegerle SM, Bergfeld WF, Senitzer D, Tidrick RT (1988) Pyoderma gangrenosum: A review. J Am Acad Dermatol 18:559–568
13. Snyder RA (1986) Pyoderma gangrenosum. In: Thiers BH, Dobson RL (Hrsg) Pathogenesis of Skin Disease. Churchill Livingstone, New York Edinburgh London Melbourne, pp 267–280
14. Stingl G, Hintner H, Wolff K (1981) Pyoderma gangraenosum. Hautarzt 32:165–172
15. Su WPD, Schroeter AL, Perry HO, Powell FC (1986) Histopathologic and immunopathologic study of pyoderma gangrenosum. J Cutan Pathol 13:323–330
16. Wernikoff S, Meritt C, Briggaman RA, Woodley DT (1987) Malignant pyoderma or pyoderma gangrenosum of the head and neck? Arch Dermatol 123:371–375
17. Weiss SJ (1989) Tissue destruction by neutrophils. N Engl J Med 320:365–376
18. Wilson-Jones E, Winkelmann RK (1988) Superficial granulomatous pyoderma: A localized vegetative form of pyoderma gangrenosum. J Am Acad Dermatol 18:511–521
19. Wolff K, Stingl G (1987) Pyoderma gangrenosum. In: Fitzpatrick TB, Eisen AZ, Wolff K, Freedberg IM, Austen KF (Hrsg) Dermatology in General Medicine, 3rd Edition. McGraw-Hill Book Co., New York, pp 1328–1336

Pathogenese und Therapie des Lichen ruber

Walter Gebhart und Reinhard Kirnbauer

Einleitung

Krankheiten, deren Ätiologie auch heute noch in den medizinischen Handbüchern als „unbekannt" deklariert wird, haben selten eine einfache und einheitliche Genese. Der Lichen ruber planus, der seit über 100 Jahren als geradezu klassische Dermatose sui generis gilt, ist beispielhaft für die Möglichkeit einer polyätiologischen Entwicklung morphologisch einheitlicher Hautläsionen. Diese scheinbar paradoxe Situation kommt dadurch zustande, daß wir in der didaktischen Medizin meist versuchen, einer gewissen Systematik zu folgen und so den Lichen ruber mit seinen verschiedenen Varianten einerseits als Prototyp einer selbständigen Hauterkrankung katalogisieren. Andererseits zeigt die Entwicklung der Wissenschaft immer deutlicher, daß dieses Krankheitsbild nur durch das Zusammenwirken verschiedener Umstände entstehen und so zwangsläufig auch nur ein polyätiologisches Reaktionsmuster der Haut sein kann.

Eine typische Parallele dazu stellt die Entwicklung der Lichenologie in der allgemeinen Biologie dar.

Allgemeine Lichenologie

Im ursprünglichen Linnéschen System der Botanik waren Lichenes oder Flechten als eigene Gattung aufgrund makromorphologischer Kriterien katalogisiert. Heute, nach detaillierter mikromorphologischer und biochemischer Charakterisierung weiß man, daß ein Mikroorganismus namens Lichen nicht existiert. Alle als „Flechte" in Erscheinung tretenden Lebensformen sind symbiontisch miteinander wachsende Gemische aus Algen und Pilzen, die nur unter subtilen Umweltbedingungen ihre charakteristischen Kolonien aufbauen können. In den Lehrbüchern der Lichenologie sind derzeit bereits über 20000 derartige, durch Kombination unterschiedlicher Symbionten entstandene Varianten registriert. Trotzdem hat man sich entschlossen, die Lichenologie als eigene Subspezialität der Botanik beizubehalten, um der Einmaligkeit dieser Lebensform Rechnung zu tragen. Ähnlich sehe ich die Situation beim Lichen ruber planus der Haut.

Kutane Lichenologie

Auch die Beschreibung und Abgrenzung der verschiedenen Lichen-Formen der Haut geht auf phänomenologische Motive zurück. Dementsprechend ist die ursprünglich von Wilson definierte „rote plane Knötchenflechte" ein Krankheitsbild, das durch eine bestimmte Morphe an bestimmten Prädilektionsorten charakterisiert, aber nicht notwendigerweise uniätiologisch ausgelöst werden kann. Im Gegenteil, heute mehren sich zunehmend die Hinweise auf ein polyätiologisches Geschehen, das eben im typischen klinischen Muster des Lichen ruber seinen kutanen Ausdruck findet.

Lichenogene Faktoren

Genetische Disposition

Seit über 100 Jahren ist ein familiär gehäuftes Auftreten von Lichen ruber in der dermatologischen Literatur bekannt und wird auch in neuerer Zeit immer wieder berichtet [2, 9]. Eine moderne wissenschaftliche Erklärung für die genetische Disposition haben kürzlich Powell et al. [13] gegeben, indem sie eine signifikante Assoziation von Lichen ruber mit HLA-DR-1 und HLA-MT-1 (DQ w-1) nachwiesen. Das meist gemeinsam mit diesen Histokompatibilitätskomplexen vererbte HLA-A-3 kommt bei Lichen ruber Patienten ebenfalls häufig vor [18] wodurch eine hereditäre Komponente eindringlich belegt wird.

Chemische Induktoren

Obwohl immer wieder versucht wurde, lichenoide Exantheme chemischer bzw. medikamentöser Genese vom „idiopathischen" Lichen ruber mit Hilfe histologischer, immunologischer oder auch anderer Methoden abzugrenzen [3], existiert bis heute dafür kein pathognomonischer Laborparameter. Folgt man dem Konzept einer polyätiologischen Entstehung des Lichen ruber, dann liegt auch der Schluß nahe, daß ein derartiger diagnostischer Einzelbefund auch nicht existieren kann.

Bekannt und vielfach dokumentiert ist hingegen, daß eine große Zahl von Substanzen Exantheme auslösen kann, die von Lichen ruber weder klinisch noch mikromorphologisch unterscheidbar sind. Neben den lichogenen Farbfilmentwicklern, Antimon- und Quecksilberderivaten, Paraphenylendiaminen und anderen Kontaktallergenen sind vor allem zahlreiche Medikamente als Induktoren möglich (Tabelle 1).

Tabelle 1. Lichenogene Medikamente bzw. Chemikalien

Betarezeptorenblocker	Phenothiazine
Goldsalze	Benoxaprofen
Quecksilbersalze	Chlorpropamid
Chinidin	Filmentwickler
Chloroquin	Paraphenylendiamin
Paraaminosalizylsäure	u. a. m.

Die meisten dieser Präparate haben ihren primären Angriffspunkt an der Zellmembran, wo sie offensichtlich mit jenen Molekülen reagieren, die der CAM-Familie (Zelluläre-Adhäsions-Moleküle) angehören. Sie ändern so die Oberflächeneigenschaft der Zellen und dürften auf diese Weise eine Änderung der Beziehung ganzer Zellsysteme zueinander herbeiführen. Nachdem die CAM insgesamt der Immunglobulin- und Rezeptoren-Superfamilie angehören, läßt sich zwanglos daraus ableiten, daß ein lichenogener Reiz wohl mit einer Änderung der Expression des „Selbst" an der Zelloberfläche einer Subpopulation verbunden sein dürfte.

Andere Auslöser

Viruserkrankungen, bakterielle und mykotische Infektionen aber auch Infestationen anderer Art wurden wiederholt als mögliche Auslöser eines Lichen ruber diskutiert bzw. teilweise auch tatsächlich sehr wahrscheinlich gemacht. Insbesondere die ein-

14

drucksvollen Berichte über Abheilung von sonst therapieresistentem Lichen ruber nach adäquater antibakterieller oder antimykotischer Therapie lassen es zu, eine entsprechende Kausalität als durchaus möglich anzusehen [17].

Andererseits weisen aber auch ebensoviele Publikationen über Therapieversager nach Gabe von Antibiotika oder Griseofulvin deutlich darauf hin, daß keineswegs ein einzelner bestimmter Erreger aktueller Auslöser des Lichen ruber in allen Fällen ist. Es drängt sich also die Konklusion auf, daß zahlreiche verschiedene Infektionen als Lichen ruber-Auslöser wirksam sein können, aber keineswegs allein dafür verantwortlich sein müssen. Neuerlich ergibt sich auch hier wieder die Frage nach einer Änderung der Oberflächenstruktur der von Erregern befallenen Zellen. Da virale, bakterielle und mykotische Infektionen sehr wohl mit einer Alteration der CAM-Expression einhergehen können, ist eine Parallele zur chemisch induzierten Membranveränderung sehr wohl herzustellen und als weitere lichenogene Noxe in die Erwägungen einzubeziehen.

Graft versus Host-Reaktion

Die Erforschung der chronischen Graft versus Host-Reaktion, die häufig einen mit Lichen ruber identen kutanen Verlauf nimmt, hat auch vieles zum besseren Verständnis dieser Dermatose beigetragen [21]. Eine erfolgreiche Übertragung von fremden Spenderlymphozyten führt unter bestimmten Voraussetzungen zu typischen lichenoiden Hautveränderungen, die vom idiopathischen Lichen ruber weder klinisch noch histologisch unterscheidbar sind. Die Tatsache, daß dabei etwas differente T-Zellsubpopulationen im Infiltrat dominieren, läßt sich durch die bei diesen Patienten stets durchgeführte Immunsuppression zwanglos erklären. Ursächlich dürfte auch hier wieder das „Fremd-Verhältnis" von Keratinozyten und Lymphozyten in einem bestimmten Organismus sein, wobei allerdings im Falle der Graft versus Host-Reaktion die Lymphozyten von einem tatsächlich fremden Spender stammen. Daß dieses Verhältnis zwischen Keratinozyten und Lymphozyten von beiden Partnern abhängig ist, haben Transplantationsexperimente von Tammi et al. [20] vor kurzem eindrucksvoll belegt: Typische humane Lichen ruber-Papeln wurden auf nackte Mäuse transplantiert und zeigten innerhalb von 6 Wochen eine komplette Rückbildung. Diese nichtimmunkompetenten Tiere akzeptieren also auch die Lichen ruber Keratinozyten und bilden gegen sie kein lichenoides Infiltrat.

Lichen assoziierte Erkrankungen

In der medizinischen Literatur sind zahlreiche Erkrankungen dokumentiert, die mit Lichen ruber überzufällig häufig gemeinsam vorkommen. Dabei fällt auf, daß die Mehrzahl dieser Krankheiten in eine Gruppe einzuordnen ist, bei der ein „autoimmunologischer" Auslösemechanismus diskutiert wird. Diabetes mellitus [8], primäre biliäre Zirrhose und chronische Hepatitis [14], Myasthenia gravis und Lupus erythematodes [19], Colitis ulcerosa, Alopecia areata und Vitiligo [15] sind mit Lichen ruber öfter assoziiert als nach den Gesetzen der Wahrscheinlichkeit zu erwarten wäre.

Die Lichen-Reaktion

Dementsprechend bietet sich die Schlußfolgerung an, daß nicht nur Keratinozyten, sondern simultan auch andere Organsysteme wie Pankreas-, Leber-, Muskel-, Darmzellen oder auch Melanozyten das Ziel einer Attacke durch T-Zellen sein können. Die Lichen-Reaktion wäre demnach ein generelles biologisches Phänomen, bei dem diverse Umstände in einem multizellulären Organismus dazu führen, daß immunkompetente Zellen Aktionen gegen andere Zellrassen setzen, die sie infolge einer geänderten Oberflächenstruktur als „Fremde" ansehen. Inwieweit die 1988 von Röcken formulierte 3-Phasen Hypothese (Genetische Disposition und Oberflächenänderung – Einbeziehung von Langerhanszellen und T-Lymphozyten – Abstoßungsreaktion) immer eingehalten wird, müssen zukünftige Untersuchungen zeigen. Auch die Fragen nach dem Grund des subakuten bzw. chronischen Verlaufes oder der Ursache der oft scheinbar spontanen Rückbildung dieser Reaktion bedürfen sicher einer weiteren Abklärung. Bis dahin scheint es jedoch auch für den Dermatologen opportun, dem Beispiel der botanischen Lichenologen zu folgen: Ebenso wie diese eine Gattung „Lichenes" anerkennen, obwohl sie wissen, daß ein Mikroorganismus namens „Lichen" nicht existiert, sollten auch wir den Lichen ruber als kutanes Reaktionsmuster weiterhin akzeptieren. In einem solchen gedanklichen Rahmen wird es auch möglich sein, die diversen lichenogenen Faktoren unterzubringen und ihre Bedeutung für die Entstehung der konkreten „Knötchenflechte" im Anlaßfall des individuellen Patienten richtig zu werten.

Therapie des Lichen ruber

Die Behandlung des Lichen ruber kann nur den rationalen medizinischen Prinzipien folgend durchgeführt werden, wenn man dem polyätiologischen Geschehen entsprechend vorgeht. Primäre ärztliche Aufgabe muß es deshalb sein, die verschiedenen lichenogenen Noxen im Einzelfall zu identifizieren und möglichst auszuschalten. So kann etwa das Absetzen eines Betablockers oder die Verabreichung von Griseofulvin gelegentlich zu erfreulichen therapeutischen Erfolgserlebnissen führen.

Obwohl während der letzten Jahre immer mehr solche Faktoren bekannt geworden sind, verbleibt ein noch beträchtlicher Rest von derzeit nicht bestimmbaren oder auch unbekannten Lichen-Auslösern. Dementsprechend ist auch der Block des „idiopathischen" Lichen ruber noch recht massiv und groß. Gleichzeitig mit dem Bemühen, aus diesem Block in Zukunft weitere kausale Entitäten herauszubrechen, haben wir als Dermatologen der Gegenwart die Verpflichtung, aktuelle Patienten symptomatisch zu behandeln. Vor allem für diese Gruppe sind die folgenden Therapieempfehlungen gedacht.

Therapie 1. Wahl

Externe Applikation von Kortikosteroiden entsprechend den Grundsätzen der modernen Lokaltherapie

Eine Anbehandlung mit potenten lokal wirksamen Kortisonanalogen führt meist zu einer raschen und deutlichen Besserung der Symptome. In Abhängigkeit von der Reaktion während der folgenden Wochen Modifikation bzw. Wechsel der Behandlungsstrategie.

Für chronische, hyperkeratotische oder resistente Herde Anwendung der Okklusionstechnik.

Mitbestimmend für die Auswahl des primären Präparates sind unter anderem: Klinischer Typ des Lichen ruber, Ausdehnung, Lokalisation, Stadium, evtl. Komplikationen, etc.

Unterstützende Maßnahmen zur besseren Pflege und Reinigung bzw. Hydrierung der Haut. Vermeiden von mechanischen und chemischen Irritationen (Köbner-Phänomen!). Nach Abflachen der Papeln bzw. Rückbildung der entzündlichen Symptome indifferente Lokaltherapie nach Bedarf.

Weitere Behandlungsmöglichkeiten

Intraläsionale Applikation von Kortikosteroiden entsprechend den Prinzipien dieser Technik. Besonders geeignet für lokalisierte therapieresistente Plaques. 2–3 Injektionen in 3–4wöchigen Abständen oft ausreichend.

Systemische Gabe von Kortikosteroiden bei ausgedehnten exanthematischen Formen von Lichen ruber unter Einhaltung der entsprechenden Vorsichtsmaßnahmen. Anbehandlung mit 40–60 mg Prednisolonäquivalent, nach Ansprechen Abbau der Kortisondosis im Verlauf von etwa 6 Wochen.

Retinoide haben sich in der Behandlung von schweren Verlaufsvarianten recht gut bewährt. Sowohl Etretinate als auch Isotretinoin führen in adäquater Dosierung unter Desquamation der Läsion zu einer Besserung, wobei auch orale Manifestationen durchaus ansprechen können. Die allfälligen Kontraindikationen bzw. Kontrollmaßnahmen sind sorgfältig zu beachten. Auch die lokale Applikation von Retinoiden kann mit Erfolg auf kutane und orale [6] Manifestationen versucht werden, wobei 0,1% Isotretinoin in Gelform oder als Emulsion für die Schleimhaut als günstigste Zubereitungsform gilt. Die Anzahl der täglichen Anwendungen muß sich an der Reaktion des individuellen Patienten orientieren und macht deshalb häufigere Kontrollen erforderlich.

UV-Bestrahlung ist seit langem als wirksames therapeutisches Prinzip zur Behandlung des Lichen ruber in Verwendung, obwohl die Abheilung gelegentlich mit starker Hyperpigmentierung verbunden sein kann. Heute werden meist UV-A-Strahlenqualitäten benutzt, oft in Verbindung mit lokalen oder systemischen Psoralengaben. Beide Modalitäten führen bei der Mehrzahl der Fälle von ausgedehntem Lichen ruber zu einer guten bis sehr guten Besserung, die jedoch im Vergleich zu unbehandelten Kontrollgruppen nicht anhaltender sein muß [7]. Darüber hinaus sind neuerdings Berichte über Resistenzphänomene erschienen [11], die einer weiteren Abklärung bedürfen. Schließlich muß auch damit gerechnet werden, daß eine UV-provozierte Verschlechterung unter dieser Therapieform eintreten kann.

Diverse Behandlungsmodalitäten wurden seit langem und werden auch immer wieder mit einer Besserung von sonst therapieresistentem Lichen ruber in Verbindung gebracht. Während die Verwendung von Arsen, Wismut, Quecksilber und anderen toxischen Substanzen heute als obsolet gilt, können andere Mittel in Einzelfällen durchaus rationalisierbare Erfolge zeitigen. Antimalariamittel [10], Dapson [4] und Clofazimin [1] wurden mit einer Besserung vor allem erosiver bzw. bullöser Varianten in Beziehung gesetzt, allerdings ohne befriedigende Erklärung der Wirkungsmechanismen. Zytostatika, wie z. B. Cyclophosphamid [12] sind in verzweifelten Fällen eine mögliche ultima ratio. Interessant scheint auch die lokale Anwendung von Cyclosporin A [5].

Antimikrobielle Substanzen könnten durch Elimination einer möglichen lichenogen wirksamen Noxe wirken. So wurde etwa neben Penizillin, Sulfonamiden und Griseofulvin auch Metronidazol [17] sporadisch als kurativ wirksames Therapeutikum bei einer Patientin mit immer wieder rezidivierenden Lichen ruber und Zystitis-Schüben beschrieben, wobei eine Langzeitprophylaxe mit Nitrofurantoin über 1 Jahr völlige Erscheinungsfreiheit erbrachte.

Schließlich sei die Spalthautlappen-Transplantation erwähnt, die bei ausgedehntem Lichen ruber ulcerosus die einzige Möglichkeit zur Deckung der Defekte sein kann [16] und meist erstaunlich problemlos einheilt.

Schlußbetrachtung

Das vergangene Jahrzehnt hat eine Reihe von Entdeckungen mit sich gebracht, die die Pathogenese des Lichen ruber in einem anderen, mit besserem Verständnis der Erkrankung verbundenen Licht erscheinen lassen. Grundsätzliche Störung ist dabei eine geänderte Partnerschaftsbeziehung zwischen Keratinozyten und immunkompetenten Zellen, die zu einer Entfremdung und ensprechenden Konfliktreaktion zwischen diesen Populationen führt. Deren Resultat wieder ist eine morphologische und klinische Erscheinungsform, die in der deskriptiven Medizin als Lichen ruber oder Knötchenflechte terminologisch etabliert wurde.

Ebenso wie in der allgemeinen Botanik die Lichenes oder Flechten niemals als eigene Spezies, sondern immer nur als symbiontische Produkte von Algen und Pilzen vorkommen, so ist auch der Lichen ruber immer als Produkt einer Beziehungsänderung bzw. als Reaktion von Systemen miteinander zu sehen. Dementsprechend muß das Ziel unserer therapeutischen Bemühungen immer die Wiederherstellung einer ordnungsgemäßen Symbiose von Keratinozyten und Immunzellen sein.

Literatur

1. Anderson R, Zeis BM, Anderson IF (1988) Clofazimine-mediated enhancement of reactive oxidant production by human phagocytes as a possible therapeutic mechanism. Dermatologica 176:234–242
2. Copeman PWM (1981) Familial lichen planus. Arch Dermatol 117:189–191
3. Ebner H, Kraft D (1972) Fibrinablagerungen beim Lichen ruber planus. Arch Dermatol Forsch 243:305–317
4. Falk DK, Latour DL, King jr LE (1985) Dapsone in the treatment of erosive lichen planus. J Am Acad Dermatol 12:567–570
5. Frances C, Boisnic S, Etienne S, Szpirglas H (1988) Effect of the local application of ciclosporine A on chronic erosive lichen planus of the oral cavity (letter). Dermatologica 177:194–195
6. Giustina ThA, Stewart JCB, Ellis ChN, Regezi JA, Annesley Th, Woo TY, Voorhees JJ (1986) Topical application of isotretinoin gel improves oral lichen planus. Arch Dermatol 122:534–536
7. Helander I, Jansen CT, Meurman L (1987) Long-term efficacy of PUVA treatment in lichen planus: comparison of oral and external methoxsalen regimens. Photo Dermatol 4:265–268
8. Hornstein OP, Stühler C, Schirner E, Simon M (1984) Lichen ruber und Diabetes mellitus – pathogenetische Beziehungen? Hautarzt 35:287–291
9. Mahood JM (1983) Familial lichen planus. Arch Dermatol 119:282–294
10. Mostafa WZ (1989) Lichen planus of the nail, treatment with antimalarials. J Am Acad Dermatol 2:289–290
11. Narwutsch M, Narwutsch M (1989) Rezidive und morphologische Resistenzphänomene des PUVA-therapierten Lichen ruber planus cutaneus. Dermatol Monatsschr 175:148–154
12. Paslin DA (1985) Sustained remission of generalized lichen planus induced by cyclophosphamide. Arch Dermatol 121:236–239
13. Powell FC, Rogers RS, Dickson ER, Moore SB (1986) An association between HLA DR 1 and lichen planus. Br J Dermatol 114:473–478
14. Rebora A, Rongioletti F (1984) Lichen planus and the liver. Acta Derm Venereol (Stockh) 64:365
15. Röcken M (1988) Zur Pathogenese des Lichen ruber planus – ein modernes Konzept. Z Hautkr 63:911–914
16. Rußwurm R, Hagedorn M (1989) Lichen ruber ulcerosus. Hautarzt 40:233–235
17. Shelley WB, Shelley DE (1984) Urinary tract infection as a cause of lichen planus: Metronidazole therapy. J Am Acad Dermatol 10:905–907
18. Simon M, Moessinger S, Nüsslein HG (1986) HLA-Muster von Patienten mit lichenoidem Arzneiexanthem. Z Hautkr 61:1169–1171
19. Stary A, Schwarz Th, Duschet P, Gschnait F (1987) Das Lichen Ruber Planus-Lupus Erythematodes/Overlap-Syndrom. Z Hautkr 62:381–394

20. Tammi R, Hyyrylainen A, Fraki JE (1988) Histologic characteristics of lichen planus transplanted onto nude mice and cultured in vitro. Arch Dermatol Res 280:23–28
21. Volc-Platzer B, Rappersberger K, Mosberger I, Hinterberger W, Emminger-Schmidmeier W, Radaszkiewicz Th, Wolff K (1988) Sequential immunohistologic analysis of the skin following allogeneic bone marrow transplantation. J Invest Dermatol 91:162–168

Raynaud Syndrom – Raynaud Krankheit(?)

Günter Goerz

Einleitung und Nomenklatur

Wenn ein Krankheitsbild einen Eigennamen trägt, so hofft man, durch das Studium der Literatur des Erstbeschreibers – Maurice Raynaud – endgültig Klarheit zu erhalten [1, 2]. Raynaud beschrieb wahrscheinlich anhand von 25 Patienten im Jahre 1862 viele, vielleicht 25 verschiedene Krankheitsbilder – die gemeinsam Gefäßveränderungen an den Extremitäten – vorherrschend an den oberen Extremitäten zeigten.

Zur Nomenklatur: Hutchinson [3] prägte den sich immer mehr durchsetzenden Begriff Raynaud Phänomen. Dieses Phänomen kann bei Grundkrankheiten – vorherrschend entzündlichen Bindegewebs- oder Gefäßkrankheiten mit Autoimmunpathogenese vorkommen, und wir sprechen dann vom sekundären Raynaud Phänomen (sek. R. Ph.). Im Gegensatz dazu läßt sich beim primären Raynaud Phänomen (primäres oder idiopathisches R. Ph.) keine Grundkrankheit nach einer Bestandsdauer der Symptomatik von wenigstens *zwei* Jahren nachweisen.

Definition und Symptomatik

Nachdem die Erstbeschreibung nicht ganz klar ergab, ob zahlreiche periphere Durchblutungsstörungen der oberen Extremitäten als „Raynaud" aufgefaßt wurden, ist es das Verdienst von Allen & Brown [4], die Erkrankung eindeutig anhand von *sechs* Charakteristika (Tabelle 1) herausgearbeitet zu haben.

Tabelle 1. Diagnose-Kriterien für das primäre (idiopathische Raynaud) Phänomen[a]

---

1. Anfallsartige Vasospasmen mit Hautverfärbungen nach Kälteexposition oder emotionaler Belastung
2. Bilateral
3. Normaler Puls der zuführenden Arterien
4. Keine Gangrän, nur ausnahmsweise bleibende Hautveränderungen
5. Keine Grundkrankheit
6. Die Symptome müssen wenigstens 2 Jahre nachweisbar sein

---

[a] (n. Allen u. Brown 1932 [4])

Diagnostik

Die wesentlichen diagnostischen Maßnahmen sind in Tabelle 2 in Anlehnung an Cotton u. Khan [5] sowie Campbell u. LeRoy [6] zusammengestellt. Die Anamnese mit den typischen Anfällen, der umschriebenen Ischämie, gefolgt von Zyanose und Hyperämie sind so charakteristisch, daß die Verdachtsdiagnose möglich sein sollte.

20

Tabelle 2. Diagnostische Maßnahmen beim Raynaud Phänomen (in Anlehnung an Campbell u. LeRoy [6] und Cotton u. Kahn [5])

Klinische Untersuchung
einschließlich intern-neurologischer Befund
Röntgen-Untersuchung – zumindest Thorax

Messung der Hautdurchblutung
Hauttemperatur-Messung, Kälteexposition zum Auslösen des Raynaud Phänomen, Thermographie, Plethysmographie (Photoplethysmographie, Reflectance Photoplethysmographie), Doppler Ultraschall-Untersuchungen, Kapillarmikroskopie
Gefäßdarstellung, Isotopen-Untersuchungen zum Nachweis oder Ausschluß von arterio-venösen Shunts

im Zweifelsfall: Biopsie

Hämatologische und klinisch-chemische Untersuchungen
einschließlich Kryoglobulin- und Agglutinin-Bestimmung
(Differenzierung der Kryoglobuline in Typ I–III sinnvoll)

Immunologische Untersuchungen
Immunoglobuline (Elektrophorese bei einem M-Gradient, zusätzlich Immunelektrophorese)
Komplement: C3 und C4
Autoantikörper: ANA (Hep-2-Zelltest) mit Berücksichtigung der Fluoreszenzmuster, ENA, RNP, Centromer-Antikörper, nDNA, Rheumafaktoren

Alle apparativen Methoden zur Bestimmung der Durchblutung stehen einer dermatologischen Praxis und selbst einer dermatologischen Klinik nur ausnahmsweise zur Verfügung. Es hat sich uns deshalb ein sehr einfaches diagnostisches Vorgehen bewährt:

Die rechte Hand wird 5 min bei 20 °C im Wasserbad exponiert; läßt sich dadurch ein Raynaud Phänomen auslösen, ist die Diagnose klar. Bei fehlender Reaktion wird nach einer Wiedererwärmung der Hände mit entsprechenden Handschuhen eine 5 min Exposition der einen Hand bei 10 °C und der anderen Hand bei 5 °C durchgeführt. Bei diesem Vorgehen läßt sich fast immer die angegebene Raynaud Symptomatik auslösen und eine Akrozyanose oder andere Durchblutungsstörungen, auch als akute und akrale Ischämie Syndrom bezeichnet [7], abgrenzen.

Nach der Sicherung der Diagnose ist es entscheidend wichtig, ein primäres R. Ph. (d.h. ohne Grundkrankheit) von einem sekundären R. Ph. (d.h. mit einer Grundkrankheit) zu differenzieren. Eine fast unübersehbare Zahl sehr verschiedener Erkrankungen geht mit einem R. Ph. einher, so daß es schwer ist, und eine Vielzahl von Untersuchungen notwendig sind, entsprechende Grundkrankheiten aufzudecken [6–13]. Die in Tabelle 3 in Anlehnung an Wouda [14] zusammengestellten Grundkrankheiten lassen sich sicher noch erweitern, z. B. Raynaud Phänomen bei Myxödem [15] oder bei Dialysepatienten [16]. Wenn man diese Zusammenstellung kritisch durchsieht, ergibt sich jedoch, daß nach der Charakteristik von Allen u. Brown [4] nur die unter 1. und 2.1. und teilweise 2.2. aufgeführten Erkrankungen ein Raynaud Phänomen aufweisen. Die überwiegende Anzahl der aufgeführten Grundkrankheiten oder exogenen Belastungen führen zum akuten akralen Ischämie-Syndrom [7] oder lassen sich als Asphyxia manus et digitorum oder Digitus mortuus [17] vom Raynaud Phänomen abtrennen. Die zahlreichen Berichte [18–26] über das Vorkommen von Raynaud Phänomen unter zytostatischer Therapie – vorherrschend durch Bleomycin – werden in jüngster Zeit durch Bezeichnungen wie „Symmetrische Lividität der Finger" [25] oder „painful red hands" [26] auch sprachlich abgegrenzt.

Tabelle 3. Pathogenetische Grundlagen des sekundären Raynaud Phänomen (in Anlehnung an Wouda [14])

Reversible Vasospasmen

1. Primäres (idiopathisches) Raynaud Phänomen

2. Sekundäres Raynaud Phänomen

2.1 *Entzündliche Gefäß- und Bindegewebserkrankungen mit Autoimmunpathogenese*
Systemische Sklerodermie (SSc), Systemischer Lupus erythematodes (SLE), Rheumatoide Arthritis, Dermatomyositis, Overlap-Syndrome, Sjögren-Syndrom, nicht klassifizierbare Autoimmunerkrankungen

2.2 *Intoxikation*
α-Sympathikomimetika, β-Rezeptoren-Blocker, Ergotamin, Bleomycin (und andere Zytostatika), Polyvinylchlorid, Metalle (As, Pb)

2.3 *Hyperviskositäts-Syndrome*
Polyzythämie, Thrombozytosen, Kryoglobulinämien, monoklonale Gammopathien, Kälteagglutinationskrankheit

3. *Unilateral* (somit nicht der Allen u. Brown-Definition [4] entsprechend)

3.1 *Irritation des Sympathicus*
Tumoren, Narben, Kostoklavikuläre Kompressions-Syndrome, Karpaltunnelsyndrom, vasospastisches Vibrations-Syndrom (VVS)

3.2 *Neurologische Grundleiden*
Hirntumor, Poliomyelitis, multiple Sklerose, Morbus Buerger im Initialstadium

4. *Obstruktive vaskuläre Schäden* (irreversibel und meist nur initial mit Spasmen einhergehend – nicht selten unilateral oder unilateral beginnend)

4.1 *Meist unilateral*
Arteriosklerotische Plaques, embolische und thrombotische Verschlüsse
Vaskulitiden: Morbus Buerger, Takayasu Disease, Arteriitis temporalis, Periarteriitis nodosa, Wegenersche Granulomatose

4.2 *Im fortgeschrittenen Stadium meist bilateral auftretend*
fortgeschrittene Stadien der Arteriosklerose, generalisierte Vaskulitiden, Intoxikationen

Differenzierung zwischen primärem und sekundärem Raynaud Phänomen

Primäres Raynaud Phänomen

Die wesentlichen Charakteristika des primären oder idiopathischen Raynaud Phänomen sind in Tabelle 4 in Anlehnung an Coffman zusammengestellt. Somit sprechen wir immer dann von einem primärem Raynaud Phänomen, wenn sich keine Grundkrankheit nachweisen läßt. Ein prinzipielles Problem ist jedoch die Zeitfrage: Allen u. Brown [4] forderten bereits 1932 eine Bestandsdauer von mindestens 2 Jahren, wobei man jedoch davon ausgehen muß, daß noch wesentlich längere Zeiträume nachbeobachtet werden müssen (Einzelheiten der Differenzierung werden beim sekundären Raynaud Phänomen besprochen).

Somit ist insgesamt das primäre Raynaud Phänomen als eine vorherrschend gutartige Erkrankung einzuschätzen [27]. Bei 97 Patienten mit einer Nachbeobachtungszeit von 3–5 Jahren entwickelten 3 Patienten eine PSS, während 94 Patienten während der gesamten Nachbeobachtungszeit erscheinungsfrei blieben. Die 94 Patienten wiesen trotz der klinischen Erscheinungsfreiheit in 19 Fällen pathologisch erhöhte ANA-Titer, in 32 Fällen eine Komplement-Erniedrigung und in 31 Fällen eine erhöhte Immunkomplexkonzentration auf. Es wird also prospektiven Studien vorbehalten bleiben müssen, ob noch nach Jahrzehnten ein Übergang in eine Systemerkrankung und somit in ein sekundäres Raynaud Phänomen möglich ist.

22

Tabelle 4. Primäres Raynaud Phänomen (M. Raynaud, Raynaud diseases, idiopathisches Raynaud Phänomen)

Typische Symptomatik (n. Allen u. Brown [4])

Geschlechtsverteilung
    Männer : Frauen = 1 : 6 (oder 5)

Häufigkeit ungefähr jede *sechste Frau*

Symptomatik   obligat Finger
                40% Zehen
                selten Nase, Ohrmuscheln
                Wange
                Zunge

Altersverteilung
    10. – 30. Lebensjahr

Assoziiert   Hypotonie (90 – 110 mm Hg systolisch)
                Migräne (Angina)

Auslösung: Kälteprovokation

Pathomechanismus
    Digitaler Blutzirkulationsstop bei höheren Temperaturen als bei gesunden Kontrollpersonen

Laboratoriumsuntersuchungen
    BSG, Urin, Blutbild, Röntgen-Thorax, komplette Untersuchung einschließlich ANA, Kryoglobuline, Immunoglobuline und fachinternistische Untersuchung

Verlauf: 16% Spontanheilung
              33% Verschlimmerung (1% Dauerschaden)
              51% unverändert

Sekundäres Raynaud Phänomen

Die in Tabelle 3 zusammengestellten Erkrankungen und exogenen Einflüsse kommen bei dem sekundären Raynaud Phänomen als kausale Ursache oder als Manifestationsfaktoren in Frage. In erster Linie handelt es sich hierbei um Autoimmunkrankheiten mit entzündlichen Veränderungen des Bindegewebes und der Gefäße. In zahlreichen Zusammenstellungen werden für die wesentlichsten Erkrankungen folgende Angaben gemacht:

Progressiv systematische Sklerodermie (PSS)	90%
Systemischer Lupus erythematodes (SLE)	40%
Andere entzündliche Bindegewebserkrankungen – einschließlich der Overlap-Syndrome – 80	
Dermatomyositis/Polyarthritis	25%
Rheumatoide Arthritis	10%

Die Angaben geben die Häufigkeit des Raynaud Phänomen bei diesen Erkrankungen wieder. Wenn man bei der Betrachtung der Gesamtheit des Raynaud Phänomen einen Vergleich zieht und gleich Hundert setzt, ergibt sich im wesentlichen in größeren Kollektiven die folgende Verteilung:

Primäres Raynaud Phänomen:	56%
Sekundäres Raynaud Phänomen:	44%

was sich auf die folgenden Erkrankungen verteilt:

PSS	23%
Rheumatoide Arthritis	12%
Overlap-Syndrom	5%
SLE	4%

Aus diesen Befunden leitet sich die Notwendigkeit ab, vorherrschend die Diagnostik zur Sicherung der PSS, der Rheumatoiden Arthritis, des SLE und Overlap-Syndromen bzw. nicht klassifizierbarer Autoimmunkrankheiten durchzuführen.

Beim sekundären Raynaud Phänomen aus diagnostischen, therapeutischen und prognostischen Gesichtspunkten ist eine genaue Abklärung der Grundkrankheit unbedingt erforderlich. Da vorherrschend Erkrankungen mit einer Autoimmunpathogenese in Frage kommen, steht die immunologische Diagnostik ganz im Vordergrund [28]. Bei den Immunkrankheiten, bei denen keine Autoantikörper bekannt sind, z. B. Dermatomyositis/Polymyositis oder zahlreiche Formen der Vaskulitis müssen weitgehend spezifische Parameter (z. B. CPK als Muskelenzyme) oder unspezifische Hinweise wie CRP, Immunkomplexe oder LDH bestimmt werden. Es muß allerdings auch betont werden, daß bei zahlreichen Patienten mit primärem Raynaud Phänomen der eine oder andere Parameter mit pathologisch erhöhten Spiegeln zu finden ist, ohne daß sich selbst bei einer über Jahre dauernden Nachbeobachtungszeit eine entsprechende Grunderkrankung nachweisen läßt.

Eine zweite Untersuchungsmethode, die uns bei der Differenzierung des primären von dem sekundärem Raynaud Phänomen helfen kann, ist die Kapillarmikroskopie. Es muß allerdings betont werden, daß diese Methode im Vergleich zu den serologischen Befunden viel schwerer zu objektivieren ist und erheblichen subjektiven Faktoren unterliegt. In der Hand erfahrener Untersucher bzw. bei Verwendung objektiver Daten (Anzahl der Kapillaren pro Meßeinheit oder Lumen-Diameter verschiedener Gefäße) [29, 30] lassen sich manchmal die sekundären Formen (vorherrschend die PSS) von den primären Formen abtrennen.

Pathogenese

Die heute diskutierten pathogenetischen Faktoren sind in Tabelle 5 zusammengestellt. Keines der teilweise sehr divergierend diskutierten Konzepte läßt sich beweisen. Natürlich sind alle diese Überlegungen interessant, weil sich daraus therapeutische Be-

Tabelle 5. Pathogenese des primären Raynaud Phänomen [a]

1.   Überschießende Vasokonstriktion
1.1 Erhöhter zentraler Sympathikotonus (Raynaud 1862)
1.2 Erhöhter lokaler Sympathikotonus (Lewis 1930)
Pathologische Befunde:
    erhöhte Noradrenalin- und Kortisolspiegel,
    veränderte Zahl der β-Rezeptoren auf Thrombozyten
1.3 *Durch Mangel an Vasodilatatoren und Überschuß an Vasokonstriktoren*
Serotonin
Prostaglandin E1 und I2
Thromboxan A2
Vasoaktive Peptide:
    z. B. VIP (vasoaktive intestinale peptide)
    Endothel-derived vasoaktive Relaxantien
2.   *Viskositäts-Erhöhung* (Pringle 1965)
Erhöhte Aggregation von Thrombo- und Erythrozyten, erhöhte Fibrinogenkonzentration, Vermehrung von β-Thromboglobulin, Verminderung der Fibrinolyse
3.   *Strukturänderungen* (Lewis 1938)
Sehr widersprüchliche Befunde
Intima-Verdickung (Birnstingl 1971)

[a] Unter 1.3 aufgeführte Störungen können zu lokalen oder systemischen Reaktionen (variant angina, Hypertonie, Migräne) führen, unter 2. und 3. aufgeführte Störungen werden vorherrschend beim sekundären Raynaud Phänomen gefunden

handlungsmöglichkeiten ableiten könnten. Neuere Überlegungen schließen Substanzen ein, die aus den Endothelzellen freigesetzt werden und zu einer Vasodilatation führen können. Der Nachweis verschiedener Autoantikörper beim primären Raynaud Phänomen und die Assoziation des sekundären Raynaud Phänomen mit zahlreichen verschiedenen Autoantikörpern legt eine Autoimmunpathogenese des Raynaud Phänomen nahe. Man ist versucht, das primäre Raynaud Phänomen als monosymptomatische Autoimmunerkrankung aufzufassen. In Anlehnung an das nachgewiesene Konzept der Autoimmunhyperthyreose durch LATS (long acting thyroid stimulator) wäre vorstellbar, daß ein Antikörper (Autoantikörper) im Sinne eines Agonisten oder eines Antagonisten mit Rezeptorstrukturen oder Endothelien reagiert und so zu Vasokonstriktion führt.

Therapie

Aus den ausgeführten Überlegungen zur Pathogenese des primären (teilweise aber auch des sekundären) Raynaud Phänomen ergibt sich, daß keine kausale Therapie möglich ist (Übersichten: [31, 32]). In Tabelle 6 sind die wesentlichen therapeutischen Möglichkeiten zusammengestellt [32]. In erster Linie muß sich die Therapie nach der Schwere der Symptomatik richten, wie diese wiederholt herausgestellt worden ist:

Gering	Änderung des Lebensstils
Deutlich	dto, saisonal: Vasodilatatoren
Schwer	dto, Vasodilatatoren und Viskositätssenkung
Ulzerationen	dto, plus operative Reinigung, fakultativ Antibiotika

Tabelle 6. Raynaud Phänomen: Therapie [a]

Vasodilatatoren
    Serotonin-Antogonisten
    Kalzium-Channel-Blocker
    Glyzerin-Trinitrat (Nitroglyzerin)
    Nikotinsäurederivate
    Angiotensin-II-Antagonisten
    (ACE-Hemmer)

Andere vasoaktive Arzneimittel
    α-adrenerge Antagonisten
    β-adrenerge Agonisten
    β-adrenerge Antagonisten

Prostaglandinartige Arzneimittel
    Thromboxan-Antagonisten
    Prostacycline

Rheologisch aktive Arzneimittel
    Erythrozyten,,softener"
    Viskositäts-Erniedrigung

Plasmaexpander
    Profibrinolytische Arzneimittel
    Sonstige ,,Tissue Oxygenators"

Andere Behandlungsmöglichkeiten
    Isomolarer Aderlaß
    Plasmapherese
    Biofeedback Kontrolle

[a] Roath (1989) Drugs 37: 700–712

Prinzipiell ist bei Vorliegen eines sekundären Raynaud Phänomen eine Behandlung des Grundleidens (wenn dies möglich ist) erforderlich. Nicht selten bessert sich die Raynaud Symptomatik, wenn es gelingt, einen systemischen Lupus erythematodes therapeutisch zu beherrschen.

Die therapeutischen Überlegungen bei beiden Formen des Raynaud Phänomen zielen auf eine Vasodilatation ab, die permanent oder prophylaktisch bei einem drohenden vasospastischen Anfall einsetzen sollte. Somit ist, wie überall in der Medizin, eine prophylaktische Therapie zu unterstützen. Die Änderungen der Lebensgewohnheiten, Rauchverbot und Meiden jeder Kälteexposition durch unsachgemäße Kleidung. Vorherrschend in den Übergangszeiten sind Maßnahmen zur Vermeidung einer lokalen oder allgemeinen Unterkühlung unbedingt erforderlich. Das Tragen von Handschuhen oder Heizöfchen (wie Sportangler) sowie das Einstellen von langzeitiger Exposition im Wasser muß erreicht werden. Wenn möglich, sollten keine Gegenstände aus dem Kühlschrank, oder stark abgekühlte, vorherrschend metallische Dinge angefaßt werden.

Vasoaktive Substanzen, wie z. B. α-Rezeptoren-Blocker, führen bei 5% der behandelten Patienten zu einer Raynaud-Symptomatik, trotzdem können diese Medikamente bei einigen Patienten mit primärem und sekundärem Raynaud Phänomen therapeutisch erfolgreich eingesetzt werden. Die α-Rezeptorenblocker (Prazozin, z. B. Minipress) haben einige Effekte gezeigt, sind jedoch wegen der geringen Wirkung bei relativ ausgeprägten unerwünschten Effekten verlassen worden.

Die großen Hoffnungen, die bisher auf die Therapie mit Arachidonsäure-Derivaten gesetzt wurden, haben eher enttäuscht: PGE1 und PGE2-Infusionen, Thromboxan-Synthese-Hemmer haben sich nicht durchsetzen können. Prostacyclin-Infusionen sind effizient, jedoch nicht als Dauermedikation möglich, so daß sie nur ausnahmsweise zur Reduktion von Nekrosen und vor Amputationen durchgeführt werden [34, 35].

Eine relativ neue Stoffgruppe stellen die Serotonin-Antagonisten ($=$5-HT oder S_2-Rezeptoren-Blocker) dar, die insbesondere als Ketanserin seit etwa 10 Jahren in der klinischen Erprobung stehen. Aufgrund der Literaturhinweise [36, 37] und unseren eigenen Erfahrungen läßt sich in einigen Fällen bei primärem und sekundärem Raynaud Phänomen eine erhebliche Besserung erzielen. Initial geben wir 2×20 mg Ketanserin pro Tag und steigern z. T. auf 2×40 mg. In erster Linie während der Übergangszeiten, wenn die Patienten am stärksten unter ihren Symptomen leiden, wird die Therapie durchgeführt.

Außer dem Ketanserin haben die Kalzium-Channel-Blocker vorherrschend das Nifedipin in Dosierungen von 2×20 mg/Tag einen gewissen Effekt gebracht [38, 39]. Man kann heute somit als praktikable Langzeitbehandlung nur Kalzium-Channel-Blocker oder Serotonin-Rezeptor-Blocker empfehlen.

Zusammenfassung

1. Wie bei jeder Krankheit oder Dermatose ist die exakte Diagnose am wichtigsten. *Nicht jede akrale* (auch an den Fingern) auftretende *Hautverfärbung* ist ein Raynaud Phänomen.
2. Die Herausarbeitung einer Grundkrankheit zur Differenzierung zwischen *primärem* und *sekundärem* Raynaud Phänomen ist von entscheidender Bedeutung.
3. Der *Pathomechanismus des Raynaud Phänomen* beruht auf einem *funktionellen Verschluß* der *Digitalarterien*. Verschiedene Mediatoren, Agonisten und Antagonisten, aber auch Autoantikörper spielen eine Rolle. Hierbei haben periphere und zentrale Regulationsmechanismen eine Bedeutung.
4. Bei der *unklaren Pathogenese* ist eine kausale *Therapie nicht möglich*. Wärmeapplikation zur Prophylaxe, *Kalzium-Channel-Blocker* (Nifedipin) und *5HT-Rezeptor-Blocker* (Ketanserin) sind heute die wichtigsten Behandlungsmethoden.

5. Bei dem sekundären *Raynaud Phänomen* muß die Grundkrankheit behandelt werden.

Literatur

1. Raynaud M (1862) De l'asphyxie locale et de la gangrene symmetrique des extrémités. L Leclerc, libraire-editeur, rue de l'ecole – Medicine 14, Paris 1, 1862
2. Raynaud M (1888) On local asphyxia and symmetrical gangrene of the extremities and new researches on the nature and treatment of local asphyxia of the extremities. In: Barlow T (ed) Selected Monographs, Vol 121, London, p 1–199
3. Hutchinson J (1900) Raynaud's phenomenon. Arch Surg 11:330–336
4. Allen EV, Brown GE (1932) Raynaud's disease: A critical review of minimal requisites for diagnosis. Am J Med Sci 183:187–200
5. Cotton LT, Khan O (1986) Raynaud's phenomenon: A review. Inter Angiol 5:215–235
6. Campbell PM, LeRoy EC (1986) Raynaud phenomenon. Semin Arthritis Rheum 16:92–103
7. Hess H (1979) Akute und subakute akrale Ischämie-Syndrome. Münch Med Wochenschr 121:517–520
8. Porter JM, Bardana EJ, Baur GM, Wesche DH, Andrasch RH, Rösch J (1976) The clinical significance of Raynaud's syndrome. Surgery 80:756–764
9. Ernst E (1981) Raynaud-Phänomen. Münch Med Wochenschr 123:1265–1268
10. Miller D, Waters DD, Warnica W, Szlachcic J, Kreeft J, Theroux P (1981) Is variant angina the coronary manifestation of a generalized vasospastic disorders? N Engl J Med 304:763–766
11. Harper FE, Marico HR, Turner RE, Lidman RW, LeRoy EC (1982) A prospective study of Raynaud phenomenon and early connective tissue disease. Am J Med 72:883–876
12. Leyhe A (1986) Das sekundäre Raynaud-Syndrom beim Vibrationssyndrom. Dtsch Med Wochenschr 111:871–876
13. Kallenberg CGM (1987) Raynaud's phenomenon and systemic diseases. VASA-Suppl 18:15–20
14. Wouda AA (1987) Classification and definitions. In: Wouda AA, Kallenberg CGM, Wesseling H, Banga JD (eds) Raynaud's phenomenon. VASA-Suppl 18, Huber, p 4–16
15. Nielsen SL, Parving HH, Hansen JEM (1982) Myxoedema and Raynaud's phenomenon. Acta Endocrinol (Copenh) 101:32–34
16. Läppchen J, Ritz E, Koch A, Mörl H, Bommer J, Ossenkop CH (1977) Raynaud-Phänomen bei Dialysepatienten. Dtsch Med Wochenschr 102:521–525
17. Lemmens AJ (1977) Raynaud-Phänomen – Asphyxia manus et digitorum; Digitus mortuus sive Digitus moriens. VASA 6:296–298
18. Scheulen ME, Schmidt GC (1982) Raynaud-Syndrom nach kombinierter zytostatischer Behandlung von Patienten mit malignen Hodentumoren. Dtsch Med Wochenschr 107:1640–1644
19. Scheulen ME (1982) Raynaud's phenomenon and cancer chemotherapy. Ann Intern Med 96:256
20. Dunlop PR, Henndy-Ibbs PM (1982) Raynaud's phenomenon and cryoglobulinemia during chemotherapy for testicular carcinoma. Cancer Treat Rep 67:317–318
21. Elomaa I, Pajunen M, Virkkunen P (1984) Raynaud's phenomenon progressing to gangrene after vincristine and bleomycin therapy. Acta Med Scand 216:323–326
22. Snauwaert J, Degreef H (1984) Bleomycin-induced Raynaud's phenomenon and acral sclerosis. Dermatologica 169:172–174
23. Smith EA, Harper FE, LeRoy EC (1985) Raynaud's phenomenon of a single digit following local intradermal bleomycin sulfate injection. Arthritis Rheum 28:459–461
24. Vogelzang NJ, Torkelson JL, Kennedy BJ (1985) Hypomagnesemia, renal dysfunction, and Raynaud's phenomenon in patients treated with cisplatin, vinblastine, and bleomycin. Cancer 15:2765–2770
25. Kocsard E, Kossard S (1988) Symmetrische Lividität der Finger. Hautarzt 39:452–453
26. Shall L, Lucas GS, Whittaker JA, Holt PJA (1988) Painful red hands: a side-effect of leukaemia therapy. Br J Dermatol 119:249–253
27. Sheiner NM, Small P (1987) Isolated Raynaud's phenomenon – a benign disorder. Ann Allergy 58:114–117

28. Meurer M, Bieber T (1987) Immunhistologische und serologische Diagnostik von Autoimmunerkrankungen der Haut. Hautarzt 38:S 59–S 68
29. Houtman PM, Wouda AA, Kallenberg CGM (1987) The diagnostic role of nailfold microscopy. VASA-Suppl 18:21–27
30. Statham BN, Rowell NR (1986) Quantification of the nail fold capillary abnormalities in systemic sclerosis and Raynaud's syndrome. Acta Derm Venereol (Stockh) 66:139–143
31. Dowd PM (1986) The treatment of Raynaud's phenomenon. Br J Dermatol 114:527–533
32. Roath S (1989) Management of Raynaud's phenomenon. Focus on newer treatments. Drugs 37:700–712
33. Mohrland JS, Porter JM, Smith EA, Belch J, Simms MH (1985) A multiclinic, placebo-controlled, double-blind study of prostaglandine E_1 in Raynaud's syndrome. Ann Rheum Dis 44:754–760
34. Keller J, Kaltenecker A, Schricker KTH, Krais Th, Schönberger A, Gevatter M, Hornstein OP (1984) Behandlung des Raynaud-Phänomens bei Sklerodermie-Patienten mit einem neuen stabilen Prostacyclin-Derivat. Dtsch Med Wochenschr 109:1433–1438
35. DiGiacomo RA, Kremer JM, Shah DM (1989) Fish-oil dietary supplementation in patients with Raynaud's phenomenon: a double-blind, controlled, prospective study. Am J Med 86:158–164
36. Meloni F et al. (1987) Therapeutic efficacy of ketanserin, a selective antagonist of the serotonin (5-HT_2) receptors, in primary and secondary Raynaud's phenomenon. Angiology 38:530–536
37. Brouwer RML, Wenting GJ, Visser W, Schalekamp MADH (1987) Does serotonin receptor blockade have a therapeutic effect in Raynaud's phenomenon? VASA-Suppl 18:64–67
38. Goerz G (1987) Kalziumantagonisten. In: Braun-Falco O, Schill WB (Hrsg) Fortschritte der praktischen Dermatologie und Venerologie. 11. Band, Springer, S 406–411
39. Kallenberg CGM, Wouda AA, Kuitert JJ, Tijssen J, Wesseling H (1987) Treatment of Raynaud's phenomenon with nifedipine short-term and long-term effects. VASA-Suppl 18:68–70

Kutane Amyloidosen

Thomas Ruzicka und Gerd Donhauser

Einleitung

Amyloidosen stellen eine völlig heterogene Gruppe von Erkrankungen in unterschiedlichen Organen des Körpers dar, die ein einziges gemeinsames Merkmal aufweisen: Die extrazelluläre Ablagerung von Amyloid. Das Amyloid wiederum ist eine Gruppe von biochemisch verschiedenartigen Proteinen, die jedoch gemeinsame histochemische und ultrastrukturelle Eigenschaften aufweisen.

Die Beschäftigung mit den Amyloidosen ist für den Dermatologen aus mehreren Gründen wichtig. Durch fehlende Kenntnis dieser Erkrankungsgruppe werden viele Fälle fehldiagnostiziert. Dabei scheinen kutane Amyloidosen nicht allzu selten zu sein. An unserer Klinik werden jährlich etwa 10 Patienten mit einer kutanen Amyloidose beobachtet, die häufig Monate bis Jahre lang unter falschen Diagnosen behandelt wurden. Die großen Fortschritte in der biochemischen Charakterisierung der dermalen Ablagerungen bei kutanen Amyloidosen stellen schließlich einen weiteren Grund für unser Interesse an dieser Krankheitsgruppe dar, da sie das Verständnis für die pathophysiologischen Abläufe der kutanen Amyloidosen vertiefen.

Die Amyloidproteine weisen folgende gemeinsame Charakteristika auf:

Histologische und histochemische Eigenschaften

Im histologischen Schnitt stellt sich das Amyloid als amorphes, homogenes, eosinophiles Material dar. In der alkalischen Kongorot-Färbung zeigt es eine Metachromasie und erscheint im polarisierten Licht als eine grüne, doppelbrechende Substanz. Die PAS-Färbung ist meist positiv. Eine große diagnostische Bedeutung kommt der Thioflavin-T-Färbung zu: Sie läßt das Amyloid im Fluoreszenzmikroskop hellgelb aufleuchten (Abb. 1).

Ultrastrukturelle Charakteristika

Alle Amyloidproteine, unabhängig vom untersuchten Organ, zeigen die gleichen ultrastrukturellen Merkmale. Im Elektronenmikroskop erkennt man lineare, unverzweigte, starre Fibrillen von 7,5 bis 10 nm Durchmesser, die zu einem losen Netzwerk verflochten sind (Abb. 2a, b).

Proteinstruktur

Alle Amyloidproteine zeichnen sich durch eine besondere Tertiärstruktur aus. Diese als Betafaltblattstruktur bezeichnete Konfiguration ist einerseits für die färberischen Eigenschaften verantwortlich, andererseits verleiht sie den Amyloid-Fibrillen eine Resistenz gegenüber proteolytischen Angriffen. Sie können somit als unlösliche Ablagerungen im extrazellulären Raum für lange Zeit persistieren und die Funktions-

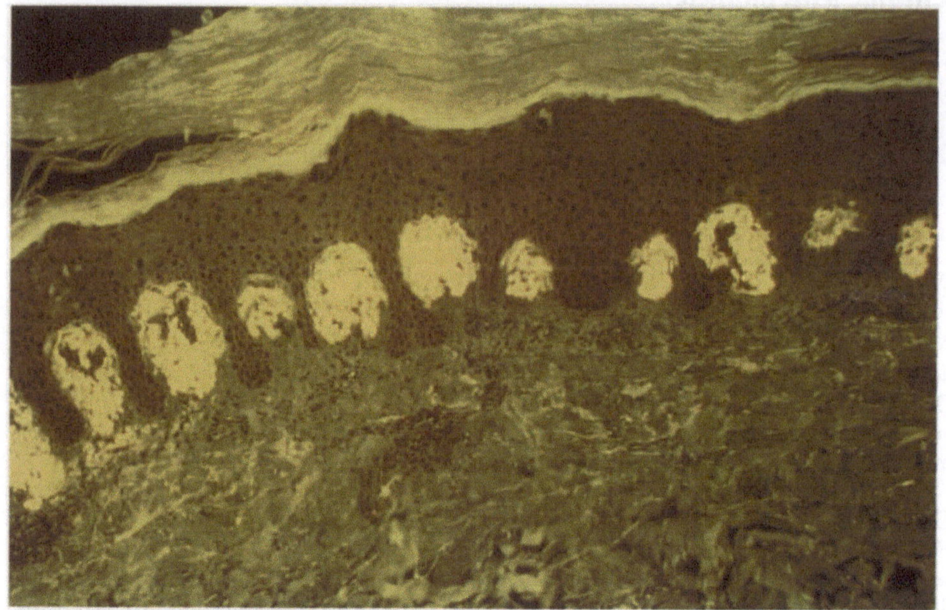

Abb. 1. Lichen amyloidosus, Thioflavin-T-Färbung. Die Amyloidmassen im Stratum papillare leuchten im Fluoreszenzmikroskop hellgelb auf

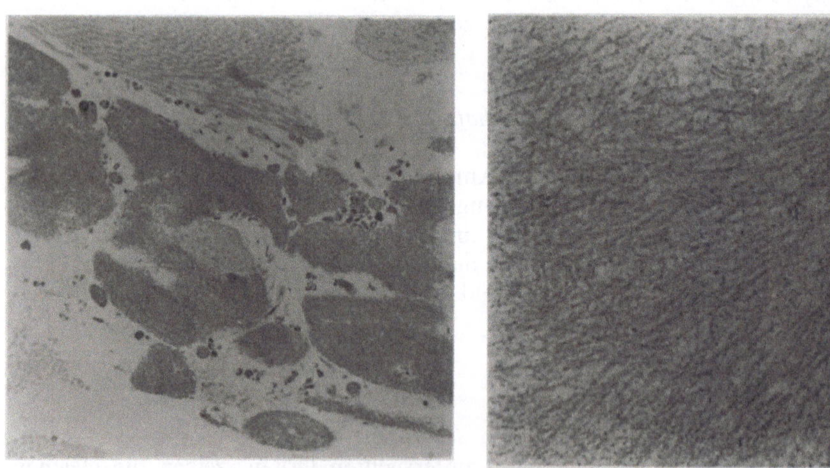

Abb. 2a, b. a Ultrastruktur von Amyloid-Fibrillen. Amyloidablagerungen in der Dermis. **b** Im Detail von 2 A loses Netzwerk von unverzweigten Amyloidfibrillen mit einem Durchmesser von 7,5 bis 10 nm (Dr. W. Stolz, Dermatologische Klinik der LMU München)

fähigkeit der betroffenen Organe beeinträchtigen. Da die Betafaltblattstruktur das entscheidende Merkmal der Amyloidproteine ist, wurde für diese Krankheitsgruppe auch die Bezeichnung Beta-Fibrillosen vorgeschlagen [1].

Etwa 10% der Amyloid-Ablagerungen bestehen aus einer nichtfibrillären, pentagonalen Substanz, der P-Komponente. Diese entsteht aus einem im Serum physiologisch vorkommenden Glykoprotein, der Serum-Amyloid-P-Komponente (SAP) [2].

Klassifikation der kutanen Amyloidosen

Die derzeit vorliegenden Einteilungsversuche kutaner Amyloidosen orientieren sich einerseits an der Morphologie, andererseits am Grundleiden. In Zukunft werden diese Klassifikationsversuche durch eine biochemisch orientierte Einteilung ersetzt werden müssen. Die von uns vorgeschlagene Einteilung [3] unterscheidet einerseits primäre, organgebundene, kutane Amyloidosen, die auf das Hautorgan beschränkt bleiben, sowie sekundäre kutane Amyloidosen (Tabelle 1). Diese können einerseits organgebunden, d. h. auf die Haut beschränkt sein, wobei es sich hierbei meist um histologisch nachweisbare Amyloidablagerungen bei unterschiedlichen Hauttumoren oder Dermatosen als unspezifische Gewebereaktion ohne klinische Relevanz handelt, oder im Rahmen systemischer Amyloidosen entstehen. Bei den letzteren ist die Haut eines der vielen Organe, die vom systemischen Prozeß betroffen sind.

Tabelle 1. Klassifikation kutaner Amyloidosen

I. Primäre, organgebundene, kutane Amyloidosen
  1. Lichen amyloidosus
  2. Makulöse Amyloidose
  3. Knotige Amyloidose
  4. Sonderformen

II. Sekundäre (assoziierte), organgebundene, kutane Amyloidosen
  Amyloidablagerungen bei:
  epithelialen Tumoren (Basaliom, seborrhoische Warzen, aktinische Keratose etc.)
  aktinische Elastose, PUVA u. a.

III. Sekundäre (assoziierte), kutane Manifestationen systemischer Amyloidosen
  1. Amyloidosen vom AL-Typ bei lymphoproliferativen Prozessen
  2. Amyloidosen vom AA-Typ bei reaktiven, systemischen Prozessen
  3. Amyloidosen vom AA-Typ bei hereditären Erkrankungen

Primäre, organgebunde, kutane Amyloidosen

Lichen amyloidosus

Der Lichen amyloidosus ist die häufigste und bekannteste Form der primären kutanen Amyloidose. Die Erkrankung ist klinisch durch dichtstehende, wenige Millimeter im Durchmesser große, derbe, stumpfkegelige Papeln gekennzeichnet. Sie weisen eine wachsartige Konsistenz und eine hyperkeratotische, leicht verruziforme Oberfläche auf. Die Farbe ist gewöhnlich gelblich-bräunlich. Die Prädilektionsstellen sind die Streckseiten der Unterschenkel, die Fußknöchelregion und die Fußrücken. Subjektiv sind die Hautveränderungen von zuweilen quälendem Juckreiz begleitet (Abb. 3).

Lichtmikroskopisch erkennt man in der HE-Färbung unter einer Orthokeratose und Akanthopapillomatose schollige Ablagerungen eines schwach eosinophilen Materials, das im Stratum papillare, direkt unterhalb der Basalschicht, lokalisiert ist. Die Reaktivität mit Kongorot, Thioflavin-T und Antikörpern gegen die Amyloid-P-Komponente (Abb. 4) kann für diagnostische Zwecke herangezogen werden. Elektronenmikroskopisch zeigen die dermalen Ablagerungen die typische Amyloid-Struktur. Zusätzlich finden sich in den über den Amyloidmassen liegenden Keratinozyten degenerative Veränderungen. Es wird deshalb angenommen, daß in einem als filamentöse Degeneration bezeichneten Prozeß Tonofilamente aus untergegangenen Keratinozyten in Amyloidfilamente umgewandelt werden.

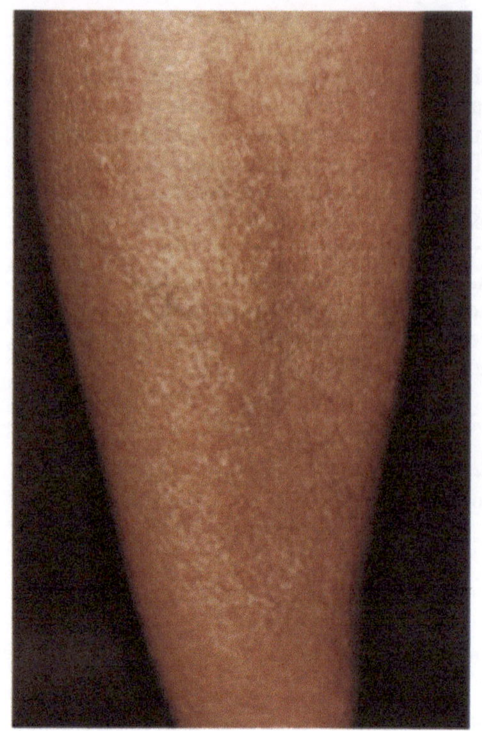

Abb. 3. Lichen amyloidosus

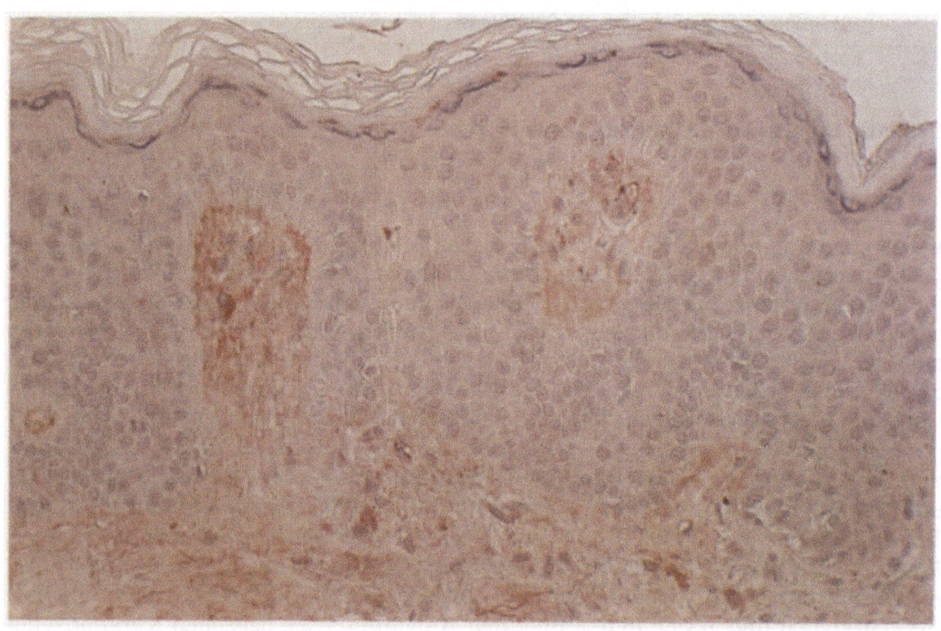

Abb. 4. Immunhistologischer Nachweis der Amyloid-P-Komponente beim Lichen amyloidosus. Verstärkte Ablagerung der Substanz im Stratum papillare. Daneben Anfärbung der elastischen Fasern, die auch in normaler Haut beobachtet wird (Immunperoxidase-Färbung)

Die biochemische Charakterisierung des Amyloids beim Lichen amyloidosus stützt die Annahme, daß die Ablagerungen epidermalen Ursprungs seien [4]. Diese Annahme basiert auf der Reaktivität mit monoklonalen Antikörpern, die gegen Keratinfilament-Proteine gerichtet sind. Das Amyloid beim Lichen amyloidosus wird deshalb als Amyloid K bezeichnet [5]. Nach Hintner et al. [4] entsteht das Amyloid beim Lichen amyloidosus aus untergegangenen, apoptotischen, basalen Keratinozyten. Die freiwerdenden Keratinkörperchen reagieren mit Antikeratin-Autoantikörpern. Zusätzlich kommt es zu Anlagerung der Amyloid-P-Komponente. Nach Phagozytose und enzymatischer Umwandlung durch Makrophagen entsteht aus diesen Komplexen das Amyloid K.

Makulöse Amyloidose

Ein ähnlicher Pathomechanismus wie beim Lichen amyloidosus scheint auch bei der makulösen Amyloidose vorzuliegen, denn die elektronenmikroskopischen und immunhistochemischen Befunde sind weitgehend identisch. Die Diagnose einer makulösen Amyloidose wird selten gestellt, was zum Teil auf mangelnde Kenntnis des Krankheitsbildes zurückzuführen ist. Zahlreiche von uns diagnostizierte Patienten wurden vorher als atopisches Ekzem angesehen.

Die Erkrankung ist vorwiegend am Stamm, insbesondere am oberen Rücken lokalisiert. Man erkennt ovaläre, hyperpigmentierte, graubraune Makulae, manchmal in symmetrischer Anordnung (Abb. 5). Bei stärkerer Infiltration imponieren gelegentlich kleine Papeln. Die flächenhaften Infiltrate weisen eine Lichenifikation und aufgrund ihres Juckreizes häufig Kratzeffekte auf. Sie ähneln somit auffallend einem atopischen Ekzem. Dies ist insbesondere bei der interskapulären Variante der Fall (Abb. 6). Resistenz gegenüber Glukokortikosteroiden und ein ungewöhnliches klinisches Bild sollten deshalb bei einem vermuteten atopischen Ekzem immer an die Möglichkeit einer makulösen Amyloidose denken lassen. Durch eine Probebiopsie mit entsprechenden Amyloid-Färbungen kann in solchen Fällen die Diagnose leicht

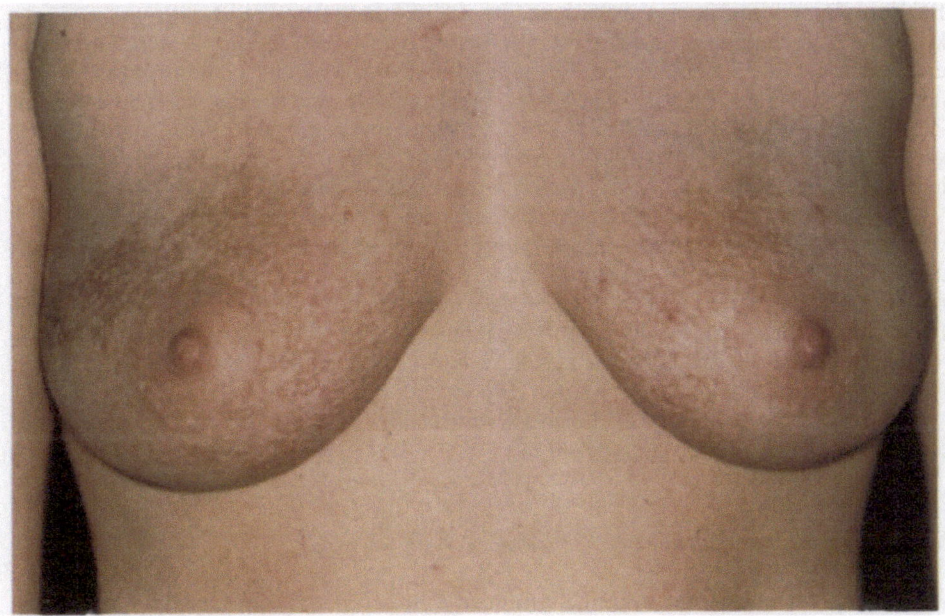

Abb. 5. Makulöse Amyloidose

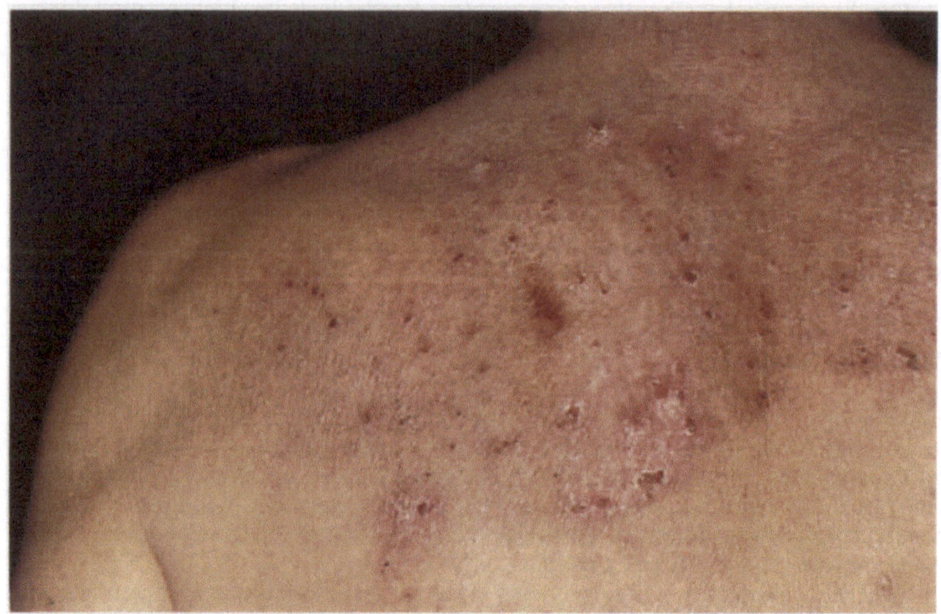

Abb. 6. Makulöse Amyloidose (Interskapuläre Variante)

gestellt werden. Es ist auch möglich, daß eine makulöse Amyloidose aus einem atopischen Ekzem durch das ständige Scheuern der Haut entsteht. Eine Sonderform der makulösen Amyloidose wird auch als „friction amyloidosis" bezeichnet [6].

Knotige Amyloidose

Bei der seltenen knotigen Amyloidose (etwa 50 Fälle in der Weltliteratur) können die klinischen Erscheinungen knotig, plaqueförmig oder tumorös imponieren. Die Hauterscheinungen sind vielgestaltig. Es handelt sich um einzelne oder multiple, häufig derbe Knoten oder Plaques mit einem Durchmesser von wenigen Millimetern bis Zentimetern. Die Farbe wechselt von bräunlich-rot zu gelb oder rosa. Zentrale Regressionstendenzen können zu einer Anetodermie-artigen Atrophie führen. Die Prädilektionsstellen sind Bauchwand, Extremitäten, Glans penis, Vulva und Kopf.

Histologisch und pathobiochemisch hebt sich die noduläre Amyloidose deutlich vom Lichen amyloidosus und der makulösen Amyloidose ab. Histologisch durchsetzt das Amyloid die gesamte Dermis diffus und reicht bis in die Subkutis. Das Stratum papillare ist ausgespart. Ein lockeres lympho-histiozytäres Infiltrat kann Plasma- und Riesenzellen enthalten. Die immunhistochemische Untersuchung zeigt, daß das Amyloid nicht aus Keratin, sondern aus monoklonalen leichten Imunglobulinketten L vom Lambda-, seltener vom Kappa-Typ besteht. Das Amyloid wird deshalb als Amyloid AL bezeichnet. Möglicherweise werden die Immunglobuline von infiltrierenden Plasmazellen in loco gebildet [7–9].

Sonderformen organgebundener kutaner Amyloidosen

Zu den Sonderformen der organgebundenen kutanen Amyloidosen zählen die Poikilodermie-artigen, bullösen, aurikulären, vitiliginösen und anosakralen Amyloidosen. Aufgrund ihrer Seltenheit werden sie hier nicht in extenso abgehandelt. Details finden sich in kürzlich erschienenen Übersichtsartikeln [3, 10–12]. Große diagnostische Probleme können bullöse Amyloidosen bereiten, die mit einer Epidermolysis bullosa acquisita oder einer Dermatitis herpetiformis Duhring verwechselt werden können, wie ein von uns beobachteter Fall einer primären kutanen bullösen Amyloidose illustriert [13].

Sekundäre (assoziierte), organgebundene, kutane Amyloidosen

Unter diesen Amyloidosen versteht man lokalisierte, kutane Amyloid-Ablagerungen im Rahmen vorbestehender Hautveränderungen. Es handelt sich in den meisten Fällen um histologische Nebenbefunde bei Basaliomen und anderen epithelialen Tumoren, nach PUVA-Therapie oder bei verschiedenen Dermatosen, die keinerlei klinische Relevanz besitzen [10].

Sekundäre, kutane Manifestationen systemischer Amyloidosen

Amyloidosen vom AL-Typ bei lymphoproliferativen Prozessen

Die systemischen Amyloidosen sind durch Amyloidablagerungen in verschiedenen Organen charakterisiert, wobei Manifestationen auch an der Haut vorkommen können. Bei Amyloidosen vom AL-Typ bestehen die Amyloidablagerungen zum großen Teil aus Leichtketten von Immunglobulinen oder deren Bestandteilen. Sie können mit monoklonalen Antikörpern gegen Leichtketten vom Lambda- oder Kappa-Typ immunhistologisch nachgewiesen werden. AL-Amyloidosen treten bei verschiedenen lymphoproliferativen Prozessen mit einer monoklonalen B-Zell-Proliferation, am häufigsten bei multiplem Myelom, auf. Auch idiopathische Fälle ohne nachweisbares Grundleiden kommen vor.

Haut- und Schleimhautmanifestationen werden in 30 bis 50% der Fälle beobachtet (Tabelle 2). Die vielgestaltigen Hautveränderungen können oft frühe, zuweilen auch die ersten klinischen Manifestationen der systemischen Erkrankung darstellen. Die richtige diagnostische Einordnung der Hautveränderungen kann deshalb eine frühzeitige Diagnosestellung des Grundleidens ermöglichen. Die häufigste Manifestation sind gelbliche, wachsartige Papeln, die zu Plaques konfluieren können. Sie sind häufig im Gesicht, insbesondere an den Augenlidern, ferner am Kopf und in der Genitalregion lokalisiert. Durch eine diffuse Durchsetzung der Dermis kann die Haut ein sklerodermiformes Aussehen annehmen (Abb. 7). Durch die Amyloidablagerun-

Tabelle 2. Mukokutane Manifestationen bei AL-Amyloidosen

Häufige:
- wächserne, glasige, z.T. hämorrhagische Papeln, Knötchen oder Knoten
- Purpura, Petechien, Ekchymosen
- sklerodermiforme Infiltration, Plaques
- wächserne, bräunlich-gelbliche Infiltration der Handteller
- Makroglossie

Seltene:
- Alopezie
- Pigmentveränderungen
- Nageldystrophie
- Blasen
- Glossitis, orale Erosionen, Ulzerationen, verruköse Tumoren der Mundschleimhaut

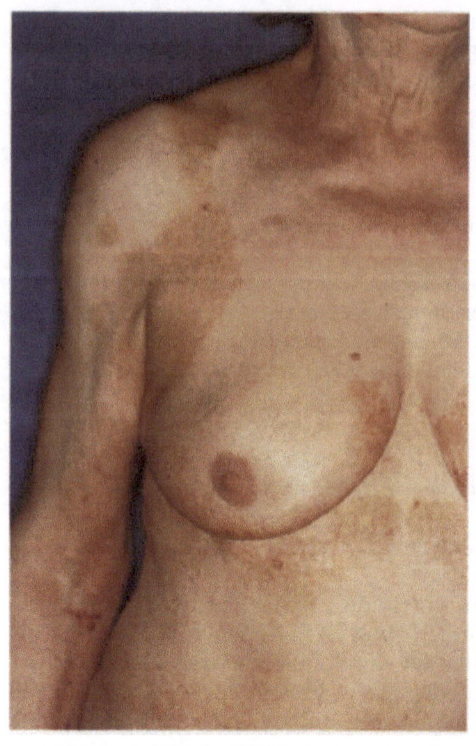

Abb. 7. Sklerodermiforme Infiltration der Haut bei Plasmozytom-assoziierter AL-Amyloidose

gen kann es zur verstärkten Fragilität der Haut mit konsekutiver Blasenbildung kommen. Über zwei Fälle einer bullös-hämorrhagischen, myelomassoziierten Amyloidose haben wir kürzlich berichtet [14]. Durch Amyloid-Infiltration kleiner Blutgefäße kommt es zu Einblutungen in die Haut mit Purpura, Petechien oder Ekchymosen. Auch an den Schleimhäuten werden unterschiedliche Veränderungen beobachtet, von denen die Makroglossie die bekannteste ist. In der Diagnostik systemischer Amyloidosen spielt die Biopsie der Mund- oder Rektum-Schleimhaut eine wichtige Rolle, da sich in diesen in 60 bzw. 75% der Fälle Amyloid nachweisen läßt.

Amyloidosen vom AA-Typ bei reaktiven, systemischen Prozessen

AA-Amyloidosen sind durch die Ablagerung des Amyloid-A-Proteins (AA), eines Fragments des Serum-Amyloid-A-Proteins (SAA), gekennzeichnet. Das in der Leber gebildete SAA ist ein Akutphasen-Protein, das bei verschiedenen chronisch entzündlichen Erkrankungen wie der Tuberkulose, Osteomyelitis, rheumatoiden Arthritis, Morbus Crohn etc. vermehrt synthetisiert und bei bestimmten Patienten im Gewebe abgelagert wird. Auch schwere chronische Dermatosen wie die Psoriasis oder Acne conglobata können in seltenen Fällen zu einer AA-Amyloidose führen. Einer unserer Patienten entwickelte nach jahrelangem Bestehen einer Aknetetrade eine systemische AA-Amyloidose mit Befall von Darm, Herz und ZNS und verstarb schließlich an einem Nierenversagen.

Die AA-Amyloidosen sind vorwiegend durch Nierenbeteiligung gekennzeichnet. Alle anderen Organe können jedoch mitbeteiligt sein. Klinisch manifeste Hautbeteiligung dagegen ist sehr selten, wenngleich bei einem großen Prozentsatz von Patienten in klinisch unauffälliger Haut Amyloidablagerungen nachgewiesen werden können [15].

Therapie

Die physikochemischen Eigenschaften der Amyloid-Proteine machen diese für therapeutische Interventionen schwer zugänglich.

Die Therapie der systemischen Amyloidosen muß sich nach dem Grundleiden – soweit bekannt – richten. In den meisten Fällen wird bei AL-Amyloidosen eine zytostatische Therapie zum Einsatz kommen. Diese ist jedoch bei AA-Amyloidosen oft nicht wirksam. Die Sonderform der AA-Amyloidose beim hereditären Mittelmeerfieber spricht gut auf eine Colchicin-Therapie an, die jedoch bei anderen systemischen Amyloidosen unwirksam war.

Für die organgebundenen, kutanen Amyloidosen sind erfolgversprechende Therapiemöglichkeiten kaum vorhanden. Da die Ursache der Erkrankung nicht bekannt ist, kommen nur symptomatische Therapieversuche in Frage. Die Abtragung der Amyloid-Ablagerungen beim Lichen amyloidosus, der makulösen oder der knotigen Amyloidose kann durch verschiedene chirurgische Maßnahmen (Exzision, CO_2-Laser, Dermabrasio, Kryotherapie) erfolgen. Rezidive sind jedoch eher die Regel. Medikamentöse Therapie mit Steroiden ist unbefriedigend. Der Juckreiz spricht nur selten auf Antihistaminika an. Beim Lichen amyloidosus wurde über Erfolge [16], aber auch Mißerfolge [10], von Etretinat berichtet.

Literatur

1. Glenner GG (1980) Amyloid deposits and amyloidosis. N Engl J Med 302:1283–1292; 1333–1343
2. Hintner H, Breathnach SM (1988) Die Amyloid-P-Komponente in normaler und läsionaler menschlicher Haut. Hautarzt 39:712–716
3. Ruzicka T, Donhauser G, Linke RP, Landthaler M, Bieber T (1989) Kutane Amyloidosen. Hautarzt (eingereicht)
4. Hintner H, Stössl H, Höpfl R, Grubauer G, Fritsch P (1988) Amyloid K. Hautarzt 39:419–425
5. Hashimoto K (1984) Progress on cutaneous amyloidoses. J Invest Dermatol 82:1–3
6. Wong CK (1987) Cutaneous amyloidosis. Int J Dermatol 27/5:302–307
7. Ito K, Hashimoto K, Kambe N, Van S (1987) Roles of immunoglobulins in amyloidogenesis in cutaneous nodular amyloidosis. J Invest Dermatol 89:415–418
8. Northcutt AD, Vanover MJ (1985) Nodular cutaneous amyloidosis involving the vulva. Arch Dermatol 121:518–521
9. Goerttler E, Anton-Lamprecht I, Kotzur B (1976) Amyloidosis cutis nodularis. Klinische, histopathologische und ultrastrukturelle Befunde. Hautarzt 27:16–25
10. Breathnach SM (1988) Amyloid and amyloidosis. J Am Acad Dermatol 18:1–16
11. Grossin M, Crickx B (1986) Amylose. Ann Dermatol Venereol 113:869–873
12. Wong CK (1987) Cutaneous amyloidoses. Int J Dermatol 26/5:273–277
13. Ruzicka T, Schmoeckel C, Ring J, Linke RP, Braun-Falco O (1985) Bullous amyloidosis. Br J Dermatol 113:85–95
14. Bieber T, Ruzicka T, Linke RP, von Kries R, Goerz G, Braun-Falco O (1988) Hemorrhagic bullous amyloidosis. A histologic, immunocytochemical and ultrastructural study of two patients. Arch Dermatol 124:1683–1686
15. Westermark P (1972) Occurrence of amyloid deposits in the skin and secondary amyloidosis. Acta Pathol Microbiol Scand 80:718–720
16. Helander I, Hopsu-Have VK (1986) Treatment of lichen amyloidosis by etretinate. Clin Exper Dermatol 11:574–577

Morbus Behçet – Analyse von Klinik- und Labordaten

Sungnack Lee

Einleitung

Hulûsi Behçet berichtete 1937 über die später nach ihm benannte Krankheit, die durch eine Symptom-Trias aus uveo-oro-genitalen Manifestationen gekennzeichnet wird. Inzwischen ist das Wissen über das Behçet-Syndrom fester Bestandteil der Dermatologie. In Europa und in den Vereinigten Staaten werden Dermatologen wesentlich seltener mit dem Behçet-Syndrom konfrontiert, als dies im Mittelmeerraum und in den asiatischen Ländern der Fall ist. Die Krankheit wurde daher auch als „Krankheit der Seidenstraße" bezeichnet. In diesem Beitrag soll ein Palette von Krankheitsbildern mit den verschiedenen Labordaten dargestellt und über die mögliche Ätiopathogenese diskutiert werden.

Die Diagnose des Behçet-Syndroms kann weder aufgrund eines typischen pathognomonischen Symptoms noch durch einen signifikanten Labortest gestellt werden. Zur Diagnosestellung werden Kardinalsymptome herangezogen: z. B. rezidivierende Oralulzerationen, Genitalulzerationen, Uveitis, Synovitis, Meningo-Enzephalitis und verschiedene Formen der kutanen Vaskulitis (Erythema nodosum, Pathergie). Die Erkrankung wird entweder nach Shimizu et al. [15] oder nach Lehner u. Barnes [10] klassifiziert. Wir haben unsere klinischen Daten und die Labordaten von 410 Behçet-Patienten nach der Shimizu-Klassifikation zusammengestellt.

Klinische Daten

Das Durchschnittsalter unserer 410 Patienten liegt etwa bei 35 Jahren, und das Geschlechterverhältnis männlich:weiblich beträgt 1:1.4 (Tabelle 1). In den mediterranen Ländern ist dieses Verhältnis gerade umgekehrt. Die ersten Symptome zeigen sich meist im Alter von etwa 30 Jahren, wobei Ätiologie und Pathogenese des Behçet-Syndroms immer noch unbekannt sind. Verschiedene Forschungsgruppen bemühen sich, mehr Informationen über die immungenetische Basis der Krankheit zu erhalten.

Tabelle 1. Anzahl, Alters- und Geschlechtsverteilung der Patienten

Alter	Männlich		Weiblich		Total	
	Anzahl	%	Anzahl	%	Anzahl	%
Unter 9	4	2.3	3	1.3	7	1.7
10–19	20	11.8	36	15.0	56	13.6
20–29	67	39.4	103	42.9	170	41.5
30–39	46	27.1	61	25.4	107	26.1
40–49	25	14.7	29	12.1	54	13.2
50–59	8	4.7	8	3.3	16	3.9
Total	170	100.0	240	100.0	410	100.0

Nachdem Behçet als eine mögliche Krankheitsursache Virusinfektionen nannte, berichteten mehrere Arbeitgruppen über einen möglichen Zusammenhang zwischen dem Behçet-Syndrom und Viren [4, 9]. Andere vertreten die Auffassung, daß die Krankheit von Streptokokken ausgelöst wird [6]. Heute gilt die Immun- bzw. Autoimmungenese als bedeutender ätiologischer Faktor bei der Entstehung des Behçet-Syndroms. In diesem Zusammenhang wird insbesondere auf bestimmte immungenetische HLA-Konstellationen hingewiesen [11, 14]. Es wurde über Behçet-Patienten, die aus der gleichen Familie stammen, berichtet. Bei unseren 410 Patienten stellten wir in 55 Fällen eine positive Familienanamnese fest [2, 7, 13]. Die signifikante Assoziation der Erkrankung mit dem HLA-B5-Antigen wurde von verschiedenen Gruppen beschrieben. Unsere Daten bestätigen diesen Zusammenhang und eine Beziehung zwischen dem DRw8 und der Krankheit [8, 14]. Diese Tatsache weist darauf hin, daß genetische Faktoren beim Behçet-Syndrom eine wichtige Rolle spielen müssen.

Am häufigsten, nämlich bei 302 untersuchten Patienten, zeigten sich Erythema nodosum-artige (61,9%) und papulo-pustulöse (54,0%) Hautläsionen, bei 20,2% der Patienten traten diese Hautläsionen gemeinsam auf (Tabelle 2, 3). Oralulzerationen waren mit 80,5% die häufigsten Manifestationen des Behçet-Syndroms, danach folgten Genitalulzerationen und Hautläsionen jeweils mit 7,3% und 7,1%. Bei 3,2% zeigten sich erste Symptome des Behçet-Syndroms am Auge (Tabelle 4).

Tabelle 2. Hautläsionen bei 302 Fällen mit Behçet-Syndrom

Hautläsionen	Anzahl	%
Erythema nodosum-ähnlich	187	61.9
papulopustulöse Eruption	163	54.0
Erythema multiforme-ähnlich	21	7.0
Thrombophlebitis	7	2.3
Hautulzera	7	2.3
Sweet's Syndrom-ähnliche	5	1.7

Tabelle 3. Anzahl der Patienten mit mehr als zwei Arten von Hautläsionen bei 302 Fällen mit Behçet-Syndrom

Hautläsionen	Anzahl der Patienten	%
E. N. + P. P. E.	61	20.2
E. M. + P. P. E.	9	3.0
E. N. + T. P.	3	1.0
E. M. + T. P.	3	1.0
P. P. E. + Ulcus	3	1.0
E. N. + S. S.	2	0.7
P. P. E. + S. S.	1	0.3
E. N. + E. M.	1	0.3
E. N. + Ulcera	1	0.3
E. N. + E. M. + P. P. E.	1	0.3
E. N. + P. P. E. + S. S.	1	0.3
Total	86	28.5

E. N.:   Erythema nodosum-ähnliche Läsionen
P. P. E.: papulopustulöse Eruption
E. M.:   Erythema multiforme-ähnliche Läsionen
T. P.:   Thrombophlebitis
S. S.:   Sweet's Syndrom-ähnliche Läsionen

Tabelle 4. Erste Hauptmanifestation

Symptome	Anzahl	%
Oralulzerationen	330	80.5
Genitalulzerationen	30	7.3
Hautläsion	29	7.1
Augenläsion	13	3.2
Gelenkschmerz	8	1.9
Total	410	100.0

Die verschiedenen Symptome unserer 410 Patienten wurden nach diagnostischen Kriterien (Behçet Syndrome Research Committee of Japan 1972) in Major- und in Minor-Symptome eingeteilt. Unsere Studie [7] zeigt, daß die Oralulzerationen mit 99,3%, Genitalulzerationen mit 82,4%, Hautläsionen mit 73,4% sowie ein Befall des Auges mit 39,5% als Major-Symptome auftreten. Als Minor-Symptome kommen Arthritis mit 31,2%, ZNS-Befall mit 11,7%, gastrointestinale Manifestationen mit 10,2% und vaskuläre Veränderungen mit 1,7% vor. Bei der Klassifizierung des Behçet-Syndroms nach Ausprägungsgrad der Symptomatik kommen wir zu folgendem Ergebnis [15]: Wir konnten unsere Patienten in einen kompletten Typ (38,8%), inkompletten Typ (37,1%) und suspekten Typ einteilen. Da man einen Patienten mit nur einer Hauptmanifestation, wie rezidivierende Aphthen oder Uveitis, nach der Shimizu-Klassifikation als „möglichen Typ" des Behçet-Syndroms klassifizieren kann, schlossen wir diesen Typ bei unserer statistischen Analyse aus, um zu signifikanteren Resultaten zu kommen.

Verschiedene Organmanifestationen sind von uns bereits als Minor-Symptome innerhalb des Behçet-Syndroms genannt worden, dabei wird jedoch die Organmanifestation, sobald sie sich als dominierend für das Gesamtkrankheitsbild erweist, nach dem jeweiligen Organ z. B. als Neuro-, Gastrointestinal- oder vaskulärer Behçet bezeichnet. Diese Formen der Erkrankung findet man selten in der dermatologischen Praxis, sondern in den entsprechenden anderen Disziplinen.

Labordaten

Mehrere Arbeitsgruppen [1, 5, 11, 12] haben über Veränderungen der T-Lymphozyten in Zahl und Funktion und ihrer Subklassen beim Behçet-Syndrom berichtet. Trotzdem ist die Beziehung zwischen diesen Veränderungen und der Pathogenese des Syndroms noch nicht geklärt.

Verglichen mit den Kontrollen zeigt die Gesamtzahl der T-Zellen und der Suppressor-Zellen bei allen Typen des Behçet-Syndroms keine Differenz. Doch ist die Zahl der Helfer-Zellen vermindert, während die B-Zellen im Vergleich zur Kontrolle bei allen Typen der Erkrankung vermehrt sind. Beim Verhältnis Helfer-/Suppressor-Zellen ergibt sich zwischen den einzelnen Typen keine statistisch signifikante Differenz. Allerdings zeigt sich im Vergleich zwischen Kontrollen und komplettem, inkomplettem und suspektem Typ eine deutliche Reduktions dieses Wertes.

Nicht selten werden bezüglich der Labordaten auch anders interpretierbare Ergebnisse mitgeteilt. Daher differenzierten wir bei unseren Untersuchungen sowohl hinsichtlich der Subtypen des Behçet-Syndroms als auch hinsichtlich der klinischen Ausprägung der Erkrankung. Bei allen Typen der Shimizu-Klassifikation zeigt sich eine signifikante Beziehung zwischen der Aktivität der Natural Killer (NK)-Zellen und der klinischen Manifestation der Erkrankung. So nahm die Aktivität der NK-Zellen beim klinischen Schweregrad 3, d.h. bei 3 aktiven Manifestationen, beim

AMCIDERM®

präsentiert:

Unglaublich Schnelles aus dem Guinness Buch der Rekorde.

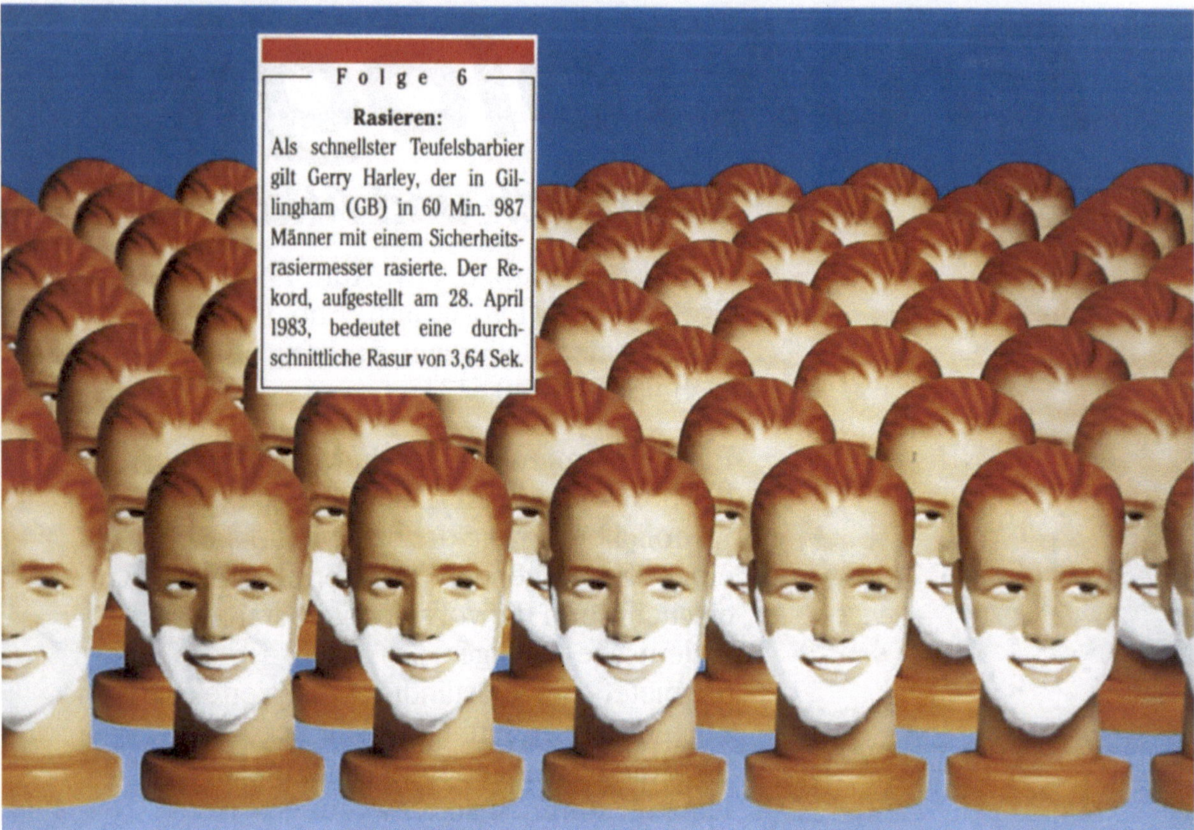

AMCIDERM®

Rasche Hilfe bei Ekzemen.

Bei Psoriasis vulgaris: Salbe und Fettsalbe

9076

suspekten und inkompletten Typ ab. Beim kompletten Typ nahm diese Aktivität proportional zur Steigerung der klinischen Ausprägung (Abb. 1) ab. Die Aktivität der Antikörper-abhängigen zellulären Zytotoxizität (ADCC) ist beim suspekten und inkompletten Typ unabhängig von der klinischen Ausprägung generell erhöht, nahm aber beim kompletten Typ signifikant ab, während die klinische Ausprägung stärker wurde (Abb. 2). Der Serumspiegel der zirkulierenden Immunkomplexe (CIC) ist bei den Patienten im Vergleich wesentlich erhöht. Bei den Behçet-Patienten mit oder ohne

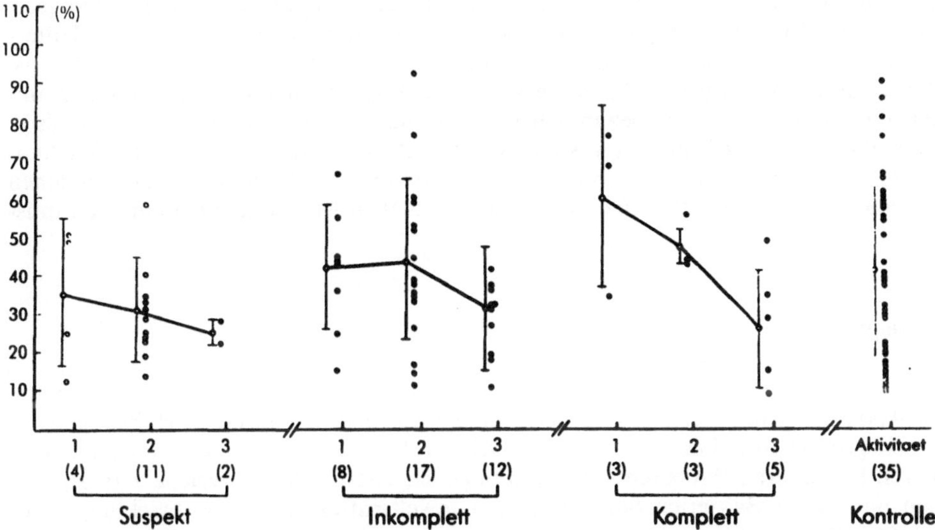

Abb. 1. Das Verhältnis der Aktivität der Natural Killer-Zellen in bezug auf die klinische Ausprägung bei den Typen der Shimizu-Klassifikation. Aktivität 1, 2, 3 bedeutet jeweils Patienten mit 1, 2 oder 3 Symptomen. ( ): Anzahl der Tests; $\bar{\Phi}$: Durchschnitt $\pm$ SD

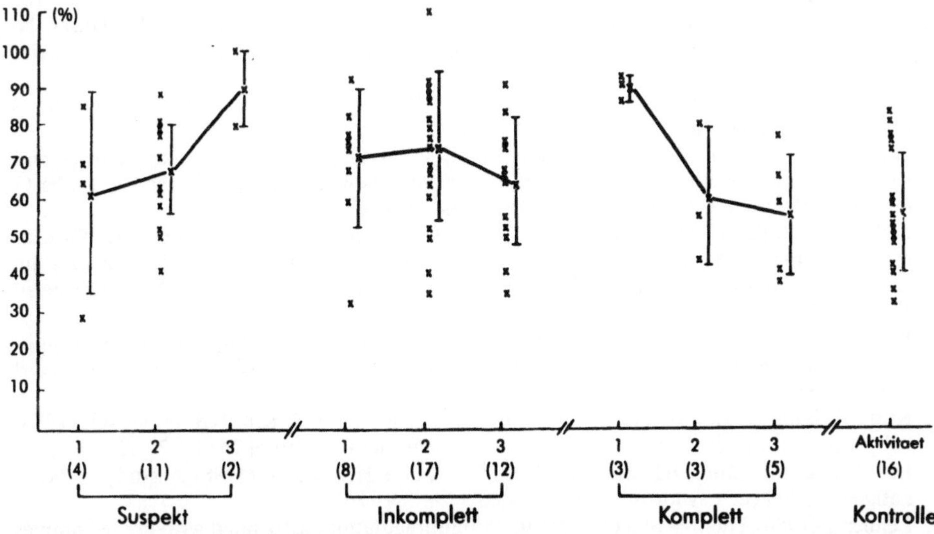

Abb. 2. Das Verhältnis der Aktivität der Antikörper-abhängigen zellulären Zytotoxizität (ADCC) in bezug auf die klinische Ausprägung bei den Typen der Shimizu-Klassifikation. Aktivität 1, 2, 3 bedeutet jeweils Patienten mit 1, 2 oder 3 Symptomen ( ): Anzahl der Tests; $\bar{x}$: Durchschnitt $\pm$ SD

Haut- und Gelenksymptomen verhält sich dieser CIC-Serumspiegel jedoch unterschiedlich: bei Patienten mit Haut- und Gelenksymptomen findet man einen höheren CIC-Spiegel als bei Patienten ohne diese Symptome.

Therapie

Bei 1200 in unserer Spezialklinik betreuten Patienten steht uns ein relativ breites Spektrum von Informationen zur Verfügung, insbesondere über die Behandlungserfahrungen. Unserer Therapie gehen in jedem Falle intensive immunologische Untersuchungen, welche die humorale und zelluläre Immunität miteinschließen, voraus. Das Grundprinzip unserer Therapie stellt sich folgendermaßen dar: Patienten mit reduziertem Immunstatus behandeln wir mit Immunstimulantien, z. B. Levamisol. Liegt ein hypererger Immunstatus vor, verabreichen wir immunsuppressive Medikamente, z. B. Steroide oder Colchicin. Es gibt allerdings auch unklare Fälle, bei denen wir eine Kombinationstherapie mit unterschiedlichen Medikamenten einleiten müssen.

Ätiologie

Zur Ätiologie des Behçet-Syndroms und bei den verschiedenen Auffassungen, die zur Ätiopathogenese vertreten werden, können wir uns nach unseren Erfahrungen der Arbeitsgruppe anschließen, die die sog. Trigger-Theorie vertritt. Wahrscheinlich existieren bei unseren Patienten klare immungenetische Faktoren, welche z. B. zusammen mit Viren, Bakterien oder anderen Umwelteinflüssen, zur Entwicklung eines Behçet-Syndroms führen können.

Literatur

1. Ahmed AR (1982) Lymphocyte studies in Behçet's syndrome. Dermatologica 164:175–180
2. Aoki K, Ohno S, Ohguchi M, Sugiura S (1979) Familial Behçet's disease. In: Dilsen N, Konice M, Ovul C (eds) Behçet's disease, Excerpta Medica International Congress Series 467, Amsterdam
3. Behçet's Disease Research Committee of Japan (1974) Behçet's disease, guide to diagnosis of Behçet's disease. Jap J Ophthalmol 18:291–294
4. Dilsen N, Erbengi T, Konice M, Urgnaicioglu M, Ovul C (1981) Virus-like particles and tubuloreticular structures in kidney and eye of patients with Behçet's disease. In: Inaba G (ed) Behçet's disease. University of Tokyo Press, Tokyo
5. Jorizzo JL, Hudson RD, Schmalstieg FC, Daniels JC, Apisrnthanarax P, Henry JC, Gonzalez EB, Ichikawa Y, Cavallo T (1984) Behçet's disease: Immune regulation, circulating immune complexes, neutrophil migration and cholchicine therapy. J Am Acad Dermatol 10:205–214
6. Kaneko F, Takahashi Y, Muramatsu Y, Miura Y (1985) Immunological studies on aphthous ulcer and erythema nodosum-like eruptions in Behçet's disease. Br J Dermatol 113:303–312
7. Kim HJ, Bang D, Lee SH, Yang DS, Kim DH, Lee KH, Lee S, Kim HB, Hong WP (1988) Behçet's syndrome in Korea: A look at the clinical picture. Yonsei Med J 29:72–78
8. Lee S, Koh YJ, Kim DH, Bang D, Nam IW, Lee KH, Park K (1988) A study of HLA antigens in Behçet's syndrome. Yonsei Med J 29:259–262
9. Lehner T (1986) The role of a disorder in immunoregulation, associated with herpes simples virus type 1 in Behçet's disease. Royal Society of Medicine Services, London
10. Lehner T, Barnes CG (1979) Criteria for diagnosis and classification of Behçet's syndrome. In: Lehner T, Barnes CG (eds) Behçet's syndrome. Academic Press, London New York Toronto Sydney San Francisco

11. Lehner T, Batchelor JR, Challacombe SJ, Kennedy L (1979) An immunogenetic basis for the tissue involvement in Behçet's syndrome. Immunology 37:895–900
12. Lim SD, Haw CR, Kim NI, Fusaro RM (1983) Abnormalities of T cell subsets in Behçet's syndrome. Arch Dermatol 119:307–310
13. Mason RM, Barnes CG (1969) Behçet's syndrome with arthritis. Ann Rheum Dis 28:95–103
14. Ohno S, Ohguchi M, Hirose S, Matsuda H, Wakisaka A, Aizawa M (1982) Close Association of HLA-Bw 51, MT2 and Behçet's disease. In: Inaba G (ed) Behçet's disease. University of Tokyo Press, Tokyo
15. Shimizu T, Inaba G, Hashimoto T (1974) Diagnostic criteria and their problems of Behçet's disease. Intern Med 33:278–282

Überlappungsdermatosen

Toxische epidermale Nekrolyse und Erythema exsudativum multiforme

Helmut H. Wolff und Waltraud Anemüller

Einleitung

Die Einordnung des Themas „Toxische epidermale Nekrolyse und Erythema exsudativum multiforme" unter die Überschrift „Überlappungsdermatosen" ist strittig: Handelt es sich um zwei verschiedene Erkrankungen mit einander überlappenden Symptomen, oder müssen wir von einer einzigen Krankheit ausgehen, bei der ein breites Spektrum unterschiedlicher Varianten besteht? Zur Klärung dieser Frage ist es notwendig, sich auf die Definitionen der beiden Dermatosen zu besinnen und klinische, ätiopathogenetische, histologische, ultrastrukturelle und epidemiologische Fakten heranzuziehen [2, 7–9, 20].

Toxische epidermale Nekrolyse

Es handelt sich um die Maximalvariante eines erythemato-bullösen Arzneiexanthems mit hochakutem Verlauf, großflächiger Ablösung der Epidermis, erosiven Schleimhautveränderungen und hoher Letalität.

Der Begriff „toxische epidermale Nekrolyse" (TEN) wurde von Alan Lyell 1956 anhand der Beobachtung von 4 Fällen geprägt [13, 14]. Das klinische Bild ist jedem Dermatologen bekannt; es ähnelt einer großflächigen Verbrühung der Haut, und schon Lyell hat diesen Vergleich benutzt. Von Frain-Bell und Koblenzer wurde es daher als „Scalded Skin Syndrome" [6], von Braun-Falco als „Syndrom der verbrühten Haut" [3] bezeichnet.

Histologisch beginnt die großflächige Blasenbildung mit der Nekrose einzelner Keratinozyten, die sich innerhalb von Stunden zu einer konfluierenden eosinophilen Nekrose der gesamten Epidermis und ihrer Ablösung vom Korium fortsetzt. Der Begriff „epidermale Nekrolyse" ist hierfür gut gewählt, während dem Adjektiv „toxisch" bisher kein klares pathogenetisches Konzept entspricht [8, 19]. In auffälligem Gegensatz zur maximalen Epidermisschädigung steht die minimale entzündlich-zelluläre Reaktion im Korium („leeres Korium").

Das Krankheitsbild TEN, heute auch Lyell-Syndrom genannt, bezeichnete zunächst undifferenziert sowohl durch Medikamente als auch durch Staphylokokken ausgelöste Fälle [2, 13]. Melish und Glasgow konnten jedoch 1970 die Pathogenese des „staphylococcal scalded skin syndrome" (SSSS) aufklären [16]: eine Fernwirkung des Exotoxins (Exfoliatin, Epidermolysin) bestimmter Staphylokokkenstämme bewirkt eine intraepidermale Blasenbildung unterhalb des Str. granulosum ohne Nekrose der Keratinozyten [5]. Die markanten Unterschiede – Nekrose und subepidermale Blasenbildung bei TEN, hohe intraepidermale Spaltbildung ohne Nekrose bei SSSS – ermöglichen eine rasche histologische Diagnostik, die wegen der bekanntermaßen unterschiedlichen Therapie und Prognose essentiell ist [21]. Das SSSS wird heute – auch nach eigenem Bekunden von Lyell [15] – nicht mehr dem TEN zugerechnet und wird im folgenden auch nicht weiter diskutiert.

Erythema exsudativum multiforme

Die Benennung stammt von Ferdinand Hebra, dem das Verdienst gebührt, 1866 die so unterschiedlichen Erscheinungsformen dieser Erkrankung als Einheit zusammengefaßt zu haben [11]. Die Vielzahl der Synonyma, Ausdruck der „multiformen" klinischen Bilder, verwirrt Dermatologen und Ärzte vieler Fachrichtungen bis heute. Übrigens sollte auf das „exsudativum" angesichts der international üblichen Bezeichnung „Erythema multiforme" verzichtet werden.

Die klassischen, akral lokalisierten, kokardenartigen Effloreszenzen der häufigeren sog. Minor-Form erlauben eine Blickdiagnose des Erythema multiforme. Diese Variante spielt in der Differentialdiagnose der TEN keine Rolle.

Die Major-Form, allgemein auch als Stevens-Johnson-Syndrom (SJS) bezeichnet, folgt meist einem Infekt und/oder einer Medikamenteneinnahme und entwickelt sich schubweise über Tage. Sie geht mit schwerem Krankheitsgefühl einher; aus konfluierenden kokardenartigen Effloreszenzen können sich großflächige Blasen entwickeln. Besonders charakteristisch ist die Einbeziehung der Schleimhäute, die durch schmerzhafte, oft hämorrhagische Blasen und Erosionen gekennzeichnet ist. In etwa einem Viertel der Fälle sind ausschließlich die Schleimhäute befallen, was die Diagnose erschweren kann [7]. Die nicht seltene Superinfektion mit *Candida albicans* kann irrtümlich zur Annahme einer primären Soor-Stomatitis, -Vulvitis oder -Balanitis führen.

Die histologischen Veränderungen der Epidermis sind denen des TEN sehr ähnlich: Einzelzellnekrose mit zunehmender Konfluenz und der Möglichkeit einer subepidermalen Blasenbildung. Hinzu kommt allerdings ein massives entzündliches zelluläres Infiltrat, das die vakuolisierte Junktionszone sowie vorwiegend perivaskulär das ödematös aufgelockerte obere Korium erfaßt.

Therapie

An dieser Stelle sei nur kurz erwähnt, daß die vor allem von Dermatologen empfohlene hochdosierte Glukokortikosteroidtherapie [1] sowohl bei SJS als auch bei TEN keineswegs unumstritten, möglicherweise sogar schädlich ist [10, 12, 18]. Unbestritten ist der hohe Stellenwert der symptomatischen internen und externen Intensivtherapie, die der einer ausgedehnten Verbrühung oder Verbrennung entsprechen sollte.

Beziehungen zwischen beiden Erkrankungen

Ein schwer verlaufendes SJS kann dem TEN so täuschend ähnlich sein, daß klinisch eine sichere Differentialdiagnose unmöglich ist. Kokarden, großflächige, düsterrote Erytheme, Blasen und Erosionen, unter Einbeziehung der Schleimhäute, schweres Krankheitsgefühl kommen bei beiden Erkrankungen vor. Immer wieder wurde daher die Hypothese vertreten, daß es sich bei beiden Erkrankungen um Varianten des gleichen Geschehens handelt (Lit. bei [9]). Als Argumente dafür können Gesichtspunkte aus der Ätiologie, Histologie und dem Krankheitsverlauf herangezogen werden. Andererseits liegen beachtliche Gegenargumente vor (Tabelle 1). Neueste, statistisch sehr sorgfältig abgesicherte epidemiologische Daten von Schöpf [20], die sich auf 315 Fälle von SJS und 259 Fälle von TEN der Jahre 1981–1985 aus fast allen deutschen Hautkliniken, Intensivstationen und Verbrennungszentren beziehen, sprechen eindeutig für eine klare Unterscheidung beider Erkrankungen: das mittlere Alter der Patienten mit TEN betrug 63 Jahre, das bei SJS 25 Jahre; etwa ⅔ der TEN-Patienten waren weiblich, etwa ⅔ der SJS-Patienten waren männlich; die Inzidenz des SJS betrug 1,1 p.a./Mio Einw., des TEN 0,93 p.a./Mio Einw., die Letalität betrug bei SJS

Tabelle 1. Ist die toxische epidermale Nekrolyse (TEN) eine Variante des Erythema multiforme (Stevens-Johnson-Syndrom, SJS)?

Pro:

1. Infektionen oder Medikamente gehen beiden oft voraus
2. Die histologischen Veränderungen der Epidermis sind sehr ähnlich
3. „Übergänge" zwischen beiden Erkrankungen wurden beschrieben
4. Kokardenartige Effloreszenzen finden sich auch bei TEN
5. Die Therapie ist gleichartig

Kontra:

1. Das Spektrum der ätiologisch verdächtigen Infektionen oder Medikamente unterscheidet sich
2. Die histologischen Veränderungen im Korium sind unterschiedlich
3. Es ist unbewiesen, daß „echte" Übergänge vorkommen
4. Bei SJS wurden zirkulierende Immunkomplexe gefunden, nicht bei TEN
5. Die Altersverteilung ist unterschiedlich
6. Die Geschlechtsverteilung ist unterschiedlich
7. Die Prognose ist unterschiedlich
   (modifiziert nach Fritsch und Elias, 1987)

0,6%, bei TEN 34%; eine medikamentöse Verursachung weitgehend auszuschließen war bei SJS in 31,3%, bei TEN nur in 3,3%. Umgekehrt waren Medikamente bei SJS in 54,2%, bei TEN in 88,5% als Auslöser bzw. Mitauslöser wahrscheinlich (alle Angaben nach Schöpf 1987). Auch im Detail unterschied sich das Spektrum der verdächtigen Medikamente deutlich. Bezüglich der insgesamt sehr interessanten Einzelergebnisse zur Frage dieser Medikamentnebenwirkungen sei auf die ausführliche Originalarbeit [20] verwiesen.

Schlußfolgerung

Die toxische epidermale Nekrolyse (TEN) kann aus heutiger Sicht (Tabelle 1) von der Major-Form des Erythema multiforme (Stevens-Johnson-Syndrom, SJS) streng abgetrennt werden.

Zusammenfassung

1. Die toxische epidermale Nekrolyse (das medikamentöse Lyell-Syndrom) und die Major-Form des Erythema multiforme (Stevens-Johnson-Syndrom) zeigen im klinischen Bild gewisse Gemeinsamkeiten: schweres Krankheitsgefühl, Blasenbildung, betonter Schleimhautbefall, histologische Veränderungen der Epidermis.
2. Wichtige Unterschiede sprechen jedoch für eine klare Trennung beider Dermatosen: Verursachung durch Medikamente oder Infekte, Akuität des Verlaufes, Effloreszenzen, histologische Veränderungen im Korium, Epidemiologie (Alters- u. Geschlechtsverteilung) sowie die Letalität.
3. Die vielfach von Dermatologen favorisierte hochdosierte Glukokortikosteroidtherapie bei beiden Erkrankungen ist umstritten.

Literatur

1. Aberer W, Stingl G, Wolff K (1982) Stevens-Johnson-Syndrom und toxische epidermale Nekrolyse nach Sulfonamideinnahme. Hautarzt 33:484–490
2. Braun-Falco O, Bandmann HJ (1970) (Hrsg) Das Lyell-Syndrom. Das Syndrom der „verbrühten" Haut. Huber, Bern Stuttgart Wien

3. Braun-Falco O, Geissler H (1962) Zur Epidermolysis acuta combustiformis (Syndrom der verbrühten Haut). Med Welt 34:1737–1742
4. Braun-Falco O, Wolff HH (1969) Zur Ultrastruktur der Epidermis beim Lyell-Syndrom. Arch Klin Exp Dermatol 236:83–96
5. Dimond RL, Wolff HH, Braun-Falco O (1977) The staphylococcal scalded skin syndrome. An experimental histochemical and electron microscopic study. Br J Dermatol 96:483–492
6. Frain-Bell W, Koblenzer P (1961) Toxic epidermal necrolysis. The scalded skin syndrome. J Pediat 58:722–728
7. Fritsch PO, Elias PM (1987) Toxic epidermal necrolysis. In: Fitzpatrick TB, Eisen AZ, Wolff K, Freedberg IM, Austen KF (eds) Dermatology in general medicine. McGraw-Hill, New York, pp 563–567
8. Goerz G, Ruzicka T (1978) Lyell-Syndrom. Grosse, Berlin
9. Goldstein MS, Wintroub BW, Elias PM, Wuepper KD (1987) Toxic epidermal necrolysis. Unmuddying the waters. Editorials. Arch Dermatol 123:1153–1156
10. Halebian PH, Madden MR, Finklestein JL, Corder VJ, Shires GT (1986) Improved burn center survival of patients with toxic epidermal necrolysis managed without corticosteroids. Ann Surg 204:503–512
11. Hebra F (1874) Das Erythema exsudativum multiforme. In: Hebra F, Kaposi M (eds) Lehrbuch der Hautkrankheiten. Enke, Erlangen, pp 249–252
12. Heimbach DM, Engrav LH, Marvin JA, Harnar TJ, Grube BJ (1987) Toxic epidermal necrolysis. A step forward in treatment. JAMA 257:2171–2175
13. Lyell A (1956) Toxic epidermal necrolysis: an eruption resembling scalding of the skin. Br J Dermatol 68:355–361
14. Lyell A (1967) A review of toxic epidermal necrolysis in Britain. Br J Dermatol 79:662–671
15. Lyell A (1979) Toxic epidermal necrolysis (the scalded skin syndrome): A reappraisal. Br J Dermatol 100:69–86
16. Melish ME, Glasgow LA (1970) The staphylococcal scalded skin syndrome. Development of an experimental model. N Engl J Med 282:1114–1119
17. Orfanos CE, Schaumburg-Lever G, Lever WF (1974) Dermal and epidermal types of erythema multiforme. A histopathologic study of 24 cases. Arch Dermatol 109:682–688
18. Rasmussen JE (1976) Erythema multiforme in children. Response to treatment with systemic corticosteroids. Br J Dermatol 95:181–186
19. Schöpf E, Schulz KH, Kessler R, Taugner M, Braun W (1975) Allergologische Untersuchungen beim Lyell-Syndrom. Z Hautkr 50:865–873
20. Schöpf E (noch nicht veröffentlicht) Epidemiologische Studie: Schwere Hautreaktionen in Deutschland. Abschlußbericht 2. Juli 1987
21. Wolff HH (1980) Lyell-Syndrom: Staphylogenes oder medikamentöses „Syndrom der verbrühten Haut". Notfallmedizin 6:272–277

Seborrhoisches Ekzem und Psoriasis

Gernot Rassner, Markus Steinert und Ulrich Haaf

Einleitung

Das Thema dieses Vortrages ergibt sich aus der Tatsache, daß neben den klassischen Krankheitsformen von Psoriasis vulgaris und von seborrhoischem Ekzem Überlappungs- und Mischformen auftreten. Hierfür finden sich dann eine ganze Reihe von Bezeichnungen wie psoriasiformes seborrhoisches Ekzem, Psoriasoid, seborrhoische Psoriasis, Seborrhiasis, Sebopsoriasis. Die konkrete Bedeutung dieser Begriffe bleibt dabei häufig unscharf.

Zwei spezielle Aspekte der Überlappungsproblematik von seborrhoischem Ekzem und Psoriasis sind:

- Es dürfte sich um 2 grundsätzlich eigenständige Erkrankungen und nicht um subsets einer Erkrankung oder einer Erkrankungsgruppe handeln (vgl. Überlappungsmöglichkeiten bei bullösen Autoaggressionserkrankungen, Erythematodes-Gruppe, Mischkollagenosen).
- Da die Entität des seborrhoischen Ekzems kontrovers beurteilt wird und seine Ätiologie und Pathogenese noch weitgehend unklar sind, ergeben sich hieraus auch Schwierigkeiten bei der Analyse von Überlappungsphänomenen. Neue Bewegung in die Diskussion hat die Beobachtung von seborrhoischem Ekzem und Psoriasis bei HIV-erkrankten Patienten gebracht.

Für das Auftreten von Überlappungsphänomenen bei seborrhoischem Ekzem und Psoriasis scheinen grundsätzlich 2 Möglichkeiten zu bestehen.

1. Auftreten von Überlappungsbildern (Symptomkopien) innerhalb des jeweiligen Krankheitsspektrums.
2. Echte Mischformen bzw. Übergangsformen beider Erkrankungen.

Seborrhoisches Ekzem, Psoriasis vulgaris und Überlappungsbilder

Die klassischen Formen des seborrhoischen Ekzems und insbesondere der Psoriasis vulgaris sind allgemein bekannt. Es sollen deshalb hier nur einige Merkmale beider Erkrankungen unter dem Aspekt der Abgrenzung einerseits und der Überlappung andererseits erwähnt werden.

Seborrhoisches Ekzem

Das seborrhoische Ekzem wurde 1887 von Unna als Krankheitsentität (seborrhoischer Oberhautkatarrh) herausgestellt. Von Anfang an bis heute war das seborrhoische Ekzem umstritten. Die Diagnosestellung erfolgt vorwiegend klinisch, andere typische oder gar spezifische Kriterien sind bis heute nicht verfügbar. So wird auf der einen Seite das seborrhoische Ekzem als Phantom oder Mythos angesehen, bei dem es sich in der Regel um atypische Formen anderer Erkrankungen (u. a. Psoriasis, atopisches Ekzem) handelt [25], andererseits als eine häufige, gut definierte chronische Dermatose [1, 22, 24].

Wahrscheinlich liegt die Wahrheit in der Mitte. Bei der Anwendung der heute üblichen und möglichen diagnostischen Kriterien werden außer dem eigentlichen seborrhoischen Ekzem auch spezielle Grenzformen von Psoriasis und anderen Ekzemen erfaßt [3]. Dies dürfte der Grund sein, warum es bisher nicht gelungen ist, ein klares Krankheitsprofil des seborrhoischen Ekzems herauszuarbeiten. Interessant in diesem Zusammenhang ist das häufige Auftreten eines seborrhoischen Ekzems bei HIV-Erkrankten.

Charakteristische, von der Psoriasis vulgaris abgrenzende Merkmale des seborrhoischen Ekzems finden sich vorwiegend im klinischen Bereich und betreffen Herdcharakteristik und Befallsmuster [1, 3, 15, 19, 20, 22, 24]. Die typische Form des seborrhoischen Ekzems besteht aus meist scharf begrenzten figurierten flächenhaften Herden von gelblich roter Farbe mit sog. seborrhoider Schuppung. Daneben finden sich aber auch follikulär betonte Herde (Initialstadium des seborrhoischen Ekzems). Das Befallsmuster zeigt Prädilektionsstellen in sog. seborrhoischen (talgdrüsenreichen) Hautregionen wie Kapillitium, Gesicht, Ohren, oberer Rumpf (prästernal, interskapular). Ausgespart werden Handinnenflächen, Fußsohlen, Nägel. Extrakutane Manifestationen sind nicht bekannt. Die Histologie ist wenig charakteristisch und zeigt bei jüngeren Herden Spongiose, bei älteren Herden eine unregelmäßige psoriasisähnliche Epithelhyperplasie, jedoch ohne typische Munro-Abszesse [2, 7, 14, 22]. Das ultrastrukturelle Bild entspricht mehr einem Ekzem als einer Psoriasis [7, 22].

Ätiopathogenetisch fehlen trotz individueller Disposition die Aspekte einer erblichen Dispositionskrankheit, Seborrhoe bzw. Dysseborrhoe sind nicht obligat oder nicht nachweisbar. Wegen der häufigen Besiedlung mit Pityrosporum ovale wird eine mikrobiell-toxische oder -allergische Genese diskutiert [1, 3], auch als Fernprovokation durch eine enterale Kandidose [16, 17]. Die Alterskurve der Erstmanifestation verläuft zweigipflig (Dermatitis seborrhoides infantum: erstes Trimenon, seborrh. Ekzem des Erwachsenen: mittleres Erwachsenenalter) und bietet damit ein anderes Bild als bei Psoriasis vulgaris [11]. Ein überwiegender Befall des männlichen Geschlechts wird angegeben (2:1).

Überlappungsmöglichkeiten und Probleme der diagnostischen Abgrenzung gegenüber Psoriasis ergeben sich bei spezieller Lokalisation (Kapillitium und Extremitäten, intertriginöse Hautregionen, ekzematöse Form einer Windeldermatitis), bei atypischen Formen des seborrhoischen Ekzems mit Ausbildung psoriasiformer Herde und schließlich bei HIV-assoziierten seborrhoischen Ekzemen [6, 13] mit stärker ausgeprägten, z. T. keratotischen Herden. Auffälligerweise ist die Inzidenz des HIV-assoziierten seborrhoischen Ekzems mit über 50% deutlich erhöht (Normalbevölkerung: max. 10%), wodurch die Rolle erworbener ätiopathogenetischer Faktoren unterstrichen wird.

Psoriasis vulgaris

Die Psoriasis vulgaris ist ein unvergleichbar besser untersuchtes und charakterisiertes Krankheitsbild [1, 10, 18, 21, 23, 25]. Eigenständige Krankheitskriterien (in Abgrenzung zum seborrhoischen Ekzem) werden deshalb nur stichwortartig aufgelistet.

Klinische Charakteristika sind die typische Herdsymptomatik (scharf begrenzte erythematöse Herde mit trockener geschichteter, silbriger Schuppung), typisches Befallsmuster (Kapillitium, vor allem Ellenbogen, Knie, Aussparung des Gesichts), möglicher Nagelbefall, mögliche Assoziierung mit einer seronegativen Osteoarthropathie und anderen extrakutanen Symptomen (vgl. Reiter-Symptomatik). Histologisch charakteristisch sind Hyperparakeratose, regelmäßige Akanthose und vor allem Munro-Abszesse.

Ätiopathogenetisch hervorzuheben sind die genetischen Aspekte (Familiarität, Zwillingserkrankungen, genetische Marker) und die augenfällige Provozierbarkeit (Köbner-Phänomen). Epidemiologisch findet sich ebenfalls ein zweigipfliger aber andersartiger Verlauf der Erstmanifestationskurve (ca. 19 Jahre, ca. 58 Jahre [11]), es besteht keine auffällige Geschlechtsdisposition.

Überlappungsmöglichkeiten bzw. differentialdiagnostische Schwierigkeiten ergeben sich bei Auftreten der Psoriasis vulgaris in speziellen Hautregionen (talgdrüsenreiche Regionen, intertriginöse Bereiche, Windelbereich) bei atypischen Psoriasisformen (seborrhoide Herde, figurierte Herde) und wiederum bei HIV-assoziierter Psoriasis [6], bei der sich bemerkenswerterweise keine allgemeine Inzidenzerhöhung der Psoriasis (Bedeutung genetischer Faktoren!), wohl aber synchrone Erstmanifestationen oder Verlaufsverschlechterungen finden.

Grundsätzlich handelt es sich also bei der hier dargestellten Überlappungsmöglichkeit von seborrhoischem Ekzem und Psoriasis um Herd- oder Formvarianten innerhalb des Spektrums der jeweiligen Erkrankung. Es ist deshalb logisch, hier die Begriffe „psoriasiformes seborrhoisches Ekzem" bzw. „seborrhoide Psoriasis" anzuwenden. Die Überlappung betrifft lediglich die klinische Krankheitssymptomatik (und dies meist auch nur partiell), so daß unter Berücksichtigung des klinischen Gesamtbildes und anderer diagnostischer Kriterien der jeweiligen Erkrankung meist die Grunddiagnose „Psoriasis vulgaris" oder „seborrhoisches Ekzem" gestellt werden kann.

Misch- und Übergangsformen

Eine grundsätzlich andere Situation einer Überlappung von seborrhoischem Ekzem und Psoriasis besteht dann, wenn bei dem gleichen Patienten sowohl Psoriasis bzw. Psoriasisdiathese und seborrhoisches Ekzem zusammentreffen. Dies kann unter dem Bild von Mischformen oder von Übergangsformen der Fall sein.

Bei Mischformen finden sich gleichzeitig typische Merkmale eines seborrhoischen Ekzems wie auch typische Merkmale einer Psoriasis vulgaris. Pathogenetische Überlegungen hierzu sind, daß sich zunächst auf dem Boden einer individuellen Ekzemdisposition ein seborrhoisches Ekzem entwickelt und dieses über den Weg eines Köbner-Phänomens bei vorhandener Psoriasisdiathese sich psoriatisch transformiert. Eine Rolle wird hierbei sowohl der mikrobiellen Besiedlung der Ekzemherde mit Pityrosporum ovale beigemessen wie auch einer häufig beobachteten enteralen Kandidose [4, 5, 16, 17]. Bereits hingewiesen wurde auf Beobachtungen bei HIV-erkrankten Patienten, bei denen sich einerseits in einem hohen Prozentsatz seborrhoische Ekzeme, aber auch atypische Psoriasisformen (bei normaler Inzidenz) finden, nicht selten bei dem gleichen Patienten dann auch Mischformen im Sinne einer Sebopsoriasis.

Die Transformation eines seborrhoischen Ekzems bei einem latenten Psoriatiker kann aber auch allmählich erfolgen. So kann etwa ein seborrhoisches Ekzem in typischer Weise über Monate und Jahre bestehen (z. B. typisches Bild einer Dermatitis seborrhoides infantum oder eines seborrhoischen Kopfekzems) und sich dann nach längerer Zeit in eine klassische Psoriasis umwandeln.

Praktische Aspekte

Überlappungsformen und Mischformen besitzen aber nicht nur theoretisches sondern auch praktisches Interesse (Prognose, Pathogenesefaktoren, Therapie).

Die Prognose bei einem seborrhoischen Ekzem mit psoriasiformer Komponente (psoriasiformes seborrhoisches Ekzem) wird letztlich von der Prognose des seborrhoischen Ekzems bestimmt. Dies bedeutet, daß der Krankheitsprozeß zwar grundsätzlich chronisch, aber doch relativ leicht therapeutisch beinflußbar, wenn auch rezidivfreudig sein wird. Es ist jedoch nicht mit extrakutanen Krankheitsmanifestationen einer Psoriasis und dem bei Psoriasis bestehenden Vererbungsrisiko zu rechnen.

Anders bei seborrhoischer Psoriasis bzw. Mischformen von seborrhoischem Ekzem und Psoriasis (Sebopsoriasis), bei der die Gesamtprognose von der Psoriasis bestimmt wird.

Als Pathogenesefaktoren sind sowohl bei seborrhoischer Psoriasis wie auch bei Mischformen die mögliche mikrobielle Besiedlung der Herde und eine enterale Kandidose zu berücksichtigen und in den Therapieplan einzubauen. Weiterhin ist bei den genannten Überlappungsformen auch die Möglichkeit einer HIV-Infektion in Betracht zu ziehen.

Bei psoriasiformem seborrhoischen Ekzem werden grundsätzlich die bei seborrhoischem Ekzem bewährten Therapiemöglichkeiten angewandt [1, 3, 22]. Dies bedeutet eine antimykotische lokale oder systemische Therapie sowie eine lokale antiekzematische Behandlung.

Bei seborrhoischer Psoriasis und Sebopsoriasis ist zunächst ebenfalls die Behandlung wie bei seborrhoischem Ekzem durchzuführen (d. h. antimykotisch, antiekzematisch), bei sofortigem Einsatz einer intensiven antipsoriatischen Therapie (z. B. übliche Cignolin-Therapie) ist mit Exazerbationen zu rechnen. Erst nach dieser antimykotisch-antiekzematischen Therapiephase kann die eigentliche antipsoriatische Therapie angeschlossen werden, die dann in der Regel nicht nur risikoärmer sondern auch effektiver verläuft als bei primär antipsoriatischer Behandlung [4, 5, 9].

Abschließend sei noch darauf hingewiesen, daß natürlich in gleicher Weise Überlappungen von Psoriasis und weiteren Ekzemarten (z. B. atopisches Ekzem) möglich und bekannt sind [8, 12, 25].

Zusammenfassung

Der derzeitige Wissensstand gestattet noch keine klare Abgrenzung von seborrhoischem Ekzem und Psoriasis. Vor allem ist eine exakte Definition des seborrhoischen Ekzems und seiner Grenzformen nur unbefriedigend möglich, obwohl die Eigenständigkeit dieser Erkrankung durch das Auftreten des HIV-assoziierten seborrhoischen Ekzems weiter gestützt wird.

Es werden 2 Möglichkeiten der Überlappung beider Krankheitsbilder vorgestellt.
1. Varianten des jeweiligen Krankheitsbildes innerhalb des Spektrums einer Psoriasis bzw. eines seborrhoischen Ekzems.
2. Vorliegen von Misch- bzw. Übergangsformen beim Zusammentreffen von seborrhoischem Ekzem und Psoriasisdiathese bei dem gleichen Patienten.

Zur begrifflichen Klärung wird vorgeschlagen, im ersten Fall von „psoriasiformem seborrhoischen Ekzem" bzw. „seborrhoider Psoriasis" zu sprechen, im Fall einer Mischform von „Sebopsoriasis".

Das jeweils vorliegende Überlappungsmuster hat Auswirkungen auf die Prognose und Therapieplanung.

Literatur

1. Braun-Falco O, Plewig G, Wolff HH (1984) Dermatologie und Venerologie. Springer, Berlin Heidelberg New York Tokyo
2. Braun-Falco O, Heilgemeir GP, Lincke-Plewig H (1979) Histologische Differentialdiagnose von Psoriasis vulgaris und seborrhoischem Ekzem des Kapillitium. Hautarzt 30:478–483

3. Burton JL, Rook A, Wilkinson DS (1986) Eczema, Lichen Simplex, Erythroderma and Prurigo. In: Rook A, Wilkinson DS, Ebling FJG, Champion RH, Burton JL (eds) Textbook of Dermatology. Blackwell Scientific Publications, Oxford London Edinburgh Boston Palo Alto Melbourne, pp 1:367–398
4. Döring HF (1987) Lokale Behandlungsstudien der Psoriasis mit einer Bifonazol-Harnstoff-Kombination. Z Hautkr 62 (11):894–900
5. Döring HF (1985) Zur Therapie und Ätiologie der Sebopsoriasis. Z Hautkr 60 (24):1940–1950
6. Duvic M, Johnson TM, Rapini RP, Freese T, Brewton G, Rios A (1987) Acquired immuno-deficiency syndrome – associated psoriasis and Reiter's syndrome. Arch Dermatol 123:1622–1632
7. Eckert F, Stolz W (1988) Zur Histologie und Ultrastruktur des seborrhoischen Ekzems. Akt Dermatol 14:395–398
8. Epstein E, Maibach HI (1985) Eczematous psoriasis: What is it? In: Roenigk HH, Maibach HI (eds) Psoriasis. Marcel Dekker, New York Basel
9. Faergemann J (1985) Treatment of sebopsoriasis with itraconazole. Mykosen 28 (12):612–618
10. Hansted B, Lindkov R (1983) Pityriasis amiantacea and psoriasis. Dermatologica 166:314–315
11. Henseler T, Christophers E (1988) Klassifikation der nichtpustulösen Psoriasis. Hautarzt [Suppl] VIII:79–80
12. Knopf B, Wollina U, Broening T (1989) Kombination von Psoriasis vulgaris und atopischem Ekzem. Akt Dermatol 15:177–179
13. Korting HC (1988) Seborrhoisches Ekzem bei HIV-Infektion. Akt Dermatol 14:404–407
14. Lever WF, Schaumburg-Lever G (1983) Histopathology of the skin. Lippincott Company, Philadelphia
15. Meisel C (1988) Das seborrhoische Ekzem aus der Sicht des niedergelassenen Dermatologen. Akt Dermatol 14:416–419
16. Menzel I, Holzmann H (1988) Seborrhoisches Ekzem, Psoriasis und intestinaler Hefepilzbefall. Akt Dermatol 14:314–316
17. Menzel I, Holzmann H (1986) Überlegungen zum seborrhoischen Kopfekzem und der Psoriasis capillitii im Zusammenhang mit intestinalen Mykosen. Z Hautkr 61 (7):451–454
18. Mier PD, van de Kerkhof PCM (1986) Textbook of psorasis. Churchill Livingstone, New York
19. Nikolowski W (1953) Über die differentielle Morphogenese des sogenannten seborrhoischen Ekzems. Archiv für Dermatologie und Syphilis 196:501–600
20. Nolting S (1988) 100 Jahre seborrhoisches Ekzem. Akt Dermatol 14:392–394
21. Rassner G (1980) Erythematosquamöse Dermatosen. In: Korting GW (Hrsg) Dermatologie in Praxis und Klinik II:10.1–10.26. Thieme, Stuttgart
22. Röckl H (1980) Seborrhoisches Ekzem. Dermatologie in Praxis und Klinik II:11.56–11.60. Thieme, Stuttgart
23. Rosenberg EW, Noah PW (1988) The Koebner phenomenon and the microbial basis of psoriasis. J Acad Dermatol 18:151–158
24. Schaefer DG, Wolf JE (1987) Common dermatologic disorders. Clin Plast Surg 14:209–222
25. Steigleder GK (1987) Dermatologie und Venerologie. Thieme, Stuttgart New York

Überlappungssyndrome bei bullösen Dermatosen

Stefania Jabłonska und Tadeusz Chorzelski

Einleitung

Wie bei anderen Autoimmunkrankheiten, insbesondere Kollagenosen, werden häufig atypische Fälle der Überlappung oder des Übergangs einer Krankheit in die andere beobachtet. Folgende bullösen Krankheiten stellen die größten differentialdiagnostischen Probleme:
- LABD (lineare IgA-bullöse Dermatose);
- BP – EBA (bullöses Pemphigoid – Epidermolysis bullosa acquisita);
- DH (Dermatitis herpetiformis);
- Pemphigus herpetiformis
- eine neu beschriebene Variante des IgA-Pemphigus;
- blasenbildende Variante des SLE;

sowie eine seltene Koexistenz von unterschiedlichen bullösen Krankheiten, wie z. B. BP und Pemphigus vulgaris oder foliaceus, LABD und Pemphigus vulgaris, DH und EBA, und sogar der Übergang einer Krankheit in eine andere, z. B. bei unserem Patientengut der Übergang von BP in Pemphigus foliaceus.

Lineare IgA-bullöse Dermatose (LABD)

Die LABD wird heute bereits als selbständiges Leiden anerkannt, obwohl sie klinische und histologische Merkmale der Dermatitis herpetiformis (DH) und des BP vereinigt [4, 10, 11, 15].

Sie unterscheidet sich jedoch grundsätzlich von der DH durch das Fehlen einer glutensensitiven Enteropathie. Der spezifische Marker dieser Enteropathie, IgAEmA (anti-Endomysium-Antikörper der IgA-Klasse), ist in der Regel nicht vorhanden, und die glutenfreie Diät bleibt erfolglos [3]. Das Ansprechen auf Sulfone ist entweder so gut wie bei DH oder unbefriedigend, so daß in manchen Fällen zusätzliche niedrige Dosen von Kortikosteroiden notwendig sind. Die LABD ist häufig dem BP so ähnlich, daß – insbesondere bei Erwachsenen – die klinische Differenzierung unmöglich wird. Die histologische Differenzierung hilft nur weiter, wenn bei der LABD polymorphonukleäre papilläre Mikroabszesse festgestellt werden. Von entscheidender diagnostischer Bedeutung ist der immunologische Nachweis von linearen IgA-Ablagerungen in der Basalmembran bei LABD, und IgG und Komplement oder von Komplement allein beim BP. Beim BP sind in der Mehrzahl der Fälle zirkulierende IgG-Antikörper in der Basalmembran (BM) feststellbar, bei LABD sind dies, falls vorhanden, Antikörper der IgA-Klasse. Es kommen jedoch beim BP zusätzlich IgA-Ablagerungen in der Basalmembran (BM) vor, weshalb in solchen Fällen die immunologische Untersuchung, insbesondere bei fehlenden zirkulierenden Antikörpern, nicht zur genauen Unterscheidung beitragen kann. Manche Fälle bleiben also ungeklärt. Durch Immunoblot wurde allerdings nachgewiesen, daß bei beiden Krankheiten die Antikörper gegen unterschiedliche Antigene gerichtet sind. Das LABD-Antigen hat ein MG von 97 000, während das BP-Antigen heterogen gestaltet ist. Das

Hauptantigen beim BP ist ein Protein von MG 230000; zwei weitere Epitope weisen ein MG von 220000–240000 und von 165000–180000 auf. (Das Antigen von MG 180000 wird auch von Patientenseren mit Herpes gestationis erkannt [13].)

Nicht erbliche bullöse Dermatose bei Kindern

Dieses Krankheitsbild, bekannt unter dem Namen „chronische bullöse Kinderdermatose" (chronic bullous disease of childhood – CBDC) ist eine Variante der LABD mit einigen klinischen Besonderheiten: Lokalisation der Effloreszenzen am Unterbauch, perineal und perioral. Immunelektronenmikroskopisch wurden Immunablagerungen entweder im Stratum lucidum oder sub Lamina densa, also in derselben Schicht wie bei Erwachsenen gefunden [5, 16]. Das Antigen ist ebenfalls bei Kindern und Erwachsenen das gleiche. Mittlerweile wird CBDC nach langen Diskussionen als eine Variante der LABD bei Kindern anerkannt, wobei dem Namen CBDC nur noch historische Bedeutung zukommt [4].

BP – EBA

Besonders große diagnostische Probleme stellt die Überlappung der klinischen und histologischen Merkmale bei BP und EBA. In typischen Fällen unterscheidet sich die EBA klinisch vom BP in der Lokalisation der Blasen an traumatisierten Stellen, dem Vorkommen von Narben, Milien und Atrophien nach Rückbildung der Blasen und dem häufigeren Befall der Mundschleimhaut [14]. Die Histologie hilft nicht bei der Differenzierung zwischen BP und EBA, und die Ergebnisse der direkten und indirekten Immunfluoreszenz sind ebenfalls sehr ähnlich. Im allgemeinen sind bei den Ablagerungen der EBA jedoch mehr Immunglobulinklassen als beim BP festzustellen. Diese beiden Erkrankungen unterscheiden sich grundsätzlich darin, daß die Antikörper beim BP an Hemidesmosomen und im Stratum lucidum lokalisiert sind, bei der EBA dagegen in oder unterhalb der Lamina densa [12].

Mit Hilfe des Westernblot-Test wurden anders als beim BP bei der EBA Antikörper gegen Antigene mit einem MG von 145000–290000 festgestellt.

In Fällen von klinischer, histologischer und immunologischer Überlappung kann die Differentialdiagnose mit Hilfe der Split-Methode erfolgen [6]. Bei dieser Methode wird nach Injektion von 1molarer NaCl-Lösung eine künstliche Blase im Stratum lucidum erzeugt, wobei beim BP die Antikörper mit dem Blasendach und bei der EBA mit dem Blasenboden reagieren.

Bei Patienten, bei denen keine Antikörper feststellbar sind, kann die Split-Technik an der unbefallenen Haut mittels Inkubation in 1molarer NaCl-Lösung und direkter Immunofluoreszenz durchgeführt werden. Die Ablagerungen sind beim BP am Blasendach und bei der EBA am Blasenboden lokalisiert.

Diese Differenzierung ist trotz klinischer und histologischer Überlappung von praktischer Bedeutung aufgrund des unterschiedlichen Verlaufs und des unterschiedlichen Ansprechens auf die Therapie: bei der EBA in der Mehrzahl der Fälle auf Sulfone, beim BP auf Kortikosteroide [14]. Die EBA verläuft oft unterschiedlich, manchmal ist sie sehr schwer und spricht weder auf Sulfone noch auf hohe Dosen von Kortikosteroiden an. Im allgemeinen sind bei der EBA jedoch Sulfone mit zusätzlichen niedrigen Kortikosteroiddosen wirksam, dagegen sind beim BP Kortikosteroide die Therapie der Wahl.

Die Schwierigkeiten der Differentialdiagnose bei BP und EBA sollen die folgenden Fallbeispiele illustrieren: Bei einer 63jährigen Frau wurden große gespannte Blasen am Handrücken, Ellbogen und den Knien mit einzelnen Milien nach ihrer Rückbildung festgestellt. Die Histologie ergab subepidermale Blasen, die direkte Immunfluoreszenz IgG- und C3-Ablagerungen, die indirekte IF BM-Antikörper der IgG-Klasse mit einem Titer von 160. Bei indirekter Split-Methode wurden IgA-Antikörper am Blasendach festgestellt, wobei dasselbe Resultat durch die direkte Split-Methode bestätigt wurde. Hiermit konnte man ein BP trotz klinischer Merkmale der EBA diagnostizieren. Für diese Diagnose sprach auch das sehr gute Ansprechen auf Kortikosteroide. Im Gegensatz hierzu das Beispiel eines 4jährigen Kindes, bei dem die klinischen Zeichen für ein BP charakteristisch waren und die Diagnose histologisch und mit der Routine-Immunfluoreszenz bestätigt wurde. Die indirekte und direkte Split-Methode hatte jedoch IgG-Ablagerungen und zirkulierende BM-Antikörper am Boden der künstlich erzeugten Blase gezeigt, was für die Diagnose einer EBA sprach. In solchen Fällen sind Kortikosteroide, die im allgemeinen weniger günstig als beim BP wirken, und zusätzlich Sulfone indiziert.

Die Überlappung der bullösen Krankheiten kann sich sehr unterschiedlich darstellen. Es kommen Fälle vor, bei denen sich im späteren Verlauf eine zweite Erkrankung aus der ersten entwickelt. Als Beispiel können wir von einer 43jährigen Patientin berichten, die seit 3 Jahren an einer typischen DH (granuläre IgA-Ablagerungen, IgAEmA-Antikörper) litt und bei der nach Absetzen der Sulfone große Blasen an Knien und Ellbogen auftraten. Mit der DIF wurden für DH typische papilläre IgA-Ablagerungen festgestellt sowie lineare IgG-Ablagerungen in denselben Biopsien. Bei der direkten Split-Methode waren die IgG-Ablagerungen am Blasenboden lokalisiert, was für eine EBA sprach. In diesem Fall lag eine offensichtliche Überlappung von DH und EBA vor. Die Hauterscheinungen gingen bei beiden Typen nach Sulfonapplikation zurück.

Eine solche Überlappung mit der späteren Entwicklung einer Form der bullösen Dermatosen haben wir ebenfalls bei einem 70jährigem Patienten mit dem langjährigen Verlauf eines Pemphigus foliaceus beobachtet. Bei verminderter Kortikosteroiddosierung entstanden große Blasen, die klinisch, histologisch und immunologisch dem BP entsprachen. Unter erhöhter Dosierung der Steroide gingen alle bullösen Erscheinungen wieder zurück.

Das gemeinsame Auftreten von BP und Pemphigus wurde mehrfach von uns und anderen Untersuchern beobachtet.

Bei einem neueren Fall, einer Patientin mit Thymom, haben wir einen Pemphigus foliaceus nach der Rückbildung eines klinisch und immunologisch bestätigten BP beobachtet.

SLE bullosus – Überlappung mit bullösen Dermatosen

Bei bullösem SLE treten am häufigsten Antikörper wie bei der EBA auf [7], obwohl die klinischen Merkmale nicht charakteristisch für die EBA sind und man histologisch oft neutrophile DH-ähnliche Mikroabszesse feststellen kann. In der DIF an der unbefallenen Haut findet man IgG-Ablagerungen, nicht selten gemeinsam mit IgA. In der IIF werden fast immer nur antinukleäre Antikörper gefunden. Bei einem Teil der Fälle kann man auch BM-Antikörper feststellen. Von besonderer Bedeutung ist hier die Split-Methode, die in den meisten Fällen die Bindung der BM-Antikörper am Blasenboden nachweist [7]. Die Immunologie spricht also für eine EBA; möglicherweise sprechen diese Fälle daher dramatisch auf Sulfone an [8, 15]. Wir haben jedoch den Verlauf bei einer 31jährigen Frau verfolgt, bei der die BM-Antikörper bei der Split-Methode mit dem Dach der künstlich erzeugten Blase reagierten, also vom BP-Typ waren. In diesem Fall konnten wir ausnahmsweise kein Ansprechen auf Sulfone verzeichnen; die Kortikosteroide waren wie beim BP wirksam. Der Untersuchung durch die Split-Methode kommt also für den Erfolg der Therapie praktische Bedeutung zu.

Pemphigus herpetiformis

Diese Pemphigus-Variante stellt eine Überlappung mit klinischen Merkmalen der DH dar [1, 9]. Das klinische Bild erinnert wegen des herpetiformen Charakters der Läsionen an die DH oder LABD. Die Histologie zeigt im allgemeinen einen P. foliaceus mit sehr oberflächlicher und oft unbedeutender Akantholyse, die manchmal nur bei wiederholten Biopsien feststellbar ist.

Die immunologischen Untersuchungen sind charakteristisch für P. foliaceus, in mehreren Fällen sind jedoch Sulfone so wirksam wie bei der DH. Wegen der überlappenden Symptome kann die Diagnose dieser Pemphigus-Variante nur immunpathologisch bestätigt werden.

IgA-Pemphigus

Dies ist ein neu klassifiziertes Krankheitsbild mit den klinischen Merkmalen der Pustulosis subcornealis, des P. herpetiformis und P. foliaceus. Das histologische Bild ist beiden Krankheiten, Pustulosis subcornealis und P. foliaceus, ähnlich mit der superfiziellen Akantholyse und gelegentlich neutrophilen intraepidermalen Mikroabszessen. Die DIF zeigt interzelluläre Ablagerungen bei fehlendem IgG. In manchen Fällen wurden in der IIF zirkulierende Pemphigus-Antikörper der IgA-Klasse nachgewiesen. Diese bullöse Überlappungserkrankung stellt also eine Variante des P. foliaceus oder herpetiformis mit Antikörpern der IgA-Klasse dar. Von praktischer Bedeutung ist das gute Ansprechen auf Sulfone [2].

Schlußbemerkung

Die Überlappung der unterschiedlichen bullösen Krankheiten, der Übergang der einen in die andere, die atypischen klinischen Bilder bereiten beträchtliche diagnostische Schwierigkeiten. Die immunpathologischen Untersuchungen, besonders die Split-Methode bei subepidermalen bullösen Dermatosen, sind von entscheidender Bedeutung für Diagnose und Therapiewahl.

Zusammenfassung

Die immer häufiger vorkommende Überlappung der bullösen Krankheiten bereitet große differentialdiagnostische Schwierigkeiten, insbesondere die lineare IgA-bullöse Dermatose bei Erwachsenen und Kindern, das bullöse Pemphigoid und die Epidermolysis bullosa acquisita, ungewöhnliche Pemphigus-Varianten, wie Pemphigus herpetiformis und IgA-Pemphigus, die Koexistenz unterschiedlicher bullöser Dermatosen und die blasenbildende Variante des SLE (systemischer Lupus erythematodes). Die klinischen und histologischen Merkmale sind oft nicht charakteristisch genug, so daß der Immunpathologie eine entscheidende diagnostische Bedeutung zukommt. Bei subepidermalen bullösen Erkrankungen sind die indirekte und direkte Split-Methode für die Praxis sehr hilfreich.

Die genaue Diagnostik der überlappenden bullösen Dermatosen ist für die Therapiewahl von großer Bedeutung.

Literatur

1. Bauer R, Orfanos CE (1980) Pemphigus herpetiformis: Eine klinische Variante des Pemphigus vulgaris. Hautarzt 31:540–544

2. Beutner EH, Chorzelski TP, McDonough Wilson R, Kumar V, Michel B, Helm F, Jabłonska S (1989) IgA pemphigus foliaceus. Report of two cases and a review of the literature. J Am Acad Dermatol 20:89–97
3. Chorzelski TP, Beutner EH, Sulej J, Tchórzewska H, Jablonska S, Kumar V, Kapuścińska A (1984) IgA anti-endomysium antibody. A new immunological marker of dermatitis herpetiformis and coeliac disease. Br J Dermatol III:395–402
4. Chorzelski T, Jabłonska S (1988) Evolving concept of IgA linear dermatosis. Semin Dermatol 7:225–232
5. Dąbrowski J, Chorzelski TP, Jabłonska S, Krainska T, Jarząbek-Chorzelska M (1978) The ultrastructural localization of IgA in skin of a patient with mixed form dermatitis herpetiformis and bullous pemphigoid. J Invest Dermatol 70:76–79
6. Gammon WR, Briggman RA, Inman III AO, Queen LL, Wheeler CE (1984) Differentiating anti-lamina lucida and anti-sublamina densa anti-BMZ antibodies by indirect immunofluorescence on 1.0 M sodium chloride-separated skin. J Invest Dermatol 82:139–144
7. Gammon WR, Woodley DT, Dole KC, Briggaman RA (1985) Evidence that anti-basement membrane zone antibodies in bullous eruption of systemic lupus erythematosus recognize epidermolysis bullosa acquisita autoantigen. J Invest Dermatol 84:472–476
8. Hall RP, Lawley TJ, Smith HR, Katz SI (1982) Bullous eruption of systemic lupus erythematosus. Ann Intern Med 97:165–170
9. Jabłonska S, Chorzelski TP, Beutner EH, Jarząbek-Chorzelska M (1975) Herpetiform pemphigus, a variable pattern of pemphigus. Int J Dermatol 14:353–359
10. Jabłonska S, Chorzelski TP, Blaszczyk M (1979) Überlappungssyndrome bei bullösen Dermatosen. In: Braun-Falco O, Wolff HH (eds) Fortschritte der praktischen Dermatologie und Venerologie, vol 9. Springer, Berlin Heidelberg New York, pp 95–100
11. Meurer M, Schmoeckel Ch, Braun-Falco O (1984) Dermatitis herpetiformis Duhring mit lineären Ablagerungen von IgA (lineäre IgA-Dermatose). Hautarzt 35:230–239
12. Mutasim DF, Morrison LH, Takashashi Y, Labib RS, Skouge J, Diaz LA, Anhalt GJ (1989) Definition of bullous pemphigoid antibody binding to intracellular and extracellular antigen associated with hemidesmosomes. J Invest Dermatol 92:225–230
13. Mueller S, Klaus-Kovtun V, Stanley JR (1989) A 230-kD basic protein is the major bullous pemphigoid antigen. J Invest Dermatol 92:33–38
14. Palestine RF, Kossard S, Dicken CH (1981) Epidermolysis bullosa acquisita: a heterogeneous disease. J Am Acad Dermatol 5:43–53
15. Peters MS, Rogers III RS (1989) Clinical correlations of linear IgA deposition at the cutaneous basement membrane zone. J Am Acad Dermatol 20:761–770
16. Prost C, De Leca AC, Combemale P, Labeille B, Martin N, Cosnes A, Guillaume JC, Venencie PY, Verret JL, Dubertret L, Touraine R (1989) Diagnosis of adult linear IgA dermatosis by immunoelectronmicroscopy in 16 patients with linear IgA deposits. J Invest Dermatol 92:39–45

Zirkumskripte Sklerodermie vs. Lichen sclerosus et atrophicus

Peter Altmeyer und Martina Bacharach-Buhles

Einleitung

Die zirkumskripte Sklerodermie (CS) ist im Gegensatz zur eher uniformen progressiven, systemischen Sklerodermie (PSS) durch eine erhebliche klinische Variabilität gekennzeichnet. Diese Variabilität des klinischen Bildes wird durch die unterschiedliche Akuität und Ausdehnung, sowie durch den differenten Etagenbefall in Haut, subkutanem Fettgewebe, Muskulatur bzw. Skelett bei den einzelnen Typen hervorgerufen.

Der Lichen sclerosus et atrophicus (LSA) wurde erstmals 1887 von Hallopeau als eigenständiges Krankheitsbild vom Lichen ruber planus abgetrennt und als Entität akzeptiert. Später stellten die Amerikaner Johnston und Sherwell die Eigenständigkeit des LSA erneut in Frage. Sie prägten mit dem Begriff „white spot disease" ein Krankheitsbild, das sich durch kleinfleckige, etwa 0,5 cm große porzellanfarbene Läsionen mit pergamentartiger Oberfläche kennzeichnet. Diese Beschreibung charakterisiert einen Befund, der zwar für den Lichen sclerosus typisch ist, der aber auch bei einigen Varianten der zirkumskripten Sklerodermie (Typ 1 c, Typ 2 und Typ 3) beobachtet werden kann [1, 3]. Mit anderen Worten, zwischen Lichen sclerosus et atrophicus und zirkumskripter Sklerodermie treten Überschneidungen auf, die sich in konfettiartigen Läsionen darstellen und u. U. eine klare klinisch-morphologische Diagnose unmöglich machen. Im folgenden werden epidemiologische, histologische und ultrastrukturelle Gemeinsamkeiten und Unterschiede beider Erkrankungen aufgeführt und kurz analysiert.

Geschlechtsverteilung

Frauen sind bei der CS dreimal häufiger betroffen als Männer [3]. Beim Lichen sclerosus et atrophicus schwanken die Zahlenangaben von Kollektiv zu Kollektiv erheblich (1:1 [8], 3:1 [5], 7:1 [13]), belegen jedoch die Dominanz des weiblichen Geschlechts. Somit bestehen bezüglich der Geschlechtsverteilung keine großen Unterschiede zwischen LSA und CS.

Lokalisation

Der Lichen sclerosus et atrophicus ist eine ausgesprochen genitotrope Erkrankung [13]. Ein Drittel der LSA-Fälle manifestiert sich ausschließlich im Genito-Analbereich, ein Drittel kombiniert genito-anal und extragenito-anal und ein weiteres Drittel ausschließlich außerhalb des Genito-Analbereiches. Im eigenen CS-Krankengut fand sich kein einziger Patient mit Befall der Genitalien. Auch in einer Übersichtsarbeit der Arbeitsgemeinschaft Sklerodermie der ADF [3] war bei 286 Patienten kein genitaler Befall zu verzeichnen.

Altersverteilung

LSA und CS können in jedem Lebensalter auftreten [3, 8], wenn auch bei beiden
Erkrankungen die mittleren Lebensalter dominieren. Hinsichtlich des Manifestations-
alters des LSA stellten Franzen und Mitarb. einen kennzeichnenden Unterschied
zwischen Männern und Frauen fest. Während männliche Patienten vornehmlich in
der 3. und 4. Lebensdekade erkranken, erreichen Frauen ihren Morbiditätsgipfel
wesentlich später und zwar erst im 7. Lebensjahrzent. Aus dieser Beobachtung resultiert ein relativ hoher Morbiditätsgipfel im fortgeschrittenen Lebensalter (7. Dekade:
21%, 8. Dekade: 13%). Bei der CS verteilen sich 75% der Patienten auf das 3. bis 7.
Lebensjahrzehnt [1]. Im ersten Dezenium tritt die CS mit 3,5% (LSA: 1,3%) ebenso
selten auf wie in der achten Lebensdekade (2,8%).

Bei der CS ist der Beginn im Kindesalter prognostisch eher ungünstig zu bewerten,
da sich früh manifestierende Sklerodermiefälle mit schweren Deformitäten des Skelettes einhergehen können [6, 14]. Auch die Sklerodermie en coup de sabre ist eine
Erkrankung des Kindes- und Jugendalters, eine Erkrankung die nur in einem wachsenden Schädelknochen entstehen kann. Hingegen heilt der LSA bei Kindern zu
einem beträchtlichen Anteil während der Pubertät ab, ist also prognostisch eher als
günstig zu werten.

Klinik

Überlappungen von LSA und CS sind ein klinisch-morphologisches Problem. Lichen
sclerosus et atrophicus-artige Bilder können in erster Linie bei dem Guttata-Typ und
der Atrophodermia Pasini-Pierini der CS auftreten. Sie werden, wenn auch seltener,
ebenfalls bei der generalisierten Form der plaqeartigen (Morphea-Typ) CS angetroffen. Nie jedoch kommen klinische Überschneidungen bei den profunden Formen der
CS zustande. Hieraus wird deutlich, daß es sich um ein „Etagenphänomen" handelt.
Um es zu verdeutlichen: Befällt die sklerosierende Entzündung bei der CS ausschließlich die oberen Anteile des Koriums, so kann dies mit porzellanfarbenen atrophisch-
glänzenden Läsionen einhergehen, die von denen des LSA nur schwer zu unterscheiden sind.

Histologie

Die histologischen Muster von LSA und CS zeigen neben Parallelen auch deutliche
Differenzen. Der Lichen sclerosus et atrophicus befällt die oberen und mittleren
Anteile des Koriums; die CS hingegen meist das gesamte Korium, häufig zusätzlich
das subkutane Fettgewebe, sowie Muskelfaszie [2] und Muskulatur. Differentialdiagnostische Probleme treten bei den oberflächlichen Varianten, bei denen sich die
sklerosierende Entzündung auf die oberen Anteile des Koriums beschränkt, auf.
Hierbei erweist sich das Verhalten des entzündlichen Infiltrates zur Epidermis als
wichtiges Unterscheidungskriterium. Das Lichen sclerosus-Infiltrat verhält sich
außerordentlich epidermotrop. Im Rahmen der Exozytose entstehen zahlreiche Lük-
ken in der epidermalen Basal-Lamina (s. Abb. 1). Dieser Epidermotropismus ist
insbesondere in der frühen Entzündungsphase nachweisbar und hat eine erhebliche
vakuolige Degeneration der Basalzellschicht zur Folge (Abb. 1).

Hieraus resultieren Bilder, die an einen Lichen ruber erinnern. Exozytose wird
beim LSA auch in späteren Entzündungsstadien angetroffen, zwar diskreter, jedoch
in ebenso charakteristischer Weise. Die ausgesprochene epitheliotrope Infiltrat-
aggressivität führt zu einem Abbau der Reteleisten, zu einer basalen Planierung des
Epithels, das in den fortgeschrittenen Phasen des LSA als flach atrophisches Band

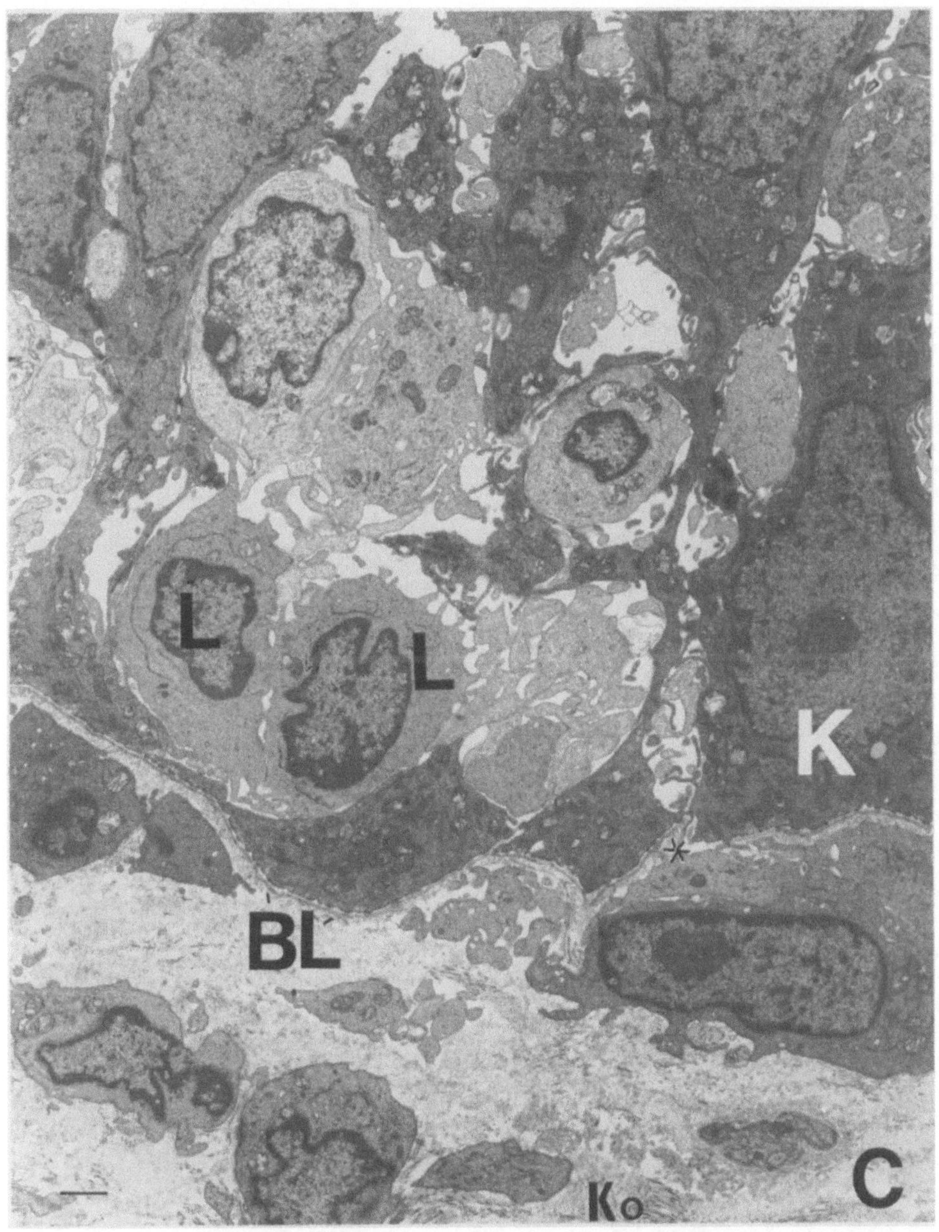

Abb. 1. Lymphozyten im Stratum basale beim Lichen sclerosus et atrophicus mit spongiotischer Auflockerung der basalen Epithelzellreihen. K = Keratinozyt, L = Lymphozyt, BL = Basal-Lamina, K = Korium, Ko = Kollagen, * = Lücke in der Basal-Lamina

ohne seine typische Verzahnung in Erscheinung tritt. Der Atrophie der Epidermis geht eine Orthohyperkeratose parallel, die sich auch in einer follikulären Keratose äußert.

Exozytose ist bei der Sklerodermis ein ausgesprochen seltenes Ereignis. Werden Lymphozyten im Epithelband angetroffen, dann fehlt diesen Infiltratzellen die zerstörende Potenz des Infiltrates beim LSA (Abb. 2). Damit muß man annehmen, daß sich

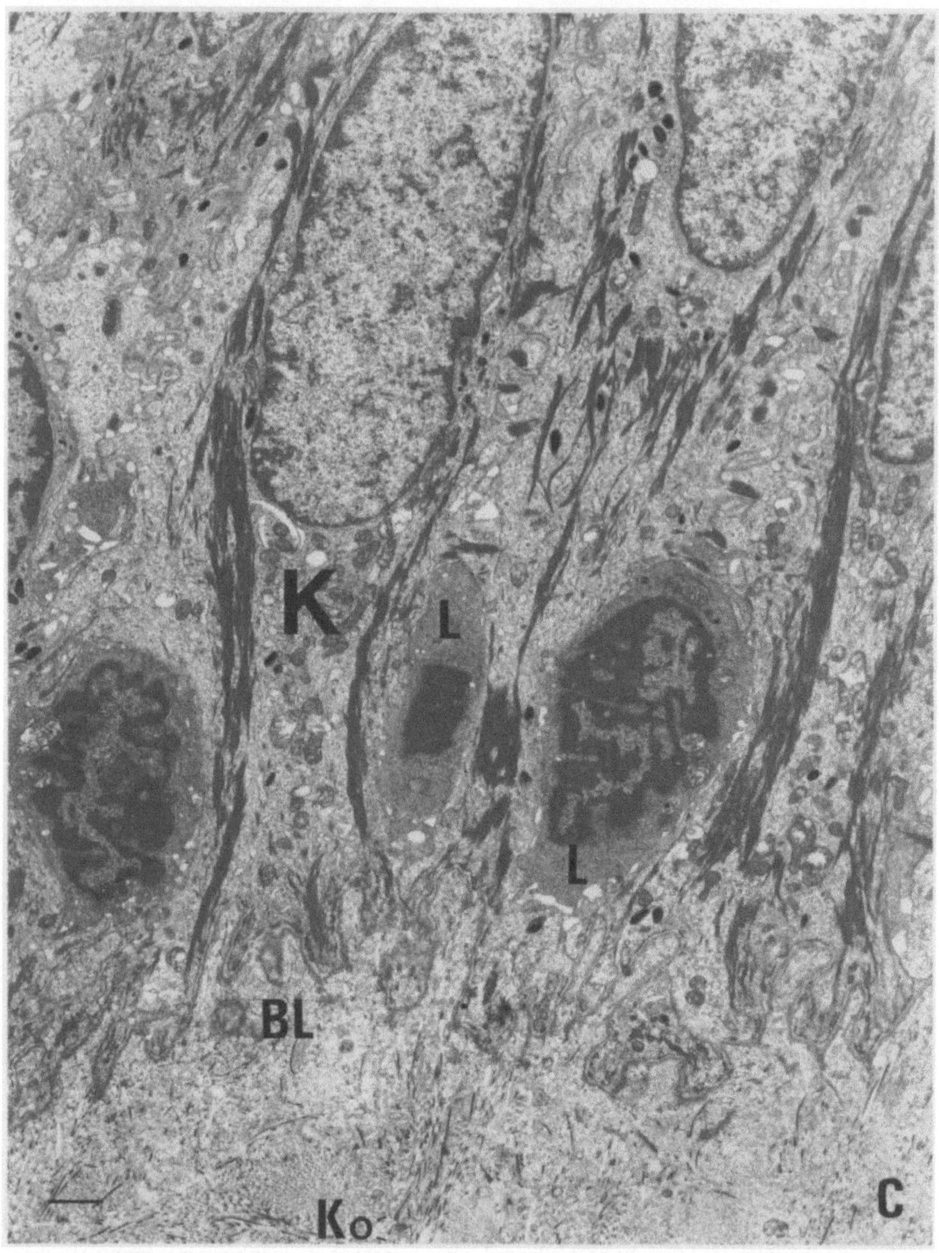

Abb. 2. Lymphozyten im Stratum basale bei der zirkumskripten Sklerodermie. Abkürzungen s. Abb. 1

der Infiltratcharakter beim LSA und bei der CS voneinander unterscheiden. Auch die immunhistologischen Untersuchungen zeigen ein Etagenphänomen: Der frühe LSA weist in den bandförmig angeordneten subepidermalen Infiltraten einen hohen B-Lymphozytenanteil von durchschnittlich 30% (max. 60%) auf. Bei der CS dagegen ist der B-Zell-Anteil des im oberen Korium gelagerten entzündlichen Infiltrates gering (2–3%). Er steigt bei der CS in den tiefen Infiltraten auf durchschnittlich 30%, in Einzelfällen sogar auf rund 60%.

64

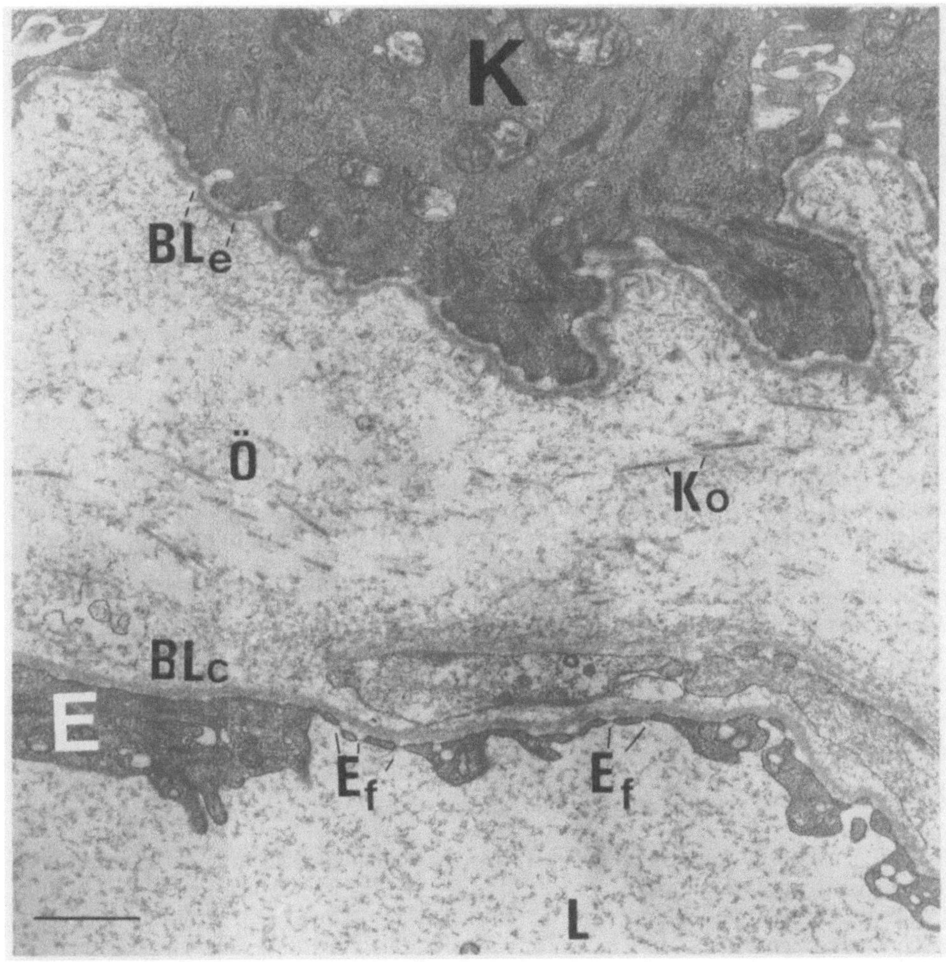

Abb. 3. Subepidermale ektatische Kapillare beim Lichen sclerosus et atrophicus mit zahlreichen Endothelfenstern. K = Keratinozyt, BLe = epidermale Basal-Lamina, BLc = endotheliale Basal-Lamina, E = Endothelzelle, Ef = Endothelfenster, L = Gefäßlumen, Ko = Kollagen, Ö = subepidermales Ödem

Beim LSA können in der öden Zone wenige, aber klaffend weitgestellte Blut- und Lymphgefäße als Erkennungsmarker angesehen werden [11, 12]. Immunhistologisch wiesen wir hier perivaskulär orientierte Ablagerungen von Faktor VIII, Fibrin und Fibrinogen nach, ein Phänomen, das als Zeichen einer erhöhten Gefäßdurchlässigkeit gedeutet werden kann. Ultrastrukturell sind die Gefäße der öden Zone durch zahlreiche Endothellücken gekennzeichnet (Abb. 3). Als Zeichen einer ausgeprägten Kollagendegeneration fällt in der öden Zone neben geschwollenen, zentral aufgehellten Kollagenfasern ein lockeres feinfibrilläres Material auf [7, 12]. Unterhalb des bandförmigen Infiltrates fanden wir beim LSA grobschollige Ablagerungen eines elektronendichten, amorphen Materials, das in unseren Untersuchungen v.a. perivasal lokalisiert ist. Die Herkunft dieses als elastotisch interpretierten Materials [12] ist bislang nicht bekannt.

Extraintegumentaler Befall

Hinsichtlich des extraintegumentalen Organbefalls bei der CS gibt es eine umfangreiche, wenn auch sehr differierende Literatur (s. unter [4]). Rheumatoide Beschwerden, eine Raynaud-Symptomatik, sowie Myositiden und ossäre Atrophien sind der
Beweis für den Systemcharakter der CS, auch wenn dieser nicht vordergründig zu
Tage tritt. Hinzu kommt eine bei einzelnen CS-Typen vermehrt auftretende Entzün-
dungssymptomatik mit BSG-Beschleunigung, positivem Rheumafaktor und einer
Bluteosinophilie. Maximalvariante einer entzündlich akzentuierten, mit einer schweren Krankheitssymptomatik einhergehenden CS ist die von Diaz-Perez und Mitarb.
beschriebene „disabling pansclerotic morphea" im Kindesalter. Die Häufigkeit anti-
nukleärer Antikörper bei der CS bewegt sich in den einzelnen Publikationen zwischen
22 und 73% [2]. Die Schwankungen sind einerseits methodisch bedingt, andererseits
Kollektiv-abhängig. Pathologische ANA-Titer sind in erster Linie bei der linearen CS
zu erwarten [1–3, 14]. Beim Lichen sclerosus fehlt der sichere Nachweis eines extraintegumentalen Organbefalls. In Einzelfällen wurden Antikörper gegen Schilddrüsen-
gewebe, gegen Parietalzellen der Magenschleimhaut und gegen „Intrinsic factor"
nachgewiesen [5]. Obwohl sich auch der Lichen sclerosus et atrophicus als chronisch
schleichend verlaufendes, unter Umständen ausgedehntes Krankheitsbild darstellt,
fehlt ihm die „behindernde" Komponente der CS.

Zusammenfassend kann man davon ausgehen, daß sich LSA und CS zwar klinisch
überlappen können, jedoch anhand einiger feingeweblicher Parameter als eigenständige Krankheiten differenzierbar sind. Letztlich muß darauf hingewiesen werden, daß
beide Erkrankungen, wenn auch sehr selten, bei ein und derselben Person auftreten
können.

Zusammenfassung

Der Lichen sclerosus et atrophicus (LSA) sowie verschiedene Typen der zirkumskripten Sklerodermie (CS) – Typ 1 c (großflächige CS), Typ 2 (Guttata-Form der CS) und
Typ 3 (erythematöse zirkumskripte Sklerodermie) – können sich klinisch-morpholo-
gisch überlappen, so daß in Einzelfällen eine klare Zuordnung schwierig wird. Dennoch gibt es epidemiologische, histologische, immunhistologische und ultramorpho-
logische Kriterien, die in einer synoptischen Beurteilung eine Trennung beider Krankheitsbilder ermöglichen.

Literatur

1. Altmeyer P, Holzmann H (1987) Einteilung und Klinik der zirkumskripten Sklerodermie.
   In: Holzmann A, Altmeyer P, Marsch W Ch, Vogel HG (Hrsg) Dermatologie und Rheuma.
   Springer, Berlin Heidelberg New York London Paris Tokyo, S 219–228
2. Altmeyer P, Lang MH (1985) Morphea mit Arthritis und Polymyositis. Akt Dermatol
   11:157–160
3. Arbeitsgruppe Sklerodermie der ADF (1990) Zur Klassifikation der zirkumskripten Sklerodermie. Hautarzt (im Druck)
4. Bacharach-Buhles M, Altmeyer P, Gati-Fabry A, Holzmann H (1987) Zirkumskripte Sklerodermie – eine Systemerkrankung? In: Holzmann H, Altmeyer P, Marsch W Ch, Vogel HG
   (Hrsg) Dermatologie und Rheuma. Springer, Berlin Heidelberg New York London Paris
   Tokyo, S 501–508
5. Clark JA, Müller SA (1967) Lichen sclerosus et atrophicus in children. Arch Dermatol
   95:476–482
6. Diaz-Perez JL, Conolly SM, Winkelmann RK (1982) Cutaneous and subcutaneous inflammatory sclerosis syndromes. Arch Dermatol 116:169–173

7. Forssmann WG, Holzmann H, Carre J (1964) Elektronenmikroskopische Untersuchungen der Haut beim Lichen sclerosus et atrophicans. Arch Klin Exp Dermatol 220:584–599
8. Franzen D, Franzen E, Jänner M, Nasemann Th, Mensing H (1988) Zur Epidemiologie des Lichen sclerosus et atrophicus. Dtsch Dermatol 36:1056–1062
9. Gordon W, Kahn LB, Dove J (1972) Lichen sclerosus et atrophicus and scleroderma. S Afr Med J 46:60–163
10. Grimmer H (1974) Gut- und bösartige Erkrankungen der Vulva. Grosse, S 63–118
11. Hundeiker M (1973) Gefäßveränderungen beim Lichen sclerosus. Arch Dermatol Forsch 247:271–276
12. Mann PR, Cowan MA (1973) Ultrastructural changes in four cases of lichen sclerosus et atrophicus. Br J Dermatol 89:223–231
13. Rufli Th (1983) Genitalerkrankungen der Frau. Ars Medici 73:136–141
14. Woo T, Rasmussen JE (1985) Juvenile linear scleroderma associated with serologic abnormalities. Arch Dermatol 121:1403–1405

Morbus Hailey-Hailey und Morbus Darier-White

Edouard Grosshans und Sylvie Meaume

Einleitung

Genau vor 100 Jahren wurde die Dyskeratosis follicularis als selbständige Entität gleichzeitig in Frankreich von Darier (Ann. Dermatol. Syph. 1889, 10:597–612) und in den USA von White (J. Cut. Genito-Urin. Dis. 1889, 7:201–209) beschrieben. Genau 50 Jahre später beschrieben die Brüder Howard und Hugh Hailey (Arch. Dermatol. Syph., 1939, 39:679–685) den Pemphigus benignus chronicus familiaris. Die nosologischen Diskussionen, die durch diese Beschreibungen entstanden sind, haben nicht aufgehört und trotz der fortschreitenden ultrastrukturellen, biochemischen und genetischen Untersuchungen bis heute keinen endgültigen Schlüssel zur Differentialdiagnose des M. Darier-White und des M. Hailey-Hailey geliefert.

„Wenngleich voll ausgeprägte Phänotypen beider Krankheitsbilder eine Differenzierung erlauben, so gibt es zahlreiche unklare, sich in ihren klinischen und histologischen Merkmalen überlappende Veränderungen, die eine sichere Zuordnung zu der einen oder anderen Diagnose nicht erlauben" [10].

Derzeit gibt es immer noch *drei* verschiedene nosologische Stellungnahmen: M. Darier und M. Hailey-Hailey sind Varianten einer einzigen Krankheit (unizentrisches Konzept) oder zwei völlig unterschiedliche Krankheitsbilder (dualistisches Konzept, das besonders von den belgischen Autoren verteidigt wird) [5, 9] oder zwei engverwandte, aber unterschiedliche Erkrankungen, die simultan auftreten können oder denen die Umweltfaktoren (Sonne, Hitze, Infektionen) eine so zweideutige klinische Prägung geben können, daß die Differenzierung nicht mehr möglich ist (Verwandtschaftskonzept; [3] und persönliche Mitteilung).

Vor 1970, bevor das einheitliche Krankheitsbild der transitorischen akantholytischen Dermatose von Grover abgegrenzt wurde, sind wahrscheinlich auch einzelne zweideutige, nicht hereditäre, spätauftretende Fälle beschrieben worden, die man jetzt aufgrund des klinischen Befundes als M. Grover betrachten würde. Bardach et al. haben sämtliche Krankheitsbilder bei ein und demselben Patienten beobachtet [2].

Überlappende Aspekte

Solche Aspekte werden nur von den Autoren beschrieben und berücksichtigt, die nicht Anhänger des unizentrischen Konzeptes sind. Für die letzteren ist die Diskussion sinnlos, weil sie die sog. Pemphigus benignus-Fälle nur als vesikuläre oder bullöse Varianten der Dyskeratosis follicularis betrachten; die Zuordnung sämtlicher Krankheitsbilder zur Gesamtheit M. Darier beruht auf einer a priori-Überzeugung, daß es einen M. Hailey-Hailey nicht gibt. Aus der Literatur ist es nicht immer einfach, zu ersehen, was persönliche Überzeugung, d.h. Vereinfachung mit dem Risiko der Verfälschung der Nosologie, oder was eine vorurteilsfreie Darstellung der Befunde ist. Folgende Übergangs- oder Mischformen bilden die wichtigsten Beiträge zur momentan andauernden Diskussion.

Ein zeitlicher Übergang eines M. Hailey-Hailey in einen M. Darier wurde von Schanne et al. beschrieben; häufiger wurde über Übergangsfälle vice versa berichtet [10].

Gleichzeitiges oder verzögertes Auftreten von Symptomen beider Krankheiten

Bei ein und demselben Patienten können im Laufe der Krankheitsgeschichte manchmal die Symptome beider Erkrankungen simultan oder verzögert erscheinen. Bei der hereditären Form kann man auch bestimmte Familienmitglieder ausschließlich mit Zeichen des M. Darier und andere Vertreter derselben Familie ausschließlich mit Zeichen des M. Hailey-Hailey beobachten [3].

Gemeinsame Symptome

Die symptomatologische Gemeinsamkeit betrifft hauptsächlich die vesikulo-bullösen Veränderungen, die dem klinischen Befund eine gewisse Zweideutigkeit verleihen, nämlich insofern, als bei einem M. Darier vorzugsweise die Hautfalten von der Blasenbildung betroffen sind und intertriginös nässende Veränderungen mit parallelen Einrissen der Hautoberfläche entstehen, wie man sie üblicherweise beim Pemphigus benignus beobachten kann. Diese Blasen sind als makroskopische Ausdehnungen der mikroskopischen akantholytischen Spaltbildungen zu betrachten [6], aber im histologischen Bild fehlt oft die Dyskeratose, die das eigenartigste Kennzeichen des M. Darier darstellt. Je nach der Überzeugungskraft des Berichterstatters wird der Fall entweder als eine bullöse Variante der Dyskeratosis follicularis oder als eine Übergangsform eines M. Darier in einen Pemphigus benignus vorgestellt.

Der Krankheitsverlauf und die Klinik liefern also keine zuverlässige Kriterien zur Unterscheidung beider Dermatosen, und übereilte kasuistische Behauptungen haben nur zu nosologischer Verwirrung geführt.

Differentialdiagnostische Aspekte

Krankheitsgeschichte und auslösende Faktoren

Der M. Darier beginnt meistens schon in der Kindheit und verläuft schubweise mit einer allmählichen Verschlechterung des Befundes im Erwachsenenalter. Die Schübe werden durch Hitze und Sonnenbestrahlung im Sommer ausgelöst, aber auch durch Fieberanfälle und Superinfektionen, meist durch Herpes-Viren und Staphylokokken, seltener durch Fadenpilze [15]. Psychische Stimuli und Schwangerschaft wurden auch als auslösende Faktoren anerkannt. Experimentell kann man die Darierschen Veränderungen *nicht* provozieren.

Der M. Hailey-Hailey beginnt meistens später in der Adoleszenz, verläuft ebenfalls schubweise, oft mit einer Restitutio ad integrum zwischen den Schüben. Eine Verschlimmerung des Befundes tritt öfters im Sommer auf und wird durch Infektionen begünstigt; weil die Läsionen auf die großen Körperfalten beschränkt sind, werden die Infektionsschübe Staphylokokken, gramnegativen Stäbchen und Hefepilzen zugeschrieben. Die Haut der Patienten reagiert aber auch auf mechanische Reize, wobei das Nikolski-Zeichen fakultativ nachgewiesen werden kann. Experimentell sind zumindest die histologischen Veränderungen reproduzierbar: Durch okklusive Folienverbände [4] oder UV-Bestrahlung gesunder Haut [12] kann man nach 24–48 h eine mikroskopische Akantholyse oder sogar sichtbare Bläschen provozieren.

Beide Krankheiten werden autosomal-dominant vererbt, doch kann deren familiäres Vorkommen nur in 30% der Fälle von M. Darier und in 70% der Fälle von M. Hailey-Hailey belegt werden. Das Geschlechterverhältnis ist bei beiden Krankheiten 1:1.

Klinische Nebenbefunde

Weil die klinischen Symptome oft überlappend sind – entzündliche intertriginöse Veränderungen bei der bullösen Form des M. Darier, trockene keratotische Papeln am Rande der betroffenen Hautfalten oder generalisiert bei akuten Schüben des M. Hailey-Hailey – stehen Nebenbefunde bei der Differentialdiagnose im Vordergrund:
- Befall der Schleimhäute: leukokeratotische Papeln können in den meisten Fällen beim M. Darier in der Mundhöhle, im Ösophagus, im Analkanal oder in der Vagina nachgewiesen werden; es gibt aber auch einzelne Fälle von Pemphigus benignus mit Befall des oberen Verdauungstraktes oder der Genitalschleimhaut [13];
- Warzenähnliche akrokeratotische Papeln: sie werden oft mit den keratotischen Papeln der Acrokeratosis verruciformis Hopf verglichen; wenn sie zu den Symptomen des M. Darier gehören, können sie im histologischen Bild eine Akantholyse aufweisen. Wenn solche Papeln simultan mit Veränderungen wie bei M. Hailey-Hailey auftreten, handelt es sich immer um Mischformen [3, 8], wobei diese Papeln bis jetzt bei typischen Fällen von Pemphigus benignus nicht beschrieben worden sind;
- Nagelveränderungen, sehr häufig beim M. Darier, sind beim M. Hailey-Hailey nicht vorhanden;
- Keratosis palmoplantaris: sie wird seltener beobachtet als die Nagelveränderungen, aber dann auch ausschließlich beim M. Darier;
- als andere Nebenbefunde wurde in letzter Zeit auf das signifikante Vorkommen (25%) von zystischen Knochenveränderungen bei M. Darier hingewiesen [1] sowie auf das größere Risiko der Weiterentwicklung einer Lungenfibrose.

Histopathologie und biologische Nebenbefunde

In typischen Fällen beruht die Diagnose auf dem Nachweis der histopathologischen Merkmale beider Krankheiten:
- suprabasale fokale Akantholyse mit Spaltbildung der Epidermis, Dyskeratose (Hyperkeratose, Parakeratose, „corps ronds" und „grains", wie sie von Darier beschrieben wurden) und endophytische fingerförmige Proliferation der Basalzellen („Villi") beim M. Darier;
- diffuse Akantholyse des Stratum spinosum, das aufgelockert scheint, ohne Verhornungsstörung der akantholytischen Keratinozyten, die ihre Vitalität behalten, und weniger ausgeprägte Villi beim M. Hailey-Hailey.

Aber das wichtigste Kriterium des Morbus Darier, die Dyskeratose, kann bei den bullösen Varianten, bei den akrokeratotischen Papeln oder bei den Schleimhautveränderungen fehlen oder im Gegenteil bei wenigen Fällen von Pemphigus benignus vorhanden sein.

Die elektronenmikroskopischen Untersuchungen erlauben es im Einzelfall auch nicht, beide Krankheiten zu unterscheiden: eine perinukleäre Verklumpung der Tonofibrillen und anschließende defekte Verankerung auf den Desmosomen eher beim M. Darier, eine Auflösung der Desmosomen ohne primäre Beeinträchtigung der Keratinfilamente eher beim M. Hailey-Hailey.

Andere Untersuchungen konnten ebenfalls keine maßgebenden Kriterien erbringen:
- durch Immunfluoreszenz isolierter Nachweis von anti-ICS Antikörpern in der Basalmembran beim M. Darier [14];
- zelluläre Immunschwäche beim M. Darier, die teilweise für die große Neigung zu viralen und mikrobiellen Infektionen verantwortlich sein könnte; diese infektiösen Komplikationen treten aber auch häufig beim M. Hailey-Hailey auf, wo ähnliche immunologische Untersuchungen noch nicht durchgeführt wurden. Ob die immunologischen Störungen primär auftreten oder den Hautveränderungen zuzuschreiben sind, ist noch unklar: die Verbesserung des klinischen Befundes unter Isotretinoin- [7] oder Etretinat-Therapie [11] geht nur in manchen Fällen mit einer Verbesserung der immunologischen Tests in vitro einher.

Therapeutische Ergebnisse und Differentialdiagnose

Auch die Ergebnisse der therapeutischen Versuche erlauben es nicht, beide Krankheiten zu unterscheiden. Die Etretinat-Behandlung führt beim M. Darier zu wechselnder Besserung und versagt meistens beim M. Hailey-Hailey. Die spezifischen antibiotischen Maßnahmen haben in allen Fällen einen günstigen Einfluß. Umschriebene Läsionen von Pemphigus benignus können operativ entfernt werden; es gibt einzelne Berichte über die gute Wirkung von Thalidomid bei stark entzündlichen Formen.

Aus den vorstehenden Ausführungen ist die Schlußfolgerung zu ziehen, daß beide Krankheitsbilder eine enge Beziehung haben. In einigen Fällen ist es zwar unmöglich, sie voneinander zu trennen und eine richtige Diagnose zu stellen, wenn man aber eine große Anzahl von Patienten vergleicht, treten gewisse differentialdiagnostische Kriterien in den Vordergrund, ganz besonders klinische Nebenbefunde, wie Nagel- und Schleimhautveränderungen, Keratosis palmoplantaris, Acrokeratosis verruciformis, die schwerpunktmäßig aber unbeständig zum Symptomenkreis des M. Darier gehören.
Bei der weiteren wissenschaftlichen Arbeit wären vielleicht Studien der Keratinmuster und der ICAMs („intercellular adhesion molecules") der epidermalen Zellen erfolgreich.

Zusammenfassung

In den meisten Fällen bereitet die Differenzierung beider Krankheitsbilder keine Schwierigkeiten. Die Beziehung zwischen Pemphigus benignus chronicus familiaris und Dyskeratosis follicularis werden aber in folgenden Situationen manchmal zur Diskussion gestellt: zeitlicher Übergang eines M. Darier in einen M. Hailey-Hailey und vice versa, gleichzeitiges Auftreten von für beide Krankheitsbilder typischen Hautveränderungen, bullöse Varianten des M. Darier und keratotische Begleiterscheinungen bei M. Hailey-Hailey. Genetik, Semiologie, Krankheitsverlauf und Therapieerfolge liefern keine zuverlässigen Kriterien zur Differentialdiagnose. Die maßgebenden Kriterien werden durch die klinischen und mikroskopischen Beobachtungen erbracht: Akrokeratotische Papeln, Keratoderma palmoplantaris, Schleimhaut- und Nagelveränderungen sind viel häufiger im M. Darier anzutreffen; der M. Darier ist hauptsächlich durch eine Dyskeratose gekennzeichnet; die Akantholyse ohne Verhornungsstörungen der Keratinozyten ist auch im elektronenmikroskopischen Bild das wichtigste Merkmal des M. Hailey-Hailey. Informationen über die Keratinmuster beider Krankheiten liegen noch nicht vor. Ein vermutlich hautgesteuerter, zellulärer Immundefekt wurde beim M. Darier nachgewiesen.

Wir danken folgenden Kollegen, die uns die Dias und Kasuistik ihrer überlappenden Fälle für den Vortrag zur Verfügung gestellt haben: Bergoend (Lille), Bonnetblanc (Limoges), Bourlond (Brüssel), Civatte (Paris), Claudy (St Etienne), Colomb (Lyon), Kint (Gent), Lambert (Dijon), Litoux (Nantes), Lorette (Tours), Maleville (Bordeaux), Meynadier (Montpellier), Moulin (Lyon), Schubert (Mulhouse), Verret (Angers).

Literatur

1. Arabi K, Girardin C, Bernardat JP, Eschard JP, Eschard C, Bonnet-Gausserand, Kalis B (1989) Les lésions osseuses existent-elles dans la maladie de Darier. Nouv Dermatol 8:313–314
2. Bardach H, Gebhart W, Luger T (1982) Genodermatose bei einem Brüderpaar: Morbus Dowling-Degos, Grover, Darier, Hailey-Hailey oder Galli-Galli. Hautarzt 33:378–382
3. Colomb D, Faure M (1977) Fréquence des surinfections virales, en particulier herpétiques, au cours de la maladie de Darier et de la maladie de Hailey-Hailey. Ann Dermatol Venereol 104:811–815
4. De Dobbeleer G, Achten G (1979) Disrupted desmosomes in induced lesions of familial benign chronic pemphigus. J Cutan Pathol 6:418–424
5. Dupont A (1960) Sind Dyskeratosis follicularis Darier und Pemphigus familiaris hereditarius benignus Hailey-Hailey zwei verschiedene Krankheiten? Hautarzt 11:75–77
6. Hori Y, Tsuru N, Nimura M (1982) Bullous Darier's disease. Arch Dermatol 118:278–279
7. Jegasothy BV, Humeniuk JM (1981) Darier's disease: a partially immunodeficient state. J Invest Dermatol 76:129–132
8. Niordson AM, Sylvest B (1965) Bullous dyskeratosis follicularis and acrokeratosis verruciformis. Arch Dermatol 92:166–168
9. Pierard J, Kint A (1968) Le pemphigus familial bénin chronique et les formes bulleuses de la maladie de Darier. In: XIII. Congr Int Dermatol, München 1967, Bd I: Springer, Berlin Heidelberg New York, S 542–549
10. Schanne R, Burg G, Braun-Falco O (1985) Zur nosologischen Beziehung der Dyskeratosis follicularis (Darier) und des Pemphigus benignus chronicus familiaris (Hailey-Hailey). Hautarzt 36:504–508
11. Soppi AM, Soppi E, Eskola J, Jansen CT (1982) Cell-mediated immunity in Darier's disease: effect of systemic retinoid therapy. Br J Dermatol 106:141–152
12. Suhonen R, Niemi KM (1979) Ultraviolet light in familial benign chronic pemphigus. J Cutan Pathol 6:414–417
13. Vaclavinkova V, Neumann E (1982) Vaginal involvement in familial benign chronic pemphigus (Morbus Hailey-Hailey). Acta Derm Venereol (Stockholm) 62:80–81
14. Vedtofte P, Joensen HD, Dabelsteen E, Veien N (1978) Intercellular and circulating antibodies in patients with dyskeratosis follicularis, Darier's disease. Acta Derm Venereol (Stockholm) 58:51–55
15. Wheeland RG, Donaldson ML, Bulmers GS (1985) Localized Darier's disease of the scalp complicated by Trichophyton tonsurans infection. Arch Dermatol 121:905–907

Granuloma anulare – Necrobiosis lipoidica – Sarkoidose

Günter Burg und Susanne Ziffer

Einleitung

Trotz der großen klinischen und histologischen Variationsbreite granulomatöser Hautinfiltrate gibt es auch Gemeinsamkeiten. Diese bestehen
a) in der Chronizität,
b) in der meist ungeklärten Ätiologie und
c) in der meist schlechten therapeutischen Beeinflußbarkeit.

Unter den granulomatösen Erkrankungen der Haut können besonders das Granuloma anulare (GA), die Necrobiosis lipoidica (NL) und die Hautsarkoidose (SA) aufgrund ihrer sich zum Teil überlappenden klinischen und histologischen Spielbreite große differentialdiagnostische Schwierigkeiten bereiten.

Granuloma anulare (GA)

Dieses Krankheitsbild macht in der Praxis ca. 0,1–0,4% aller Dermatosen aus und zeigt eine große Variationsbreite [19]: (1) kleinpapulös-lichenoider Typ, (2) erythematös-infiltrativer Typ, (3) polymorpher Typ, (4) tuberöser Typ, (5) subkutaner Typ, (6) perforierendes GA [19].

In der Mehrzahl der Fälle manifestiert sich das GA in der lokalisierten Form. Daneben gibt es generalisierte Formen [8], wobei die Einzelherde entweder anulär (67%) oder „nicht anulär" kleinpapulös (33%) ausgebildet sind. In abnehmender Häufigkeit sind Arme, Brust, Hüften, Abdomen, Rücken betroffen. Frauen sind häufiger befallen als Männer (1,4–2,9:1), das Alter bei Erkrankungsbeginn liegt bei durchschnittlich ca. 50 Jahren [8] während die lokalisierten Formen eher bei Kindern und Jugendlichen vorkommen.

Über das Vorkommen von familiärem GA ist berichtet worden [12]. Untersuchungen bei 13 Patienten mit lokalisiertem und 19 Patienten mit generalisiertem GA mit 26 Antigenen haben eine vermehrte Assoziation mit HLA-Bw35 beim generalisierten und mit HLA-B8 und HLA-A29 beim lokalisierten GA erkennen lassen [13].

Bei den subkutanen Formen des GA ist besonders der Rheumaknoten differentialdiagnostisch abzugrenzen; bei den scheibenförmigen Manifestationsformen sind zahlreiche weitere Differentialdiagnosen (Tabelle 1) in Betracht zu ziehen; u.a. auch ein anuläres Syphilid.

Das *histologische Bild* (Tabelle 2) beim GA ist typischerweise durch ein Palisadengranulom im oberen und mittleren Korium gekennzeichnet [7]. Der von Histiozyten und Epitheloidzellen umgebene Bindegewebsanteil zeigt geringe Nekrobiose mit Degeneration von kollagenem und elastischem Fasermaterial und Muzinablagerung (Alzianblau). Gelegentlich finden sich mehrkernige Riesenzellen, Eosinophile und Plasmazellen. Unter den disseminierten Formen werden auch sarkoide Varianten beobachtet. Die für NL typischen ausgeprägten Gefäßveränderungen mit Verschluß der Lumina und Mikroangiopathie fehlen beim GA meist.

Tabelle 1. Weitere Differentialdiagnosen zum Granuloma anulare, Necrobiosis lipoidica und Hautsarkoidose

	GA	NL	SA
Nekrobiotisches Xanthogranulom	(+)	+	(+)
Zirkumskripte Sklerodermie	(+)	+	(+)
Erythema elevatum et diutinum	(+)	+	(+)
Erythema anulare centrifugum Darier	+	(+)	+
Ekzem	(+)	(+)	+
Lepra	(+)	(+)	+
Lupus vulgaris	(+)	(+)	+
Leishmaniasis	(+)	+	(+)
Sekundäre Lues	+	(+)	(+)
Lichen ruber planus	+	(+)	(+)
Atyp. Kaposi-Sarkom	+	(+)	(+)
Rheuma-Knoten	+	(+)	(+)

Tabelle 2. Histologische Merkmale bei Granuloma anulare, Necrobiosis lipoidica und Hautsarkoidose

	GA	NL	SA
Epidermis	normal	atrophisch	normal
Infiltrat-Lokalis.	oberes Korium	mittl. Korium	Korium
Infiltrat-Muster	umschrieben	diffus	nodulär
Bindegew.-Necrobiose	Kollagen-Degen. Muzin	Koll.-Hyalinis. Lipidtropfen	—
Infiltrat	Palisaden- granulom	Palisaden- granulom	„nacktlymphozytäre Granulome"
Mehrk. Riesenzellen	(+)	+	+
Plasmazellen	(+)	+	−
Eosinophile	+	+	−
Asteroid-Körperchen	(+)	(+)	+
Gefäßveränderungen	−/(+)	+	−/(+)

Intrazelluläres elastotisches Material wurde in fast allen Fällen von GA nachgewiesen [6]. Untersuchungen zur Ultrastruktur [29, 30] haben eine Auflockerung der Kollagenbündel vom Rande her, Schwellung der Fibrillen mit Verlust der Querstreifung, Niederschläge von Muzin, Fibrin und Glykogen sowie einige ansonsten eher für die NL typische Lipidtropfen in Histiozyten erkennen lassen Die überwiegende Zahl der das vorwiegend histiozytäre Infiltrat begleitenden Lymphozyten zeigen den T-Helfer-Phänotyp [4]. Daneben lassen sich aber auch „B-lymphoide Knötchen" wie bei der NL und bei anderen entzündlichen Hautinfiltraten nachweisen [1]. Dentritische S-100 Protein positive T-Zonen Histiozyten finden sich sowohl beim GA als auch bei NL und SA disseminiert innerhalb des Infiltrates neben zahlreichen Makrophagen [26].

Bei der Frage der Ätiopathogenese des GA fällt neben einer möglichen genetischen Disposition (HLA-B8, HLA-Bw35) besonders die Assoziation mit Diabetes mellitus mit einer Häufigkeit von 28 auf 1000 im Vergleich zu 1,6 auf 1000 auf [21].

Neben der genetischen Disposition und dem Diabetes kommen zahlreiche weitere ätiologische Faktoren beim GA in Betracht, wie Medikamente (Gold), Insektenstiche, Sonnenexposition, virale und bakterielle Infekte [9]. So ist über GA-artige

Tabelle 3. Therapeutische Möglichkeiten bei Granuloma anulare, Necrobiosis lipoidica und Hautsarkoidose

GA	NL	SA
Pflasterverband	Kompressionsverband	GCS
GCS topisch	GCS topisch	Chloroquin
GCS intraläsional	GCS intraläsional	Allopurinol
Dapsone	Acetylsalicylicum	Amphotericin B
Niacinamid	Nicotinsäureamid	(Ketoconazol)
Kaliumjodid	Dipyridamol	PUVA
PUVA	Heparin	Thalidomid
Chlorambucil	Benzoylperoxyd	MTX
	Exzision	Chlorambucil

Eruptionen bei chronischer Epstein-Barr-Virus Infektion, in Zosternarben und in Verbindung mit HIV-Infektion [14] berichtet worden.

Die Behandlung des GA gestaltet sich schwierig (Tabelle 3). Neben dem (Dachziegel-)Pflasterverband und Glukokortikosteroiden topisch oder intraläsional kann bei den generalisierten Formen Dapson, Niacinamid, Kaliumjodid, PUVA und in Ausnahmefällen Chlorambucil in niedriger Dosierung (4 mg/die) versucht werden.

Necrobiosis lipoidica (NL)

Im Rahmen der XI. Fortbildungswoche haben Röckl und Lechner [24] über dieses Krankheitsbild, an dem ca. 0,3% aller Diabetiker leiden, berichtet. Von den 35% der Patienten mit NL ohne manifesten Diabetes läßt sich bei 42% eine diabetische Diathese nachweisen; dabei liegt das Verhältnis von Männern zu Frauen bei fast 7:1; im Vergleich hierzu findet sich bei den 65% der Patienten mit Diabetes und NL eine weniger starke Bevorzugung des weiblichen Geschlechtes (2,5:1) [22].

Neben der „typischen" NL bei Diabetes mit atrophischen, gelblichen, z. T. ulzerierenden (35%) Herden im Bereich der Unterschenkel sind die Granulomatosis tuberculoides pseudosclerodermiformis symmetrica chronica (Gottron) und die Granulomatosis disciformis chronica et progressiva (Miescher und Leder) [18] als Varianten, aber nicht als eigene Krankheitsentitäten herauszustellen.

Histologisch findet sich eine diffuse Nekrobiose des Bindegewebes im mittleren und tiefen Korium mit Hyalinisierung der kollagenen Faserbündel und Ansammlung von Lipidtropfen in den Histiozyten (Tabelle 2). Besonders bei den Fällen mit Diabetes kann auch ein Palisadengranulom vorliegen [22].

Besonders typisch sind Wandverdickungen und Verschluß der Gefäße, in denen sich sowohl in befallener als auch in unbefallener Haut Immunglobulin- und C3-Ablagerungen nachweisen lassen [23].

Ätiologisch spielt die diabetische Mikroangiopathie nicht die alleinige Rolle, da einerseits ein Diabetes nicht in allen Fällen vorliegt und andererseits die Einstellung des Diabetes nicht zur Abheilung der Hautveränderungen führt. Pathogenetisch werden Änderungen im Kohlehydratstoffwechsel mit einer Verschiebung vom Zitronensäurezyklus zum Pentosephosphatzyklus diskutiert [24].

Therapeutisch kommen bei der NL in erster Linie Kompressionsverbände, daneben Glukokortisteroide örtlich und peri-(nicht intra-)läsional sowie die Exzision der Herde mit operativer Defektdeckung in Betracht (Tabelle 3).

Sarkoidose der Haut (SA)

Die Existenz einer reinen Hautsarkoidose (SA) als isolierte Erkrankung ohne extrakutanen Organbefall wird von einigen Autoren abgelehnt [27]. Das *klinische Bild* kann
ähnlich wie bei GA sehr vielgestaltig sein und neben kleinknotigen disseminierten
auch zirzinäre, großknotige oder subkutane Manifestationsformen zeigen. Als ungewöhnliche Verlaufsformen sind ulzerierende SA [16, 20] z. T. mit anulären Veränderungen im Gesicht und mit NL-artigen Hautveränderungen [3] beschrieben worden.

Histologisch ist die SA durch Auftreten sog. „nacktlymphozytärer" Epitheloidzellgranulome gekennzeichnet. Gelegentlich findet sich zentrale Nekrobiose. Mehrkernige Riesenzellen vom Langhans- oder vom Fremdkörpertyp, z. T. mit Einschlüssen von Asteroid-Körperchen – die jedoch nicht pathognomomisch sind – begleiten
das epitheloidzellige Infiltrat. Gefäßveränderungen und Elastika-Phagozytose treten
in den Hintergrund. Das spärliche lymphozytäre Infiltrat zeigt aktivierte CD5 (Leu-1)
positive T-Zellen, die überwiegend den T-Helferphänotyp (CD4, Leu-3a) exprimieren
[5].

Die Epitheloidzellen zeigen Positivität für lysosomale Enzyme (saure Phosphatase, unspezifische Esterasen) und produzieren krankheitsaktivitätsabhängig „Angiotensin converting enzyme" (ACE).

Differentialdiagnostisch ist neben den zirzinären Formen des GA und der NL an
Lupus vulgaris, tuberkuloide Lepra, gelegentlich auch an Erythema anulare centrifugum Darier, des nekrobiotische Xanthogranulom [15] oder an weitere scheibenför-
mige Dermatosen zu denken (Tabelle 1).

Ätiopathogenetisch kommen immunologische Vorgänge (bakterielle und virale
Antigene) bei einer besonderen immunologischen Konstellation des Wirtes (vermin-
derte zellvermittelte bei erhöhter humoraler Reaktionsbereitschaft) in Betracht [11].
Die Freisetzung von Enzymen (lysosomale, katabole Enzyme, Elastase, Kollagenase,
Glukuronidase) aus durch Lymphokine aktivierten Makrophagen führt zur Zunahme
der Granulombildung.

Die *Behandlung* der Hautsarkoidose hängt wesentlich von der Krankheitsausdeh-
nung (Befall extrakutaner Organsysteme) und der Krankheitsaktivität (ACE) ab.
Systemisch kommen neben Glukokortikosteroiden in ausgedehnten Fällen auch alky-
lierende Substanzen in niedriger Dosierung in Betracht (Tabelle 3).

**Granuloma anulare – Necrobiosis lipoidica – Hautsarkoidose: Varianten
eines Spektrums oder Entitäten?**

Dowling und Wilsen Jones berichteten 1967 [10] über atypische (an(n)uläre) NL des
Kopfes und Halses. Weitere ähnliche Fallmitteilungen folgten; Hanke und Mitarb.
[17] prägten den Begriff des anulären elastolytischen Riesenzellgranuloms.

Hierbei handelt es sich um einen Überbegriff zur Kennzeichnung der meist zirziná-
ren atypischen oft im Kopf- und Halsbereich lokalisierten Verläufe von GA, NL und
SA, die von anderen, meist nicht granulomatösen Krankheitsbildern mit scheibenförmigen Hautveränderungen (Tabelle 1) differentialdiagnostisch abzutrennen sind.

Auch histologisch zeigen GA, NL und SA ein breites, überlappendes Spektrum,
das von der typischerweise überwiegend granulomatös-epitheloidzelligen Sarkoidose
ohne Nekrobiose bis zur Epitheloid- und Riesenzell-armen Necrobiosis lipoidica mit
Beteiligung der Gefäße und diffuser Bindegewebsalteration reicht, während das Granuloma anulare als morphologische Zwischenform mehr Kriterien der einen oder der
anderen Extremvariante zeigen kann. Auch ist über das gleichzeitige Vorkommen von
GA und NL [25] sowie GA und SA [28] berichtet worden.

Ätiopathogenetisch sind bei allen drei Krankheitsbildern prinzipiell die gleichen
Abläufe denkbar, wobei es im Anschluß an eine Phase der Immunstimulation (bakte-

rielle, virale Antigene und diverse Noxen) mit Ausbildung einer Arthus-Typ-Reaktion (Vaskulitis) oder eine Spättyp-Reaktion zur umschriebenen Nekrobiose mit Entstehung neuer antigener Strukturen aus dem veränderten Fasergewebe kommt, die ihrerseits die Granulombildung bzw. Nekrobiose in gleicher Weise perpetuieren.

Die hierbei resultierenden unterschiedlichen Manifestationsformen könnten durch genetische Disposition, Terrainfaktoren und durch Unterschiede im primären antigenen Stimulus begründet sein.

Folgende Fakten könnten dieses pathogenetische Konzept stützen:

1. Klinische und histologische Überlappungsformen
2. Gemeinsames Vorkommen von GA, NL und SA [25, 28]
3. Diabetes mellitus als häufige assoziierte Begleiterkrankung sowohl beim GA als auch bei NL [2]
4. Zusammenhang mit bakteriellen und viralen Infektionen (Zoster, EPV, HIV als Antigen?)
5. Nachweis von vaskulitischen Gefäßveränderungen (besonders bei NL) mit Ablagerung von Immunglobulinen, C3, Fibrin
6. Aufbau der Infiltrate aus Lymphozyten (T- und B-Zellinfiltrate) und aus aktivierten Monozyten und Makrophagen sowie S-100-Protein positiven dendritischen T-Zonen Histiozyten als Ausdruck immunologischer und phagozytärer Reaktionsvorgänge
7. Degradation und Phagozytose kollagenen und elastischen Fasermaterials
8. Appositionelles Wachstum und Perpetuierung der Infiltrate.

Zusammenfassend kann festgestellt werden, daß GA, NL und SA ungewöhnliche granulomatöse Reaktionsformen der Haut darstellen, denen prinzipiell gleichartige pathogenetische Abläufe zugrunde liegen und sich daher auch unter klinisch und histologisch sehr ähnlichen Manifestationsformen präsentieren können. Unterschiede in der genetischen Disposition, der individuellen Reaktionslage, der Terrainfaktoren und der auslösenden Noxe bedingen die klinische und histologische Variationsbreite.

Zusammenfassung

Neben den typischen Verlaufsformen des Granuloma anulare (GA), der Necrobiosis lipoidica (NL) und der Hautsarkoidose (SA) gibt es klinisch und histologisch eine große Variationsbreite, wobei besonders die zirzinären Formen Ähnlichkeiten aufweisen können. Die Granulomatosis disciformis und das anuläre elastolytische Riesenzellgranulom sind ebenfalls Manifestationsformen dieses Überlappungssyndroms. Ätiopathogenetisch handelt es sich um immunologische Reaktionsformen im Sinne einer Arthus- oder einer Spättyp-Reaktion, die in Abhängigkeit von der genetischen Prädisposition, der Reaktionslage, dem antigenen Stimulus und von Terrainfaktoren zu einer mehr granulomatösen (SA), mehr nekrobiotischen (NL) oder Mischform (GA) führt.

Literatur

1. Alegre VA, Winkelmann RK (1988) A new histopathologic feature of necrobiosis lipoidica diabeticorum: lymphoid nodules. J Cutan Pathol 15:75–77
2. Binazzi M, Simonetti V (1988) Granuloma annulare, necrobiosis lipoidica, and diabetic disease. Int J Dermatol 27:576–579
3. Brüngger A (1987) Hautsarkoidose unter dem Bild einer Necrobiosis lipoidica. Hautarzt 38:238–240
4. Buechner SA, Winkelmann RK, Banks PM (1983) Identification of T-cell subpopulations in granuloma annulare. Arch Dermatol 119:125–128

5. Buechner SA, Winkelmann RK, Banks PM (1983) T-cell subsets in cutaneous sarcoidosis. Arch Dermatol 119:728–732
6. Burket JM, Zelickson AS (1986) Intracellular elastin in generalized granuloma annulare. J Am Acad Dermatol 14:975–981
7. Dabski K, Winkelmann RK (1989) Generalized granuloma annulare: Histopathology and immunopathology. J Am Acad Dermatol 20:28–39
8. Dabski K, Winkelmann RK (1989) Generalized granuloma annulare: Clinical and laboratory findings in 100 patients. J Am Acad Dermatol 20:39–47
9. Dahl MV, Callen JP (1986) Granuloma annulare. In: Thiers BH, Dobson RL (eds) Pathogenesis of skin disease. Churchill Livingston, New York Edinburgh London Melbourne, pp 319–330
10. Dowling GB, Wilson-Jones E (1967) Atypical (annular) necrobiosis lipoidica of the face and scalp. Dermatologica 135:11–26
11. Callen JP, Dahl MV (1986) Sarcoidosis. In: Thiers BH, Dobson RL (eds) Pathogenesis of skin disease. Churchill Livingston, New York Edinburgh London Melbourne, pp 331–338
12. Friedman SJ, Winkelmann RK (1987) Familial granuloma annulare. J Am Acad Dermatol 16:600–605
13. Friedman-Birnbaum R, Haim S, Gideone O, Barzilai A (1978) Histocompatibility antigens in granuloma annulare. Br J Dermatol 98:425–428
14. Ghadially R, Sibbald RG, Walter JB, Haberman HF (1989) Granuloma annulare in patients with human immunodeficiency virus infections. J Am Acad Dermatol 20:232–235
15. Gibson LE, Reizner GT, Winkelmann RK (1988) Necrobiosis lipoidica diabeticorum with cholesterol clefts in the differential diagnosis of necrobiotic xanthogranuloma. J Cutan Pathol 15:18–21
16. Gupta AK, Haberman HF, From GLA, Lipa M (1987) Sarcoidosis with extensive cutaneous ulceration. Dermatologica 174:135–139
17. Hanke CW, Bailin PL, Roenigk HH (1979) Annular elastolytic giant cell granuloma. A clinicopathologic study of five cases and a review of similar entities. J Am Acad Dermatol 1:413–421
18. Heite HJ, Schwarwenka HX (1959) Erythema elevatum diutinum, Granuloma anulare, Necrobiosis lipoidica and Granulomatosis disciformis Gottron-Miescher. Arch Klin Exp Dermatol 208:260–290
19. Kresbach H (1987) Variationsbreite des Granuloma anulare. In: Braun-Falco O, Schill WB (Hrsg) Fortschritte der praktischen Dermatologie und Venerologie, Bd XI. Springer, Berlin Heidelberg New York, S 215–222
20. Metz J, Hartmann A (1977) Ulzerierende Form der Hautsarkoidose. Z Hautkr 52(17):890–896
22. Muller SA, Winkelmann RK (1966) Necrobiosis lipoidica diabeticorum. Arch Dermatol 93:272–281
23. Quiumby SR, Muller SA, Schroeter AL (1988) The cutaneous immunopathology of necrobiosis lipoidica diabeticorum. Arch Dermatol 124:1364–1371
24. Röckl H, Lechner W (1987) Necrobiosis lipoidica. In: Braun-Falco O, Schill WB (Hrsg) Fortschritte der praktischen Dermatologie und Venerologie, Bd XI. Springer, Berlin Heidelberg New York S 223–226
25. Schwartz ME (1982) Necrobiosis lipoidica and granuloma annulare. Arch Dermatol 118:192–193
26. Smolle J (1985) T-Zone histiocytes in granulomatous skin diseases. Dermatologica 171:316–320
27. Sönnichsen N, Audring H (1987) In: Braun-Falco O, Schill WB (Hsrg) Fortschritte der praktischen Dermatologie und Venerologie, Bd 11. Springer, Berlin Heidelberg New York, S 208–214
28. Umbert P, Winkelmann RK (1977) Granuloma annulare and sarcoidosis. Br J Dermatol 97:481–486
29. Umbert P, Winkelmann RK (1977) Histologic, ultrastructural, and histochemical studies of granuloma annulare. Arch Dermatol 113:1681–1686
30. Wolff HH, Maciejewski W (1977) The ultrastructure of granuloma annulare. Arch Dermatol Res 259:225–234

Überlappungssyndrome bei Kollagenosen

Uwe-Frithjof Haustein

Einleitung

Bei den chronischen Bindegewebserkrankungen bzw. den sog. Kollagenosen liegt pathogenetisch eine komplexe Störung der Regelkreise Genetik – Immunsystem – Umwelteinflüsse mit Auswirkungen autoimmunologischer Natur auf das Gefäß-Bindegewebs-Muskel-Gelenk-System vor (Abb. 1). Darüber hinaus wird in der Abbildung sichtbar, wie Empfänglichkeit des Organismus gegen Umwelteinflüsse (Erreger), Grad der Immunantwort und Abwehrbereitschaft in diesen Regelkreis einbezogen sind.

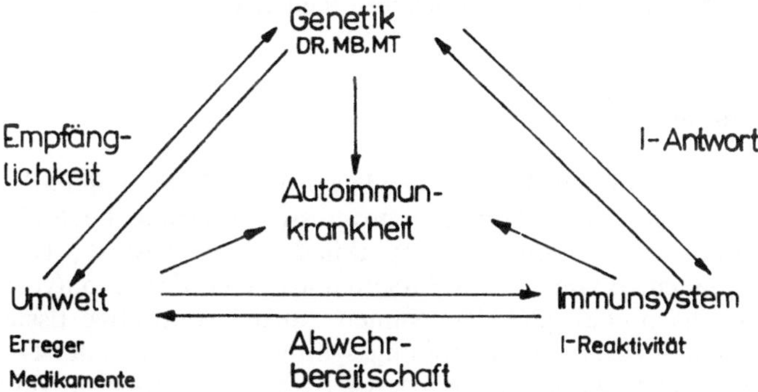

Abb. 1. Pathogenetische Störungen bei Autoimmunkrankheiten

Die klassischen, hier zur Rede stehenden Autoimmunkrankheiten system. Lupus erythematodes (SLE), Dermato-/Polymyositis (DM/PM), progressive Sklerodermie (PS) und Rheumatoide-Arthritis (RA) wurden zwar nach klinischen und laborchemischen Kriterien von der American Rheumatism Association (ARA) definiert, jedoch auf Grund zahlreicher Überschneidungen nicht klar getrennt. Dies wird z.T. auch durch die Heterogenität der Pathogenese innerhalb eines Krankheitsbildes erklärt (vgl. Subsets des SLE, virusinduzierte DM/PM, tumorassoziierte DM/PM; siliziumdioxidinduzierte PS). Daher ist es verständlich, daß die Krankheitsbilder einzelner Patienten Symptome verschiedener Kollagenosen einbeziehen bzw. widerspiegeln, sich gewissermaßen überlappen können.

In Abb. 2 wird versucht, pathogenetische Leitlinien und Parallelitäten der einzelnen chronischen Bindegewebskrankheiten aufzuzeigen, wobei jeweils unterschiedliche Zielzellen bzw. -organe getroffen werden. Auch daraus wird die Tendenz bzw. Gefahr der Überlappung erkennbar. Durch die Einbeziehung bzw. Entdeckung unterschiedlich ausgeprägter und z.T. auch neuer Autoimmunphänomene und Autoantikörper im Serum wird die Situation noch weiter kompliziert. Das gleiche trifft für die Instabilität gewisser Symptome und Phänomene bei Langzeitbeobachtungen dieser Patienten zu.

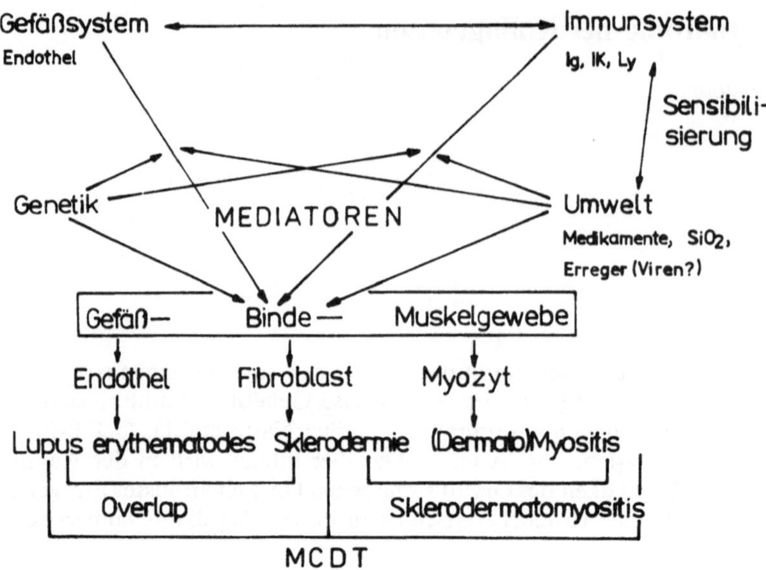

Abb. 2. Pathogenese der chronischen Bindegewebserkrankungen und Überlappungssyndrome

Historie

Bereits um die Jahrhundertwende wurden Berichte von Patienten mit Dermatomyositis publiziert, deren Haut sich progressiv verhärtete. LeCoulant und Texier [8] benutzten die Bezeichnung „Skleropoikilodermatoymositis", Tuffanelli und Winkelmann [32] sahen 36 von 727 PS-Patienten als Sklerodermatomyositis an. Schließlich schlugen Sharp et al. [26] den Namen „mixed connective tissue disease" (MCTD) für Patienten vor, die Überlappungssymptome des SLE, der DM/PM und PS (und RA) aufwiesen und hohe Antikörpertiter gegen RNAse-sensitives extrahierbares nukleäres Antigen (ENA), was später als nukleäres Ribonukleoprotein (nRNP oder U_1RNP) definiert wurde, zeigten. Dadurch mag die MCTD etwas besser gekennzeichnet sein als alle anderen Überlappungssyndrome, bei denen prinzipiell alle Kombinationen möglich sind bzw. in der Dynamik des Krankheitsverlaufes sogar wechseln können.

Überlappungssyndrome

Am Beispiel der von Mimori [19] untersuchten 713 Patienten mit diffusen chronischen Bindegewebskrankheiten wird gezeigt, in welchem Maße Überlappungen auftraten. 463 Patienten mit SLE und 240 Patienten mit PS wurden nach den überarbeiteten Kriterien der ARA [17, 30], 105 Patienten mit DM/PM nach Bohan und Peter [7] klassifiziert. Überlappungen von SLE und PS kamen bei 12% der SLE- und 23% der PS-Patienten vor, solche von SLE und DM/PM bei 4% der SLE- und 19% der DM/PM-Patienten und solche von PS und DM/PM bei 11% der PS- und 26% der DM/PM-Patienten. Dreifach-Überlappungen wurden bei 1,5% der SLE-, 7% der DM/PM- und 3% der PS-Patienten beobachtet. Diese Befunde unterstreichen die Heterogenität der Krankheitsbilder, die Schwierigkeiten ihrer Abgrenzung und die relative Häufigkeit der PS-DM/PM-Überlappung.

Tabelle 1. Charakteristika der PS-DM/PM-Überlagerung (nach Mimori [19])

Klinische und Laborbefunde	Häufigkeit (in %)
Muskelschwäche	100%
Sklerodermiforme Haut	100%
Raynaud-Phänomen	96%
Erhöhte Muskelenzyme	96%
Myalgie	88%
Arthritis/Arthralgie	70%
Lungenfibrose	63%
Ösophagusdysmotilität	54%
ANA positiv	96%
Hypergammaglobulinämie	88%
Rheumafaktor	71%
Anti-U_1RNP	46%
Anti-Ku	38%
Anti-Ro/SSA	38%
Anti-Sm	19%
Anti-Scl-70	12%
Anti-U_2RNP	8%

PS-DM/PM-Überlappung

Mimori [19] hat 1987 die Überlappung von PS und DM/PM nochmals mit folgenden Symptomen herausgestellt (Tabelle 1): Raynaud-Phänomen, Muskelschwäche/Myalgie, Anstieg der Muskelenzyme und sklerodermiforme Hautveränderungen der Extremitäten bei nahezu allen Patienten (100–88%), Lungenfibrose, Ösophagusdysmotilität, Arthralgie/Arthritis auch relativ häufig (70–54%), ANA, Hypergammaglobulinämie und Rheumafaktor wiederum bei zahlreichen Patienten (96–71%). Antikörper gegen Ku (38%), PM-Scl und U_2RNP (8%) kamen seltener vor, erwiesen sich dabei aber als spezifische Marker dieser Überlappung. Das Ku-Antigen stellt ein Chromatin-DNA-bindendes Protein Heterodimer (70–80 kd) dar und reagiert selektiv mit den Enden von dsDNA-Fragmenten [20]. Das PM-Scl-Antigen ist auf dem Nukleolus von Säugetierzellen lokalisiert, aber seine genaue Charakterisierung noch nicht gelungen [31]. U_1RNP-Antikörper kommen bei 46% dieses Krankheitsbildes ebenfalls vor, was daran denken läßt, diesen Teil der Patienten als MCTD einzuordnen (s. unten). AntiRo/SSA wurde bei 38% gefunden, wobei genetische Differenzen der japanischen zu anderen Patienten beachtet werden müssen. Das Krankheitsbild sprach relativ leicht auf die systemische Applikation von Glukokortikoiden an und hatte eine relativ gute Prognose.

Mixed connective tissue disease (MCTD)

Dieses 1972 von Sharp et al. [26] beschriebene Überlappungssyndrom befällt vor allem Frauen im mittleren Lebensalter (80%), jedoch auch Kinder [27]. Es ist klinisch durch Raynaud-Symptomatik, Fingerschwellungen („Wurstfinger"), Muskel-Gelenkbefall sowie durch häufig asymptomatische Ösophagus- und Lungenbeteiligung mit Einschränkungen der Diffusionskapazität gekennzeichnet (Tabelle 2 [25]). Die Haut kann Symptome wie bei LE (subakut kutan oder chronisch diskoid), DM (periunguale Teleangiektasien, heliotrope periorale Erytheme) oder PS (Akrosklerose ohne Fingerkuppennekrosen) aufweisen (Tabelle 3). Veränderungen im Sinne der

Tabelle 2. Klinische Befunde der MCTD

Arthritis/Arthralgie	95%
Finger/Handschwellungen	88%
Raynaud-Phänomen	84%
Myositis/Myalgie	72%
Asymptomatische Lungen- und Ösophagusbeteiligung	70%
Lymphadenopathie	68%
Fieber	32%
Hepatosplenomegalie	25%
Sjögren-Syndrom	20%
HashimotoThyreoiditis	7%

Tabelle 3. Hautbefunde bei MCTD (nach Meurer [18])

häufig:	Raynaud-Phänomen
	Periunguale Teleangiektasien
	Heliotrope Lidödeme
	Schmetterlingserythem
	subakut kutaner LE
	chronisch diskoider LE
gelegentlich:	Sklerodaktylie
	Diffuse Alopezie
	Urtikarielle Vaskulitis
selten:	Diffuse Sklerodermie
	Gelenkkontrakturen
	Calcinosis cutis

Tabelle 4. Komplikationen bei MCTD (nach Meurer [18])

Nephropathie (10–30%)	aseptische Meningitis
Myokarditis	pulmonale Hypertonie
Trigeminusneuralgie	systemische Vaskulitis

generalisierten PS, Nieren- (proliferative oder membranöse Glomerulonephritis) und ZNS-Beteiligung (aseptische Meningitis, Krämpfe, Psychosen, Trigeminusneuralgie) sind seltener [6, 9, 25]. Gelegentlich wurden schwere Verlaufsformen mit pulmonaler Hypertonie und systemischer Vaskulitis beschrieben (Tabelle 4).

Serologisches Leitphänomen sind hochtitrige ANA (geflecktes Kernbindungsmuster) gegen extractable nuclear antigen (ENA) aus Kalbthymuszellen, und zwar gegen den U_1RNP-Anteil, der durch enzymatische Vorbehandlung mit RNAse oder Trypsin zerstörbar ist, wobei Antikörper gegen Sm oder dsDNA fehlen sollten (Tabelle 5). Allerdings konnten mit sensitiven biochemischen Methoden im Vergleich zur konventionellen Hämagglutination oder Gegenstromimmunelektrophorese neben U_1RNP-oft auch Sm-Antikörper gefunden werden.

U_1RNP übt wichtige Funktionen für RNA-abhängige zelluläre Prozesse aus [15]. Die RNA-Sequenz der 165 Nukleotide von U_1RNP ist bekannt. Vermutlich bewirkt U_1RNP die Umwandlung der Vorläufer RNA in funktionelle mRNA, indem nicht-übersetzbare RNA-Sequenzen durch Herausschneiden von Introns beseitigt werden (Splicing) [9], d. h. diese Antikörper interferieren mit der Transkription und daher mit der normalen Zellfunktion. Experimentell wurde bewiesen, daß U_1RNP-Antikörper in Fc-Rezeptor-tragende Lymphozyten penetrieren und die Suppressorzellfunktion beeinträchtigen [2, 4].

Andere Antigene der RNP-Familie stellen Sm, Ro (SSA) und La (SSB) dar. Beispielsweise binden La-Antikörper Adenovirus- und Epstein-Barr-Virus-codierte RNA [14], was auf eine Assoziation zwischen Virus und Autoantikörper in der Pathogenese dieser Erkrankungen hinweist. U_1RNP-Antikörper korrelieren beim SLE mit Vaskulitis, nicht jedoch bei der MCTD [33].

Solche U_1RNP-Antikörper kommen nicht nur beim SLE (30–50%), sondern auch bei PS und DM/PM, RA sowie Sjögren-Syndrom (SS) (10–25%) vor [18], aber niedrigtitrig und inkonstant. Der gleichzeitige Nachweis von Antikörpern gegen andere nukleäre, nukleoläre oder zytoplasmatische Antigene (insbesondere Sm) spricht gegen die Diagnose MCTD [29]. Fast immer werden eine BSR-Beschleunigung, Hypergammaglobulinämie, Erhöhungen der Muskelenzyme und Immunkomplexe im Serum und gelegentlich Anämie, Leukopenie und Thrombozytopenie beobachtet (Tabelle 5).

Tabelle 5. Laborbefunde bei MCTD

ANA (hoher Titer, gefleckt)	100%
Antikörper gegen U_1RNP	100%
Sm	0%
dsDNA	0%
La	20%
Ro	0%
zirkulierende Immunkomplexe	92%
Rheumafaktor	50%
erhöhte BSG	100%
Hypergammaglobulinämie	80%
moderate Anämie/Leukopenie	50%
DIF Haut: Immunkomplexe BMZ	60%
epidermale Kernfluoreszenz	90%

Im Gegensatz zum SLE soll die Immunkomplex-Phagozytose durch Granulozyten bei der MCTD erhöht sein [21]. Darüber hinaus wird durch die Interaktion von ENA mit der DNA möglicherweise die Bindung der DNA/Anti-DNA-Immunkomplexe und damit ein nachfolgender Gewebeschaden (Niere!) verhindert [10]. Schließlich sollen sich die Störungen der Immunregulation der T-Zellen bei der MCTD von denen beim SLE unterscheiden [3].

Immunhistologisch imponiert außer einem gelegentlich positiven Lupusbandtest (etwa 33%) in gesunder Haut eine epidermale Kernfluoreszenz von geflecktem Muster durch Bindung der U_1RNP-Antikörper vom IgG-Typ.

Die entzündlichen Symptome der MCTD sprechen gut auf Glukokortikoide an, weniger dagegen die Sklerodermie-artigen Hautveränderungen [25]. 8 von 22 nach 7 Jahren nachuntersuchten Patienten waren allerdings verstorben, 3 an der Grunderkrankung bzw. deren Komplikationen [22]. Als Todesursache wurde in etwa 4% aller publizierten Fälle eine pulmonale Hypertension, Nephritis, Myokarditis oder ausgedehnte Vaskulitis gefunden. Bei Reduktion der Glukokortikoiddosis sind Rezidive zu befürchten, so daß die Langzeitbetreuung doch mit Problemen behaftet ist. Die Mortalitätsrate wurde in Langzeitstudien mit 4–36% angegeben [13, 22, 25, 27], d. h. die Prognose ist offensichtlich schlechter, als ursprünglich angenommen.

Aus den Darlegungen wurde ersichtlich, daß nicht alle Überlappungssyndrome der MCTD entsprechen. Leitsymptome sollten in jedem Falle die U_1RNP-Antikörper in hohen Titern sowie die epidermale Kernfluoreszenz sein. Verlaufsuntersuchungen haben gezeigt, daß eine Reihe von Fällen sich später als klassische PS erwiesen [22]. Andererseits gibt es zahlreiche Autoren, die die MCTD als ein besonderes Subset des SLE ansehen [28].

In der Tat ergeben Nachbeobachtungen von Lemmer [13] an 44 Patienten, daß sich nach 7 Jahren aus der MCTD ein SLE entwickelt hatte. Auch die 20 MCTD-Patienten von Bennett und O'Connell [5] erfüllten zu 100% die ARA-Kriterien des SLE und zu 60% die der RA. Einerseits lassen die 1985 von Sharp et al. [24] aufgestellten Kriterien gegenüber denen von 1972 noch mehr Überschneidungen mit dem SLE erkennen, andererseits haben sich die Kenntnisse über die verschiedenen Kernantikörper erweitert, die auch Zuordnungen in Subsets mit differenter Organbeteiligung und Prognose zulassen.

Je mehr Berichte man über die MCTD liest, desto deutlicher erkennt man die Inhomogenität der Symptome und Befunde, die teils anderen definierten Kollagenosen nahekommen, teils als Durchgangsstadium in der Entwicklung zu definierten Kollagenosen aufgefaßt weden können. Inwiefern der von LeRoy [16] inaugurierte Begriff „undifferenzierte Bindegewebserkrankung", der keine prognostische Wertung impliziert, hier eine glückliche Wahl darstellt, muß ebenfalls angezweifelt werden. In jedem Fall bedürfen diese Patienten einer langfristigen klinischen und serologischen Dispensairebetreuung.

SS-SLE-Überlappung

Geht man vom SS aus, so leiden nicht mehr als 5–10% gleichzeitig an einem SLE. Umgekehrt wurden aber bioptisch bei 30% der SLE-Patienten lymphoide Infiltrate in Lippenspeicheldrüsen nachgewiesen. Die Häufigkeit von Ro-Antikörpern betrug bei SS 50%, bei SLE 24% und beim SS-SLE 50%, die von La-Antikörpern bei SS 23%, SLE 5% und beim SS-SLE 19% [12].

Provost et al. [23] stellten dieses SS-SLE-Überlappungssyndrom als ein gut definiertes homogenes Krankheitsbild heraus, das auch immungenetische Ähnlichkeiten aufweist. Die weiblichen Patienten mit Ro(SS-A)-positivem Sjögren-Syndrom (SS) zeigen in der Regel Herde eines subakut kutanen LE (SCLE) mit Vaskulitis der Haut, Befall des peripheren und zentralen Nervensystems, der Lungen sowie gelegentlich eine Glomerulonephritis. Gewöhnlich kommen der Rheumafaktor, ANA und eine Hypergammaglobulinämie vor. Immungenetisch sind HLA B8, DR 3, DRW 6, DQ 2 und DRW 52 statistisch signifikant erhöht. 63% der Patienten weisen HLA B8, DR 3, DQ 2 und DRW 52 auf, 100% sogar DR 3 oder DRW 6. Daraus ist zu schlußfolgern, daß HLA-DR 3- und DRW6-Ro(SS-A)positive SS/SLE-Patienten eine gemeinsame DR-Region-DNA-Nuleotid-Sequenz aufweisen, die an der Krankheitsempfänglichkeit oder Immunregulation beteiligt ist [23]. Neben DR 3 wurden auch MB 1/MT 1 positiv gefunden [9].

PS und Silikose

Abschließend sei auf die Überlappung bzw. gemeinsame Auslösung der PS und Silikose durch Langzeitquarzstaubexposition hingewiesen. Zwischen 1981 und 1988 fanden wir unter 120 männlichen Sklerodermiepatienten 93 mit Langzeitsiliziumdioxidexposition und 49 davon mit assoziierter Silikose [34]. Im Röntgenbild zeigten sich die typischen Zeichen der verschiedenen Stadien der Silikose bis hin zur Schneegestöberlunge mit massiver Fibrosierung. In Zweifelsfällen wurde die Diagnose durch Mediastinoskopie bzw. durch Lungenbiopsien gesichert.

In Tabelle 6 sind die Berufe, vorwiegend Bergbau-, Steinbrucharbeiter, Sandstrahlbläser und Gießereiarbeiter aufgelistet. Die Expositionszeit betrug 3 bis 34

Bergleute	70	Ofensetzer	2
Steinbrucharbeiter	5	Sandsteinbildhauer	2
Sandstrahlbläser	5	Glasschleifer	2
Gießer	4	Gußputzer	2

Jahre, das Intervall vom Beginn der Exposition bis zur Erstmanifestation der PS durchschnittlich 27,3 (9–40) Jahre. Die Sklerodermie bestand bereits durchschnittlich 9,4 (2–19) Jahre. 45 Patienten mit PS-Silikose wurden nachuntersucht, 41 erfüllten die ARA-Kriterien der PS.

An 12 ausführlich untersuchten Patienten konnten wir zeigen, daß die Siliziumdioxid-induzierte PS mit der idiopathischen identisch ist [11]. Diese 12 Patienten wiesen die folgenden Symptome auf: Raynaud-Phänomen (11), Arthralgie (11), Beteiligung von Lunge (12), Ösophagus (10), Herz (3), Muskel (2) und Niere (1). Die Titer der antinukleären Faktoren lagen zwischen 80 und 10 240 mit nukleolärem und/oder getüpfeltem Muster (10), Antikörper gegen dsDNA (3), Scl-70 (Topoisomerase I) (3) und Zentromer (5) wurden seltener nachgewiesen. Folgende Marker des Kollagenstoffwechsels waren im Serum erhöht: β-Galaktosidase (12), Lamininpeptid P1 (10/10), N-Prokollagen-Typ III-peptid (10/10) sowie die Ausscheidung von Sialinsäure im Urin (7/11). Pathogenetisch werden Siliziumdioxidkristalle unter 5 µm Größe durch Makrophagen phagozytiert, wodurch Lymphokine und Monokine freigesetzt werden, die die Fibroblasten aktivieren und deren Kollagen- und Glykosaminoglykansynthese erhöhen.

Ausblick

Insgesamt scheinen Überlappungssyndrome mehr transiente als definierte Krankheitsbilder darzustellen. Auch Studien über die Immunantwortgene DR und B-Zell-Alloantigene MB und MT sprechen für diese Auffassung. Danach ist die Fähigkeit, U_1RNP-Antikörper zu produzieren, von mehr Faktoren als nur einem Antwort-Gen abhängig [1]. Das relative Risiko für einen SLE ist bei Seren, die MB1/MT1 erkennen 18,8, bei solchen, die DR1 oder DR3 erkennen 3,7 bzw. 3,0 [9]. Ahearn et al. [1] vermuten, daß diese Immunantwort-Gene als Marker der generalisierten B-Zell-Hyperreaktivität anzusehen sind und nicht spezifisch an eine Krankheit oder einen Autoantikörper gebunden sind.

Somit haben die Überlappunssyndrome, insbesondere die MCTD in erster Linie einen heuristischen Wert und sollten eher dynamisch als statisch gesehen werden. Im weiteren klinischen Verlauf lassen sich derartige Überlappungssyndrome zumeist den klassischen chronischen Bindegewebserkrankungen (mit Besonderheiten individueller Art) zuordnen.

Zusammenfassung

Durch die Heterogenität der Pathogenese der einzelnen chronischen Bindegewebserkrankungen wie systemischer Lupus erythematodes (SLE), Dermato/Polymyositis (DM/PM), progressive Sklerodermie (PS), rheumatoide Arthritis (RA) und Sjögren-Syndrom (SS) kommt es zu Überschneidungen in den klinischen Symptomen und Laborbefunden. Dabei spielen auch verbesserte diagnostische Methoden, z. B. der antinukleären Faktoren (Subsets des SLE), genetische Determinierungen und Umwelteinflüsse (virusinduzierte DM/PM, tumorassoziierte DM/PM, siliziumdioxidinduzierte PS) eine Rolle, wodurch unterschiedliche Zielzellen bzw. -organe getroffen werden. Die folgenden Überlappungssyndrome werden erläutert und ihre klinischen und labordiagnostischen Leitlinien herausgestellt: PS-DM/PM-Überlappung, Mixed connective tissue disease (MCTD), SS-SLE-Überlappung sowie die Assoziation von PS und Silikose. Die Überlappungssyndrome scheinen mehr transiente als definierte Krankheitsbilder darzustellen, die beträchtlichen heuristischen Wert besitzen und sich im weiteren klinischen Verlauf zumeist einer der klassischen chronischen Bindegewebserkrankungen zuordnen lassen.

Literatur

1. Ahearn JM, Provost TT, Dorsch CA (1982) Interrelationships of HLA-DR, MB and MT phenotypes, autoantibody expression, and clinical features in systemic lupus ereythematosus. Arthritis Rheum 25:1031–1036
2. Alarcon-Segovia D, Llorente L (1983) Antibody penetration into living cells. IV. Different effects of anti-native DNA and anti-RNP IgG on the cell cycle of activated T cells. Clin Exp Immunol 52:365–371
3. Alarcon-Segovia D, Palacios R (1981) Human postthymic precursor cells in health and disease. IV. Abnormalities in immunoregulatory T cell circuits in mixed connective tissue disease. Arthritis Rheum 24:1486–1494
4. Alarcon-Segovia D, Ruiz-Arguelles A, Llorente L (1979) Antibody penetration into living cells, II. J Immunol 122:1855–1863
5. Bennett RM, O'Connell DJ (1980) Mixed connective tissue disease: A clinicopathologic study of 70 cases. Arthritis Rheum 10:25–51
6. Black C (1981) Mixed connective tissue disease. Br J Dermatol 104:713–719
7. Bohan A, Peter JB (1975) Polymyositis and dermatomyositis. N Engl J Med 292:344–347
8. Coulant Le P, Texier L (1957) Histological lesions of muscle in dermatomyositis: differenciation from related musculocutaneous syndromes. Br J Dermatol 69:299–310
9. Fischbach M, Talal N (1987) Overlap syndromes: Mixed connective tissue disease and Sjögren's syndrome. In: Lahita RG (ed) Systemic lupus erythematosus. Churchill Livingstone, New York Edinburgh London Melbourne, pp 413–420
10. Hamburger M, Friedlander I, Borland P (1974) Interactions of extractable nuclear antigen (ENA) and double stranded DNA. Arthritis Rheum 17:469–474
11. Haustein UF, Ziegler V, Herrmann K, Mehlhorn J, Schmidt C (1989) Silica-induced scleroderma. J Am Acad Dermatol (in press)
12. Kassan SS, Akizuki M, Steinberg AD (1977) Antibody to a soluble acidic nuclear antigen in Sjögren's syndrome. Am J Med 63:328–331
13. Lemmer JP, Curry NH, Mallory JH (1982) Clinical characteristics and course in patients with high titer anti-RNP antibodies. J Rheumatol 9:536–543
14. Lerner MR, Andrews NC, Miller G, Steitz JA (1981) Two small RNAs encoded by Epstein-Barr virus and complexed with protein are precipitated by antibodies from patients with SLE. Proc Natl Acad Sci USA 78:805–810
15. Lerner EA, Lerner MR, Hardin JA, Janeway CA, Steitz JA (1982) Deciphering the mysteries of RNA-containing lupus antigens. Arthritis Rheum 25:761–766
16. LeRoy EC (1982) Overlap features of connective tissue disease. Arthritis Rheum 25:889–891
17. Masi AT, Rodnan GP, Medsger TA jr (1980) Preliminary criteria for the classification of systemic sclerosis (scleroderma). Arthritis Rheum 23:581–590
18. Meurer M (1983) Gemischte Bindegewebskrankheiten. In: Braun-Falco O, Burg G (Hrsg) Fortschritte der praktischen Dermatologie und Venerologie. Springer, Berlin Heidelberg New York Tokyo, S 220–226
19. Mimori T (1987) Scleroderma-polymyositis overlap syndrome. Clinical and serologic aspects. Int J Dermatol 26:419–425
20. Mimori T, Hardin JA (1986) Mechanism of interaction between Ku protein and DNA. J Biol Chem 261:10375–10379
21. Molnár L, Horváth A, Leibinger J, Baló-Banga JB (1982) Untersuchung der Immunkom-

plex-Phagocytose bei Patienten mit MCTD. Tagungsbericht der 33. Tagung der Deutschen Dermatologischen Gesellschaft, ref. in: Zbl Haut-, Geschlechtskr 148:357–358
22. Nimelstein DH, Brody S, McShane D, Holan HR (1980) Mixed connective tissue disease: A subsequent evaluation of the original 25 patients. Medicine 59:239–248
23. Provost TT, Talal N, Bias W, Harley JB, Reichlin M, Alexander EL (1988) Ro(SS-A) positive Sjogren's/Lupus Erythematosis (SC/LE) overlap patients are associated with the HLA-DR3 and/or DRw6 phenotypes. J Invest Dermatol 91:369–371
24. Sharp GC, Alspaugh MA (1985) Autoantibodies to nonhistone nuclear antigens. In: Gupta S, Talal N (Hrsg) Immunology of rheumatic diseases. Plenum Publishing Corporation, pp 197–219
25. Sharp GC, Anderson PC (1980) Current concepts in the classification of connective tissue diseases. J Am Acad Dermatol 2:269–279
26. Sharp GC, Irvin WS, Tan EM (1972) Mixed connective tissue disease: an apparently distinct rheumatic disease syndrome associated with a specific antibody to an extractable nuclear antigen (ENA). Am J Med 52:148–159
27. Singsen BH, Swanson VL, Bernstein BH, Heuser ET, Hanson V, Landing BH (1980) A histologic evaluation of mixed connective tissue disease in childhood. Am J Med 68:710–717
28. Sönnichsen N, Ziegler H, Barthelmes H, Albrecht-Nebe H, Schulze P, Brenke A (1988) Mixed connective tissue disease (Sharp). Nosologische Entität oder Untergruppe des systemischen Lupus erythematodes? Dermatol Monatsschr 174:137–141
29. Tan EM (1982) Autoantibodies to nuclear antigens (ANA): Their immunobiology and medicine. In: Kunkel HG, Dixon FJ (eds) Advances in immunology, vol 33. Academic Press, New York London
30. Tan EM, Cohen AS, Fries JF (1982) Revised criteria for the classification of systemic lupus erythematosus. Arthritis Rheum 25:1271–1277
31. Targoff I, Reichlin M (1985) Nucleolar localization of the PM-Scl antigen. Arthritis Rheum 28:226–230
32. Tuffanelli DL, Winkelmann RK (1962) Scleroderma and its relationship to the „collagenosis": dermatomyositis, lupus erythematosus, rheumatoid arthritis and Sjogren's syndrome. Am J Med Sci 243:133–146
33. Williamson GG, Pennebalcer J, Boyle JA (1983) Clinical characteristics of patients with rheumatic disorders who possess antibodies against ribonucleoprotein particles. Arthritis Rheum 26:509–515
34. Ziegler V, Kipping D, Herrmann K, Haustein UF, Löschke K (1987) Quarz – seine Relevanz für die Dermatologie. Dermat Beruf Umwelt 35:199–204

Lymphom – Pseudolymphom

Peter Kaudewitz und Fritjof Eckert

Einleitung

Maligne Non-Hodgkin-Lymphome treten mit einer Häufigkeit von etwa 2% primär am Hautorgan auf. Dabei handelt es sich in der Mehrzahl um niedrigmaligne T- und B-Zell-Lymphome, in seltenen Fällen auch um höhermaligne Lymphom-Typen. Die Diagnose „malignes Lymphom" muß dann aus der Hautbiopsie gestellt werden. Da auch in der Haut wie in anderen nichtlymphatischen Geweben reaktive benigne Proliferationen lymphatischer Zellen vorkommen können, sind diese differentialdiagnostisch von malignen Lymphomen abzugrenzen. Der Begriff „Pseudolymphom" betont die oft ausgeprägte Ähnlichkeit einiger reaktiver kutaner lymphatischer Hyperplasien mit kutanen Infiltraten maligner Lymphome. Eine Definition des Begriffes „Pseudolymphom" bleibt allerdings bei der Vielfalt der histologischen und klinischen Erscheinungsformen und den oft fließenden Grenzen zu chronisch entzündlichen Infiltraten zwangsläufig unscharf. Extreme Positionen lehnen deshalb die Diagnose „Pseudolymphom" weitgehend ab [1].

Trotz der erwähnten Problematik fehlt es nicht an Versuchen, bestimmte kutane Infiltratformen unter dem Oberbegriff „Pseudolymphom" zusammenzufassen. Eine solche Klassifikation ist in Tabelle 1 dargestellt [10]. Sie berücksichtigt bereits die Ergebnisse der immunhistochemischen Infiltratcharakterisierung. Da auch die überarbeitete Kiel-Klassifikation der Non-Hodgkin-Lymphome neben histologischen Merkmalen immunologische Kriterien berücksichtigt [12], erscheint es sinnvoll, die hier angestrebte Gegenüberstellung von Pseudolymphomen und malignen Lymphomen auf der Basis dieser beiden Klassifikationen vorzunehmen. Dabei interessieren vor allem solche benigne Infiltratformen, die als Phänokopien bestimmter maligner Lymphome zu differentialdiagnostischen Schwierigkeiten führen können.

Tabelle 1. Klassifikation kutaner Pseudolymphome

B-Zellen
- Lymphadenosis benigna cutis
  follikulär
  nicht-follikulär

T-Zellen
- Lymphocytic infiltration
- Lymphomatoide Kontaktdermatitis
- Aktinisches Retikuloid
- Lymphomatoide Papulose

B- und T-Zellen
- Persistierende Arthropodenbißreaktion
- Lymphomatoide Arzneireaktion

Unklassifizierbare Pseudolymphome

B-Zell-Pseudolymphome

Als klassisches Beispiel eines B-Zell-Pseudolymphoms gilt die Lymphadenosis benigna cutis. Ihr klinisches Erscheinungsbild ist gekennzeichnet durch teils solitäre papulonodulöse oder tumoröse Infiltrate, überwiegend im Kopfbereich. Multiple kleinknotige oder plaqueförmige Infiltrate sind seltener und klinisch schwieriger zu erkennen als disseminierte Varianten dieser Erkrankungen [5]. Die Diagnose beider Typen wird histologisch und immunhistologisch gestellt. Unterscheiden lassen sich follikulär strukturierte und diffuse Infiltratformen. Zusätzlich beschrieb Duncan ein großzellig noduläres Lymphozytom. Ob es sich hierbei um eine besondere Form der Lymphadenosis benigna cutis handelt, bleibt unklar [4, 14].

Follikuläre B-Zell-Pseudolymphome

Follikuläre B-Zell-Pseudolymphome sind abzugrenzen vom follikulären Wachstumstyp des zentroblastisch-zentrozytischen Lymphoms, das mit einer Häufigkeit von etwa 17% Hautmanifestationen zeigt. Klinische Kriterien wie Infiltrat-Typ, Verteilung und Prädilektionsstellen bilden keine zuverlässige Entscheidungshilfe, da bei zentroblastisch-zentrozytischen Lymphomen zwar überwiegend Knötchen und Tumoren meist in Mehrzahl auftreten, bei follikulären Pseudolymphomen dagegen eher isoliert papulonodulöse bis kleinknotige Infiltrate anzutreffen sind, ein zentroblastisches-zentrozytisches Lymphom aber auch isolierte und ein follikuläres Pseudolymphom disseminierte Hautmanifestationen mit dem gesamten Spektrum der geschilderten Morphologien aufweisen kann [2]. Eine Differenzierung hat also histologisch und immunhistologisch zu erfolgen.

Follikuläre Pseudolymphome bilden als reaktive lymphoide Hyperplasie der Haut floride Keimzentren aus, die in zellulärer Zusammensetzung und strukturellem Aufbau dem Sekundär-Follikel des Lymphknotens gleichen. Ihre Größe kann innerhalb desselben Infiltrates erheblich schwanken und im Verlaufe zu- bzw. abnehmen. Die Begrenzung zum interfollikulären Infiltrat ist relativ scharf, Keimzentrumszellen in außerfollikulärer Lokalisation finden sich nicht. Charakteristisch für die reaktive Natur des Keimzentrums ist dessen Aufbau überwiegend aus blastären Zellelementen, vor allem Zentroblasten und nur wenigen Zentrozyten und das Vorkommen zahlreicher Mitosen. Sogenannte Sternhimmelmakrophagen sind ein weiterer Hinweis auf den benignen Charakter des Keimzentrums (Abb. 1). Eine zonale Struktur mit einer dunkleren, überwiegend aus Zentroblasten bestehenden Region und einer helleren darüberliegenden, vornehmlich aus Zentrozyten zusammengesetzten Region spricht ebenfalls für eine reaktive Follikelbildung.

Zentroblastisch-zentrozytisches Lymphom

Das zentroblastisch-zentrozytische Lymphom in seiner follikulären Wachstumsform ahmt Struktur und zelluläre Zusammensetzung des reaktiven Keimzentrums nach. Im Gegensatz zu diesem überwiegen jedoch Zentrozyten, Mitosen sind eher selten, und Sternhimmelmakrophagen fehlen weitgehend (Abb. 2). Die Begrenzung der neoplastischen Follikel kann scharf oder unscharf sein, ein Hinweis auf den neoplastischen Charakter des Infiltrates ist das Vorkommen einzelner Zentrozyten auch außerhalb des Follikels.

Bei der Zusammensetzung des interfollikulären Infiltrates wird vor allem die Anwesenheit von Plasmazellen und eosinophilen Granulozyten als Kennzeichen eines Pseudolymphoms gewertet. Zuverlässige Differenzierungsmöglichkeiten bietet die ergänzende immunhistochemische Untersuchung fraglicher Infiltrate. B-Zellen neoplastischer Follikel tragen das *Common Acute Lymphoblastic Leukemia Antigen*

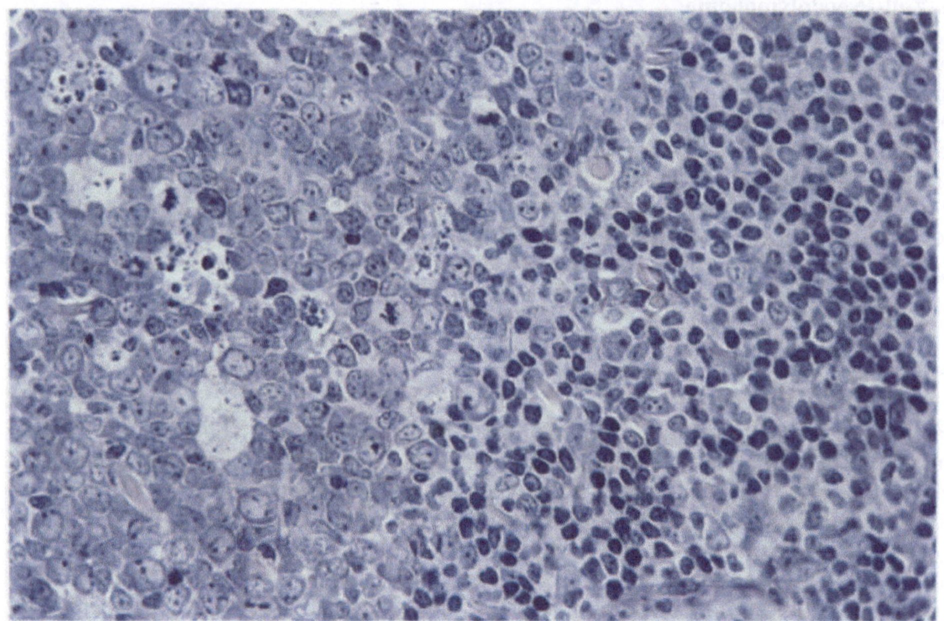

Abb. 1. Follikuläre lymphatische Hyperplasie. Lymphatisches Infiltrat mit floriden, reaktiven Keimzentren. Diese zeigen zahlreiche Zentroblasten und Sternhimmelzellen

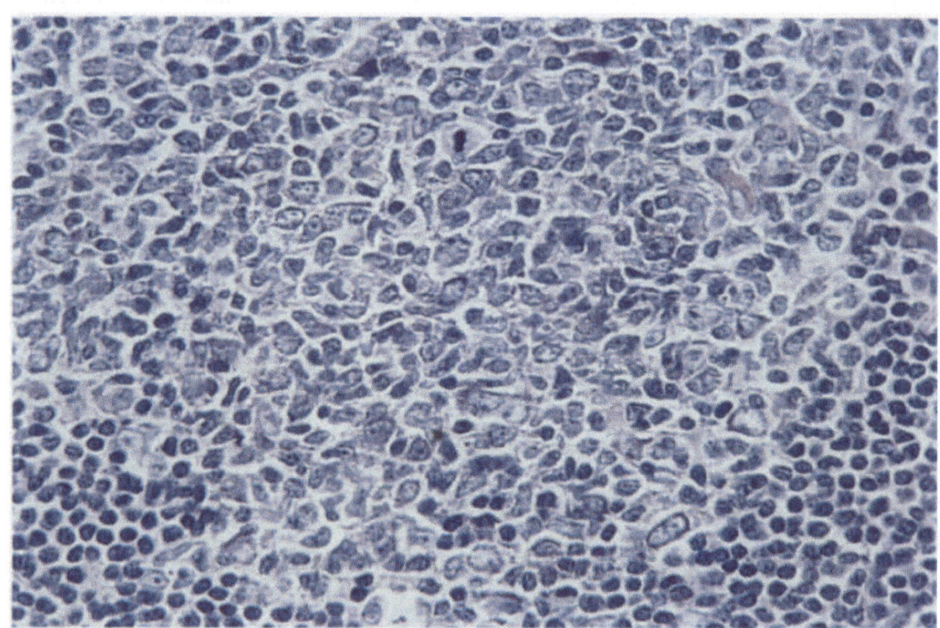

Abb. 2. Zentroblastisch/zentrozytisches Lymphom. Die neoplastischen Keimzentren bestehen vorwiegend aus Zentrozyten und nur wenigen Zentroblasten. Sternhimmelzellen fehlen

90

(CALLA, CD 10) und weisen eine Restriktion der Oberflächenimmunglobuline vom
Leichtkettentyp auf. Die Follikelmantelzone kann entweder von neoplastischen B-
Zellen gebildet werden und dann in der Expression der leichten Immunglobulinketten
auf Kappa oder Lambda beschränkt sein oder aber von reaktiven Zellen mit mosai-
kartiger Expression von Kappa- und Lambda-Leichtketten. Beim follikulären Pseudolymphom findet sich auch auf den B-Zellen des Keimzentrums ein polyklonales
Muster in der Expression der Immunglobulin-Leichtketten. Im Gegensatz zu den
neoplastischen Follikeln ist das CALLA-Antigen im Keimzentrum follikulärer Pseudolymphome nur schwach und oft nicht nachweisbar exprimiert. Mit Hilfe der genannten histologischen und immunhistochemischen Kriterien dürfte somit die Unterscheidung zwischen benignen und malignen Infiltratformen mit follikulärer Struktur
durchaus möglich sein. Die wesentliche Bedeutung der immunhistochemischen Mar-
keranalyse sollte dabei gleich bei der Entnahme der Biopsie bedacht werden und ein
Teil der Hautprobe unfixiert möglichst rasch tiefgefroren werden.

Nicht-follikuläre diffuse Formen

Auch bei nicht-follikulären diffusen Formen der B-Zell-Pseudolymphome läßt sich
der B-Zell-Charakter eines fraglichen Infiltrates oft erst durch immunhistochemische
Charakterisierung erkennen. Damit können sich dann die differentialdiagnostischen
Überlegungen auf die Abgrenzung anderer, maligner B-Zell-Infiltrate beschränken.
In erster Linie sind hierbei kutane Infiltrate „zytischer" lymphoider Zellen zu berücksichtigen wie sie bei *chronisch-lymphatischer Leukämie* vom B-Typ (B-CLL), beim
Plasmozytom, beim *zentrozytischen Lymphom* oder beim *LP-Immunozytom* vorkommen. Hautinfiltrate bei B-CLL bestehen aus fleckförmigen oder diffusen, manchmal
auch knotigen Infiltraten monomorpher, kleiner rundlicher Lymphozyten mit schmalem Zytoplasmasaum, selten finden sich pseudofollikuläre Infiltratstrukturen.
    Immunhistochemisch läßt sich bei geeigneter Technik ein monotypisches Oberflä-
chenimmunglobulinmuster nachweisen. Auch fehlt der für diffuse B-Zell-Pseudolymphome charakteristische T-Zell-Anteil im Infiltrat. Diagnostisch ist hier zusätzlich
das leukämische Blutbild, bei dessen Nachweis der spezifische Charakter fraglicher
Hautinfiltrate anhand der geschilderten morphologischen und immunologischen
Charakteristika einfach zu identifizieren ist. Klinisch typisch ist die Ausbildung einer
Facies leontina bei chronisch lymphatischer Leukämie.
    Kutane Infiltrate eines *Plasmozytoms* können mit plasmazellreichen Infiltraten
beispielsweise einer Lues II verwechselt werden. Differentialdiagnostisch hilfreich
sind das monomorphe, durch atypische Plasmazellen geprägte Infiltratbild und der
Nachweis monoklonaler zytoplasmatischer leichter Immunglobulinketten beim Plasmozytom.
    Ein ebenfalls monotones Infiltrat aus kleinen bis mittelgroßen lymphoiden Zellen
in gut abgrenzbaren Knoten, vor allem im mittleren und tieferen Korium prägt das
histologische Bild eines *kutanen zentrozytischen Lymphoms.* Hier erlaubt bereits die
charakteristische Zytologie der malignen Zellen mit pleomorphen gekerbten Kernen
die Diagnose.
    Beim *Immunozytom* bestehen vor allem für den lymphoplasmazytoiden und den
lymphoplasmozytischen Subtyp Verwechslungsmöglichkeiten mit plasmazellreichen
pseudolymphomatösen Infiltraten. Immunhistochemisch können intrazytoplasmati-
sches und Oberflächenimmunglobulin nachgewiesen werden, wobei das Überwiegen
(mindestens 1:10) eines Leichtketten-Types den malignen Infiltratcharakter auch hier
sichert [3]. Somit stellt der Nachweis monoklonalen Immunglobulins entweder an der
Zellmembran oder beim Plasmozytom und Immunozytom auch intrazytoplasmatisch
ein wichtiges Merkmal für die differentialdiagnostische Abgrenzung von B-Zellpseu-
dolymphomen dar, wenn klinische und histologische Kriterien hierzu nicht ausrei-
chen.

T-Zell-Pseudolymphome

T-Zell-Pseudolymphome stellen eine heterogene Gruppe dar, die aus klinisch und histologisch meist gut definierten Entitäten wie *„lymphocytic infiltration"* Jessner Kanof, aktinisches Retikuloid und persistierenden Insektenbißreaktionen besteht. Weiter werden die lymphomatoide Kontaktdermatitis, die lymphomatoide Arzneireaktion und die lymphomatoide Papulose den T-Zell-Pseudolymphomen zugerechnet. Eine „Überlappung" aufgrund klinischer und histologischer Ähnlichkeiten besteht vor allem mit niedrigmalignen kutanen T-Zell-Lymphomen wie Mycosis fungoides und dem Sézary-Syndrom. Die ausschließlich histologische Abgrenzung von diesen beiden Lymphom-Typen ist oft unmöglich.

Aktinisches Retikuloid

Das aktinische Retikuloid wird zum Spektrum der chronischen aktinischen Dermatitis gerechnet und ist klinisch durch flächenhafte ekzematoide oder plaqueförmige Infiltrate an lichtexponierten Arealen gekennzeichnet [13]. Die Ausbildung einer Erythrodermie ist ebenfalls beschrieben. Histologisch findet sich beim aktinischen Retikuloid ein dichtes lympho-histiozytäres Infiltrat mit atypischen zerebriformen Lymphozyten und intraepidermalen Pseudomikroabszessen. Im peripheren Blut lassen sich bei einigen Patienten mehr als 10% Sézary-Zellen nachweisen, so daß insbesondere bei der erythrodermatischen Variante eine Abgrenzung zum Sézary-Syndrom schwierig wird. Immunhistochemisch überwiegen beim aktinischen Retikuloid in den kutanen Infiltraten und im peripheren Blut T-Zellen mit dem Phänotyp zytotoxischer bzw. Suppressor-T-Zellen, während bei Mycosis fungoides und Sézary-Syndrom, von einigen Ausnahmen abgesehen, T-Zellen mit Helfer-Inducer-Phänotyp vorherrschen. Eine deutlich erniedrigte Erythemschwelle für UVB und UVA beim aktinischen Retikuloid sind diagnostisch wegweisend.

Lymphomatoide Arzneireaktionen

Lymphomatoide Arzneireaktionen sind insbesondere nach Einnahme von Phenytoin, Primidon, Trimethadion und Captopril beschrieben. Klinisch sind vielgestaltige Hauterscheinungen möglich, darunter Erytheme, Papeln, Plaques und Knötchen. Dabei können Infiltratformen mit histologischer Ähnlichkeit zur Mycosis fungoides vorkommen. Hier ergibt eine sorgfältige Medikamentenanamnese zumindest die Verdachtsdiagnose eines Pseudolymphoms. Anamnestische Angaben und klinisches Erscheinungsbild müssen auch zur Erkennung einer lymphoiden Kontaktdermatitis herangezogen werden, deren histologisches Substrat mit demjenigen bei Mycosis fungoides leicht zu verwechseln ist.

Lymphomatoide Papulose

Der lymphomatoiden Papulose kommt unter den T-Zell-Pseudolymphomen eine Sonderstellung zu. Im Gegensatz zu den bisher geschilderten B- und T-Zell-Pseudolymphomformen läßt sich die lymphomatoide Papulose heute eher als ein Prälymphom interpretieren, dessen atypische Zellen das biologische Verhalten der malignen Zellen eines echten Lymphoms aufweisen können und dann wie diese Wachstum im Lymphknoten zeigen. Atypische Zellen im Infiltrat bei lymphomatoider Papulose zeigen als kleine zerebriforme bis große, oft mehrkernige, an Histiozyten erinnernde Zellen eine morphologische Vielfalt, die eine Herkunft von ein und demselben Zelltyp

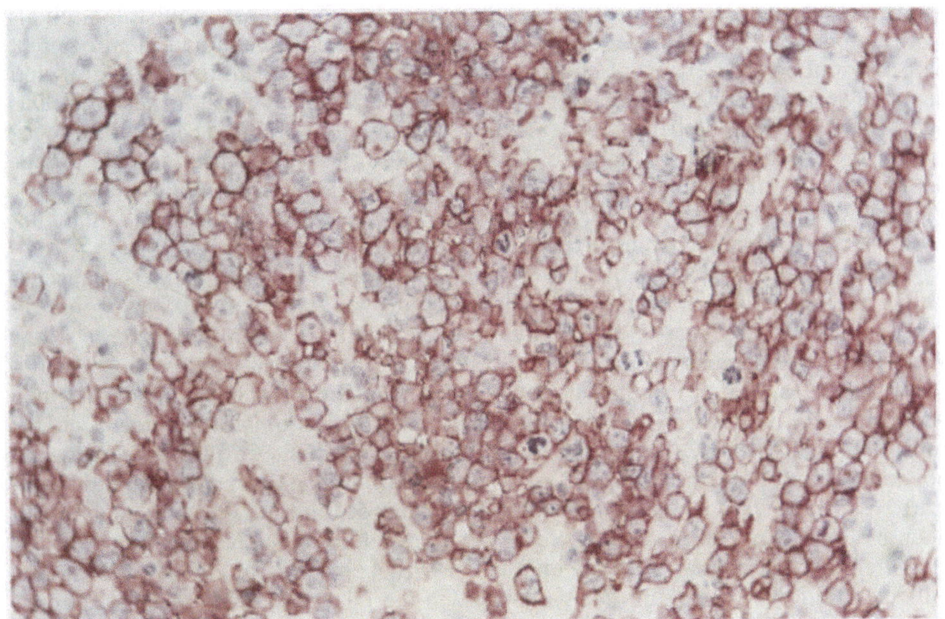

Abb. 3. Knotiges kutanes Infiltrat bei lymphomatoider Papulose. Immunhistochemische Darstellung CD30-atypischer Zellen. Solche Zellen mit großen rundlichen oder riesenförmigen Kernen und prominenten Nukleoli stellen den vorherrschenden Zelltyp dar

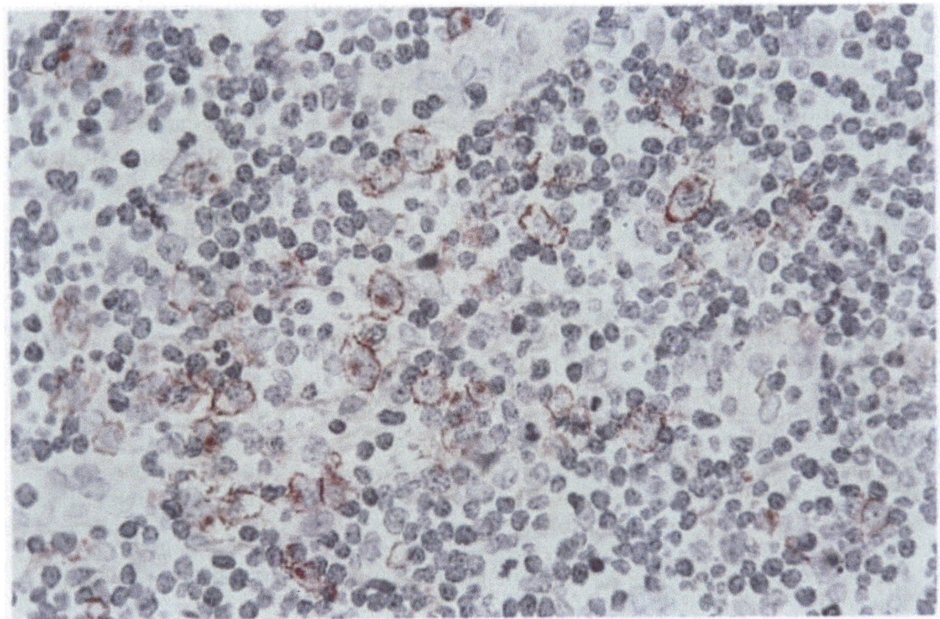

Abb. 4. Immunhistochemischer Nachweis gleichartiger Zellen (s. Abb. 3) im Lymphknoten desselben Patienten

fraglich erscheinen läßt. Dennoch sind alle atypischen Zellen immunhistologisch als wohl unterschiedliche Differenzierungsformen atypischer T-Zellen zu identifizieren, wobei besonders größere atypische histiozytoide Zellen durch zusätzliche Expression des Aktivierungsantigens CD30 (Ki-1) als aktivierte T-Zellen einzuordnen sind. Das Vorkommen solcher Zellen ist charakteristisch für lymphomatoide Papulose; meist treten sie vereinzelt auf, manche Infiltrate enthalten jedoch auch kohärente Areale dieses Zelltyps oder bestehen ausschließlich daraus [9]. Klinisch sind dies meist große Papeln oder auch Knoten. Hieraus kann dann eine Progression in ein malignes Lymphom des Lymphknotens erfolgen.

Ein Beispiel zeigen die Abb. 3 und 4 mit dem Nachweis gleichartiger atypischer Zellen in Haut und Lymphknoten bei einem 26jährigen Patienten mit lymphomatoider Papulose. Die genotypische Analyse von Haut und Lymphknoten beweist das Wachstum eines identischen Zellklons in beiden Lokalisationen. Genotypische Analysen erlauben es, die Abstammung der T-Zellen eines Infiltrates von einer einzelnen Ausgangszelle nachzuweisen. Eine solche klonale Wachstumsform findet sich bei Infiltraten maligner T-Zell-Lymphome, während entzündliche Infiltrate überwiegend polyklonal sind. Bei lymphomatoider Papulose wurden klonale und polyklonale Infiltrate beschrieben, wobei klonales Wachstums nicht notwendigerweise mit einem malignen biologischen Verhalten, d. h. Befall der Lymphknoten vergesellschaftet war [6].

Offensichtlich können aber wie im oben beschriebenen Fall aggressivere Zellklone auftreten und mit Wachstum im Lymphknoten die Diagnose „malignes Lymphom" rechtfertigen. Solche Risikopatienten sind mit den gegenwärtig verfügbaren Untersuchungsmethoden nicht zuverlässig auszumachen. Dem Kliniker bleibt deshalb nur die engmaschige Kontrolle auch der histologischen und immunhistologischen Infiltratcharakteristika, um verdächtige Wachstumsformen atypischer Zellen frühzeitig erfassen zu können.

Zusammenfassung

Lymphatische Hyperplasien der Haut (kutane Pseudolymphome) sind oft schwer von kutanen Infiltraten maligner Lymphome abzugrenzen. Hierbei helfen klinische Kriterien wie Morphologie und Lokalisation der Hauterscheinungen, vor allem aber histologische und immunhistochemische Charakteristika wie zelluläre Zusammensetzung des Keimzentrums bei follikulären B-Zell-Pseudolymphomen, der Nachweis polyklonaler Oberflächenimmunglobuline auch bei diffusen B-Zell-Pseudolymphomen und das Vorkommen CD30 positiver T-Zellen bei lymphomatoider Papulose.

Literatur

1. Ackerman AB, Niven J, Grant-Kels JM (1982) Differential diagnosis in dermatopathology. Lea and Febiger, Philadelphia, pp 162–165
2. Burg G, Braun-Falco O (1983) Cutaneous lymphomas, pseudolymphoms and related disorders. Springer, Berlin Heidelberg New York, p 415–463
3. Burg G, Kerl H, Kaudwitz P, Braun-Falco O, Mason DY (1984) Immunoenzymatic typing of lymphoplasmacytoid skin infiltrates. J Dermatol Surg Oncol 10(4):284–290
4. Ducan SC, Evans HL, Winkelmann RK (1980) Large cell lymphocytoma. Arch Dermatol 116:1142–1146
5. Eckert F, Kaudewitz P, Hefner H, Burg G (1988) Disseminierte follikuläre Pseudolymphome der Haut – Klinik und Histopathologie. Zentralbl Haut Geschlechtskr 154:614
6. Kadin ME, Vonderheid C, Sako D, Clayton LK, Albrecht S (1987) Clonal expansion of T cells in lymphomatoid papulosis. Am J Pathol 126:13–17
7. Kaudewitz P, Burg G, Smolle J, Braun-Falco O (1986) Immunologische Phänotypisierung kutaner Lymphome. Hautarzt 37:647–655

8. Kaudewitz P, Stein H, Burg G, Mason DY, Braun-Falco O (1986) Atypical cells in lymphomatoid papulosis express the Hodgkin cell-associated antigen Ki-1. J Invest Dermatol 86:350–354
9. Kaudewitz P, Stein H, Dallenbach F, Eckert F, Bieber K, Burg G, Braun-Falco O (1989) Primary and secondary Ki-1$^+$ (CD30$^+$) anaplastic large cell lymphomas. Morphologic immunohistological and clinical characteristics. Am J Pathol (in press)
10. Kerl H (1989) Classification of cutaneous pseudolymphomas. 10th International Dermatopathology Colloquium, Charleston USA (Abstract)
11. Smolle J, Kaudewitz P, Aberer E, Tome R, Burg G, Kerl H (1987) Immunhistochemische Klassifizierung von kutanen Lymphomen und Pseudolymphomen. Hautarzt 38:461–466
12. Stansfeld AG, Diebold J, Kapanci Y, Lennert K, Mioduszewska O, Noel H, Rilke F, Sundstrom C, van Unnik JAM, Wright DM (1988) Updated Kiel classification for lymphomas. Lancet I:292–293
13. Vandermaesen J, Roelandts R, Degreef H (1986) Light on the persistent light reaction-photosensitivity dermatitis-actinic reticuloid syndrome. J Am Acad Dermatol 15:685–692
14. Winkelmann RK, Babski K (1987) Large cell lymphocytoma – follow up, immunopathology studies and comparison to follicular and Crosti lymphoma. Arch Dermatol Res 279:s81–s87

Atopisches Ekzem

Besondere Manifestationsformen des atopischen Ekzems

Sándor Marghescu

Einleitung

Will man besondere Manifestationsformen einer Dermatose beschreiben, so müßte man zunächst feststellen, was das Übliche ist, und dann nach Kriterien fragen, die erlauben, das Unübliche hinzuzurechnen. Beide Forderungen sind beim atopischen Ekzem schwer zu erfüllen, da Ätiologie und Pathogenese des atopischen Ekzems immer noch unklar geblieben sind.

In der Regel manifestiert sich das atopische Ekzem im frühkindlichen Alter bekanntlich mit Erythem und Papulovesikeln, schwerpunktmäßig im Gesicht und im Windelbereich. Später treten zunehmend lichenifizierte Morphen mit Bevorzugung der großen Gelenksbeugen in den Vordergrund. Seltener werden morphologische Varianten des Ekzems beobachtet. Hierzu zählen das follikuläre Ekzem, das nummuläre Ekzem, das dyshidrosiforme Handekzem, das lichtprovozierte Ekzem, die Prurigo-Note und die Erythrodermie. Weitere Varianten ergeben sich durch besondere Lokalisationen der Ekzem-Morphen des Atopikers, wie das Lid-, Lippen-, Mamillen- und Vulvaekzem. Ungeklärt bleibt die Art der Beziehung zum atopischen Ekzem bei der Dermatitis palmoplantaris sicca und bei der retikulären Pigmentierung am Hals.

Das follikuläre Ekzem

Eine in Europa seltene, in Japan offenbar häufige Variante des atopischen Ekzems wurde 1950 von Kitamura, Takahashi und Sasagawa [5] beschrieben. Bisher nur bei Kindern beobachtet sieht man hierbei fleckförmig aggregierte lichenoide, pityriasiform schuppende, stark juckende Papeln, die sich ähnlich der Pityriasis simplex corporis alba nach UV-Einwirkung in Form eines Pseudoleukoderms von der umgebenden pigmentierten Haut abheben. Wüthrich und Schnyder [12] übernahmen dafür die treffende Charakterisierung einer Mutter mit dem Ausdruck „Hühnerhautflekken". Eine follikuläre Hyperparakeratose mit Spongiose des Follikelepithels dienen dem Beweis ihrer ekzematösen Natur. Als typisch werden eine Verschlimmerung im Winter und ein allmähliches Abklingen im Laufe der Jahre angegeben. Ihre Zuordnung zum atopischen Ekzem wird durch einen gelegentlichen Übergang in die klassische Form und durch eine positive Atopie-Anamnese bei mehr als der Hälfte der betroffenen Kinder begründet. Ofuji und Uehara [10] fanden bei 96% ihrer Atopiker vor allem an den seitlichen Partien des Stammes follikuläre Ekzempapeln und äußerten die Meinung, daß diese die Primäreffloreszenz des atopischen Ekzems darstellen.

Nummuläres Ekzem

Eine disseminiert-scheibenförmige Manifestation des atopischen Ekzems gilt als Minimalvariante bei Kindern und als Restzustand nach Zurückbildung des Vollbildes bei Erwachsenen [1]. Während beim eigentlichen nummulären Ekzem erosiv-krustöse Morphen auf Stamm und Extremitäten vorherrschen, zeichnet sich die nummuläre

Form des atopischen Ekzems mehr durch trockene, erythemato-squamöse, zuweilen lichenifizierte Veränderungen mit Bevorzugung der Extremitäten, insbesondere des Handrückens und der Unterarme aus. Die obligate Sebostase des Atopikers mit weiteren anamnestischen, klinischen und labortechnischen Hinweisen auf Atopie kann die richtige Zuordnung nummulärer Ekzemherde erleichtern.

Atopisches Handekzem

Handekzeme sind bei Atopikern häufig. Hornstein und Bäurle [3] fanden unter den 683 statistisch ausgewerteten Handekzematikern 242 berufsbedingte oder berufsunterhaltene Ekzeme, von denen in 52% mindestens 3 klinische und/oder anamnestische Daten auf das Vorliegen einer Atopie hinwiesen. Bei außerberuflich erworbenen Handekzemen lag der Anteil der Atopiker mit 63% sogar noch höher. Die Unterteilung der Handekzeme bei Atopikern nach Manifestationsform ergab 59% dyshidrotische, 35% lichenifizierte und 6% tylotisch-rhagadiforme Varianten. Die tylotisch-rhagadiforme Variante der Handflächen könnte entweder die Folge der überstrapazierten Sebostase oder Folge von mehrfachen Rezidiven dyshidrotischer Eruptionen sein. Die lichenifizierten Morphen an Hand- und Fingerrücken lassen sich unschwer als lokalisatorische Variante des sonstigen Ekzemgeschehens einordnen. Bezüglich der überproportional stark repräsentierten Dyshidrose liegen keine abschließenden Kenntnisse vor. Folgende Erklärungen sind denkbar:
- Das dyshidrotische Ekzem des Atopikers ist vor allem bei älteren Patienten die lokalisatorisch bedingte Manifestationsäquivalente akuter Schübe.
- Atopiker haben eine Neigung zu Dyshidrose. So fanden Ténime und Oddose [11] unter 568 Atopikern in 22,5% Hinweise auf mindestens einen dyshidrotischen Schub. Noris et al. [9] fragten sich dabei, ob die dyshidrotischen Schübe der Atopiker nicht mit den besonderen Bedingungen eines stationären Aufenthaltes in Zusammenhang stehen. Von ihren 50 stationär behandelten Atopikern entwickelten 8 Patienten erstmalig am 4. bis 12. Tag nach der Aufnahme eine Dyshidrosis.

Lichtprovoziertes Ekzem

Gelegentlich manifestiert sich das atopische Ekzem mit akuten Schüben schwerpunktmäßig an lichtexponierten Arealen, so vor allem im Bereich des Gesichtes, des Brustausschnittes und des Schultergürtels. Die Kenntnis dieser, in ihren Zusammenhängen letztlich nicht geklärten Reaktion ist umso wichtiger, da bei der Mehrzahl der Patienten mit einem atopischen Ekzem insbesondere durch eine kombinierte UVA- und UVB-Bestrahlung ein langfristig stabilisierender Effekt erreicht werden kann [6].

Prurigo-Form des atopischen Ekzems

Bekanntlich werden im Rahmen eines atopischen Ekzems auch Prurigo-Morphen beobachtet. Neben anderen Manifestationen des atopischen Ekzems sieht man dann entweder disseminiert rundliche erosiv-krustöse Morphen oder bei längerem Bestand auch Prurigo-Knoten. Die Zuordnung alleiniger Prurigo-Morphen, ohne weitere Manifestationen eines atopischen Ekzems, wäre allerdings eine unzulässige Vereinfachung des bis heute nicht zufriedenstellend geklärten Problems der Prurigo-Erkrankungen. Auch im Verlauf eines atopischen Ekzems muß vorerst nach besonderen Ursachen gesucht werden, die einen heftigen punktuellen Juckreiz zur Folge haben und grabend zerkratzt werden. Die „Initialzündung" zum grabenden Zerkratzen geben häufig Insektenstiche oder Follikulitiden. Nach dem ersten, so gesetzten Gewebsdefekt entscheidet oft die Persönlichkeitsstruktur über den weiteren Verlauf. So kann der meist geringe Juckreiz im Laufe der reparativen Entzündung das erneute Zerkratzen der gebildeten Kruste veranlassen und auf diese Weise den Vorgang perseverieren. Es ist dann nur noch eine Frage der Zeit, wann schließlich das kontinuierliche, gezielte Zerkratzen einen Prurigo-Knoten ergibt.

Erythrodermie

In weniger als 1% der Fälle kann ein atopisches Ekzem in eine Erythrodermie münden [8]. In größeren Kollektiven erythrodermatischer Patienten ist das atopische Ekzem mit rund 5% repräsentiert. Die atopische Erythrodermie ist selten in den ersten Lebensmonaten und manifestiert sich dann mit akuten entzündlichen Morphen. Viel häufiger wird diese Komplikation im Erwachsenenalter beobachtet und geht dann meist mit einer universellen Lichenifikation einher. In Verbindung mit gelegentlichen Fieberschüben, mit der Eosinophilie und der Lymphknotenschwellung muß hierbei differentialdiagnostisch vor allem ein Morbus Hodgkin ausgeschlossen werden. Als Ursache der erythrodermatischen Komplikation werden meist eine Superinfektion der Haut, eine generalisierte Kontaktirritation und das Absetzen systemisch verabreichter Steroide angeschuldigt.

Inwieweit das Hyper-IgE-Syndrom eine Maximalvariante des atopischen Ekzems darstellt, wird noch diskutiert. Die Gemeinsamkeiten sind unübersehbar. Auch das Hyper-IgE-Syndrom manifestiert sich als papulöses oder lichenifiziertes Ekzem, im Blut der Patienten lassen sich Eosinophilie und hohe IgE-Titer nachweisen, respiratorische Allergien sind häufig assoziiert und Staphylokokken-Infekte komplizieren immer wieder das Krankheitsbild. Unlängst haben Leung und Geha [7] allerdings einige Kriterien herausgearbeitet, wonach das Hyper-IgE-Syndrom vom atopischen Ekzem abzutrennen sei. So soll das Hyper-IgE-Syndrom früher in Erscheinung treten, die Ekzem-Morphen würden das Gesicht und die Streckseiten der Extremitäten betreffen, die Staphylokokken-Infekte würden sich nicht als Impetigo, sondern als tiefliegende kalte Abszesse bemerkbar machen, auch andere Keime, vor allem Candida-Arten würden das Krankheitsbild komplizieren und die Spezifität der IgE-Antikörper würde sich nicht gegen Inhalationsantigene, sondern gegen Keimantigene richten.

Lokalisatorische Varianten

Die Zuordnung lokalisatorischer Ekzem-Varianten, wie das Lid-, Lippen-, Mamillen- und Vulvaekzem u. a. zum atopischen Formenkreis hat zwei Voraussetzungen: Ausgedehnte Epikutantestungen mit in Frage kommenden Kontaktallergenen fielen negativ aus, ferner bestehen neben dem Ekzem mehrere anamnestische, klinische oder laborchemische Hinweise auf eine Atopie.

Dermatitis palmoplantaris sicca

Eine leichte diffuse palmare oder plantare Keratose mit marginaler Exfoliatio und mit leichten Rhagaden wird bei Kindern besonders in den Wintermonaten des öfteren beobachtet. Palmar sind meist nur die Fingerbeeren („Pulpite sèche"), plantar auch die Vorfüße bilateral betroffen. Jones et al. [4] werteten die Daten von 50 Patienten aus und konnten feststellen, daß die Veränderungen erst im Schulalter in Erscheinung traten und mit dem 14. Lebensjahr wieder verschwanden. Ein Großteil der Patienten lieferte anamnestische Hinweise auf eine Atopie. Eine besondere auslösende Ursache konnte nicht gefunden werden. Das klinische Bild läßt an Exsikkation denken und ein konsequentes Fetten der Haut kann die Symptomatik entscheidend bessern.

Retikuläre Pigmentierung am Hals

Relativ selten wird eine eigentümliche Pigmentierung des Halses bei Atopikern beobachtet. Colver et al. [2] sahen entsprechende Veränderungen bei 13 von 500 ambulanten Atopikern in zwei Jahren und nannten es „dirty neck". Eine homogene Gruppe bildeten dabei die 9 Erwachsenen (5 Frauen und 4 Männer), die alle seit früher Kindheit an einer schweren Neurodermitis litten und im Alter zwischen 17 und 25 Jahren auf die Halsveränderungen aufmerksam wurden. Es handelte sich um eine retikuläre Pigmentierung an den vorderen und an den seitlichen Halspartien, die jahreszeitlich unabhängig kontinuierlich bestand. Anamnestisch hatten alle schwere ekzematöse Hautveränderungen auch am Hals und behandelten diese langfristig mit fluorierten Glukokortikosteroiden. Calver und Mit. grenzten davon die Pigmentierungen am Hals von 6 Kindern mit atopischem Ekzem ab, die jahreszeitlich schwankend bei auch sonst guter Pigmentierungsfähigkeit in Erscheinung traten, weniger retikulär imponierten und nur auf die Vorderseite des Halses beschränkt blieben.

Bei den 9 Erwachsenen konnte die Pigmentierung auf eine Vermehrung des Melanins in den basalen Zellschichten der Epidermis und auf eine Pigmentinkontinenz in der Dermis mit Melanin frei im Gewebe und vor allem in Melanophagen zurückgeführt werden.

Eine ähnlich aussehende retikuläre Pigmentierung am Hals soll in 64% der Fälle von X-chromosomaler Ichthyosis nachweisbar sein. Colver und Mit. verteidigten die Zugehörigkeit der von ihnen beobachteten retikulären Pigmentierung bei Atopikern mit dem Hinweis, daß hierbei die pigmentierte Haut nicht schuppte, andere Zeichen einer Ichthyosis fehlten, und 5 von 9 Patienten weiblichen Geschlechts waren.

Literatur

1. Braun-Falco O, Plewig G, Wolff HH (1984) Dermatologie und Venerologie, 3. Aufl. Springer Berlin Heidelberg New York Tokyo, S 319
2. Colver GB, Mortimer PS, Millard PR, Dawber RPR, Ryan TJ (1987) The „Dirty Neck" – a reticulate pigmentation in atopics. Clin Exp Dermatol 12:1–4
3. Hornstein OP, Bäurle G (1987) Das chronische Handekzem: Diagnostik und Therapie. In: Braun-Falco O, Schill WB (Hrsg) Fortschritte der praktischen Dermatologie und Venerologie, Bd 11, Springer Berlin Heidelberg, S 13–25
4. Jones SK, English JSC, Forsyth A, Mackie RM (1987) Juvenile Plantar Dermatosis – an 8 – year follow – up of 102 patients. Clin Exp Dermatol 12:5–7
5. Kitamura K (1966) Zur Frage des Kinderekzems. Hautarzt 17:53–56
6. Kneist W (1989) Rehabilitations-Konzept der Neurodermitis constitutionalis atopica im Hochgebirge unter Berücksichtigung der Klimatherapie. Präv Reha 1:13–17
7. Leung DYM, Geha RS (1988) Clinical and immunologic Aspects of the Hyperimmunoglobulin E Syndrome. Hematol Oncol Clin North Am 2:81–100
8. Leung DYM, Rhodes AR, Geha RS (1987) Atopic Dermatitis. In: Fitzpatrick TB, Eisen AZ, Wolff K, Freedberg IM, Austen KF (Eds) Dermatology in General Medicine, 3. ed. McGraw-Hill New York, pp 1385–1408
9. Norris PG, Levene GM (1987) Pompholyx occuring during hospital admission for treatment of atopic dermatitis. Clin Exp Dermatol 12:189–190
10. Ofuji S, Uehara M (1973) Follicular eruptions of atopic dermatitis. Arch Dermatol 107:54–55
11. Témine P, Oddoze L (1967) Dysidrose et eczéma atopique. I. Les dysidroses dans 568 cas d'eczémas atopiques. Bull Soc Fr Derm Syph 74:297–299
12. Wüthrich B, Schnyder UW (1981) Eine wenig bekannte Ausdrucksform der Neurodermitis atopica im Kindesalter: Das Patchy Pityriasiform Lichenoid Eczema („Kitamura-Takahashi-Sasagawa"). Akt Dermatol 7:85–87

Atopisches Ekzem und Allergie

Johannes Ring

Einleitung

Während die Pathomechanismen allergischer Atemwegserkrankungen (wie z. B. Heuschnupfen, allergisches Asthma bronchiale) weitgehend geklärt sind, ist die Rolle allergischer Reaktionen in der Auslösung und Unterhaltung des atopischen Ekzems nach wie vor umstritten. Wie in einer Art Wellenbewegung wechseln immunologische Konzepte einer „Allergie" mit Überlegungen über allgemeine „Reaktivitäts- oder Hautfunktionsstörungen" als aktuell diskutierte Hypothesen ab [1, 6, 16, 20, 22, 31, 36, 43, 45].

Wir verstehen unter *„Atopie"* eine *„familiär auftretende Überempfindlichkeit von Haut und Schleimhäuten gegen Umweltstoffe, assoziiert mit erhöhter IgE-Bildung und/ oder veränderter unspezifischer Reaktivität"* [31]. Epidemiologische und genetische Untersuchungen haben die untrennbare, enge Beziehung von atopischem Ekzem mit den anderen atopischen Schleimhauterkrankungen bewiesen [36].

Welche Beziehung haben nun allergische Reaktionen allgemein zum atopischen Ekzem? Die in dieser Frage enthaltenen unterschiedlichen *Aspekte der Prävalenz oder Koinzidenz* bestimmter allergischer Erkrankungen mit dem atopischen Ekzem einerseits sollen genauso diskutiert werden wie die Fragen der *Ätiopathophysiologie* bezüglich der Relevanz allergischer Reaktionen für die Auslösung der ekzematösen Hautveränderungen.

Verschiedene Typen von Überempfindlichkeitsreaktionen und ihre Beziehung zum atopischen Ekzem

Von den sechs Typen allergischer Reaktionen nach der erweiterten Klassifikation von Coombs und Gell [31] steht nur Typ I, nämlich die IgE-vermittelte Reaktion, in einer eindeutigen Beziehung zum atopischen Ekzem, wobei zwischen Koinzidenz und Relevanz streng zu unterscheiden ist (Tabelle 1). Über die Rolle von Immunkomplexen wird spekuliert, insbesondere könnten IgE-haltige Immunkomplexe möglicherweise eine pathogenetische Bedeutung besitzen [7 a].

Unter Umständen verbergen sich dahinter auch Autoantikörper gegen IgE, die in der Regulation der IgE-Bildung eine Rolle spielen könnten [39].

Noch weniger ist über die Beziehung pseudo-allergischer Reaktionen zu dieser Erkrankung bekannt. Möglicherweise sind aber Überempfindlichkeitsreaktionen gegen Lebensmitteladditiva durchaus von pathophysiologischer Bedeutung [41].

Über die Rolle von Licht in der Auslösung und Unterhaltung, aber auch der Behandlung des atopischen Ekzems sei auf den Beitrag von B. Przybilla [26] verwiesen.

Allergisches Kontaktekzem und atopisches Ekzem

In der Literatur finden sich zahlreiche Hinweise für eine abgeschwächte zelluläre Immunität bei atopischem Ekzem, die auch im Sinne einer verminderten Frequenz

Tabelle 1. Atopisches Ekzem, Allergie und Pseudo-Allergie

Allergie-Typ	Koinzidenz	Relevanz
I	$+++$	$+-++$
II	$\emptyset$	$\emptyset$
III	$\pm$	?
IV	$\downarrow-++$	?
V	$\emptyset$	$\emptyset$
VI	$\pm$ (Auto-Anti-IgE)	?
Pseudo-Allergie		
Acetylsalicylsäure	$\pm$	$\pm$
Additiva	$+$	$+$?
Röntgenkontrastmittel	$\emptyset$	$\emptyset$
Lokalanästhetika	$\emptyset$	$\emptyset$
Licht	$+$	$+$?

allergischer Kontaktekzeme gesehen werden. Bei kritischer Durchsicht der Literatur sind jedoch die Studien zur Prävalenz von Kontaktallergien beim atopischen Ekzem meist retrospektiv und mit bestimmten Mängeln behaftet; insbesondere fehlen häufig vergleichbare Kontrollgruppen. Dementsprechend sind die Ergebnisse widersprüchlich und reichen von erhöhten Kontaktallergieraten bis zu erniedrigten Frequenzen (Tabelle 2) [21, 23]. Wir fanden ein differenziertes Bild: Während sich die Gesamthäufigkeit allergischer Epikutantestreaktionen bei Patienten mit atopischem Ekzem nicht von derjenigen bei allergischem Kontaktekzem unterschied, fanden sich in der Analyse der einzelnen Allergene doch Auffälligkeiten [12]. So waren Epikutantestreaktionen gegen Nickel, Kobalt, Dichromat und Thiurammix signifikant häufiger, andere Kontaktreaktionen (z. B. Lanolin, Cainemix etc.) signifikant seltener bei den Atopikern (Tabelle 3). Vielleicht spiegelt sich in diesen Zahlen jedoch auch einfach die unterschiedliche Altersverteilung der Patienten mit atopischem und allergischem Kontaktekzem wider.

Anders ist die Situation bei Betrachtung folgender Studien zur Sensibilisierbarkeit der Haut gegenüber Neoantigenen (wie z. B. Dinitrochlorbenzol DNCB): hier fanden verschiedene Autoren eine deutlich abgeschwächte Kontakt-Sensibilisierbarkeit bei Patienten mit atopischem Ekzem im Vergleich zu Kontrollpersonen [23]. Auch in vitro haben zahlreiche Autoren abgeschwächte lymphozytäre Reaktionen in unterschiedlichsten Testsystemen festgestellt [37, 40].

Tabelle 2. Positive Epikutantestreaktionen und Atopie (Literaturzitate s. 12)

Atopiker		Nicht-Atopiker		Autoren	Jahr
n	%	n	%		
100	28	–	–	Epstein, Mohajerin, Marshfield	(1964)
233	26	3767	40	Cronin, Bandmann, Calnan et al.	(1970)
130	15	–	–	Bandmann, Breit, Leutgeb	(1972)
101	37	1226	49	Breit	(1981)
61	25	–	–	Lisi, Simonetti	(1985)
129	40	4480	51	Marghescu	(1985)
65	46	78	30	Huber, Fartasch, Diepgen et al.	(1987)
935	40	3427	51	Blondeel, Achten, Dooms-Goossens et al.	(1987)
2021	40	9837	40	Enders, Przybilla, Ring et al.	(1989)

Tabelle 3. Positive Epikutantestreaktionen und Atopie (Enders, Przybilla, Ring, Burg, Braun-Falco, 1989)

	Atopiker (n = 2021)	Nicht-Atopiker (n = 9837)
% positiv insgesamt	40,4	39,7
Einzelne Allergene (%)		
Nickelsulfat	15,2 [a]	10,0
Kaliumdichromat	5,9 [a]	4,3
Thiurammix	4,2 [a]	2,6
Fragrance Mix	9,5	9,2
Kobaltchlorid	5,5	4,7
Lanolin	2,9	4,3 [a]
Cainemix	2,2	4,5 [a]
Clioquinol	1,1	2,8 [a]

[a] signifikant häufiger im Gruppenvergleich

Hypothesen zur Pathophysiologie des atopischen Ekzems

Nur wenige Krankheiten zeichnen sich durch eine ähnlich gesteigerte Bildung von IgE-Antikörpern aus, die spezifisch gegen zahlreiche Umweltstoffe gerichtet sind [6, 22, 31, 43]. Von verschiedenen Autoren wird dies jedoch für ein Epiphänomen gehalten, das allenfalls pathophysiologische Bedeutung für die gleichzeitig bestehenden Atemwegserkrankungen hat, aber mit der Ekzementstehung selbst nichts zu tun hat. Die klassischen Argumente gegen eine ätiologische Bedeutung von Allergien beim atopischen Ekzem wurden schon von Marchionini 1960 zusammengefaßt: „Die klassische IgE-vermittelte Hautreaktion ist eine urtikarielle Sofortreaktion, aber kein Ekzem" [20]. Dieses zeichnet sich durch lymphozytäre Entzündungsreaktion aus.

Nun sind eine Reihe von Hypothesen denkbar, die eine Beteiligung von IgE-Antikörpern in der Ekzemauslösung erklären könnten (Tabelle 4). Die aus Mastzellen oder basophilen Leukozyten nach Allergenstimulation freigesetzten Mediatoren (z. B. Histamin, Eikosanoide, Plättchen-aktivierender-Faktor usw.) können Juckreiz, eine Kontakturtikaria oder eine „late-phase-reaction" auslösen, und über eine Kratzreaktion des Patienten schließlich zur Ekzembildung führen [1, 24, 29, 30, 33].

Neuere Untersuchungen betonen die Rolle von Langerhans-Zellen in der Epidermis, auf denen sich ein Rezeptor für Immunglobulin E mit niedriger Affinität (ähnlich dem auf Lymphozyten, Makrophagen, Eosinophilen und Thrombozyten = FcεR II) befindet [3, 8]. Die dort gebundenen IgE-Antikörper könnten als Rezeptor für Pro-

Tabelle 4. Atopisches Ekzem: Hypothesen zur Ekzemauslösung durch IgE

Zellen	Mediatoren/Funktionen	Konsequenzen
Mastzellen/Basophile	Histamin, Eikosanoide, PAF etc.	Juckreiz, „unsichtbare" Urtikaria, „Kontakt"-Urtikaria, „Late phase reaction"
Langerhans-Zellen	Ag-Präsentation, Zytokine	Delayed type hypersensitivity, Regulation?
Lymphozyten	Zytokine (z. B. HRF, II-4)	Mediatorfreisetzung, IgE-Bildung
Eosinophile	MBP, ECP etc.	Entzündung

teinantigene dienen, die die Hornschichtbarriere durchdrungen haben, und eine Antigenpräsentation an Lymphozyten vermitteln, entsprechend den Mechanismen einer klassischen allergischen Kontaktdermatitis. Andererseits könnten Langerhanszellen auch lediglich regulierenden Einfluß in der Entzündungsreaktion ausüben. Durch bestimmte Zytokine, z. B. durch Interleukin-4 gelingt es, die Exposition des Fcε-Rezeptors auf Langerhanszellen deutlich zu steigern [3].

Ferner könnten Lymphozyten auch direkt über Zytokinbildung z. B. histaminfreisetzende Faktoren (HRF) oder eosinophile Granulozyten [10, 19] proinflammatorische Bedeutung aufweisen.

So gelang es uns, im Plasma von Patienten mit atopischem Ekzem signifikant erhöhte Werte des aus Eosinophilen freigesetzten kationischen Proteins (ECP) mit einem Radioimmuno-Assay zu bestimmen (Ring, Jacob, in Vorbereitung).

In letzter Zeit wird viel über die mögliche Bedeutung von IgG-Antikörpern bei atopischem Ekzem diskutiert [1 a, 19]. So finden sich erhöhte Gesamt- und spezifische IgG-4-Spiegel im Serum [22]. Auch IgG-Antikörper gegen Nahrungsmittel sind häufig erhöht. Man hat dies z.T. als Hinweis auf „short-time-sensitizing"-Antikörper gewertet, die eine Histaminfreisetzung aus Mastzellen vermitteln sollen. Der Beweis hierfür steht beim Menschen jedoch aus. Die erhöhten IgG-4-Spiegel waren meist direkt mit einer erhöhten IgE-Bildung assoziiert. Derzeit ist die diagnostische Information aus der IgG-Bestimmung gering, da die Relevanz der erhaltenen Werte völlig unklar ist.

Praktische Beispiele für eine Beteiligung von IgE-vermittelten allergischen Reaktionen beim atopischen Ekzem

Eine Vielzahl von Patienten gibt ganz klar an, daß ihr Ekzem sich sofort oder einige Stunden nach Kontakt mit bestimmten Stoffen deutlich verschlechtert. Hier sind vor allen Dingen zu nennen: Tierhaare (besonders Katze), Hausstaubmilben, Pollen, Nahrungsmittel. Dieses Phänomen ist bekannt und unter verschiedenen Namen beschrieben:

„Protein-Kontaktdermatitis" (Hjorth) [14], *Typ I-Kontaktekzem* (Hornstein) [15], *„Atopisches Kontaktekzem"* (Ring) [31], *„Extrinsic versus intrinsic Neurodermitis"* (Wüthrich) [44].

Im folgenden sollen kurz einige relevante mögliche Auslöser besprochen werden:

Aeroallergene

Die meisten Patienten mit atopischem Ekzem weisen im Pricktest Sensibilisierungen gegen Aero- und Nahrungsmittel-Allergene auf, wobei die Relevanz der positiven Testreaktionen häufig unklar ist. Allerdings finden sich derartige Reaktionen auch bei Patienten mit isoliertem atopischen Ekzem ohne gleichzeitige respiratorische Symptomatik. Seit langem ist bekannt, daß sich nach Krankenhauseinweisung oder im Allergen-freien oder -armen Milieu die ekzematösen Hauterscheinungen ohne weitere Therapie oft dramatisch bessern [6, 24, 38]. Hier wurden häufig psychosomatische Interaktionen ins Spiel gebracht. Neuere Untersuchungen haben jedoch auf die Bedeutung von Innenraum-Allergenen wie Hausstaubmilben oder Tierhaaren für die Auslösung und Unterhaltung des atopischen Ekzems hingewiesen. So fand man in Schlafzimmern von Patienten mit atopischem Ekzem häufig höhere Konzentrationen von Hausstaubmilben-Allergen als in entsprechenden Kontrollwohnungen [2]. Von einigen Autoren wurde die erfolgreiche Induktion ekzematöser Hauterscheinungen durch topische Applikation von Aeroallergenen beschrieben [8, 24, 28, 32], während andere Arbeitsgruppen dies nicht reproduzieren konnten.

Das von uns als „Atopie-Patch-Test" bezeichnete Verfahren [32] beinhaltet einen *Epikutantest mit Allergenen, die häufig eine IgE-vermittelte Sensibilisierung induzieren, und die Beurteilung einer evtl. auftretenden ekzematösen Hautreaktion.*

Bei insgesamt 39 Patienten mit atopischem Ekzem und 20 Kontrollen wurden derartige Teste mit den häufigen Allergenen, wie Katzenepithel, Gräserpollen und Hausstaubmilben durchgeführt [32]. Dabei fanden sich positive Reaktionen im Sinne ekzematöser Hautveränderungen bei 36% der getesteten Patienten auf mindestens ein getestetes Allergen. Am häufigsten wurden isolierte Reaktionen auf Hausstaubmilbenallergen beobachtet. Bei Kontrollpatienten waren keine Ekzemreaktionen auslösbar. Die häufigsten positiven „Atopie-Patch-Test"-Reaktionen fanden sich mit Hausstaubmilbenallergen (71% der positiven Patienten). Von besonderem Interesse erschien uns, daß 35% der Patienten mit positivem „Atopie-Patch-Test" keine entsprechende spezifische Sensibilisierung im Pricktest aufwiesen, so daß hier durchaus möglicherweise eine neue diagnostische Information gewonnen werden kann.

Es sei nicht verschwiegen, daß dieses Testverfahren noch weit entfernt von einer routinemäßigen Anwendung ist. Probleme der Allergenauswahl (Herkunft, Galenik, Konzentration), des Testortes, des Testareales (Größe, Hornschichtabriß, Vorbehandlung), der geeigneten Kontrollen, der Ablesung sowie der richtig ausgewählten Erkrankungsphase sind noch nicht befriedigend gelöst. Nach unserer Erfahrung ist ein „Atopie-Patch-Test" nur möglich im erscheinungsfreien Intervall, wenn auch ohne äußerliche Glukokortikoidbehandlung eine stabile Phase eingetreten ist. Wir hoffen, mit dem „Atopie-Patch-Test" irgendwann ein Verfahren zur Verfügung zu haben, das geeignet ist, die Relevanz einer Sensibilisierung für die Auslösung und Unterhaltung der ekzematösen Hautveränderungen zu beurteilen.

Mikrobielle Allergene

Seit langem ist bekannt, daß sich auf der befallenen wie auf der unbefallenen Haut von atopischen Ekzematikern vermehrt Keimbesiedlungen nachweisen lassen [5, 11, 18, 22, 35]. Wir fanden in eigenen Untersuchungen in nahezu 90% Staphylococcus aureus, aber auch zahlreiche andere Keime [5]. Verschiedenen Autoren ist es gelungen, gegen mikrobielle Antigene IgE-Antikörper im Serum [35] sowie positive Hauttestreaktionen [5] im Prick- oder Intrakutantest nachzuweisen. Dies gilt auch für Pilz-Antigene, sowohl Trichophyton als auch Pityrosporum [42]. Es erscheint attraktiv, über eine mögliche pathophysiologische Rolle einer IgE-Antikörperbildung gegen Hautoberflächenkeime zu spekulieren, die eine Entzündungsreaktion durchaus unterhalten könnte. Entsprechend ließen sich auch die positiven Ergebnisse mit antimikrobieller Therapie (sowohl topisch wie systemisch) bei atopischem Ekzem erklären.

Nur kurz erwähnt seien die lange zurückliegenden und immer wieder sporadisch berichteten Hinweise für eine „Auto-Allergie" gegen menschliches Schuppenmaterial, die jedoch einer profunden wissenschaftlichen Überprüfung bedürften. Auf jeden Fall ließen sich schon aus den hier genannten Befunden neue Aspekte der Balneotherapie [7] beim atopischen Ekzem ableiten, die dann nicht mehr nur juckreizstillend und rückfettend, sondern auch im Sinne einer Allergen-Elimination zu sehen wäre!

Nahrungsmittel-Allergie und atopisches Ekzem

Besonders kontrovers wird die Beziehung von Nahrungsmittel-Allergien zum atopischen Ekzem diskutiert. Die Literatur zu „Pro" und „Kontra" füllt Bände. Einen Durchbruch stellt die Doppel-Blind-Studie von Sampson dar, der bei 56% der meist

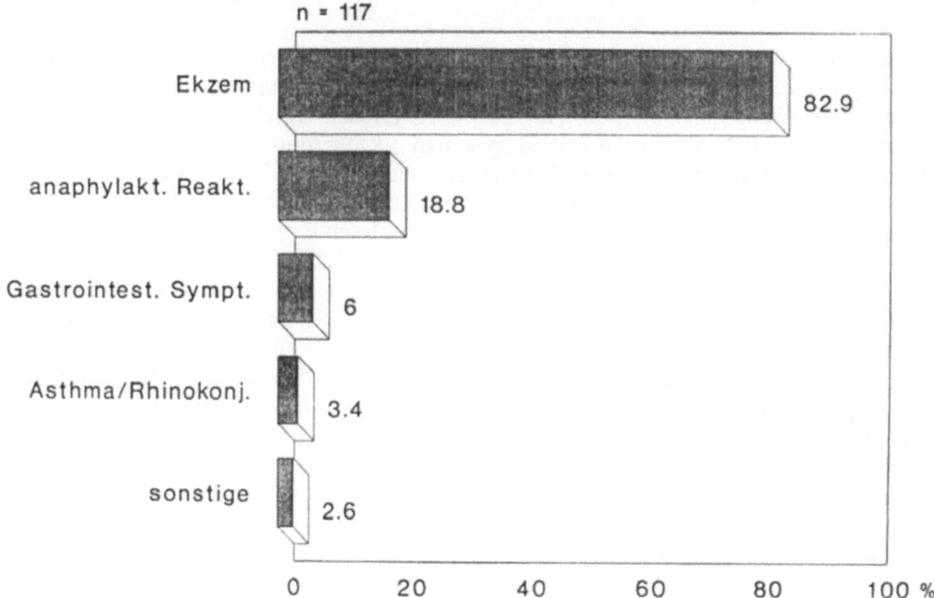

Abb. 1. Symptome bei 117 Patienten mit atopischem Ekzem und Hinweisen auf Nahrungs-mittel-Allergie (Dissertationsschrift Traenkner, in Vorbereitung)

kindlichen (4–24 Jahre) 113 Patienten positive Provokationsergebnisse mit verschie-denen Nahrungsmitteln beobachtete [34].

Wir fanden in eigenen Untersuchungen (Dissertationsschrift Traenkner, in Vorbe-reitung) bei 286 Patienten mit schwerem atopischen Ekzem (davon 61 Kinder unter 14 Jahren, in der Mehrzahl aber Erwachsene und 32 Patienten mit über 50 Jahren) in 41% Hinweise für eine Nahrungsmittelallergie in der Anamnese, die sich meist als Ekzemverschlechterung manifestierte (Abb. 1). In der kontrollierten Provokation im erscheinungsfreien Intervall waren bei 52 einzelnen Provokationen bei insgesamt 13 Patienten bis zu 60% eindeutig positive Reaktionen zu beobachten, die meist in einer Ekzemauslösung bestanden, jedoch auch nur als Juckreiz oder vereinzelt als anaphy-laktoide Reaktion auftraten (Tabelle 5). Dabei bestand eine Konkordanz zwischen Provokation und Pricktest von 66%, zwischen Provokation und RAST rund 40%. Wichtig ist, daß über ein Drittel der Patienten, die in der Provokation positiven Nahrungsmittel bislang nicht bewußt mit einer Ekzemverschlechterung assoziiert hatte.

Tabelle 5. Orale Provokationen mit Nahrungsmitteln bei AE

Allergen	% positive Provokationen
Milch	27%
Obst/Gemüse	27%
Fisch	60%
Ei/Geflügel	20%
Fleisch	0%

52 Provokationen bei 13 Patienten

108

Tabelle 6. Oraler Provokationstest bei Idiosynkrasie (OPTI). Bei atopischem Ekzem 14/21 Patienten positiv. 26/212 Provokationen positiv

Tartrazin	5 (3 × E, 2 × J)
Sonstige Farbstoffe	3 (2 × E, 1 × J)
Benzoate	4 (1 × E, 2 × A, 1 × U)
PHB-Ester	3 (1 × E, 1 × J, 1 × U)
Sulfite	4 (2 × E, 1 × J, 1 × U)
ASS	3 (1 × E, 1 × J, 1 × Q)
Aspartam	2 (2 × E)
Tyramin	2 (2 × J)

E = Ekzem, J = Juckreiz, A = Anaphyl., U = Urticaria, Q = Quincke

Additiva und atopisches Ekzem

Bei 21 Patienten wurden insgesamt 212 Provokationen mit verschiedenen Additiva in unterschiedlichen Dosen durchgeführt. Dabei reagierten 14 Patienten positiv auf mindestens eine der getesteten Substanzen (Tabelle 6). Insgesamt waren 26 der 212 Provokationsteste positiv [41]. Die häufigsten Reaktionen fanden sich gegen Farbstoffe, Benzoate und Sulfite. Meist manifestierten sich die Reaktionen als Ekzem und Juckreizverstärkung, in Einzelfällen auch als akute Urtikaria und Quinckeödem.

Wir schließen daraus, daß bei Patienten mit atopischem Ekzem die Durchführung eines „oralen Provokationstestes bei Idiosynkrasie" (OPTI) ebenso sinnvoll ist wie bei Patienten mit chronischer Urtikaria, wenn auch schwieriger organisatorisch durchzuführen, da ein einmal exazerbiertes Ekzem längere Zeit zum Abklingen benötigt als der Quaddelschub einer Urtikaria. Ein Vorteil des OPTI besteht in der Möglichkeit der Placebo-Provokation zur Beurteilung psychosomatischer Interaktionen, so lange in Deutschland noch keine lyophilisierten Nahrungsmittel in Kapseln zur diagnostischen Provokation zur Verfügung stehen.

Cromoglykat und atopisches Ekzem

Nachdem eindeutige Hinweise für das Vorliegen einer relevanten Nahrungsmittel-Allergie bei einem nicht geringen Prozentsatz auch erwachsener Patienten mit atopischem Ekzem vorliegen, stellt sich die Frage nach dem therapeutischen Effekt von oral appliziertem Dinatrium-Cromoglykat (DNCG). Eine Literaturübersicht über 12 Studien von Businco [9], von denen 4 keine oder nur eine fragliche Wirkung beschrieben, ergab, daß die verwendeten DNCG-Dosen in den letztgenannten Studien mit 100–400 mg/Tag deutlich niedriger lagen als in den 8 Studien, die eine Wirksamkeit von Cromoglykat beschrieben (200–1600 mg); hier war auch die Therapiedauer länger.

Eine Studie aus unserem Hause bei 25 Patienten mit schwerem atopischen Ekzem beschrieb nach 8wöchiger oraler Behandlung mit DNCG und je 8wöchiger Vor- und Nachbeobachtung deutliche Besserungen, insbesondere bei Patienten mit eindeutigen Hinweisen für Nahrungsmittel-Allergie in Anamnese und Hauttest oder RAST [17]. Diese Unterschiede waren während der Behandlungsphase signifikant. Nach Absetzen des Cromoglykats zeigte sich ein Trend zu einer deutlicheren Verschlechterung in der Gruppe mit Hinweisen für Nahrungsmittel-Allergie (Tabelle 7).

Tabelle 7. Cromoglykat (oral) und atopisches Ekzem (Kunz, Vieluf, Ring, 1988)

Hinweise auf Nahrungsmittel-Allergie	$\emptyset$ oder $\pm$	$+$
Besserung unter DNCG	4/11	11/11
(deutlich bis völlig)	1/11	6/11
Unverändert oder schlechter	7/11	0/11
	$p < 0{,}005$	
Verschlechterung nach Absetzen	5/7	10/10
	n. s.	

Neugeborenen-Ernährung und Atopie

Durch eine Reihe von kontrollierten Studien ist der Wert der Brustmilchernährung zur Atopie-Prophylaxe bei Neugeborenen weithin akzeptiert [4]; eventuell kann die Brustmilchernährung durch Kuhmilchhydrolysate ergänzt werden. Sie muß allerdings vom 1. Lebenstag an konsequent durchgeführt werden! Ergänzend ist die späte Einführung fester Nahrung sinnvoll. Probleme können entstehen, wenn der Säugling auf Muttermilchbestandteile allergisch reagiert; Kuhmilchproteine sowie andere Nahrungsmittelallergene haben sich in der Muttermilch nachweisen lassen. Dann ist eine mütterliche „Allergenkarenz" spezifisch sinnvoll. Eine „Allergen-arme" Diät während der Laktation kann bei hohem Atopie-Risiko sinnvoll sein, wie eine Studie aus Schweden zeigte. Nach sechs Monaten trat in der Diät-Gruppe signifikant seltener atopisches Ekzem auf, ohne daß allerdings Unterschiede in der Sensibilisierungshäufigkeit festgestellt wurden [13].

Gleichzeitig mit den Diätempfehlungen sind unbedingt andere Aspekte der Atopie-Prophylaxe zu beachten, wie striktes Rauchverbot (besonders für Mütter während der Schwangerschaft), Verzicht auf Haustiere (besonders pelztragende) sowie Maßnahmen zur Hausstaubbekämpfung.

Diagnostische und therapeutische Konsequenzen

Im diagnostischen Vorgehen bei Patienten mit atopischem Ekzem gewinnt neben dem sorgfältigen dermatologischen Befund und einer akribischen Anamnese (die die Fragen nach bekannten Auslösern, Ernährung, Haustieren, Chemikalien, Rauchen, Beruf, Licht, psychosozialem Umfeld etc. unbedingt mit einschließen muß) die Allergiediagnostik zunehmend an Bedeutung. Wichtig ist, daß nicht jede positive Testreaktion ursächlich mit der Entstehung der Hauterscheinungen verknüpft ist. Dies ist entscheidend für die daraus folgenden Therapiemaßnahmen, besonders im Hinblick auf entsprechende Diätverfahren. Aus den Ergebnissen folgt ganz klar, daß es *keine pauschale Allergie-Diät* bei atopischem Ekzem gibt! Vielmehr ist allein die individuelle Diagnostik in der Lage, dem Patienten zu helfen, die für ihn spezifisch relevanten (meist nur wenigen!) Allergene herauszufinden und zu meiden! Natürlich findet sich ein großer Prozentsatz von Patienten, bei denen allergische Reaktionen offenbar nicht nachweisbar sind oder keine Rolle spielen. Hier sind andere Faktoren (gestörte Hautfunktion, Triggerung durch Infekt, psychosoziale Interaktion etc.) im Vordergrund zu sehen und entsprechend zu behandeln. Hier besteht eine Analogie zu anderen atopischen Erkrankungen, auf die bereits andere Autoren hingewiesen haben [44] (Tabelle 8).

In der Therapie steht nach wie vor die hautärztliche Behandlung im Vordergrund [7], insbesondere im erscheinungsfreien Intervall zur Rehabilitation und zur Verbesse-

Tabelle 8. Atopische Erkrankungen und nicht-allergische DD

IgE-vermittelt[a]	Krankheit	Relevante Allergie nicht nachweisbar
Exogen-allergisch	Asthma	Intrinsic (kryptogen)
Allergisch	Rhinitis	Vasomotorisch
Allergisch (Typ I)	Konjunktivitis	Keratokonjunctivitis vernalis?
„Extrinsic"	atopisches Ekzem	„Intrinsic" (kryptogen)

[a] Auslösungsmodus: Exogener Kontakt oder hämatogen

rung der Hautfunktion. Beim akuten Schub ist eine antientzündliche Therapie mit richtig ausgewählten und dosierten Glukokortikosteroiden die Methode der Wahl. Bei entsprechender Diagnostik gelingt es, dem Patienten eine langdauernde Kortisontherapie zu ersparen und ihm dauerhaft zu helfen. Das Geheimnis heißt: *Nicht nur die Symptome behandeln, sondern Ursachen suchen!*

Literatur

1. Atherton DJ (1981) Allergy and atopic eczema. I and II. Clin Exp Dermatol 6:191, 317
1 a. Aalberse RC (1990) IgG subclasses in Atopic Dermatitis. In: Ring J, Ruzicka T, Przybilla B (eds) Handbook of atopic eczema. Springer, Berlin Heidelberg New York London Paris Tokyo (in press)
2. Beck HI, Bjerring P, Harving H (1989) Atopic dermatitis and the indoor climate. The effect from preventive measures. Acta Derm Venereol (Stockh) 69:162–165
3. Bieber T, Rieger A, Neuchrist C, Prinz JC, Rieber EP, Boltz-Nitulecsu G, Scheiner O, Kraft D, Ring J (1989) Induction of Fc R2/CD23 on human epidermal Langerhans cells by human recombinant Interleukin 4 and γ Interferon. J Exp Med 170:309–314
4. Björkstén B, Kjellman NIM (1987) Perinatal factors influencing the development in allergy. Clin Rev Allergy 5:339
5. Bode U, Ring J, Neubert U (1982) Intrakutantestungen und bakteriologische Untersuchungen bei Patienten mit atopischem Ekzem. Allergologie 5:259–261
6. Borelli S, Schnyder UW (1962) Neurodermitis constitutionalis sive atopica. II. Teil: Ätiologie, Pathophysiologie, Pathogenese, Therapie. In: Miescher G, Storck H (eds) Entzündliche Dermatosen I. Springer, Berlin Göttingen Heidelberg (Handbuch der Haut- und Geschlechtskrankheiten) (Suppl) Vol II/Im, pp 254–319
7. Braun-Falco O, Ring J (1984) Zur Therapie des atopischen Ekzems. Hautarzt 35:447–454
7 a. Brostoff J, Carini C, Wraith DG, Johns P (1979) Production of IgE complexes by allergen challenge in atopic patients and the effect of sodium cromoglycate. Lancet I:1268–1270
8. Bruijnzeel-Koomen C, van Wichen L, Toonstra J, Berrens Bruijnzeel P (1986) The presence of IgE molecules on epidermal Langerhans cells from patients with atopic dermatitis. Arch Dermatol Res 278:199–205
9. Businco L, Cantani A (1990) Mast cell blockers and atopic eczema. In: Ring J, Ruzicka T, Przybilla B (eds) Handbook of atopic eczema. Springer, Berlin Heidelberg New York London Paris Tokyo (in press)
10. Capron M, Jouault T, Prin L, Joseph M, Ameisen J, Butterworth A, Papin J, Kusnierz J, Capron A (1986) Functional study of a monoclonal antibody to IgE Fc receptor (FcER2) on eosinophils, platelets and macrophages. J Exp Med 164:72–89
11. Dahl MV (1983) Staphylococcus aureus and atopic dermatitis. Arch Dermatol 119:840–846
12. Enders F, Przybilla B, Ring J, Burg G, Braun-Falco O (1988) Epikutantestung mit einer Standardreihe. Ergebnisse bei 12026 Patienten. Hautarzt 39:779–786
13. Hattevig G, Sigurs N, Kjellman B NIM, Björkstén B (1989) The effect of maternal avoidance of eggs, cow's milk and fish during lactation upon manifestations in infants. Clin Exper Allergy (in press)

14. Hjorth N, Roed-Petersen J (1976) Occupational protein contact dermatitis in foodhandlers. Contact Dermatitis 2:28–42
15. Hornstein OP, Bäurle G, Kienlein-Kletschka B (1985) Prospektivstudie zur Bedeutung konstitutioneller Parameter für die Ekzemgenese im Friseur- und Baugewerbe. Dermatosen 33:43–49
16. Korting GW (1954) Zur Pathogenese des endogenen Ekzems. Thieme, Stuttgart
17. Kunz B, Vieluf D, Ring J (1988) Efficacy of oral disodium cromoglycate (DSCG) in atopic eczema. N Engl Reg Allergy Proc 9:411
18. Leyden JJ, Marples RR, Kligman AM (1974) Staphylococcus aureus in the lesions of atopic dermatitis. Br J Dermatol 90:525–530
19. Leiferman KM, Ackerman SJ, Sampson HA, Haugen HS, Venencie PY, Gleich GJ (1985) Dermal deposition of eosinophil-granule major basic protein in atopic dermatitis. Comparison with onchocerciasis. N Engl J Med 313:282–285
20. Marchionini A (1960) Neuere Untersuchungen über die Neurodermatitis constitutionalis. In: Marchionini A (Hrsg) Fortschritte prakt Dermatol Venerol Bd III. Springer, Berlin, pp 42–62
21. Marghescu S (1985) Patch test reactions in atopic patients. Acta Derm Venereol (Stockh) 114:113–116
22. Merrett J, Barnetson R, Burr M, Merrett T (1984) Total and specific IgG_4 antibody levels in atopic eczema. Clin Exp Immunol 56:645–662
23. Neumann C, Marghescu S (1990) Allergic contact eczema and atopic dermatitis. In: Ring J, Ruzicka T, Przybilla B (eds) Handbook of atopic eczema. Springer, Berlin Heidelberg New York London Paris Tokyo (in press)
24. Platts-Mills TAE, Mitchell EB, Rowntree S Chapman MD, Wilkins SR (1983) The role of dust mite allergens in atopic dermatitis. Clin Exp Dermatol 8:233–247
25. Przybilla B, Ruzicka T, Ring J (1988) Die Bedeutung von Nahrungsmittelallergien bei atopischem Ekzem. Allergologie 2:63–67
26. Przybilla B (1990) Lichttherapie bei atopischem Ekzem. In: Braun-Falco O, Ring J (eds) Fortschr prakt Dermatol Venerol Bd XII. Springer, Berlin Heidelberg New York London Paris Tokyo, pp 140–146
27. Rajka G (1975) Atopic dermatitis. London, Saunders
28. Reitamo S, Visa K, Kahonen K, Stubb S, Salo O (1986) Eczematous reactions in atopic dermatitis patients caused by epicutaneous testing with inhalant allergens. Br J Dermatol 114:303–310
29. Ring J (1984) Nahrungsmittelallergie und atopisches Ekzem. Allergologie 7:300–306
30. Ring J, Dorsch W (1985) Altered releasability of vasoactive mediator secreting cells in atopic eczema. Acta Derm Venereol (Stockh) 114:9–23
31. Ring J (1988) Angewandte Allergologie. 2. Auflage, MMV-Vieweg, München
32. Ring J, Kunz B, Bieber T, Vieluf D, Przybilla B (1989) The "Atopy Patch Test" with aeroallergens in atopic eczema. J Allergy Clin Immunol 82:195
33. Ruzicka T, Simmet T, Peskar BA, Braun-Falco O (1984) Leukotrienes in skin of atopic dermatitis. Lancet I:222–223
34. Sampson HA, MacCaskill CC (1985) Food hypersensitivity and atopic dermatitis: evaluation of 113 patients. J Pediatr 107:669–675
35. Schopfer K, Baerlocher K, Price P, Krech U, Quie PG, Douglas SD (1979) Staphylococcal IgE antibodies, hyperimmunoglobulinemia E and Staphylococcus aureus infections. N Engl J Med 300:835–838
36. Schnyder UW (1960) Neurodermitis–Asthma–Rhinitis. Eine genetisch-allergologische Studie. Int Archs Allergy Appl Immun 17 Suppl. Karger, Basel New York, S 1–106
37. Schöpf E (1974) Störung zellvermittelter Immunreaktionen bei Neurodermitis atopica. Verminderte Spontanrosettenbildung von T-Lymphozyten. Dermatologica 149:210
38. Seifert H, Wollemann G, Seifert B, Borelli B (1987) Neurodermitis. Eine Protein-Kontakt-Dermatitis? Dtsch Dermatol 35:1204–1214
39. Stadler BM, Nakajima K, Yang X, de Weck AL (1989) Potential role of anti-IgE antibodies in vivo. Int Archs Allergy appl Immunol 88:206–208
40. Stingl G, Gazze L, Czarnecki N, Wolff K (1981) T cell abnormalities in atopic dermatitis patients. J Invest Dermatol 6:468–473
41. Vieluf D, Przybilla B, Traenckner I, Ring J (1989) Oral provocation with food additives in atopic eczema. J Invest Dermatol (in press)

42. Waersted A, Hjorth N (1985) Pityrosporum orbiculare: a pathogenetic factor in atopic dermatitis of the face, scalp and neck. Acta Derm Venereol (Suppl) (Stockh) 114:146–148
43. Wüthrich B (1975) Zur Immunpathologie der Neurodermatitis constitutionalis. Huber, Bern Stuttgart Wien
44. Wüthrich B (1983) Neurodermitis atopica sive constitutionalis. Ein pathogenetisches Modell aus der Sicht des Allergologen. Akt Dermatol 9:1–7
45. Szentivanyi A (1968) The beta adrenergic theory of the atopic abnormality in asthma. J Allergy 42:203

Histologie des atopischen Ekzems

Wolfram Sterry

Einleitung

Das atopische Ekzem (Neurodermitis) ist wegen seiner Häufigkeit sowie des chronisch rezidivierenden Verlaufs eine der wichtigsten Erkrankungen innerhalb der Dermatologie. Die histologischen Veränderungen bei diesem Krankheitsbild können einerseits bei differentialdiagnostischen Überlegungen von Bedeutung sein, und nicht zuletzt auch einen Schlüssel zum Verständnis der pathogenetischen Abläufe darstellen.

Licht- und elektronenmikroskopische Befunde beim atopischen Ekzem

Wesentliche Grundlage unserer Kenntnisse ist die sorgfältige Publikation von Prose und Sedlis [9], in der Biopsien von 71 Kindern, meist zwischen 6 Wochen und 2 Jahren alt und somit aus einer klinisch relativ homogenen Gruppe, untersucht wurden. Die erkrankte Haut zeigte eine meist hyperparakeratotische Epidermis, in die ein mononukleäres Infiltrat einwanderte. Leukozyten innerhalb der Epidermis fanden sich nur bei Superinfektionen. Die Veränderungen des Koriums bestanden in einem mäßig ausgeprägten Rundzellinfiltrat um die Gefäße des oberen Koriums und gelegentlich einer Verlängerung der Kapillaren in langgezogenen Papillarkörpern.

Entsprechend dem variablen klinischen Bild des atopischen Ekzems, das von akuten Phasen mit Exsudation und Krustenbildung bis zu chronisch lichenifizierten Ekzemen und pruriginösen Varianten reicht, ist auch bei den feingeweblichen Veränderungen ein breites Spektrum zu erwarten (Abb. 1). Wie Schnyder und Borelli 1962 in ihrem Handbuchartikel ausführen, tragen zur histologischen Variabilität die jeweilige Lokalisation der Veränderungen, die unterschiedliche Dauer des Bestehens von Einzelläsionen, darüberhinaus aber auch sekundäre Einflüsse wie Kratzartefakte oder Superinfektionen und schließlich therapeutische Maßnahmen bei [11]. Untersucht man lichenifizierte Herde in den großen Gelenkbeugen, so zeigt sich eine psoriasiforme Hyperplasie der Epidermis, typischerweise mit vertikal verlaufenden groben Kollagenfaserbündeln im Papillarkörper, die durch das wiederholte Kratzen bedingt sind. Der Lichen simplex chronicus als weitere klinische Variante zeigt hier sehr ähnliche Veränderungen.

Lehrbücher der Dermatohistologie nehmen meist nur relativ kurz zum atopischen Ekzem Stellung. Lever und Schaumburg-Lever [8] fassen das bislang Gesagte mit den Worten „das histologische Bild entspricht einer chronischen Dermatitis mit Akanthose und variabler Spongiose" zusammen. Ackerman [1] subsummiert die atopische Dermatitis ebenfalls unter dem Ekzemkapitel und widmet ihr an dieser Stelle nur einen einzigen Satz. Eine ausführliche Schilderung findet sich dagegen in dem Dermatohistologie-Buch von Gans und Steigleder [7], in dem in zwei Abbildungen der Befund der akuten und chronischen Phase dargestellt wird. Auf die pathogenetischen Auffassungen dieser Autoren wird später noch einzugehen sein.

Unter den neueren Beobachtungen zur Histologie des atopischen Ekzems ist die Beobachtung von Ackerman [1] erwähnenswert, der eine Spongiose im Bereich des

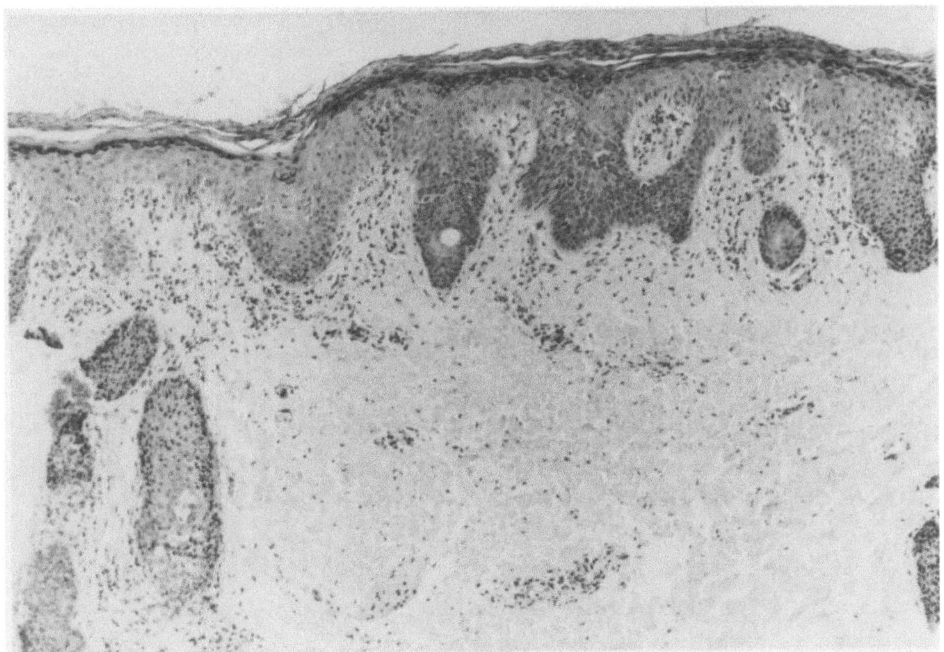

Abb. 1. Atopisches Ekzem: Bild des subakuten Ekzems mit Parakeratose, leichter Akanthose mit Einwanderung von Rundzellen in die Epidermis. Mäßig dichtes Rundzellinfiltrat um die Gefäße des oberen dermalen Plexus. HE. × 10

Haarfollikels als charakteristisch für die atopische Dermatitis herausstellt (Abb. 2); diese feingeweblichen Veränderungen treten bei follikulären Formen auf, besonders bei Lokalisation im Bereich der Extremitäten. Allerdings ist die follikuläre Spongiose eher selten, so daß sie in der Regel nicht als diagnostisches Kriterium herangezogen werden kann. Somit behält die zusammenfassende Wertung von Schnyder und Borelli [11] ihre Geltung: „Die meisten Autoren vertreten weiterhin die Ansicht, daß es kein pathognomonisches histopathologisches Bild der konstitutionellen Neurodermitis gibt".

Elektronenmikroskopisch ließen sich in den Keratinozyten erkrankter Haut vermehrt Lysosomen nachweisen; ihre pathogenetische Relevanz ist bisher unerklärt geblieben [10].

Enzymzytochemische und immunhistochemische Untersuchungen zum zellulären Infiltrat bei atopischem Ekzem

Seit Mitte der 70er Jahre wird mit den jeweils zur Verfügung stehenden neuen Techniken versucht, die Zusammensetzung des Infiltrates beim atopischen Ekzem und damit das pathogenetischen Geschehen näher zu analysieren. Braun-Falco und Burg legten 1974 eine detaillierte immunhistochemische Arbeit vor, die an Biopsien von 13 erwachsenen Patienten aus lichenifizierten Hautarealen durchgeführt worden war [3]. Sie fanden das überwiegend um die Gefäße des oberen dermalen Plexus angeordnete Infiltrat überwiegend aus Lymphozyten und Monozyten zusammengesetzt und relativ scharf abgegrenzt. Eine Steigerung der Enzymaktivität konnte in Histiozyten, Fibrozyten und Fibroblasten nachgewiesen werden, und schließlich zeigten die Autoren eine Vermehrung der Mastzellen auf das dreifache gegenüber der normalen Haut.

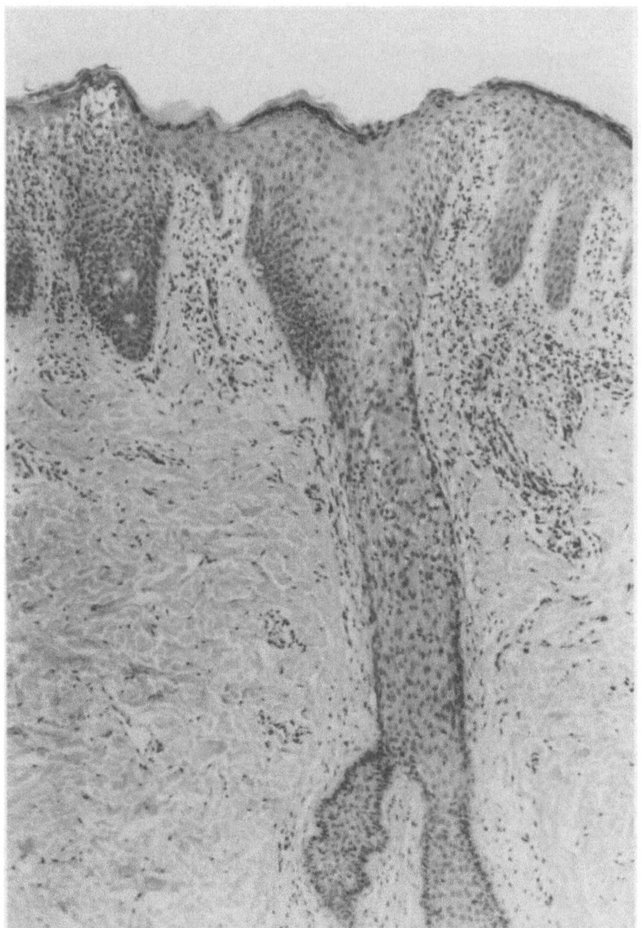

Abb. 2. Atopisches Ekzem mit spongiotischer Mitbeteiligung des Haarfollikels. HE. × 10.

Untersucht man die Neurodermitis mit Antikörpern gegen Leukozytendifferenzierungsantigene, so zeigt sich eine leichte Zunahme der Langerhanszellen innerhalb der Epidermis und eine gelegentliche fokale Häufung von Langerhanszellen im Korium, auch innerhalb der Infiltrate [2]. Die Lymphozyten sind fast ausschließlich T-Zellen, diese wiederum zu mehr als 80% Helfer-T-Zellen. Bemerkenswert ist, daß sie nahezu ausschließlich der immunamplifizierenden Helfer-T-Zell-Subpopulation der Memory-T-Zellen angehören. Memory-T-Zellen sind in der Lage, die Antikörpersynthese weiter zu verstärken und produzieren eine Vielzahl von entzündungsfördernden Zytokinen [13]. Ferner sind zahlreiche Makrophagen im Korium vorhanden, die phänotypisch der phagozytierenden Makrophagensubpopulation, und nicht der dendritischen, „immunkompetenten" Makrophagensubpopulation entsprechen.

Schließlich ist in den letzten Jahren eine Beobachtung in den Mittelpunkt des Interesses gerückt, die pathogenetische Relevanz beim atopischen Ekzem besitzen könnte: epidermale Langerhans-Zellen bei Patienten mit hohen Serum-IgE-Spiegeln weisen membrangebundenes IgE an ihrer Zelloberfläche auf [4, 5]. Dem Nachweis von membrangebundenem IgE beim atopischen Ekzem könnte möglicherweise in der Zukunft eine diagnostische Wertigkeit zukommen. Es sei an dieser Stelle auch auf den nachfolgenden Aufsatz von Bieber und Mitarbeitern zu diesem Thema hingewiesen.

Initiale Veränderungen beim atopischen Ekzem
Ähnlichkeit zur Spätphasenreaktion der Typ I-Allergie

Die entzündlichen Veränderungen beim atopischen Ekzem führen somit nach einhelliger Auffassung zahlreicher Untersucher zum morphologischen Bild des Ekzems; das Bild des Ekzems kann bekanntermaßen durch verschiedene pathogenetische Mechanismen hervorgerufen werden, man denke nur an so unterschiedliche Auslöser wie spezifische Allergene, toxische Einflüsse oder mikrobielle Besiedlung (z. B. seborrhoisches Ekzem). Demnach stellt die Ekzemmorphe kein pathogenetisch spezifisches Bild dar, sondern repräsentiert eine gemeinsame Endstrecke, die über verschiedene pathogenetische Zufahrten erreicht werden kann. Daher ist auch nicht zu erwarten, daß bei der atopischen Dermatitis die ekzematösen Veränderungen, unabhängig davon, in welchem Stadium sie sich befinden, einen für das Krankheitsbild pathognomonischen Aspekt aufweisen. Vielmehr muß sich das Interesse auf die initialen Frühphasen wenden, die für die jeweiligen Krankheitsbilder spezifische Veränderungen erwarten lassen.

Untersucht man Patienten mit einem frischen Schub des atopischen Ekzems, besser jedoch solche Effloreszenzen, die sich nach Provokation der Neurodermitis bereits nach einigen Stunden entwickeln, so fallen tatsächlich Besonderheiten auf. Ein Patient der Kieler Hautklinik mit schwerem, lang bestehenden atopischen Ekzem zeigte eine Exazerbation und das Auftreten neuer Herde einige Stunden nach oraler Einnahme von Gewürzen. Diese klinisch urtikariellen Papeln entsprechenden Veränderungen zeigten histologisch neben neutrophilen Granulozyten zahlreiche eosinophile Granulozyten (Abb. 3), und zusätzlich ein mäßig dichtes lymphohistiozytäres Infiltrat.

Diese Beteiligung von neutrophilen und eosinophilen Granulozyten erinnert an die Spätphasenreaktion der Typ I-Allergie, die bereits 1873 an der Lunge beobachtet

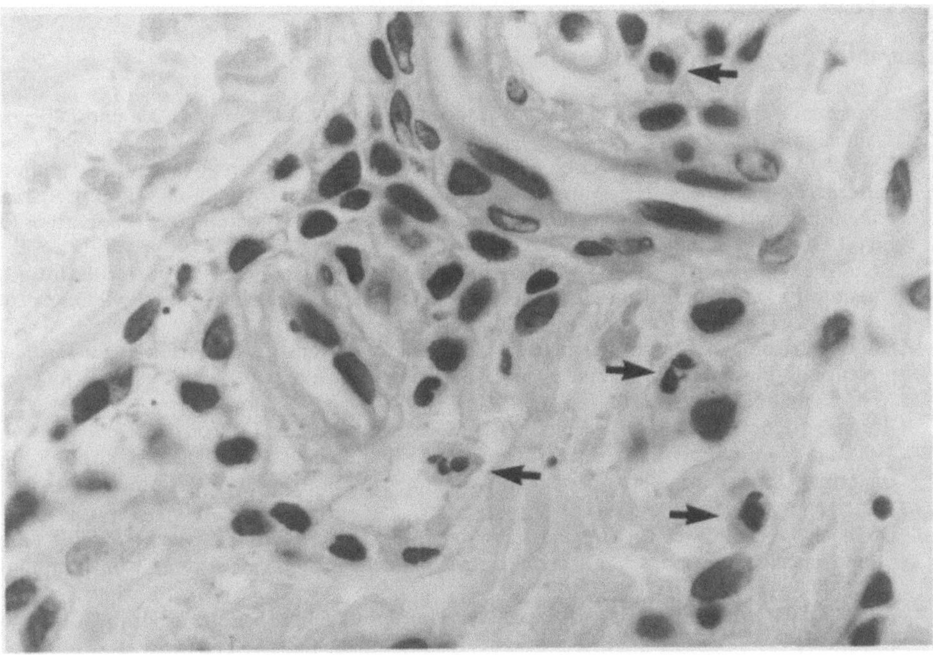

Abb. 3. Provozierte atopisches Ekzem 4 Stunden nach oraler Allergenzufuhr. Einwanderung von Eosinophilen und Rundzellen. HE. × 100

worden war (Auftreten von Bronchospasmen mehrere Stunden nach der Allergenexposition), und deren kutanes Äquivalent erst 1973 von Dolovich et al. herausgestellt wurde [6]. Die Autoren hatten damals beobachtet, daß nach intrakutaner Injektion von Pollen bei entsprechenden Allergikern nicht nur sofort eine urtikarielle Rötung auftritt, sondern nach mehreren Stunden eine länger anhaltende Induration auftritt. Diese kutane Spätphasenreaktion zeigt histologisch nach etwa einer Stunde einen Einstrom von Neutrophilen, nach 2 bis 4 Stunden einen Einstrom von eosiniophilen Granulozyten, der im weiteren Verlauf durch eine Einwanderung von Lymphozyten und Monozyten ergänzt wird [12]. Die Spätphasenreaktion läßt sich nicht durch Histamininjektionen auslösen, kann jedoch durch eine Reihe von Mastzellmediatoren wie Kallikrein, Leukotrien B4, C4 oder D4 imitiert werden. Damit kommt der Mastzelle bei der Entwicklung der Spätphasenreaktion eine zentrale Rolle zu, die möglicherweise durch Mediatoren von neutrophilen und eosinophilen Granulozyten amplifiziert wird. Es ist außerordentlich bemerkenswert, daß die frühen Veränderung der Neurodermitis die oben beschriebene Analogie zur Spätphasenreaktion der Typ I-Reaktion aufweisen.

Es zeugt von genauer pathogenetischer Analyse, wenn Gans und Steigleder die Urtika als Primäreffloreszenz des atopischen Ekzem ansehen [7].

Ausblick

Das atopische Ekzem weist klinisch und histologisch ein Ekzembild auf, das in der Einzeleffloreszenz keine pathognomonischen Besonderheiten aufweist. Dies gilt in weiten Grenzen auch für die Zusammensetzung des Infiltrates. Die Frühphasen des atopischen Ekzems lassen jedoch krankheitsspezifische Besonderheiten erwarten und sollten zukünftig detailliert analysiert werden. Insbesondere sind in diesem Zusammenhang die Ähnlichkeiten zur Spätphasenreaktion der Typ I-Allergie zu beachten.

Literatur

1. Ackerman AB (1978) Histologic diagnosis of inflammatory skin diseases. Lea und Febiger, Philadelphia
2. Bos JD, Van Garderen ID, Krieg SR, Poulter LW (1986) Different in situ distribution patterns of dendritic cells having Langerhans (T6+) und interdigitating (RFD1+) cell immunophenotype in psoriasis, atopic dermatitis, and other inflammatory dermatoses. J Invest Dermatol 87:358–361
3. Braun-Falco O, Burg G (1974) Celluläres Infiltrat und Kapillaren bei Neurodermitis diffusa. Quantitativ enzymzytochemische und histochemische Untersuchungen. Arch Dermatol Forsch 249:113–124
4. Bruynzeel-Koomen C, Van Wichen D, Toonstra J, Berrens L, Bruynzeel P (1986) The presence of IgE molecules on epidermal Langerhans cells in patients with atopic dermatitis. Arch Dermatol Res 278:199–205
5. Bruynzeel-Koomen C, Van der Donk EMM, Bruynzeel PLB, Capron M, De Gast GC, Mudde GC (1988) Associated expression of CD1 antigen and Fc receptor for IgE on epidermal Langerhans cells from patients with atopic dermatitis. Clin Exp Immunol 74:137–142
6. Dolovich J, Hargreave FE, Chalmers R, Shier KJ, Gauldre J, Bienenstock J (1973) Late cutaneous allergic responses in isolated IgE-dependent reactions. J Allergy Clin Immunol 52:38–50
7. Gans O, Steigleder GK (1955) Histologie der Hautkrankheiten. Springer, Berlin Göttingen Heidelberg
8. Lever W, Schaumburg-Lever (1983) Histopathology of the skin. Lippincott, Philadelphia
9. Prose PH, Sedlis E (1960) Morphologic and histochemical studies of atopic eczema in infants and children. J Invest Dermatol 34:149–165

10. Prose PH, Sedlis E, Bigelow M (1965) The demonstration of lysosomes in the diseased skin of infants with infantile ekzema. J Invest Dermatol 45:448–457
11. Schnyder UW, Borelli S (1962) Neurodermitis constitutionalis sive atopica. I. Teil: Nomenklatur, klinische Symptomatologie. Handbuch der Haut- und Geschlechtskrankheiten Ergw. Bd II/1, S 228–253
12. Solley GO, Gleich GJ, Jordan RE, Schroeter AL (1976) Late phase of the immediate wheal and flare skin reactions: its dependence of IgE antibodies. J Clin Invest 58:408–417
13. Sterry W (im Druck) Heterogenität der CD4+ (Helfer)-T Zellen: Rolle in der Pathophysiologie der Haut. Hautarzt

Rolle der Langerhans-Zelle in der Pathophysiologie des atopischen Ekzems

Thomas Bieber

Einleitung

Atopisches Ekzem (AE) (Syn. atopische Dermatitis, Neurodermitis, endogenes Ekzem), Rhinoconjunctivitis allergica und Asthma bronchiale allergicum bilden die Trias der atopischen Erkrankungen, die meist mit erhöhter IgE-Bildung und veränderter pharmakologischer Reaktivität einhergeht [9]. Während atopische Erkrankungen des Respirationstraktes weitgehend auf IgE-vermittelten Soforttyp-Reaktionen beruhen, ist die pathophysiologische Beziehung zwischen der IgE-vermittelten Soforttyp-Reaktion und der lymphozytären Spättyp-Reaktion beim atopischen Ekzem nach wie vor ungeklärt.

Das atopische Ekzem: eine IgE-vermittelte Spättyp-Reaktion?

Die mögliche Auslösung einer Reaktion vom Ekzemtyp durch epikutan applizierte Aeroallergene deutet auf eine kontaktallergische Genese des atopischen Ekzems hin [7, 8]. Solche positive Reaktionen werden in ca. 30% der Patienten mit AE beobachtet wobei hier bislang nur die üblichen Allergene wie Hausstaubmilbe, Gräserpollen und Katzenhaare getestet wurden.

IgE-tragende Langerhans-Zellen beim atopischen Ekzem

Quantitative Untersuchungen der LZ in der Epidermis, zumindest beim atopischen Ekzem, lassen nur bedingt auf die mögliche Rolle der LZ in der Pathophysiologie dieser Dermatose schließen [1]. Erst die Beobachtung von IgE-tragenden LZ bei Patienten mit atopischem Ekzem [6] war der Ausgangspunkt neuerer Untersuchungen mit dem Ziel, die Rolle der LZ in der Pathogenese des atopischen Ekzems zu klären.

Die Anwesenheit von epidermalen IgE + LZ wurde in Probebiopsien aus klinisch normaler, aus unbehandelter erkrankter und mit Glukokortikosteroiden behandelter erkrankter Haut von 33 Patienten mit atopischem Ekzem untersucht. Epidermale IgE + LZ können nur bei Patienten mit atopischem Ekzem und gleichzeitig erhöhtem Serum-IgE-Spiegel (> 300 kU/l) gefunden werden [4] (Abb. 1). Die IgE-Bindung erfolgte durch einen spezifischen Rezeptor für das Fc-Fragment von IgE an der LZ-Oberfläche. IgE + LZ lassen sich in geringem Umfang auch in klinisch normaler Haut, überwiegend aber in den entzündlichen Arealen befallener Haut darstellen. Dies könnte darauf hinweisen, daß die Expression des IgE-Rezeptors von Mediatoren beeinflußt wird, die aus infiltrierenden T-Zellen und/oder Keratinozyten im Rahmen von Entzündungsreaktionen freigesetzt werden.

Quantitative Untersuchungen an erkrankter Haut konnten zeigen, daß nur eine variable Subpopulation (maximal 70%) der LZ fähig ist, IgE-Moleküle zu tragen [4]. Das Verhältnis IgE + /IgE- LZ korreliert jedoch nur bedingt mit dem Serum IgE-Spiegel. Unter einer örtlichen Glukokortikosteroid-Behandlung nehmen die epidermalen CD1 a + LZ und das IgE/CD1 a Verhältnis, d. h. die IgE-Bindung an LZ, ab (Abb. 2).

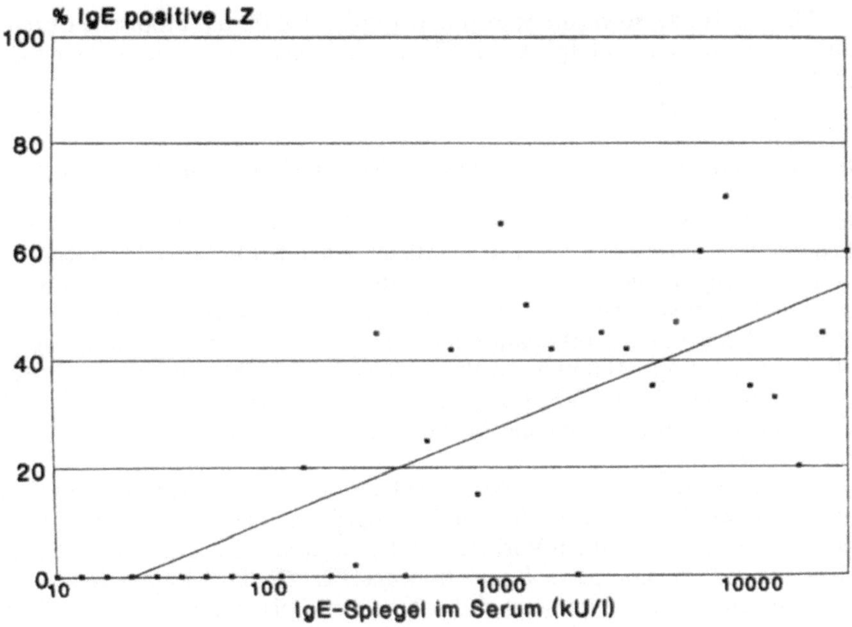

Abb. 1. Verhältnis der IgE+ und IgE− LZ in der erkrankten Haut bei atopischem Ekzem in Korrelation zum IgE-Spiegel im Serum bei 40 Patienten

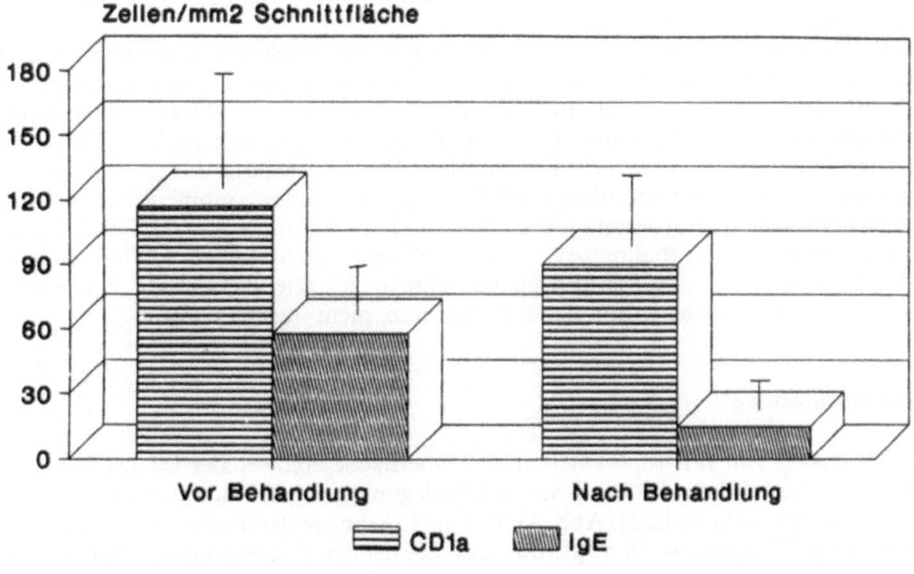

Abb. 2. Dichte der gesamten LZ und der IgE+ LZ vor und nach Behandlung (1 Woche Predni-carbat-Salbe)

Diese Befunde, sowie die Spezifität der IgE + LZ für das atopische Ekzem, weisen auf eine Bedeutung der IgE + LZ für die Pathogenese des atopischen Ekzems hin [2, 5].

In vitro Induktion und Modulation des IgE-Rezeptors auf normalen Langerhans-Zellen

Humane LZ aus nicht erkrankter Haut binden keine IgE-Moleküle. Es wurden die Bedingungen untersucht, unter denen diese Zellen den FcεR2/CD23 exprimieren. Es konnte gezeigt werden, daß nach Inkubation mit rhIL-1 und rhGM-CSF nur eine geringe Induktion nachzuweisen ist. Eine starke Expression des Rezeptors bei bis zu 45% der LZ wird nach Inkubation mit rhIL-4 und/oder rhIFN-g festgestellt [3]. Der Nachweis einer IgE-Bindung an den induzierten Strukturen zeigt, daß es sich um einen funktionsfähigen IgE-Rezeptor handelt. Es kann angenommen werden, daß IL-4 und IFN-γ auch in vivo die Ausbildung eines spezifischen Rezeptors für IgE auf LZ induzieren.

Zytokine wie z. B. rhIL-1, rhIL-3, rhIL-6 oder TNF-α, die von Epidermiszellen produziert werden (s. Übersicht von Th. Luger), inhibieren die FcεR2/CD23-Induktion auf LZ (Bieber et al., in Vorbereitung). Aus diesen Ergebnissen ergeben sich erste Hinweise auf die komplexe Regulation der FcεR2/CD23-Expression auf LZ. Die Rolle anderer örtlich freigesetzter Zytokine bleibt bislang noch unklar. Weitere Untersuchungen könnten klären, warum nur atopische Patienten mit Ekzem IgE-tragende LZ haben.

Die Freisetzung von IgE-bindenden Faktoren (IgE-BFs) durch Langerhans-Zellen in vitro

IgE-bindende Faktoren (IgE-BFs), die als Spaltprodukte von IgE-Rezeptoren durch manche FcεR2/CD23 + Zellen freigesetzt werden, scheinen im Rahmen der Regulation der IgE-Synthese eine wichtige Rolle zu spielen. Überstände von rhIL-4/rhIFN-γ stimulierten LZ wurden auf die mögliche Anwesenheit von IgE-BFs mittels eines Radio-Immuno-Assay untersucht.

Während in Kontroll-Kulturen keinerlei IgE-BFs nachzuweisen waren, zeigten sich bei den rhIL-4/rhIFN-g stimulierten Zellen signifikante Konzentrationen von IgE-BFs in den Überständen (Bieber et al., in Vorbereitung). Über eine mögliche pathophysiologische Bedeutung dieser IgE-BFs-Freisetzung von FcεR2/CD23 + LZ in vitro kann vorerst nur spekuliert werden. Die Freisetzung dieser Faktoren im kutanen Gewebe wird vermutlich zunächst örtliche Immunphänomene beeinflussen. Unter Berücksichtigung der möglichen Auswanderung von FcεR2/CD23 + LZ in die Lymph- und/oder Blutbahn bzw. einer möglichen hämatogenen Ausbreitung der IgE-BFs, sind systemische Wirkungen durch die freigesetzten IgE-BFs, d. h. vor allem ein Einfluß auf die Regulation der IgE-Synthese, nicht auszuschließen.

Zusammenfassung

Der Nachweis von IgE-Molekülen an der Oberfläche epidermaler LZ bei Patienten mit atopischem Ekzem führt zu neuen Überlegungen hinsichtlich der Ätiopathogenese dieser Erkrankung [2, 5] (Abb. 3). Wie die Ergebnisse der in-situ und in-vitro-Untersuchungen belegen, spielen IgE-tragende LZ bei der Entstehung der ekzematösen Hautveränderungen möglicherweise eine zentrale Rolle. Funktionelle Studien konnten zeigen, daß IgE-tragende LZ zur spezifischen Stimulation autologer T-Lymphozyten mit z. B. Hausstaubmilbenantigen führt (Mudde et al., eingereicht). Darüberhin-

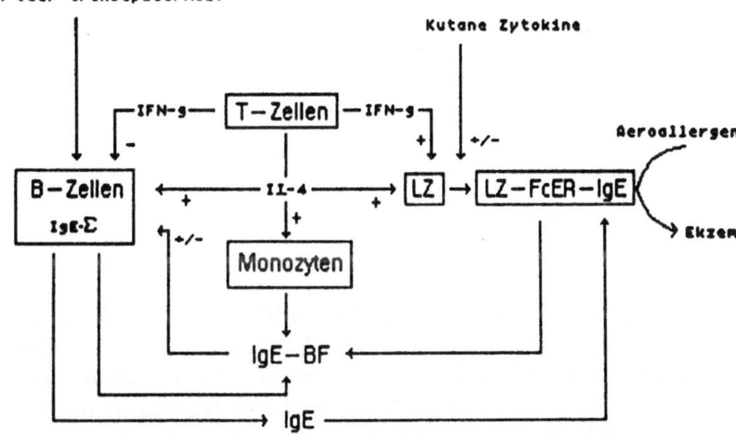

Abb. 3. Schematische Darstellung der pathophysiologischen Rolle der LZ beim atopischen Ekzem

aus ergeben sich erste Hinweise, daß diese Zellen die Regulation der IgE-Bildung beeinflussen könnten. Hieraus ergeben sich neue Ansatzpunkte für Diagnostik und Therapie des atopischen Ekzems.

Literatur

1. Bieber T, Ring J, Braun-Falco O (1987) Comparison of different approaches in enumeration of Langerhans cells on vertical cryosections of human skin. Br J Dermatol 118:385–392
2. Bieber T, Ring J, Braun-Falco O (1989) IgE tragende dendritische Zellen der Haut: ein Hinweis auf die pathophysiologische Bedeutung von Langerhans Zellen beim atopischen Ekzem. DMW 114:150–153
3. Bieber T, Rieger A, Neuchrist C, Prinz JC, Rieber EP, Boltz-Nitulescu G, Kraft D, Ring J, Stingl G (1989) Induction of FcεR2/CD23 on human epidermal Langerhans cells by human recombinant Interleukin-4 and gamma interferon. J Exp Med 170:309–314
4. Bieber T, Dannenberg B, Prinz JC, Rieber EP, Stolz W, Braun-Falco O, Ring J (1989) Occurrence of IgE bearing epidermal Langerhans cells in atopic ekzema: A study of the time course of the lesions and with regard to the IgE serum level. J Invest Dermatol 92:215–219
5. Bruynzeel-Koomen C (1986) IgE on Langerhans cells: New insights into pathogenesis of atopic dermatitis. Dermatologica 172:181–183
6. Bruynzeel-Koomen C, van Wichen DF, Toonstra J, Berrens L, Bruynzeel PLB (1986) The presence of IgE molecules on epidermal Langerhans cells in patients with atopic dermatitis. Arch Dermatol Res 278:199–205
7. Bruynzeel-Koomen C, van Wichen DF, Spry C, Venge P, Bruynzeel PLB (1988) Active participation of eosinophils in patch test reactions to inhalant allergens in patients with atopic dermatitis. Br J Dermatol 118:229–238
8. Bruynzeel-Koomen C, Bruynzeel PLB (1988) A role for IgE in patch test reactions to inhalant allergens in patients with atopic dermatitis. Allergy 43:15–21
9. Ring J (1982) Atopisches Ekzem: Allergie, minimale Immundefizienz oder „immun-vegetative Dysregulation"? DMW 107:483–485

Die trockene Haut beim atopischen Ekzem

Peter J. Frosch

Einleitung

Die trockene Haut (TH) ist sicher eine der häufigsten Hautaffektionen in der Bevölkerung. Nach einer Untersuchung in der Erlanger Universitäts-Hautklinik haben 25% der Nicht-Atopiker eine TH. Bei Patienten mit atopischem Beugenekzem wurde in 96% der Fälle eine TH festgestellt [3]. In der Häufigkeit rangierte dieses Symptom weit vor allen anderen, so daß die TH beim atopischen Ekzem eigentlich als ein Majorsymptom nach Hanifin und Rajka angesehen werden müßte.

Im Gegensatz zu dieser großen praktischen Bedeutung der TH steht unser geringes Wissen über diesen Zustand. Nach Kligman [11] ist nahezu alles, was über TH gesagt wurde, kontrovers und spekulativ. Eine weit verbreitete Meinung, daß TH durch einen Mangel an Talgdrüsenlipiden bedingt sei, ist nach Leveque nicht ausreichend wissenschaftlich belegt [12]. Im folgenden sollen einige wichtige Forschungsergebnisse der letzten Jahre auf diesem Gebiet dargestellt werden. Überschneidungen mit der TH bei Nicht-Atopikern sind zum Teil dabei unvermeidlich und für das bessere Verständnis notwendig.

Klinik

Es gibt keine allgemein akzeptierte Definition von TH. Beim Patienten mit atopischem Ekzem nimmt die makroskopisch nichtekzematöse Haut oft ein „trockenes" Aussehen an durch eine feine diffuse Schuppung. Nicht selten ist diese Erscheinung herdförmig auf kleine Areale begrenzt oder follikulär betont. Die Haut fühlt sich bei Berührung rauh an. Prädilektionsstellen bei Atopikern sind Rücken, Arme und Gesicht [23]. Häufig sind auch die Unterschenkel und Hände befallen. Die Intensität der TH kann auf einer 0–3 + Skala in bezug auf Anzahl und Größe der Schuppen bewertet werden [11].

Die vom Patienten angegebenen Beschwerden sind sehr unterschiedlich und korrelieren nicht immer mit dem objektiven Befund. Initial wird meist Spannungsgefühl, später Juckreiz und selten brennendes Mißempfinden geäußert.

Die Abgrenzung von einer Ichthyosis auf rein klinischer Ebene ist oft schwierig. Die Assoziation von atopischem Ekzem mit Ichthyosis vulgaris wurde für Japaner mit 30% angegeben [21], während diese bei Mitteleuropäern mit 6% wesentlich niedriger ist [23].

Pathogenese

Wir kennen eine Reihe von endogenen und exogenen Ursachen, die TH erzeugen (Tabelle 1). Der Zustand ist nicht pathognomonisch für das atopische Ekzem, sondern kommt auch bei anderen Erkrankungen vor. Er ist vor allem für die Altershaut charakteristisch. In kalten Wintermonaten leiden fast alle Senioren daran. Neben klimatischen Faktoren, Sonneneinstrahlung und Wind, sind der wiederholte Kontakt

Tabelle 1. Exogene und endogene Ursachen für trockene Haut

Endogene Ursachen	*Exogene Ursachen*
Atopisches Ekzem	Klima
Ekzeme verschiedener Art	Wasser
Ichthyosen	Irritantien
Psoriasis	UV-Licht
Lymphome	Wind
Niereninsuffizienz	
Alter	

mit Wasser und Irritantien, hier vor allem den Detergentien, bekannte Ursachen für die Induktion von TH. Das atopische Handekzem, das eine dominierende Rolle innerhalb der Gruppe der Handekzeme einnimmt, wird in den meisten Fällen durch Feuchtarbeit und Kontakt mit Reizstoffen ausgelöst.

Morphologie

Mehrere Autoren haben in den letzten Jahren diskrete morphologische Veränderungen bei der TH des Patienten mit atopischem Ekzem beschrieben [6, 21]. Die Befunde weisen daraufhin, daß hier ein subklinisches Ekzem vorliegt (epidermales Ödem, Akanthose, fokale Parakeratose, lymphozytäres Infiltrat). In Übereinstimmung mit diesen histologischen Befunden steht auch die Beobachtung, daß die Korneozytenfläche mit zunehmender Intensität der Trockenheit abnimmt [12]. Dies ist Ausdruck einer vermehrten epidermalen Proliferation.

Elektronenmikroskopische Untersuchungen ergaben ein erhöhtes Volumen der „membrane coating granules" (MCG) in der trockenen, nichtekzematösen Haut von Atopikern [23]. Die MCG (Odland bodies, Keratinosomen) spielen eine große Rolle in der Keratinisierung durch die Formation der interzellulären neutralen Lipide.

Epidermale Lipide

Die Korneozyten werden durch interzelluläre epidermale Lipide zusammengehalten. Diese Lipide werden in den Keratinosomen als Doppelmembranen gebildet und in den Interzellularraum ausgeschieden. Im Verlaufe der Keratinisation nehmen die polaren Lipide (Phospholipide) stark ab und die neutralen Lipide sowie Sphingolipide stark zu (Cholesterinester, Ceramide, Acylglucosylceramide). Eine wichtige Rolle für die normale, praktisch nicht erkennbare Abschilferung der Korneozyten spielt die Steroidsulfatase. Sie spaltet das Cholesterinsulfat. Dieser Mechanismus ist gestört bei der X-chromosomalen rezessiven Ichthyosis; es resultiert eine Retentionshyperkeratose mit großen plattenartigen Schuppen.

Bei der TH des Neurodermitikers scheint jedoch schon eine Störung in der Synthese dieser Lipide vorzuliegen. Dabei stehen im Vordergrund die Ceramide, eine heterogene Gruppe der Sphingolipide. Das Wichtigste davon, das Acylceramid (oder Ceramid 1) verzahnt die Lipidlamellen in den Keratinosomen. Eine Vorstufe ist das Acylglucosylceramid. Die Ceramide bestehen aus Sphingosinbasen mit einer amidverbundenen langkettigen Gamma-Hydroxysäure und einer estergebundenen Nichthydroxysäure; beim Ceramid 1, dem funktionell wichtigsten, ist die ungesättigte Fettsäure Linolsäure mit der Omega-Hydroxyfettsäure verbunden [25] (Abb. 1). Dieses linolsäurereiche Acylsphingolipid scheint das Hauptmolekül zu sein, um die vielschichtigen Lipidlamellen in der Hornschicht zusammenzubinden. Bei Defizit von

125

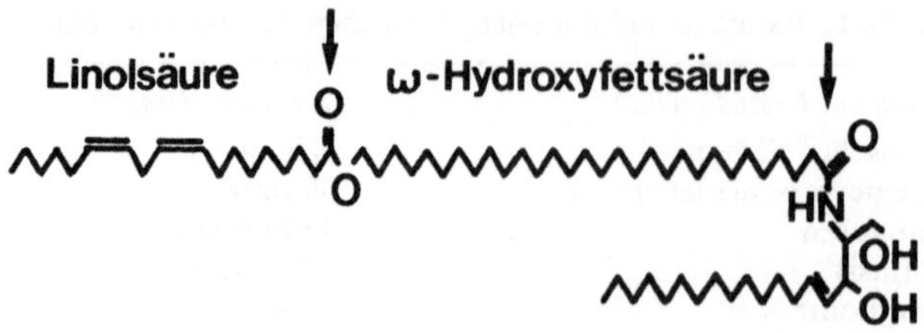

Ceramid 1 (Acylceramid)

Abb. 1. Chemische Struktur von epidermalem Acylceramid (Ceramid 1)

essentiellen Fettsäuren wird das Linoleat ersetzt durch Oleat und dies führt zu defekten Keratinosomen mit Vakuolen, die die regelmäßige interne Schichtungsstruktur nicht mehr aufweisen. Dieser ultrastrukturelle Defekt in der epidermalen Lipidsynthese hat wichtige Folgen für die Morphologie und Funktion der Hornschicht: Die Hornschicht trocknet aus infolge einer verminderten Wasserbindungsfähigkeit, es bilden sich große Schuppen, der transepidermale Wasserverlust (Perspiratio insensibilis) nimmt zu, die Barrierefunktion der Hornschicht für exogen applizierte Substanzen nimmt ab (Tabelle 2). Dies wurde durch umfangreiche Untersuchungen mehrerer Autoren an Ratten dokumentiert, die mit einer an essentiellen Fettsäuren freien Diät ernährt wurden [5, 25].

Tabelle 2. Folgen von epidermalem Lipidmangel

Trockene Haut
Schuppende Haut
Hornschichtwassergehalt erniedrigt
Transepidermaler Wasserverlust erhöht
Barrierefunktion erniedrigt

Vor kurzem wurden Befunde am Menschen erhoben, die die wichtige Rolle der Ceramide für die Entstehung der TH unterstreichen. Melnik et al. [13] haben eine signifikante Verminderung der Gesamtceramide im plantaren Stratum corneum von nichtekzematöser Haut bei Patienten mit atopischem Ekzem im Vergleich zu Nichtatopikern festgestellt. In Übereinstimmung damit hat die japanische Gruppe von Imokawa [9] durch eine Reihe von Versuchen mit Waschmitteln und organischen Lösungsmitteln zeigen können, daß eine Korrelation besteht zwischen der Intensität der experimentell erzeugten Schuppung und der Menge der eluierten neutralen Lipide; auch hier handelte es sich überwiegend um Ceramide. Bei fraktionierter Entfettung der Hornschicht in vivo setzen die Ceramide den Lösungsmitteln den größten Widerstand entgegen und werden als letzte Lipidklasse extrahiert. Der Ceramidverlust bewirkt eine signifikante Verminderung der Hornschichthydratation, die erst durch Ceramid-Restitution wieder normalisiert wird.

Talgdrüsenlipide

Mehrere Autoren [4, 12] konnten keine Korrelation zwischen der Talgdrüsensekretion und der Intensität der Trockenheit bei Normalpersonen finden. Bei Atopikern ist jedoch sicher die Talgsekretion reduziert [7]. Dies konnte durch verschiedene Techni-

126

ken belegt werden. Die Aktivität und Zellproliferation der Talgdrüsen ist beim Patienten mit atopischem Ekzem deutlich erniedrigt. Es ist zum gegenwärtigen Zeitpunkt noch nicht sicher zu beurteilen, ob diese Funktionsstörung nicht doch einen wichtigen Anteil für die ausgeprägte Hauttrockenheit beim Atopiker hat.

Hornschichtwassergehalt

Die Erfassung der Hornschichtfeuchtigkeit ist technisch nicht einfach und es gibt eine Reihe von verschiedenen Methoden (Übersicht bei [20]). Durchgesetzt haben sich vor allem die Messung der elektrischen Leitfähigkeit mit dem von Tagami entwickelten Gerät (Skicon 100) und die Messung des kapazitativen Hautwiderstandes mit dem Corneometer. Bei Nichtatopikern mit TH ist der Wassergehalt erniedrigt [12]. Dies wurde auch mit zwei verschiedenen Methoden von der Arbeitsgruppe Werner für trockene nichtekzematöse Haut bei Patienten mit atopischem Ekzem bestätigt [22]. Lediglich Gloor hatte durch den Einsatz der Infrarotspektroskopie einen erhöhten Wassergehalt in der Hornschicht gefunden. Diese Abweichungen sind methodisch zu erklären.

Unklar ist noch, wie das Wasser in die Hornschicht eingelagert und verteilt wird. Nach Untersuchungen von Blank [2] und Inoue et al. [10] liegt es in gebundener und freier Form vor. Dabei sind etwa 25% des Wassers an Proteine und Lipide gebunden, der Rest ist gelöst mit den übrigen Hornschichtkomponenten wie Harnstoff und Aminosäuren. Die Behandlung mit Detergentien und organischen Lösungsmitteln vermindert vor allem den Gehalt des gebundenen Wassers, klinisch erkennbar in Form der Austrocknung und Schuppung.

Umweltfaktoren

Für die Wasserbindung der Hornschicht sind auch die Umgebungstemperatur und Feuchtigkeit von großer Bedeutung. Sinkt der Wassergehalt in den obersten Lagen der Hornschicht unter 15 bis 20%, so entsteht der trockene Aspekt mit Schuppung. Bei einer Abnahme der Luftfeuchtigkeit unter 50% nimmt der Wassergehalt in der Hornschicht drastisch ab [14]. Unterhalb einer relativen Luftfeuchtigkeit von 60% wird die Wasseraufnahmefähigkeit der Hornschicht zusätzlich durch die Temperatur beeinflußt. In diesem Bereich steigt der Wassergehalt der Hornschicht um etwa 50%, wenn die Temperatur von 20 °C auf 35 °C erhöht wird [19]. Die Elastizität der Hornschicht ist stark von deren Feuchtigkeit abhängig. Es besteht eine deutlich negative Korrelation zwischen der Hornschichtelastizität und der Intensität der Trockenheit [12].

Therapie

Das Spektrum der Therapeutika für TH ist kaum noch zu überschauen. Es vergeht selten ein Monat, in dem nicht ein neuer „Moisturizer" angeboten wird, der die Wirkung aller bisherigen übertreffen soll. Die Werbeaussagen sind zum Teil unseriös und halten einer wissenschaftlichen Nachprüfung nicht stand. Eine sachgerechte Therapie der TH ist aber für den Dermatologen von großer Bedeutung, da sie neben der Körperpflege auch eine Ekzemprophylaxe darstellt. Neben der Linderung des zum Teil quälenden Juckreizes ist der psychologische Effekt einer glatten, „gut und gesund" aussehenden Haut nicht zu unterschätzen.

Wirkstoffe, die zu den klassischen Therapeutika gehören und bei denen von mehreren Gruppen eine gute hydratisierende Wirkung nachgewiesen wurde, zeigt die

Tabelle 3. Therapeutika für trockene Haut

Gute Wirksamkeit	Geringe Wirkung
O/W-Emulsionen	Kochsalz
W/O-Emulsionen	Na-laktat
Harnstoff	Propylenglykol
Vaseline	Pyrrolidoncarbonsäure-Na
Ölbäder	Glyzerin
	Hydagen F

Tabelle 3. *Wasser-in-Öl-Emulsionen* und Vaseline haben eine recht gute Wirkung, die auch über mehrere Stunden anhält. Viele Patienten, die keinen starken Leidensdruck haben, insbesondere bei fehlendem Juckreiz, lehnen diese Therapeutika jedoch wegen des hohen Fettgehaltes ab. Entscheidend für die Verwendung eines Feuchtigkeitsspenders ist auch die kosmetische Akzeptanz und das subjektive Gefühl, das der Betreffende damit verbindet. Dieser Wunsch des Patienten ist ernst zu nehmen und sollte nicht leichtfertig abgetan werden von denen, die keine TH haben. Ein weiteres Problem ist die Kontamination von Papier und anderen Gegenständen im Beruf durch zu fettige Handcremes bei Patienten mit einem Handekzem. Daher werden meist *Öl-in-Wasser-Emulsionen* vorgezogen, auch wenn sie nicht so wirksam sind wie Wasser in Öl-Emulsionen.

Die Wirkung von *Ölbädern* wird von Untersuchern, die objektive Verfahren zum Wirkungsnachweis eingesetzt haben, anerkannt [15]. Patienten mit atopischem Ekzem äußern sich durchwegs positiv bezüglich der Verwendung von Ölbädern.

Harnstoffhaltige Externa wirken bei den meisten Patienten mit TH und auch solchen, die an einem atopischen Ekzem leiden, überzeugend [26]. Es gibt inzwischen auch eine Reihe von unterschiedlichen Vehikeln (Emulsion, Creme, Salbe), so daß auch hier noch jeder Hautzustand individuell berücksichtigt werden kann. Beim Neurodermitiker wurde ein Mangel an Harnstoff in der Hornschicht nachgewiesen [17]. Der Harnstoff ist mit 7% ein wesentlicher Teil des sog. „natural moisturizing factor" – darunter verstehen wir die wasserlöslichen Substanzen aus der Hornschicht, denen in ihrer Gesamtheit eine Feuchthaltewirkung zugeschrieben wird. Anfangs wurde der NMF nach der Beschreibung von Jacobi mit großer Begeisterung aufgenommen. Die Erfahrungen in der Folgezeit haben jedoch ergeben, daß eine externe Zufuhr der Substanzen, die darin enthalten sind, im allgemeinen nur einen schwachen Effekt haben; eine Ausnahme bildet lediglich der Harnstoff.

Harnstoff lagert sich in der Hornschicht ein und führt auf osmotischem Wege zu einer Anreicherung von Wasser aus tieferliegenden Hautpartien. Dadurch kommt es zu einem höheren Wassergehalt in der Hornschicht und einer Glättung der Haut, was durch die Bildanalyse an Hautabdrücken inzwischen nachgewiesen werden konnte [16]. Harnstoff ist auch bei niedrigen Konzentrationen keratolytisch, wodurch sich die Schuppen schneller ablösen und eine Hautglättung eintritt. Der juckreizstillende Effekt von Harnstoff wird von Swanbeck über einen leichten lokalanaesthetischen Effekt erklärt.

Neue Therapieansätze

Es ist noch zu früh, den Effekt von Adenosintriphosphat und Liposomen zu beurteilen. Die von der kosmetischen Industrie erhobenen Forderungen sind bisher noch unzureichend belegt. Es fehlt an kontrollierten Doppelblindstudien und objektiven Wirkungsnachweisen.

Die Hinweise für eine Störung im Lipidstoffwechsel beim atopischen Ekzem haben Versuche mit oraler Substitution von cis-Linolsäure und gamma-Linolensäure nach sich gezogen. Eingesetzt wurde das Nachtkerzenöl („evening primrose oil").

Die bisher vorliegenden Studien zeigen kein einheitliches Bild. Während in einer Studie an 123 Patienten kein klinischer Effekt hinsichtlich verschiedener Parameter (Juckreiz, Erythem, Effloreszenzenabnahme und Kortikosteroidverbrauch) erbracht werden konnte [1], gelang es in einer anderen Studie, eine signifikante Besserung zu demonstrieren [18]. Diese Studie umfaßte allerdings nur 14 Patienten.

An der Universitäts-Hautklinik in Heidelberg wurde kürzlich eine Studie mit einem synthetischen Ceramid aus Japan durchgeführt. Es wurde das 5%ige synthetische „Pseudoceramid" in einer Doppelblindstudie mit einer 10%igen Harnstoffcreme verglichen. 24 Frauen mit trockener Haut im Gesicht oder an den Beinen wurden in die Studie einbezogen. Als klinischer Parameter wurde der Grad der Trockenheit vor und während der Behandlung über 3 Wochen dokumentiert. Gemessen wurde die Hornschichtfeuchtigkeit über die Leitfähigkeit nach Tagami. Die Ergebnisse zeigten, daß die Hauttrockenheit durch beide Präparate signifikant abnahm. Am Bein zeigte sich eine leichte Überlegenheit der Ceramidcreme. Bei der Messung der Hornschichtfeuchtigkeit waren die Werte für die Ceramidcreme signifikant besser als für die harnstoffhaltige Creme. Allerdings traten bei der Ceramidcreme zum Teil ungünstige Nebenwirkungen wie Spannungsgefühl und Augentränen im Gesicht auf. (Frosch und König, Publikation in Vorbereitung).

Imokawa hat vor kurzem eine Studie veröffentlicht, die besonderes Interesse bezüglich der Behandlung des kumulativtoxischen Handekzems verdient [8]. Er hat durch die wiederholte Applikation von 5% Natriumlaurylsulfat trockene schuppende Haut erzeugt und anschließend mit verschiedenen Lipidfraktionen behandelt. Dabei zeigte sich, daß Lipidfraktionen aus dem Stratum corneum, insbesondere die an Ceramiden reichen Sphingolipide und Cholesterinester, eine sehr gute Wirkung haben. Dagegen war die Wirkung von Talgdrüsenlipiden deutlich schwächer und nicht signifikant. Dies könnte ein sehr interessanter Ansatz für die Entwicklung von Therapeutika der Zukunft sein.

Außer der Anwendung von feuchtigkeitsspendenden Externa ist es aber wichtig, daß aggravierende Faktoren der TH vermieden werden (Tabelle 4). Extreme klimatische Bedingungen wie kalte und trockene Winterluft sind ungünstig, da die Hornschichtfeuchtigkeit darunter abnimmt. Dies wird noch verstärkt durch den Aufenthalt in meist überheizten Räumen niedriger Luftfeuchtigkeit. Schwitzen erzeugt bei Neurodermitikern häufig Juckreiz, ebenso wie das Tragen von Wollkleidung. Im Sommer erfolgt starke Austrocknung durch Baden in Salzwasser mit anschließender Sonnenbestrahlung und Wind.

Intensive Wasserexposition an den Händen und der Kontakt mit einer Vielzahl von Irritantien führen zur Austrocknung und zur direkten Schädigung der Hornschicht, wobei mechanische und thermische Faktoren noch zusätzlich wirken. Dies alles ist Wegbereiter für das kumulativ-toxische Handekzem, wofür die Atopiker eine besondere Disposition haben. Unsere Bestrebungen als Dermatologen müssen daher dahin gehen, daß Patienten mit TH, insbesondere, wenn sie an einem atopischen Ekzem leiden, umfassend hinsichtlich dieser Gesichtspunkte aufgeklärt und motiviert

Tabelle 4. Aggravierende Faktoren von trockener Haut

Kälte	Sonnenbestrahlung
Niedrige Luftfeuchtigkeit	Wind
Überheizte Räume	Intensive Wasserexposition
Wollbekleidung	Irritantien

werden. Ein dankbarer Patient wird uns sicher sein. Wenn auch die TH nicht das Leben kostet, so kann sie doch die Lebensfreude sehr beeinträchtigen.

Zusammenfassung

Die trockene Haut ist ein Hauptmerkmal des atopischen Ekzems, sie tritt aber auch bei Nicht-Atopikern auf. Untersuchungen der letzten Jahre haben vermehrt Einsicht in die Pathomechanismen ermöglicht. Morphologisch gibt es Anzeichen für ein subklinisches Ekzem. Neuere hautphysiologische Untersuchungen zeigen, daß die trokkene Haut des Atopikers einen verminderten Wassergehalt in der Hornschicht aufweist. Auf der Basis von biochemischen Untersuchungen kommt den epidermalen neutralen Lipiden, vor allem den Ceramiden, eine wichtige Rolle für Wasserbindung und Barrierefunktion der Hornschicht zu. Aggravierende Umweltfaktoren sind Kälte und niedrige Luftfeuchtigkeit. Der wiederholte intensive Kontakt mit Wasser und Irritantien schädigt die Hornschicht und ist Wegbereiter des atopischen Handekzems.

Alte und neue therapeutische Prinzipien werden dargestellt (Ölbäder, Harnstoff, Ceramide, Nachtkerzenöl, Klimaregulierung). Eine adäquate umfassende Therapie auf mehreren Ebenen ist eine wirksame Maßnahme gegen das atopische Ekzem in seiner Entstehungs- und Rezidivphase.

Literatur

1. Bamford JTM, Gibson RW, Renier CM (1985) Atopic eczema unresponsive to evening primrose oil (linoleic and − linoleic acids). J Am Acad Dermatol 13:959−965
2. Blank IH (1953) Further observations in factors which influence the water content of the stratum corneum. J Invest Dermatol 21:259−271
3. Diepgen TL, Fartasch M, Hornstein OP (1989) Evaluation and relevance of atopic basic and minor features in patients with atopic dermatitis and in the general population. Acta Derm Venereol (Stockh) Suppl 144:50−54
4. Downing DT, Stewart ME, Strauss JS (1986) Changes in sebum secretion and the sebaceous gland. Dermatol Clin 4:419−423
5. Elias PM (1981) Lipids and the epidermal barrier. Arch Dermatol Res 270:95−117
6. Finlay AY, Nicholls S, King CS, Marks R (1980) The "dry" non-eczematous skin associated with atopic eczema. Br J Dermatol 102:249−256
7. Gloor M, Nolzen F, Wirth H, Stuhlert T (1985) Hautoberflächenprofil, Hautoberflächenlipidmessung und zellkinetische Parameter in der Epidermis − Untersuchungen an gesunden Versuchspersonen und Patienten mit Neurodermitis atopica. J Soc Cosmet Chem 36:153−157
8. Imokawa G, Akasaki S, Minematsu Y, Kawai M (1989) Importance of intercellular lipids in water-retention properties of the stratum corneum: induction and recovery study of surfactant dry skin. Arch Dermatol Res 281:45−51
9. Imokawa G, Akasaki S, Hattori M, Yoshizuka N (1986) Selective recovery of deranged water-holding properties by stratum corneum lipids. J Invest Dermatol 87:758−761
10. Inoue T, Tsujii K, Okamoto K, Toda K (1986) Differential scanning calorimetric studies on the melting behavior of water in stratum corneum. J Invest Dermatol 86:689−693
11. Kligman AM, Lavker RM, Grove GL, Studemayer TJ (1982) Some aspects of dry skin and its treatment. In: Kligman AM, Leyden JJ (eds) Safety and efficiency of topical drugs and cosmetics. Grune & Stratton, New York, pp 221−238
12. Leveque JL, Grove G, de Rigal J, Corcuff P, Kligman AM, Saint Leger D (1987) Biophysical characterization of dry facial skin. J Soc Cosmet Chem 82:171−177
13. Melnik B, Hollmann J, Plewig G (1988) Decreased stratum ceramides in atopic individuals − a pathobiochemical factor in xerosis? Br J Dermatol 119:547−549
14. Potts RO, Guzek DB, Harris RR, McKie JE (1985) A noninvasive, in vivo technique to quantitatively measure water concentration of the stratum corneum using attenuated total-reflectance infrared spectroscopy. Arch Dermatol Res 277:489−495

15. Puschmann M, Haas P, Schmersahl P, Franke R, Hertel JW, Schmaljohann H (1986) Sebostase und Pruritus – Entwicklung eines geeigneten Ölbades. Akt Dermatol 12:103–108
16. Puschmann M, Gogoll K (1989) Verbesserung der Hautfeuchte und des Hautreliefs unter Harnstofftherapie. In: Raab W (Hrsg) Harnstoff in der Dermatologie. Hautarzt 40:[Suppl 9] 67–70
17. Rainer-Griesbach I (1977) Freie Aminosäuren, Urea, Ammoniak, Urocainsäure, Pyrrolidoncarbonsäure und Lactat in der abschabbaren Hornschicht bei erkrankten und klinisch unauffälligen Neurodermitikern im Vergleich zu Hautgesunden. Diss Med Fachber Freie Univ Berlin
18. Schalin-Karrila M, Mattila L, Jansen CT, Uotila P (1987) Evening primrose oil in the treatment of atopic eczema: effect on clinical status, plasma phospholipid fatty acids and circulating blood prostaglandins. Br J Dermatol 117:11–19
19. Spencer TS, Linamen EC, Akers WA, Jones HE (1975) Temperature dependence of water content of stratum corneum. Br J Dermatol 93:159–164
20. Triebskorn A (1988) Meßmethoden zum Syndrom „Trockene Haut". Z Hautkr 63:[Suppl 3] 16–19
21. Uehara M, Miyauchi H (1984) The morphological characteristics of dry skin in atopic dermatitis. Arch Dermatol 120:1186–1190
22. Werner Y (1986) The water content of the stratum corneum in patients with atopic dermatitis. Acta Derm Venereol (Stockh) 66:281–284
23. Werner Y, Lindberg M, Forslind B (1987) Membrane-coating granules in "dry" non-eczematous skin of patients with atopic dermatitis. Acta Derm Venereol (Stockh) 67:385–390
24. Werner Linde Y (1989) Dry skin in atopic dermatitis. Acta Derm Venereol (Stockh) 69:311–314
25. Wertz PW, Swartzendruber DC, Abraham W, Madison KC, Downing DT (1987) Essential fatty acids and epidermal integrity. Arch Dermatol 123:1381–1384
26. Wohlrab W (1989) Bedeutung von Harnstoff in der externen Therapie. In: Raab W (Hrsg) Harnstoff in der Dermatologie. Hautarzt 40:[Suppl 9] 35–41

Lichttherapie des atopischen Ekzems

Bernhard Przybilla

Einleitung

Grundlagen der Therapie des atopischen Ekzems sind antiphlogistische und juckreizstillende Maßnahmen, im akuten Schub werden im allgemeinen Glukokortikosteroid-haltige Zubereitungen äußerlich und Antihistaminika vom Typ der H1-Blocker innerlich angewandt. Im Intervall sind sorgfältige Hautpflege und Hautschutz erforderlich. Die multifaktorielle Bedingtheit des atopischen Ekzems führt darüber hinaus zu zusätzlichen therapeutischen Ansatzpunkten [3]. Angesichts des chronischen und kaum vorhersehbaren Krankheitsverlaufes ist die individuelle Führung des einzelnen Patienten Basis allen ärztlichen Handelns.

Lichttherapie kann mittels natürlicher Sonnenstrahlung oder künstlicher Strahlenquellen erfolgen. Hier wird nur auf die Phototherapie mit künstlichen Strahlern eingegangen. Eine derartige Lichttherapie des atopischen Ekzems wurde bereits vor mehr als 60 Jahren beschrieben: Damals wurden die erkrankten Hautareale mit offensichtlich sehr hohen Dosen bestrahlt, denn es entwickelten sich „intensive Rötung, auch Schwellung der bestrahlten Teile, auf die dann eine Abstoßung der gesamten oberen Epidermisschichten" folgte [15]. Derartige heftige Reaktionen wird man heute zu vermeiden suchen.

Die Lichtbehandlung des atopischen Ekzems folgte in den vergangenen Jahren dem allgemeinen Trend der Phototherapie: Während die Photochemotherapie (PUVA; Psoralen + UVA) in den Veröffentlichungen von 1977 bis 1983 [2, 10, 14, 20–22] ganz im Vordergrund stand, wurden seither mit einer Ausnahme [1] nur Studien über Behandlungen mit UVB oder UVB in Kombination mit UVA (UVB+UVA) veröffentlicht [5, 6, 11–13, 16, 17].

Photochemotherapie

Die Photochemotherapie ist eine bei atopischem Ekzem gut wirksame Methode. Sie führt bei der Mehrzahl der Behandelten zu einer vollständigen oder weitgehenden Abheilung der Krankheitserscheinungen, bei einem kleinen Teil der Patienten ist jedoch kein Erfolg zu erzielen (Tabelle 1). Nach Absetzen von PUVA kommt es im allgemeinen rasch zu Rezidiven, der Erfolg einer in der UVA-Dosis reduzierten Dauertherapie ist im allgemeinen wenig befriedigend (Tabelle 1).

Ganz überwiegend wurden Patienten mit schweren oder schwersten Krankheitserscheinungen behandelt. Soweit in der genannten Literatur Angaben zu den Therapiemodalitäten gemacht werden, lassen diese eine große Variationsbreite erkennen [2, 10, 14, 20–22]: Lediglich die Photosensibilisierung erfolgte einheitlich mit 8-Methoxypsoralen in einer Dosierung von 0,6 mg/kg Körpergewicht. Bestrahlt wurde zwei- bis viermal pro Woche. Die UVA-Dosen wurden initial nach Hauttyp, minimaler Phototoxizitätsdosis oder einheitlich mit 1 J/cm^2 festgesetzt und im Verlauf gesteigert. Die Gesamtdosen am Ende der Akutbehandlung lagen zwischen etwa 50 bis 150 J/cm^2 UVA, im Einzelfall bei über 500 J/cm^2. Die Behandlungsdauer betrug 3 bis 29 Wochen mit 9 bis 59 Bestrahlungen. Im Vergleich zur Psoriasis-Behandlung sind somit im

Tabelle 1. Erfolg der Photochemotherapie bei atopischem Ekzem

Untersucher	Patienten (n)	Erfolg (bei % von n)			Erfolg unter Erhaltungs- therapie
		Sehr gut	Mäßig	Keiner	
Gschnait et al. 1977 [10]	10	90	–	10	10%
Morison et al. 1978 [14]	15	100	–	–	53%
Sannwald et al. 1979 [21]	11	82	9	9	38%
Binet et al. 1982 [2]	26	69	– 31	–	15%
Salo et al. 1983 [20]	48	69	27	4	?
Atherton et al. 1988 [1]	14[a]	100	–	–	64%[b]

[a] Patienten im Alter von 10 bis 15 Jahren
[b] 36% länger als 1 Jahr unbehandelt und weiter weitgehend erscheinungsfrei

allgemeinen die Behandlungsdauer länger und die UVA-Dosen höher. Bei einem Teil der Studien wurden zumindest initial Glukokortikosteroide (zumeist topisch) sowie Antihistaminika systematisch angewandt. Zwischen den unterschiedlichen Therapiemodalitäten und der Erfolgsrate ist ein eindeutiger Zusammenhang nicht erkennbar.

Besonders zu erwähnen ist die Untersuchung von Atherton et al. [1], bei der ausschließlich Schulkinder und Adoleszente im Alter von 10 bis 15 Jahren mit schwerem atopischen Ekzem und krankheits- oder therapiebedingter Wachstumsretardierung behandelt wurden. Um die Toleranz gegenüber der Photochemotherapie zu steigern, wurde ein Teil der Patienten initial systemisch mit Glukokortikosteroiden behandelt. Durch die Therapie konnte eine Normalisierung des Körperwachstums erreicht werden. Bei 9 von 14 Behandelten kam es zu dauerhaften Remissionen, die bei 5 Patiénten mehr als ein Jahr anhielten.

UVB/UVA-Phototherapie

Zur Phototherapie des atopischen Ekzems ohne Gabe eines Photosensibilisators wurden unterschiedliche Strahler eingesetzt, die nach ihrer spektralen Strahlungsflußverteilung vereinfachend in UVB- oder UVB + UVA-Quellen eingeteilt werden können (Tabellen 2 und 3). Die verwendeten UVA-Strahler emittieren nicht unbeträchtlich UVB, im Hinblick auf den Therapieeffekt und die Gesamt-UV-Dosis darf dies nicht vernachlässigt werden. Die bei einzelnen Untersuchungen gefundenen Therapieergebnisse sind recht unterschiedlich: Die UVB-Therapie ergab eine Abheilung von 0 bis 84%, ein mäßiger oder kein Erfolg fand sich in 15 bis 100% (Tabelle 2). Bei kombinierter UVB + UVA-Behandlung kam es in 10 bis 94% zu einer Abheilung, ein mäßiger oder kein Erfolg zeigte sich in 4 bis 60% (Tabelle 3). Von großen Unterschieden im individuellen Ansprechen ist also auszugehen. Auch nach einer UVB- oder UVB + UVA-Therapie kommt es nicht selten innerhalb recht kurzer Zeit zu Rezidiven [6, 16].

Im Vergleich zu den Untersuchungen mit PUVA wurden nicht nur schwere, sondern auch leichte und mittelschwere Verlaufsformen des atopischen Ekzems behandelt. Ähnlich wie bei der Photochemotherapie waren auch bei UVB/UVA-Behandlung die Modalitäten recht unterschiedlich [5, 6, 11–13, 16, 17]: Die Bestrahlungen erfolgten zwei- bis fünfmal pro Woche. Die UVB-Dosen lagen initial zwischen 6 bis 30 mJ/cm² bzw. wurden nach der minimalen Erythemdosis festgesetzt, die Dosissteigerung im weiteren Verlauf war teilweise nach oben auf 180 mJ/cm² begrenzt; die

Gesamt-UVB-Dosen der Akutbehandlung betrugen zwischen 0,3 bis 6,3 J/cm^2. Unklar ist, ob bei den Angaben zu den UVB-Dosen die UVB-Anteile ggfs. gleichzeitig angewandter UVA-Quellen mitberücksichtigt wurden. Die UVA-Dosen lagen initial zwischen 0,5 bis 6 J/cm^2, bei der Steigerung im Verlauf wurden z.T. obere Grenzen

Tabelle 2. Erfolg der UVB-Therapie bei atopischem Ekzem

Untersucher	Strahler	Patienten (n)	Erfolg (bei % von n)			
			Abhei-lung	Gut	Mäßig	Keiner
Morison et al. 1978 [14]	?	5	0	0	0	100
Hannuksela et al. 1985 [11]	Psorilux 9050 (Hanau)	107	? —— 93 —— ?			7
Falk et al. 1985 [6]	TL12 (Philips)	52	84	− 12 −		4
Jekler et al. 1988 [12]	TL12 (Philips)	17	18	59	23	0
Jekler et al. 1988 [12]	TL12 (Philips)	25	34	28	24	14
Midelfart et al. 1985 [13]	F75 UV21 (Sylvania)	33	27	58	6	9

Tabelle 3. Erfolg der kombinierten UVB + UVA-Therapie bei atopischem Ekzem

Untersucher	Strahler	Patienten (n)	Erfolg (bei % von n)			
			Abhei-lung	Gut	Mäßig	Keiner
Salo et al. 1983 [20]	Helarium (Metec)	56	37	47	9	7
Hannuksela et al. 1985 [11]	Helarium (Metec)	89	? —— 94 —— ?			6
Falk 1985 [6]	F75 UV21 + F75 PUVA (Sylvania)	54	94	− 4 −		2
Midelfart et al. 1985 [13]	F75 UV21 + F75 PUVA (Sylvania)	23	48	48	4	0
Esser 1988 [5]	? (Waldmann-Kabine UV 8001 K)	20	45	35	15	5
Pullmann et al. 1985 [17][a]	UVAPUR (Saalmann)	10	—— 80 —— 20 —— 0 ——			
Pullmann et al. 1985 [17][b]	UVAPUR (Saalmann)	20	—— 55 —— 20 —— 25 ——			
Przybilla et al. 1988 [16]	UVAPUR (Saalmann)	20	10	30	20	40

[a] Bestrahlungen 5 × wöchentlich
[b] Bestrahlungen 2 × wöchentlich

von 6 bis 12 J/cm² eingehalten. Die UVA-Gesamtdosen lagen zwischen 56 bis 620 J/cm². Die Behandlungsdauer des akuten Schubes betrug 1 bis 8 Wochen mit 4 bis 40 Bestrahlungen. Überwiegend wurden suberythematogene Dosen eingestrahlt. Lediglich in einer Studie [14] wurde die Aufrechterhaltung eines leichten Erythems angestrebt, was möglicherweise das Versagen der Therapie bei diesen Patienten erklärt. Bei einigen Untersuchungen wurde eine Zusatzbehandlung mit Glukokortikosteroid-haltigen Externa bzw. Antihistaminika vom Typ der H1-Blocker durchgeführt, während andere ausschließlich hautpflegende Zubereitungen anwendeten. Ein eindeutiger Zusammenhang zwischen unterschiedlichen Therapiemodalitäten und Behandlungserfolgen ist, abgesehen von der oben angeführten Ausnahme, nicht erkennbar.

In einer eigenen Untersuchung [16] wurden 20 Patienten 6 Wochen lang dreimal wöchentlich mit dem UVAPUR-Hochdruckstrahler behandelt und zusätzlich zur Beurteilung des klinischen Befundes Pricktest- und RAST-Reaktivität auf häufige Umweltallergene (Katzen-, Gräserpollen-, Hausstaubmilbenallergene), der Gesamt-IgE-Spiegel und der zelluläre Immunstatus im Hauttest (Mérieux-Test) verfolgt. Bei 12 Patienten (60%) trat eine mindestens mäßige Besserung ($\geq 25\%$ des Ausgangsbefundes) ein. Der Therapieerfolg war nicht von Schweregrad des Ausgangsbefundes, Gesamt-IgE-Spiegel, Pricktest- oder RAST-Ergebnissen abhängig. Doch fanden sich bei Patienten, die eine Besserung um mindestens 25% aufwiesen, bei der Überprüfung des zellulären Immunstatus vor der Behandlung signifikant höhere ($p < 0,01$) Summen der Reaktionsdurchmesser als bei Fehlen eines Therapieeffektes ($10,9 \pm 3,5$ mm/$4,9 \pm 3,7$ mm). Signifikante Änderungen des Gesamt-IgE-Spiegels, des zellulären Immunstatus im Hauttest oder der Pricktest- und RAST-Reaktivität auf häufige Aeroallergene ergaben sich im Verlaufe der UVAPUR-Therapie nicht.

Vergleichende Untersuchungen

Ein Vergleich unterschiedlicher Behandlungsmodalitäten wurde bei einer Reihe von Untersuchungen vorgenommen (Tabelle 4). Dabei konnte im intraindividuellen Vergleich gezeigt werden, daß PUVA [10, 14] und UVB [12] wirksam sind und dieser Effekt an die örtliche Einwirkung der Strahlung gebunden ist. Eine Besserung der Krankheitserscheinungen – im Vergleich zu UVB aber geringer – wurde allerdings auch unter Bestrahlung mit Tageslichtröhren gesehen [12]. Bei einem intraindividuellen Vergleich von PUVA und UVB an einer kleinen Patientenzahl führte die Photochemotherapie in allen Fällen zur Abheilung, während es unter UVB überwiegend zu Verschlechterungen kam; die UVB-Bestrahlungen erfolgten hier allerdings mit erythematogenen Dosen [14]. Eine andere Untersuchung, bei der PUVA mit einer UVB + UVA-Behandlung verglichen wurde, ergab eine gleiche Heilungsrate; aufgrund kürzerer Therapiedauer und geringerer Nebenwirkungen wurde die UVB + UVA-Therapie als vorteilhafter beurteilt. Ein Vergleich der Therapieergebnisse mit UVB und mit UVB + UVA ergab in einer Studie gleiche Heilungsraten [11] bei besserer Verträglichkeit der kombinierten Behandlung, bei zwei anderen Studien [6, 13] war unter UVB + UVA die Heilungsrate tendenziell besser. Weiterhin konnte für UVB gezeigt werden, daß niedrig dosierte Bestrahlungen (40% der MED) ebenso erfolgreich sind wie höher dosierte (80% der MED) [12]. Im Vergleich zu zweimaliger war fünfmalige Behandlung/Woche tendenziell erfolgreicher [17].

Nebenwirkungen und Probleme

Die akuten Nebenwirkungen der PUVA- oder UVB/UVA-Therapie des atopischen Ekzems entsprechen im wesentlichen denjenigen, die auch sonst bei der Anwendung dieser Therapieverfahren beachtet werden müssen. Im Hinblick auf die besondere

Tabelle 4. Vergleiche unterschiedlicher Therapiemodalitäten

Untersucher	Vergleich (UV)	n	Ergebnis
Gschnait et al. 1977 [10]	PUVA/unbestrahlt	10[a]	– unbestrahlt keine Besserung
Morison et al. 1978 [14]	PUVA/unbestrahlt	10[a]	– unbestrahlt keine Besserung
Morison et al. 1978 [14]	PUVA/ UVB	5[a]	– PUVA: 5× Abheilung – UVB: 4× Verschlechterung, 1× unverändert
Salo et al. 1983 [20]	PUVA/ Helarium (B+A)	48 56	– Gleiche Heilungsrate – B+A: kürzere Therapiedauer weniger Nebenwirkungen
Hannuksela et al. 1985 [11]	Psorilux 9050 (B)/ Helarium (B+A)	107 89	– Gleiche Heilungsrate – B+A: Steroidverbrauch stärker gesenkt, verträglicher
Falk 1985 [6]	TL12 (B)/ F75 UV21+ PUVA (B+A)	52 54	– B+A: Trend zu besserer Heilungsrate
Midelfart et al. 1985 [13]	F75 UV21 (B)/ F75 UV21 +F75 PUVA (B+A)	33 23	– B+A: Trend zu besserer Heilungsrate
Jekler et al. 1988 [12]	TL12 (B)/ Tageslichtröhren	17[a]	– Besserung mit beiden Modalitäten – B: bessere Heilungsrate
Jekler et al. 1988 [12]	TL12 (B): 0,4 MED/ 0,8 MED	25[a]	– Kein Unterschied
Pullmann et al. 1985 [17]	UVAPUR (B+A): 2×/Wo/ 5×/Wo	20 10	– 5×/Wo: Trend zu besserer Heilungsrate

[a] Intraindividueller Vergleich

Situation beim atopischen Ekzem kommt der Verstärkung der Sebostase und dem unter Wärmeeinwirkung vermehrten Schwitzen besondere Bedeutung zu. Diese Faktoren müssen berücksichtigt werden, da Provokationen des Ekzems durch sie ausgelöst werden können. Geeignete Hautpflege und ggfs. Ventilation während der Behandlung können hier abhelfen. Auch bei Patienten mit bekannter Lichtüberempfindlichkeit („lichtprovozierbares atopisches Ekzem") kann es zu therapiebedingten Exazerbationen kommen; durch Einstrahlung von Dosen unterhalb der Reaktionsschwelle, wie sie auch sonst bei der Phototherapie lichtabhängiger Erkrankungen zur Anwendung kommt, wird man hier zumindest einen Teil der Patienten doch erfolgreich behandeln können. Eine bei der Photochemotherapie des atopischen Ekzems häufiger beobachtete Nebenwirkung sind Herpes-simplex-Eruptionen [1, 2, 14].

Die Langzeitrisiken der Phototherapie (insbesondere Pigmentverschiebungen, Photoalterung, Entwicklung maligner Hauttumoren) erscheinen v.a. im Hinblick auf das nicht selten jugendliche Alter der Patienten mit atopischem Ekzem, die Chronizität der Hauterkrankung und die häufig erforderlichen höheren Strahlendosen nicht unbedenklich. Dies ist bei der Therapieplanung zu berücksichtigen (s. unten). Nicht unproblematisch ist auch für einen Teil der Patienten die zeitliche Belastung durch die regelmäßig erforderlichen Vorstellungen. Es darf dem Patienten dabei nicht verschwiegen werden, daß das Ansprechen auf die Phototherapie individuell unterschiedlich ist und ein eintretender Erfolg häufig keinen langfristigen Bestand hat.

Wirkmechanismus der Lichttherapie

Es ist nicht bekannt, in welcher Weise die Lichttherapie Einfluß auf die Krankheitserscheinungen des atopischen Ekzems nimmt. Mögliche Antworten auf die Frage nach diesem Mechanismus können nur spekulativ sein, da ja die Ätiopathogenese des atopischen Ekzems selbst bisher nicht geklärt ist.

Angesichts der vielfältigen und komplexen Wirkung von UV-Strahlung auf das Immunsystem [19] ist zunächst an eine Beeinflussung immunologischer Reaktionen zu denken. Diesbezügliche Untersuchungen im Zusammenhang mit der Lichtbehandlung des atopischen Ekzems wurden bislang nur in geringem Umfang vorgenommen. Dabei wurde unter PUVA eine Abnahme der Mitogenstimulierbarkeit und eine Zunahme der stimulierten Suppressorzellaktivität peripherer Blutleukozyten gefunden, diese Effekte korrelierten aber nicht mit dem klinischen Erfolg der Therapie [22]. Ob die Abnahme des zellulären Infiltrates unter UVB [4] Ursache oder Folge der klinischen Besserung ist, muß offen bleiben. Wir fanden während UVAPUR-Therapie keine signifikanten Änderungen der untersuchten immunologischen Parameter ([16]; s.o.).

In vivo und in vitro konnte gezeigt werden, daß UV-Strahlung die Freisetzung von Mediatoren aus Mastzellen und basophilen Granulozyten hemmt [7, 8, 18], Untersuchungen dieses Effektes im Zusammenhang mit der Behandlung des atopischen Ekzems stehen bislang noch aus. Während der Behandlung mit UVAPUR wurde eine Abnahme der vor Therapiebeginn gesteigerten Hautirritabilität der Patienten gefunden [9], auch hier muß offen bleiben, ob dieser „Hardening"-Effekt Ursache oder Folge der klinischen Besserung ist. Als Wirkmechanismus diskutiert wurde weiterhin eine UV-induzierte Änderung der Zusammensetzung der mikrobiellen Hautflora [13]. Unter Photochemotherapie wurden qualitative Veränderungen der bakteriellen Hautbesiedelung nicht festgestellt [14].

Auch emotionale Faktoren könnten für die günstige Wirkung der Phototherapie von Bedeutung sein. Regelmäßige Zuwendung durch den Arzt oder das Pflegepersonal, die Entspannungssituation während der Bestrahlung, die Erlangung einer sozial positiv bewerteten Hautbräunung sowie das Bewußtsein, einer Kontrolle hinsichtlich der Anwendung verordneter Therapeutika zu unterliegen, sind als Ursachen eines Behandlungserfolges zumindest teilweise in Betracht zu ziehen.

Praktisches Vorgehen

Eine Phototherapie ist angezeigt, wenn es unter der gebräuchlichen Behandlung (antiinflammatorisch, juckreizstillend, hautpflegend) zu keiner ausreichenden Abheilung kommt und mögliche Provokationsfaktoren (z. B. Nahrungsmittel-Überempfindlichkeiten) durch geeignete Untersuchungen abgeklärt sind. Die grundsätzlichen Kontraindikationen einer Phototherapie sind zu beachten. Die Wahl der Art der Phototherapie sollte sich nach dem klinischen Bild richten, aber auch die apparativen Möglichkeiten werden dabei eine Rolle spielen. Bei schwersten Verlaufsformen ist der Photochemotherapie der Vorzug zu geben. Ansonsten ist die kombinierte UVB + UVA-Therapie einer ausschließlichen UVB-Behandlung möglicherweise geringfügig überlegen. Ob bei einer UVB + UVA-Behandlung eine Einsparung an UVB-Strahlung möglich ist, hängt von der (zumeist recht beträchtlichen) Höhe der UVB-Emission des eingesetzten UVA-Strahlers ab.

Grundsätzlich sollte die Lichttherapie des atopischen Ekzems als adjuvante Behandlungsmaßnahme angesehen werden, die mit anderen Therapiemodalitäten kombiniert wird. Bei schweren Formen des atopischen Ekzems ist dabei eine Vor- oder initiale Parallelbehandlung mit Glukokortikosteroiden äußerlich (in Einzelfällen auch systemisch) zu empfehlen, die dann überlappend im Verlaufe der Phototherapie abgebaut wird. Bei schwersten Krankheitsbildern wird hierdurch eine Phototherapie zum Teil überhaupt erst möglich [1]. Der Austrocknung der Haut durch die Behandlung muß durch geeignete hautpflegerische Maßnahmen entgegengewirkt werden. Die Auslösung einer UV-Dermatitis sollte vermieden werden. Eine UV-Dosierung im Bereich der Erythemschwelle ist auch offensichtlich zur Erzielung eines Therapieeffektes nicht nötig. Besondere Vorsicht ist bei der Behandlung von Patienten angezeigt, die eine Provokation ihrer Erkrankung durch Sonne oder Schwitzen angeben.

Der Therapieeffekt im Einzelfall ist nicht vorherzusehen. Ist nach etwa drei- bis vierwöchiger Behandlungszeit keinerlei Erfolg eingetreten, so sollte auf andere Therapieformen umgestellt werden. Auf eine konsequente Führung der Therapie ist zu achten, von „verzettelten" gelegentlichen Bestrahlungen ist wenig zu erwarten. Nach Abheilung des akuten Schubes, Erreichen des bestmöglichen Therapieeffektes oder einer Behandlungszeit von maximal 8 bis 10 Wochen sollte die Lichttherapie im allgemeinen beendet werden. Eine längere Therapiedauer oder eine Erhaltungstherapie mit reduzierter Dosis können in schweren, sonst therapieresistenten Einzelfällen oder bei besonderen Gegebenheiten in Betracht gezogen werden.

Die Lichttherapie des atopischen Ekzems ist eine bedeutsame Bereicherung unserer Behandlungsmöglichkeiten. Die grundsätzlichen therapeutischen und diagnostischen Notwendigkeiten der Betreuung von Patienten mit atopischem Ekzems werden hierdurch jedoch keineswegs ersetzt, sondern nur ergänzt. Der auf den Einzelfall ausgerichteten Betreuung des Patienten kommt gerade bei der Lichttherapie ausschlaggebende Bedeutung zu. Weitere Untersuchungen sind erforderlich, um die Therapiemöglichkeiten zu optimieren und mögliche Langzeiteffekte der Phototherapie bei Bestrahlung der zumeist jüngeren Patienten zu erfassen.

Zusammenfassung

Die Lichttherapie des atopischen Ekzems ist eine adjuvante Behandlungsform. Sie kommt bei Patienten zur Anwendung, die auf übliche Therapieverfahren nicht oder nicht ausreichend ansprechen und bei denen Provokationsfaktoren (z. B. Nahrungsmittel-Überempfindlichkeiten) durch geeignete Diagnostik abgeklärt wurden. Angesichts des zumeist jugendlichen Alters der Patienten mit atopischem Ekzem sind die potentiellen Langzeitrisiken einer Phototherapie bei der Indikationsstellung zu berücksichtigen. Sowohl Photochemotherapie (PUVA) als auch UVB- und kombinierte UVB+UVA-Behandlung sind möglich. Die Photochemotherapie sollte schweren Krankheitsverläufen vorbehalten bleiben; in Einzelfällen konnten durch PUVA-Therapie bei Kindern eine Normalisierung krankheitsbedingter Wachstumsstörungen sowie bleibende Remissionen erzielt werden. Die UVB+UVA-Therapie ist einer alleinigen UVB-Behandlung möglicherweise gering überlegen. Nicht bei allen Patienten ist die Phototherapie erfolgreich, das individuelle Ansprechen ist unterschiedlich. Durch Phototherapie wird im allgemeinen der Krankheitsverlauf nicht grundsätzlich geändert, nach Absetzen kommt es zumeist zu Rezidiven.

Literatur

1. Atherton DJ, Carabott F, Glover MT, Hawk JLM (1988) The role of psoralen photochemotherapy (PUVA) in the treatment of severe atopic eczema in adolescents. Br J Dermatol 118:791–795
2. Binet O, Aron-Brunetière R, Cunéo M, Césaro MJ (1982) Photochimiothérapie par voie orale et dermatite atopique. Ann Dermatol Venereol 109:589–590
3. Braun-Falco O, Ring J (1984) Zur Therapie des atopischen Ekzems. Hautarzt 35:447–454

4. Britton FC, Gawkrodger DJ, McVittie E, Umbert I, Hunter JAA (1988) UVB reduces the cutaneous cellular infiltrate of atopic eczema: a preliminary study. Photodermatology 5:232–234
5. Esser B (1988) UV-Strahlen bringen Besserung. Die kombinierte UVA/UVB-Bestrahlung ist eine effektive Therapiemaßnahme bei atopischer Dermatitis. Der informierte Arzt/Gazette Médicale 3:73–74
6. Falk ES (1985) UV-light therapies in atopic dermatitis. Photodermatology 2:241–246
7. Fjellner B, Hägermark Ö (1982) Influence of ultraviolet light on itch and flare reactions in human skin induced by histamine and the histamine liberator compound 48/80. Acta Derm Venereol (Stockh) 62:137–140
8. Georgii A, Przybilla B, Hörwick E, Ring J (1987) Skin reactivity to sequels of mast cell activation: relationship to atopy and modification by UV exposure. J Invest Dermatol 89:440
9. Gollhausen R, Göttsberger K, Winter H, Przybilla B, Ring J (1987) Skin sensitivity in atopic eczema (AE) before and after UVA phototherapy – evaluation by visual assessment, evaporimeter and laser doppler flowmeter. J Invest Dermatol 89:319
10. Gschnait F, Hönigsmann H, Konrad K, Fritsch P, Wolff K (1977) Photochemotherapie (PUVA) bei Neurodermitis. Z Hautkr 52:1219–1224
11. Hannuksela M, Karvonen J, Husa M, Jokela R, Katajamäki L, Leppisaari M (1985) Ultraviolet light therapy in atopic dermatitis. Acta Derm Venereol (Stockh) Suppl 114:137–139
12. Jekler J, Larkö O (1988) UVB phototherapy of atopic dermatitis. Br J Dermatol 119:697–705
13. Midelfart K, Stenvold SE, Volden G (1985) Combined UVB and UVA phototherapy of atopic eczema. Dermatologica 171:95–98
14. Morison WL, Parrish JA, Fitzpatrick TB (1978) Oral psoralen photochemotherapy of atopic eczema. Br J Dermatol 98:25–30
15. Mosse K (1924) Behandlung des neurogenen Ekzems mit Höhensonne. Dtsch Med Wochenschr 50:1802
16. Przybilla B, Ring J, Kejzlar-Lisy G (1988) Behandlung des atopischen Ekzems mit UVA-PUR – klinische und immunologische Befunde. Akt Dermatol 14:326–329
17. Pullmann H, Möres E, Reinbach S (1985) Wirkungen von Infrarot- und UVA-Strahlen auf die menschliche Haut und ihre Wirksamkeit bei der Behandlung des endogenen Ekzems. Z Hautkr 60:171–177
18. Ring J, Przybilla B, Eberlein B (1989) Ultraviolet A inhibits histamine release from human peripheral leukocytes. Int Arch Allergy Appl Immunol 88:136–138
19. Roberts LK, Smith DR, Seilstad KH, Jun BD (1988) Photoimmunology: The mechanisms involved in immune modulation by UV radiation. J Photochem Photobiol, B: Biology 2:149–177
20. Salo O, Lassus A, Jovakoski T, Kanerva L, Lauharanta J (1983) Behandlung der Dermatitis atopica und der Dermatitis seborrhoica mit selektiver UV-Phototherapie und PUVA. Dermatol Monatsschr 169:371–375
21. Sannwald C, Ortonne JP, Thivolet J (1979) La photochimiothérapie orale de l'eczéma atopique. Dermatologica 159:71–77
22. Soppi E, Viander M, Soppi AM, Jansén CT (1982) Cell-mediated immunity in untreated and PUVA treated atopic dermatitis. J Invest Dermatol 79:213–217

Neurodermitis atopica (atopisches Ekzem) –
Alternative Therapieverfahren

E. Schöpf

Einleitung

„Die Neurodermitis – eine Stoffwechselkrankheit"
„Die Schulmedizin ist machtlos"
„Eine andere Antwort als Cortison gegen die Krankheit kennt die Schulmedizin
nicht"
Das sind Zitate aus einer Informationsbroschüre über Neurodermitis bezüglich
der Schwedlerschen Heilmethode, verfaßt von Jürgen Pfeiffer und Marianne Ströppel
vom Bundesverband Neurodermitiskranker in Deutschland.

Nimmt man als Beispiel die Beschreibung der von Schwedler entwickelten Heilmethode des Heilpraktikers J. Vollmer, Hamburg/Ralstett, wie sie im Organ des Bundes-
verbandes Neurodermitiskranker in Deutschland e.V. von Herrn Jürgen Pfeiffer am
22. Mai 1984 beschrieben worden ist, so muß man eine erhebliche Irrationalität
bezüglich der Vorstellungen über die Erkrankung Neurodermitis atopica vermuten:

Ich zitiere: „Der unerträgliche Juckreiz muß sein. Nur durch das Aufkratzen der
Haut erreicht der Patient, daß das natürliche Entgiftungsverfahren wirkt. Über die
Haut – als das größte Entgiftungsorgan ist es dem Neurodermitiker nicht möglich, die
Giftstoffe im Blut und teilweise als weißliche Flüssigkeit im Körper entweichen zu
lassen. Somit wird eine Eigenvergiftung im Körper vermindert. Andernfalls könnte
diese Eigenvergiftung den Tod zur Folge haben. Daher vorsichtig sein bei Kleinkindern und diese *nicht* durch Handschuhe am Kratzen hindern!!!".

Ich zitiere weiter: „Die Neurodermitis ist *nicht* heilbar. Die Krankheit sitzt in den
Genen und ist genauso wie eine Blauäugigkeit oder das braune Haar ein Signal an den
Körper. Auch die Schwedlersche Heilmethode kann die Krankheit nicht heilen, weil
man die Gene nicht verändern kann. Die Heilmethode, die ich Ihnen im weiteren
Ablauf des Berichtes vorstelle, bringt nachhaltig das Erscheinungsbild der Krankheit
zum Stehen – d. h.: Juckreiz wird für den Betroffenen ein „Fremdwort", die Haut wird
glatt – sogar Narben der Haut verschwinden im Laufe der Behandlung".

Es wird die Kur näher beschrieben; dabei fällt auf, daß zunächst für die Dauer von
10 Tagen nur Weizenbrei, gesüßt mit Traubenzucker gegessen werden darf, die letzten
3 Tage, ehe die Kur beginnt, dürfen nur Äpfel gegessen werden, möglichst ungeschält.
Dem allergologisch versierten Arzt ist die fakultative Apfelallergie bei Birkenpollenal-
lergikern wohl bekannt. Ein Teil unserer Neurodermitiker hat auch eine Birkenpollen-
allergie, so daß diese einseitige diätetische Empfehlung des Apfelessens zumindest für
diese Neurodermitiker nicht zuträglich sein kann.

Die Kur besteht weiterhin in der Anwendung von 30 Elektromagnetfeldbestrah-
lungen (Preis 1984 DM 4200,–), 25 Bestrahlungen „positiv", die letzten 5 Tage „negativ".

Interessanterweise wird – ich zitiere – „auf die noch nicht abgeheilten Hautstellen
über 3 Tage hinweg eine dünne Schicht Cortisonsalbe aufgetragen".

Die begleitende interne medikamentöse Therapie ist gekennzeichnet durch eine
ungezielte Polypragmasie mit Hauttee Rovit, täglich mindestens 2½ Liter, Magentee
Rovit, Viborol supp, Esberitox, Arnikasalbe, Faeoniasalbe, Exhirud Blutegelsalbe,
Lymphomyosot, Ferroinfant, Nervinfant sowie Arsen, Jod, D6 dil. und andere homöo-
pathische Medikamente.

Es fällt schwer, diese Heilsidee als alleinseligmachend für Neurodermitiker zu akzeptieren.

Hautkrankheiten sind per definitionem Erkrankungen, die sich ausschließlich oder vorwiegend am Hautorgan manifestieren. Wer will bestreiten, daß die Neurodermitis atopica eine Hauterkrankung ist, wenngleich sie selbstverständlich wichtige Funktionsstörungen verschiedener Organsysteme wie Immunsystem, Nervensystem aufweist. Jedenfalls führt der Begriff „Stoffwechselkrankheit", wie er von alternativen Therapeuten immer benutzt wird, nicht weiter. Hier wird vorwiegend von Nichtärzten versucht, die Kompetenz der Hautärzte für die Therapie der Neurodermitis in Frage zu stellen, indem behauptet wird, die Neurodermitis atopica sei keine Hautkrankheit, sondern eine Stoffwechselkrankheit.

Alternative Therapieverfahren

Es handelt sich dabei um Verfahren, deren Wirksamkeit nach den international von den Gesundheitsbehörden auf der ganzen Welt mit Recht geforderten Kriterien nicht oder bisher nicht bewiesen wurde. Im allgemeinen beruft man sich auf Einzelfallbeobachtungen, deren Wert gerade bei einer Erkrankung, die vor allem im Kindesalter zu Spontanheilung neigt, wie die N.D., kritisch zu sehen ist.

Häufig wird der Begriff „Erfahrungsmedizin" zur Begründung der Anwendung alternativer Therapieverfahren angewendet. Auch die sogenannte Schulmedizin ist Erfahrungsmedizin, nur ist hier die primär auf Erfahrung beruhende Wirksamkeit eines Therapieverfahrens durch kontrollierte Studien und international akzeptierte wissenschaftliche Grundsätze im allgemeinen bewiesen. Es ist durchaus denkbar, daß ein heute noch als alternativ angesehenes Therapieverfahren nach Durchführung entsprechender klinischer Studien in Zukunft in das Repertoire schulmedizinisch anerkannter Therapien aufgenommen wird.

Es fällt auf, daß alternative Heilverfahren vorwiegend bei sogenannten funktionellen Störungen angewendet werden sowie bei chronischen Erkrankungen, bei denen sich eine aggressive Therapie wegen der mit der langen Behandlungsdauer verbundenen Nebenwirkungsrisiken verbietet.

Ohne Zweifel war die Heilkunde immer auch Spiegelbild des Zeitgeistes der jeweiligen Epoche. Wir beobachten eine zunehmende Skepsis in Teilen der Bevölkerung gegenüber den hochtechnisierten Medizinbetrieben, und das in einer Epoche, in der die naturwissenschaftlich begründete Medizin spektakuläre Erfolge zu verzeichnen hat. Die Ausrottung oder erfolgreiche Bekämpfung z. B. der Infektionskrankheit hat aber eine Wandlung des Krankheitsspektrums von der Akutmedizin hin zur Medizin der chronischen Erkrankungen bewirkt, für die das klassische therapeutische Arsenal unter dem Aspekt der Risiko-Nutzen-Abwägung vor allem wegen der notwendigen Dauertherapie schmal ist. Dies treibt nicht wenige auch der Neurodermitiskranken in die Arme der alternativen Therapeuten. Zur Klarstellung sei erwähnt, daß mit alternativen Therapien nicht die etablierten Alternativen zur Corticoidtherapie wie UV-Therapie, Klimatherapie, gezielte unter Allergietestung und Anamnese individuell konzipierte Diät, Lokaltherapie mit Teeren oder nichtsteroidalen Antiphlogistika gemeint sind.

Aus der Vielzahl alternativer Therapieverfahren wie Magnetismus, Kupferringe unter der Matratze oder am Handgelenk, Sauerstoff- und Ozontherapie, die ja durchaus nicht nur bei der Neurodermitis angewendet werden, möchte ich nur einige im folgenden kurz ansprechen:

Diätetische Maßnahmen wie L-Peptide, Fumarsäure
Akupunktur; Homöopathie

Diätetische Maßnahmen

Häufig werden extreme Diätregime vorgeschrieben, deren Scheitern wegen Undurchführbarkeit vorprogrammiert ist, was den Therapeuten erlaubt, die Gründe für das Scheitern der Therapie dem Patienten zuzuschieben. Ein sehr negatives Beispiel drastischer Diätmaßnahmen wie ausschließlich Rohkost, empfohlen von der Schwarzwaldklinik Villingen-Schwenningen, ist eine Patientin, die zunächst unter der Verdachtsdiagnose eines akuten Abdomens in der Chirurgischen und anschließend in der Medizinischen Klinik Freiburg stationär aufgenommen werden mußte, wobei sich als Ursache der Beschwerden eine ausgeprägte Unter- und Mangelernährung mit Hypoglykämie und Azidose herausstellte. Vorangegangen war ein 2½jähriges Einhalten einer strengen Rohkostdiät wegen eines dyshidrotischen Handekzems. Im Bereich alternativer Therapieverfahren der Neurodermitis atopica spielten in den vergangenen Jahren Hydrolisate aus Lactalbumin (Molkenprotein) mit einem Molekulargewicht von ungefähr 1000 eine Rolle. Diese sogenannten L-Peptide nach Gauri führen nach 3–6wöchiger oraler Verabreichung, wie Gauri berichtet, bei 2000 Neurodermitikern, in 88,37% zum Verschwinden von Juckreiz, in 81,39% zur Verbesserung des Hautbefundes und in 87,21 zur Beseitigung von Schlafstörungen. Der Wert der Therapie muß erheblich in Zweifel gezogen werden, zumindest für die Patienten, die eine Milcheiweißallergie aufweisen. Ich selbst beobachtete eine Neurodermitikerin, deren Dermatose unter L-Peptiden massiv exazerbierte, so daß eine sofortige stationäre Behandlung notwendig war. Bei dieser Patientin war seit Jahren eine Milcheiweißallergie bekannt.

Fumarsäure

In letzter Zeit ist zu beobachten, daß der Arzt für Allgemeinmedizin Herr Dr. Schäfer, Laufenburg, der seit vielen Jahren die Therapie der Psoriasis mit Fumarsäuresalzen und -estern durchführt, auch Patienten mit Neurodermitis mit Fumaraten und Fumarsäureestern behandelt. Wie selbst mußten einen Patienten mit einer nach Fumarsäuretherapie exazerbierten Neurodermitis stationär behandeln. In niederen Dosen scheinen Salze der Fumarsäure unschädlich zu sein, insbesondere aber die Alkylester scheinen nicht unproblematisch zu sein. Die Kommission B7 des Bundesgesundheitsamtes hat im Rahmen einer Aufbereitungsmonographie diese Arzneistoffe wegen fehlendem klinischen Wirksamkeitsnachweis und unzureichender toxikologischer Daten negativ bewertet. Offenbar besteht auch Nephrotoxizität wie Roodnat et al. 1989 [8] erneut publizierten.

Akupunktur

Die klassische chinesische Akupunktur wird durch die Philosophie des Yin und Yang getragen, die zwei konträre Prinzipien in der Natur im Gleichgewicht sieht und dessen Störung eine Dysharmonie des Qi, der Lebensenergie und damit Krankheit bedingt. Schon Mao Tsetung erteilte den Auftrag, die traditionelle chinesische Medizin mit modernen wissenschaftlichen Methoden zu erforschen. Möglicherweise läßt sich die bei manchen Patienten vorhandene schmerzstillende Wirkung der Akupunktur naturwissenschaftlich begründen durch die Freisetzung von Endorphinen mit schmerzstillender Wirkung nach Reizung der Akupunkturpunkte.

Akupunktur spielt offenbar in der Therapie der N.D. eine untergeordnete Rolle; sie wird vorwiegend bei Schmerzzuständen und sogenannten funktionellen Störungen eingesetzt.

Sie beruht auf der Lehre Samuel Hahnemanns, daß Substanzen, die bestimmte Vergiftungserscheinungen bzw. Krankheiten hervorrufen, in verdünnter Form diese Krankheiten heilen können.

Die Vorstellung ist dem allergologisch tätigen Schulmediziner nicht fremd, worauf Schuppli [5] hinweist. Als Beispiel sei die Hyposensibilisierung einer Pollenallergie oder die regelmäßige Gabe von kleinen Mengen Milch beim Milchallergiker.

Unverständlich wird die Lehre, wenn so hohe Verdünnungen angewendet werden, die – wie die Homöopathen selbst zugeben – keine Substanz mehr enthalten können. Man spricht von einem „metamolekularen" Effekt. Hier können positive therapeutische Effekte nur über eine Plazebowirkung erklärt werden, wie auch die heiße Diskussion über die Arbeit von Davenas et al. [4] über die Degranulation humaner basophiler Zellen in vitro durch extrem hoch verdünntes Antiserum Medizin angewendet wird. Stichworte dieser verschiedenen therapeutischen Ansätze sind gezielte Diätempfehlungen, Klimatherapie, Berücksichtigung der Sensibilisierung gegen Aeroallergene und Nahrungsmittelallergene, lokale Therapie mit topischen Grundlagen und Badeölen sowie Kortikosteroiden, Teeren und anderen Alternativen der Kortikosteroidtherapie, UV-Therapie sowie psychotherapeutische Verfahren zur besseren Verarbeitung von Streßsituationen.

Zuwendung zum Patienten ist gefragt und die Ergänzung der Wissenschaft des Heilens durch die an sich selbstverständlich erscheinende ärztliche Tugend, wie Paracelsus es ausdrückte: „Die höchste Arznei ist die Liebe".

Literatur

1. Organ vom Bundesverband Neurodermitiskranker Deutschlands e.V. (1985) Der Brückenschlag, S. 2
2. Oepen I (1985) An den Grenzen der Schulmedizin. Deutscher Ärztetag Köln
3. Pietschmann H (1986) Die Grenzen der exakten Naturwissenschaften in der Medizin. Ärztezeitschrift für Naturheilverfahren 10:649
4. Davenas E, Beauvais F, Amara J, Oberbaum M, Robinzon B, Miadonna A, Tedesche A, Pomeranz B, Fortner P, Belon P, Sainte-Laudy J, Poitevin B, Benveniste J (1988) Human basophil degranulation triggered by very dilute antiserum against IgE. Nature 333:816
5. Schuppli R, persönliche Mitteilung
6. Benveniste J (1988) Schlußwort. Nature 334:291
7. Reilly DT, Taylor MA, McCharry C, Aitchison T (1986) Is homoepathy a placebo response? Controlled trial of homoepathy potency, with pollen in hayfever as model. Lancet II:881
8. Roodnat JI et al. (1989) Schweiz med Wschr 119:826–830
9. Monographie Bundesgesundheitsamt B 7. Amtliche Bekanntmachung im Bundesanzeiger vom 11. 10. 1988.

Erkrankungen des Fettgewebes

Struktur und Funktion des Fettgewebes

Wolfgang Kühnel

Einleitung

In Koellikers „Handbuch der Gewebelehre" [7] findet man die Angabe, Fettgewebe sei eine der Formen des lockeren oder areolären Bindegewebes, d. h. also kein Gewebe sui generis. Fettgewebe liege nur dann vor, „wenn in den Maschen eines an elastischen Fasern und Zellen gewöhnlich ganz armen Bindegewebes zahlreiche Fettzellen enthalten sind". In modernen Lehr- und Handbüchern der Histologie wird das Fettgewebe als „Sonderform des retikulären Bindegewebes" abgehandelt, das sich etwa vom 4. Fetalmonat an aus läppchenförmigen Primitivorganen entwickelt. Diese Feststellung geht auf Wassermann [10] zurück, dessen Auffassung über das sog. Fettgewebe u.a. in der Ansicht gipfelte, daß es sich nicht um ein Gewebe im sonst üblichen Sinne der Histologie handele, sondern um ein Organ oder zumindest um einen organähnlichen Komplex. Nach seiner Ansicht darf man „überhaupt nicht mehr vom Fettgewebe als von einem einfachen Gewebe sprechen, sondern nurmehr von „Fettorganen", eine Auffassung, die er 1965 noch einmal ausführlich darlegte. Das sog. Fettgewebe setze sich aus Fettläppchen zusammen, d. h. aus retikulo-endothelialen Organen im Zustand der Fettspeicherung oder Fettabgabe. Zugunsten der Auffassung Wassermanns spricht u.a. die Tatsache, daß es fließende Übergänge zwischen kleinsten fetthaltigen retikulären und größeren, makroskopisch klar abgrenzbaren Fettorganen und schließlich dem subkutanen Fettgewebe, dem Panniculus adiposus, gibt [1]. Auch heute, unter dem Aspekt ganz anderer Untersuchungstechniken, hat sich an der Auffassung Wassermanns nichts geändert, sieht man davon ab, daß nunmehr zwei Wege der Entstehung von Fettzellen angenommen werden. Einmal werden frühembryonal epitheloide Lipoblasten gebildet, welche schließlich in einer gelappten, oft drüsenartigen Anordnung zu finden sind, – primäre Fettbildung. Durch Einlagerung zahlreicher kleiner Fetttröpfchen entsteht zunächst das für den Menschen weniger charakteristische plurivakuoläre Fettgewebe, dessen Elemente sich schließlich in typische univakuoläre Fettzellen umwandeln [8, 9]. Bei dem zweiten Weg der Fettgewebsbildung differenzieren sich in der späten Fetalperiode und besonders in der frühen postnatalen Wachstumsphase Mesenchymzellen zu Lipoblasten, die zunächst Fibroblasten sehr ähneln. Auch in ihnen sammeln sich bei beginnender Fettspeicherung Tröpfchen (Praeadipozyten), die sich aber bald zu einer großen Fettvakuole vereinen. Dieser Vorgang wird als sekundäre Fettbildung bezeichnet. Vermutlich können beim Menschen die für den Erwachsenen typischen univakuolären Fettzellen auch aus plurivakuolären Fettzellen durch weitere Fettspeicherung entstehen. Das Wiederauftreten von plurivakuolärem Fett wäre dann mit einer Rückführung dieses Vorganges zu erklären. Die Mehrzahl der univakuolären Fettzellen der großen Fettdepots leitet sich aber von jenen Lipoblasten her, die vor allem in der frühkindlichen Zeit gebildet wurden. Diese sollen beim Erwachsenen nicht mehr teilungsfähig sein, so daß das Ausmaß einer Fettzunahme an den verschiedenen Speicherorten von der Anzahl der in der Jugend gebildeten Lipoblasten abhängt. Die Adipositas wäre demnach nicht mit einer Zellvermehrung verbunden, sondern beruht auf einer Hypertrophie vorhandener Zellen [1].

Die Fettorgane Wassermanns

Wassermanns Organbegriff des Fettgewebes stützt sich ganz wesentlich auf die Beobachtung, daß sich sowohl in dessen frühen Entwicklungsstufen als auch in Stadien der Rückbildung andere, d. h. nicht mit der Fettspeicherung zusammenhängende Potenzen manifestieren, insbesondere durch die Ausbildung von Zellformen, die auch in der Entwicklungsreihe der weißen und roten Blutkörperchen vorkommen. Und ebenso bezeichnend erscheint es ihm, daß umgekehrt bei der Rückbildung hämatopoetisch tätiger Organe, wie des Knochenmarks, der Lymphknoten und schließlich auch des Thymus das zurückgehende spezifische retikuläre Gewebe durch Fett ersetzt wird.

Wenn man Schnitte durch Feten untersucht, dann fallen subkutan gelegene, inselförmige, bald mehr rundliche, bald ovale Bezirke auf, die sich mit Fettfärbungen hervorheben lassen, und die Koelliker [7] täuschend an Ganglien erinnerten (Abb. 1). Zusammenhängende Schichten, wie wir sie beim Erwachsenen kennen, kommen nicht vor. Es handelt sich um die von Wassermann [19] beschriebenen „Primitivorgane der Fettläppchen". Bei genauerer Untersuchung solcher Areale fettspeichernder Zellen (Abb. 2) erkennt man zunächst den Zusammenhang mit Gefäßen. Regelmäßig findet man, daß Äste von in der Nachbarschaft gelegenen Gefäßen in eine solche Fettzellinsel eintreten und sich in Kapillaren auflösen. Diese primitiven Komplexe retikulären Bindegewebes hängen also mit den Wandungen zarter Blutgefäße zusammen, und gegen das umgebende Bindegewebe grenzen sie sich durch eine dünne Faserhülle ab. Zunächst wirken sie als Bildungsstätten von Blutzellen. Mit zunehmender Ablagerung von Fett erlischt jedoch die Zellproduktion, das embryonale Fettorgan wird zum Fettgewebsläppchen. Diesen innigen Zusammenhang der embryonalen abgekugelten Fettorgane mit dem Blutgefäßsystem hat Dabelow [4] eindrucksvoll an Injektionspräparaten demonstriert. Er beschreibt sie phantasievoll als „schwebende dichte Netzkugeln" und meint damit die dichte Kapillarisierung dieser Areale, die von überwiegend radiär verlaufenden Gefäßen gespeist werden. Tatsächlich aber schweben diese kompakten rundlichen Körper nicht frei im Raum, sondern füllen die Maschen eines gröberen Gefäßnetzes aus, die polygonale Flächen von 2–3 mm Durchmesser begrenzen. Diese Räume stellen die kleinsten Kämmerchen des späteren weiträumigen Kammerwerkes der Subkutis dar.

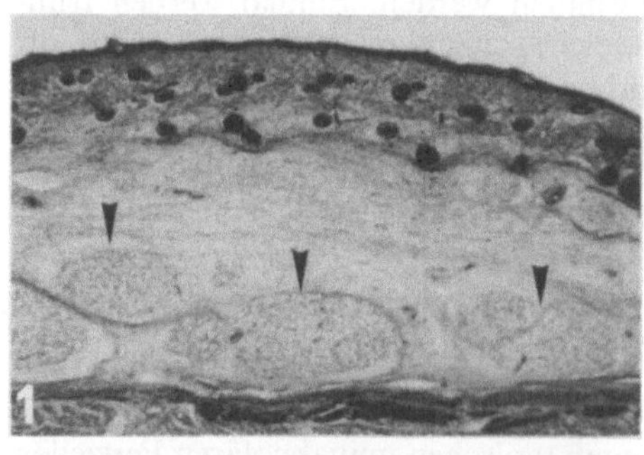

Abb. 1. Senkrechter Durchschnitt durch die Rückenhaut eines 6 Monate alten Feten. Bei ▲ primitive Fettorgane. Azur II-Methylenblau-Fuchsin, × 45 (Präparat von Frau Dr. Fritsch, Lübeck)

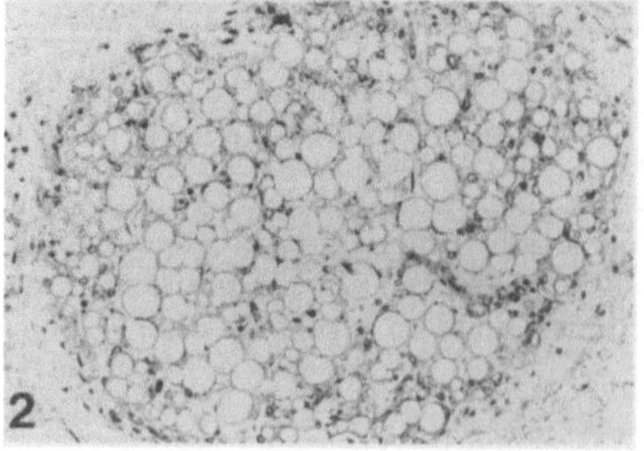

Abb. 2. Subkutanes Fettgewebsläppchen aus Abb. 1, stark kapillarisiert. Azur II-Methylenblau-Fuchsin, × 230 (Präparat von Frau Dr. Fritsch, Lübeck)

Weißes Fettgewebe

Das am häufigsten vorkommende sog. weiße Fettgewebe besteht aus auffällig großen, kugeligen oder blasigen Zellen, den Lipozyten oder Adipozyten, deren Leib einen großen Fetttropfen enthält und deren Kern abgeplattet und an die Wand gedrängt ist. Ihr Durchmesser beträgt häufig mehr als 100 µm. Einzeln oder in Gruppen sind Fettzellen überall in das lockere Bindegewebe der Organe eingestreut (Abb. 3). Größere Ansammlungen von Fettzellen bilden eher traubige, oft mit unbewaffnetem Auge sichtbare Läppchen. In den histologischen Routinepräparaten ist das Fett allerdings durch die Einwirkung von Alkohol, Äther, Toluol, Xylol usw. herausgelöst. Man sieht dann große Vakuolen, die vom Plasmalemm und ganz wenig Zytoplasma umgeben sind. Nur um den Zellkern ist es etwas reichlicher. Typisch ist die Blutgefäßversorgung, denn letztendlich ist jede Fettzelle von Kapillaren umsponnen.

Das elektronenmikroskopische Bild läßt folgenden Feinbau der weißen Fettzellen erkennen: Die dünne Schale von Zytoplasma, welche die Fettkugel umschließt, enthält kleine Mitochondrien, spärliche Lamellen des agranulären endoplasmatischen Retikulum, Ribosomen, Bläschen, vereinzelt kleine Fett-Tröpfchen und gelegentlich auch Glykogengranula. Jede Fettzelle ist von dünnen kollagenen Fibrillen umgeben, die dem lichtmikroskopisch beschriebenen Gitterfasergespinst entsprechen. Im übrigen wird jede Fettzelle von einer typischen Basallamina umhüllt (Abb. 4, 5). Bei Übersichtsvergrößerungen (Abb. 4) scheinen die Begrenzungen der Fettzellen nur noch aus dem Plasmalemm zu bestehen, das unzählige bläschen- und flaschenförmige Invaginationen und Evaginationen ausbildet, die sich besonders in Gefrierbruchpräparaten eindrucksvoll hervorheben lassen (Abb. 6, 7). Diese Mikropinozytosebläschen sind für den Transport von Fettsubstanzen entscheidende Strukturen.

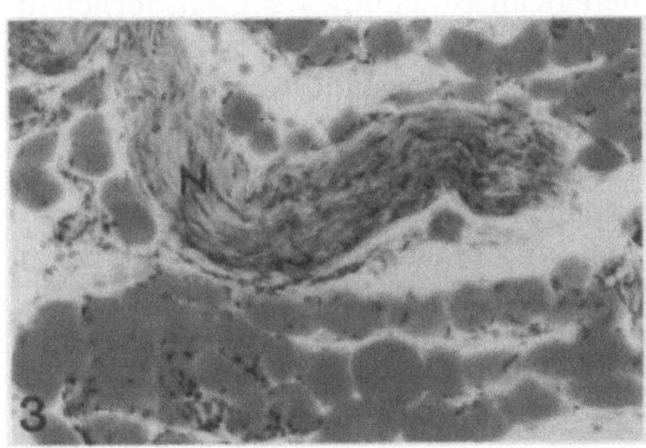

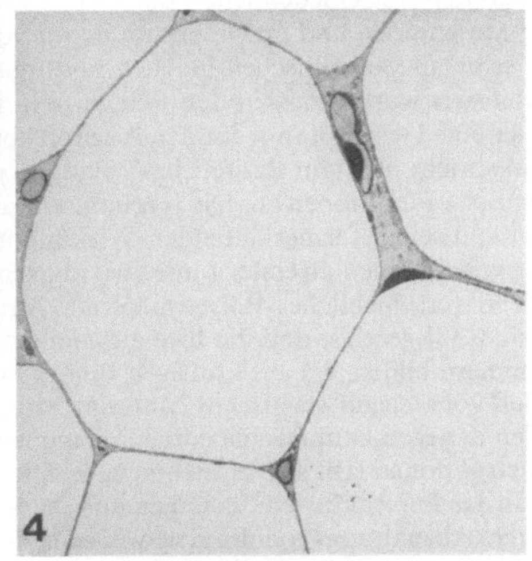

Abb. 3. Weiße Fettzellen in einem Bindegewebszwickel der Glandula parotis. N = Nerv. Scharlachrot-Hämalaun, × 150

Abb. 4. Weiße Fettzellen aus dem Panniculus adiposus des Menschen. Elektronenmikroskopische Aufnahme, × 800

Abb. 5. Panniculus adiposus. Bindegewebszwickel zwischen drei weißen Fettzellen (F) mit Kapillare und dünnen kollagenen Fibrillen. Elektronenmikroskopische Aufnahme, × 6150

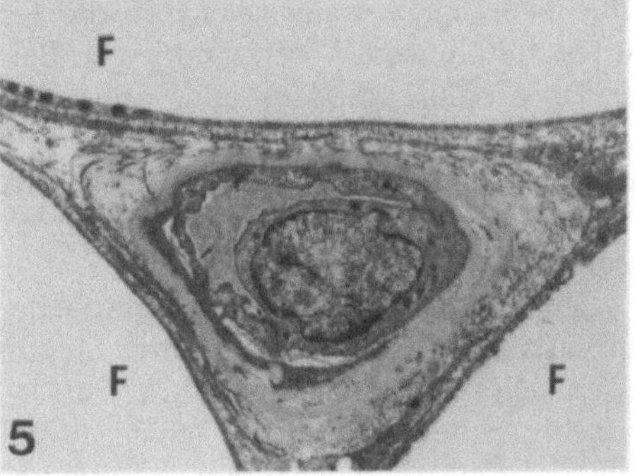

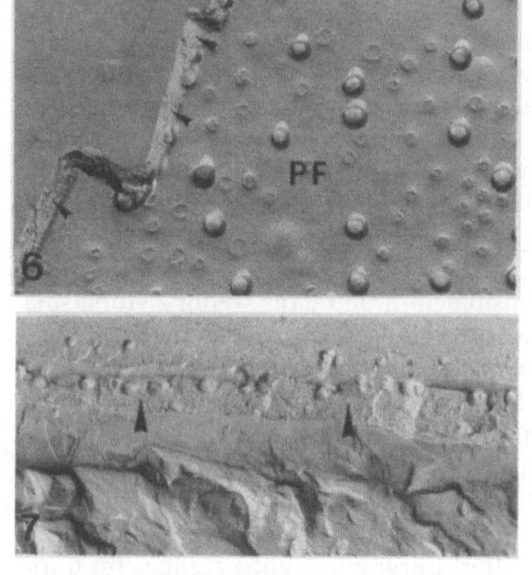

Abb. 6. Gefrierbruch durch eine weiße Fettzelle. PF = Protoplasmatische Fläche der inneren Membranhälfte des Plasmalemms. Bei ▲ Bruchfläche des Zytoplasmas. Die knöpfchenförmigen Erhebungen entsprechen den Mikropinozytose-Bläschen. Elektronenmikroskopische Aufnahme, × 50 000

Abb. 7. Gefrierbruch durch eine weiße Fettzelle. Bei ▲ Bruchfläche des Zytoplasmas mit Mikropinozytose-Bläschen. Im Bild unten Bruchfläche durch das Fetttröpfchen. Elektronenmikroskopische Aufnahme, × 36 000

Den Fettorganen fallen höchst verschiedene Aufgaben zu. Einmal sind sie zur Synthese und Stapelung von Fett befähigt, durch dessen Verbrennung der Energiebedarf des Körpers bestritten werden kann. Dieses im Auf und Ab des Stoffwechsels bald zunehmende, bald schwindende Fett ist in den Speicherfettorganen enthalten, die insbesondere in den subkutanen Fettpolstern, deren Architektur von Ort zu Ort gemäß den Verschiedenheiten der mechanischen Beanspruchung wechselt, ferner in den Mesenterien und im Omentum majus vorkommen. Auf der anderen Seite finden wir selbst in kachektischen Leichen Fettorgane, deren Fettbestand wenig oder kaum mobilisiert wurde, z.B. in den Fettkörpern in Knie- und Hüftgelenk, in der Orbita, wo sie eine Gelenkpfanne für den Augapfel bilden, oder in Ferse und Sohle des Fußes. Man spricht hier von Baufett bzw. Baufettorganen. Ihnen kommen vorwiegend mechanische Funktionen zu. Die mechanische Bedeutung des Fettgewebes beruht, wenn man von seiner formerhaltenden Wirkung absieht, auf der lagerhaltenden Umhüllung von Organen, in erster Linie aber auf seiner Verwendung als druckelastisches und rollend verschiebliches Polstermaterial. Am Beispiel des Fersenpolsters hat Blechschmidt [3] gezeigt, daß die hier ausgebildeten Fettgewebskomplexe den Inhalt von Kammern bilden, die aus kräftigen Bindegewebssepten bestehen. Die Kammerwände sollen vorwiegend elastisches Material enthalten, Kammerboden und Kammerdach sollen dagegen hauptsächlich aus kollagenen Fasern aufgebaut sein. Aus seinen Rekonstruktionen läßt sich entnehmen, daß aus dem Korium kräftige Bindegewebssepten in das Fersenpolster aufsteigen und die Seitenwände der großen Kammern bilden. Durch Abspaltung von Bindegewebslamellen entstehen kleinere Kammern, deren Längsachsen spiralig miteinander verbunden sind. In dieser wabigen Struktur haben wir ein Gefüge vor uns, das u.a. die Eigenschaften eines Wasserkissens und eines Puffers hat, dessen Widerstand gegen Belastung durch Torsion gesteigert wird. Auch der Pannikulus adiposus aller anderen Körperregionen besteht aus einem feinen Kammerwerk, dessen Wände von Bindegewebsfasern, dessen Inhalt von zahlreichen dichtgepackten Fettzellen gebildet werden. Größere Zellgruppen sind zu Läppchen zusammengefaßt, die teils von sehr zarten zugfesten und zugelastischen Bindegewebsfasern voneinander getrennt sind.

Die organartigen Fettgewebsläppchen, die das weiträumige Kammerwerk der Subkutis ausfüllen und die in ihrer Gesamtheit den Panniculus adiposus verkörpern, lassen sich nach vorsichtiger Mazeration besonders gut im Rasterelektronenmikroskop hervorheben, wodurch gleichzeitig eine räumliche Vorstellung von der Anordnung der Fettzellen gewonnen werden kann. Die Fettzellen liegen dicht beieinander,

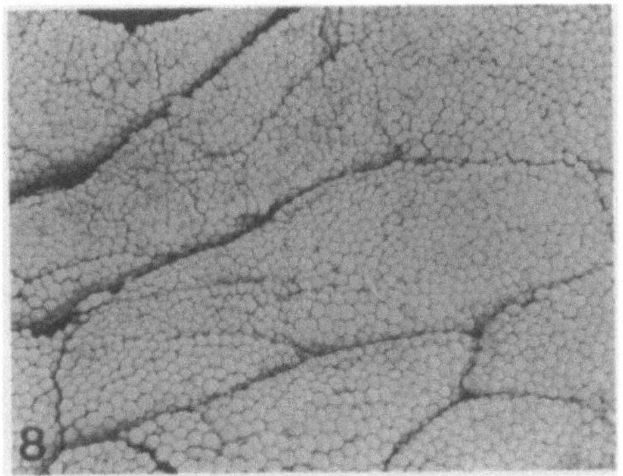

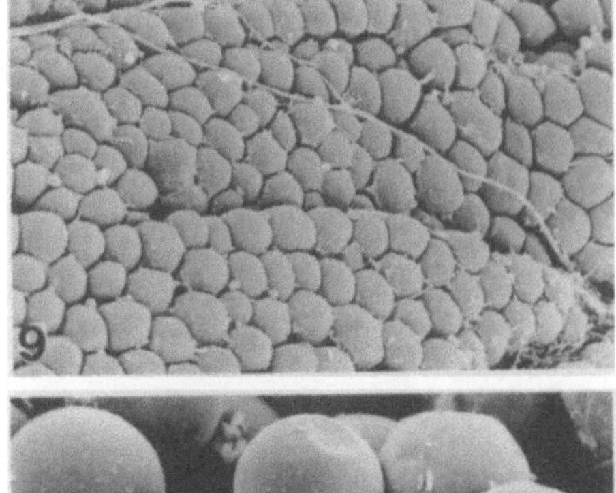

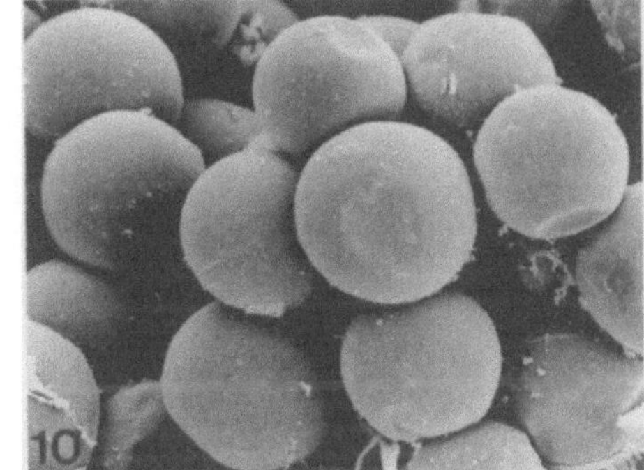

Abb. 8. Panniculus adiposus, unterschiedlich große Fettläppchen. Rasterelektronenmikroskopische Aufnahme, × 32

Abb. 9. Panniculus adiposus, Fettgewebsläppchen, von Nerven durchzogen. Rasterelektronenmikroskopische Aufnahme, × 140

Abb. 10. Panniculus adiposus, einzelne kugelige, prall gefüllte Fettzellen. Rasterelektronenmikroskopische Aufnahme, × 380

größere Fettgewebsläppchen sind durch Bindegewebssepten voneinander getrennt, die nach der Mazeration als mehr oder weniger tiefe Gräben imponieren (Abb. 8, 9). Die Fettgewebsläppchen werden von zarten Nerven durchzogen. Führt man die Mazeration nicht zu Ende, dann läßt sich zeigen, daß jede kugelige Fettzelle in einer eigenen kleinen Kammer liegt. Treibt man die Bindegewebsmazeration sehr langsam und vorsichtig voran, dann gelingen sehr saubere Bilder. Prall gefüllte Fettzellen mit glatter Oberfläche kommen zum Vorschein, darunter Elemente, deren Plasmalemm an umschriebener Stelle unterschiedlich weit eingedellt sein kann (Abb. 10).

Braunes Fettgewebe

Unter braunem Fettgewebe versteht man charakteristisch lokalisierte, bräunlich-gelb getönte Organe, die nicht aus kugeligen univakuolären, sondern aus polygonalen multivakuolären Fettzellen bestehen. Sie enthalten also an Stelle einer einzigen großen Fettkugel zahlreiche kleine, durch Lipochromgehalt (Zytochrom C) ausgezeichnete Fett-Tropfen, weshalb sie auch als braune plurivakuoläre Fettzellen bezeichnet werden. Das Vorkommen der braunen Fettorgane ist auf die Achselhöhle, die Nachbarschaft der A. subclavia, die Halsregion, das Mediastinum, die Rückenhaut, die Nierenfettkapsel und die Mesenterien beschränkt. Es bevorzugt also, im Gegensatz zum weißen Fettgewebe, die tieferen Körperregionen [1]. Elektronenmikroskopische Übersichtsaufnahmen von Dünnschnitten durch das braune Fettgewebe zeigen unregelmäßige polygonale Fettzellen, die so dicht gepackt beisammen liegen, daß der Eindruck einer epithelialen Bauweise entsteht. Eine strukturelle Ähnlichkeit mit einer endokrinen Drüse besteht insofern, als zwischen den Fettzellen auffallend zahlreiche Blutkapillaren verlaufen, die sich teils in tiefe Rinnen an ihrer Oberfläche schmiegen, teils die Zwickelbereiche an den Zellkanten einnehmen (Abb. 11). Vom Epithelgewebe unterscheidet sich das braune Fettgewebe jedoch insofern wesentlich, als jede seiner

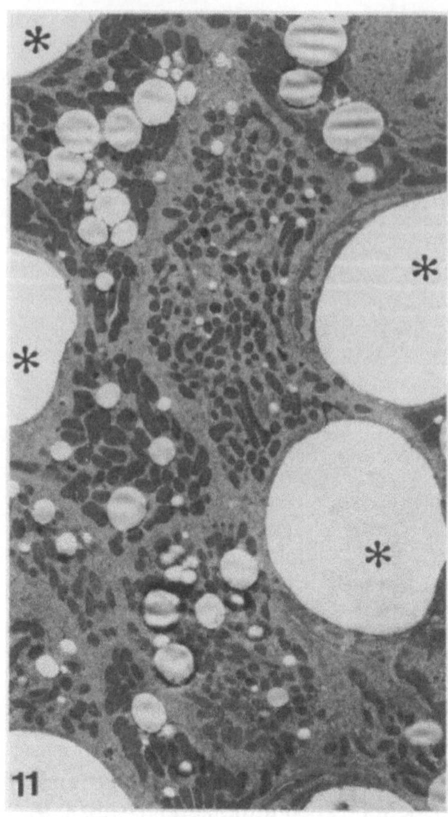

Abb. 11. Zellen des braunen Fettgewebes. Beachte den Mitochondrienreichtum und die Kapillaren (∗). Präparat von Prof. Bargmann, Kiel. Elektronenmikroskopische Aufnahme, × 5400

Zellen von einer Basallamina umgeben wird. Auf weite Strecken hin werden die Fettzellen nur durch diese Membranen, die sich einander bis zur Berührung nähern können, voneinander geschieden. Das Zytoplasma dieser multilokulären Elemente enthält eine erstaunlich große Zahl von Mitochondrien, die meistens eng aneinander lagern (Abb. 11). Golgi-Apparate und Ergastoplasmamembranen sind, wenngleich spärlich, entwickelt. Desgleichen spielt sich an der Oberfläche der Zellen eine starke Vesikulation ab, die als Ausdruck einer Mikropinozytose im Dienste der Lipidaufnahme oder als Äquivalent einer Abgabe von Fettsäuren an die Blutkapillaren gedeutet werden. Darüber hinaus ist das braune Fettgewebe außerordentlich reich innerviert. Bündel von marklosen Axonen begleiten die Blutgefäße, welche das Fettorgan durchsetzen. Die einzelnen Fasern enthalten auch „dense core vesicles", wie sie für aminerge Nerven bekannt sind. Schließlich erreichen dünne Axone den Interzellularraum, in dem sie von Schwannschen Zellen unvollständig umhüllt werden. Die Endstrecken der Axone schmiegen sich der Oberfläche der Fettzellen eng an, teilweise in Vertiefungen ihrer Oberfläche eingebettet. In diesen terminalen Axonabschnitten, die vom Plasmalemm der Fettzellen durch deren Basalmembran getrennt sind, kommen Gruppen synaptischer Bläschen vor. Die Kontaktstellen zwischen Fettzellen und terminalen Axonen werden als Orte der Abgabe von Katecholaminen (Noradrenalin) im Dienste der Lipolyse und Thermogenese angesehen [2].

An der sympathischen Innervation des braunen Fettgewebes und seiner einzelnen Elemente, für die es auch fluoreszenzmikroskopische Anhaltspunkte gibt, besteht kein Zweifel mehr. Es hat somit den Anschein, als bestünden zwischen weißem und braunem Fettgewebe auch wesentliche Unterschiede in der Art der vegetativen Innervation. Im weißen Fettgewebe wurden direkte Kontakte zwischen terminalen Axonen

und Fettzellen nicht beobachtet. Die dort beschriebenen perivaskulären Nervenge-
flechte dürften den Stoffwechsel des weißen Fettgewebes lediglich durch Änderungen
der Durchblutungsgröße beeinflussen, also nicht durch eine direkte Innvervation der
einzelnen Fettzellen. Im weißen Fettgewebe wird die Lipolyse hormonell ausgelöst
[5, 6].

Zusammenfassung

Ausgehend von den „läppchenförmigen Primitivorganen" Koellikers [7] wird auf die
„retikulo-endothelialen Organe" Wassermanns [10] im Zustand der Fettspeicherung
oder Fettabgabe und schließlich auf die subkutanen Fettgewebsläppchen des Panniculus adiposus abgehoben. Der innige Zusammenhang der Fettorgane mit dem Blutgefäßsystem wird hervorgehoben. Sodann wird das licht- und elektronenmikroskopische Erscheinungsbild der Fettzellen (Lipozyten, Adipozyten) beschrieben, wobei
besonders die Mikrovesikel, eine für den Fettabbau und den Transport (Mikropinozytose) der Fettsäuren entscheidende Struktur, herausgestellt und an Gefrierätzprä-
paraten demonstriert werden. Eine räumliche Vorstellung der subkutanen Fettgewebsläppchen des Panniculus adiposus liefern rasterelektronenmikroskopische Auf-
nahmen. Schließlich wird das braune Fettgewebe kurz beschrieben, das im Gegensatz
zum weißen Fettgewebe aus multivakuolären Fettzellen besteht, die von sympathischen Nervenfasern direkt innerviert werden.

Literatur

1. Bargmann W (1977) Histologie und Mikroskopische Anatomie des Menschen. 7. Aufl.
   Thieme, Stuttgart
2. Bargmann W, Hehn G von, Lindner E (1968) Über die Zellen des braunen Fettgewebes. Z
   Zellforsch 85:601–613
3. Blechschmidt E (1933) Die Architektur des Fersenpolsters. Morphol Jahrb 73:20–61
4. Dabelow A (1957) Die Entwicklung der Fettorgane (Wassermann) im subcutanen Gewebe
   menschlicher Feten (nach Untersuchungen an dicken Schnitten mit Gefäßinjektionen). Anat
   Anz 104:83–96
5. Ho RJ, Ho SJ, Meng HC (1965) Potentiation and apparent inhibition of adrenocortico-
   trophic hormone-induced mobilization of free fatty acids by catecholamines in vitro.
   Metabolism 14:1010
6. Jeanrenaud B (1968) Adipose tissue, dynamics and regulation, revisited. Erg Physiol 60:57–
   140
7. Koelliker A (1889) Handbuch der Gewebelehre des Menschen. W Engelmann, Leipzig 1889
8. Napolitano L (1963) The differentiation of white adipose tissue. J Cell Biol 18:663–679
9. Nnodim JO (1987) Development of adipose tissues. Anat Rec 219:331–337
10. Wassermann F (1926) Die Fettorgane des Menschen. Z Zellforsch 3:235–328

Erkrankungen des Fettgewebes:
Das nodöse Erythem als Leitsymptom

Lennart Juhlin

Einleitung

Das nodöse Erythem ist das wichtigste Anzeichen einer Entzündung des subkutanen Fettgewebes, die wir nach der Klinik als Pannikulitis bezeichnen. Das nodöse Erythem kann in der Regel in jedem Stadium der Entzündung vorkommen. Im Unterschied zur Dermatitis bleibt es oft mehrere Wochen bestehen. Die Pannikulitis ist eine Diagnose, mit der die meisten Kliniker nicht zufrieden sind, nicht zuletzt deshalb, weil viele verschiedene Ursachen zu einem ähnlichen Bild führen können, dessen Aussehen oft davon abhängig ist, in welchem Stadium des Entzündungsprozesses man sich befindet. Der Pathologe hat es hier etwas leichter, da er zu Beginn die akute Entzündung, danach ein granulomatöses Infiltrat mit Schaumzellen und schließlich verschiedene Stadien der Fibrose sieht.

Klassifizierung

Man versucht häufig, die verschiedenen Formen der Pannikulitis nach der Lokalisation im Fettgewebe, an der die Erkrankung beginnt, einzuteilen. Wenn die Erkrankung in Fettlobuli mit einer Lipolyse beginnt wie z. B. bei Pankreaskrankheiten, oder mit einer Kristallbildung im Fett wie bei Erfrierungen, nennen wir sie lobuläre Pannikulitis. Hier können freie Fettsäuren herausgelöst werden, die zu Entzündungen an Gefäßen, zu Fettnekrose und weiteren Entzündungen führen.

In den Fettlobuli sehen wir Kapillaren um die Lipozyten, jedoch laut Ryan kaum Lymphgefäße und nur minimales Interstitium [10]. Lobuli sind danach leicht Locus minoris resistentiae für den Immunkomplex, was für das Entstehen des nodösen Erythems von Bedeutung sein kann. Sind die Kapillaren hier geschädigt, wird auch das Fettgewebe angegriffen, und in gleicher Weise kann eine Erkrankung des Fettgewebes leicht zu einer Gefäßerkrankung führen. Die Klassifikation ist deshalb oft theoretisch, nicht zuletzt weil das Bild durch die Infiltration von Zellen verwischt wird. Kälte, Trauma, Stase, Koagulationsstörungen können eine inflammatorische Reaktion herbeiführen, die durch enzymatische oder immunologische Faktoren ausgelöst wird.

Wenn die Erkrankung in den größeren Blutgefäßen der fibrösen Septen beginnt, nennen wir sie septale Pannikulitis. Dies ist anfangs oft eine Vaskulitis, die sekundär die Fettlobuli angreift. Beispiele solcher Erkrankungen sind die Periarteriitis nodosa, die akute Sklerodermie und die Thombophlebitis.

Ein nodöses Erythem kann auch durch infiltrierende Zellen verursacht werden, z. B. beim Lymphom, der Leukämie oder einem metastasierenden Krebsleiden.

Klinik und Diagnose

Wir beschäftigen uns nun mit den klinischen Erscheinungsformen der Pannikulitis. Hier sehen wir ein Kind, das mehrere Stunden in der Kälte bei einer Temperatur unter

0 °C gelegen hatte. Der Junge war in seinem Kinderwagen warm angezogen, nicht jedoch im Gesicht. Am nächsten Tag stellen die Eltern einen festen geröteten Knoten fest, der in den darauffolgenden Tagen größer wurde und sich etwas bläulich verfärbte. Die Epidermis ist intakt. Das Kind fühlt sich wohl, und die Pannikulitis scheint nicht schmerzhaft zu sein. Diese Veränderung verschwindet allmählich ohne Behandlung im Laufe von 3 Monaten. Die Diagnose lautet „Kälte-Pannikulitis", eine Erkrankung, die von Haxthausen beschrieben wurde und daher oft Haxthausen-Krankheit genannt wird [3]. Die Ursache scheint darin zu liegen, daß das kindliche Fett in den Wangen bei niedrigen Temperaturen leichter erstarrt als bei Erwachsenen. Die Erkrankung ist aufgrund der kalten Winter bei uns nicht ungewöhnlich.

Bei Neugeborenen kann man symmetrisch verteilte Verhärtungen sehen, über denen die Haut blaurot verfärbt und eleviert ist. Diese subkutanen Fettgewebsnekrosen sieht man insbesondere nach einer schweren, langandauernden Geburt, wo Anoxie und Kälte die gemeinsame Ursache bilden.

Häufig kann auch bei Erwachsenen Kälte ein nodöses Erythem auslösen, besonders bei jungen, fettleibigen Frauen, immobilisierten Frauen im mittleren Alter mit rheumatoider Arthritis oder Poliomyelitis, und bei Frauen in der Menopause mit Raynaud-Syndrom und Akrozyanose.

Eine besondere Form der festen erythematösen, subkutanen Noduli ist innerhalb von 2 Wochen nach der Gabe hoher Dosen von Kortikosteroiden beschrieben worden [9]. Die Ursache ist unklar, es wurden jedoch Kristalle im Fett nachgewiesen.

Eine Form der Pannikulitis, die in den letzten Jahren verschiedentlich beschrieben worden ist, wird durch den Mangel an Alpha-1-Antitrypsin, einem Protease-Inhibitor, verursacht. Ein solcher Mangel ist ein weiterer Faktor, der bei nodösen Erythemen bedacht werden muß, der in allen Altersstufen auftreten kann und als Fettzersetzung beginnt [4, 11]. Ein Symptom hierbei ist Fieber, und bei vielen Patienten wurde die Diagnose Pfeiffer-Weber-Christian-Pannikulitis gestellt. Man stellt die Diagnose, indem man den Alpha-1-Antitrypsin-Wert im Serum mit 0,2–0,4 µg/l bestimmt, verglichen mit dem Normalwert von 1,5 µg/l [11]. Die Behandlung mit Alpha-1-Proteinase-Inhibitor-Konzentrat kann zur Besserung und Heilung führen. Eine Dauerbehandlung mit Dapson verhindert Rückfälle.

Subkutane Fettnekrosen, die in den Beinen als schmerzlose oder schmerzende erythematöse Knötchen beginnen, können mit Erkrankungen des Pankreas, wie Pankreatitis und Karzinomen, einhergehen. Bei Männern treten sie nicht selten in Verbindung mit Alkoholismus und Gelenkschmerzen auf. Erhöhte Lipasen und Amylasen sind in Biopsien dieser Knötchen nachgewiesen worden [2] und können ein auslösender Faktor sein. Kalziumkristalle in den Lipozyten sind die Ursache einer Art der Pannikulitis, die bei älteren Patienten mit chronischen Nierenerkrankungen und Hyperparathyreoidismus auftritt [5].

Die Gicht ist eine weitere Ursache der lobulären Pannikulitis. Man hat hier Gichtkristalle in Fettlobuli nachweisen können [6]. Die Pannikulitis scheint jedoch eine ungewöhnliche Gichtmanifestation zu sein.

Wenn das nodöse Erythem akut, schmerzend, symmetrisch und an der Vorderseite der Unterschenkel auftritt, nennen wir es Erythema nodosum. Dieses Leiden sieht man heute als eine immunologische Reaktion an, die von verschiedenen Ursachen, wie Krankheitskeimen, Viren und Pilzinfektionen, Sarkoidose, Arzneimitteln, Enteropathien und das Behçet-Syndrom, ausgelöst wird. In vielen Fällen ist die Ursache unklar. Neben dem nodösen Erythem kommen anfangs Fieber, Schleimhautirritationen, Gelenkschmerzen usw. vor. Alle genannten Faktoren fördern eine intravasale Koagulation, Endothelschäden und erhöhte Blutviskosität, die zu ischämischer Nekrose führen können. Der Grund, weshalb die Läsionen oft an den Beinen vorkommen, mag darauf beruhen, daß eine Kopplung Trauma–Stase vorliegt und daß man hier einen relativen Mangel an Gefäßen in der oberen Epidermis vorfindet [10].

Die Immunreaktion in den Kapillaren ist ebenfalls als Ursache der Lupus-Erythe-matodes-Pannikulitis diskutiert worden. Anfänglich sieht man hier ein deutliches nodöses Erythem, das danach von tieferen Läsionen mit atrophischer bräunlicher Farbe abgelöst wird. Die von Irgang und Kaposi beschriebene Erkrankung tritt hauptsächlich an den Armen auf, jedoch auch im Gesicht und am Oberkörper.

Auch bei anderen Bindegewebserkrankungen, wie Dermatomyositis und Sklero-dermie, kommt eine Pannikulitis, gefolgt von fokaler Lipatrophie, vor [12]. Einen ähnlichen Verlauf zeigt die lipatrophische Pannikulitis, die ebenfalls als nodöses Ery-them beginnt, sich jedoch zentrifugal ausbreitet und eine Lipatrophie hinterläßt [1]. Histologisch ist sie eine lobuläre Pannikulitis mit Infiltration der Lymphozyten und mononukleären Phagozyten. Ihre Ursache ist unbekannt, man bringt sie jedoch mit Autoimmunerkrankungen, wie Zuckerkrankheit, Hashimoto-Thyreoiditis und juve-niler rheumatoider Arthritis in Verbindung.

Wenn das nodöse Erythem chronisch, nicht schmerzhaft und nur an einem Bein anzutreffen ist, nennen wir es chronische Pannikulitis oder nodöse Vaskulitis. In der Literatur erscheinen viele andere Bezeichnungen, es ist jedoch zweifelhaft, ob diese berechtigt sind. Wir haben bereits erwähnt, daß mehrere der Patienten, bei denen die Diagnose Weber-Christian-Krankheit lautete, an Alpha-1-Antitrypsin-Mangel litten. Bei anderen Patienten mit Pannikulitis, Leukopenie und Fieber hat es sich jetzt gezeigt, daß dort eine spezifische lobuläre histiozytäre Pannikulitis vorlag, bei der die Histiozyten die Mehrzahl der roten Blutkörperchen, Lymphozyten, Leukozyten und Thrombozyten phagozytierten. Diese Zellen kommen in den Lymphknoten der Haut, im Blutkreislauf und in den Organen vor. Maligne Histiozyten wurden nur ausnahms-weise gesehen [8].

Wenn wir einen Patienten mit oder ohne Fieber und einem nodösen Erythem, oft an ungewöhnlicher Stelle, sehen, darf man nicht vergessen, daß die Pannikulitis auch durch verschiedene Fremdstoffe, wie Lösungsmittel, ausgelöst werden kann, die von psychisch gestörten Patienten gespritzt werden; es handelt sich hier um die sog. faktitiale Pannikulitis [13]. Bei einer kleineren Wunde kann der lokale Kontakt mit Chemikalien ein ähnliches Bild hervorrufen. Die Injektion öliger Medikamente, wie auch Paraffin und Silikon aus kosmetischen Gründen, kann ebenfalls eine Pannikuli-tis auslösen. Andere Pannikulitisformen, wie Necrobiosis lipoidica, Granuloma anu-lare, beginnen selten als nodöse Erytheme und werden im nächsten Beitrag behandelt werden. Spezifische Infektionen, wie Tuberkulose, Syphilis und tiefe Pilzinfektionen können erythematöse Knötchen hervorrufen, die als Differentialdiagnosen beachtet werden sollten. Gnathostomiasis ist eine Form von Larva migrans, die eine tiefe Pannikulitis hervorrufen kann [7]. Diese Krankheit kommt in Ecuador und in Süd-ostasien vor, wo man hauptsächlich durch den Verzehr von rohem Süßwasserfisch infiziert wird. Die geröteten Knoten jucken, schmerzen aber nicht. Sie sind am Bauch häufig anzutreffen, können aber auch an anderen Stellen auftreten. Sie treten als Knötchen einige Tage nach dem Verzehr von Fisch auf. Am 7. bis 11. Tag ist das Fettgewebe gänzlich von eosinophilen Zellen infiltriert, die in der darauffolgenden Woche verschwinden. In den folgenden Jahren können neue Pannikulitisbilder an anderen Stellen auftauchen. Das Vorkommen einer Eosinophilie im Blut ist ein wichti-ges klinisches Zeichen. Der Allgemeinzustand ist nicht beeinträchtigt.

Zusammenfassung

Das nodöse Erythem ist ein wichtiges klinisches Anzeichen einer Fettgewebsentzün-dung. Eine Pannikulitis kann in den Fettzellen beginnen oder als Gefäßerkrankung in den Septen des Bindegewebes. Auf eine Erkrankung an einem Areal folgt rasch ein weiterer Krankheitsschub an einer anderen Stelle. Die Pannikulitis-Forschung hat gute Fortschritte gemacht; alte klinische Syndrome mußten Krankheiten mit strengeren Kriterien weichen. Hierfür wurden Beispiele genannt, nämlich kausal definiert die enzymatische Pankreas-Pannikulitis und der Alpha-1-Antitrypsin-Mangel sowie histopathologisch definiert die Lupus-Pannikulitis und zytophagische Histiozyten-Pannikulitis. Bestimmte Formen der Pannikulitis werden auch mit Bindegewebs-erkrankungen und der Lipatrophie in Verbindung gebracht.

Literatur

1. Billings JK, Milgraum SS, Gupta AK, Headington JT, Rasmussen JE (1987) Lipoatrophic panniculitis. A possible autoimmune inflammatory disease of fat. Arch Dermatol 123:1662–1666
2. Förström L, Winkelmann RK (1975) Acute, generalized panniculitis with amylase and lipase in skin. Arch Dermatol 111:497–502
3. Haxthausen H (1941) Adiponecrosis ad frigore. Br J Dermatol 53:83–89
4. Hendrick SJ, Silverman AK, Solomon AR, Headington JT (1988) Alpha-1-antitrypsin. J Am Acad Dermatol 18:684–692
5. Lazorik FC, Friedman AK, Leyden JJ (1981) Xeroradiographic observations in four patients with chronic renal disease and cutaneous gangrene. Arch Dermatol 117:325–328
6. Le Boit PE, Schneider S (1987) Gout presenting as lobular panniculitis. Am J Dermatopathol 9:334–338
7. Ollague W, Ollague J, Guevara de Veliz A, Penaherrera S (1984) Human gnathostomiasis in Ecuador (Nodular migratory eosinophilic panniculitis). J Int Dermatol 23:647–651
8. Peters MS, Winkelmann RK (1985) Cytophagic panniculitis and B cell lymphoma. J Am Acad Dermatol 13:882–885
9. Roenigk HH Jr, Haserick JR, Arundell FD (1964) Post steroid panniculitis. Report of a case and review of the literature. Arch Dermatol 90:387–391
10. Ryan TJ, Cutti SB (1989) Adipose Tissue. Lippincott, Washington
11. Smith KC, Pittelkow MR, Su WPD (1987) Pannikulitis associated with severe α1-antitrypsin deficiency. Arch Dermatol 123:1655–1661
12. Winkelmann RK (1983) Panniculitis in connective tissue disease. Arch Dermatol 119:336–344
13. Winkelmann RK, Barker SM (1985) Factitial traumatic panniculitis. J Am Acad Dermatol 13:988–994

Granulomatöse Pannikulitiden

Stefan Hödl und Hans Kresbach

Einleitung

Der histopathologische Begriff *„granulomatöse Pannikulitis"* kennzeichnet ein entzündliches Reaktionsmuster im subkutanen Fettgewebe oder Panniculus adiposus, welches von nodulär organisierten Ansammlungen von *Histiozyten (Makrophagen)*, *Epitheloidzellen* und *multinukleären Riesenzellen* gebildet wird. Diese Zellen stammen vom Knochenmark ab und repräsentieren die reifen End- und Differenzierungsstufen des *mononukleären Phagozyten- (oder Monozyten-Makrophagen-) Systems* im Gewebe. Nach dem vorherrschenden Zelltyp bzw. der Anordnung der Zellen lassen sich *epitheloidzellige (sarkoide und tuberkuloide), histiozytäre, nekrobiotische* und *palisadenartige Granulome* sowie *Fremdkörpergranulome* und *gemischte entzündliche Granulome* unterscheiden.

Die granulomatöse Reaktion reflektiert immer ein *chronisches* Entzündungsstadium. Einerseits lassen sich granulomatöse Pannikulitiden im *engeren Sinn* herausstellen, bei denen Granulome die überwiegende Phase der Läsion und eine auf die Subkutis beschränkte Reaktion darstellen. Andererseits kann eine granulomatöse Reaktion als *Teilaspekt* in meist *späten Phasen* vieler Pannikulitiden auftreten. Schließlich können Granulome in der Subkutis bei bestimmten Krankheiten vorkommen, bei denen Fettgewebe (und Dermis) in eine systemische granulomatöse Krankheit einbezogen sind (sog. *symptomatische Pannikulitiden*).

Granulombildende Pannikulitiden äußern sich klinisch relativ *monoton* in Form roter bis livider, kutan-subkutaner Knoten bzw. plattenartiger Infiltrate.

Die zur granulomatösen Entzündung führenden Noxen können mikrobieller, chemischer, physikalischer und traumatischer Natur sein.

Das Fettgewebe reagiert auf pathogene Reize verschiedenster Art sehr empfindlich und antwortet mit Nekrobiose oder Nekrose. Die konsekutiv freigesetzten Lipide werden hydrolytisch zu Glyzerin und Fettsäuren gespalten, wobei letztere einen Fremdkörperreiz ausüben und lipophage Granulome induzieren. Bei diesen handelt es sich um Ansammlungen von Histiozyten, die phagozytär zu sog. Schaumzellen (Lipophagen) werden. Schädigungen des Fettgewebes bringen einen Circulus vitiosus („Kettenreaktion") in Gang. An den reaktiven Prozeß schließt die Reparationsphase an, die mit dem Ersatz des zerstörten Fettgewebes durch fibröses Gewebe („Wucheratrophie"), d. h. Defektheilung, beendet ist (sog. allgemeines oder stereotypes Reaktions- und Reparationssyndrom der Subkutis [8]).

Es werden Pannikulitiden mit überwiegend septaler und solche mit überwiegend lobulärer Histotopographie unterschieden, wobei auch die Beteiligung von Blutgefäßen an der Entzündung als histologisches Kriterium verwendet wird [1]. Septale Pannikulitiden sind meist Folge von Prozessen am venösen, lobuläre von Vorgängen am arteriellen Gefäßschenkel. Daß entzündliche Prozesse in der Subkutis auch vor der Dermis nicht Halt machen und umgekehrt, wird aus der embryonalen Entwicklung des Fettgewebes verständlich, welches eine besondere Differenzierungsform des retikulären Bindegewebes darstellt [16].

Definition, Funktion und Morphologie der granulomatösen Entzündung

Heute wird das Granulom als knötchenbildende Organisation von Zellen des mononukleären Phagozytensystems definiert, welches neben dem zellvermittelten und humoralen Immunsystem das dritte für die Abwehr zuständige Zellkompartiment darstellt.

Die Funktion des mononukleären Phagozytensystems umfaßt neben der Phagozytose von Mikroorganismen die Beseitigung von organischen Abfallprodukten, die Arretierung und Verarbeitung von anorganischen Substanzen, die Kooperation mit dem zellvermittelten und humoralen Immunsystem sowie die Synthese von biologisch aktiven Komponenten wie Komplement, hydrolytischen Enzymen und Prostaglandinen u.a. [3]. Wird der pathogene Reiz durch die Phagozytose beseitigt, ist der entzündliche Prozeß gestoppt und kommt ad integrum. Persistiert der Stimulus, bleiben die offensichtlich zur Teilung befähigten oder aus dem Blut rekrutierten Makrophagen am Ort des schädigenden Agens. Sie produzieren dann weiterhin sekretorische Produkte, die über noch nicht bekannte Mechanismen schließlich zur Granulombildung führen [6].

Innerhalb der Granulome sowie in deren Peripherie lassen sich S-100-positive dendritische Zellen nachweisen, die T-Zonen-Histiozyten entsprechen. Namentlich an der Granulomperipherie, aber auch innerhalb der Granulome, fanden Martin et al. [13] − bei der Sarkoidose − CD1-reaktive Langerhanszellen und CD4-reaktive Helfer-T-Lymphozyten. Sie schlossen daraus auf eine immunologische Genese (Typ V-Reaktion) der Granulome.

Nach der einleitend gegebenen Einteilung der granulomatösen Pannikulitiden sind die folgenden Ausführungen ausgerichtet.

Krankheitsbilder

Pannikulitiden mit epitheloidzelligen sarkoiden bzw. tuberkuloiden Granulomen

Dieser Granulomtyp zeichnet sich histologisch durch rundliche oder ovale, relativ gut abgegrenzte Komplexe aus radiär gestellten epitheloiden Zellen (*sarkoider Typ*) aus, deren Bezeichnung vom epithelähnlichen pseudodesmosomenartigen Zellzusammenhang abgeleitet ist. Epitheloidzellen messen etwa 20−40 μm im Durchmesser, besitzen unscharfe Zellgrenzen, ovale helle Kerne mit kleinen Nukleolen oder biskottenförmige „dürre" Kerne und eine feingranuläre Eosinophilie des Zytoplasmas. Meist sind diesen Granulomen mehrkernige Riesenzellen vom Langhans-Typ beigemischt. Das Zentrum der Granulome kann verkäsen, die Peripherie wird von Lymphozyten umsäumt (*tuberkuloider Typ*). Epitheloidzellige Granulome können infektiöser (Tuberkulose, Lues, tuberkuloide Lepra u.a.) und nicht infektiöser Natur (Mineral- und Metallsalze wie Zirkonium, Beryllium, Quecksilber [10]) sein [18].

Im folgenden sei in gebotener Kürze auf entsprechende klinische Beispiele eingegangen.

Erythema induratum-Vaskulitis nodularis-Komplex

Klinische Charakteristika sind chronisch-rezidivierende, nodulo-ulzerative Hautveränderungen an den Beugeseiten adipöser Unterschenkel von Frauen im mittleren Alter mit pyknischem Habitus und Cutis marmorata. Möglicherweise sind geringfügige Traumen an den unteren Extremitäten ein klinischer Realisationsfaktor der Krankheit.

Die Histologie zeigt in der Übersicht eine *septale* und *lobuläre* Pannikulitis. An der Kutis-Subkutisgrenze und paraseptal findet sich eine okklusive Arteriitis. Die konsekutiven histologischen Veränderungen sind auf Verschlüsse der nutritiven Gefäße des Fettgewebes zurückzuführen. Der Untergang von Fettzellen löst vorübergehend chemotaktische Ansammlungen von Neutrophilen und Phagozytose von Lipiden aus. In den Lobuli wechseln einander Fettzellnekrose, Abszesse, Schaumzellaggregate, Epitheloidzell- und Palisadengranulome sowie fibrotische Areale ab [1, 8, 15].

Die histologische Differentialdiagnose dieses Prozesses ist keineswegs immer nicht und eindeutig. Zur Abgrenzung differentialdiagnostisch einschlägiger Affektionen muß immer wieder das klinische Bild herangezogen werden.

Die Ätiologie des Erythema induratum ist unbekannt. Ein immunpathogenetischer Mechanismus wird diskutiert. Unserer Auffassung nach handelt es sich um ein multifaktorielles Geschehen, bei dem infektallergische Mechanismen im Vordergrund stehen dürften. In der angloamerikanischen Literatur wird zwischen Tuberkulose-bezogenem Erythema induratum und nicht-tuberkulogener Nodular-Vaskulitis unterschieden.

Erythema nodosum

Diese weitaus häufigste Pannikulitis betrifft vorwiegend junge Frauen, sitzt meist an den Unterschenkelstreckseiten und ist durch sehr schmerzhafte, hochrote, tiefsitzende Knoten gekennzeichnet. Ihr Auftreten ist mit Streptokokkeninfekten mit und ohne Medikamentenanamnese, Yersiniose, Sarkoidose, Colitis ulcera, Behçet-Syndrom, Kontrazeptiva (Äthinylöstradiol) oder heute nur mehr selten mit der Tuberkulose assoziiert [4, 12]. Zu einer *granulomatösen Pannikulitis* kommt es relativ *spät* im Ablauf des Prozesses.

Übersichtsmäßig liegt der histologische Schwerpunkt des klassischen Erythema nodosum in einer septalen Pannikulitis, fortgeschrittene Läsionen können auch eine paraseptale, alte Läsionen eine lobuläre Pannikulitis aufweisen. Einige Autoren beschreiben eine *initiale akute lobuläre Pannikulitis* mit polymorphkernigen neutrophilen Leukozyten [21].

Im Detail bestehen die hauptsächlichen initialen Veränderungen aus einer ödematösen Verbreiterung der Septen, einer akuten nekrotisierenden und thrombosierten Venulitis mit massiven intraseptalen Hämorrhagien, spärlichen Neutrophilen- und Eosinophileninfiltraten, die später von Lymphozyten, Histiozyten und vereinzelten Riesenzellen abgelöst werden. Fokal können Fettzellnekrosen und Schaumzellen hinzutreten. In bestimmten Phasen stehen histiozytäre bzw. epitheloidzellige Granulome im Vordergrund. Erstere bestehen aus radiär gestellten länglichen Histiozyten (sog. Miescher'sche Radiärknötchen), die an abortive Palisadengranulome erinnern. Sie sind eher selten zu erfassen [8, 14]. Hauptsächlich fanden sich in unserem Material *epitheloidzellige Granulome* mit vielkernigen Riesenzellen. Ältere Läsionen zeigen in den enorm verbreiterten Septen und in der Läppchenperipherie simultan Fibrose bzw. Sklerose des Kollagens, Granulationsgewebe, granulomatöse Foci und multinukleäre Riesenzellen sowie Reduktion des Fettgewebes bis zur vollständigen Verödung einzelner Läppchen. Dies ist unserer Ansicht und praktischen Erfahrung nach das am häufigsten zu beobachtende histologische Bild. Eine diesem Stadium sehr ähnliche histologische Symptomatik konnten wir bei einer 39jährigen Patientin mit einer akuten febrilen neutrophilen Dermatose (Sweet) beobachten. Es fand sich eine granulomatöse septale und lobuläre Pannikulitis und eine diffuse Neutrophileninfiltration der Dermis.

Die kleinknotig-disseminierte Form, das Erythema nodosum chronicum und die Panniculitis subcutanea nodularis migrans (Vilanova & Piñol Aguadé) stellen aufgrund vieler histologischer Gemeinsamkeiten offensichtlich nur Varianten des Erythema nodosum dar [8, 17].

Subkutane Sarkoidose

Diese symptomatische Pannikulitis findet sich bei etwa 1,4–6% der Patienten mit systemischer Sarkoidose. Klinisch manifestiert sie sich an den Extremitäten in Form von rötlichen subkutanen schmerzlosen Knoten. Histologisch zeigt sich *initial* eine septale Pannikulitis mit „nackten" oder nur spärlich von Lymphozyten umsäumten Epitheloidzellgranulomen, die zentral mehrkernige Riesenzellen vom Fremdkörper- und Langhans-Typ enthalten können. *Später* finden sich die Granulome auch an der Peripherie der Fettgewebsläppchen, die schließlich auch vollständig von den Granulomen durchsetzt sein können (septo-lobuläre Pannikulitis). Nicht selten ist auch die tiefe Dermis involviert [20]. Die frühere Bezeichnung „Sarkoid Darier-Roussy" umfaßt ein heterogenes Spektrum granulomatöser Pannikulitiden und sollte im Zusammenhang mit der subkutanen Sarkoidose nicht mehr verwendet werden. Klinisch und histologisch differentialdiagnostisch in Betracht zu ziehen ist das Erythema nodosum sui generis bzw. im Rahmen des Loefgren-Syndroms. Sarkoide Granulome beim Erythema nodosum können eine Unterscheidung allerdings sehr erschweren.

Auf die in diesem Zusammenhang anzuführende Tuberculosis colliquativa cutis (Skrofuloderm), auf das ebenfalls hierhergehörige Gumma und die juxtaartikulären Knoten der tertiären Syphilis sei hier nicht weiter eingegangen.

Pannikulitiden mit histiozytären Granulomen

Dieser Granulomtyp besteht aus einer relativ dichten, jedoch unscharf begrenzten Ansammlung von Histiozyten, denen vielkernige Riesenzellen und andere Entzündungszellen beigemischt sind. Die Histiozytenansammlungen können durch dichte Plasmazell- und Lymphozytensäume deutlicher abgesetzt erscheinen. Zytomorphologisch sind Histiozyten große Zellen mit hellem, manchmal schaumigem oder granulärem, unscharf begrenztem Zytoplasma und Kernen mit variabler Chromatindichte.

Histiozytäre Granulome werden hauptsächlich mikrobiell und durch enzymatische oder faktitielle Fettzellschädigung ausgelöst. Am häufigsten finden sie sich bei lepromatöser Lepra, Histoplasmose, Leishmaniose u.a., sowie auch bei mechanischen, physikalischen oder chemischen Fettgewebsnekrosen. Bei letzteren zeigen sie sich als histiozytär-lipophagozytäre schaumzellige Granulome. Zu dieser Gruppe gehören auch das Pfeifer-Weber-Christian-Syndrom und die Lipogranulomatosis subcutanea Rothmann-Makai.

Histiozytäre Granulome bilden hauptsächlich lobuläre Pannikulitiden. Die Suche nach Mikroben ist bei diesem Granulomtyp wichtig.

Panniculitis nodularis nonsuppurativa febrilis et recidivans (Pfeifer-Weber-Christian-Syndrom)

Von diesem rein subkutanen Prozeß – gelegentlich mit Einbeziehung des periviszeralen Fettes – gibt es eine idiopathische und eine symptomatische Form.

Klinisch liegen – begleitet von Fieber und grippeähnlichen Allgemeinsymptomen – vorwiegend an den Beinen, mitunter auch am Stamm und im Gesicht lokalisierte, größere oder kleinere, schmerzhafte, flache oder mehr prominente Knoten vor. Fallweise können sie durchaus erweichen, suppurieren, exulzerieren und mit eingezogenen Narben abheilen. Episodenhafte Rezidive und Begleitarthralgien dieser gynäkotropen Krankheit sind häufig. Die Ätiologie ist unbekannt, der nosologische Status nicht geklärt. Eine milde afebrile Variante bei Kindern ist die spontane nicht rezidivierende *Lipogranulomatosis subcutanea Rothmann-Makai* [1].

Histologisch findet man bei beiden Prozessen zuerst von Neutrophilen infiltrierte fokale Fettnekrosen. Mitunter erscheinen die Lobuli durch periphere Neutrophilensäume „sequestriert" (akute Pannikulitis). Im vollen Entwicklungsstadium zeigt die lobuläre Pannikulitis massenhaft schaumzellige Granulome, vereinzelte multinukleäre Riesenzellen, Lymphozyten und Plasmazellen.

Histologisch der Pfeifer-Weber-Christian'schen Krankheit sehr ähnliche Veränderungen kommen bei der Alpha 1-Antitrypsin-Mangel-assoziierten, bei der pankreopathischen und faktitiellen Pannikulitis vor.

Enzymatische und faktitielle Pannikulitiden

Alpha 1-Antitrypsin-Mangel-Pannikulitis

Sehr seltenes Krankheitsbild, gekennzeichnet durch episodenhaftes Auftreten äußerst schmerzhafter, ulzerierender Knoten vor allem am Stamm und an den Glutäen. Männer im 4. und 5. Lebensjahrzehnt sind bevorzugt betroffen. Pathogenetisch spielt der Mangel an Alpha 1-Antitrypsin im Serum eine Rolle, welches für die Hemmung von proteolytischen Enzymen verantwortlich ist. Das therapeutische Ansprechen nach Substitution durch Alpha 1-Antitrypsin-Konzentrat scheint diese Genese zu bestätigen [12].

Histologisch findet sich eine diffuse Infiltration der Fettgewebslobuli durch Neutrophile mit fokaler Akzentuierung um kleinkalibrige Gefäße, später folgen histiozytäre Infiltrate mit schaumzelligem Charakter und vereinzelten multinukleären Riesenzellen.

Pankreopathische subkutane Fettgewebsnekrose (sog. pankreatische Pannikulitis)

Sie kommt bei chronischen Pankreatitiden und bestimmten seltenen Pankreaskarzinomen vor. Klinisch manifestieren sich bei dieser androtropen Pannikulitis Gruppen von rot-violetten, schmerzhaften Knoten an der inneren Supramalleolarregion und später auch ubiquitär, die aufbrechen und eine ölige Flüssigkeit absondern. Begleitsymptome sind Fieber, Arthralgien und viszerale Komplikationen. Pathogenetisch spielen hämatogen antransportierte Lipasen eine Rolle.

Faktitielle Pannikulitiden

Lokaler Druck, Einbluten, Kälte, chirurgische Eingriffe, subkutane Injektionen diverser chemischer Substanzen (Morphium, Pentazocin, ölige Substanzen wie Paraffin oder flüssiges Silikon), aber auch von Milch und Faeces u.a. sind nur einige der aktuellen Auslöser.

Die histologischen Veränderungen faktitieller Pannikulitiden werden im wesentlichen durch eine Aufeinanderfolge von akut-entzündlichen Infiltrationen mit Steatonekrose und chronischen, *schaumzelligen granulomatösen* Reaktionen und Mikrozysten im Fettgewebe repräsentiert (sog. *faktitielles Pfeifer-Weber-Christian-Syndrom*).

Histiozytäre Pannikulitiden durch infektiöse Agentien

In Betracht kommen Myzetom, Chromomykose und Sporotrichose, lepromatöse Lepra, Histoplasmose, Leishmaniose u.a. Nicht selten sind auch epitheloidzellige Elemente beigemischt. Die Histiozyten enthalten meist den Erreger.

Subkutane Fettnekrose des Neugeborenen (Adiponecrosis subcutanea neonatorum)

Auftreten in den ersten Lebenswochen an mechanisch exponierten Stellen bei Neugeborenen. Die Ursache bleibt meist unbekannt.

Histologisch findet sich eine *lobuläre* Pannikulitis, die sich aus zahlreichen umschriebenen Fettnekrosen und schaumzelligen, mit Fremdkörperriesenzellen untermischten *Granulomen* zusammensetzt. Charakteristisch sind radial angeordnete, eosinophile, kristalline nadelförmige Spalten, welche nach präparationsbedingter Extraktion von Lipiden innerhalb von Histiozyten zurückbleiben [2]. Sehr ähnliche Strukturen finden sich auch beim Sclerema neonatorum mit dem Unterschied, daß die Spalten in Lipozyten liegen.

Große klinische und histologische Ähnlichkeit mit der subkutanen Fettnekrose des Neugeborenen zeigt die sog. *Poststeroidpannikulitis*. Diese tritt nach plötzlichem

Absetzen von Kortikosteroiden auf und bildet sich nach Wiederaufnahme der Therapie wieder zurück.

Traumatische granulomatöse Pannikulitis

Auftreten im Bereich frischer Operationsnarben. Es kann sich eine *lobuläre* Pannikulitis bilden, die durch granulomatöse Ansammlungen von Schaumzellen gekennzeichnet ist. Nicht selten finden sich zusätzlich Fremdkörpergranulome um Nahtmaterial.

Pannikulitis mit nekrobiotischen bzw. palisadenartigen Granulomen

Dieser Granulomtyp ist eine *Sonderform* des histiozytären Granuloms. Histologische Charakteristika sind palisadenartig angeordnete oder radiär gestellte Histiozytensäume, die geschädigtes Kollagen zirkulär umgeben. Der Grad der Kollagenschädigung reicht von Nekrobiose bis zur (fibrinoiden) Nekrose.

Subkutanes Granuloma anulare

Man findet relativ große, oft knorpelharte prominente Knoten und Platten, die vorwiegend an den distalen Extremitäten, an der Kopfhaut und an den Glutäen lokalisiert sind. Patienten im Kindes- und jüngeren Erwachsenenalter überwiegen. Die in dieser Altersgruppe zu beobachtenden sog. pseudorheumatoiden Knoten stellen offensichtlich diese profunde Form des Granuloma anulare dar [9].

Das histologische Bild zeigt sog. Palisadengranulome, die zuerst in den stark verbreiterten Septen, später auch in den Lobuli der Subkutis liegen. Strukturell finden sich herdförmige Kollagenalterationen, in denen reichlich Muzin nachweisbar ist.

Subkutane Necrobiosis lipoidica

Die stark verbreiterten Septen dienen als Leitschiene der Infiltrationen, die auf die Lobuli übergreifen und diese teilweise ersetzen. Die histologische Architektur der subkutanen Necrobiosis lipoidica weist dadurch Analogien zum späten Stadium des Erythema nodosum auf.

Der Granulomcharakter im *späten* Läsionsstadium ist *epitheloidzellig und/oder histiozytär palisadenförmig*. Multinukleäre Riesenzellen, meist stark verzerrte Formen vom Fremdkörpertyp, aber auch vom Langhanstyp, beteiligen sich recht konstant an den Granulomen. Die Granulome umfassen nekrobiotische Areale, die in der Dermis eher parallel zur Oberfläche, in den Septen entsprechend ihrer Anordnung gelagert sind.

In fortgeschrittenen fibrotischen Läsionen verlieren sich die granulomatösen Strukturen. Mitunter ist das Fettgewebe vollkommen ersetzt.

Necrobiosis lipoidica und Granuloma anulare können durch den Nachweis von sauren Mukopolysacchariden bei letzterem und den Verlauf differenziert werden. Während das Granuloma anulare ohne Residuen abheilt, kommt die Necrobiosis lipoidica mit ausgeprägter Sklerose zum Stillstand.

Subkutaner Rheumaknoten

Diese gewöhnlich in der Dermis sitzenden Knoten bei der rheumatoiden Arthritis können auch die Subkutis einnehmen. Die Diagnose wird durch Palisadengranulome gestellt, die fibrinoid-nekrotische Areale umgeben.

Pannikulitiden mit Fremdkörpergranulomen

Bei Eindringen von Fremdmaterial in die Subkutis bilden sich stereotyp Epitheloidzellgranulome, welche durch das Fremdmaterial und die Freisetzung von Lipiden aus geschädigten Fettzellen hervorgerufen werden. Hurley & Shelley konnten die Entwicklung von Epitheloidzellgranulomen in der Subkutis experimentell induzieren, indem sie Bestandteile der menschlichen Fettsubstanz, namentlich Palmitin- und Stearinsäuresalze, ins subkutane Fettgewebe einbrachten [7]. Innerhalb der Granulome findet sich ein hoher Anteil von Fremdkörperriesenzellen, die gelegentlich auch allein granulombildend sind. Die Fremdkörper können endo- und exogenen Ursprungs sein. Beispiele für endogenes „Fremd"-Material sind Keratin, Haare, Kalzium, Uratkristalle und alterierte Fettsubstanzen, für exogenes Material verschiedene Öle, Tätowierungsstoffe, Silizium, Beryllium, Quecksilber, Nahtmaterial, Stärkepartikel, Teile von Insekten u.a. Die Untersuchung mit polarisiertem Licht ist unerläßlich.

In Betracht kommen Keratingranulome, Haargranulome, die Gichtpannikulitis, Mineral- und Ölgranulome, Granulome durch pflanzliche und tierische Materialien wie Stärkegranulome und Granulome durch Insektenteile sowie Nahtgranulome.

Eine besondere Hervorhebung gebührt der *kalzifizierenden Pannikulitis (metastatische Kalzifizierung der Subkutis)*. Hyperkalzämien bei übermäßiger Zufuhr von Kalzium oder Vitamin D oder als Folge von Resorption aus dem Knochensystem bei chronischer Niereninsuffizienz (sekundärer Hyperparathyreoidismus bei Dialysepatienten) können zur Kalziumdeposition in der Dermis oder Subkutis oder in den Wänden von Arteriolen führen.

Die Histologie zeigt ausgeprägte Fremdkörpergranulome um die Ablagerungen, die sich in H & E-Schnitten tiefblau färben [11].

Die Ablagerung in den Gefäßwänden führt zu Okklusion, Fettzellnekrosen und ulzerativer Pannikulitis [5].

Eine *Sonderform* des Ölgranuloms ist das *sklerosierende Lipogranulom* im Genitalbereich von Männern, die Selbstinjektionen von Paraffinöl durchgeführt haben. Histologisch zeigen sich neben dem Schweizer Käse-Muster Epitheloidzellgranulome, lipidbeladene Makrophagen, gelegentlich mehrkernige Fremdkörperriesenzellen, Plasmazellhaufen und ausprägte fibrosierende bzw. sklerosierende Veränderungen [19].

Gemischte entzündliche Granulome

Diese setzen sich aus einer anteilsmäßig variablen Mischung akuter, chronischer und granulomatöser Entzündungsreaktionen zusammen. Die Histologie zeigt ein Nebeneinander von abszeßartigen Formationen neutrophiler Granulozyten, epitheloidzelligen Granulomen, histiozytären Ansammlungen, multinukleären Riesenzellen mit evtl. inkorporierten Mikroorganismen, Eosinophilen, Lymphozyten und Plasmazellen. Stellenweise finden sich Nekrosen und Fibrosen. Fast regelmäßig zeigt die epifokale Epidermis eine pseudoepitheliomatöse Hyperplasie mit intraepidermalen Abszessen.

In Betracht kommen in unseren Breiten vor allem *atypische Mykobakterieninfektionen* (Schwimmbadgranulom). Die Krankheit wird durch das atypische Mycobakterium marinum sive balnei hervorgerufen. Die Infektion erfolgt bei Kontakt oberflächlicher Hautdefekte mit kontaminiertem Wasser (Schwimmbäder, Aquarien). Nach einer 3–4-wöchigen Inkubationszeit bildet sich an der Eintrittsstelle ein rötlicher verruköser Knoten, gefolgt von einer Lymphangitis. Gemischt-entzündliche Granulome sollten entsprechende Färbungen des histologischen Materials veranlassen.

Obwohl die histologischen Veränderungen vorwiegend in der tiefen Dermis anzutreffen sind, kann gelegentlich die Subkutis erfaßt werden. In der tiefen Dermis und Subkutis liegen epitheloidzellige Granulome untermischt mit Riesenzellen und umrahmt von fibrösen Kollagenbündeln. Verkäsende Nekrose kommt gewöhnlich nicht vor. Mit der Fite-Faraco-Färbung sind manchmal Erreger nachweisbar. Differentialdiagnostisch sind die Tuberculosis verrucosa cutis und tropische Mykosen in Betracht zu ziehen.

Zusammenfassung

Granulomatöse Pannikulitiden manifestieren sich klinisch als entzündliche Knoten in der Subkutis. Histopathologisch sind sie durch nodulär organisierte Ansammlungen von Histiozyten (Makrophagen), Epitheloidzellen und multinukleären Riesenzellen gekennzeichnet. Diese Zellen stellen die reifen End- und Differenzierungsstufen des mononukleären Phagozyten-Systems im Gewebe dar. Folgende Granulomtypen lassen sich unterscheiden:

1. *Epitheloidzellige Granulome* (Erythema induratum-Vasculitis nodularis-Komplex, Erythema nodosum, subkutane Sarkoidose u.a.)
2. *Histiozytäre Granulome* (Panniculitis nodularis nonsuppurativa febrilis et recidivans, enzymatische, faktitielle, infektiöse Pannikulitiden u.a.)
3. *Palisadenartige bzw. nekrobiotische Granulome* (Granuloma anulare, Necrobiosis lipoidica, Rheumaknoten)
4. *Fremdkörpergranulome* (endogenes „Fremd"-Material und exogene Fremdkörper)
5. *Gemischtzellige Granulome* (atypische Mykobakterieninfektionen, tropische Mykosen).

Bei *granulomatösen Pannikulitiden im engeren Sinn* stellen die Granulomstrukturen die überwiegende Phase im Krankheitsablauf dar, bei *granulomatösen Pannikulitiden im weiteren Sinn* nur einen Teilaspekt späterer Phasen. Wird die Subkutis bei systemischen granulomatösen Krankheiten fakultativ mit einbezogen, so handelt es sich um *sog. symptomatische Formen. Granulomatöse Begleitpannikulitiden* schließlich sind Reaktionen auf verschiedene Prozesse im Umfeld der Subkutis.

Diagnostische und nosologische Zuordnungen erfordern subtile klinisch-pathologische Korrelationen, Verlaufsbeobachtungen und fallweise bestimmte Laboratoriumsuntersuchungen. Im Auge zu behalten sind je nach Lage des Falles immunologisch bedingte Reaktionen, bestimmte Erreger, exogen zugeführte Substanzen sowie endogene „Fremd"-Substanzen (mit entsprechenden Stoffwechselstörungen).

Literatur

1. Ackerman AB (1978) Histologic diagnosis of inflammatory skin diseases. A method by pattern analysis. Lea & Febiger, Philadelphia, pp 778–825
2. Braun-Falco O, Plewig G, Wolff HH (1984) Dermatologie und Venerologie, 3. Aufl. Springer, Berlin Heidelberg New York Tokyo, S 544–550
3. Cline MJ (1978) Monocytes, macrophages, and their diseases in man. J Invest Dermatol 71:56–58
4. Eng AM, Aronson IK (1984) Dermatopathology of panniculitis. Semin Dermatol 3:1–13
5. Grob JJ, Legre R, Bertocchio P et al. (1989) Calcifying panniculitis and kidney failure. Int J Dermatol 28:129–131
6. Hirsh BC, Johnson WC (1984) Concepts of granulomatous inflammation. Int J Dermatol 23:90–100
7. Hurley HJ, Shelley WB (1959) The colloidal state as a stimulus for non-allergic epithelioid granulomas: Experimental studies in man with pure sodium stearate and palmitate. J Invest Dermatol 33:203
8. Kresbach H (1979) Knotige Unterschenkeldermatosen. In: Braun-Falco O, Wolff HH (Hrsg) Fortschritte der praktischen Dermatologie und Venerologie, Bd 9. Springer, Berlin Heidelberg New York, S 9–16
9. Kresbach H (1987) Variationsbreite des Granuloma anulare. In: Braun-Falco O, Schill WB (Hrsg) Fortschritte der praktischen Dermatologie und Venerologie, Bd 11. Springer, Berlin Heidelberg New York London Paris Tokyo, S 215–222

10. Kresbach H, Kerl H, Wawschinek O (1971) Über das Quecksilber-Granulom der Haut. Berufsdermatosen 19:173–186
11. Lever WF, Schaumburg-Lever G (1983) Histopathology of the skin, 6th edition. Lippincott, Philadelphia, p 420
12. McKee PH (1989) Pathology of the skin with clinical correlations. Lippincott, Philadelphia, pp 10.2–10.8
13. Martin AG, Kleinhenz ME, Elmets CA (1986) Immunohistologic identification of antigen-presenting cells in cutaneous sarcoidosis. J Invest Dermatol 86:625–629
14. Mehregan AH (1986) Pincus' guide to dermatohistopathology, 4th edition. Appleton, Norwalk, pp 211–217
15. Niemi KM, Förström L, Hannuksela M, Mustakallio KK, Salo OP (1977) Nodules on the legs. Acta Dermatoven (Stockh) 57:145–154
16. Nürnberger F (1979) Krankheiten des subkutanen Fettgewebes. In: Korting GW (Hrsg) Dermatologie in Praxis und Klinik. Thieme, Stuttgart, S. 33.1–33.38
17. Röckl H, Metz J (1973) Nodöse Erytheme. In: Braun-Falco O, Petzoldt D (Hrsg) Fortschritte der praktischen Dermatologie und Venerologie, Bd VII. Springer, Berlin Heidelberg New York, S 196–205
18. Schnyder UW (1987) Infektiöse epitheloidzellige Granulomatosen. In: Braun-Falco O, Schill WB (Hrsg) Fortschritte der praktischen Dermatologie und Venerologie, Bd 11. Springer, Berlin Heidelberg New York London Paris Tokyo, S 189–194
19. Soyer HP, Petritsch P, Glavanovitz P, Kerl H (1988) Sklerosierendes Lipogranulom (Paraffingranulom) des Penis unter dem klinischen Bild eines Karzinoms. Hautarzt 39:174–176
20. Vainsencher D, Winkelmann RK (1984) Subcutaneous sarcoidosis. Arch Dermatol 120:1028–1031
21. Winkelmann RK, Förström L (1975) New observations in the histopathology of erythema nodosum. J Invest Dermatol 65:441–446

Pannikulitis als Symptom innerer Krankheiten

Otto P. Hornstein

Einleitung

Der Panniculus adiposus bzw. das subkutane Fettgewebe, das bei vielen von uns zu üppig geraten ist, fungiert als Fett- und Wasserspeicher, als mechanisches Druckpolster, daneben auch als thermoregulatorisches Hilfssystem. Als spezialisiertes histiozytäres Mesenchym ist das Fettgewebe immunologisch eher träge, metabolisch aber sehr aktiv, dazu Hormon-abhängig und in die periphere Kreislaufregulation des Organismus eingebunden. Dies alles impliziert a priori systemische Mitreaktionen bei Allgemeinkrankheiten und enge, aber nur wenig durchschaute Zusammenhänge mit verschiedenen Krankheiten innerer Organe und Systeme.

Diagnostisch gesehen liegen pathologische Reaktionen des Fettgewebes in einer Grauzone zwischen Dermatologie und Innerer Medizin, obwohl das diagnostische Procedere eindeutig dem Dermatologen obliegt. Aus den topographischen und klinischen Merkmalen (Verteilung, Zahl, Ausdehnung, lokale Hauttemperatur, Inspektions- und Palpationsbefund) sowie aus der Anamnese (Beginn, Verlauf), aus Fieber oder anderen Allgemeinsymptomen (Arthralgien etc.) lassen sich wichtige Rückschlüsse ziehen. Das entscheidende Diagnostikum ist aber die *tiefe und ausreichend große Biopsie*, die bis weit in die Hypodermis (Subkutis) hineinreichen muß und neben Epidermis und Dermis je nach Lokalisation und diagnostischem Verdacht ggf. auch Fasziengewebe einbeziehen soll. Auch die Lage der Biopsie (Rand oder Zentrum des Herdes) entscheidet über den Befund mit. Viele Pannikulitiden entgehen dem diagnostischen Nachweis, weil *zu oberflächlich exzidiert* wird.

Vorbemerkung zur Klassifikation

Die aus histopathologischer Sicht gewohnte Klassifikation in 4 Hauptgruppen der Pannikulitiden (septal oder lobulär, jeweils mit oder ohne „Vaskulitis") ist unbefriedigend, da sich lobuläre und septale Vorzugsmanifestationen oft verwischen und die Frage nach der primären oder sekundären Genese der entzündlichen Gefäßveränderungen nicht immer zu beantworten ist – es sei denn (was selten geschieht), die Diagnose stützt sich auf Biopsien aus ganz frischen Läsionen [4, 26]. Wie auch sonst in der Medizin sollte es unser Bestreben sein, von der deskriptiven zu einer ätio-pathogenetisch begründeten Klassifikation zu gelangen, wie es bereits R.K. Winkelmann versucht hat [42]. Ich folge hier weitgehend seiner Einteilung, die ich stellenweise erweitert und um die Kategorie der dysmetabolischen und paraneoplastischen Pannikulitiden ergänzt habe (Tabelle 1).

Wir müssen grundsätzlich zwischen Ätiologie und Pathogenese unterscheiden. Über die erstere wissen wir bei den Pannikulitiden außerordentlich wenig (abgesehen von den artefiziellen Formen, falls wir die kausalen Artefakte aufdecken), unser bescheidenes Wissen gilt hauptsächlich der Pathogenese. Auch hier sind die wesentlichen Zusammenhänge – pathische Mikrozirkulation, Schädigung der Fettzellmembranen, initiale oder reaktive Entzündung, Nekrose, Histiozytose und reparative Prozesse – noch sehr lückenhaft. Fettgewebe ist der direkten makroskopischen Beobachtung entzogen und scheint – im Vergleich zur Epidermis und oberen Dermis – einem „time lag" seiner entzündlichen Reaktionen unterworfen zu sein.

Tabelle 1. Klassifikation der nicht-infektiösen Pannikulitiden

Ursachen	*Nosologische Entität/Beispiele*
Physikalisch:	Traumen, Kälte, Perniosis
Chemisch:	Medikamente (z. B. Halogenide)
Artefiziell bzw. psychisch:	Artefakte (septisch/aseptisch), Münchhausen-Syndrom
Biochemisch:	Enzymatisch pankreatogen, α_1-Antitrypsin-Mangel, Adiponecrosis neonatorum, Sclerema adiposum neonatorum
Dysmetabolisch:	Necrobiosis lipoidica profunda
Immunologisch:	Nodös-vaskulitisch (E. nodosum, E. induratum), sog. Kollagenosen (LE, MCTD, Morphaea, Eosinoph. Fasziitis)
Lympho-histio-proliferativ:	Zytophagische Histiozytäre Pannikulitis, Morbus Pfeifer-Weber-Christian
Paraneoplastisch:	T- und B-Zell-Lymphom, Pharynx-Karzinom etc.

Nicht-infektiöse Pannikulitiden bei plurisystemischen Krankheiten

Im verfügbaren Zeitrahmen sollen nur die in Tabelle 2 genannten Pannikulitiden kurz erörtert werden, wobei der Schwerpunkt auf der von R. K. Winkelmann als eigene nosologische Entität angesehenen Zytophagischen histiozytären Pannikulitis liegt. Verschiedene der in Tabelle 1 genannten Erkrankungen bleiben außer Betracht, z. B. auch die nach raschem Kortikosteroid-Entzug beobachtete Pannikulitis bei Kindern, die wegen Streptokokken-Rheumatismus, Nephrose oder anderen Kortikoid-pflichtigen Krankheiten damit hochdosiert behandelt wurden [36].

Tabelle 2. Nicht-infektiöse Pannikulitiden bei plurisystemischen Krankheiten

Pannikulitis bei Lupus erythematodes profundus (Typ Irgang-Kaposi)

Pankreatopathie-assoziierte Pannikulitis

Artefizielle (psychopathogene) Pannikulitis (Münchhausen-Syndrom)

Febrile rezidivierende non-suppurative Pannikulitis (Typ Pfeifer-Weber-Christian)

Zytophagische Histiozytäre Pannikulitis (Typ Winkelmann)

Paraneoplastische Pannikulitis

Pannikulitis bei Lupus erythematodes

Nach Tuffanelli [38] kommt bei 2% der Patienten mit integumentalem oder systemischem LE eine Pannikulitis vor, die auch als Lupus erythematodes profundus (Irgang-Kaposi) bezeichnet wird. Klinisch bestehen subkutane, schmerzhafte Knoten und Infiltrate besonders im Gesicht und an den Armen, aber auch an anderen Regionen. Auf der Unterlage meist verschieblich, können sie auch mit der Haut verbacken, diese livid-bräunlich verfärben, ulzerieren und mit narbiger Einziehung abheilen. Weichteilverkalkungen sind selten [32]. Zusammenhänge mit örtlichem Trauma bei vorbestehendem LE werden diskutiert.

Histologisch findet sich im Fettgewebe ein dichtes, manchmal knötchenförmig um die Gefäße zentriertes lymphozytäres Infiltrat mit einigen Mono- und Histiozyten, manchmal am Rand auch mit Plasmazellen. Immunhistologische Zeichen einer Immunkomplex-Vaskulitis sind ebenso wie ein positiver subepidermaler Lupusband-Test (IgM, IgG, C3) relativ häufig nachweisbar [10, 34]. Die übrigen histologischen Reaktionen (fokale Fettzellnekrosen, histiozytäre Abräumreaktion, hyalin-fibröse, septale und lobuläre Fibrose, dystrophische Verkalkungsherde) entsprechen den gewebstypischen Befunden, wie sie auch bei anderen Kollagenosen vorkommen.

Pankreatopathie-assoziierte Pannikulitis

Schon lange durch kasuistische Einzelbeobachtungen nahegelegt, wurden in den letzten Jahrzehnten von De Graciansky [9] und anderen Autoren ursächliche Zusammenhänge zwischen Pankreaserkrankungen mit erhöhter Freisetzung von Pankreasenzymen im Serum und Fettgewebsnekrosen wahrscheinlich gemacht. Die Mehrzahl der Fälle betreffen Männer mittleren bis höheren Alters, teils bei chronischer (oft alkoholtoxischer) Pankreatitis [6, 18, 21, 22, 35], teils bei azinösen Adenomen oder Karzinomen des Pankreas [5, 15]. Vereinzelt wurden aber auch generalisierte Pannikulitiden mit erhöhten Amylase- und Lipase-Serumspiegeln ohne nachweisbare Pankreatopathie beschrieben [12].

Nach Potts et al. [31] läßt sich ein Syndrom aus subkutanen nekrotisierenden Pannikulitiden, Polyarthritis, Polyserositis und entzündlicher oder tumoröser Pankreaserkrankung konstituieren. Besonders azinöse Pankreaskarzinome sollen zu „metastatischer Fettgewebsnekrose" bzw. Pannikulitis führen können [15]. Bei Pankreatitis in der Vorgeschichte bestehen neben häufigem Alkoholismus mitunter auch Hinweise auf posttraumatische Entstehung, auf begleitende Cholelithiasis oder Pankreaszysten. Die Fettgewebsnekrosen können – neben subkutanen Herden – auch den Peritonealraum (Omentum majus etc.) sowie die serösen Körperhöhlen (Polyserositis) und das Knochenmark (Nekrosen des Fettmarks mit osteolytischen Herden) betreffen [5, 30].

Relativ typisch ist eine Trias aus chronischer Pankreatopathie (oder Pankreaskarzinom) mit abdominellen und polyserositischen Beschwerden, Eosinophilie im Blut, erhöhten Amylase- und Lipase-Serumspiegeln sowie plurilokulärer Pannikulitis, häufig mit den Zeichen liquefizierender Fettgewebsnekrose mit oder ohne fistulöse Absonderung ölig-breiiger Massen [31]. Häufig bestehen polyarthritische Beschwerden, besonders an den Beinen (Knöcheln), wo auch die meisten Knoten auftreten. Da die Serum-Enzymspiegel oft schubweise schwanken, sind die Amylase- und Lipasespiegel im Serum nicht immer erhöht. Nachweis von Lipase im Urin kann zur Diagnosesicherung beitragen bzw. den Biopsiebefund der Subkutis ergänzen.

Der histologische Befund ist für das Krankheitsbild relativ typisch, gekennzeichnet durch fokale Fettgewebsnekrosen mit schattenhaften, kernlosen Fettzellresten in einem bunten entzündlichen Zellinfiltrat aus Neutrophilen, Erythrozyten, Lympho- und Histiozyten, Schaumzellen und – je nach Stadium – Fremdkörperriesenzellen und fokalen granulären Kalkablagerungen. Eosinophile finden sich im Fettgewebe seltener als im peripheren Blut.

Artefizielle Pannikulitis

Entzündungen des Fettgewebes durch heimliche Injektionen von sterilen/unsterilen Lösungen oder Suspensionen verschiedenster Substanzen (mineralische oder pflanzliche Öle, Medikamente, Farbstoffe, Alkalien oder Säuren, aber auch Milch, Senf oder selbst Spuren von Fäkalien) sind höchstwahrscheinlich viel häufiger als sie aufgeklärt werden [27]. Gerade bei ungewöhnlicher Pannikulitis (mit Nachweis von Injektionsstellen) muß an Drogeneinspritzungen mit kontaminierten Nadeln bei Drogenabhängigen gedacht werden. Auch nach Injektionen von Pentazocin (Fortral) oder Jod-Povidon sind faktitielle Pannikulitiden beschrieben worden [17, 19]. Als sog. Münchhausen-Syndrom haben manche Fälle mit Pannikulitis und schwersten, auch septischen Krankheitserscheinungen traurige Berühmtheit erlangt. In einem solchen Fall einer Krankenschwester (Ende der 50er Jahre in Bonn von Doepfmer berichtet) bestand die zufällig entdeckte Noxe in Injektionen von abgestandenem Wasser aus Blumenvasen. Bei einem kürzlich beobachteten Patienten mit therapieresistenter Pannikulitis, der verstört wirkte und Selbstmordabsichten äußerte, fanden wir histologisch eindeutige, doppelbrechende Maisstärke-Granula in der Subkutis mit granulierender Begleitentzündung. Die Röntgenaufnahme beider Arme zeigte massive, streifen- und tropfenförmige Kalkablagerungen in der Subkutis und perifaszial, im Phänotyp entfernt an paravasale Depots von Kontrastmittelinjektionen erinnernd. In solchen Fällen ist, neben der spektroskopischen und polarisationsmikroskopischen Analyse der Fremdsubstanzen, vor allem die diagnostische und therapeutische Zuziehung des Psychiaters notwendig. Aus diesem Grunde spreche ich von einer faktitiellen *und* psychopathogenen Pannikulitis.

Febrile rezidivierende (noduläre) nicht-suppurative Pannikulitis

Seit der Erstbeschreibung durch Pfeifer (1892) und den späteren Ergänzungen durch Weber (1925) und Christian (1928) sind viele Beobachtungen dieses ätiologisch ungeklärten, rezidivierenden und oft schwer verlaufenden Krankheitsbildes mitgeteilt worden, das durch eine vorwiegend lobuläre und multifokale Pannikulitis in verschiedenen Hautregionen gekennzeichnet ist. Kasuistisch wurden so viele heterogene (infektiöse, physikalische, medikamentöse oder andere chemische) Noxen ursächlich angeschuldigt, daß das von MacDonald und Feiwel bevorzugte Adjectivum „idiopathisch" (als Umschreibung unseres Unwissens) für dieses Krankheitsbild völlig gerechtfertigt ist [23]. Auch Rubinstein et al. [33], die einige Fälle mit hereditärem α_1-Antitrypsinmangel beschrieben, halten diesen nicht für die Ursache, sondern eher für einen die Inzidenz und den Grad der Pannikulitis beeinflußenden Dispositionsfaktor.

Die zunächst als „rezidivierende nicht-eitrige noduläre, fieberhafte Pannikulitis", dann einfach als „systemic nodular panniculitis" deklarierte Erkrankung betrifft vorwiegend Frauen und geht stets mit mehr oder minder deutlichen Allgemeinsymptomen einher (häufig Fieberschübe, Abgeschlagenheit, Anorexie, abdominale Schmerzen, Arthralgien, Gewichtsverlust). Entzündliche Knoten können überall im Fettgewebe auftreten, am häufigsten an den Beinen. Sie sind oft ziemlich schmerzhaft, können konfluieren, mit der Haut verbacken und gelegentlich einschmelzen, wobei sich dann durch kleine Fisteln ölige und cremige Massen nach außen entleeren. In größeren, flächig konfluierten Entzündungsbezirken kann das Fettgewebe geradezu wegschmelzen, so daß das Hautrelief über solchen Bezirken eingesunken, wellig und muldenförmig retrahiert erscheint. Frische Entzündungsherde sind leicht gerötet, ältere oder narbig abgeheilte fühlen sich derb an und sind unscharf bräunlich pigmentiert.

Die BSG ist während akuter Schübe beschleunigt, es besteht eine eher geringe Leukozytose. Interessanterweise liegen die Serum- und Urinwerte für Amylase und Lipase in der Regel im Normbereich – neben der Bluteosinophilie ein Unterscheidungsmerkmal zur pankreatogenen Pannikulitis (bei der häufig außerdem auch eine Thrombophlebitis migrans vorkommt).

Postulierte Hinweise auf eine Autoimmun-Pathogenese stehen auf relativ schwachen Füßen. Immunelektrophoretische Befunde von Dysproteinämie, Hypergammaglobulinämie, immunfluoreszenzmikroskopischer Nachweis von Immunkomplexen, vorübergehende Änderungen zahlreicher humoraler Entzündungsparameter (erniedrigte Transferrin-Werte, erhöhtes α_1-Antitrypsin, C-reaktives Protein etc.) sind wenig beweiskräftig. Zeitweilige Hyperlipidämie oder erhöhte Serumspiegel von unveresterten Fettsäuren sind Folge, nicht Ursache der entzündlich-lipolytischen Aktivität im Fettgewebe. Auch die bei unseren Fällen in den letzten Jahren stets und wiederholt im Serum untersuchten Autoimmun-Parameter (ANA, AMA, Rheumafaktor, LE-typische Antikörper etc.) sind nicht oder höchstens schwachtitrig temporär nachweisbar.

Histopathologisch lassen sich ein *akut entzündliches,* ein *histiozytär-proliferatives* und ein *fibrös-vernarbendes* Stadium der vorwiegend lobulären, aber auch Septen einbeziehenden Pannikulitis unterscheiden [4, 5, 26]. Im ersten Stadium finden sich Ödem, Hämorrhagien, Rundzellen und auch neutrophile Granulozyten um kleine Fettzellnekrosen, im zweiten Stadium überwiegt ein pleomorphes Zellinfiltrat mit retikulärer Durchsetzung der Fettzelläppchen mit großen Histiozyten und lymphomonozytären Elementen, während nekrotische Bezirke teils Mikrozysten bilden („Emmentaler Käse-Muster"), teils durch histiozytäre Wucherung ersetzt werden. Im dritten Stadium überwiegen reparative Vorgänge, gekennzeichnet durch strähnigfibröse Vernarbung der Fettgewebsläppchen, fibröse Umkapselung oder Verkalkung eingedickter „Ölzysten" und produktive Entzündungsherde. Tuberkuloide Epitheloidzellgranulome fehlen, jedoch können ähnliche Fremdkörpergranulome mit Riesenzellen einige Zeit persistieren.

Zytophagische histiozytäre Pannikulitis

Nachdem schon früher bei einigen Fällen von Morbus Pfeifer-Weber-Christian progrediente und mitunter auch tödlich ausgehende Krankheitsfälle mit Beteiligung innerer Organe und „Retikuloendotheliomegalie" beobachtet wurden [12, 16, 20, 25, 28], haben Winkelmann und seine Mitarbeiter seit 1980 diese häufig deletäre Verlaufsform einer polysystemischen Pannikulitis als eigene nosologische Entität herausgearbeitet und klinisch und histologisch näher charakterisiert [1, 8, 40, 41]. Das von ihnen als „histiocytic cytophagic panniculitis" bezeichnete Krankheitsbild (HCP) ist wahrscheinlich mit einzelnen früheren Fällen von „fatal panniculitis" identisch [14]. Kürzlich haben Alegre und Winkelmann 19 Fälle der Literatur, darunter ihre 5 ersten, sämtlich tödlich verlaufenen Fälle aus der Mayo-Klinik überprüft und eine Reihe von früher veröffentlichten Beobachtungen von schwerem „Morbus Pfeifer-Weber-Christian" mit den Eigenschaften einer HCP zusammengestellt [1].

Eindrucksvoll und richtungweisend sind besonders die Befunde der ersten 5 Fälle aus der Mayo-Klinik [8]: Immer bestand fieberhafte rezidivierende Pannikulitis, progrediente Panzytopenie, Splenomegalie und/oder Hepatomegalie mit schwerer Leberschädigung, schließlich ein massives, therapeutisch unbeherrschbares Krankheitsbild mit terminaler hämorrhagischer Diathese.

Die typischen Befunde sind in Tabelle 3 dargestellt. Obligat sind die mit schwerer Beeinträchtigung des Allgemeinbefindens einhergehenden Schübe der Pannikulitis sowie die progrediente, meist als Anämie und Leukopenie beginnende Panzytopenie, wozu im Krankheitsverlauf noch Hepato-Splenomegalie, Polylymphadenopathie, Polyserositis und verschiedenartige Schleimhautsymptome (aphthoide Läsionen, Colitis etc.) hinzutreten können. "The clinical picture of cytophagic panniculitis is at the same time dramatic and confusing to the clinician" [8]. Frauen sind etwas häufiger als Männer betroffen, das Entstehungsalter reicht von ca. 20 bis über 80 Jahre, die Dauer variiert bei den letalen Fällen bisher zwischen 6 Monaten und 10 Jahren. Bei Kindern wurde das Krankheitsbild noch nicht sicher beobachtet.

In ihrer letzten Publikation erwähnen Alegre und Winkelmann auch 3 neue Fälle mit blanderem Verlauf, wesentlich längerer Dauer (bis 27 Jahre) und günstigerer

Tabelle 3. Klinik der zytophagischen histiozytären Pannikulitis

Hauptsymptome	Grad/Lokalisation/Verlauf/Stadium
■ Fieber	hoch, remittierend
■ Rezidivierende Pannikulitis	Gliedmaßen, Stamm, vernarbend, ggf. ulzerös
o Aphthoide Läsionen	oral, vaginal, (peri-)anal
□ Hepato- und/oder Splenomegalie	ggf. mit Ikterus, Leberenzyme ↑↑
□ Polylymphadenopathie	auch viszeral
■ Hämo-Panzytopenie	durch osteomedulläre Histiozytose (Erythro-Zytophagie)
□ Polyserositis	Pleura, Perikard, Peritoneum
□ Hämorrhagische Diathese (hepatogen, Verbrauchs-koagulopathie)	terminal, hämorrhagischer Schock

■ 90–100%
□ >50%
o <50%

Prognose [1]. Von bisher 19 revidierten Fällen starben 13 (davon 9 unter hämorrhagischen Komplikationen), während 4 der restlichen Patienten einen bisher günstigen Krankheitsverlauf mit Remission, und 2 ein erfolgreiches Ansprechen auf aggressive Polychemotherapie zeigten. Vielleicht kann also das bedrohliche Damoklesschwert der Prognose (Tabelle 3) ggf. auch in einen günstiger verlaufenden Kreisbogen umgewandelt werden, wenngleich die Langzeit-Prognose dubios bleibt.

Die typischen Laborbefunde sind in Tabelle 4 dargestellt. Bemerkenswert ist das Ausbleiben der meisten für Kollagenosen mehr oder minder charakteristischen Autoimmun-Parameter im Serum trotz ausgedehnter Suche. Ebenso auffällig ist das Fehlen pathognomonischer Erhöhungen der Pankreasenzyme oder sonstiger dysmetabolischer Parameter im Serum (abgesehen von zeitweiliger Hyperlipidämie als Ausdruck der entzündlichen Einschmelzung des Fettgewebes).

Auch für das Krankheitsbild der HCP gilt das *diagnostische Primat der Haut- und Unterhautbiopsie,* wobei sich in der Dermis perivasale lympho-monozytäre und histiozytäre Infiltrate mit und ohne Beteiligung des Schweißdrüseninterstitiums, besonders aber im Fettgewebe septale *und* lobuläre, häufig ödematös-hämorrhagische Entzün-

Tabelle 4. Typische Laborbefunde bei histiozytärer Zytophagischer Pannikulitis

BSG	nur *mäßig* beschleunigt
Anämie	progredient, hypochrom
Leukozytopenie	progredient
Thrombozytopenie	progredient, mittelgradig
Leberenzyme	progredient erhöht
Koagulopathie (Gerinnungsfaktoren ↓)	ggf. Fibrinogen ↓ Fibrinspaltprodukte ↑

NB: Pankreasenzyme *nicht* erhöht

dungsherde mit buntem entzündlichen Infiltrat aus phagozytierenden Histiozyten, Lipophagen, ferner Lymphozyten und polymorphkernigen Neutrophilen (manchmal auch Plasmazellen) zeigen. Die septalen und lobulären Gefäße sind in den entzündlichen Prozeß mehr oder minder einbezogen, wobei Endothelzerstörung, entzündliche Wandinfiltration und fokale Blutungen zu sehen sind. Das entscheidende Phänomen ist aber das reichliche Vorkommen von phagozytierenden Histiozyten, darunter viele mit Phagozytose von Erythrozyten, Lympho- und Thrombozyten sowie anderen Zelltrümmern [8, 40, 41]. Diagnostisch führend ist vor allem die *Erythrophagozytose.* Analoge Phänomene finden sich bioptisch oder autoptisch in Leber, Milz, Lymphknoten, Knochenmark, Myokard, im Fettgewebe der serösen Höhlen und in den Lungen (Tabelle 5).

Tabelle 5. Histopathologische Leitbefunde bei histiozytärer Zytophagischer Pannikulitis (nach Crotty und Winkelmann)

Benigne Histiozytosis

Lobuläre Pannikulits

Erythro- und Leukophagozytosis

Fettzellnekrosen mit Ödem und Hämorrhagie

Manchmal Plasmazellen, ferner Lymphozyten und PMNL

Zytophagische Histiozyten in Leber, Milz, Lymphknoten, Knochenmark, Myokard, Lungen

Bei einer eigenen Patientin mit tödlich verlaufender und autoptisch untersuchter HCP (Tabelle 6) begann das Krankheitsbild zunächst wie beim Morbus Pfeifer-Weber-Christian, war durch ein Arzneiexanthem (auf Ceporexin) zunächst flüchtig verstärkt, ging aber nach einjährigem rezidivierenden Verlauf der febrilen Knotenschübe in ein zunehmend panzytopenisches Krankheitsbild mit den Zeichen der Leberintoxikation, mit vorübergehender *E. coli*-Sepsis, und mit schwerster Prostration über. Trotz hochdosierter Kortikosteroide, Azathioprin, Colchicin und Plasmaseparationen konnte der Krankheitsprozeß nur vorübergehend gebessert werden und endete schließlich foudroyant in einer Verbrauchskoagulopathie mit septischem Schock.

Auch die Diagnose der HCP ist oft problematisch, da zunächst blande Krankheitsverläufe viele Jahre vorausgehen können und Spontanremissionen vorkommen. Soll nun präventiv in Form einer „aggressiven Polychemotherapie" behandelt wer-

Tabelle 6. Autoptische Hauptbefunde bei histiozytärer Zytophagischer Pannikulitis

(50jähr. Patientin, 18 Monate Krankheitsdauer, Tod im sept. Schock mit Verbrauchskoagulopathie nach progred. Panzytopenie, Hepato-Splenomegalie, general. Pannikulitis)

- Generalisierte lobuläre histiozytäre zytophagische Pannikulitis mit dystrophischer Verkalkung
- Interstitielle Histiozytosis von Mammae, NNR, Leber, Milz, Pankreas, Skelett- und Herzmuskulatur
- Diffuse Knochenmarkshistiozytose mit zytophagischer und Verdrängungs-Depletion des blutbildenden Systems
- Hepatomegalie (2700 g)
- Splenomegalie (680 g)
- Seröser Pleuraerguß
- Zeichen der hämorrhagischen Diathese

Tabelle 7. Kutane Zytophagie und Hämophagozytose
(Alegre u. Winkelmann 1989)

Primär	Zytophagische Pannikulitis
	Sinushistiozytosis
	Familiäre hämophagozytäre Histiozytosis
Sekundär	Neoplastisch
	– Maligne Histiozytosis
	– Histiozytäres Sarkom
	– Malignes fibröses Histiozytom
	– T-Zell-Lymphom
	Reaktiv
	– Infektion (viral, bakteriell)

den, darf man zunächst zuwarten, und wie lange? Da pathognomonische Serum- oder Immunbefunde fehlen und das klinische Bild eine trügerische Vielfalt aufweist, hat der histologische Nachweis der histiozytär-zytophagischen Pannikulitis mit zyto- und vor allem Erythrophagozytose große Bedeutung. Auch dieses letztere Phänomen ist aber nicht krankheitsspezifisch (vgl. Tabelle 7), sondern nur im Kontext der klinischen Befunde und des anamnestischen Krankheitsverlaufs zu bewerten.

Den diagnostischen Schwierigkeiten bei HCP entspricht eine Vielzahl von Differentialdiagnosen (vgl. Tabelle 8), wobei der Prozeß wohl am häufigsten zunächst als Erythema nodosum verkannt wird. Bei raschem Krankheitsverlauf können eine maligne Histiozytose (atypische Histiozyten!), eine schwere System-Vaskulitis (Wegener'sche Granulomatose etc.), auch ein Morbus Behçet (ggf. oro-genitale Aphthen!) vorübergehend zu erwägen sein. Auch Zusammenhänge mit kutanen T-Zell-Lymphomen [2], B-Zell-Lymphom oder Weichteilsarkom [24] wurden inzwischen beschrieben.

Tabelle 8. Häufige Differentialdiagnosen bei histiozytärer Zytophagischer Pannikulitis

Erythema nodosum

Morbus Pfeifer-Weber-Christian

Hyperergische Angiitis (Zeek u. a.)

Morbus Behçet

Lympho- oder myelo-proliferative Malignome (Leukosen)

Maligne Histiozytose

Atypische Speicherkrankheit

Virus-assoziierte Histiozytosen

Akute Bruzellose, Toxoplasmose u. a.

Lymphomatoide Granulomatose

Alegre und Winkelmann kommen auf Grund immunhistochemischer Untersuchungen zur Hypothese, daß dem Krankheitsbild der HCP eine massive reaktive Histiozytose bei einer primären T-Zell-Proliferation benigner oder maligner Genese zugrunde liegen könnte [1]. Eigene, bisher unveröffentlichte immunhistochemische Untersuchungen bestätigen die Beteiligung von T- und B-Zellen am entzündlichen Infiltrat, wobei erstere zwar überwiegen, zugleich aber auch Makrophagen und zu einem geringeren Teil auch neutrophile Granulozyten den entzündlichen Prozeß beherrschen.

Noch erscheint es zu früh, aus den zellulären Interaktionen und immunphänotypischen Zellmarkierungen auf den Grundprozeß zu schließen, der diesem selbst-perpetuierenden und sich schließlich foudroyant steigernden Krankheitsprozeß zugrundeliegt. Einzelne virusserologische Befunde (bei unserer Patientin z. B. hohe Titer gegen Herpes simplex, Epstein-Barr und Zytomegalie-Virus) können vielleicht Fingerzeige bieten, in welcher ätiologischen Richtung weiter zu suchen ist. Warum aber der Entzündungsprozeß zunehmend entgleist und durch die Einbeziehung des ganzen retikulo-histiozytären Systems eine deletäre Wendung nehmen kann, bleibt bisher völlig offen.

Schlußbemerkung

Weitere klinische Beobachtungen einschlägiger Fälle und systematische Untersuchungen lassen erwarten, daß der Formenkreis dieser Pannikulitis sich in eine mehr benigne und eine mehr perniziöse Untergruppe (Typ Pfeifer-Weber-Christian versus Typ Winkelmann) differenzieren läßt und Übergangsformen erkennbar werden. Auch ist es vorstellbar, daß das klinische Spektrum der „idiopathischen rezidivierenden nicht-suppurativen Pannikulitis" eine Gruppe entzündlich-reaktiver Lipo-Histiozytosen repräsentiert, in deren Zentrum der potentiell benigne *Typus Pfeifer-Weber-Christian* steht, während der eine Pol vom blanden und selbstlimitierenden *Typus Rothmann-Makai*, der andere Pol vom perniziösen und plurisystemischen *Typus Winkelmann* („Histiozytäre zytophagische Pannikulitis") eingenommen wird. Solche und ähnliche Fragen werden voraussichtlich die Pannikulitis-Forschung der nächsten Jahre beschäftigen.

Zusammenfassung

Da das subkutane Fettgewebe als Speicherorgan, Druckpolster und Kreislaufventil zahlreiche Funktionen für den Gesamtorganismus übernimmt, ist a priori auch mit seiner Beteiligung an plurisystemischen Entzündungsreaktionen zu rechnen. Anzustreben ist eine an der Pathogenese orientierte Klassifikation der Pannikulitiden, die hier in erweiterter Anlehnung an R. K. Winkelmann vorgeschlagen wird. Im Vergleich zu den sonstigen Labor- und Immunparametern hat der histopathologische Befund der tiefen (subkutanen und fasziennahen) Probeexzision eine diagnostische Zentralbedeutung. Unter den nicht-infektiösen Pannikulitiden bei plurisystemischen Krankheiten werden besprochen: Pannikulitis bei Lupus erythematodes profundus, Pankreatopathie-assoziierte Pannikulitis, artefizielle und psychopathogene Pannikulitis (ggf. als Münchhausen-Syndrom), die febrile rezidivierende non-suppurative Pannikulitis (Typ Pfeifer-Weber-Christian) sowie die in den letzten Jahren von Winkelmann und Mitarbeitern näher charakterisierte zytophagische histiozytäre Pannikulitis. Bei diesem progredient und mit plurisystemischer histio-phagozytotischer Beteiligung innerer Organe verlaufenden Krankheitsprozeß besteht eine dubiose, überwiegend bisher infauste Langzeitprognose. Anhand einer eigenen Krankenbeobachtung mit letalem Ende wird unter Einbeziehung immunhistochemischer Befunde das Krankheitsgeschehen dargestellt. Auch paraneoplastische Pannikulitis-Formen bei B- und T-Zell-Lymphom sowie vor allem bei Pankreas-Karzinomen sind bisher wiederholt beschrieben worden. Bei Pankreatopathien läßt sich daraus ein eigenes diagnostisches Syndrom ableiten. Wahrscheinlich handelt es sich bei der Gruppe der „idiopathischen rezidivierenden non-suppurativen Pannikulitis" um ein prognostisch differentes Krankheitsspektrum, das vom blanden, selbst-limitierenden Typus Rothmann-Makai über den prognostisch labilen Typus Pfeifer-Weber-Christian bis zum perniziösen, häufig letal endenden Typus Winkelmann („Histiozytäre zytophagische Pannikulitis") reicht.

Literatur

1. Alegre VA, Winkelmann RK (1989) Histiocytic cytophagic panniculitis. J Am Acad Dermatol 20:177–185
2. Aronson IK, West DP, Variakojis D, Ronan SG, Iossifides I, Zeitz HJ (1985) Panniculitis associated with cutaneous T-cell lymphoma and cytophagocytic histiocytosis. Br J Dermatol 112:87–96
3. Barron DR, Davis BR, Pomeranz JR, Hines JD, Park CH (1985) Cytophagic Histiocytic Panniculitis. Cancer 55:2538–2542
4. Black MM (1985) Panniculitis. J Cutan Pathol 12:366–389
5. Bondi EE, Lazarus GS (1987) Panniculitis. In: Fitzpatrick TB, Eisen AZ, Wolff K, Freedberg IM, Austen KF (eds) Dermatology in General Medicine, third edition, Chapter 99. McGraw Hill, New York, pp 1131–1148
6. Boswell S, Baylin G (1973) Metastatic fat necrosis and lytic bone lesions in a patient with painless acute pancreatitis. Diagn Radiol 106:85
7. Christian HA (1928) Relapsing febrile nodular non-suppurative panniculitis. Arch Intern Med 41:338
8. Crotty CP, Winkelmann RK (1981) Cytophagic histiocytic panniculitis with fever, cytopenia, liver failure, and terminal hemorrhagic diathesis. J Am Acad Dermatol 4:181–194
9. De Graciansky P, (1967) Weber-Christian syndrome of pancreatic origin. Br J Dermatol 79:278–283
10. Diaz-Jouanen E, Dehoratius RJ, Alarcon-Segovia D, Messner RP (1975) Systemic lupus erythematosus presenting as panniculitis (lupus profundus). Ann Int Med 82:376
11. Epstein jr EH, Oren ME (1970) Popsicle panniculitis. N Engl J Med 282:966
12. Förström TL, Winkelmann RK (1975) Acute generalized panniculitis with amylase and lipase in skin. Arch Dermatol 111:497–502
13. Förström TL, Winkelmann RK (1977) Acute panniculitis. A clinical and histopathological study of 34 cases. Arch Dermatol 113:909–917
14. Friedman NB (1945) Fatal panniculitis. Arch Pathol 39:42–46
15. Good AE, Schnitzer B, Kawanishi H, Demetropoulos K, Kapp R (1976) Acinar pancreatic tumor with metastatic fat necrosis: Report of a case and review of rheumatic manifestations. Am J Dig Dis 21:978
16. Henriksson P, Hedner U, Nilsson IM (1975) Generalized proteolysis in a young woman with Weber-Christian disease (nodular nonsuppurative panniculitis). Scand J Haematol 14:355–360
17. Hönigsmann H, Gschnait F (1973) Multiple Hautschäden nach Pentazocine (Fortral)-Injektionen. Hautarzt 24:128
18. Hughes SH, Apisarnthanarax P, Mullins JF (1975) Subcutaneous fat necrosis associated with pancreatic disease. Arch Dermatol 111:506–510
19. Kossard S, Ecker RI, Dicken CH (1980) Povidone panniculitis. Arch Dermatol 116:704–706
20. Künzer W, Lohmann H, Oehlert W, Strauch M (1970) Verbrauchskoagulopathie bei Pannikulitis nodularis febrilis non-suppurativa (Pfeifer-Weber-Christian). Klin Wochenschr 48:193
21. Lewine N, Lazarus GS (1976) Subcutaneous fat necrosis after paracentesis: Report of a case in a patient with acute pancreatitis. Arch Dermatol 112:993–994
22. Lièvre JA (1974) Les panniculitides et les lesions osteoarticulaires au cours des affections du pancreas. Ann Med Interne (Paris) 125:125
23. MacDonald A, Feiwel M (1968) A review of the concept of Weber-Christian panniculitis with a report of five cases. Br J Dermatol 80:355–361
24. Marsch WCh, Stüttgen G, Wegener HH (1979) Panniculitis nodularis febrilis nonsuppuratica bei metastasiertem Weichteilsarkom. Hautarzt 30:12–15
25. Miyasaki K, Ooiso Y, Nakamura I (1977) An unusual case which began with subcutaneous panniculitis followed by fever, severe hepatic involvement and hyperlipidemia. Acta Pathol Jpn 27:213–224
26. Nürnberger F (1979) Krankheiten des subkutanen Fettgewebes. In: Korting GW (Hrsg) Dermatologie in Praxis und Klinik, Band III. Thieme, Stuttgart, S 33.1–33.38
27. Olesk A, Panusch R (1981) Factitial Weber-Christian disease. A case report. J Rheumatol 8:129

28. Pambor M, Kemnitz P, Theuring F (1969) Panniculitis nodularis febrilis non-suppurativa (Morbus Pfeifer-Weber-Christian) mit foudroyant-letalem Verlauf nach langjährigem afebrilen Bestehen. Dermatol Monatsschr 155:330–339
29. Pfeifer V (1892) Über einen Fall von herdweiser Atrophie des subcutanen Fettgewebes. Dtsch Arch Klin Med 50:438
30. Pinals RS (1970) Nodularis panniculitis associated with an inflammatory bone lesion. Arch Dermatol 101:359–363
31. Potts DE (1975) Syndrome of pancreatic disease, subcutaneous fat necrosis and polyserositis. Am J Med 58:417
32. Rowell RJ (1974) Systemic lupus erythematosus with widespread subcutaneous fat calcification. Proc Soc Med 67:215
33. Rubinstein HM, Jaffer AM, Kudrna JC, Levtratanakul Y, Chandrasekhar AJ, Slater D, Schmid RF (1977) Alpha$_1$-antitrypsin deficiency with severe panniculitis. Report of two cases. Ann Intern Med 86:742
34. Sanchez NP (1981) The histology of lupus erythematosus panniculitis. J Am Acad Dermatol 5:673
35. Schrier RW (1965) Subcutaneous nodular fat necrosis in pancreatitis. Arch Intern Med 116:832
36. Stoll C, Stein S, Strobel M, Grosshans E, Levy JM (1974) Une complication rare des traitments steroidiens chez l'enfant: La panniculite. Pédiatrie 29:635
37. Torres A, Pachón J, Martinez F (1978) Reaccion leucoeritroblástica, trombopenia y células gigantes multinucleadas en médula ósea en un caso de paniculitis recidivante de Weber-Christian. Rev Clin Esp 148:615–617
38. Tuffanelli DL (1971) Lupus erythematosus panniculitis (profundus). Clinical and immunological studies. Arch Dermatol 103:231–242
39. Weber EP (1925) A case of relapsing nonsuppurative nodular panniculitis. Br J Dermatol 37:301
40. Winkelmann RK (1980) Pannikulitis mit Zellphagozytose. Hautarzt 31:588–594
41. Winkelmann RK, Bowie W (1980) Hemorrhagic diathesis associated with benign histiocytic, cytophagic panniculitis. Arch Intern Med 140:1460–1463

Fettverteilungsstörungen

Otto-Ernst Rodermund und Roland Kaufmann

Fettverteilungsstörungen sind selten zu beobachten. Im folgenden wird der Versuch einer praxisgerechten Einteilung gewagt, der aspektmäßig eine erste Zuordnung erlaubt.

„Zuwenig"

Lokalisierte Lipoatrophien

Gut bekannt sind lokalisierte Lipoatrophien nach *Injektion einer Kortikoid-Kristall-suspension* wahrscheinlich nach fehlerhafter Injektionstechnik mit Deposition der Suspension im subkutanen Fettgewebe. Auch nach längerer Kortikoidsalbenapplikation unter Okklusivtechnik kann es zu dieser Atrophie kommen. Die Veränderung ist im Laufe von 1–3 Jahren reversibel.

Ebenso kann es nach *Injektionen von Insulin* zu lokalisierten Lipoatrophien, aber auch zu bindegewebsreichen hypertrophischen Veränderungen und zu sarkoidähnlichen Granulomen kommen. Interessant zu wissen ist, daß die Veränderungen nicht ausschließlich an den Injektionsstellen vorkommen, sondern gelegentlich auch fern davon auftreten können. Zur Prophylaxe werden Wechsel der Insulinart, Verwendung hochgereinigter Monokomponent-Insuline, besonders aber auch Wechsel der Injektionsstelle empfohlen. Die Veränderungen sind reversibel.

Bei der *Lipoatrophia semicircularis* handelt es sich um bandförmige Einziehungen, oft symmetrisch an den Oberschenkeln, meist bei Frauen, die sich innerhalb weniger Wochen bilden können, wohl häufig durch habituelle Traumatisierungen (Gummibänder und dgl., gewohnheitsmäßiger Druck an Möbelkanten) entstehen [6, 8] und dann nach Wegfall der Ursache reversibel sind. Dem entspricht durchaus die kürzlich von Altmeyer et al. [1] beschriebene „BH-Träger Lipoatrophie", die ich unter die Lipoatrophia semicircularis subsumieren möchte. Als Ursache der Lipoatrophia semicircularis wird auch eine ischämische Fettgewebsatrophie aufgrund anatomischer Varianten bei der arteriellen Versorgung des ventrolateralen Oberschenkelbereichs diskutiert ([4], weitere Literatur daselbst).

Ob die Abgrenzung einer *Lipoatrophia anularis* als eigene Krankheitsentität, die im Gegensatz zur Lipoatrophia semicircularis mit Schmerzen und Funktionsbehinderungen einhergehen kann und bei der histologisch auch entzündliche Gefäßprozesse beschrieben wurden, aufgrund der wenigen veröffentlichten Fälle gerechtfertigt ist, kann derzeit noch nicht sicher angenommen werden. Eine Lupus-erythematodes-Pannikulitis und eine subkutane zirkumskripte Sklerodermie sind jedenfalls differentialdiagnostisch auszuschließen.

Die *Lipoatrophie der Fersen* [3] möchte ich zwanglos der *Lipoatrophia idiopathica circumscripta* zuordnen, bei der sich ein umschriebener Schwund des Fettgewebes, etwa auch beidseitig an den Wangen, findet. Die Veränderung kann Hinweis auf eine membranoproliferative Glomerulonephritis sein und sollte eine entsprechende internistische Abklärung veranlassen. Vielleicht läßt sich auch die vornehmlich in Japan vorkommende Lipodystrophia centrifugalis abdominalis infantilis hierunter subsumieren.

Angeführt sei hier weiter die *Panatrophia localisata (Gowers)*, bei der es außer zum umschriebenen Schwund des Fettgewebes auch zu einer entsprechenden Atrophie der Haut und der Muskel- und Knochenanteile kommt. Die scharf umschriebenen muldenförmigen Herde der atrophischen zart gefälteten Haut entwickeln sich langsam und bleiben dann therapieresistent bestehen. In einem Großteil der Fälle dürfte es sich um einen Folgezustand nach zirkumskripter Sklerodermie handeln, weswegen die Eigenständigkeit des Krankheitsbildes nicht sicher erscheint.

Auch bei der *Hemiatrophia faciei progressiva (Romberg)* wird neben einer neurogenen Ursache mit Schädigung des N. trigeminus eine zirkumskripte Sklerodermie zumindest in einem Teil der Fälle als ursächlich diskutiert. Hier kommt es im Kindesalter zu einer progressiven Atrophie der Haut, des Fettgewebes, der Muskulatur und des Knochens einer Gesichtshälfte. Auch Gaumen, Kehlkopf- und Zungenhälfte können befallen sein.

Systematisierte Lipoatrophien

Die *partielle progressive Lipodystrophie (Barraquer-Holländer-Simons)* ist charakterisiert durch einen oft extremen progressiven Schwund des Fettgewebes im Bereich des Gesichtes, der Arme und des Oberkörpers, während die untere Körperhälfte nicht befallen ist oder sogar eine um so deutlicher kontrastierende Hypertrophie des subkutanen Fettgewebes zeigt. Das insgesamt seltene Krankheitsbild wird besonders bei jugendlichen Frauen, gelegentlich mit familiärer Häufung, beobachtet. Die Veränderung bleibt therapieresistent ohne spontane Rückbildungsneigung bestehen.

Die *generalisierte (totale) Lipodystrophie (Lawrence-Seip)* tritt als kongenitale Form bei der Geburt oder vor dem 2. Lebensjahr auf, bei der erworbenen Form dagegen nach Infektionskrankheiten bei Kindern und jugendlichen Erwachsenen. Das weibliche Geschlecht ist doppelt so häufig befallen, ein autosomal-rezessiver Erbgang wird angenommen.

Es findet sich eine extreme Verminderung des gesamten subkutanen Fettgewebes mit dem klinischen Aspekt des hageren, manchmal geradezu totenkopfartigen Gesichtsausdruckes, sowie eine Verminderung des Fettgewebes der Eingeweide und des Knochenmarkes. Demgegenüber kommt es zu einer Speicherung von Fett in den Leberzellen mit resultierender Hepatomegalie und zu einer Hyperlipämie bei normalem Cholesterinspiegel. Charakteristisch ist ein insulinresistenter Diabetes mellitus, der sich nach einigen Jahren, bei der kongentialen Form nach dem 10. Lebensjahr, entwickelt. Weitere Symptome können dazukommen, so eine Hypertrichose, Akanthosis nigricans, auffallende Vorwölbung des Abdomens, geistige Störungen, Herz- und Nierenanomalien, Muskelhypertrophie, akromegaloide Veränderungen und bei Auftreten im Kindesalter ein auffallender Hochwuchs.

„Zuviel"

Abgrenzend erwähnt sei zunächst, daß nicht zu den Fettverteilungsstörungen alle Formen der Adipositas gehören, weiterhin nicht die zu den Tumoren zu zählenden Lipome als zirkumskripte Fettgewebsvermehrung mit Kapselbildung. Neben solitären und multiplen Lipomen sowie Lipomatosen im Rahmen von Erbleiden mit palmaren und plantaren Keratosen, wären hier auch die Lipomatosis dolorosa (Typus Roche) mit Schmerzhaftigkeit im Bereich zirkumskripter Lipome zu erwähnen. Daneben gibt es Lipome ohne Kapselbildung als lokalisierte diffuse Lipome. Auf die fließenden Übergänge zwischen zirkumskripten und diffusen Lipomen wird jedoch hingewiesen. So ist auch das Bild der *Adipositas dolorosa (Dercum)* nicht immer scharf umrissen. Im engeren Sinne sollte diese Krankheitsentität nur diagnostiziert werden, wenn symmetrisch angeordnete diffuse Lipome auftreten, bei denen bereits geringer Druck zu länger anhaltenden Schmerzattacken führt. Das Krankheitsbild tritt fast ausschließlich bei Frauen jenseits der Menopause auf und geht mit neurologischen und psychischen Störungen einher [10].

Vom klinischen Aspekt her imponiert die *benigne symmetrische Lipomatose (Launois-Bensaude)* durchaus als Fettverteilungsstörung. Befallen sind vornehmlich Männer. Hier finden sich große diffuse symmetrische Fettablagerungen, insbesondere im Bereich des Nackens, der Schultern und der Arme, aber auch an anderen Körperpartien, wie Abdomen, seitlichen Brustanteilen, Achseln und Oberschenkelinnenseiten. Das pseudoathletische Erscheinungsbild des Oberkörpers steht in Kontrast zu den asthenischen unteren Körperpartien. Der *Madelung'sche Fetthals* gilt als abortive Variante dieses Krankheitsbildes. Auffallend häufig wird bei der benignen symmetrischen Lipomatose Alkoholismus in der Vorgeschichte angegeben. Lebererkrankungen, Polyneuropathie, Hyperlipoproteinämien, Diabetes, auch maligne Erkrankungen, besonders Karzinome der oberen Atemwege und andere interne Erkrankungen können assoziiert sein und sind zu beachten. Der Verlauf zeigt eine rasche progressive Entwicklung in der Anfangsphase, danach bleiben die Veränderungen im wesentlich stationär. Diätetische Maßnahmen und Gewichtsverlust lassen die Lipome unverändert, Alkoholkarenz bessert eine bestehende Hepatopathie, ist aber ebenso ohne Einfluß auf das Krankheitsbild, auch nach chirurgischer Entfernung von Fettgewebe kommt es zum Rezidiv [9].

Zuletzt sei das *schmerzhafte Lipödem-Syndrom* kurz erwähnt, bei dem es sich um eine therapieresistente Störung der Fettverteilung („dickes Bein der gesunden Frau") mit langsam progredienter Anschwellung der Beine im Unterschenkelbereich unter Aussparung der Füße handelt. Die Veränderungen beginnen im allgemeinen in der Pubertät und finden sich nur bei Frauen. Ein diffuser Schmerz oder Druckschmerz kann bestehen. Kompressionstherapie wird empfohlen.

Literatur

1. Altmeyer P, Buhles N (1988) Die BH-Träger Lipatrophie. Akt Dermatol 14:21–22
2. Braun-Falco O, Plewig G, Wolff HH (1984) Dermatologie und Venerologie. Springer, Berlin Heidelberg New York
3. Jablonska S, Szczepanski A, Gorkiewicz A (1975) Lipoatrophy of the ankles and its relation to other lipoatrophies. Acta Derm Venereol (Stockh) 55:135–140
4. Jaschik M, Brendle C, Klein M (1989) Lipatrophia semicircularis. Akt Dermatol 15:182–184
5. Korting GW, Denk R (1974) Dermatologische Differentialdiagnose. Schattauer, Stuttgart
6. Nékám L (1938) Corpus iconum morborum cutaneorum. Barth, Leipzig, S 572
7. Nürnberger F (1979) Krankheiten des Fettgewebes. In: Korting GW (Hrsg) Dermatologie in Praxis und Klinik, Bd III. Thieme, Stuttgart, S 33.1–33.38
8. Röhrborn W, Korting GW (1988) Lipatrophia semicircularis – zu ihrer Pathogenese. Akt Dermatol 14:94–95
9. Ruzicka T, Vieluf D, Landthaler M, Braun-Falco O (1987) Benign symmetric lipomatosis Launois-Bensaude. J Am Acad Dermatol 17:663–674
10. Wodniansky P (1975) Die gutartigen Neubildungen des Integuments. In: Jadassohn J, Handbuch der Haut- und Geschlechtskrankheiten, Ergänzungswerk, Bd III/A S 1–210

Zellulitis heute

Friedrich Nürnberger

Einleitung

Seit 1971 befaßte sich ein Arbeitskreis unserer Klinik in Zusammenarbeit mit Anatomen (Prof. Dr. G. Müller, Mainz) und Pathologen (Prof. Dr. F. Niedobitek, Berlin) mit der Haut- und Unterhautstruktur des Menschen. Anlaß für diese Studien war zunächst die Klärung der sog. Zellulitis. Dabei interessierten besonders geschlechtsspezifische Unterschiede, deren hormonelle Abhängigkeit und Altersveränderungen der Kutis und Subkutis mit ihren Auswirkungen auf das Relief der Hautoberfläche und deren therapeutische Beeinflußbarkeit [5–16]. Die Untersuchung dieser Fragen erbrachte nicht nur bisher unbekannte geschlechtstypische Unterschiede der Haut-Unterhautstruktur im Oberschenkel-Gesäßbereich, sondern auch spezielle Befunde, die eng mit der Alterung der Haut und Unterhaut korreliert sind.

Anatomische Grundlagen der sog. Zellulitis (Abb. 1–3, Tabelle 1).

Die folgenden Befunde wurden an tiefen Hautexzisaten (bis zur Fascia lata) der Oberschenkel-Gesäßregion von 150 Anatomieleichen sowie von 30 sog. Zellulitis-Patientinnen erhoben.

Die Subkutis des männlichen und weiblichen Oberschenkels ist meist dreischichtig mit zwei intrasubkutanen bindegewebigen Grenzflächen. Am *weiblichen Oberschenkel* (besonders dort, wo sich im Kneiftest das sog. Matratzenphänomen auslösen läßt)

Tabelle 1. Geschlechtstypische Unterschiede der lateralen Oberschenkelhaut erwachsener Männer und Frauen (Alter: 16–50 Jahre)

Kutis und Subkutis	Männlich (n = 50)	Weiblich (n = 50)
Epidermis	dicker (58–77 µ)	dünner (47–62 µ)
Korium	dicker (1159–1798 µ)	dünner (994–1349 µ)
Korium-Subkutis-Grenzschicht mit Papillae adiposae (enthalten Haare, Schweißdrüsen, Gefäße, im Alter größer)	weniger Papillae adiposae	mehr Papillae adiposae
Subkutis (meist dreischichtig)	dünner (variabel)	dicker (variabel)
a) obere Subkutisschicht	kleine polygonale Fettzellkammern mit schräg überkreuzenden Bindegewebssepten	große stehende Fettzellkammern mit radiär verlaufenden Bindegewebssepten
b) mittlere Subkutisschicht und c) untere Subkutisschicht	vorwiegend liegende Fettzellkammern mit schräg und tangential verlaufenden Bindegewebssepten	
Status protrusus cutis (sogen. Matratzenphänomen)	nicht auslösbar	auslösbar

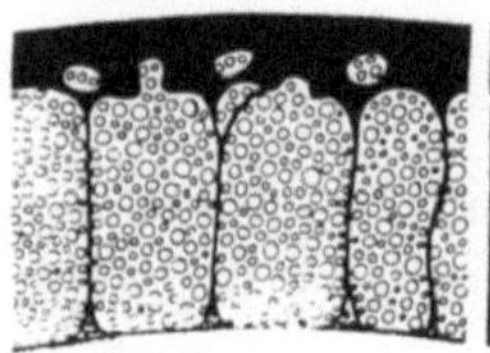

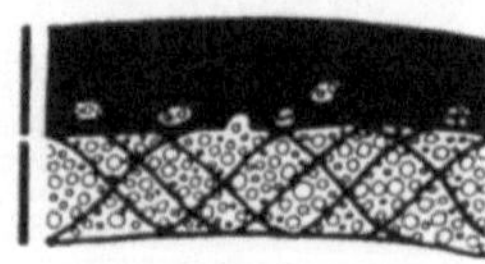

Abb. 1. Schematische Darstellung der geschlechtstypischen Unterschiede der Haut- und Unterhautstruktur der Oberschenkel-Hüft-Region (aus [18])

besteht die obere Subkutisschicht aus großen, sog. „stehenden Fettzellkammern" von einer durchschnittlichen Größe von 0,5 × 1,5 cm, die durch radiär verlaufende Bindegewebssepten (Retinacula cutis) voneinander getrennt werden. Diese Retinacula cutis strahlen radiär-bogenförmig in das darüberliegende Korium ein (Abb. 1).

Von diesen Fettzellkammern ragen die von Müller und Nürnberger [6] genauer untersuchten und so benannten „Papillae adiposae" in das Korium hinein (Abb. 3). Diese Papillae adiposae lockern im Bereich des Stratum reticulare das Korium auf und umschließen Haare, Gefäße und Schweißdrüsen, die dadurch gegen Druck und Abscherung gesichert sind. Gleichzeitig ist die Subkutis im Korium verzapft. Da diese Fettzelleinheiten – stehende Fettzellkammern und Papillae adiposae – durch Druck zwar verformbar sind, aber nicht ihr Volumen ändern, sind sie die Elemente der Haut, die im Bereich der Korium-Subkutisgrenze das Erscheinungsbild der gesamten Hautoberfläche besonders bei der Hautalterung verändern können. Hierbei sei besonders auf das sog. Matratzenphänomen hingewiesen, welches leider immer noch von bestimmten Gruppen als das Kardinalsymptom der „erfundenen Krankheit Zellulitis" [8, 12] angesehen wird. Das Matratzenphänomen ist nach unseren Untersuchungen an ca. 1000 Frauen verschiedenen Alters bei fast jeder Frau im Kneiftest nachweisbar. Es ist ein geschlechtstypisches Merkmal der weiblichen Oberschenkelhaut und kein Krankheitssymptom. Es wurde deshalb von uns als *Status protrusus cutis* bezeichnet, um damit auszudrücken, daß es sich lediglich um eine Kompression und Vorwölbung der oberen Fettzellkammersysteme handelt, welche die darüberliegende Kutis protrudieren (Abb. 2a).

Bei der vergleichbaren *männlichen Oberschenkelhaut* (Abb. 1) dagegen ist die obere Subkutisschicht dünner und zeigt scherengitterartig schräg überkreuzende Bindegewebssepten, die kleine polygonale Fettzellkammern abgrenzen. Außerdem ist das Korium dicker als bei der weiblichen Oberschenkelhaut. Tangentialer Druck oder Zug (Kneiftest) kann daher beim normalen Mann die Hautoberfläche zwar falten und furchen (Abb. 2), ein Status protrusus cutis tritt aber im Normalfall nicht auf (wohl aber bei Androgendefizit, siehe unten).

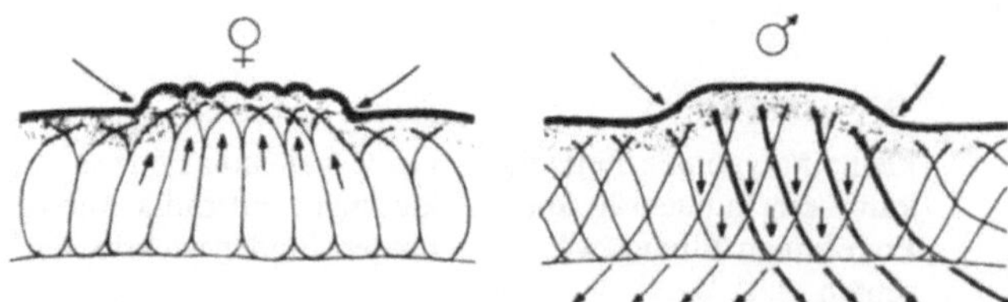

Abb. 2. Weibliche (*links*) und männliche (*rechts*) Oberschenkelhaut im Kneiftest. Bei der Frau protrudieren die Fettzelleinheiten der oberen Subcutis (= stehende Fettzellkammern und Papillae adiposae) die darüberliegende Cutis. Es entstehen an der Hautoberfläche Vorwölbungen und Dellen = Matratzenphänomen = Status protrusus cutis. Beim Mann entstehen nur Falten und Furchen (s. auch Text) (aus [18])

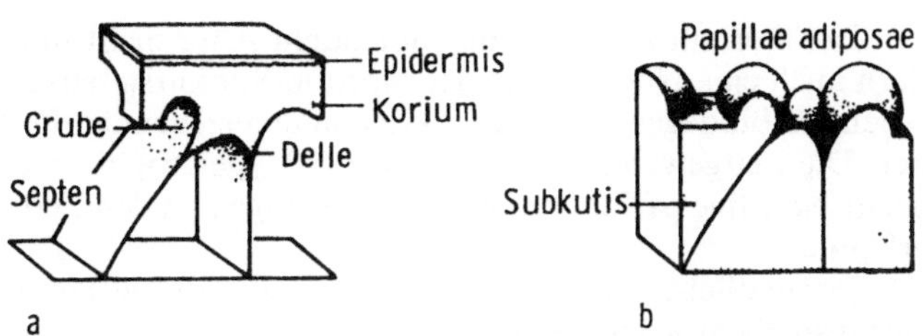

Abb. 3a, b. Rekonstruktion der Corium-Subcutis-Grenzfläche aus histologischen Serienschnitten. Der Subcutisoberfläche mit Papillae adiposae entspricht die Coriumunterseite mit Dellen und Gruben. Die Septen verankern das Corium in der oberen Subcutisschicht (vgl. Müller und Nürnberger 1974) (aus [18])

Sind die geschlechtstypischen Unterschiede der Oberschenkel-Gesäßhaut genetisch oder hormonell bedingt?

Diese Frage konnten wir durch Untersuchung der lateralen Oberschenkelhaut von 10 weiblichen und 10 männlichen Feten (29 bis 58 cm Scheitel-Fersenlänge) klären [16].

Im 7. und 8. Lunarmonat ließ die Haut-Unterhautstruktur noch keine geschlechtstypischen Unterschiede erkennen. Die obere, koriumnahe Subkutisschicht bestand bei beiden Geschlechtern aus sog. stehenden Fettzellkammern, ähnlich wie bei der erwachsenen Frau. Die Korium-Epidermisschicht zeigte keine strukturellen Unterschiede. Erst im letzten Trimenon erfolgte die geschlechtstypische Differenzierung der oberen Subkutis, die bei der Geburt bereits deutlich ausgeprägt war. Bei den weiblichen Feten waren die stehenden Fettzellkammern und die radiär verlaufenden Bindegewebssepten noch typischer weiblich ausgeprägt. Bei den männlichen Feten fanden sich scherengitterartig schräg überkreuzende Bindegewebssepten mit kleinen, polygonalen Fettzellkammern, ähnlich wie beim männlichen Erwachsenen. Auch das männliche Korium war dicker und hatte eine grob-faserige Struktur.

Da das fetale Ovar inaktiv bleibt, werden die geschlechtstypischen Strukturunterschiede der männlichen Oberschenkelhaut wahrscheinlich durch den proliferierenden Effekt der Androgene auf das Mesenchym (Fibroblastentätigkeit) hervorgerufen. Die fetalen Hoden sind nämlich im Gegensatz zum Ovar spätestens von der 6. bis 8. Woche an hormonell aktiv [16].

Histopathologie der sog. Zellulitis [5–8, 11, 12]

Das bei Männern dickere und bei Frauen dünnere Korium im Oberschenkelbereich erreicht bis zum 30. Lebensjahr ein Maximum an Dicke und nimmt dann stetig ab [8]. Bei Frauen kann mit zunehmendem Alter zusätzlich eine Fettinfiltration der Subkutis einsetzen (sog. Matronenspeck), dies braucht aber nicht der Fall zu sein. An 30 Hautbiopsien von sog. Zellulitispatientinnen konnten wir (in Zusammenarbeit mit Prof. Dr. D. Niedobitek, Berlin) bereits im Alter von 35 bis 40 Jahren erste Altersveränderungen am kollagen-elastischen Fasergewebe der Kutis und der Subkutis feststellen. Mit zunehmendem Alter wurde das Korium dünner und aufgelockerter. Fettareale im Korium erreichten fast die Korium-Epidermisgrenze. Die von uns benannten „Papillae adiposae" waren dabei besonders groß. Sie sind nach unseren Beobachtungen für das tastbare „Schrotkornphänomen" bei der sog. Zellulitis verantwortlich. Wenn dieses „Schrotkornphänomen" deutlich tastbar war, dann waren bei gezielter Hautbiopsie stets große Papillae adiposae nachzuweisen. Wie unsere Untersuchungen ergaben, hat die weibliche Haut in fast allen Regionen statistisch signifikant mehr Papillae adiposae als die männliche Haut [6].

Das Korium zeigt mit zunehmendem Alter nicht nur eine Dickenabnahme, sondern auch eine Nivellierung der Korium-Subkutisgrenze mit Abflachung der Dellen. Auch die Bindegewebssepten zwischen den stehenden Fettzellkammern wurden dünner. Die Fettgewebszellen selbst zeigen Hypertrophie wie bei der hypertrophen Fettsucht. Sonstige pathologische Veränderungen an den Fettzellen waren jedoch nicht zu erkennen.

Entzündliche Infiltrationen fehlten, so daß die Bezeichnung Zellulitis falsch ist. Mit histochemischen Methoden ließ sich auch keine Hyperpolimerisation von sauren Glykosaminoglykanen nachweisen, wie dies behauptet wird. Die viel praktizierte Behandlung der sog. Zellulitis mit dem Verteilerenzym (spreading enzyme) „Thiomucase" hat demnach keine pathologisch anatomische Begründung [1, 2, 4, 13]. Auch eine behauptete Fibrose bzw. Sklerose konnten wir nicht beobachten. „Mukoide Ödeme" [2] fanden wir nur dann, wenn gleichzeitig eine Stase in den unteren Extremitäten vorhanden war, hauptsächlich bei älteren Frauen. Nach unseren histologischen, aber auch pathophysiologischen Untersuchungen läßt sich normalerweise bei einer sog. Zellulitis kein Ödem nachweisen [8, 12].

Nomenklatur und Einteilung

Die Bezeichnung Zellulitis ist falsch, wie bereits oben erwähnt wurde. Da dieses Wort jedoch weltweit bekannt ist, reden auch wir von sog. Zellulitis. Auch das jetzt gebräuchliche (französische) Wort Cellulite ist irreführend, da es auf deutsch Zellulitis bedeutet. Zutreffender ist das Synonym Pannikulose (Stockmann, 1904). Es deutet darauf hin, daß am Panniculus adiposus degenerative Veränderungen auftreten. Da jedoch nach unseren histologischen Untersuchungen degenerative Altersveränderungen nach dem 35. Lebensjahr nicht nur am kollagen-elastischen Faseranteil der Subkutis, sondern auch des Koriums zu beobachten sind, halten wir die Bezeichnung *Dermo-Panniculosis* für die histopathologisch begründete beste Bezeichnung. Diese Bezeichnung halten wir aber nur für angebracht, wenn bereits eine Hautalterung zu spontan auftretenden deformierenden Vorwölbungen und Dellenbildungen im Oberschenkel-Gesäßbereich geführt hat. Dann bezeichnen wir diesen Zustand als *Dermo-Panniculosis deformans*. Wenn aber bei jugendlichen Frauen lediglich im Kneiftest das geschlechtstypische Merkmal der weiblichen Haut nachweisbar ist, dann sprechen wir lediglich vom Matratzenphänomen (= *Status protrusus cutis*) und nicht von Zellulitis oder Pannikulose, um jeden Krankheitsbegriff zu vermeiden.

Das bei der weiblichen Haut geschlechtstypische Matratzenphänomen (Status protrusus cutis) kann mit zunehmender Hautalterung und Fettinfiltration in eine Dermo-Panniculosis deformans übergehen, braucht es aber nicht (siehe unten).

Für wissenschaftliche Untersuchungen an Männern und Frauen halten wir folgende Einteilung für sinnvoll:

Status protrusus cutis = Matratzenphänomen = Vorwölbung und Dellenbildung im Bereich der Oberschenkel-Gesäßregion

Stadium 0:
Glatte Hautoberfläche im Oberschenkel-Gesäßbereich im Stehen und Liegen. Im Kneiftest nur Falten und Furchen, aber kein Matratzenphänomen.
Vorkommen: Bei sehr schlanken, fettarmen Frauen und bei Männern ohne Androgendefizit.

Stadium I (oder +):
Glatte Hautoberfläche im Stehen und Liegen. Im Kneiftest deutliches, positives Matratzenphänomen.

Vorkommen: Bei Frauen normales geschlechtstypisches Merkmal, bei Männern: pathologisch, Zeichen für Androgendefizit.

Stadium II (oder + +):
Hautoberfläche im Liegen glatt, im Stehen spontanes positives Matratzenphänomen (= Dermo-Panniculosis deformans).
Vorkommen: Bei Frauen jenseits des 35. bis 40. Lebensjahres mit Übergewicht oder Fettsucht, selten bei Männern mit Androgendefizit.

Stadium III (oder + + +):
Spontanes, positives Matratzenphänomen im Stehen und Liegen (= Dermo-Panniculosis deformans).
Vorkommen: Häufig bei Frauen mit fortgeschrittener Hautalterung und Fettsucht (meist jenseits der Menopause), sehr selten bei Männern mit Androgendefizit.

Die Stadien II und III können als die eigentliche Dermo-Panniculosis deformans bezeichnet werden. Sie sind ein Zeichen der aufgetretenen und fortschreitenden Altersdegeneration des kollagen-elastischen Faseranteils der Kutis und Subkutis mit meist zunehmender Fettinfiltration.

Ist die sog. Zellulitis schmerzhaft?

Im Gegensatz zu zahlreichen Literaturangaben ([12], Lit.) ist nach unseren Untersuchungen an über 1000 Frauen die sog. Zellulitis in ihren verschiedenen Stadien nicht schmerzhaft. Wenn Schmerzen angegeben werden, dann handelt es sich immer um medizinisch definierte Krankheitsbilder (z. B. Pannikulitis).

Sog. Zellulitis und Psyche

Bei unseren meist jungen „Patientinnen" beobachteten wir einen eindeutigen Zusammenhang zwischen psychischen Krisenzeiten und dem Bewußtwerden der sog. Zellulitis als behandlungsbedürftige „Krankheit" [14]. Bei Partnerschwierigkeiten oder gar Partnerverlust wurde die sog. Zellulitis ursächlich dafür verantwortlich gemacht und deren Behandlung gewünscht. Psychisch ausgeglichene Frauen hingegen betrachteten die Hautoberflächenveränderungen lediglich als kosmetische Störung oder eben als schicksalsmäßig bedingte Hautalterung.

Verbreitung der sog. Zellulitis

Im Rahmen unserer Untersuchungen waren wir auch der Frage nachgegangen, ob die sog. Zellulitis eine *familiäre Häufung* zeigt. Dabei konnte festgestellt werden, daß die sog. Zellulitis oft mit einer sog. Fettsucht (Übergewicht) kombiniert ist und wie diese familiär gehäuft auftritt, ohne daß man aber von einem „Erbgang" sprechen könnte [8, 11, 12]. Bei diesen Untersuchungen hatten wir die seltene Gelegenheit, den Verlauf der sog. Zellulitis (in Verbindung mit Fettsucht) makroskopisch und mikroskopisch in vier Generationen zu beobachten (8jährige Tochter, 33jährige Mutter, 59jährige Großmutter, 79jährige Urgroßmutter) [8, 12]. Diese vier Frauen zeigten mit zunehmendem Alter sämtliche Schweregrade der sog. Zellulitis bzw. des Status protrusus cutis.
Diese zunehmende Ausprägung des Matratzenphänomens mit steigendem Alter ist nach unseren Untersuchungen, wie schon erwähnt, kein Kardinalsymptom einer „Krankheit Zellulitis", sondern ist zurückzuführen auf die geschlechtstypische Binnenstruktur der weiblichen Oberschenkel-Gesäßhaut und auf die Altersveränderun-

gen des Haut- und Unterhautbindegewebes bei zunehmender Fettinfintration der Subkutis. Die sog. Zellulitis kann deshalb mit Recht als eine „erfundene Krankheit" bezeichnet werden [8, 12].

Andererseits ergaben unsere weltweiten Untersuchungen ([12], Lit.) an Chinesinnen und Chinesen, an südafrikanischen Bantufrauen und -männern sowie in Ägypten, Brasilien, Mexiko, Afghanistan, Rußland, Japan, Thailand und Indonesien, daß die Symptomatik der sog. Zellulitis praktisch bei den Frauen aller Rassen dieser Welt zu beobachten ist und, wie künstlerische Darstellungen aus früheren Epochen zeigen, anscheinend schon immer vorhanden war. Erst nachdem es einem bestimmten Interessenkreis gelungen ist, das geschlechtstypische Merkmal der weiblichen Oberschenkelhaut (das Matratzenphänomen) zu einem Krankheitssymptom zu erheben, seitdem sollen plötzlich 90% der Frauen an der sog. Zellulitis „leiden". Hinzu kommt allerdings, daß sich das Schönheitsideal in unserem Jahrhundert gewandelt hat. Idealbild der Frau ist nicht mehr der korpulente „Rubens-Typ", sondern der schlanke „Cranach-Typ".

Die männliche „Zellulitis"

Den endgültigen Beweis dafür, daß die geschlechtstypischen Unterschiede zwischen männlicher und weiblicher Haut der Oberschenkel-Gesäßregion hormonell (androgen) bedingt sind, erhielten wir durch die Beobachtung von sog. Zellulitis bei Männern mit Androgendefizit. Bei diesen Männern kam es meist zu einer weiblichen Fettansammlung im Oberschenkel-Hüftbereich mit positivem Matratzenphänomen, zu einer Gynäkomastie und zu weiblicher Schambehaarung. Histologisch war meist eine typisch weibliche Haut-Unterhautstruktur zu beobachten mit stehenden Fettzellkammern. Das Androgendefizit wurde bei einem Teil der Männer radioimmunologisch bestimmt ([8, 12] Lit., [16]).

Ein positives Matratzenphänomen konnten wir beobachten bei Männern mit primärem oder sekundärem Hypogonadismus und Androgendefizit (in Klammern Zahl der Fälle):

1. Klinefelter-Syndrom (7)
2. nach Mumps-Orchitis (3)
3. chemische Kastration mit Cyproteronazetat (2)
4. Spätkastration (1)
5. Altersinvolution der Hoden (9)
6. Östrogentherapie bei Prostata-Karzinom (122)
7. Hypophysen-Unterfunktion (1)

Besonders interessant waren die Untersuchungen beim Klinefelter-Syndrom. Diejenigen Klinefelterpatienten mit einem normalen Androgenspiegel im Blutserum hatten eine typisch männliche Hautstruktur, diejenigen mit einem eindeutigen Androgenmangel (unter 300 ng) eine typisch weibliche Hautstruktur mit positivem Matratzenphänomen. Da alle Klinefelterpatienten chromosomal eine xxy-Konstellation aufwiesen, ist auch dies ein Beweis dafür, daß die geschlechtstypischen Hautstrukturen der Oberschenkel-Hüftregion hormonell und nicht genetisch bedingt sind [8, 12, 16, 17].

Kein Matratzenphänomen fanden wir bei Männern mit einem normalen Androgenspiegel:

1. bei Normal- bzw. Idealgewicht
2. bei Übergewicht bzw. Adipositas
3. bei Morbus Cushing
4. bei Transvestiten (ohne Östrogentherapie).

Auch bei homosexuellen Männern soll eine sog. Zellulitis zu beobachten sein. Dies hat unseres Erachtens jedoch nichts mit der Homosexualität an sich zu tun. Das Auftreten des Matratzenphänomens ist anscheinend lediglich abhängig von der Höhe des Androgenspiegels, wobei dieser wiederum das sexuelle Verhalten des Mannes beeinflußt. Publizierte Untersuchungen darüber liegen aber u.W. nicht vor. Jedenfalls ist das positive Matratzenphänomen (positiver Status protrusus cutis) beim Mann ein zusätzliches, bisher unbekanntes Phänomen, um z. B. in der andrologischen Sprechstunde einen Androgenmangel bereits klinisch zu diagnostizieren.

Prävention und Therapie der sog. Zellulitis

Die nach unserer Auffassung bis jetzt einzige erfolgreiche Prävention und Therapie der sog. Zellulitis ist in der Tabelle 2 kurz dargestellt. Am wichtigsten ist, von Kindheit an Übergewicht und Adipositas zu vermeiden. Wo kein Fett ist, gibt es auch keine Zellulitis. Dieser Satz gilt ohne Einschränkung. Bei Übergewicht oder Adipositas muß aber nach unseren histologischen Untersuchungen eine Gewichtsreduktion bis zum Normalgewicht (besser Idealgewicht) rechtzeitig (d. h. bis zum 35.–40. Lebensjahr) erfolgen, solange der kollagen-elastische Hautmantel noch so elastisch ist, daß er das bei der Fetteinschmelzung freiwerdende Volumen durch Retraktion ausgleichen kann. Wir haben bei unseren Versuchen vielfach Frauen beobachtet, bei denen sich durch deutliche Gewichtsabnahme das Matratzenphänomen wesentlich gebessert hat. Wenn aber erst bei bereits eingetretenen Altersveränderungen am Haut- und Fettbindegewebe ein mehr oder weniger plötzlicher Gewichtsverlust erfolgt, dann bleibt der Hautmantel meist zu weit und das Matratzenphänomen verstärkt sich. Wer jedoch sein Leben lang schlank war und eine dünne subkutane Fettschichtdicke besaß, der bleibt es meist auch im Alter. Sein Hautorgan wird mit zunehmender Hautalterung meist nicht zu weit und hat weniger bzw. keine Symptome einer sog. Zellulitis aufzuweisen [11].

Tabelle 2. Therapie und Prävention der sog. Zellulitis

I. *Therapie der sog. Zellulitis*
   1. Gewichtsreduktion durch eiweißreiche, kohlenhydrat- und fettarme Diät
   2. Bewegung jeglicher Art (Sport, Gymnastik, Radfahren, Wandern)

II. *Prävention der sog. Zellulitis*
   1. Vermeidung von Übergewicht bzw. Adipositas von Kindheit an
   2. Schwangere adipöse Frauen sollten an ihre Töchter denken: Die Zahl der Fettzellen der Kinder wird anscheinend durch den Ernährungszustand der Mutter mitbestimmt

---

Auch *Bewegung jeglicher Art* ist sehr wichtig. Nicht nur, daß Sportlerinnen meist weniger Fett anlagern, auch der Muskeltonus der Oberschenkel-Gesäßmuskulatur scheint sich günstig auf den Hauttonus auszuwirken. Bei Sportlerinnen konnten auch wir (wie Kreysel, [4]) weniger oder keine Symptome einer sog. Zellulitis beobachten.

Eine zusätzliche Bürstenmassage (oder eine manuelle Massage) sollte selbst durchgeführt werden und immer von der Peripherie zum Herzen hin erfolgen. Außer der zusätzlichen Körperbewegung soll dadurch die Blut- und Lymphzirkulation gebessert werden, vor allem bei Patientinnen mit einer Stase der unteren Extremitäten. Durch Massage können aber die Symptome der sog. Zellulitis nicht beseitigt werden, da die ursächliche Binnenstruktur der weiblichen Haut durch Massage nicht geändert werden kann.

Trotz weltweiter Reklame gibt es bis jetzt noch keine kosmetische oder ärztliche (außer der chirurgischen) Behandlung, um die Symptome der sog. Zellulitis zu bessern oder gar zum Verschwinden zu bringen. In ausgedehnten Blindversuchen konnten wir beweisen, daß weder das französische „spreading enzyme" „Thiomucase" (Salbe, Injektionen, Suppositorien, Iontophorese), noch die sog. Reizstrombehandlung (Nemectron, Alec Eden-Slendertone) besser wirken als eine Plazebotherapie [10, 13–15]. Wirksam war bei unseren Versuchen allein die Gewichtsreduktion bedingt durch kalorienarme Diät und Bewegung. Durch plastisch-chirurgische Maßnahmen und insbesondere durch Liposuktion (Fettabsaugung) läßt sich die sog. Zellulitis bessern. Allerdings gehört dazu große Erfahrung.

Eine Verursachung der sog. Zellulitis durch innere Erkrankungen, durch die Anti-Baby-Pille, durch Zivilisationsgifte und selbst durch Mini-Röcke wurde zwar behauptet, jedoch nicht bewiesen ([12, 19], Lit.).

Die wichtigste Aufgabe fällt dem Arzt zu. Sie besteht in der Aufklärung der Frauen, daß die sog. Zellulitis (Cellulite) keine Erkrankung darstellt, sondern auf die geschlechtstypische Binnenstruktur der weiblichen Haut und deren Alterung zurückzuführen ist.

Literatur

1. Braun-Falco O, Scherwitz Ch (1971) Zellulitis. Med Klin 66:827–832
2. Braun-Falco O, Scherwitz Ch (1972) Zur Histopathologie der sogenannten Zellulitis. Hautarzt 23:71–75
3. Ehlers G (1972) Über die sog. Pannikulose unter besonderer Berücksichtigung histologischer und histochemischer Untersuchungen. Z Rheumaforsch 31 (Suppl):2:207–210
4. Kreysel HW, Kammerer B (1974) Die sog. Zellulitis im Brennpunkt moderner Untersuchungsverfahren. Med Welt 25:15–20
5. Müller G, Nürnberger F (1972) Anatomische Grundlagen der sog. „Zellulitis". Arch Dermatol Forsch 29:171–172
6. Müller G, Nürnberger F (1974) Das Relief der Lederhautunterseite des Menschen. Ärztl Kosmet 4:124–129
7. Nürnberger F (1977) Neue Untersuchungsergebnisse bei der sog. Zellulitis. Geburtshilfe Frauenheilkd 37:343–346
8. Nürnberger F (1979) Krankheiten des subkutanen Fettgewebes. In: Korting GW (Hrsg) Dermatologie in Praxis und Klinik, Bd. III. Thieme, Stuttgart, S 33.1–33.32
9. Nürnberger F, Busch R (1975) Rechteckimpuls- und Interferenzstromtherapie bei Fettsucht und sogenannter Zellulitis. II. Ärztl Kosmet 5:14–30
10. Nürnberger F, Busch-Wilking C (1974) Rechteckimpuls- und Interferenzstromtherapie bei Fettsucht und sogenannter Zellulitis im Doppelblindversuch. I. Ärztl Kosmet 4:245–270
11. Nürnberger F, Müller G (1974) Subkutis und Haut im Alter. Z Gerontol 7:410–421
12. Nürnberger F, Müller G (1978) So-called cellulite: an invented disease. J Dermatol Surg Oncol 4:221–229 (Literaturübersicht)
13. Nürnberger F, Schröter B (1973) Behandlungsergebnisse bei der sog. Zellulitis mit Verteilerenzymen im Doppelblindversuch. Z Hautkr 48:1009–1017
14. Nürnberger F, Busch-Wilking C, Busch R (1975) Rechteckimpuls- und Interferenzstromtherapie bei Fettsucht und sogenannter Zellulitis im Doppelblindversuch. III Ärztl Kosmet 5:129
15. Nürnberger F, Mende H, Roedel P (1972) Behandlungsergebnisse bei der sog. „Zellulitis" mit Verteilerenzymen im einfachen Blindversuch. Arch Dermatol Forsch 29:173–181
16. Nürnberger F, Neumann F, Müller G (1976) Hautstruktur und Sexualhormone. Hautarzt 30 (Suppl) 1:164–168
17. Nürnberger F, Riedel-Pauls W, Gräf KJ, Hasan SH, Müller G (1979) Status protrusus cutis und Sexualhormone beim Klinefelter-Syndrom. Z Hautkr 54 (2):47–57
18. Nürnberger F (1983) Subkutis und Haut im Laufe des Lebens (einschließlich der sog. Zellulitis). Hautarzt 34 (Suppl 6):256–258
19. Scherwitz Ch, Braun-Falco O (1978) So-called cellulite. J Dermatol Surg Oncol 4:230–234 (Literaturübersicht)

Fettabsaugung – Autologe Fettimplantation

Edgar Biemer

Einleitung

Eigentlich sind es 2 Themen, die ich heute hier abhandeln muß. Einmal die „Fettabsaugung" und zum anderen die „autologe Fett-Transplantation" nach Absaugung.

Bei der Beseitigung von lokalisierten Fettdepots haben wir als plastische Chirurgen grundsätzlich 3 Instrumente zur Auswahl. Einmal das Skalpell. Dies hat den Nachteil, daß wir immer deutliche Narben hinterlassen, so daß wir häufig unschöne Fettdepots nur mit Narben austauschten, was letztlich die vom Patienten gewünschte ästhetische Verbesserung nicht erbrachte. Anfang der 70er Jahre hatte Schrudde [1] die sogenannte „Lipexherese" entwickelt, bei der durch eine kleine Inzision mit einer scharfen gynäkologischen Kürette das Fett herausgeschabt wurde.

Wegen der starken Traumatisierung, Zerstörung von Blutgefäßen und Lymphgefäßen, kam es hier sehr häufig zu Hämatom- und vor allem lang andauernder Serombildung, so daß diese Methode keine Verbreitung fand.

Anfang der 80er Jahre wurde dann von Illouz [5] die Technik der sogenannten Fettabsaugung entwickelt. Hierbei wird mit stumpfer runder Kanüle und Hochvakuumpumpen das Fettgewebe röhrenförmig abgesaugt unter Belassung von verbindenden Septen, in denen Gefäße, Nerven und auch Lymphgefäße verlaufen.

Gleichzeitig wurde von Kesselring [4] in Lausanne eine ähnliche Methode entwickelt, bei der aber eine „scharfe Kürette" verwandt wurde, so daß kein Kanalsystem, sondern eine flächige Dissektion stattfand. Dies zeigte wieder häufigere Komplikationen, so daß im allgemeinen heute die stumpfe Absaugmethode nach Illouz weltweit Verbreitung gefunden hat.

Der Vorteil der Fettabsaugung ist, daß man nur mit sehr kleinen Inzisionen, die dem Durchmesser der fingerdicken Kanülen entsprechen, auf die Faszie durchstößt und dann unter linearem Hin- und Herfahren die Fettzellen aus dem Gitterwerk der Septen heraussaugt. Beachtet werden muß hierbei, daß man nur die tiefsten Fettschichten entfernt und unter der Haut eine Fettschicht beläßt, damit es nicht zu Konturunregelmäßigkeiten kommt. Eine der Komplikationen ist eine Absaugung des Fettes bis zur Haut, die dann durch Anwachsen auf der Faszie die gefürchtete Dellenbildung bietet.

Von der Stichinzision ausgehend wird fächerförmig das vorher angezeichnete Gebiet abgesaugt. Die freie Hand kontrolliert den Absaugvorgang durch Anheben von Faltenbildung, wobei dann die Dicke der Falte ein gutes Maß für die noch vorhandene Fettschicht bildet.

Haupteinsatzgebiete und Indikationen

Ihr Haupteinsatzgebiet sind die Prädilektionsstellen lokalisierter Fettdepots wie die Kinnregion, Wangenregion, Oberarme, die fettige Gynäkomastie beim Manne, die Hüftregion, die pertrochantäre Region bei sogenannter Reithosenadipositas, auch die Innenseite der Oberschenkel, Gesäßregion und letztlich die Knieinnenseite sowie Fesselregion.

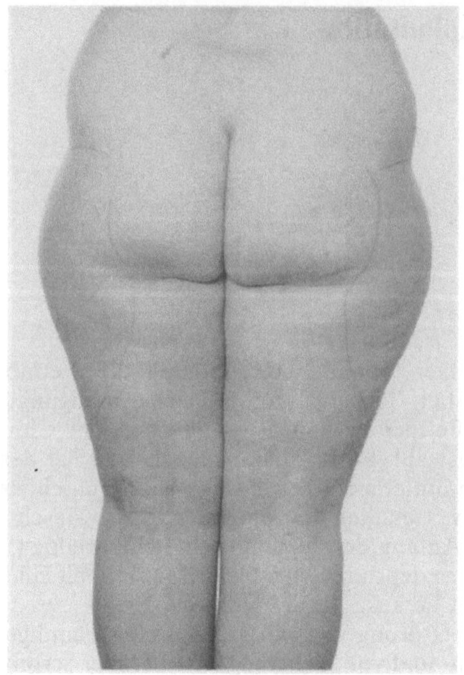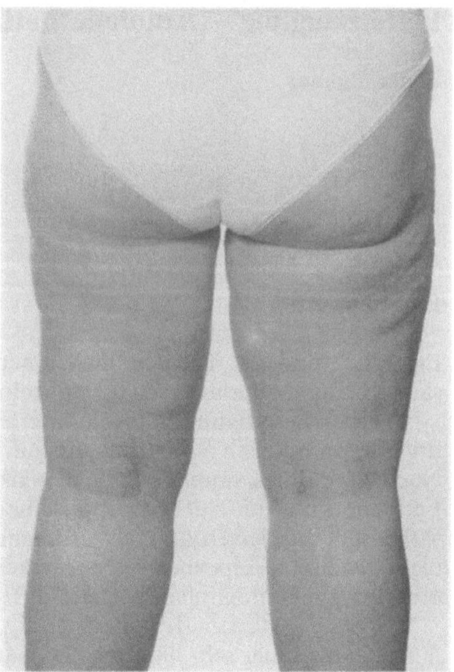

a
b

Abb. 1a, b. Ausgehende pertrochantäre Fettdepots (sog. Reithosenfettsucht). Ergebnis nach Absaugung

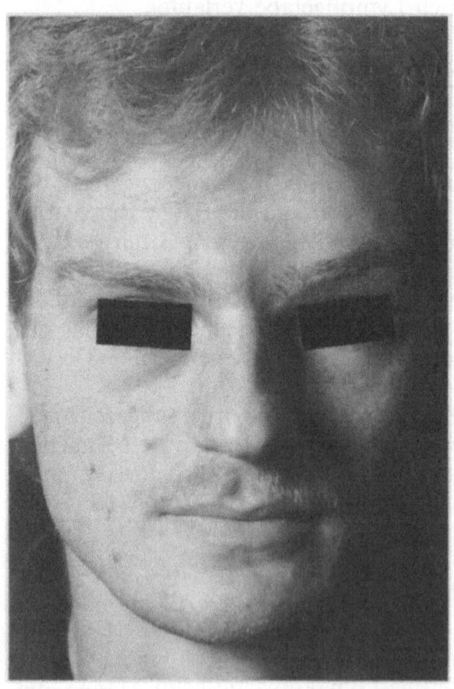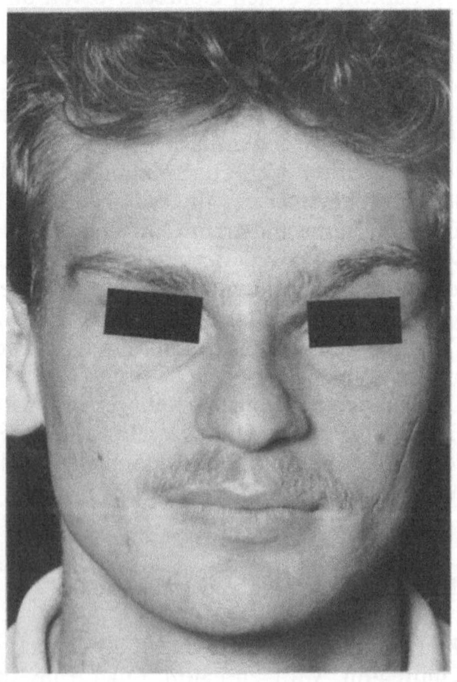

a
b

Abb. 2a, b. Zustand nach Impressionsfraktur oberhalb der linken Augenbraue. Zustand nach Auffüllung mit Eigenfett

190

Prinzipiell ist die Methode nur geeignet, lokalisierte Fettdepots zu entfernen, nicht um eine generelle Gewichtsreduktion herbeizuführen oder eine zirkuläre Umfangsverminderung von z. B. Oberschenkel zu erzeugen.

Beachtet werden muß immer, daß es durch das Absaugen zunächst zu einem Hautüberschuß kommt, der sich in natürlicher Weise wieder zurückbilden muß.

Dies tut die Haut aber nur bis zu einem gewissen Alter und bis zu einem gewissen Grad des Überschusses. Bei älteren Patienten und starkem Hautüberschuß muß von vorneherein eine zusätzliche operative Beseitigung des Hautüberschusses mit eingeplant werden, sei es im gleichen Eingriff oder später. Ein weiterer wichtiger Effekt bei der Absaugung ist die nachfolgende Vernarbung, die eine Festigung des ganzen Gebietes erzeugt.

Ich darf Ihnen jetzt einige typische Beispiele zeigen, wie hier die Absaugung in der Kinnregion durchgeführt wird. Hier sind wir deutlich aggressiver in der Absaugung, da submental eine Adhäsion der Haut an die Unterlage gewünscht wird. Hierdurch wird eine wesentlich schärfere Kinn-Halskontur erzielt. Häufig wird dieser Eingriff mit einer zusätzlichen Gesichtsspannung kombiniert. Ein weiteres gutes Beispiel ist die bereits erwähnte fettige Gynäkomastie, weil hier eine kleine Inzision im Areolahof genügt.

Eine der häufigsten Einsatzgebiete sind die Hüft- und pertrochantäre Region. Wichtig ist, bei dem stehenden Patienten die Region genau zu markieren, damit es später zu einer seitengleichen Behandlung kommt.

Ich darf Ihnen den operativen Vorgang an diesem Beispiel erläutern. Die Patientin wird in Bauchlage gelagert, und dann wird durch eine kleine Inzision in der infraglutäalen Falte von hier aus fächerartig die pertrochantäre Region oder auch die Innenseite der Oberschenkel abgesaugt.

Sie haben bei dieser Positionierung auch einen guten Seitenvergleich.

Eine sehr günstige Region sind lokalisierte Fettdepots an der Innenseite der Knieregion. Es handelt sich hier meist um ein sehr weiches und leicht absaugbares Fettgewebe.

Eine mehr medizinische Indikation stellt sich bei dieser Patientin, bei der es zu einer massiven Lipodystrophie im Bereich der unteren Extremität kam in Verbindung mit massiver Varikosis und lymphödemartigen Veränderungen. Hier konnte eine massive Verschmälerung der stark deformierten Ober- und Unterschenkel erreicht werden, so daß die Patientin wieder gehfähig wurde. Erstaunlich war hierbei, daß wir ohne größere Hämatombildung zwischen den Konvoluten der Varizen absaugen konnten.

Eine weitere Indikation stellt sich bei dem *Morbus Madelung*. Hier zwei Beispiele, wo wir im Wangen-, Hals- und Nackenbereich absaugten. Aus unserer Erfahrung gibt es aber auch Fälle, bei denen das Fett hierbei so derb ist, so daß eine Absaugung nicht möglich ist, sondern nur ein rein chirurgisches Vorgehen mit dem Skalpell eine formliche Verbesserung bietet. Wenn möglich, sollte hier aber immer mit einer Absaugung ein Versuch gestartet werden, da wegen der hohen Rezidivrate bei diesen Leiden damit günstigere Wiederholungseingriffe möglich sind, als bei wiederholten echten chirurgischen Interventionen. Wenn das Mißverhältnis zwischen Absaugung und Hautüberschuß nicht beachtet wird, wie bei vorliegendem Beispiel, bei dem zirkulär versucht wurde, eine Umfangsverminderung des Oberschenkels zu erreichen, kann es zu jenen katastrophalen Spätergebnissen mit massivsten Unregelmäßigkeiten kommen, die nur sekundär sehr schwer zu behandeln sind wie im vorliegenden Falle, bei dem bei einer 40jährigen Patientin zirkulär die Oberschenkel abgesaugt wurden. *Zusammenfassend* hat die stumpfe Absaugmethode einen festen Platz in der plastischen Chirurgie erworben, vor allem in der ästhetischen Chirurgie. Häufig ist es eine Zusatzbehandlung bei früheren Standardeingriffen wie Bauchdeckenspannung, Gesichtsspannung, etc.

Die Komplikationrate ist relativ gering, sie liegt bei uns bei etwa 5%. An Komplikationen können auftreten: stärkere Hämatome, die aber das Gesamtergebnis nicht gefährden, sondern lediglich die Patienten länger belästigen. Ferner können Ungleichmäßigkeiten im Seitenvergleich oder noch vorhandene Fettüberschüsse zu Nachkorrekturen zwingen. Wir weisen die Patienten darauf hin, daß wir eher konservativ sind, da ein Nachsaugen sehr leicht möglich, aber eine durch zu starkes Absaugen entstandene Dellenbildung nur sehr schwer korrigierbar ist.

Autologe Fett-Transplantation

Die Möglichkeit der Fettabsaugung hat den alten Wunsch, Fettgewebe zu transplantieren und damit Defekte oder Falten aufzufüllen, wieder neu erwecken lassen. Wir kennen das Verfahren der Koriumfett-Transplantation, welches aber wegen schlechter Langzeitergebnisse, da sich hier häufig Ölzysten mit Verkalkung und Perforationen einstellten, nur noch in sehr geringem Umfang praktiziert wird.

Da wir aber durch die Absaugung eine fast zelluläre Emulsion von Fettgewebe vor uns haben, besteht die Möglichkeit, diese Fettzellen in dünnen Schichten von wenigen Millimetern einzuspritzen und hier kommt es in der Tat rasch zu einem kapillären Anschluß und damit zu einem echten Einwachsen überlebender Fettzellen. Rein technisch entnehmen wir das Fettgewebe ebenfalls mit den Hochvakuumpumpen, fangen das Fettgewebe in einem siebähnlichen Körbchen auf. Es wird von Blut gereinigt und dann mit entsprechenden Portionierinjektionen in die Defekte unter die Haut appliziert. Hier ein Beispiel, bei dem tiefe Nasolabial- oder Glabellafalten unterlegt wurden. Eine ideale Indikation sind zum Beispiel kleine Impressionsfrakturen oder tiefliegende Narben, besonders im Stirnbereich, da durch die feste Unterlage es hier zu einem guten Auffüllungsergebnis kommt (Abb. 2a, b).

Dennoch kommt es auch bei dieser autologen Fett-Transplantation zu einer gewissen Resorptionsrate. Da wir histologische Untersuchungen nicht machen können und hier Modelle nur mit großem Vorbehalt auf den Menschen zu übertragen sind, bedienten wir uns der Kernspintomographie, bei der man durch genaue Ausmessung und Integralrechnung das Volumen des implantierten Fettes präzise bestimmen kann und somit Verlaufskontrollen ermöglicht werden.

Es zeigt sich hier bei zahlreichen Patienten, daß es im Laufe der ersten 12 Monate zu einer Resorption und zum Verschwinden von etwa 50% des implantierten Materiales kommt. Der Rest scheint aber dann auf Dauer einzuwachsen, da eine weitere Verminderung nicht mehr feststellbar ist.

Ein Großteil der Fettzellen sind bereits bei der Injektion durch die Absaugung und Injektion geschädigt. Wir rechnen hier von 30–40%, wie histologische Untersuchungen des abgesaugten Fettgewebes zeigen.

Weitere 10–20% fallen dann der Resorption anheim, da sie nicht rechtzeitig an das Kapillargefäßsystem angeschlossen werden.

Bei tieferen Defekten muß somit in mehreren Sitzungen eine Augmentation durchgeführt werden.

Bei der Faltenunterspritzung muß darauf hingewiesen werden, daß auch bei gutem Einwachsen von 50% des Materials die Falten nicht dauerhaft beseitigt werden können, da der Alterungsprozeß und damit der Mechanismus, der zur Faltenbildung führte, weiter läuft. Dies ist aber unabhängig vom eingeführten oder unterspritzten Material.

Die Vorteile der Eigengewebeunterspritzung gegenüber synthetischen oder anderen Eiweißkörpern wie Kollagen sind, daß es in keiner Weise zu einer Allergisierung kommt, daß doch ca. 50% auf lange Sicht, wenn nicht für immer, hier erhalten bleibt, daß das Material kostenlos vom Körper gewonnen wird. Ein Nachteil der Methode ist, daß das Fett erst von einer anderen Region des Körpers abgesogen werden muß, und somit der Eingriff komplizierter ist, als das Unterspritzen von Kollagen, und es sich somit um eine echte Operation handelt.

Gewarnt werden muß vor der großzügigen Anwendung dieser autologen Fettimplantation mit größeren Mengen. Hier ein Beispiel einer Brustaugmentation, wo in größeren Depots insgesamt 200 ccm Fett pro Seite injiziert wurde. Es kommt hier unweigerlich zu einer Ölzystenbildung mit Perforation, Rötung, ggf. auch Infektion. Dies kann nicht funktionieren, und hiervor ist strengstens abzuraten.

Zusammenfassung

Bei der Fettabsaugung hat sich heute die Methode nach Illouz mit stumpfem Sauger durchgesetzt.

Indikationen sind lokalisierte Fettdepots. Beachtet werden muß der entstehende Hautüberschuß, der bei älteren Patienten und großem Ausmaß zu zusätzlichen Operationen zwingt.

Generelle Umfangsverminderungen führen zu häßlichen Resultaten.

Bei der autologen Fettimplantation darf eine Schichtdicke von 4–5 mm nicht überschritten werden, da sonst kein exaktes Einwachsen möglich ist.

Bei unserer Methode kommt es zu ca. 50% Resorption. Die andere Hälfte scheint nach Verlaufskontrolle mit Kernspintomographie auf Dauer einzuwachsen.

Literatur

1. Schrudde J (1972) Lipexheresis in the correction of local adiposity. Int J Aesthetic Plast Surg (Mikrofilm)
2. Illouz YG (1978 and 1979) Un nouveau traitement chirurgical sur les lipodistrophies localisées. Presentations at the Société Française de Chirurgie. Esthétique
3. Illouz YG (1980) Une nouvelle technique pour les lipodistrophies localisées. Rev Chir Esth Langue Fr 6 (19):3
4. Kesselring UK, Meyer R (1978) A suction curette for removal of excessive local deposits of subcutaneous fat. Plast Reconstr Surg 62:305
5. Illouz YG (1984) L'avenir de la réutilization de la graisse apres liposuction. Rev Chir Esth Langue Fr 9 (36):13
6. Illouz YG (1985) L'avenir de la réutilization de la graisse après liposuction (Suite). Rev Chir Esth Langue Fr 10 (38):19

AIDS

Die HIV-Infektion: Ausbreitungs- und Übertragungswege

Detlef Petzoldt

Einleitung

Die HIV-Infektion hat in relativ wenigen Jahren praktisch alle Länder der Erde erfaßt, freilich unterschiedlich schnell, unterschiedlich stark und unter Bevorzugung unterschiedlicher Risikogruppen. Nach den Kriterien „Beginn der Epidemie", „Art der hauptbetroffenen Gruppen" und „Höhe der Seroprävalenz" können drei Verteilungsmuster abgegrenzt werden [1]; einem dieser Verteilungsmuster kann jedes Land der Erde zugeordnet werden (Tabellen 1–3).

Tabelle 1. Verteilungsmuster von AIDS – Muster I

Beginn:	Ende der siebziger Jahre
Hauptbetroffene:	Homo-/bisexuelle Männer I. v. Drogenabhängige
Seroprävalenz:	Gesamtbevölkerung: <1% Risikogruppen: >50%
Vorkommen:	Nordamerika, Westeuropa, Australien, Neuseeland

Tabelle 2. Verteilungsmuster von AIDS – Muster II

Beginn:	Siebziger Jahre
Hauptbetroffene:	Männer/Frauen = 1/1 Neugeborene Blutempfänger
Seroprävalenz:	Gesamtbevölkerung: >1% Sexuell Aktive in Großstädten: <25%
Vorkommen:	Tropisches Afrika Lateinamerika (zum Teil) Karibische Inseln

Tabelle 3. Verteilungsmuster von AIDS – Muster III

Beginn:	1980–1985
Hauptbetroffene:	Kontaktpersonen Ländergruppen I u. II Blutproduktempfänger
Seroprävalenz:	Gesamtbevölkerung: ≪1%
Vorkommen:	Osteuropa, Nordafrika, Asien

Tabelle 4. Ungefähre Seroprävalenzen der IIIV-Infektion

Muster I	USA	~0,7%
	BR Deutschland	~0,2%
Muster II	Guadeloupe	~0,4%
	Haïti	~6%
	Kamerun	~1%
	Nigeria	~0,1%
	Zaire	~3%
Muster III	Hongkong	~ <0,05%

Die geschätzte Gesamtzahl HIV-positiver Menschen beträgt derzeit 5 bis 10 Millionen [1]. Zahlen über HIV-Seroprävalenzen in einzelnen Ländern wurden auf dem im vergangenen Monat in Montreal abgehaltenen Welt-AIDS-Kongreß vorgestellt (Tabelle 4).

Sicherlich sind diese Zahlen weit von der Wirklichkeit entfernt, da sie auf Stichproben-Untersuchungen, kleinen Kollektiven, Hochrechnungen und Schätzungen beruhen. Trotzdem brauchen derartige Zahlen in ihrer Ungenauigkeit nicht wertlos zu sein: Sie sind immerhin ein Anfang, der erste Versuch einer Festlegung, die nunmehr diskutiert und korrigiert werden kann.

Dynamik der HIV-Infektion

Wenn es schon schwierig ist, Anhaltszahlen für den gegenwärtigen Stand der HIV-Epidemie zu formulieren, so ist es noch ungleich schwieriger, eine Aussage über die Dynamik der HIV-Infektion zu machen. Man muß sich vergegenwärtigen, daß repräsentative longitudinale Reihenuntersuchungen über die Durchseuchung der Bevölkerung im Verlauf der Jahre nicht vorliegen. Ursache dafür ist u. a. auch, daß die strikte Handhabung der Vorschriften des Datenschutzes dies nicht zuläßt.

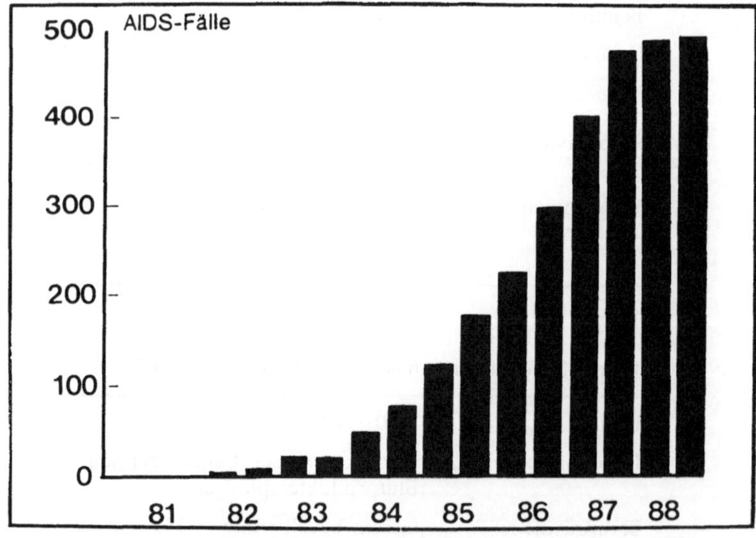

Abb. 1. AIDS-Erkrankungen BR Deutschland (pro Halbjahr). Freiwillige Meldungen an das BGA

198

Die Betrachtung der kumulativen Inzidenzen von AIDS im Verlauf der Jahre erlaubt keinen Rückschluß auf die gegenwärtige Dynamik der HIV-Infektion, da der Zeitpunkt der Ansteckung der dort registrierten Patienten zwischen 10 und 20 Jahren zurückliegen kann. Geeigneter für die Beurteilung der Dynamik ist die Betrachtung der Kurven über die halbjährlichen Neumeldungen; erfreulicherweise läßt sich hier in der Bundesrepublik Deutschland für das Jahr 1988 eine gewisse Abflachung der Kurve der Neumeldungen erkennen, wie Abb. 1 zeigt.

Man muß sich allerdings im klaren sein, daß aufgrund der langen Zeit von 8 bis 10 Jahren, die zwischen der Infektion und dem Ausbruch der Erkrankung AIDS vergehen, auch diese Zahlen die epidemiologische Dynamik der HIV-Infektion von vor 8 bis 10 Jahren widerspiegeln.

Interessant für die Beurteilung der Dynamik der HIV-Infektion in der Gegenwart sind die Ergebnisse longitudinaler Untersuchungen in den Risikogruppen.

Untersuchungen an einem Kollektiv homosexueller Männer in Amsterdam [3] zeigen, daß die HIV-Inzidenz in dieser Gruppe in den letzten Jahren abnahm und daß die Zahl der Partner zurückging (Abb. 2). Ähnliche Berichte liegen von anderen Kollektiven homosexueller Männer vor. Anders ist die Situation bei den intravenös Drogen-Abhängigen (IVDA). In dieser Risikogruppe ist eine rasche Zunahme der Durchseuchung mit HIV sichtbar, wie beispielhaft Abb. 3 [7] zeigt.

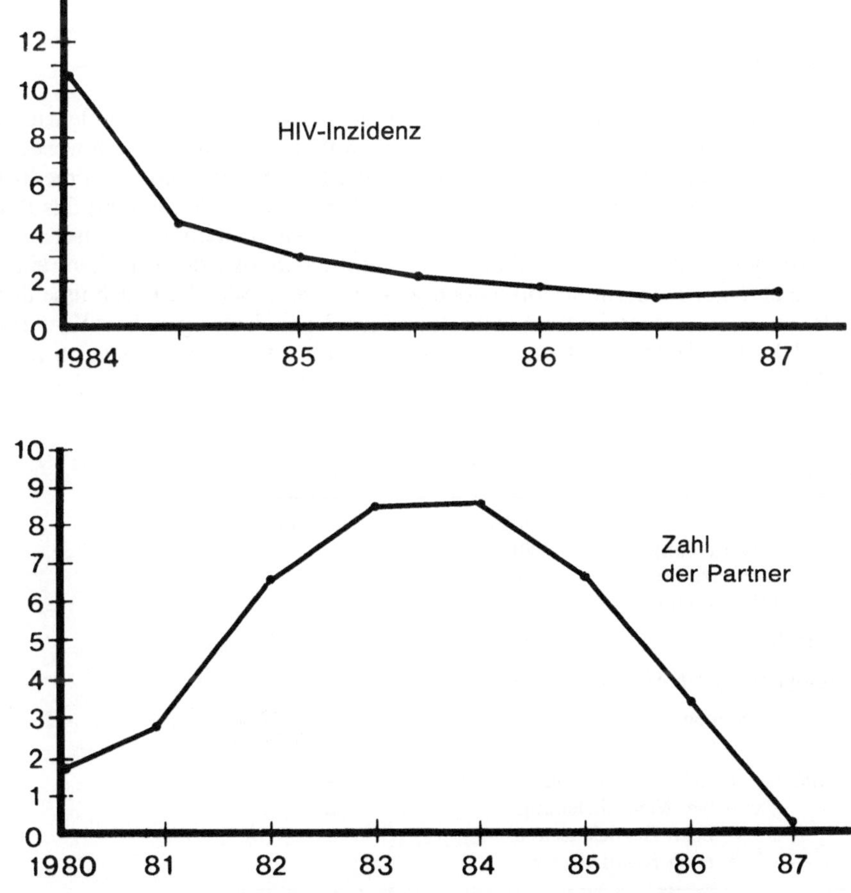

Abb. 2. Homosexuelle Männer in Amsterdam: HIV-Inzidenz u. Zahl der Partner

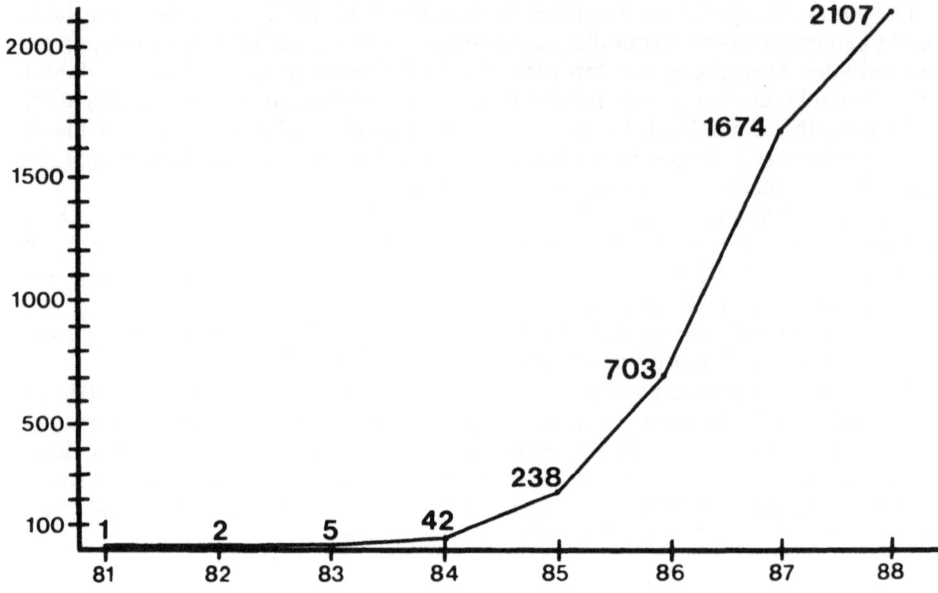

Abb. 3. Inzidenz von HIV in Europa IVDA

Berufliches Infektionsrisiko

Für das medizinische Personal von besonderem Interesse ist die Beurteilung des beruflichen Infektionsrisikos. Grundsätzlich muß davon ausgegangen werden, daß es bisher keine Anhaltspunkte dafür gibt, daß die HIV-Seroprävalenz in medizinischen Berufen höher ist als in der allgemeinen Bevölkerung. Freilich besteht das Risiko der Kontamination mit Blut oder Sekret von HIV-Patienten beim medizinischen Personal in besonderem Maße. Erfreulicherweise scheint das Risiko des Angehens einer Infektion nach einer Kontamination jedoch gering zu sein. Wie die Ergebnisse der Studie des Center for Disease Control, Atlanta, zeigen, ist nach stattgehabter Kontamination mit HIV-Blut oder Sekret nur in etwa 0,5% mit einer Serokonversion zu rechnen (Tabelle 5).

Tabelle 5. Kontaminationen mit HIV-Blut oder -Sekret[a]

Gemeldet:	100%	1201 Fälle
Kanülenverletzungen	80%	
Schnittverletzungen	8%	
Schleimhautkontakte	5%	
Vermeidbar:	37%	
Serologisch über 6 Monate verfolgt		936 = 100%
Serokonversionen		4 = 0,42%
Details: Kanülenverletzungen		4
– bei Wiederbelebung		2
– beim Zurückstecken		1
– nach Kolonbiopsie		1

[a] CDC-Studie NEJM 1988

200

Ausblick

Die zukünftige Entwicklung der AIDS-Epidemie läßt sich für die nächsten Jahre relativ genau voraussagen. Am 1. Juli 1989 waren der WHO 157 000 AIDS-Fälle gemeldet. Die tatsächliche Zahl von AIDS-Erkrankten zu diesem Zeitpunkt wird auf 500 000 geschätzt. Auf der Grundlage der bestehenden HIV-Seroprävalenz wird die Zahl der AIDS-Erkrankten im Jahr 1991 auf eine Million und die in der Mitte der Neunziger Jahre auf zwei bis drei Millionen vorhergesagt.

Schwieriger und praktisch nicht möglich ist eine Vorhersage über die HIV-Durchseuchung in den kommenden Jahren. Eine der zentralen Fragen, nämlich die Infektiosität von Mann und Frau im heterosexuellen Verhältnis wird bisher noch widersprüchlich beantwortet [2, 5, 6]. Auch das Sexualverhalten der Bevölkerung in der Zukunft ist eine schwer vorauszusagende Größe. Die Aufklärung der Bevölkerung und die Erziehung zu einem risikoarmen Sexualverhalten ist zweifellos eine der wichtigsten Maßnahmen gegen die Verbreitung der AIDS-Epidemie. Aufklärung und Erziehung sind aber nur dann wirkungsvoll, wenn es gelingt, das aktuell bestehende Risiko deutlich zu machen. Das ist nur möglich, wenn fortlaufende – selbstverständlich anonyme – repräsentative Querschnittsuntersuchungen über die HIV-Seroprävalenz das tatsächliche gegenwärtige Ausmaß des Risikos zeigen. Die Durchführung derartiger Untersuchungen zur Kenntnis der aktuellen HIV-Seroprävalenz erscheint deshalb unabdingbar.

Literatur

1. Chin J, Mann J (1989) Global surveillance and forecasting of AIDS. Bull World Health Org 67:1–7
2. Davidson SJ, Robertson JR, Brettle RP (1989) Transmission of HIV in Edinburgh amongst heterosexual drug abusers. V. International Conference on AIDS Montreal; Abstracts, 57
3. van Griensven GJP, de Vroome EMM, Gondsmit J, Continho RA (1989) Changes in sexual behaviour and the fall in incidence of HIV infection among homosexual men. Br Med J 298:218–221
4. Marcus R (1988) Surveillance of health care workers exposed to blood from patients infected with the human immunodeficiency virus. N Engl J Med 319:1118–1123
5. Ricchi E, Marinacci E, Colangeli V, Re MC, Chiodo F (1989) Risk factors in heterosexual transmission of HIV. V. Internat. Conference on AIDS Montreal; Abstracts, p 57
6. Staszewski S, Rehmert S, Helm EB, Stille W (1989) Co-factors in the heterosexual transmission of HIV in West Germany. V. Internat. Conference on AIDS Montreal; Abstracts, p 57
7. World Health Organisation (1989) WHO-Report No. 20. AIDS Surveillance in Europe. AIDS-Forsch 4:307–316

Die immunologische Diagnostik der HIV-Infektion

Michael Meurer

Einleitung

Die Diagnostik der HIV-Infektion hat sich seit 1984, als erstmals ein Enzym-Immun-Assay zum Nachweis von Antikörpern gegen den kurz zuvor entdeckten AIDS-Erreger HIV beschrieben wurde [27], in großem Umfang weiterentwickelt. Im folgenden soll vorwiegend auf den serologischen Nachweis von HIV-Antikörpern, den Erregernachweis im Gewebe oder in Körperflüssigkeiten sowie auf Methoden zum Nachweis der zellulären HIV-bedingten Immundefizienz und sekundärer immunologischer Phänomene, die als prognostische Parameter von Bedeutung sind, eingegangen werden. Die mikrobiologische Diagnostik von Begleit- und opportunistischen Infektionen sowie histopathologische Untersuchungen und weiterführende, zum Teil invasive diagnostische Maßnahmen zum Nachweis kutaner und systemischer Manifestationen der HIV-Infektion werden dagegen an anderer Stelle behandelt.

HIV-Antikörper-Nachweis

Hier unterscheidet man zwischen Such- und Bestätigungsreaktionen. Der *HIV-Antikörper-Suchtest* wird fast ausschließlich nach dem Prinzip des ELISA (enzyme-immuno-sorbent-linked-assay) durchgeführt. In den ELISA-Suchtests der ersten Generation, die seit 1985 kommerziell erhältlich sind, wurden noch Antigenpräparationen aus Überständen von infizierten humanen T-Lymphozyten verwendet, die durch Bestandteile der Wirtslymphozyten kontaminiert sein konnten. Die zellulären Verunreinigungen führten nicht selten zu falsch-reaktiven ELISA-Ergebnissen, bedingt vor allem durch Antikörper gegen lymphozytäre Antigene wie beispielsweise HLA-DR4 [18], die bei Patienten mit Autoimmunkrankheiten, nach wiederholten Bluttransfusionen oder bei schwangeren Frauen auftreten können. Durch die Verwendung gereinigter Viruslysate und die Entwicklung synthetischer oder rekombinanter Virusantigene, wie p24 und gp41, konnte die Zuverlässigkeit der HIV-Antikörper-Suchtests merklich gebessert werden. Die Spezifität und Sensitivität der heutigen ELISA-Tests der zweiten und dritten Generation liegt über 99,5% [5]. Falsch-reaktive Ergebnisse im Suchtest können sehr selten durch andere Infektionen, zum Beispiel mit Plasmodium falciparum [1] oder durch methodische Fehler verursacht werden [6]. Falsch-nichtreaktive ELISA-Ergebnisse werden im Endstadium von AIDS beobachtet, in welchem die spezifische Antikörperbildung infolge der fortschreitenden Immundefizienz stark zurückgeht.

Mit den meisten heute eingesetzten ELISA-Suchtests ist eine sichere Unterscheidung zwischen einer HIV-1- oder HIV-2-Infektion nicht möglich, da Antikörper gegen HIV-2 mit HIV-1 kreuzreagieren können [35]. Seit 1988 stehen jedoch ELISA-Tests zur Verfügung, die ausschließlich Antikörper gegen HIV-2 nachweisen oder die als kombinierte Suchtests mit Antikörpern gegen beide heute bekannten pathogenen HIV-Subtypen reagieren.

Seit 1989 sind auch *HIV-Antikörper-Schnelltests* entwickelt worden, die bereits in einem Tropfen Vollblut aus der Fingerbeere durchgeführt werden und innerhalb weniger Minuten ein reaktives Ergebnis anzeigen können. Diese Schnelltests sind vor allem für Notfallsituationen oder für den Einsatz in der Dritten Welt gedacht [16].

Ein reaktiver ELISA-Suchtest sollte, unabhängig von dem verwendeten Testprinzip, immer im Doppelansatz wiederholt und anschließend mit einem Bestätigungstest überprüft werden. Fällt die Bestätigung ebenfalls reaktiv aus, ist eine erneute Blutentnahme mit Wiederholung des Such- und Bestätigungstests angezeigt [5, 11].

Als *Bestätigungstest* stehen drei Methoden zur Verfügung: Radioimmunpräzipitation, indirekte Immunfluoreszenz und Westernblot. Die Radioimmunpräzipitation ist die empfindlichste Methode, sie kann aber nur in speziellen Laboratorien durchgeführt werden. Der indirekte Immunfluoreszenztest hat nur begrenzte Anwendung gefunden und erfordert große Erfahrung in der Ablesung und Interpretation [11].

Weltweit durchgesetzt hat sich dagegen der Immunblot oder *Westernblot,* mit dem in einem Ansatz Antikörper gegen verschiedene Strukturproteine der Virushülle, des Viruskerns oder virusspezifischer Enzyme nachgewiesen werden (Abb. 1). In den kommerziell erhältlichen Westernblots sind die nach ihrem Molekulargewicht elektrophoretisch aufgetrennten Virusantigene bereits auf Teststreifen übertragen; nach Inkubation mit verdünntem Patientenserum kann die spezifische Antigen-Antikörperreaktion in mehreren immunhistochemischen Reaktionsschritten entwickelt und sichtbar gemacht werden. Von Wichtigkeit für die Auswertung eines Westernblots sind vor allem Antikörper gegen die Hüllproteine gp120 und gp41 bzw. gegen das gemeinsame Vorläuferprotein gp160 sowie Antikörper gegen die Kernproteine p17, p24 und p55 [29, 36]. Ein nicht eindeutiger Westernblot, in dem beispielsweise ausschließlich Antikörper gegen p17, p24 oder p55 reagieren [4], sollte in einer zweiten Blutprobe in etwa dreiwöchigen Abständen wiederholt werden; ergibt die Wiederholung erneut ein unklares Ergebnis, muß die Probe in einem Referenzlabor mit Hilfe der Radioimmunpräzipitation überprüft werden. Nur das in zwei Blutproben eindeu-

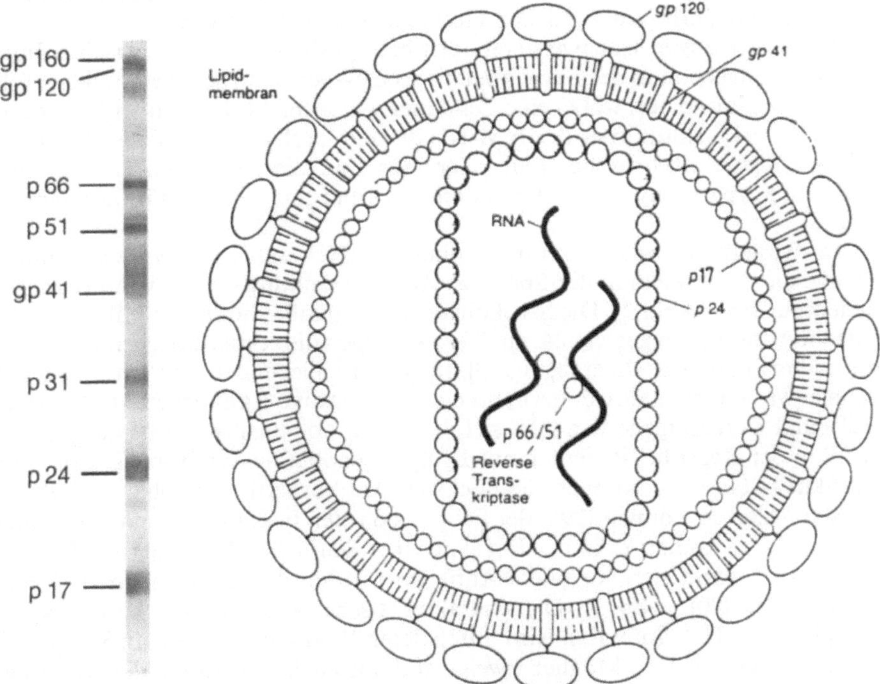

Abb. 1. Schema der HIV-I-Antigene (nach [9]) und Antikörperspektrum im HIV-I-Westernblot

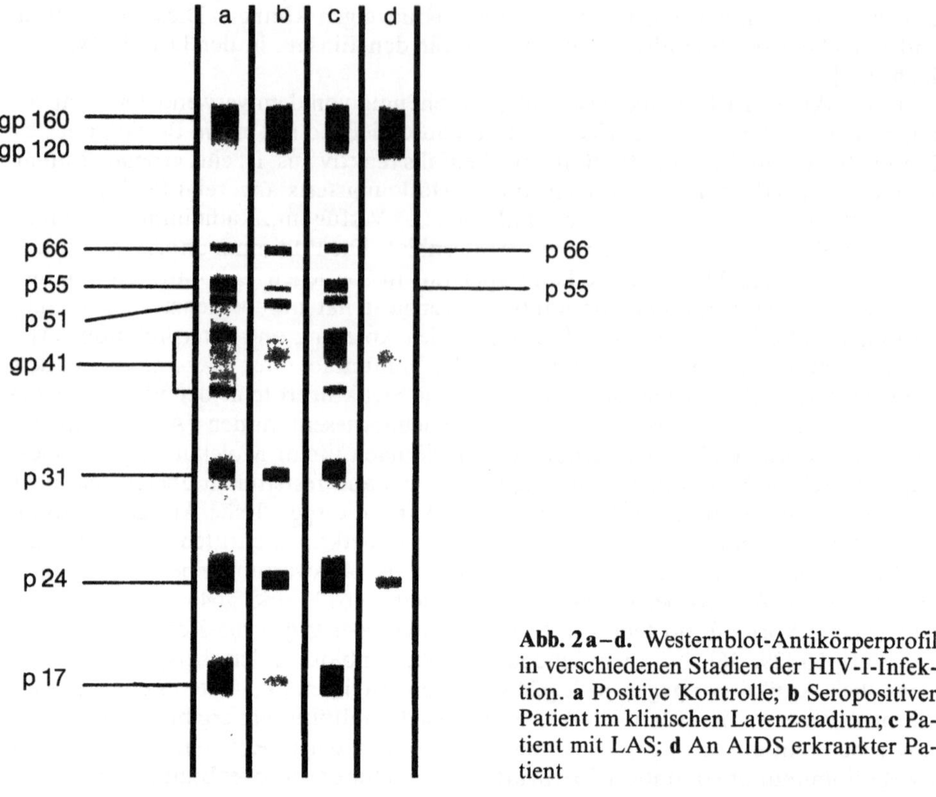

Abb. 2a–d. Westernblot-Antikörperprofil in verschiedenen Stadien der HIV-I-Infektion. **a** Positive Kontrolle; **b** Seropositiver Patient im klinischen Latenzstadium; **c** Patient mit LAS; **d** An AIDS erkrankter Patient

tig reaktive Westernblotergebnis darf dem Patienten nach Einwilligung und im Rahmen eines ausführlichen ärztlichen Gespräches mitgeteilt werden.

Mit den heutigen Nachweismethoden beträgt die Zeitspanne zwischen Infektion und Serokonversion in der Regel zwei bis sechs Wochen; in seltenen Fällen erfolgt die Serokonversion später, wobei eine Zeitdauer von sechs Monaten oder länger möglich ist [8, 26]. HIV-Antikörper der IgM-Klasse sind häufig etwas früher als Antikörper der IgG-Klasse nachweisbar [20]: allerdings sind die Methoden zum spezifischen IgM-Antikörpernachweis nicht standardisiert und ihre Sensitivität insgesamt zu gering [8].

Im Westernblot zeigen sich im Verlaufe der HIV-Infektion typische Antikörperprofile, die – vor allem in der Spätphase der Erkrankung – auch von prognostischer Bedeutung sind (Abb. 2). Die Serokonversion ist häufig durch das frühzeitige Auftreten von Antikörpern gegen p24, gp120 sowie gegen die regulatorischen HIV-Antigene sor und orf gekennzeichnet [8, 26, 29]. In der anschließenden klinischen Latenzphase kann es Monate bis Jahre dauern, bis eine vollständige Antikörperantwort gegen alle Hüll- und Kernantigene von HIV sichtbar wird. Voll ausgeprägt ist das Antikörperprofil in der Regel bei Patienten mit Lymphadenopathie-Syndrom (LAS); in diesem Krankheitsstadium sind auch die höchsten Antikörpertiter meßbar, die über Jahre konstant bleiben können [29]. Bei Progression der Erkrankung mit Übergang von LAS zu AIDS kommt es in der Regel zu einer deutlichen Reduzierung der Antikörperantwort, wobei sich vor allem Antikörper gegen die Kernproteine p17 und p24 zurückbilden [20] (Abb. 3). Der charakteristische Abfall dieser Antikörper in der Spätphase der HIV-Infektion wird durch deren Bindung an freies, im Serum zirkulierendes Antigen erklärt. Möglicherweise ist dafür auch eine, durch die HIV-Infektion selbst bedingte, Störung der B-Zell-Differenzierung und Regulation verantwortlich [15].

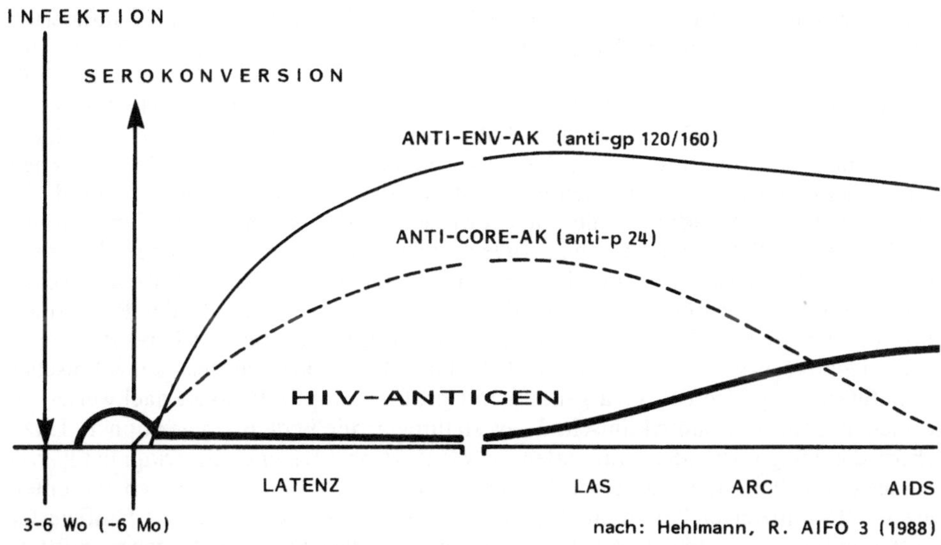

Abb. 3. HIV-Antigenämie und Verhalten der Antikörper gegen Viruskernproteine (CORE) und Virushüllproteine (ENV) im Verlauf der HIV-Infektion (nach [12])

HIV-Antigen-Nachweis

Der direkte Nachweis von HIV-1 oder HIV-2 hat die größte diagnostische Aussagekraft bezüglich einer stattgefundenen Infektion. Der Virusnachweis kann durch *Anzüchtung* aus peripheren Lymphozyten erfolgen, die allerdings großen personellen und materiellen Aufwand und eine Zeitdauer von zwei bis vier Wochen erfordert. Mit Hilfe immunologischer Assays nach dem Prinzip des ELISA ist der *Nachweis des p24-Antigens* von HIV-1 auch im Serum oder Plasma möglich. Der Antigennachweis gelingt vor allem in Phasen eines relativen Antigenüberschusses, wie z. B. vor oder unmittelbar nach Serokonversion oder im Endstadium von AIDS [19]. In Krankheitsstadien mit ausgeprägter Antikörperbildung, wie zum Beispiel bei LAS, kann es dagegen zu einer Immunkomplexbindung von freiem Antigen kommen, wodurch der Antigennachweis falschnegativ ausfällt.

In der Regel gelingt der Antigennachweis eine bis einige Wochen früher als der Antikörpernachweis. Die initiale HIV-Antigenämie fällt zeitlich häufig mit dem Mononukleoseartigen Frühstadium der HIV-Infektion zusammen. Die Hoffnung, mit dem Antigennachweis die diagnostische Lücke zwischen Infektion und Serokonversion schließen zu können, hat sich allerdings nicht erfüllt, da die transiente Antigenämie im Frühstadium individuell sehr unterschiedlich ausgeprägt ist [34]. Im weiteren Verlauf der HIV-Infektion kann es kurzfristig erneut zur Antigenämie kommen; erst in der Spätphase und im Übergang zu AIDS bleibt die HIV-Antigenämie meist konstant nachweisbar und korreliert mit dem gleichzeitigen Abfall der Kernantikörper anti-p17 und anti-p24 [10]. Der p24-Antigennachweis im Serum ist daher heute vor allem als Verlaufsparameter von Bedeutung, der die Krankheitsprogression anzeigen kann [19]. Unter einer anti-retroviralen Medikation, wie z. B. mit Azidothymidin, kann ein Absinken der p24-Antigenämie beobachtet werden [31].

Wesentlich empfindlicher als der immunologische Antigennachweis und in bestimmten Fällen möglicherweise von großer diagnostischer Bedeutung ist der Nachweis HIV-spezifischer DNS oder Provirus mit Hilfe der *Polymeraseketten-Reaktion (PCR)*. Diese Methode beinhaltet die Amplifikation von viralen DNS-Sequenzen, die zusammen mit der gesamten DNS aus Lymphozyten von HIV-infizierten Patienten extrahiert werden. Nach Umwandlung der doppelsträngigen DNS in Einstrang-DNS durch wiederholte thermische Denaturierung können die komplementären Sequenzen der Virus-DNS mit Hilfe synthetischer HIV-Oligonukleotide (sog. Primer) unter dem Einfluß einer DNS-Polymerase resynthetisiert werden. Durch die exponentielle Vermehrung der viralen DNS entstehen aus einem HIV-spezifischen Gensegment mehrere Tausend identischer Moleküle, die anschließend mit Standardmethoden, wie Autoradiographie, nachgewiesen werden können [25]. Der Zeitaufwand für die PCR beträgt nur einige Tage und ist damit wesentlich kürzer als für die konventionelle Virusanzüchtung. Die Sensitivität und Spezifität des HIV-Nachweises mittels PCR ist allerdings entscheidend abhängig von der Auswahl der Reagentien und von der Genauigkeit der technischen Durchführung, die falsch positive oder falsch negative Ergebnisse ausschließt [23]. Die Möglichkeit, mittels gentechnischer Amplifikation Spuren des Virusgenoms mit größter Empfindlichkeit nachweisen zu können, hat für bestimmte klinische Fragestellung große Bedeutung gewonnen: Dazu gehört die Diagnostik der pränatalen HIV-Infektion [21] und die Diagnostik von seronegativen Patienten mit Hochrisikoverhalten bzw. von seronegativen Patienten bereits HIV-infizierter Patienten [13]. Im Serum von Neugeborenen HIV-infizierter Mütter kann der Antikörpernachweis infolge der plazentar übertragenen mütterlichen HIV-Antikörper falsch positiv und der Antigennachweis infolge Immunkomplexbindung an die mütterlichen HIV-Antikörper falsch negativ ausfallen. Die Rückbildung der mütterlichen HIV-Antikörper dauert in der Regel zwischen neun bis 16 Monaten und die kindliche Serokonversion als sicherer Hinweis auf eine stattgefundene HIV-Infektion kann sogar zu einem noch späteren Zeitpunkt erfolgen [17]. Diese diagnostische Lücke kann möglicherweise mit Hilfe der PCR geschlossen und somit die Frage, ob eine HIV-Infektion des Neugeborenen erfolgt ist, früher beantwortet werden.

Nachweis der zellulären Immundefizienz

Die Zerstörung der T-Helferlymphozyten durch HIV führt zu einem Absinken der *Gesamtlymphozytenzahl:* Eine Lymphopenie mit Werten $\leq 1,0$ bis $1,5 \times 10^9/l$ ist charakteristisch für AIDS, findet sich aber nur bei etwa 40% der Patienten mit LAS oder bei symptomfreien Virusträgern [32]. Die Lymphopenie betrifft vorwiegend die CD4-positiven Helfer(Inducer)-Lymphozyten, die normalerweise etwa 60% der zirkulierenden T-Lymphozyten ausmachen. Dadurch ändert sich das Verhältnis der CD4-Helferzellen zu der CD8-positiven T-Zell-Population, die funktionell durch Suppressor-Aktivität charakterisiert ist. Zur quantitativen Bestimmung dieser T-Zell-Subpopulationen im Blut stehen heute fluoreszenzaktivierte Zellsortierer (FACS) zur Verfügung; damit können die mit monoklonalen Antikörpern gegen CD4 und CD8 markierten Zellen getrennt und sowohl in ihrem Verhältnis zueinander als auch absolut quantifiziert werden. Mit der Durchfluß-Zytometrie können auch kurzfristige Kontrollen des CD4/CD8-Verhältnisses und der absoluten Zahl der CD4-positiven Helferlymphozyten erfolgen. Ein *CD4/CD8-Verhältnis* zwischen 0,7 und 1,5 liegt noch im Normbereich, ein signifikanter Abfall dieser Ratio wird vor allem am Übergang von LAS zu AIDS deutlich [33]. Von größerer diagnostischer und prognostischer Bedeutung ist die absolute Anzahl von CD4-positiven Helferzellen, deren Normwert über 400/µl liegt [32]. Bei Patienten mit AIDS sinkt die *CD4-Zellzahl* dagegen häufig unter 100/µl. Stark erniedrigte CD4-Zellzahlen können jedoch bei seropositiven Patienten im Latenzstadium, aber auch bei AIDS-Patienten – vor allem mit Morbus Kaposi – über Jahre persistieren, ohne daß eine weitere Krankheitsprogression eintritt [22]. Die prognostische Bedeutung eines einzelnen Laborparameters, wie beispielsweise der CD4-Zellzahl, sollte in keinem Fall überbewertet werden.

Der funktionelle Status der zellvermittelten Immunität kann auch in der Praxis relativ einfach mit Hilfe des Intrakutantests ermittelt werden. Bei dem sogenannten *Multitest* werden insgesamt sieben Antigenlösungen und eine Kontrolle mit Hilfe eines Stempels intrakutan aufgetragen. Die Ablesung erfolgt nach 48 Stunden, wobei Patienten mit normaler Abwehrlage in der Regel mindestens zwei Hautreaktionen aufweisen, die bei Männern einen Gesamtdurchmesser von ≥ 10 mm und bei Frauen von ≥ 5 mm haben. Eine abgeschwächte (Hypergie) oder aufgehobene Hautreaktion (Anergie) wird bei fast allen Patienten mit AIDS oder LAS und bei etwa 20 bis 40% von symptomfreien Virusträgern beobachtet [24].

Immunologische Zusatzdiagnostik

Mit dieser Zusatzdiagnostik werden immunologische Epiphänomene nachgewiesen, deren Zusammenhang mit der HIV-Pathogenese zur Zeit noch ungeklärt ist [22]. Einige dieser Laborparameter sind jedoch – vor allem in Zusammenschau mit spezifischen Veränderungen wie Antigenämie, Antikörper-Status und CD4-Zellzahl – empfindliche Marker für die Krankheitsaktivität bzw. Progression.

So treten im Serum von 70 bis 80% der Patienten mit AIDS oder LAS *zirkulierende Immunkomplexe* auf, die HIV-Antigen enthalten können [24]. Der Anstieg von Akut-Phasenproteinen wie *C-reaktives Protein* (CRP) ist vor allem bei AIDS-Patienten ausgeprägt, bei Patienten mit LAS dagegen nur in 20 bis 30% vorhanden [14]. Als weiterer Immunparameter, der eng mit der Krankheitsaktivität korreliert, hat sich *Beta-2-Mikroglobulin* erwiesen [7, 28]. Beta-2-Mikroglobulin ist ein Polypeptid, das an der Oberfläche aller kernhaltigen Zellen vorkommt und mit der leichten Kette von HLA-Antigenen der Klasse I identisch ist. Wir konnten zeigen, daß gering erhöhte Beta-2-Mikroglobulinkonzentrationen im Serum bereits bei mehr als 40% der noch klinisch symptomlosen HIV-Infizierten meßbar sind, wobei der Unterschied zu einer nicht infizierten Kontrollgruppe signifikant war. Deutlich höhere Serumspiegel von Beta-2-Mikroglobulin wurden bei LAS-Patienten und die höchsten Werte bei den Patienten mit manifester AIDS-Erkrankung gefunden. Zwischen allen Krankheitsgruppen waren die Unterschiede signifikant [28].

Neopterin gehört zu einer Gruppe von Verbindungen, die als Wasserstoff übertragende Kofaktoren bei der Aktivierung von Phenylalanin-Hydroxylase entstehen. Neopterin wird wahrscheinlich von Interferon-stimulierten Makrophagen freigesetzt und kann im Urin mittels HPLC und im Serum durch einen Radioimmunassay bestimmt werden. Der Anstieg der Neopterinspiegel zeigt eine inverse Korrelation zu der CD4-Zellzahl [3] und kann frühzeitig die klinische Progression einer HIV-Infektion anzeigen [2].

Zu den immunologischen Epiphänomenen einer HIV-Infektion zählt auch die herabgesetzte Produktion von *Lymphokinen* wie Interleukin-1, Interleukin-2, und Gamma-Interferon [22]. Dagegen wird bei HIV-infizierten Patienten ein signifikanter Anstieg der im Serum zirkulierenden freien *IL-2-Rezeptoren* beobachtet, der ebenso wie Beta-2-Mikroglobulin mit der Krankheitsaktivität korreliert [30].

Ähnlich paradox und ätiologisch noch ungeklärt ist die HIV-assoziierte *Hypergammaglobulinämie,* die infolge einer polyklonalen B-Zellaktivierung vor allem bei Patienten mit LAS und AIDS auftritt und überwiegend die Immunglobulinklassen G und A betrifft [15, 28]. Die Hypergammaglobulinämie kann zu einer Immunkomplexbildung und Autoantikörperproduktion führen. Diese Mechanismen tragen möglicherweise ebenfalls zu der zunehmenden Immunsuppression im Verlaufe der HIV-Infektion bei [22].

Zusammenfassung

Diagnostische Parameter (Tabelle 1)

Die Diagnose der HIV-Infektion ist mit Hilfe des spezifischen Antikörpernachweises durch ELISA oder Immunblot in der Regel innerhalb von drei bis acht Wochen nach Ansteckung möglich. In Einzelfällen mit verzögerter Serokonversion kann der Antigennachweis in Lymphozyten oder in Körperflüssigkeiten die frühzeitige Diagnose sichern. Für den Nachweis einer HIV-Infektion bei Neugeborenen von infizierten Müttern hat der Antigennachweis mit Hilfe der Polymerasekettenreaktion (PCR) große Bedeutung gewonnen. Künftige Untersuchungen werden zeigen, ob mit Hilfe der PCR auch stumme Infektionen, die über Monate bis Jahre ohne nachweisbare Virusreplikation oder Antikörperbildung ablaufen sollen [13], aufgedeckt werden können.

Verlaufsparameter

Zur Verlaufskontrolle haben verschiedene Laborparameter praktische Bedeutung: Dazu gehören vor allem die Veränderungen des HIV-spezifischen Antikörperprofils in den verschiedenen Krankheitsstadien, die vorwiegend Antikörper gegen die Kernproteine p17 und p24 betreffen. HIV-spezifisch sind auch der Abfall der CD4-Lymphozytenzahl und der CD4-/CD8-Ratio sowie die zunehmende bzw. persistierende Antigenämie – vor allem von p24 – im Spätstadium der Erkrankung. Zu den nichtspezifischen immunologischen Verlaufsparametern gehören der Intrakutantest sowie die Serumspiegel von IgA und IgG, von Beta-2-Mikroglobulin, Neopterin und löslichen Interleukin-2-Rezeptoren. Obligater Bestandteil jeder Verlaufskontrolle sind weiterhin hämatologische Untersuchungen mit Bestimmung des Hämoglobins, der Erythrozyten, Thrombozyten und Leukozyten.

Prognostische Laborparameter (Tabelle 2)

Langjährige Verlaufsbeobachtungen an großen Patientenkollektiven haben gezeigt, daß die Veränderung folgender Parameter eine Krankheitsprogression anzeigen kann:
a) *Abfall* der Antikörper gegen die Viruskernproteine p17 und p24 sowie Abfall der CD4-Zellzahl und des CD4/CD8-Verhältnisses und
b) *Anstieg* der Antigenspiegel (p24) sowie von IgG und IgA, von Beta-2-Mikroglobulin und Neopterin im Serum.

Tabelle 1. Immunologische Diagnostik der HIV-Infektion

I. *Erstdiagnostik bei Verdacht auf HIV-Infektion:*
- Antikörpernachweis (ELISA, Westernblot)
- Antigennachweis (Kultur, ELISA, PCR)

II. *Erweiterte Diagnostik bzw. Verlaufskontrolle bei seropositiven Patienten:*
- Antikörperprofil (Westernblot)
- Antigennachweis im Serum (p24-ELISA)
- CD4-Zellzahl
- CD4/CD8-Ratio
- Multitest
- Immunglobuline G, A
- Beta-2-Mikroglobulin, Neopterin u. a.

Tabelle 2. Immunologische Parameter, die auf klinische Progression der HIV-Infektion hinweisen

Abfall:	Antikörper gegen Viruskernproteine p24/17 CD4-Zellzahl CD4/CD8-Ratio
Anstieg:	p24-Antigen im Serum Immunglobuline G und A Beta-2-Mikroglobulin Neopterin Lösliche IL-2-Rezeptoren

Erste klinische Beobachtungen zeigen, daß unter Therapie, beispielsweise mit anti-retroviralen Medikamenten, eine Normalisierung dieser pathologisch veränderten Laborparameter möglich ist.

Literatur

1. Biggar RJ, Gigase PL, Melbey M, Kestens L, Sarin PS, Bochner AJ, Demets P, Stevens WJ, Paluku L, Delacolette C, Blattner WA (1985) ELISA HTLV retrovirus antibody reactivity associated with malaria and immune complexes in healthy Africans. Lancet II:520–523
2. Bogner JR, Matuschke A, Heinrich B, Eberle E, Goebel F-D (1988) Serum Neopterin Levels as predictor of AIDS. Klin Wochenschr 66:1015–1018
3. Breustedt W, Rabe H, Volk D, Postmann P (1989) Neopterin – ein prognostischer Marker bei der HIV-Infektion. Dermatol Monatsschr 175:226–231
4. Couroucé A-M, Muller J-Y, Richard D (1986) False-positive Western blot reactions to human immunodeficiency virus in blood donors. Lancet II:921–922
5. Eberle J, Deinhardt F, Habermehl K-O, Koch MA (1988) Die Zuverlässigkeit von HIV-Antikörpertests. Dtsch Ärztebl 85:1742–1745
6. Enzensberger R, Hühn S, Doerr HW (1988) Sensitivity and specificity of HIV antibody tests: evaluation of a proficiency test performed by German laboratories. AIFO 11:622–627
7. Francolini P, Clément F (1982) Beta-2-microglobulin and immunodeficiency in a homosexual man. N Engl J Med 307:1402
8. Gaines H, Sönneborg A, Czajkowski J, Chiodi F, Fenyö EM, von Sydow M, Albert J, Pehrson PO, Moberg L, Asjö B, Forsgren M (1987) Antibody response in primary human immunodeficiency virus infection. Lancet I:1249–1253
9. Gelderblom HR, Hausmann EHS, Özel M, Pauli G, Koch MA (1987) Fine structure of HIV and immunolocalization of structural proteins. Virology 29:376–382
10. Goudsmit J, Lange JMA, Paul DA, Dawson GJ (1987) Antigenemia and antibody titers to core and envelope antigens in AIDS, AIDS-related complex, and subclinical human immunodeficiency virus infection. J Infect Dis 155:558–560
11. Gürtler L (1987) AIDS: Welche Tests sichern die Diagnose? Diagnose Labor 37:157–167
12. Hehlmann R (1988) HIV-Infektion: Verlaufsformen und Definitionen. AIFO 1:41–44
13. Imagawa DT, Lee MH, Wolinsky SM, Sano K, Morales F, Kwok S, Sninsky JJ, Nishinian PG, Giorgi J, Fahey JL, Dudley J, Visscher BR, Detels R (1989) Human immunodeficiency virus type 1 infection in homosexual men who remain seronegative for prolonged periods. N Engl J Med 320:1458–1462
14. Joller-Jemelka JI, Vogt M, Joller PW (1985) Immunologische Laboruntersuchungen bei Patienten mit erworbenem Immunmangelsyndrom (AIDS) und bei AIDS-Verdacht. Schweiz Med Wochenschr 115:125–132
15. Kekow J, Sterry W, Gross WL (1989) Paradoxe Hypergammaglobulinämie bei AIDS. Dtsch Med Wochenschr 114:192–195
16. Kemp BE, Rylatt DB, Bundesen PG, Doherty RR, McPhee DA, Stapleton D, Cottis LE, Wilson K, John MA, Khan JM, Dinh DP, Miles S, Hillyard CJ (1988) Autologous red cell agglutination assay for HIV-1 antibodies: simplified test with whole blood. Science 241:1352–1354

17. Kind CH (1987) HIV-Infektion und Schwangerschaft. Konsequenzen für Mutter und Kind. Dtsch Med Wochenschr 112:1483–1485
18. Kühnl P, Seidl S, Holzberger G (1985) HLA DR4 antibodies cause positive HTLV-III antibody ELISA results. Lancet I:1222–1223
19. Lange JMA, Paul DA, Huisman HG, de Wolf F, van den Berg H, Coutinho RA, Danner SA, van der Noordaa J, Goudsmit J (1986) Persistent HIV antigenaemia and decline of HIV core antibodies associated with transition to AIDS. Br Med J 293:1459–1462
20. Lange JMA, de Wolf F, Krone WJA, Danner SA, Coutinho RA, Goudsmit J (1987) Decline of antibody reactivity to outer core protein p17 is an earlier serological marker of disease progression in human immunodeficiency virus infection than anti-p24 decline. AIDS 1:155–159
21. Laure F, Rouzioux C, Veber F, Jacomet C, Courgnaud V, Blanche S, Burgard M, Griscelli C, Brechot C (1988) Detections of HIV-1 DNA in infants and children by means of the polymerase chain reaction. Lancet II:538–541
22. Levy JA (1988) Mysteries of HIV: Challenges for therapy and prevention. Nature 222:519–522
23. Lo Y-MD, Mehal WZ, Fleming KA (1988) False-positive results and the polymerase chain reaction. Lancet II:679
24. Meurer M, Braun-Falco O (1986) Serodiagnostik der LAV/HTLV-III-Infektion in der Praxis. Münch Med Wochenschr 128:276–280
25. Murakawa GJ, Zaia JA, Spallone PA, Stephens DA, Kaplan BE, Wallace RB, Rossi JJ (1988) Direct detection of HIV-1 RNA from AIDS and ARC patient samples. DNA 7:287–295
26. Ranki A, Krohn M, Allain J-P, Franchini G, Valle S-L, Antonen J, Leuther M, Krohn K (1987) Long latency precedes overt seroconversion in sexually transmitted human-immuno-deficiency-virus infection. Lancet II:589–593
27. Sarngadharan MG, Popovic M, Bruch L, Schüpbach J, Gallo RC (1984) Antibodies reactive with human T-lymphotropic retrovirus (HTLV-III) in the serum of patients with AIDS. Science 224:506–508
28. Schulte C, Meurer M, Braun-Falco O, Fröschl M, Ring J, Riethmüller G, Gürtler L (1987) Serologische und immunologische Diagnostik der HIV-1-Infektion. Untersuchungen bei 198 Infizierten. Dtsch Med Wochenschr 112:1687–1693
29. Schulte C, Meurer M, Braun-Falco O, Held M, Fröschl M (1988) Das erregerspezifische Antikörperprofil in den verschiedenen Stadien der HIV-1-Infektion. Westernblot Analyse von 170 Patienten. Klin Wochenschr 66:488–493
30. Schulte C, Meurer M (1989) Soluble IL-2 receptor serum levels – a marker for disease progression in patients with HIV-1 infection. Arch Dermatol Res 281:299–303
31. Spector SA, Kennedy C, McCutchan JA, Bozzette SA, Straube RG, Connor JD, Richman DD (1989) The antiviral effect of zidovudine and ribavirin in clinical trials and the use of p24 antigen levels as a virologic marker. J Infect Dis 159:822–828
32. Spickett GP, Dalgleish AG (1988) Cellular immunology of HIV-infection. Clin Exp Immunol 71:1–7
33. Spornraft P, Fröschl M, Ring J, Meurer M, Goebel F-D, Ziegler-Heitbrock HWL, Riethmüller G, Braun-Falco O (1988) T4/T8 ratio and absolute T4 cell numbers in different clinical stages of Kaposi's sarcoma in AIDS. Br J Dermatol 119:1–9
34. Stute R, Isenberg E (1988) Diagnostischer Stellenwert der HIV-Antigenbestimmung im Enzymimmunoassay. Dtsch Med Wochenschr 113:605–607
35. Tedder RS, Hughes A, Corrah T, O'Connor T, Njie H, Whittle H (1988) Envelope cross-reactivity in Western blot for HIV-1 and HIV-2 may not indicate dual infection. Lancet II:927–930
36. U.S. Department of Health and Human Services (1989) Interpretation and use of the Western blot assay of human immunodeficiency virus type 1 infections. MMWR 38:1–7

Opportunistische Infektionen bei AIDS

Eilke Brigitte Helm

Einleitung

Die sekundären Erkrankungen bei Patienten mit HIV-Infektion sind so mannigfaltig, daß zu ihrer Behandlung das Fachwissen aller Medizindisziplinen gefragt ist.

Während dermatologische Sekundärerkrankungen in allen Stadien der HIV-Infektion beobachtet werden, liegt bei AIDS-Patienten der Schwerpunkt der Komplikationen auf dem Gebiet der Inneren Medizin.

Mit steigenden Patientenzahlen ist auch das Erregerspektrum schwerer opportunistischer Infektionen, die gleichbedeutend mit der Diagnose AIDS sind, größer geworden (Tabelle 1). Mit der längeren Überlebenszeit nach der Manifestation von AIDS – sie beträgt heute bei der *Pneumocystis carinii*-Pneumonie (PcP) als Erstmanifestation im Mittel 18 Monate [10] – nimmt die Zahl der opportunistischen Infektionen pro Patient zu. Gegen viele Erreger opportunistischer Infektionen, die wie ubiquitär vorkommende Mykobakterien, *Aspergillus fumigatus* und Kryptosporidien meist erst bei extremer Abwehrschwäche (Helferzellen ≤ 50 mm^3) bzw. präfinal auftreten, sind bislang keine wirksamen Medikamente bekannt.

Im folgenden Beitrag wird auf Diagnose und Behandlung derjenigen schweren opportunistischen Infektionen eingegangen, für die heute bereits verbindliche diagno-

Tabelle 1. Erstmanifestation von AIDS bei Patienten in Frankfurt am Main

	1982–85	1986	1987	1988	30. 6. 89	Gesamt
Kaposi-Sarkom (KS)	19	14	28	21	16	98
Pneumocystis carinii-Pneumonie (PcP)	17	26	41	52	34	170
PcP und KS	1	1	–	2	–	4
Maligne Lymphome[b]	2	6	6	6	3	23
M. Hodgkin[c]	1	2	1	1	–	5
Toxoplasmose-Enzephalitis	5	7	5	9	9	35
HIV-Enzephalopathie	2	1	4	3	4	14
ZNS-Kryptokokkose	–	2	1	1	2	6
Gen. CMV-Inf./CMV-Retinitis	1	–	1	2	–	4
Kryptosporidiose	1	1	1	1	1	5
Nekrot. Herpes simplex analis/genitalis	1	1	3	7	1	13
Gen. Zoster/Zoster-Pneumonie	–	–	1	2	–	3
Sonst. bakterielle Pneumonien[b]	–	1	1	–	1	3
Soor-Ösophagitis	–	–	5	9	6	20
Listerien-Meningitis	–	–	1	–	–	1
Atyp. Mykobakteriose/diss. TB	–	–	1	7	5	13
Multifok. Leukenzephalitis	–	–	–	1	–	1
Gesamt	50	62	100	124	82	418

[a] 1 × primäres ZNS-Lymphom

[b] Norkardien-Pneumonie

[c] gleichzeitig ausgeprägte orale Kandidiasis

Tabelle 2. Behandelbare opportunistische Infektionen bei AIDS-
Erreger und typische Krankheitsbilder

Erreger	Typ. Krankheitsbilder
Pneumocystis carinii	Interstitielle Pneumonie
Toxoplasma gondii	Hirnabszess
	Enzephalitis
	Retinitis
Candida albicans	Mundsoor
	Soor-Ösophagitis
Cryptococcus neoformans	Meningitis, Pneumonie
	Kryptokokkom
M. tuberculosis	Extrapulmonale Tb
	Disseminierte Tb
Salmonellen der Enteritisgruppe	Septikämie
Herpes Viren Typ I u. II.	Nekrot. mukokutane Ulzera
	Pneumonie
	Herpes-Enzephalitis
Zytomegalovirus	Retinitis
	Pneumonie
	Gastrointestinale Ulzera

stische und therapeutische Empfehlungen gegeben werden können (Tabelle 2). Dabei steht die PcP als häufigste opportunistische Infektion bei AIDS im Vordergrund.

Pneumocystis carinii-Pneumonie (PcP)

In den letzten Jahren ist es gelungen, durch rationelle Diagnostik und Therapie die Mortalität der PcP erheblich zu senken. So starben bis 1985 ca. 40% der AIDS-Patienten an der ersten Episode der PcP; heute sind es nur noch etwa 10% (Tabelle 3).

In Tabelle 4 ist das rationelle Vorgehen bei Verdacht auf PcP dargestellt. Uncharakteristische Beschwerden wie Abgeschlagenheit, Fieber, Gewichtsverlust und Mundsoor, die auch erste Anzeichen anderer schwerer opportunistischer Infektionen wie z. B. einer ZNS-Toxoplasmose oder einer Soor-Ösophagitis sein können, gehen den typischen pulmonalen Symptomen einer PcP wie Husten, zunehmender Atemnot und Tachypnoe häufig voraus.

Da die Röntgenthoraxaufnahme, die Vitalkapazität und der arterielle PO_2 (bei Raumluft) bereits bei beginnender PcP richtungsweisend verändert sein können, sollten diese Untersuchungen bei allen Patienten mit nicht erklärbaren, uncharakteristischen Beschwerden durchgeführt werden. Besondere Bedeutung bei der Diagnose der PcP kommt der Thoraxröntgenaufnahme zu. Ein wichtiges Frühsymptom ist der Zwerchfellhochstand auch bei tiefer Inspiration, der vor der interstitiellen Zeich-

Tabelle 3. Anteil der Patienten die an der 1. Episode der PcP
verstorben sind ZIM FFM 30. 06. 89. ($n = 170$)

1982–85	7/17 (41%)
1986	7/26 (27%)
1987	4/41 (10%)
1988	5/52 (10%)
30. 06. 89	2/34 (6%)

Tabelle 4. Vorgehen bei Verdacht auf PcP

Beschwerden	Abgeschlagenheit, Fieber, trockener Husten, zunehmende Atemnot, Druckgefühl auf der Brust, Nachtschweiß
Körpl. Untersuchung	Tachypnoe, Mundsoor, abgemagert
Thoraxröntgen	interstitielle Zeichnungsvermehrung, Zwerchfellhochstand
Vitalkapazität	herabgesetzt
Blutgasanalyse	erniedrigt, weitere Erniedrigung unter Belastung
Laborparameter	Helferzellen bei 95% der Patienten $<150/mm^3$, Antikörper gegen HIV nachweisbar, LDH erhöht, evtl. Leukozytose
Erregernachweis	mikroskopisch im induzierten Sputum oder BAL-Flüssigkeit
Therapie	Cotrimoxazol, Pentacarinat, Dosierung s. Tab. 6

nungsvermehrung nachweisbar sein kann. Bei gleichzeitig erniedrigter Vitalkapazität ($\leq 50\%$ des Normalwertes), einem Sauerstoffpartialdruck ≤ 70 mmHg, der unter körperlicher Belastung noch weiter abfällt – anzumerken ist hier, daß ein PO_2 über 80 mmHg eine PcP keineswegs ausschließt – sollte unverzüglich mit der medikamentösen Behandlung begonnen werden. Es würde eine unnötige Therapieverzögerung bedeuten, wenn bei klinisch deutlichen Zeichen einer PcP, aber unbekanntem Serostatus erst das Ergebnis der Antikörperbestimmung und der immunologischen Parameter abgewartet würde. Das gleiche gilt für den Erregernachweis, der auch in den ersten Tagen unter Therapie noch möglich ist.

Der Erregernachweis wird durch die Untersuchung von Alveolar-Sekret geführt. Zur Materialgewinnung stehen die bronchoalveoläre Lavage (BAL) und die Sputuminduktion zur Verfügung. Induziertes Sputum ist weniger sensitiv als BAL-Flüssigkeit. Trotzdem bedeutet die Sputuminduktion einen echten diagnostischen Fortschritt, weil sie ohne großen Zeit- und Apparateaufwand durchführbar ist. Damit ist sie als diagnostisches Verfahren auch für Krankenhäuser, die nicht über die Möglichkeiten einer Bronchoskopie verfügen, geeignet. Ein weiterer Vorteil dieser Methode besteht darin, daß sie bei ein und demselben Patienten mehrfach hintereinander wiederholt werden kann.

Die Verwertbarkeit von induziertem Sputum hängt von der richtigen Abnahmetechnik ab (Tabelle 5). Der Erregernachweis wird durch die Mikroskopie gefärbter Präparate erbracht und erfordert von dem Untersucher Spezialkenntnisse.

Tabelle 5. Durchführung der Sputumprovokation

- vorher Zähneputzen
- mit Ultraschallvernebler 3%ige NaCl-Lösung inhalieren lassen
- dabei Mundstück direkt in den Mund nehmen
- provoziertes Sputum sollte sobald als möglich untersucht werden, da sonst die Beurteilung durch Überwucherung mit Candida erschwert ist

Über die Therapie der *Pneumocystis carinii* Pneumonie gibt die Tabelle 6 Auskunft. Bei Unverträglichkeit oder Unwirksamkeit von Cotrimoxazol steht Pentacarinat i.v. zur Verfügung. Die Wirksamkeit von Pentacarinat in der Dosierung von 600 mg/Tag als Inhalation sowie die Wirksamkeit einer Kombinationsbehandlung von zunächst Cotrimoxazol für 10 Tage und anschließender Pentacarinat-Inhalation wird z.Z. in Studien geprüft. Nach Ansicht von L'age et al. [8] kann durch eine

Tabelle 6. Therapie der PcP

Cotrimoxazol

Dosis:	20 mg TMP + 100 mg SMX/kg/Tag i.v.
Dauer:	21 Tage

Pentacarinat

Dosis:	4 mg/kg/Tag i.v.
Dauer:	21 Tage

Bei schwerer PcP ($PO_2 < 60$/mmHg) zusätzlich Steroide (keine einheitliche Empfehlung)

In Erprobung:

7–10 Tage Cotrimoxazol, danach 14 Tag Inhalation mit Pentacarinat bei mittelschwerer PcP

Bei leichter PcP ($PO_2 \geq 70$/mmHg) Inhalationstherapie mit 600 mg Pentacarinat/Tag über 21 Tage

---

Tabelle 7. Medikamentöse Prophylaxe der PcP

Medikamente	Nebenwirkungen
Cotrimoxazol 4 × 480 mg/Tg/oral	Hautrötung, Hautjucken, Fieber, Leukopenie, Thrombopenie, Transaminasenanstieg, Übelkeit, Appetitlosigkeit
Pyrimethamin-Sulfadoxin (Fansidar®) 2 Tbl./Woche	Stevens-Johnson-Syndrom, Lyell-Syndrom, Erythrodermie, Fieber, Anämie, Thrombopenie, Leukopenie
Dapsone 25 mg 2 × /Tag/oral	Methämoglobinämie, Anämie, Übelkeit, Hautjucken
Pentacarinat-Inhalation 200 mg 2 × /Monat	Asthma-Anfall, Metallgeschmack

adjuvante kurzzeitige Kortisonbehandlung die Letalität der schweren PcP ($PO_2 \leq 60$) deutlich gesenkt werden.

Es ist heute möglich, durch medikamentöse Prophylaxe (Tabelle 7), das Auftreten einer PcP bei gefährdeten Personen zu verhindern. Gefährdet sind alle HIV-infizierten Patienten mit einem ausgeprägten Immundefekt (Helferzellen ≤ 150/mm^3) – insbesondere diejenigen, die bereits die erste Episode einer PcP überstanden haben. Obwohl die in Tabelle 7 aufgeführten Nebenwirkungen selten vorkommen, sind sie doch ernstzunehmen. So ist die lebenslange Einnahme von Substanzen wie Cotrimaxozol, Fansidar und Dapson, die die Blutbildung beeinträchtigen können, bei Patienten, die im Rahmen ihres Grundleidens bereits erhebliche Störungen der Hämatopoese haben, problematisch. Auch ist die gleichzeitige Behandlung mit Zidovudin, dessen gravierende Nebenwirkungen eine schwere Leukopenie und Anämie sein können, nicht möglich. Die Inhalationsprophylaxe mit Pentacarinat ist einfach zu handhaben [12] und geeignet, die Rezidivrate zu senken [4, 9]. Die wichtigste Nebenwirkung von Pentacarinat als Inhalation sind asthmoide Beschwerden, die leicht beherrscht werden können. Bei bekannter Asthma-Anamnese empfiehlt sich vor Inhalation die Gabe eines Bronchodilatators.

ZNS-Toxoplasmose

Auch bei der Toxoplasmose können die sogenannten unspezifischen Beschwerden, wie Abgeschlagenheit, Fieber und Gewichtsverlust den neurologischen Symptomen

Tabelle 8. Vorgehen bei Verdacht auf ZNS-Toxoplasmose

Beschwerden und Befunde:	Abgeschlagenheit, Fieber verlangsamt, zeitweilig desorientiert, starke Kopfschmerzen, seltener Paresen, Grand-mal-Anfälle
Technische Untersuchungs-methoden:	EEG: evtl. Herdbefund, Allgemeinveränderung, Verlangsamung(6–9 Hz) Kraniale Computertomographie mit Kontrastmittelgabe: herdförmige Läsionen mit Kontrastmittelaufnahme im Randsaum und Begleitödem
Laborbefunde:	Toxoplasmose-Serologie: im Blut positiv, meist niedriger Titer, kein Titeranstieg, Helferzellen: $\leq 150/mm^3$ Liquor: unspezifisch entzündlich verändert
Therapie:	75–100 mg Pyrimethamin and 500 mg Sulfamethoxydiazin pro Tag oral für 4 Wochen, bei Hirnödem 4×4 mg Dexamethason, Dosis nach klinischem Befund rasch reduzieren Rezidivprophylaxe lebenslang notwendig 1. 50 mg/TAG Pyrimethamin oder 2. Fansidar® 2 Tbl./Woche Bei Unverträglichkeit von Pyrimethamin oder Schwangerschaft Spiramycin 3 g/Tag

vorausgehen. Sehr häufig fällt der Umgebung des Patienten zuerst eine Wesensveränderung auf. Da diese sowie die neurologischen Symptome und die EEG-Veränderung auch durch andere ZNS-Erkrankungen bedingt sein können, kommt der Computer-Tomographie mit Kontrastmittelgabe große differentialdiagnostische Bedeutung zu (Tabelle 8). Bei Nachweis von entzündlichen Granulomen und Kontrastmittelanreicherung im Randsaum sowie Begleitoedem sollte, auch wenn die relevanten Laborparameter wie die absoluten Helferzellzahlen und die Toxoplasmose-Serologie noch nicht bestimmt werden konnten, unverzüglich mit der Therapie begonnen werden.

Das Therapieergebnis hat differentialdiagnostische Bedeutung. Da die Diagnose einer ZNS-Toxoplasmose nicht durch den Erregernachweis verifiziert werden kann, kann das Ansprechen auf die Behandlung mit Pyrimethamin/Sulfamethoxydiazin als Sicherung der Diagnose gewertet werden. Bei frühzeitiger Therapie kommt es innerhalb von einer Woche zur deutlichen Besserung der neurologischen Funktionen und des CT-Befundes. Eine Therapieverzögerung hat häufig eine Defektheilung zur Folge. Im Anschluß an die erfolgreiche Behandlung ist eine lebenslange Rezidivprophylaxe mit 50 mg Pyrimethamin/Tag notwendig.

Soor-Ösophagitis

Die Soor-Ösophagitis (Tabelle 9) kommt sicher viel häufiger vor als sie tatsächlich diagnostiziert wird. Man kann davon ausgehen, daß bei Candida-Befall der Mundhöhle und typischen Beschwerden etwa 50% der Betroffenen gleichzeitig an einer Soor-Ösophagitis leiden. Da erfahrungsgemäß der Candida-Befall der Mundhöhle mit erheblichen Beschwerden, unter anderem progredientem Gewichtsverlust einhergehen kann und der Nachweis einer Soor-Ösophagitis keine weitergehenden therapeutischen Konsequenzen hat – in beiden Fällen ist die Therapie der Wahl ein Imidazol-Derivat – ist es gerechtfertigt, auf die Verifizierung der Diagnose, Soor-Ösophagitis, zu verzichten und sofort zu behandeln [11].

Tabelle 9. Vorgehen bei Verdacht auf Soor-Ösophagitis

Beschwerden	Geschmacksstörungen, pelziges Gefühl, Schluckstörungen, retrosternale Schmerzen
Körpl. Untersuchung	Mundsoor, abgemagert
Laborparameter	hohe Keimzahl von Candida im Mundspülwasser
Röntgen (Bariumbrei-schluck)	Schleimhautdefekte, Ulzera
Gastroskopie	makr. weißl. pelzige z. T. konfluierende Beläge
Therapie	*Systemische Behandlung:* Ketoconazol intitial 400–600 mg/Tag oral anschließend 200 mg/Tag *In Erprobung:* Fluconazol initial 100 mg/Tag oral oder i.v. anschließend 100 mg/Tag Bei Versagen von Imidazol-Derivaten: Amphotericin B i.v. in niedriger Dosierung und Flucytosin

Gelegentlich kann es unter dieser Behandlung zum Anstieg der Leberenzyme und zu einem Ikterus kommen. Die gleichzeitige Gabe von Rifampicin und Ketoconazol ist wegen der Enzyminduktion von Rifampicin und die dadurch bedingte Unwirksamkeit von Ketoconazol nicht sinnvoll. Ketoconazol darf außerdem nicht in der Schwangerschaft und nicht in den ersten Lebensjahren gegeben werden.

Es gibt Patienten, bei denen Ketoconazol zur Behandlung der oralen Candidiasis nicht ausreicht. In diesen Fällen ist die Erregerisolierung angezeigt, weil es unter Imidazol-Derivaten zu einer Selektion anderer Candida-Arten wie Torulopsis glabrata kommen kann.

Die Frage einer Rezidivprophylaxe nach erfolgreich behandelter oraler Candidiasis/Soor-Ösophagitis sollte nach klinischen Gesichtspunkten individuell entschieden werden. Sie ist u.E. indiziert, wenn bereits mehrere Rezidive nach Absetzen der Therapie aufgetreten sind.

Cryptococcus neoformans-Infektionen

Cryptococcus neoformans-Infektionen sind in Mitteleuropa verglichen mit tropischen Ländern auch bei AIDS-Patienten verhältnismäßig selten. Die Infektionsquelle sind Vogelfäkalien. Nach Inhalation von *Cryptococcus neoformans* kann es bei Immundefizienz zu einer Besiedlung des Bronchialsystems kommen. Diese wird meist übersehen. Auf dem Blutweg kann es anschließend zur Besiedlung aller Organe kommen. Besonders häufig ist das Zentralnervensystem befallen [6].

Das Leitsymptom der Kryptokokkose ist anhaltendes Fieber (Tabelle 10). Obwohl die Infektion im Frühstadium vor der Dissemination durch den Nachweis von Antigen zu diagnostizieren wäre, wird die Diagnose bei der Mehrzahl der Patienten erst gestellt, wenn es bereits zu einem Befall des Zentralnervensystem gekommen ist. Es ist wichtig, bei allen Patienten mit HIV-Infektion und dem klinischen Zeichen einer Meningitis gezielt nach *Cryptococcus neoformans* zu suchen. Da die Erreger im Liquor mit Lymphozyten verwechselt werden können, ist die mikroskopische Untersuchung eines Liquor-Tusche-Präparates, in dem die Erreger durch die Schleimkapsel leicht von Lymphozyten unterschieden werden können, die wichtigste diagnostische Liquor-Untersuchung. Zur Bestätigung sollte immer auch der kulturelle Nachweis erbracht werden. Bei frühzeitiger Diagnose haben selbst im Stadium der Meningitis

Beschwerden und Befunde:	Fieber, Abgeschlagenheit, Husten, gelegentlich Hautinfiltrate Bei ZNS-Befall: Kopfschmerzen, Nackensteifigkeit, Benommenheit
Laborbefund:	Serum: Kryptokokken-Antigen nachweisbar Kultureller Erregernachweis aus Sputum und Hautinfiltraten möglich (Spezialnährböden verwenden) Bei ZNS-Befall: Liquor-Zellzahl erhöht. Kryptokokken durch ihre Schleimkapsel im Tuschepräparat leicht von Lymphozyten zu unterscheiden Kulturell Nachweis aus Liquor möglich. Kryptokokken-Antigen im Liquor positiv
Therapie:	Kombination von Amphotericin B bis zu der Dosis von 0,5/kg/Tag + 200 mg/kg/Tag Flucytosin + 400 mg/Tag Fluconazol Nach erfolgreicher Behandlung lebenslange Prophylaxe mit 200 mg/Tag Fluconazol

die *Cryptococcus neoformans*-Infektionen durch den Einsatz einer Dreierkombination eine relativ gute Prognose. Durch die Möglichkeit einer lebenslangen Dauerprophylaxe mit Fluconazol, das oral gegeben werden kann, haben sich die Überlebenschancen von Patienten mit *Cryptococcus neoformans*-Meningitis entscheidend gebessert.

Tuberkulose (M. tuberculosis, M. bovis)

Die Tuberkulose kommt bei HIV-infizierten Patienten in allen Stadien der Erkrankung deutlich häufiger vor als bei immungesunden Personen, wobei die Inzidenz mit dem Ausmaß der Immundefizienz korreliert. Häufig geht eine klassische Lungen-/Lymphknotentuberkulose der AIDS-Manifestation um Monate voraus [7].

Die disseminierte Tuberkulose bzw. extrapulmonale Manifestation, die solitäre Lymphknotentuberkulose ausgenommen, sind bei Patienten mit nachgewiesener HIV-Infektion gleichbedeutend mit der Diagnose AIDS [2].

Es ist wichtig zu wissen, daß HIV-infizierte Patienten, die aus Entwicklungsländern stammen, häufiger an einer Tuberkulose erkranken als einheimische. So betrug die Tuberkuloseprävalenz im eigenen Krankengut bei homosexuellen AIDS-Patienten aus Mitteleuropa nur 12%, bei Patienten aus Entwicklungsländern dagegen 44%.

Das rationelle Vorgehen bei Patienten mit Tuberkulose ist in Tabelle 11 zusammengefaßt. Persistierendes Fieber und progredienter Gewichtsverlust sind die wichtigsten allgemeinen Beschwerden. Der wichtigste körperliche Untersuchungsbefund ist eine periphere Lymphknotenschwellung, häufig in mehreren Regionen gleichzeitig. Der physikalische Lungenbefund ist dagegen trotz pulmonaler Symptome selten richtungsweisend. Das Auftreten von Atemnot ist im Gegensatz zur PcP eher selten. Entsprechend dem Organbefall können andere Symptome im Vordergrund stehen.

Neben den in Tabelle 11 aufgeführten technischen Untersuchungsmethoden ist die wichtigste diagnostische Maßnahme die Erregersicherung. Blutkulturen werden bislang bei Verdacht auf Tuberkulose und HIV-Infektion immer noch zu selten durchgeführt. Dabei kann unter Einsatz eines BACTEC-Gerätes die Anzucht bereits innerhalb von 3 Wochen aus Blut oder Knochenmark gelingen. Auch andere Körperflüssigkeiten und ggf. Stuhl sollte bei entsprechenden Symptomen mikroskopisch und kulturell untersucht werden. Bei allen positiven Kulturen sollte unbedingt eine Typendifferenzierung und eine Sensibilitätsbestimmung erfolgen.

Tabelle 11. Vorgehen bei Verdacht auf Tuberkulose

Beschwerden: (allgemein)	Persistierendes Fieber, progredienter Gewichtsverlust, Nachtschweiß, Abgeschlagenheit
Beschwerden: (organspezifische)	Husten mit Auswurf, selten Atemnot, Durchfall, Kopfschmerzen
Befunde:	häufig periphere Lymphknotenschwellung gelegentlich Hautulzera, Lebervergrößerung, Meningismus Lunge physikalisch selten ein richtungsweisender Befund
Techn. Untersuchungsmethoden:	*Thoraxröntgen:* flächige Infiltration mit oder ohne Kavernen, häufig Hilusverbreitung (Lymphknoten) *Tomographie* der entsprechenden Region zur Klärung der Befunde erforderlich *Sonographie* des Abdomens zum Nachweis abdomineller Lymphome evtl. Kontrolle durch *Computertomographie*
Sonst. Untersuchungsmethoden:	Intrakutan-Test bei ausgeprägter Immundefizienz meist negativ
Erregerisolierung:	Alle Körpersekrete und Blutkulturen sind zur Erregersicherung geeignet Immer Blutkulturen, ggf. auch Knochenmarkkulturen (Spezialflüssigmedien, Bactecverfahren) anlegen; ab der 3. Woche pos. Ergebnisse möglich Bei Organsymptomen: gezielt Material entnehmen, z.b. bei Verdacht auf Lungen-Tb Sputuminduktion evtl. BAL durchführen Bei Verdacht auf Darm-Tb Stuhl mikroskopisch und kulturell untersuchen
Therapie:	Standard-Therapie, ggf. Änderung nach Antibiogramm, Behandlungsdauer mind. 9 Monate, danach Rezidivprophylaxe lebenslang

Die Behandlung der Tuberkulose bei AIDS-Patienten unterscheidet sich nicht von dem Vorgehen bei Immunkompetenten. Die Dreierkombination sollte aus RMP, INH und EMB oder statt dessen PZA bestehen. Die gleichzeitige Behandlung mit Ketoconazol und Rifampicin ist, wie bereits erwähnt, nicht sinnvoll. In einem solchen Fall müßte RMP durch Streptomycin oder PTH ersetzt werden. Bei mikroskopischem Nachweis von säurefesten Stäbchen sollte zunächst mit der Standard-Dreierkombination begonnen werden. Dieses Vorgehen ist gerechtfertigt, weil, obwohl die Standardtherapie gegenüber Mycobakterium avium intracellulare unwirksam ist, die größere Gefährdung für die Patienten von einer Infektion mit M. tuberculosis ausgeht. Nach Erstellung des Antibiogramms sollte die Therapie entsprechend geändert werden.

Über die notwendige Behandlungsdauer der Tuberkulose bei AIDS-Patienten besteht noch keine Klarheit; sie sollte aber mindestens 9 Monate betragen. Ob nach erfolgreicher Behandlung eine lebenslange Rezidivprophylaxe sinnvoll ist, muß individuell entschieden werden. Zusammenfassend ist festzustellen, daß die Tuberkulose auch bei AIDS-Patienten durch die Verfügbarkeit effektiver Tuberkulostatika meist kein besonderes therapeutisches Problem darstellt.

Salmonellen-Septikämie und andere bakterielle Infektionen

Die häufigsten schweren bakteriellen Infektionen bei AIDS-Patienten sind Septikämien durch Salmonellen der Enteritisgruppe und *Staphylococcus aureus*. Nach den CDC-Kriterien [2] ist die rezidivierende Salmonellen-Septikämie bei einem HIV-Infizierten gleichbedeutend mit der Diagnose AIDS.

Das Leitsymptom der Salmonellen-Septikämie ist Fieber ohne Organsymptome. *Staphylococcus aureus*-Septikämien kommen häufig im Zusammenhang mit langliegenden Venenkathetern, eiternden Wunden oder Abszessen (i.v. Drogenabhängige) vor. Neben Septikämien spielen bakterielle Pneumonien bei HIV-infizierten Patienten eine besondere Rolle. Der häufigste Erreger, der hierbei isoliert werden kann, ist *Streptococcus pneumoniae*. Auch an seltene Erreger wie *Rodococcus equii* und *Nocardia* spp. muß bei Lungenentzündung von AIDS-Patienten gedacht werden.

Die tatsächliche Häufigkeit von Pneumonien bei AIDS-Patienten läßt sich schwer abschätzen. Durch die Empfehlung, bei der Verdachtsdiagnose PcP frühzeitig mit der Cotrimoxazol-Behandlung zu beginnen, werden möglicherweise andere Erreger mitbehandelt.

Die wichtigste diagnostische Maßnahme bei Fieber ohne Organsymptome ist das Anlegen von Blutkulturen. Das Blutbild ist selten richtungweisend verändert. Da bei Patienten mit AIDS häufig eine Leukopenie vorhanden ist, können normale Leukozytenzahlen bei ausgeprägter Lymphopenie als Leukozytose interpretiert werden. Da die typischen Schocksymptome bei AIDS-Patienten mit Septikämie fast immer fehlen, ist es gerechtfertigt, nach Abnahme von Blutkulturen bei fieberhaften Patienten mit einer antibiotischen Behandlung zu beginnen. Zur Therapie geeignet sind Gyrase-Hemmer und Cephalosporine. Selbst bei nachgewiesener Salmonelleninfektion sollte auf Cotrimoxazol verzichtet werden, weil dieses Medikament die bevorzugte Behandlung der PcP darstellt und eine mögliche Allergisierung deshalb dringend zu vermeiden ist. Bei *Staphylococcus aureus* Infektionen sollte unbedingt eine Sanierung der Ausgangsherde der Septikämie angestrebt werden. Falls dieses nicht möglich ist, sollte zur Vermeidung eines Rückfalls eine Langzeittherapie durchgeführt werden.

Erkrankungen durch Herpes-Viren Typ I und II

Erkrankungen durch Herpes-Viren Typ I und II kommen in allen Stadien der HIV-Infektion vor. Bei Patienten im Endstadium (AIDS) sind nekrotisierende mukokutane Ulzera, die ohne Therapie zu Riesennekrosen führen können sowie Pneumonien häufig. Eine Herpes-Enzephalitis ist dagegen auch bei AIDS-Patienten selten.

Das Krankheitsbild der nekrotisierenden mukokutanen Ulzera durch Herpesviren ist den Dermatologen gut bekannt. Es wird deshalb hier auf eine ausführliche Darstellung verzichtet.

Das klinische Bild einer Herpes-Pneumonie kann dem einer *Pneumocystis carinii*-Pneumonie durchaus ähnlich sein. Deshalb muß bei Pneumonien, bei denen keine Pneumozysten nachgewiesen werden können und bei denen auf entsprechende Therapie die zu erwartende Besserung ausbleibt, auch an eine Herpes-Erkrankung gedacht werden. Die Diagnose sollte durch den kulturellen Nachweis des Erregers in der BAL-Flüssigkeit gesichert werden.

Die Therapie der Wahl bei schweren Herpes-Infektionen ist Aciclovir in einer Dosis von 15 mg/kg/Tag i.v. Gelegentlich ist diese Behandlung erfolglos. Dem ungenügenden Ansprechen könnte ein Aciclovir-resistenter Herpestamm zugrunde liegen. Neuerdings wird in diesen Fällen die Behandlung mit Foscarnet empfohlen [3]. Der Wert einer zusätzlichen Gabe von Hyperimmunglobulinen bei therapieresistenten Herpes-Infektion ist umstritten.

Zytomegalo-Virus-Infektionen

Die häufigsten Erkrankungen durch Zytomegalo-Virus, die bei AIDS-Patienten intra vitam diagnostiziert werden, sind die CMV-Retinitis, die Pneumonie und Ulzera im gesamten Intestinaltrakt. Charakteristischerweise treten diese Erkrankungen bei Patienten mit extremer Abwehrschwäche auf. So hatten 34 von 35 Patienten mit einer CMV-Retinitis bei Ausbruch dieser Erkrankung Helferzellen unter 50 mm^3.

Die Diagnose einer CMV-Erkrankung bei AIDS-Patienten ist schwierig. Da es sich wie bei den meisten opportunistischen Infektionen um ein endogenes Rezidiv handelt, sind Antikörper gegen CMV zu erwarten. In der Regel sind mäßighohe CMV-IgG-Titer nachweisbar. Titeranstiege und Antikörper der IgA- und IgM-Fraktionen sind aufgrund des ausgeprägten Immundefektes selten. Die Diagnose einer CMV-Erkrankung kann deshalb nicht durch die Serologie gesichert werden. Wichtiger ist der direkte Erregernachweis durch Virusanzucht aus Blutkulturen und anderen Körpermaterialien, der allerdings nicht immer gelingt sowie der Nachweis von „Eulenaugen-Zellen" in Biopsiematerial. Die Bedeutung des Antigennachweises im Urin dagegen ist unklar.

In vielen Fällen wird es deshalb nicht gelingen, die Diagnose einer CMV-Erkrankung durch Labormethoden zu sichern. Bei anhaltendem Fieber, allgemeiner Abgeschlagenheit und Nachtschweiß sowie klinisch typischen Organsymptomen wie nekrotisierenden Entzündungen an der Netzhaut, Ulzerationen im Gastrointestinaltrakt und Pneumonien ohne mikroskopischen Erregernachweis ist eine entsprechende Therapie gerechtfertigt. Die Therapie der Wahl bei CMV-Erkrankung ist Ganciclovir (Dosierung Tabelle 12). Bei CMV-Retinitis muß im Anschluß an die erfolgreiche Behandlung wegen der Neigung zu Rückfällen und der damit verbundenen Gefahr einer Erblindung eine lebenslange Rezidivprophylaxe mit einer verminderten Dosis Ganciclovir durchgeführt werden. Falls es unter Ganciclovir nicht zu einer Besserung der Krankheitssymptome kommt, ist die Behandlung mit Foscarnet gerechtfertigt. Nach eigenen Erfahrungen (unveröffentlicht) kam es unter Foscarnet bei 4 Patienten, bei denen trotz Ganciclovir eine progrediente Visusverschlechterung feststellbar war, zu einem deutlichen Rückgang der nekrotisierenden Entzündungsherde auf der Netzhaut.

Tabelle 12. Vorgehen bei Verdacht auf CMV-Infektion

Beschwerden:	Sehstörung, Fieber, allgemeine Schwäche, Diarrhoe, Husten, retrosternale Schmerzen
Typ. Untersuchungsbefunde:	Augenhintergrund: Nekrotisierende Retinitis, als "cotton wool"-Herde imponierend; Abgemagert, Tachypnoe, Lunge kein richtungsweisender Befund, Schmerzen in der Magengegend, diff. Bauchschmerzen, evtl. Abwehrspannung
Techn. Untersuchung:	*Thoraxröntgen:* Interstitielle Zeichnungsvermehrung ähnlich wie bei PcP. *Endoskopie:* Ulzerationen im gesamten Gastrointestinaltrakt möglich
Laborparameter:	Antikörper gegen CMV, meist nur IgG, keine bzw. nur geringe Titerschwankung
Nachweismethoden:	Virusanzucht aus Blutkulturen, Nachweis von Antigen in BAL Material, "Eulenaugenzellen" im Biopsiematerial
Therapie:	Ganciclovir 5 mg/kg/2 × tägl.- i.v., bei Versagen bzw. ausgeprägter Leukopenie Foscarnet *Rezidivprophylaxe:* lebenslang Ganciclovir 5 mg/kg 1 × Tag an 5 Tagen/Woche

Beide Medikamente können erhebliche Nebenwirkungen haben. Unter Ganciclovir kann es zu einem deutlichen Abfall der Leukozytenzahlen kommen. Die gleichzeitige Behandlung mit AZT ist wegen der Wirkung auf das Blutbild nicht möglich. Bei Phosponoformat ist nicht mit einem Abfall der Leukozyten zu rechnen. Es kann aber zu schweren Mineralstoffwechselstörungen kommen. CMV-Hyperimmunglobulin ist offensichtlich nicht geeignet, die Krankheit aufzuhalten.

Schlußfolgerung

Die wichtigsten medizinischen Fortschritte für AIDS-Patienten, die zu einer gewissen Lebensverlängerung geführt haben, bestehen in einem besseren Management opportunistischer Infektionen und in der Einführung von Zidovudin in die Behandlung. Als Beweis hierfür kann die Verlängerung der Überlebenszeit nach der ersten PcP-Episode angeführt werden. Man kann davon ausgehen, daß der Rückgang der Letalität der ersten PcP-Episode seit 1985 durch bessere Kenntnisse der Ärzte über dieses Krankheitsbild zustande gekommen ist. So wiesen Bennett et al. [1] nach, daß die Chance eines Patienten, die erste PcP-Episode zu überleben, vom Erfahrungsgrad des behandelnden Personals abhängt. Die Verlängerung der Überlebenszeit nach erfolgreich behandelter PcP dagegen, die seit 1987 zu beobachten ist (s. Abb. 1), ist eher auf den im gleichen Jahr beginnenden Einsatz von Zidovudin zurückzuführen. Dabei ist der positive Effekt um so größer, je weniger Zeit nach erfolgreicher Behandlung der PcP verstreicht [5].

Die relative Einförmigkeit der initialen Symptome opportunistischer Infektionen sollte nicht dazu verleiten, vorschnell die Diagnose eines HIV-assoziierten Wasting-Syndroms, bei dem ebenfalls Fieber, Abgeschlagenheit und Gewichtsverlust im Vordergrund stehen, zu stellen und auf weitergehende Untersuchungen zu verzichten. Hinter den unspezifischen Symptomen können sich Erkrankungen durch sehr verschiedene Erreger verbergen – auch solche, die heute noch nicht als humanpathogen bekannt sind. Leider können viele opportunistische Infektionen heute noch nicht behandelt werden und bedeuten für die Patienten praktisch das Todesurteil. Es ist zu

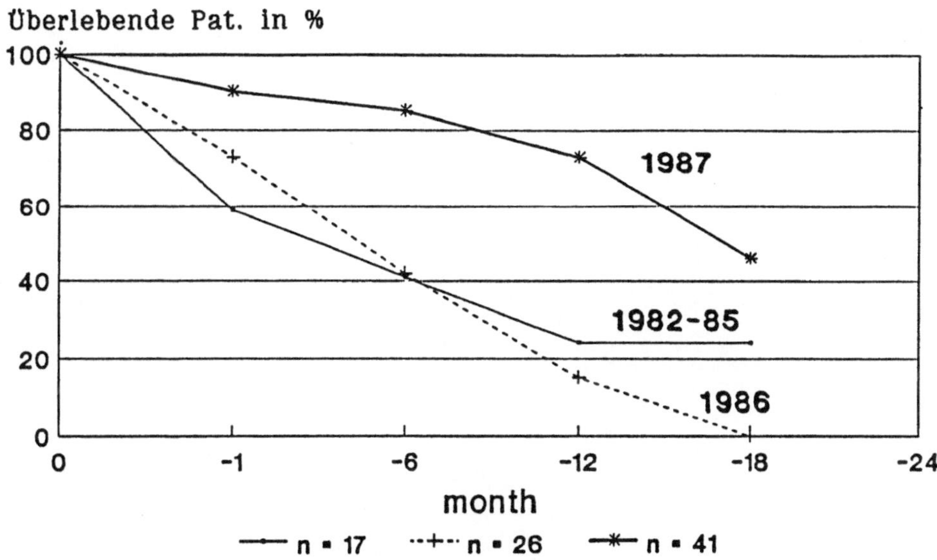

Abb. 1. Überlebenszeit nach der ersten Episode einer PcP in Korrelation zum Jahr der Diagnose

hoffen, daß in Zukunft durch weitere Fortschritte bei der Behandlung opportunistischer Infektionen die Lebenserwartung von AIDS-Patienten verbessert werden kann.

Literatur

1. Bennet CL, Jeffrey B, Garfinkle JB, Greenfield S, Draper D, Rogers LW, Mathews C, Kanouse D (1989) The relation between hospital experience and in-hospital mortality for patients with AIDS-related PCP. JAMA 261:2975–2979
2. CDC (1987) Revision of the CDC surveillance case definition for acquired immunodeficiency syndrome. MMWR 36:225–236
3. Chatis PA, Miller CH, Schrager LE, Crummpacker (1989) Successful treatment with foscarnet of an acyclovir-resistant mucocutaneous infection with Herpes Simplex virus in a patient with acquired immunodeficiency syndrome. N Engl Med J 320:297–300
4. Conte JE, Chernoff JRD, Feigal D, Hollander H, Hilden J (1988a) Once monthly inhaled pentamidine for the prevention of pneumocystis carinii pneumonia. 28. ICAAC, Los Angeles, October 1988, abstr 1111
5. Creagh-Kirk T, Doi P, Andrews E, Nusnoff-Lehrmann S (1988) Survival experience among patients with AIDS receiving zidovudine. JAMA 260:3009–3015
6. Eichenlaub D, Pohle HD (1988) Infektionen des Zentralnervensystems. In: L'age-Stehr (Hrsg) AIDS und die Vorstadien. Springer, Berlin Heidelberg New York Paris London Tokyo
7. Fueßl HS (1988) Opportunistische Infektionen der Lunge. In: L'age-Stehr (Hrsg) Springer, Berlin Heidelberg New York Paris London Tokyo
8. L'age M, Skörke S, Arasteh K, Heise W, Mostertz P, Nehm K (1988) Zum Stand der Therapie der Pneumocystis carinii Pneumonie beim erworbenen Immunmangelsyndrom (AIDS). In: Dietrich M (Hrsg) Pneumocystis carinii Pneumonie. Springer, Berlin Heidelberg New York Paris London Tokyo
9. Leoung GS, Montgomery AB, Abbrams DA, Corkery K, Wardlaw L, Feigal DW (1988) Aerosol pentamidine for Pneumocystis carinii (PcP) pneumonia: A randomized trial of 439 patients. 4. AIDS-Conference Stockholm, June 1988, abstr 7166
10. Leoung GS (1989) Pneumocystis carinii Pneumonia. AIDS Clin Care 1:9–12
11. Porro GB, Parente F, Cernuschi M (1989) The diagnosis of oesophageal candidiasis in patients with AIDS; Is endoscopy always necessary? Am J Gastroenerol 84:143–146
12. Staszewski S (1989) Der richtige Einsatz der Pentamidin Inhalation. Aesopus

Das disseminierte Kaposi-Sarkom bei HIV-Infektion

Otto Braun-Falco, Monika Fröschl, Fritjof Eckert und Michael Landthaler

Einleitung

Für den Dermatologen präsentierte sich das Kaposi-Sarkom (KS) bis vor wenigen Jahren als eine seltene, solitäre oder multifokale Neoplasie, die sich vorwiegend auf bestimmte geographische Gebiete wie Osteuropa, Afrika oder Nordamerika beschränkte. Die Erstbeschreibung geht auf Moritz Kaposi zurück, der diese Erkrankung 1872 als „Idiopathisches multiples Pigmentsarkom der Haut" bezeichnet hat [8]; die Diagnosebezeichnung „Sarcoma idiopathicum multiplex haemorrhagicum" wurde von ihm deshalb gewählt, weil er der Meinung war, daß es sich bei dieser Krankheit um eine primär maligne Neoplasie handelt, bei der das Pigment in den Haut- und Schleimhautveränderungen auf eine Hämorrhagie mit Umwandlung von Hämoglobin zurückzuführen sei. Heute geht die Auffassung dahin, daß es sich beim disseminierten Kaposi-Sarkom nicht um einen primär malignen Tumor mit Ausbreitung durch Metastasierung handelt, sondern um eine gefäßgebundene (reaktive?) Neoplasie, die sich multifokal entwickeln und ausbreiten kann.

In den Jahren 1979 bis 1981 wurde über eine Häufung von KS und von Pneumocystis carinii-Pneumonie sowie anderen opportunistischen Infektionen bei homosexuellen Patienten in New York und Kalifornien berichtet, bei denen vielfach zusätzlich eine nicht erklärbare, generalisierte hyperplastische Lymphadenopathie mit unspezifischen Allgemeinsymptomen wie Fieber, Nachtschweiß, Müdigkeit, Mattigkeit und Leistungsabfall nachweisbar war [3, 4]. Dies waren die ersten Beobachtungen von Kaposi-Sarkom bei HIV-Infektion.

Dabei handelte es sich um eine besondere Manifestationsform von KS, nämlich um die aggressive Form des disseminierten Kaposi-Sarkoms (DKS). Während die ersten Beobachtungen ausschließlich homosexuelle Männer betrafen, konnte später, wenn auch selten DKS bei Hämophilen, intravenös Drogenabhängigen, heterosexuellen Männern oder Bluttransfusionsempfängern beobachtet werden. DKS erwies sich bald als wesentliches klinisches Symptom des erworbenen Immundefektsyndroms AIDS. Heute wissen wir, daß bei homo- und bisexuellen Männern DKS in etwa 30–40% aller manifesten AIDS-Erkrankungen allein oder in Verbindung mit opportunistischen Infektionen vorkommt.

Die derzeitige *epidemiologische Klassifikation des Kaposi-Sarkoms* umfaßt:

- sporadisches KS   – klassische Form
- endemisches KS   – bei afrikanischen Kindern,
                     vielfach mit Lymphknotenmanifestation
- epidemisches KS   – AIDS
- iatrogenes KS   – Organtransplantationsempfänger,
                     Patienten mit erworbenen Immundefekten durch Krankheit
                     (z. B. systemischer Lupus erythematodes)

Für das epidemische Kaposi-Sarkom als eine der Hauptmanifestationen von AIDS sind vor allen Dingen die Häufigkeit gastrointestinaler Miterkrankung, Lymphknotenbeteiligung sowie aggressiver Verlauf herauszustellen.

Tabelle 1. Klinische Erstmanifestation der HIV-Infektion in der
Bundesrepublik Deutschland

Erstmanifestation	Anzahl	Anteil
Opportunistische Infektion (OI)	2712	70,04%
Kaposi-Sarkom (KS)	656	16,94%
OI/KS	218	5,63%
Malignome	122	3,15%
Neurologische Manifestationen	99	2,56%
Interstitielle Pneumonie	8	0,21%
Wasting-Syndrom	57	1,47%

Quelle: BGA, Stand 30. 09. 89

Epidemiologie

Nach Angaben des Bundesgesundheitsamtes (BGA) vom 30. 9. 1989 wurden bis zu
diesem Datum in der Bundesrepublik Deutschland kumulativ 3872 Patienten mit dem
Vollbild von AIDS registriert. Bei 16,9% der Patienten konnte DKS als klinische
Primär-Manifestation der HIV-Infektion festgestellt werden (Tabelle 1). An der hiesigen Klinik konnte bei 66 von 494 (13,4%) Patienten mit HIV-Infektion ein DKS
diagnostiziert werden; zum Zeitpunkt der Diagnosestellung befanden sich diese Patienten in den verschiedensten Entwicklungsphasen der HIV-Infektionskrankheit.

Die *Altersverteilung* unserer 66 Patienten mit DKS entspricht mit einem breiten
Gipfel zwischen 21 und 50 Jahren der Altersverteilung der HIV-Infizierten. In Über-
einstimmung mit Safai und Anhalt [19] liegt das Durchschnittsalter etwa bei 35
Lebensjahren.

Betrachtet man die *Verteilung der Betroffenen auf Risikogruppen,* so scheint das
Ergebnis von Meigel auf der Basis einer statistischen Untersuchung an etwa 300
Patienten aus verschiedenen Hautkliniken der Bundesrepublik sehr bemerkenswert:
von DKS sind fast ausschließlich männliche Homosexuelle mit HIV-Infektion betroffen. Bei Frauen kommt DKS nur sehr selten vor; eigene Erfahrungen bei 64 Frauen
mit HIV-Infektion ergaben bisher in keinem Fall das Vorliegen eines DKS. Auch bei
infizierten HIV-Drogenabhängigen ist DKS selten.

Ob derartige statistische Aussagen Schlüsse auf die Ätiopathogenese von DKS
erlauben, bleibt abzuwarten. Es scheint indessen wahrscheinlich, daß die Erkrankung
nicht monokausal verursacht ist, sondern als Resultat einer Kombination von verschiedenen Faktoren wie Immunbalance, antigener Stimulation, multiplen Infektionen (möglicherweise mit CMV) und genetischen Faktoren zu interpretieren ist.

Genetische Faktoren

Die Tatsache, daß DKS fast ausschließlich bei männlichen Patienten vorkommt, läßt
an genetische Faktoren denken. In der Tat konnte festgestellt werden, daß klassisches
KS und endemisches KS an gewisse Histokompatibilitätsantigene gebunden zu sein
scheint. Entsprechende Untersuchungen haben allerdings noch nicht zu überzeugenden Resultaten geführt. Berichtet wird über die erhöhte Frequenz von HLA-DR 5 bei
Patienten mit klassischem und epidemischem KS [16].

Immundefekt

Es scheint sicher, daß eine Störung der normalen Immunabwehr, insbesondere der
zellulären Immunabwehr, einen wesentlichen Faktor für die Entwicklung eines DKS

224

darstellt. Zudem existieren Beobachtungen über iatrogenes KS nach Nierentransplantation oder unter immunsuppressiver Therapie, ferner bei Patienten mit Erkrankungen, die mit Störungen des Immunsystems einhergehen, so systemischer Lupus erythematodes, Thymom, Plasmazelldefekt, Arteriitis temporalis oder Polymyositis.

Auch bei DKS bei homosexuellen Männern ist häufig progressive Immundefizienz nachweisbar. Bei 66 eigenen Patienten waren etwa 70% dem Stadium 5 oder 6 der Walter-Reed-Klassifikation [17] zuzuordnen, so daß von einer massiven Dysfunktion des zellulären Immunsystems ausgegangen werden kann. Nur wenige Patienten konnten als WR 1 bis WR 4 definiert werden; bemerkenswert bleibt auch, daß bei 2 homosexuellen Patienten die Entwicklung von DKS bei normalem Immunstatus (WR 1) beobachtet werden konnte. Legt man die Stadieneinteilung nach Mitsuyasu und Groopman [14] (Tabelle 2) zugrunde, so zeigt sich, daß insbesondere bei auf die Haut beschränkten DKS die Zahl der CD4-Lymphozyten noch über 400 und somit im Normbereich liegen kann. Bei weiter fortgeschrittener DKS-Entwicklung mit kutanem oder/und viszeralen Befall sind aber zumeist CD4-Lymphozytenzahlen unter 400 bzw. unter 100 zu beobachten (Tabelle 3).

Tabelle 2. Klassifikation des AIDS-abhängigen Kaposi-Sarkoms, nach Mitsuyasu und Groopman (modifiziert) [13]

Stadium	Klinischer Befund
Mit 1	Umschrieben kutan (<10 Tumoren oder *eine* anatomische Region)
Mit 2	Disseminiert kutan (>10 Tumoren oder >1 anatomische Region)
Mit 3	Ausschließlich viszeral (gastro-intestinal, Lymphknoten)
Mit 4	Kutan und viszeral
Subtyp A	Keine systemischen Zeichen oder Symptome
Subtyp B	Fieber >37,8 °C ohne Beziehung zu einer identifizierbaren Infektion für >2 Wochen, oder Gewichtsverlust >10% des Körpergewichtes

Tabelle 3. Immunologische Parameter bei HIV-Patienten mit DKS in Abhängigkeit vom Stadium nach Mitsuyasu und Groopman

	Lymphozyten	
	CD4/CD8	CD4 absolut/μl
Mit 1	0,429 ± 0,3	227 ± 159 n = 26
Mit 2	0,323 ± 0,2	133 ± 83 n = 17
Mit 3	–	–
Mit 4	0,286 ± 0,2	107 ± 92 n = 33

Klinische Pathogenese

Betrachtet man die klinische Pathogenese des Kaposi-Sarkoms so zeigt sich, daß es sich offenbar bei der Realisierung dieser Erkrankung um ein multifaktorielles Geschehen handelt, das nicht in allen Punkten klar ist. Eine Rolle spielen eine genetische Disposition und offenbar Umweltfaktoren sowie wiederholte Virusinfektionen (CMV, Enteroviren?). Zudem scheint die Störung des zellulären Immunsystems einen wesentlichen pathogenetischen Faktor darzustellen. Es bleibt allerdings festzuhalten, daß die alleinige Defizienz des zellulären Immunsystems nicht für die Entwicklung eines KS auszureichen scheint, erkranken doch Frauen trotz gleichartiger immunologischer Störungen nur extrem selten. Schließlich wird zur Zeit besonders eine Mediatoren-bedingte Genese diskutiert.

Histopathologie

Das histopathologische Substrat des klassischen KS und des epidemischen AIDS-KS ist sehr ähnlich und kann nicht sicher unterschieden werden (Übersicht siehe Gottlieb und Ackerman [6]).

Der Versuch einer *histologischen Klassifikation* umfaßt [7]
– angiomatöses KS
– spindelzelliges KS
– entzündliches KS
– gemischtes KS
– pleomorphes KS

Nach eigenen Erfahrungen hat sich diese Klassifikationsmöglichkeit nur annähernd bewährt.

Beim KS handelt es sich um eine Bildung, die sich im oberen und mittleren Korium durch Proliferation von endothelartigen Zellen oder Fibroblasten entwickelt. Bald treten schlitzartige vaskuläre Strukturen mit Erythrozyten auf. Letztere liegen auch frei im Gewebe und werden zu Hämosiderin umgewandelt (Hämosiderin-Nachweis wichtig!).

Hinzu kommt besonders anfänglich stärkere entzündliche Infiltration aus lymphozytären und makrophagozytären Zellen. Im weiteren Verlauf der Entwicklung von DKS scheint es zur Entdifferenzierung zu kommen, die zu monomorphen und polymorphen Zellproliferaten mit infiltrierendem Wachstum und zahlreichen Mitosen, d.h. zu einem sarkomatösen morphologischen Substrat führt.

Histogenese

Die Histogenese von KS und die Natur der Kaposi-Zellen sind auch heute noch nicht definitiv abgeklärt. Frühere elektronenmikroskopische und ultrastrukturelle Untersuchungen hatten bereits hinreichende Hinweise dafür geliefert, daß es sich bei KS-Zellen um eine Zelle mit Endothelzelleigenschaften handelt [1]. Dies wird untermauert durch die morphologische Beobachtung bei initialen Herden, bei denen nicht selten erste Zellproliferate von Kapillaren oder dermalen Blutgefäßen ihren Ausgang nehmen. Klinisch läßt sich dies auch bei KS der Augenbindehaut erkennen. Es ist jedoch auch argumentiert worden, daß sich KS-Proliferate von Lymphgefäßen ableiten könnten.

Immunhistochemisch verhält sich das zelluläre Substrat bei KS unter Anwendung monoklonaler Antikörper nicht einheitlich. Die Tatsache, daß die proliferierenden Zellen Vimentin-positiv sind, spricht für ihre mesenchymale Natur. Proliferierende Zellen, welche Spalträume im Kollagengewebe auskleiden, weisen histochemisch verschiedene Endothelmarker auf [18, 21] (Tabellen 4 und 5).

Aus solchen Untersuchungen kann geschlossen werden, daß es sich um eine Proliferation typischer und atypischer Zellen handelt, nämlich von Endothelzellen von Blut- und Lymphgefäßen sowie von atypischen fibroblastoiden Zellen. Diese Auffassung wird unterstützt durch die Beobachtung, daß nicht alle Endothelzellmarker von proliferierenden KS-Zellen ausgebildet werden und mit zunehmender Prolife-

Tabelle 4. Immunreaktivität mesenchymaler Zellen mit Endothelmarkern [14]

	Fibro-blasten	Blutgefäß-endothel	Lymphgefäß-endothel
F VIII-RAG	−	+	−/+
UEA I	−/+	+	+
BMA 120	−	+	−/+
EN 4	−/+	+	+
PAL-E	−	−/+	−
Vimentin*	+	+	+

F VIII-RAG = Factor-VIII-related antigen
UEA I   = Ulex europaeus I agglutinin
*   = Intermediärfilament

Tabelle 5. Immunreaktivität des Kaposi-Sarkoms mit Endothelmarkern (modifiziert nach [14])

	Vasoformative Zellen	Spindel-zellen
F VIII RAG	+	−/+
UEA I	+	−/+
BMA 120	+	+
EN 4	+	+
PAL-E	−	−
Vimentin*	+	+

F VIII = Factor-VIII-related antigen
UEA I = Ulex europaeus I agglutinin
*   = Intermediärfilament

ration das typische Endothelzellmuster von KS-Zellen verloren gehen kann. Solche Befunde können möglicherweise als Entdifferenzierungsmerkmal gedeutet werden.

Neuerdings ist es gelungen, KS-Zellen in Kultur zu bringen und immunhistochemisch und biochemisch zu untersuchen [5, 23]. Die Untersuchungsergebnisse mit sporadischen KS-Zellen und AIDS-KS-Zellen stimmten im wesentlichen überein und lassen die Deutung zu, daß beide Typen von KS-Zellen sehr wahrscheinlich endothelialen Ursprungs sind. Diese Zellen konnten auch von Fibroblasten kulturell unterschieden werden. Sie sind besonders abhängig von PDGF (platelet-derived growth factor). Zudem konnten bei diesen Kulturexperimenten Virus-Genome (Hepatitis-B, Zytomegalie, HIV) in der DNS nachgewiesen werden.

Biochemisch besitzen KS-Zellen die Fähigkeit zur Bildung von Kollagen-Typ IV, Laminin und anderen Bindegewebsbausteinen. Nach neueren Untersuchungen bilden diese Zellen in der Kultur auch eine Reihe von Zytokinen, den Fibroblast-Growth-Factor, GM-CSF (Granulozyten-Makrophagen Kolonie stimulierender Faktor), Interleukin 1, Tumornekrose-Faktor (TNF), Tumor growth factor, PDGF und andere chemotaktische und chemoinvasive Faktoren. Es wird diskutiert, ob durch autokrine und parakrine Mechanismen Zytokine aus HIV-infizierten Zellen Vorgänge einleiten, die über eine Interaktion von normalen Endothelzellen und Fibroblasten zur KS-Neoplasie mit Angiogenese, Proliferation von Spindelzellen, Proliferation von normalen Endothelzellen und Fibroblasten sowie einer entzündlichen Stromareaktion führen. In diesem Zusammenhang sind auch eigene Untersuchungen interessant [20], aus denen deutlich wird, daß kultivierte KS-Zellen in der Lage sind, im Experiment (Boyden-Kammer) eine künstliche Basalmembran zu durchdringen. Sie weisen damit ein schwach malignes Verhalten auf. Auch Fibroblasten sind nach Stimulierung mit Tumornekrose-Faktor unter denselben experimentellen Bedingungen in der Lage diese penetrierenden Eigenschaften zu entwickeln. Dies deutet möglicherweise darauf hin, daß unter dem Einfluß von Zytokinen Fibroblasten und Endothelzellen, möglicherweise auch Perithelzellen zu einer Proliferation angeregt werden können. Bei der weiteren Entwicklung dürften auch infizierte Makrophagen oder CD4-Lymphozyten als Zytokin-Produzenten eine pathogenetische Rolle spielen. Zu solchen Pathmechanismen kommen bisher noch nicht aufgeklärte genetische Faktoren.

Klinik

Die Klinik des DKS der Haut ist typisch. DKS-Herde können mit einzelnen rötlichen, blau-rötlichen oder rötlich-violetten makulösen Fleckbildungen beginnen, die sich langsam papulös und knotig weiterentwickeln und von einem kontusiformen Randsaum in der Peripherie der Herde umgeben sein können. Aus dem Initialstadium entstehen Plaques und später Knoten, die großflächig konfluieren können. Ulzeration ist bei DKS der Haut eher selten, nicht dagegen bei größeren Schleimhautherden im Mund oder Magen-Darm-Trakt [2].

Eigentliche Prädilektionsstellen existieren nicht, jedoch können klinisch ein *stammbetonter Typ,* ein *extremitätenbetonter Typ* sowie ein *akraler Typ* unterschieden werden. Beim Stammtyp findet man eine exanthematische Ausbreitung von DKS-Herden im Kopf-, Hals- und oberen Rumpfbereich, vielfach mit einer pityriasis-rosea-artigen Anordnung der mehr lineären Initialveränderungen in den sog. Hautspaltlinien. Der Extremitätentyp lokalisiert sich mit den Ersterscheinungen überwiegend an den unteren Extremitäten. Der akrale Typ – für AIDS-DKS ebenfalls sehr kennzeichnend – beginnt mit initialen Herden an der Nasenspitze, retroaurikulär, am Penis, an den Zehen oder aber an der Mundschleimhaut.

Diagnostische Bedeutung kommt den Herden in der *Mundhöhle,* besonders im Bereich des harten Gaumen zu. Bei eigenen Untersuchungen zeigt sich, daß Mundschleimhautbeteiligung oft mit einer KS-Erkrankung des gastrointestinalen Traktes verbunden vorkommt.

Störung des Lymphabflusses kann zu *persistierenden Ödemen* führen. Dies ist insbesondere im Gesichtsbereich und an den unteren Extremitäten bedeutend.

Innere Organbeteiligung betrifft hauptsächlich den Gastrointestinaltrakt und die Lungen.

Für die Klassifikation des DKS bewährt sich die Klassifikation nach Mitsuyasu und Groopman [14, 15]. Es hat sich gezeigt, daß die Prognose des DKS in der Hauptsache von den opportunistischen Begleitinfektionen und Allgemeinsymptomen bestimmt wird. Nur ein kleiner Prozentsatz der Patienten mit DKS (etwa 10–20%) kommt ausschließlich an DKS ad exitum.

Differentialdiagnose

Die Differentialdiagnose des DKS hängt vom Stadium und der Ausprägung der Erkrankung ab. Sie ist eine wesentliche dermatologische Aufgabe und hat andere makulöse und papulöse bzw. nodöse Exantheme wie sie bei Lues, malignen Lymphomen oder angiomatösen Tumoren vorkommen, im Einzelfall aber auch Histiozytome, Angiome und pigmentierte Naevuszellnaevi zu berücksichtigen. Besonders beim Extremitätentyp ist an Pseudo-Kaposi-Sarkom-Erkrankungen (z. B. Akroangiodermatitis Mali, Paralyse der Beine z. B. nach Poliomyelitis, AV-Shunt, Stewart-Trewes-Syndrom) zu denken.

Therapie

Die Therapie des DKS gestaltet sich vielfach schwierig, da Dissemination und Proliferation meist auf Dauer nicht zu bremsen sind. Vor jeder Behandlung sollten alle
wichtigen Krankheitsmanifestationen der HIV-Infektion registriert werden und ein
Staging des DKS, am besten nach Mitsuyasu und Groopman vorgenommen werden.
Die Therapie richtet sich dann nach der Zahl der vorliegenden Herde und der Schwere
der übrigen Krankheitsmanifestationen der HIV-Infektion.

Behandlung von Einzelherden. Diese können örtlich behandelt werden. In Frage kommen Exzision in Lokalanästhesie, Röntgenweichstrahlentherapie, Laser- oder Kryotherapie [11]. Wichtig erscheint die Tatsache, daß es nicht selten zu Rückfällen im
behandelten Areal oder im Randbereich früher behandelter Herde kommt, oder die
Hämosiderin-bedingte Dyschromasie nicht verschwindet. Dies spricht dafür, daß die
bei allen therapeutischen Eingriffen anlaufenden reparativen Vorgänge einen Stimulus für die Neuentwicklung von KS darstellen können. Dies wird auch durch Neubildung von KS-Herden im Bereich von Einstichstellen zur Naht nahegelegt.

Exzision. Diese sollte gut im Gesunden in Lokalanästhesie vorgenommen werden.

Röntgenweichstrahlentherapie. Alle Formen von KS sind sensitiv gegenüber Röntgen-
strahlen. Als Indikationen gelten: kosmetisch störende Erscheinungen, größere Tumoren (mehr als 1 cm), rasch wachsende Solitärtumoren, KS im Anogenitalbereich
sowie KS mit schmerzhaftem Lymphödem an den Fußsohlen. Folgendes Vorgehen
hat sich bewährt: Einzeldosen 3 Gy (300 R), Fraktionierung 3× pro Woche, Gesamtdosis 12 – 30 Gy (1200 bis 3000 R); Gewebehalbwerttiefe 6 – 18 mm; Kreuzfeuer-
technik im Genitalbereich. Bei multiplen kleineren Einzelherden kann Einzeit-Thera-
pie mit 8 Gy (800 R) sinnvoll sein; hierbei handelt es sich zwar nur um eine palliative
Behandlungsmöglichkeit; im Einzelfall kann diese aber z. B. bei Herden im Gesicht
dem Patienten jedoch hilfreich sein.

Andere Verfahren wie Elektronenstrahlen oder Kobalt-Bestrahlungen bieten sich
besonders bei Erkrankungen der Mundhöhle oder ausgedehntem DKS mit Lymphödem an.

Systemische Behandlung. Systemische Therapie kommt besonders bei ausgedehnten
DKS in Betracht. Eine kurative Behandlung ist bislang nicht möglich. Palliative
Behandlungsmaßnahmen interferieren vielfach mit dem oft ausgeprägten Immundefekt [12]. Dies gilt insbesondere für Polychemotherapie-Schemata. Die Interferon-Behandlung des DKS weist in der Literatur Ansprechraten von 20 – 50% auf [9, 10, 22].
Größere Erfahrungen existieren mit rekombinantem Alpha 2-Interferon. Beta-Inter-
feron befindet sich in ersten klinischen Studien. Die Therapie mit Alpha-Interferon
erfordert hohe Dosen von bis zu 20 Mio IE/qm Körperoberfläche; mit entsprechenden Nebenwirkungen ist zu rechnen.

Therapeutischer Erfolg mit Alpha-Interferon kann vor allem bei relativ intaktem
zellulären Immunsystem erwartet werden. Mit Beginn der Rückbildung ist nach einer
Behandlungsdauer von 4 – 8 Wochen zu rechnen. Die Hauptrückbildung benötigt
etwa 12 – 24 Wochen. Einzelne Erfahrungen deuten darauf hin, daß es nach mehr oder
minder langer Zeitdauer wieder zu Rezidiven kommt, d. h. Alpha-Interferon hat meist
zwar einen palliativen aber leider keinen kurativen Effekt. Die Zukunft wird klären,
ob durch eine kombinierte Behandlung mit antiretroviralen und antitumorösen Pharmaka die Ansprechraten zu verbessern sind.

Literatur

1. Braun-Falco O, Schmoeckel C, Hübner G (1976) Zur Histogenese des Sarcoma idiopathicum multiplex haemorrhagicum (Morbus Kaposi). Eine histochemische und elektronenmikroskopische Studie. Virchows Arch 369:215–227
2. Braun-Falco O (1986) Klinik von AIDS aus der Sicht des Dermato-Venerologen. Münch Med Wochenschr 128:270–275
3. Centers for Disease Control (1981) Kaposi's sarcoma and pneumocystis pneumonia among homosexual men. MMWR 30:305–308
4. Friedman-Kien AE (1981) Disseminated Kaposi's sarcoma syndrome in young homosexual men. J Am Acad Dermatol 5:468–471
5. Gallo RC (1988) HIV – The cause of AIDS: an overview on its biology, mechanisms of disease induction, and our attempts to control it. J Acquired Immune Deficiency Syndrome 1:521–535
6. Gottlieb G, Ackerman AB (1988) Kaposi's Sarcoma: a text and atlas. Philadelphia, Lea & Febiger
7. Harawi S (1989) Kaposi's sarcoma. In: Harawi SJ, O'Hara CJ (eds) Pathology and pathophysiology of AIDS and HIV-related diseases. Chapman and Hall Medical, London, pp 83–133
8. Kaposi M (1872) Idiopathisches multiples Pigmentsarkom der Haut. Arch Dermatol Syph 4:265–273
9. Kriegel RL, Friedman-Kien AE (1985) Kaposi's sarcoma in AIDS. In: De Vita VT (ed) AIDS: Etiology, diagnosis, treatment and prevention. JV Lippincott, pp 185–211
10. Krown S, Real F, Vadhan-Raj S, Cunningham-Rundles S, Krim M, Wong G, Oettgen H (1986) Kaposi's sarcoma and the acquired immunodeficiency syndrome. Treatment with recombinant interferon alpha and analysis of prognostic factors. Cancer 57:1662–1665
11. Landthaler M, Fröschl M, Haina D, Braun-Falco O (1989) Therapie des disseminierten Kaposi-Sarkoms. Münch Med Wochenschr 131:313–315
12. Laubenstein L (1984) Staging and treatment of Kaposi's sarcoma in patients with AIDS. In: Friedman-Kien A, Laubenstein L (eds) AIDS – the epidermic of Kaposi's sarcoma and opportunistic infections. Masson, New York, pp 51–55
13. Mitsuyasu RT, Groopman RT (1984) Biology and therapy of Kaposi's sarcoma. Semin Oncol 11:53–59
14. Mitsuyasu RT, Jeremy M, Taylor J, Glaspy J, Fahey L (1986) Heterogenity of epidemic Kaposi's sarcoma – implications for therapy. Cancer 57:1657–1661
15. Mitsuyasu RT (1988) Kaposi's sarcoma in the Acquired Immundeficiency Syndrome. In: Sande MA, Volberding A (eds) The medical management of AIDS. Saunders, Philadelphia, pp 291–305
16. Pollack MS, Safai B, Myskowski PL, Gold J, Pandey J, Dupont B (1983) Frequences of HLA and Gm. Immunogenetic markers in Kaposi's sarcoma. Tissue Antigens 21:1–8
17. Redfield RR, Wright DC, Tramont EC (1986) The Walter Reed staging classification for HTLV-III infection. N Engl J Med 314:131–132
18. Ruiter O, Schlingemann R, Rietveld F, de Waal R (1989) Monoclonal antibody-defined human endothelial antigens as vascular markers. J Invest Dermatol 93:25S–32S
19. Safai B, Anhalt T (1984) Kaposi's sarcoma. Semin Dermatol 3:69–77
20. Schirren CG, Roth W, Hein R, Fröschl M, Krieg T, Braun-Falco O (1988) Invasive migration of classic and epidemic Kaposi's sarcoma cells through an interstitial connective tissue matrix and a reconstituted basement membrane. Abstract. ADF 11/1988
21. Schulze HJ, Rütten A, Mahrle G, Steigleder GK (1987) Initial lesions of HIV-related Kaposi's sarcoma – histological, immunhistochemical, and ultrastructural study. Arch Dermatol Res 279:499–503
22. Volberding P (1984) Therapy of Kaposi's sarcoma with interferon. In: Friedman-Kien AE, Laubenstein L (eds) AIDS – the epidemic of Kaposi's sarcoma and opportunistic infections. Masson Publishing, USA, pp 63–67
23. Werner S, Hofschneider P, Roth W (1989) Cells derived from sporadic and AIDS-related Kaposi's sarcoma reveal identical cytochemical and molecular properties in vitro. Int J Cancer 43:1137–1144

HIV-assoziierte Krankheiten an Haut und Schleimhäuten

Gerd Klaus Steigleder und Heinrich Rasokat

Einleitung

Haut- und Schleimhautveränderungen sind zusammen mit der HIV-Infektion beobachtet worden [5], sie lassen sich vielfach den WR-Stadien zuordnen, wie wir bereits an anderer Stelle gezeigt haben [28] (Abb. 1). Zum Teil handelt es sich um unmittelbar durch das Virus bedingte Veränderungen; dies gilt für einige Exantheme (s. unten), zum Teil handelt es sich um opportunistische Infektionen, die im folgenden Kapitel von H. G. G. Korting besprochen werden. Es bleibt aber eine große Zahl von Veränderungen übrig, die als HIV-assoziierte Dermatosen zu betrachten sind. Während einige dieser Veränderungen bei HIV-Patienten häufiger beobachtet werden als in der Allgemeinbevölkerung, werden andere in so geringer Zahl beschrieben, daß das Zusammentreffen vielleicht nur zufälliger Art sein könnte. Andererseits handelt es sich, wie etwa beim Granuloma anulare, um Dermatosen, deren Ursache unklar ist.

Möglicherweise dürfen wir aus dem gemeinsamen Vorkommen mit der HIV-Infektion weitere Informationen erwarten, insbesondere dann, wenn ein ungewöhnlicher klinischer Verlauf zu beobachten ist. Hier ergeben sich wissenschaftliche Aspekte und Spekulationen, die wir aber im folgenden ausklammern wollen. Vielmehr wollen wir die assoziierten Veränderungen unter praktischen Gesichtspunkten behandeln. Wir verweisen im übrigen auf unsere voraussichtlich anfangs 1990 erscheinende Monographie über Haut- und Schleimhautveränderungen bei der HIV-Infektion, in der die Erfahrungen der an der Universitäts-Hautklinik Köln seit 1983 bestehenden HIV-Sprechstunde niedergelegt wurden [30].

Exantheme

Bei der HIV-Infektion werden akut und chronisch verlaufende Exantheme beobachtet; ihre Häufigkeit wird unterschiedlich angegeben. Die Differentialdiagnose von Exanthemen generell war und ist ein Problem, zumal Arzneiexantheme bei HIV-Infizierten nicht selten sind, im besonderen Exantheme durch Cotrimoxazol. Bei diesen Exanthemen ist eine allergische Genese im klassischen Sinne zweifelhaft. Möglicherweise reagieren durch den viralen Infekt stimulierte T-Effektor-Lymphozyten in besonderer Weise, so daß sich hieraus die Tatsache erklärt, daß bei manchen bakteriellen und viralen Infektionen Arzneien dosisabhängig zunächst schwere unerwünschte Wirkungen auslösen, später aber wieder toleriert werden. Bemerkenswert in diesem Zusammenhang ist die an unserer Klinik von Schulze et al. erstmals in vivo gemachte und inzwischen vielfach bestätigte Beobachtung [24], daß rekombinantes γ-Interferon zu einer HLA-Expression auf Keratinozyten führt. Das akute Exanthem bei HIV-Infizierten wird als morbilliform oder Mononukleose-artig beschrieben mit entsprechender Schwellung der Lymphknoten. Zu beachten ist, daß bei grippalen Symptomen im Anfang der HIV-Infektion nicht-steroidale Antiphlogistika und Antibiotika gegeben werden, also Therapeutika, die nicht selten Arzneiexantheme hervorrufen. Heute ist auch bei Erwachsenen mit den klassischen exanthematischen Infektionskrankheiten des Kindesalters infolge nachlassenden Impfschutzes zu rechnen.

Bei akut und chronisch verlaufenden Exanthemen muß man die Syphilis differentialdiagnostisch berücksichtigen, die einerseits mit negativen oder abgeschwächten Sero-Reaktionen [4, 10, 15], andererseits aber auch mit atypischen Effloreszenzen [17] verlaufen kann. Die selten gewordene Syphilis maligna wird bei solchen Patienten beobachtet [22], bei anderen werden Stadien der Syphilis übersprungen, wobei offen bleibt, ob dies Folge der HIV-Infektion oder einer bereits früher durchgemachten Syphilis mit entsprechender Immunnarbe ist.

Papulöse Dermatitiden

Papulöse und papulofollikuläre Veränderungen bei HIV-Infektion sind heterogen und oft nicht einzuordnen. Von James und Mitarbeitern wurde eine HIV-assoziierte papulöse Dermatitis als eigenständiges Krankheitsbild beschrieben, das bevorzugt in fortgeschrittenen Stadien der Infektion auftritt und histologisch kleine, follikelnahe meist lymphozytäre, selten epitheloidzellige Granulome zeigt [12]. Zu erwägen sind ein Akne-Rezidiv oder eine Akne-Exazerbation, eine papulöse Syphilis, atypische Mollusca contagiosa, eine Demodex-Follikulitis, eine Pityrosporon-Follikulitis, eine pustulöse eosinophile Follikulitis, oft mit quälendem Juckreiz, die alle bei HIV-Infizierten beschrieben wurden. Wir haben, wie andere Autoren [8], ein Granuloma anulare bei HIV-Infizierten beobachtet, ohne daß wir uns den Zusammenhang erklären können.

Seborrhoide und psoriasiforme Veränderungen

Die seborrhoide Dermatitis wird in allen Stadien der HIV-Infektion gehäuft beobachtet; nicht selten handelt es sich um die erste klinisch faßbare Manifestation [3, 9] (Abb. 1). Sie gehört, wie die noch zu besprechende Xerose der Haut, in die Gruppe von assoziierten Veränderungen, die sich mit zunehmender Immunschwäche verschlechtern. Es ist charakteristisch, daß Häufigkeit und Schweregrad der Exazerbationen mit dem Fortschreiten der Grunderkrankung parallel gehen. Über schon psoriasiforme Veränderungen (Seborrhiasis) kann es zu einer voll ausgebildeten Psoriasis kommen [13]. Wir fassen mit anderen Autoren das seborrhoische Ekzem als eine Reaktion auf das Überwuchern von Pityrosporon ovale bei psoriatisch determinierten Patienten auf; insofern könnte die seborrhoide Dermatitis auch unter die opportunistischen Infektionen eingeordnet werden. Unsere Ansicht wird durch die Erfahrung bestätigt, daß das Antimykotikum Ketoconazol – bei systemischer oder externer Anwendung – solange wirksam ist, wie sich kein Vollbild einer Psoriasis entwickelt hat.

In diesem Zusammenhang sei auch die Beobachtung von Duvic und Mitarb. erwähnt, die bei einer Reihe mit hohen Dosen eines Glukan-Präparates intravenös behandelter Patienten die Entstehung palmoplantarer Keratoderme gesehen haben [6]. Glukan ist ein Zellwandbestandteil verschiedener Mikroorganismen, vor allem von Hefepilzen, und zeigt bei Zellen des Monozyten-/Makrophagensystems stimulierende Effekte; möglicherweise kommt es bei HIV-Patienten zu ungewöhnlich überschießenden Reaktionen.

Das Auftreten und die Verschlimmerung einer Psoriasis ist ein allgemein anerkanntes Phänomen bei der HIV-Infektion, wir haben darüber an anderer Stelle berichtet [29]. Der Zusammenhang zwischen klinischem Verhalten der Psoriasis und der HIV-Infektion wird auch durch die Beobachtung belegt, daß unter Behandlung mit AZT eine Besserung eintreten kann [14, 21]. Auffälligerweise sehen wir im Gegensatz zu früheren Jahren schwere Psoriasisexazerbationen nur noch selten. Leider hat sich unser früherer Eindruck, daß die Psoriasis bei HIV-Infizierten unter hohen Dosen von

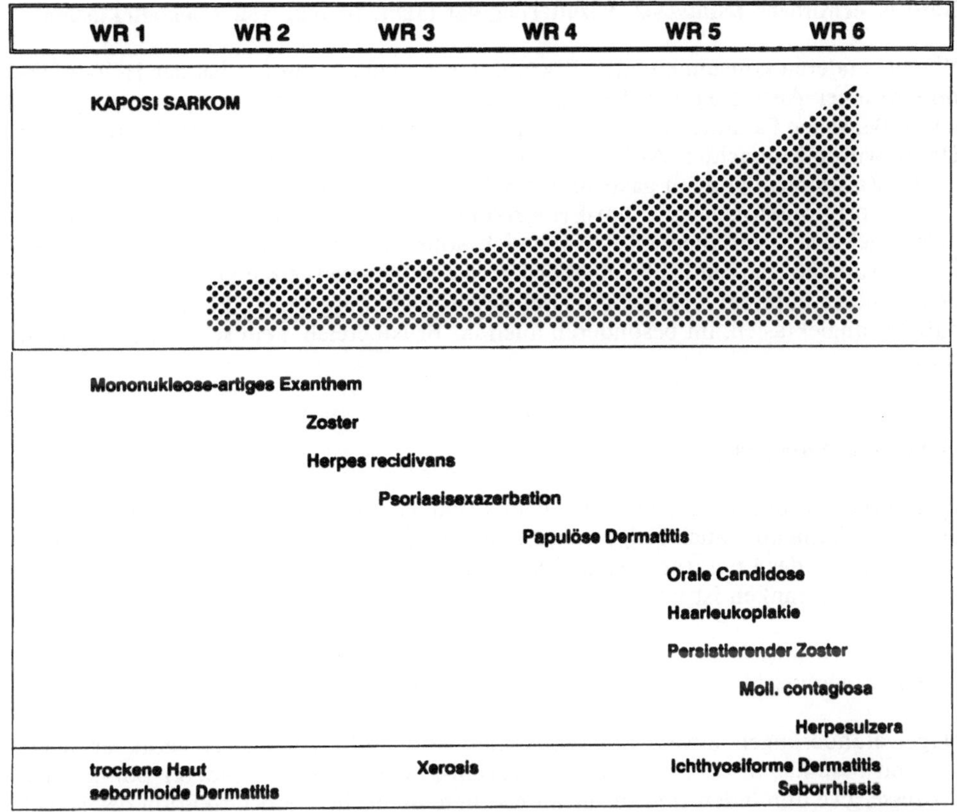

Abb. 1. Haut- und Schleimhautveränderungen als Marker der HIV-Infektion. Manche Veränderungen lassen sich bestimmten Immunstadien zuordnen. WR = Walter Reed-Klassifikation. Einige Veränderungen (unterer Anteil der Tabelle) verschlimmern sich im Laufe der Infektion (entnommen aus Steigleder und Rasokat, 28)

Co-Trimoxazol bessert, nicht bestätigt; der Erfolg tritt nur bei Einzelfällen ein. Eine psoriatische Erythrodermie bei fortgeschrittener HIV-Infektion hat sich nicht nur bei uns als völlig therapieresistent erwiesen.

Das Phänomen einer Exazerbation der Psoriasis bei zellulärer Immunschwäche ist überraschend und mit manchen Vorstellungen über die Pathogenese nicht vereinbar. Andererseits ist bekannt, daß die Psoriasis durch Streptokokken-Infektionen verschlimmert werden oder zum Ausbruch gebracht werden kann; vielleicht ist die Verschlimmerung der Psoriasis im Zusammenhang mit derartigen Vorgängen zu sehen. In Zürich fand Schüpbach, ein früherer Mitarbeiter von Gallo, bei 54 Psoriatikern in 98% mindestens eine Reaktion mit einem HIV-Core-Protein (meist p24), so daß die alte Diskussion wieder belebt wird, ob die Psoriasis nicht eine Retrovirus-Erkrankung sei [23].

In einer früheren Untersuchung [29] hatten wir zeigen können, daß im Infiltrat HIV-infizierter Psoriatiker die T-Lymphozyten und hier vorwiegend die CD8-positiven Subpopulationen, also Zellen vom Effektor-/Suppressortyp überwiegen. Eine Verminderung der Langerhans-Zellen in der Epidermis haben wir bei diesen Patienten nicht gesehen, vielmehr war die Zahl Leu 6- und HLA DR-positiver Zellen erhöht. Die unter AZT beobachtete Besserung ist in Hinblick auf die Pathogenese der Psoriasis sehr beachtenswert.

Xerosis, erworbene Ichthyosis, Voralterung der Haut, Bildung von Teleangiektasien

Wie bei anderen konsumierenden Erkrankungen auch, kommt es bei der HIV-Infektion zu einer Austrocknung der Haut, die in eine regelrechte Ichthyose übergehen kann. Bei vielen Patienten erscheint die Haut vorgealtert, ein vorzeitiges Ergrauen der Haare wurde beobachtet. Auf den Haarausfall wird noch hingewiesen.

Im Zusammenhang mit gastrointestinalen Veränderungen und daraus resultierenden Resorptionsstörungen (Slim-Erkrankung) verwundern diese Phänomene nicht. Teleangiektasien, vor allem im Brustbereich, sollen schon bei symptomfreien HIV-Infizierten aufgetreten sein. Teleangiektasien sind andererseits ein Phänomen der alternden Haut. In unserem Krankengut sind sie uns nicht aufgefallen. Es ist zu bedenken, daß Teleangiektasien, im besonderen auch im Brustbereich, kein seltenes Phänomen sind.

Haar-Veränderungen

Eine diffuse Alopezie ist zum Teil wahrscheinlich die Folge des Auszehrungssyndroms; sie kann aber auch Folge von Therapiemaßnahmen, zum Beispiel unter Interferon, sein. In der Literatur wird auf das vorzeitige Ergrauen der Haare hingewiesen, bei unseren Kranken ist uns dies nicht aufgefallen.

Nagelveränderungen

Nagelveränderungen, etwa als Leukonychien, können Folge interner Veränderungen sein, im besonderen der Pneumocystis carinii-Pneumonie oder anderer pulmonaler Prozesse. Die durch den Immunverfall bedingte mangelnde Kornifikation der Nägel begünstigt das Auftreten von Onychomykosen. Bekannt ist das Auftreten einer Tinea corporis bei HIV-Infizierten. Streifenförmige bräunliche Nagelveränderungen haben wir unter der Therapie mit Azidothymidin beschrieben [2]. Gleichzeitig kam es zu fleckigen Pigmentierungen an den Akren und flächigen im Gesicht.

Gesteigerte UV-Strahlenempfindlichkeit

Bei einigen unserer Patienten konnten wir ebenso wie andere Untersucher (Brockmeyer, Essen; Kamps, Bonn, mündl. Mitteilungen) eine Überempfindlichkeit gegen Sonnenstrahlen beobachten [27].

Gefäßfragilität

Bei unseren Patienten haben wir eine erhöhte Gefäßfragilität beobachtet, die nach der subkutanen Injektion von Interferon zu einer tiefen Nekrose in Art einer Gefäßembolie führte. In Probeexzisionen von HIV-Infizierten haben wir erhebliche Gefäßwandveränderungen gesehen. Bemerkenswert ist auch die epitheloide Angiomatose, die von den Kaposi-Sarkomen abgetrennt und in eine Beziehung zu Bakterien des Genus rothiae, also den Erregern der Katzen-Krankheit gesetzt wird [16]. Diese Veränderung wurde bisher allerdings fast ausschließlich bei farbigen Patienten beobachtet.

Bei Patienten mit Kaposi-Sarkom kann eine hyperalgetische Pseudotrombophlebitis auftreten; wir haben dies bei zwei eigenen Patienten gesehen [28].

Akne-artige Veränderungen

Bemerkenswerterweise kommt es bei HIV-Infizierten zum erstmaligen oder Wiederauftreten von Akne-artigen Veränderungen, so daß Akne-artige Veränderungen im falschen Alter ein Hinweis auf einen HIV-Infekt sein können. Die Ursachen sind noch nicht geklärt. Vocks et al. berichteten kürzlich über die Exazerbation einer vorbestehenden Rosacea bei fortgeschrittener HIV-Infektion [30]. Möglicherweise ist an ähnliche Mechanismen wie beim Auftreten bzw. der Verschlimmerung einer seborrhoiden Dermatitis zu denken.

Porphyria cutanea tarda

Mehrere Patienten mit HIV-Infektion und Porphyria cutanea tarda sind in der Literatur beschrieben [11], wir selbst haben erst einen solchen Patienten gesehen. Drei von fünf vorher publizierten Fällen betrafen familiäre Formen der Porphyria cutanea tarda. Unser Patient ist Alkoholiker, und das Auftreten der Porphyria cutanea tarda könnte durch eine zusätzliche Belastung der Leber im Rahmen des HIV-Infektes erklärt werden. Hogan et al. empfehlen jedoch, bei Patienten mit PCT die Sero-Reaktionen auf HIV zu überprüfen.

Pruritus

Der Pruritus ist ein häufiges Symptom bei fortgeschrittener HIV-Infektion. Offenbar ist er ätiologisch nicht einheitlich. Zum Teil ist er Folge der bereits erwähnten Xerose und therapeutisch entsprechend gut angehbar, zum Beispiel mit Harnstoff-haltigen sehr wasserreichen Cremen. Verbunden mit einer papulösen Dermatitis spricht der Juckreiz nur sehr schwer auf eine Therapie an; ein Versuch mit Dapson, in der Bundesrepublik erhältlich als Dapsone-Fatol, ist angezeigt. Besonders schwer ist der Pruritus dann zu bekämpfen, wenn keine Ursache und kein Zusammenhang erkennbar sind.

Maligne Tumoren bei HIV-Infizierten

Auf die Kaposi-Sarkome wurde bereits von O. Braun-Falco eingegangen; das Auftreten von Lymphomen bei HIV-Infizierten ist wohlbekannt. Bemerkenswert ist die Beschreibung von 6 Fällen von malignen Melanomen in der Literatur und 6 eigenen Fällen unter 1000 konsekutiv verfolgten HIV-Infizierten [19]. Im Verhältnis zum Vorkommen des malignen Melanoms in unserer Bevölkerung ist diese Rate extrem hoch. Unsere Patienten befanden sich in einem guten Immunstatus, so daß sich das Auftreten der Melanome nicht ohne weiteres durch das Immundefizit erklären läßt. Auch das Vorkommen multipler Basaliome [25] und multipler kutaner Plattenepithelkarzinome wurde bei HIV-Infizierten beschrieben; im gynäkologischen Bereich wird eine deutliche Zunahme dysplastischer Vaginalveränderungen und HPV-assoziierter epithelialer Tumoren beobachtet.

Veränderungen im Sinne einer Atopie

Parkin et al. berichteten bei 5 Patienten das Wiederauftreten atopischer Veränderungen, wie Asthma, Rhinitis allergica saisonalis, endogenes Ekzem, die sie in Jugendjahren gehabt hatten [18]. Noch bestehende Beschwerden verschlimmerten sich. Bemerkenswerterweise kam es zu einer Besserung unter der Therapie mit γ-Interferon. Bei unseren Patienten haben wir vergleichbare Beobachtungen nicht gemacht; nach eigenen Befunden und Untersuchungen anderer finden sich erhöhte IgE-Serumspiegel bei HIV-Patienten nicht häufiger als in der Allgemeinbevölkerung.

Schluß

Leider muß auch dieser Überblick, wie so viele andere, mit der Forderung enden: Weitere Beobachtungen sind nötig. Unsere Aufgabe als Dermatologen besteht darin, die Phänomene an der Haut und an den angrenzenden Schleimhäuten exakt zu bestimmen und, wo immer möglich, anerkannten Dermatosen zuzuordnen. Erst dann wird es in Zukunft möglich sein, die Bedeutung des gemeinsamen Vorkommens voll zu ermessen.

Zusammenfassung

Mehr als 30 assoziierte Erkrankungen an Haut und Schleimhäuten sind bei der HIV-Infektion beschrieben worden (Tabelle 1). Zum Teil handelt es sich wohl um ein zufälliges Zusammentreffen, bei anderen wird das Auftreten dieser Veränderungen

Tabelle 1. Assoziierte Haut- und Schleimhautveränderungen bei HIV-Infektion

Exantheme (früh oder spät)
  makulöse
  papulöse
  Arzneiexantheme
  syphilitische Exantheme
	Papulöse und papulofollikuläre
	Veränderungen
	  Akne vulgaris
	  Papulöse Exantheme
	  Eosinophile Follikulitis
	  Pityrosporon-Follikulitis
	  Demodex-Follikulitis
	  Rosacea
	  Granuloma anulare

Psoriasiforme Veränderungen
  seborrhoide Dermatitis
  Seborrhiasis
  Psoriasis
	Haarveränderungen
	  Vorzeitiges Ergrauen
	  Diffuse Alopezie
	  Follikulitiden

Auszehrungsfolgen?
  Xerose
  erworbene Ichthyose
  Voralterung der Haut
  Teleangiektasien
  Alopezie
  ergrauende Haare
  Nageldystrophien
	Nagelveränderungen
	  Leukonychie
	  Pigmentstreifen unter AZT
	  Onychomykosen
	  Pulmonal bedingte

Gefäßveränderungen
  Petechien (Thrombozytopenie)
  Vaskulitiden
  Pseudothrombophlebitis bei Kaposi-Sarkom
  Teleangiektasien
  Epitheloide Angiomatose
  Gefäßwandschäden
	Gesteigerte Sonnenempfindlichkeit
	  Idiopathisch
	  Arzneibedingt
	  Porphyria cutanea tarda

Veränderung bei Atopikern
  Wiederauftreten von
    endogenem Ekzem
    Rhinitis allergica
    allergisch bedingtem Bronchialasthma
	Hauttumoren
	  Kaposi-Sarkom
	  Lymphoblastom
	  Basaliom
	  Plattenepithelkarzinom
	  Melanom

durch Organschäden im Verlaufe der HIV-Infektion oder als Folge opportunistischer Infektionen begünstigt oder veranlaßt. Übergänge bestehen zu den opportunistischen Infektionen an der Haut; hier ist die seborrhoide Dermatitis ein Beispiel.

Literatur

1. Barlow RJ, Schulz EJ (1987) Necrotizing folliculitis in AIDS-related complex. Br J Dermatol 116:581–584
2. Bendick Ch, Rasokat H, Steigleder GK (1989) Streifenförmige Nagelverfärbung unter Zidovudin. Z Hautkr 64:91–95
3. Bergbrant IM, Faergemann J (1989) Seborrhoic dermatitis and Pityrosporum ovale: A cultural and immunological study. Acta Derm Venereol (Stockh) 69:332–335
4. Cusini M, Zerboni R, Muratori S, Monti M, Alesse E (1988) Atypical early syphilis in an HIV-infected homosexual male. Dermatologica 177:300–304
5. Dettke Th, Plettenberg A, Meigel W (1989) Dermatologische Aspekte der HIV-Infektion. Z Hautkr 64:364–373
6. Duvic M, Reisman M, Finley V, Rapini R, Di Luzio NR, Mansell WA (1987) Glucan-induced keratoderma in acquired immunodeficiency syndrome. Arch Dermatol 123:751–756
7. Espinoza LR, Berman A, Vasey FB et al. (1988) Psoriatic arthritis and acquired immunodeficiency syndrome. Arthritis Rheum 31:1034–1040
8. Ghadialli R, Sibbald G, Walter JB, Haberman HF (1989) Granuloma annulare in patients with human immunodeficiency virus infections. J Am Acad Dermatol 20:232–235
9. Grosshans E, Bressieux A (1988) L'Eczéma séborrhéique (la pityrosporose). Ann Dermatol Venereol 115:79–86
10. Hicks CB, Benson PM, Lupton GP, Tramont EC (1987) Seronegative secondary syphilis in a patient infected with the human immunodeficiency virus (HIV) with Kaposi's sarcoma. A diagnostic dilemma. Ann Intern Med 107:492–494
11. Hogan D, Card RT, Ghadially R, McSheffrey JB et al. (1989) Human immunodeficiency virus infection and porphyria cutanea tarda. J Am Acad Dermatol 20:17–20
12. James WD, Redfield RR, Lupton GP et al. (1985) A papular eruption associated with human T-cell lymphotropic virus type III disease. J Am Acad Dermatol 13:563–566
13. Johnson TM, Duvic M, Rapini RP et al. (1985) AIDS exacerbates psoriasis. N Engl J Med 313:1415
14. Kaplan MH, Sadick N, Wieder J et al. (1989) Antipsoriatic effects of zidovudine in human immunodeficiency virus-associated psoriasis. J Am Acad Dermatol 20:76–82
15. Kinloch de Loes S, Radeff B, Saurat JH (1988) AIDS meets syphilis: changing patterns of the syphilitic infection and its treatment. Dermatologica 177:261–264
16. Knobler EH, Silvers DN, Fine KC et al. (1988) Unique vascular skin lesions associated with human immunodeficiency virus. JAMA 260:524–527
17. Mahrle G, Rasokat H, Kurz KH, Steigleder GK (1989) Abnormer Verlauf der Syphilis bei HIV-Infektion. Z Hautkr 64:393–397
18. Parkin JM, Eales LJ, Galazka AR, Pinching AJ (1987) Atopic manifestations in the acquired immunodeficiency syndrome: response to recombinant interferon gamma. Br Med J 294:1185–1186
19. Rasokat H, Steigleder GK, Bendick C, Müller S, Meller M (1989) Malignes Melanom und HIV-Infektion. Z Hautkr 64:605–607
20. Richard M, Mathieu-Serra A (1986) Staphylococcal scalded skin syndrome in a homosexual adult. J Am Acad Dermatol 15:385–389
21. Ruzicka T, Fröschl M, Hohenleutner U et al. (1987) Treatment of HIV-induced retinoid-resistant psoriasis with zidovudine. Lancet II:1469–1470
22. Schröter R, Näher N, Petzoldt D (1988) Hautmanifestationen der Syphilis maligna bei HIV-Infektion. Klinische Beobachtung an drei Fällen. Hautarzt 39:463–466
23. Schüpbach J, Baumgartner A, Bruckner-Tudermann L (1989) Psoriasis as a cause of false positive HIV western blots: Detection of gag-specific antibodies in virtually all cases. V. International Conference on AIDS, Abstract Th. A. p 107
24. Schulze HJ, Mahrle G (1986) Effect of interferons (rIFN-alpha2, rIFN-gamma) on DNA-synthesis and HLA-DR expression in psoriasis. Arch Derm Res 278:416–418

25. Sitz KV, Koppen M, Johnson DF (1987) Metastatic basal cell carcinoma in acquired immunodeficiency syndrome-related complex. JAMA 257:340–343
26. Soeprono FF, Schinella RA (1986) Eosinophilic pustular folliculitis in patients with acquired immunodeficiency syndrome: Report of three cases. J Am Acad Dermatol 14:1020–1022
27. Steigleder GK, Rasokat H, Bofinger F (1987) AIDS – Lexikalisches Kompendium der Medizin. Aesopus, Zug
28. Steigleder GK, Rasokat H (1989) HIV-Infektion: Veränderungen an Haut und angrenzenden Schleimhäuten. Therapiewoche 39:356–361
29. Steigleder GK, Rasokat H (1989) Haut- und Schleimhautveränderungen bei HIV-Infektion und AIDS. Thieme, Stuttgart (im Druck)
30. Steigleder GK, Rasokat H, Wemmer U (1986) Psoriasis bei HTLV-III bedingtem Immundefekt. Z Haut Geschlechtskr 61:1671–1678
31. Vocks E, Engst R, Worret W (1989) Exazerbation einer Rosazea bei HIV-Infektion. Z Hautkr 64:452–458

AIDS:
Opportunistische Pilz-Infektionen der Haut und Schleimhäute

Hans Christian Korting

Einleitung

„Der hohe Anteil HIV-infizierter Patienten mit Haut- und Mundschleimhauterscheinungen unterstreicht die Bedeutung einer Vorstellung der Patienten bei Dermatologen und Zahnärzten zur Untersuchung." Diese Aussage von Sindrup [28] macht deutlich, welcher Stellenwert dem Hautarzt im Zusammenhang mit dem AIDS-Problem zukommt. Mit Goodman et al. [5] kann man die bislang im Zusammenhang mit AIDS beschriebenen Hauterkrankungen drei großen Gruppen zuordnen, nämlich „Infektionen", „Neoplasien" und „Sonstigen".

Art und Häufigkeit der opportunistischen Haut- und Schleimhautinfektionen bei der HIV-Infektion

Der letztgenannten Gruppe wird dabei an erster Stelle das seborrhoische Ekzem zugeordnet, die erstgenannte Gruppe wird untergliedert in virale, bakterielle, Protozoen-bedingte, Pilz-bedingte und mykobakterielle Erkrankungen. Welche Erkrankungen darunter im einzelnen zu verstehen sind, verdeutlicht Tabelle 1.

Tabelle 1. Erregerbedingte Hauterkrankungen bei HIV-Infektionen (modifiziert nach [5])

Virale Erkrankungen	Bakterielle (inkl. mykobakterielle Erkrankungen)	Pilz-Erkrankungen
Herpes simplex,	Impetigo contagiosa,	Candidose,
Zoster,	Follikulitis;	Dermatophytose,
Verrucae,	Tuberkulose,	Histoplasmose,
Mollusca contagiosa,	atypische Mykobakteriose	Cryptococcose
Zytomegalie-Virusinfektion		

Im eigenen US-amerikanischen Krankengut sehen die genannten Autoren bei 7% ihrer Patienten im Stadium des AIDS-Related-Complex (ARC) und bei 27% ihrer Patienten mit dem Vollbild AIDS einen Herpes simplex, demgegenüber in 56 resp. 44% eine Candidose und in 40 resp. 27% eine Dermatophytose [5]. Ähnlich stellt sich die Situation auch im Münchener Krankengut dar: Wie Tabelle 2 ausweist, steht die Pilzerkrankung mukokutane Candidiose als häufigste ihrer Gruppe zahlenmäßig weit vor dem häufigsten Vertreter der Gruppe der Viruserkrankungen, dem Herpes simplex. Bakterielle Erkrankungen treten zahlenmäßig noch weiter in den Hintergrund, insbesondere wenn man sich nicht der amerikanischen Auffassung anschließen mag, Acne bzw. acneiforme Exantheme hier einzuordnen.

Vor dem Hintergrund dieser Daten läßt sich feststellen, daß in Industrieländern Haut- und Schleimhauterkrankungen bei HIV-Infizierten große zahlenmäßige Bedeu-

Tabelle 2. Relative Häufigkeit der zahlenmäßig wichtigsten infektiösen Haut- und Schleimhauterkrankungen bei Münchener HIV-Infizierten in Prozent (nach [1])

Erkrankung	Krankengut			
	Kontroll-personen	SLS*-Patienten	LAS**-Patienten	AIDS-Patienten
Candidose	6,8	31,0	54,1	80,8
Herpes simplex	16,9	19,8	22,9	38,9

* SLS = seropositives Latenzstadium;
** LAS = Lymphadenopathie-Syndrom

tung zukommt und daß wiederum unter ihnen Infektionen mit opportunistischen Erregern im Vordergrund stehen. Dies gilt im übrigen auch für prinzipiell gesondert zu betrachtende Populationen von HIV-Infizierten wie afrikanische Patienten [7] und Kinder [32]. Bei afrikanischen Patienten steht beim Vollbild-AIDS die Candidose auch zahlenmäßig im Vordergrund (41,7%), sie liegt damit wesentlich vor dem Zoster mit 30,4% als häufigster Virusinfektion. Etwas anders stellt sich die Situation im Stadium des ARC dar, hier liegt der Zoster mit 26,1% vor der Candidose mit 7,9%; relativ häufig findet sich in Afrika auch das Hefen-assoziierte seborrhoische Ekzem mit 15,7% bei AIDS-Patienten und 10,3% bei ARC-Patienten. Die Vergleichszahlen aus München lauten bei dieser Erkrankung 67,3 resp. 39,3% [1]. Auch bei Kindern stellen Infektionen die bei weitem häufigsten Hauterkrankungen bei AIDS dar, Candidose, Gingivostomatitis herpetica und Staphylodermien kommen am häufigsten vor [32].

Orale Candidose

Angesichts der Vielfalt von opportunistischen Haut- und Schleimhautinfektionen bei der HIV-Infektion erscheint es nicht möglich, in dem hier gesteckten Rahmen jede dieser Erkrankungen unter dem Aspekt ihrer mit der HIV-Infektion verbundenen Eigentümlichkeiten abzuhandeln. Exemplarisch sei deshalb vielmehr auf die Gruppe der Pilz- bzw. Pilz-assoziierten Erkrankungen bei HIV-Infektion abgehoben, angesichts der zahlenmäßigen Bedeutung hier wiederum an erster Stelle auf die orale Candidose. Die Erkenntnis, daß die orale Candidose die überhaupt häufigste opportunistische Infektion bei AIDS-Patienten darstellt, ist im übrigen keineswegs neu. Haben Holmberg und Meyer sie doch bereits 1986 vertreten [8]. Noch länger ist man sich bereits der Markerfunktion der oralen Candidose für die HIV-Infektion bewußt; schrieben doch Klein et al. [11] bereits 1984: „Die Gegenwart einer unerklärten oralen Candidose bei einem Patienten, der zu einer Hochrisikogruppe für AIDS gehört, zeigt eine hohe Wahrscheinlichkeit der anschließenden Entwicklung von AIDS an."

Häufigkeit und Manifestationsformen

Auch wenn es keinen Zweifel an der zahlenmäßigen Bedeutung der oralen Candidose im Rahmen der HIV-Infektion gibt, so fällt doch die große Streubreite der Daten in der Literatur auf, wie Tabelle 3 ausweist. Ein wesentlicher Grund für die unterschiedlichen Angaben besteht in der nicht einheitlichen Erfassung der oralen Candidose. Wichtig erscheint es, zu unterscheiden zwischen der Anwesenheit eines Hefepilzes – Candida albicans steht hier zahlenmäßig ganz im Vordergrund – und dem Vorhanden-

Tabelle 3. Häufigkeit der oralen Candidose bei HIV-Infektion zufolge der Literatur in Prozent (aus: [8])

Autoren	Jahr	Stadium der HIV-Infektion	Diagnostische Methode	Häufigkeit
Lerner, Tapper [20]	1984	III	Biopsie, Kultur	52
Silverman et al. [27]	1986	III	Kultur	70
		I, II	Kultur	93
Goodman et al. [5]	1987	III	Nativpräparat, Kultur	36
		I, II	Nativpräparat, Kultur	44
Kaplan et al. [10]	1987	I, II, III	Kultur, Biopsie	57
Phelan et al. [25]	1987	III	Klinik, Nativpräparat	88
Torssander et al. [33]	1987	I, II, III	Kultur	78
		I, II, III	Nativpräparat	54
Triana et al. [14]	1987	III	Nativpräparat, Biopsie	60
		I, II,	Nativpräparat, Biopsie	35

Tabelle 4. Häufigkeit des mikrobiologischen Nachweises von Candida albicans in der Mundhöhle und von klinischen Zeichen einer oralen Candidose bei HIV-Infizierten in Abhängigkeit vom Krankheitsstadium (aus: [17])

Stadium	Anzahl der Patienten	Mikrobiol. Nachweis von C. albicans (in %)		Klinisches Zeichen einer oralen Candidose (in %)	
I	26	15	(58)	0	(0)
II	34	26	(77)	12	(35)
III	24	21	(88)	13	(54)
I–III	84	62	(74)	25	(30)

I = seropositive Latenz
II = LAS/ARC
III = AIDS

sein typischer klinischer Zeichen für die Erkrankung orale Candidose. Die Situation im Münchener Krankengut spiegelt Tabelle 4 wider, wobei zwischen dem Nachweis von Candida albicans und den typischen klinischen Zeichen einer oralen Candidose in Abhängigkeit von den Krankheitsstadien der HIV-Infektion differenziert wird. Zwischen dem Auftreten einer manifesten Candidose und der Abwehrlage des HIV-Infizierten besteht ein Zusammenhang: Von insgesamt 22 Untersuchten wiesen nur 5% mit einer T4/T8-Ratio > 1 eine manifeste Erkrankung auf, demgegenüber 27% der Patienten mit einem entsprechenden Wert zwischen 0,5 und 1 und 68% mit einem Wert < 0,5 [17].

Aufgrund der unterschiedlichen Morphen lassen sich klinisch mehrere Manifestationsformen der oralen Candidose voneinander abtrennen, wie die Einteilungen von Lehner [19] und Odds [23] ausweisen. Tabelle 5 stellt die beiden Klassifikationen

Tabelle 5. Klassifikation der herkömmlichen oralen Candidose nach Lehner [19] und Odds [23]

Einteilung nach Lehner	Einteilung nach Odds
Akut pseudo-membranös	Mundsoor
Akut atrophisch	Mittellinien-Glossitis
Chronisch hyperplastisch	Candida-Leukoplakie
Chronisch atrophisch	Prothesen-Stomatitis

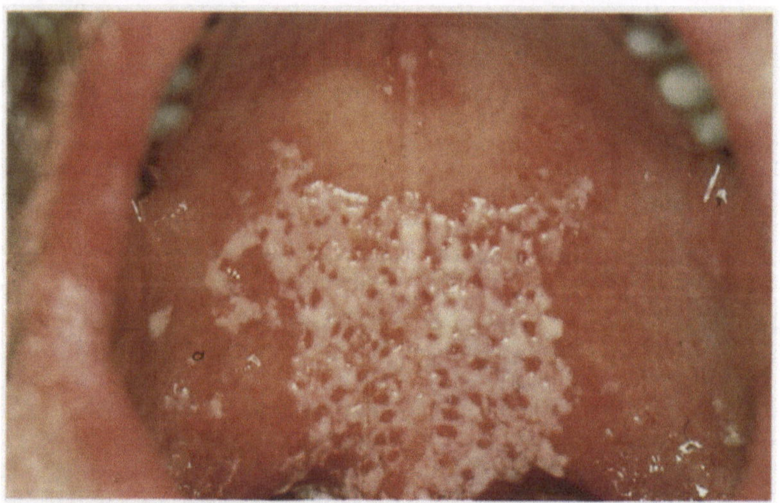

Abb. 1. Orale Candidose bei HIV-Infektion: Pseudo-membranöser Typ (aus: [12])

Tabelle 6. Häufigkeit der unterschiedlichen klinischen Formen der oralen Candidose in Abhängigkeit vom Stadium der HIV-Infektion (in %) (nach [18])

Form	SLS	LAS	AIDS
Pseudo-membranös	25	0	56
Chronisch atrophisch	0	50	36
Chronisch hyperplastisch	25	25	44
Papilläre Hyperplasie	50	50	12
Anguläre Cheilitis	0	6	0

tabellarisch gegenüber. Eine Einteilung, die sich an der von Lehner [19] orientiert, für die Candida-bedingten Mundhöhlenveränderungen bei HIV-Infektion legten kürzlich Langford-Kuntz et al. [18] vor. Die Häufigkeitsverteilung der unterschiedlichen Formen in Abhängigkeit vom Stadium der HIV-Infektion bei einem allerdings sehr kleinen Krankengut gibt Tabelle 6 wieder.

Die Erfahrungen mit dem Münchener Krankengut bestätigen die Existenz dieser verschiedenen Formen, wobei auch hier die pseudo-membranöse Form prävaliert (Abb. 1). In Einzelfällen schien das klinische Bild im Gaumenbereich aber auch durch Papulopusteln gekennzeichnet zu sein. Es stellt sich von daher die Frage, ob der genannten Klassifikation noch der papulopustulöse Typ hinzuzufügen ist (Korting et al., in Vorbereitung).

Dynamik der Candida-Infektion in der Mundhöhle

Überaus wesentlich für ein besseres Verständnis der oralen Candidose bei HIV-Infizierten erscheint es, zu wissen, ob ein einmal akquirierter Candida albicans-Stamm – Isolate dieser Spezies stehen zahlenmäßig hier ganz im Vordergrund – auf Dauer in der Mundhöhle verweilt oder ob in gewissen zeitlichen Abständen mit einem Wechsel des Erregers zu rechnen ist. Zur Beantwortung dieser Frage bedarf es einer Untergliederung der in der Natur zu findenden Candida albicans-Isolate. Hierfür bietet es sich an, die Biotypisierung nach Williamson et al. [36] einzusetzen. Dieses Verfahren grün-

Tabelle 7. Häufigkeit der einzelnen Biotypen von Candida albicans in der Mundhöle von Münchener HIV-Infizierten (Auxanographie, nach [17]) in Prozent

Biotyp	Häufigkeit
1	64
2	5
3	2
7	3
8	3
13	2
Sonstige	21

(Prozentsätze gerundet)

det sich auf ein vorgefertigtes Testsystem, das es über das selektive Anbieten einzelner potentieller Nährstoffe an den zu untersuchenden Keimen ermöglicht, ein Wachstumsmuster zu erfassen (Auxanographie). Die Biotypenverteilung im Münchener Krankengut spiegelt Tabelle 7 wider.

Ein Nachteil des Verfahrens besteht darin, daß der Biotyp 1 in etwa zwei Drittel aller Fälle vorliegt. Dennoch liefert eine Wiederholungsuntersuchung des Biotyps wesentliche Erkenntnisse: Bei zwei konsekutiven Untersuchungen bei 22 HIV-Infizierten konnte sechsmal ein Biotypenwechsel gefunden werden (27%), zehnmal (46%) fand sich ein identischer Biotyp – in den übrigen Fällen wurde Candida albicans bei der Kontrolluntersuchung nicht nachgewiesen. Wesentlich häufiger läßt sich ein Biotypenwechsel sogar mit der Lektin-Typisierung feststellen, die kürzlich erstmals beschrieben und für den vorliegenden Zweck eingesetzt wurde [13].

Chemotherapeutika-Empfindlichkeit der C. albicans-Isolate aus der Mundhöhle HIV-Infizierter

Nachdem die klinische Wirksamkeit eines Antimykotikums bei Hefepilzerkrankungen mit der In vitro-Aktivität korreliert zu sein scheint (vgl. [15]), erscheint es wichtig, die entsprechenden Werte für die für die Therapie der oralen Candidose in Betracht kommenden Arzneistoffe zu kennen. Mittels des in diesem Zusammenhang besonders relevante Aussagen erlaubenden modifizierten Mikrodilutionstestes (IC_{30}-Test) ergibt sich im Münchener Krankengut das in Abb. 2 dargestellte Bild: Die Mehrzahl der Isolate kann als gegenüber Amphotericin B, Nystatin, 5-Fluorocytosin sowie Ketoko-

Tabelle 8. Geometrische Mittel der IC_{30}-Werte unterschiedlicher Antimykotika bei C. albicans-Isolaten aus der Mundhöhle von HIV-Infizierten in Abhängigkeit vom Krankheitsstadium (in µg/ml; aus: [17])

Stadium	Ketoconazol	Itraconazol	Nystatin	Amphotericin B	5-Fluorocytosin
	0,26	0,21	2,64	1,38	0,17
	0,49[a]	0,47[b]	2,48[a]	2,00[a]	0,51[c]
	0,53[a]	0,45[b]	2,14[a]	2,28[b]	0,97[d]

[a] = nicht signifikant;
[b] = p = 0,0215;
[c] = p = 0,05;
[d] = p = 0,001

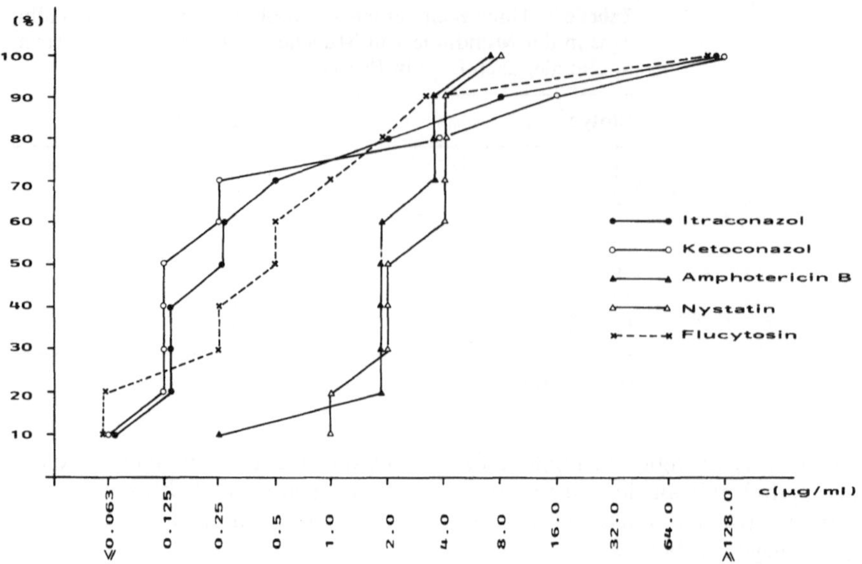

Abb. 2. Kumulative Darstellung der IC_{30}-Werte unterschiedlicher Antimykotika bei C. albicans-Isolaten aus der Mundhöhle von Münchener HIV-Infizierten (modifiziert nach: [17])

nazol und Itrakonazol empfindlich angesehen werden; bei den drei zuletzt genannten Antimykotika finden sich aber vereinzelt Hemmwerte, die eine klinische Resistenz vermuten lassen. Eine Eradikation dieser Erreger mit den üblichen Therapieprotokollen ist nicht zu erwarten. Bei den meisten Antimykotika – eine Ausnahme bildet Nystatin – liegt die In vitro-Aktivität gegenüber Stämmen von Patienten im Stadium I höher als bei solchen im Stadium II resp. III. Dies gilt in Sonderheit auch für die Azole, wobei sich anders als bei Itrakonazol bei Ketokonazol freilich kein signifikanter Unterschied erkennen ließ. Besonders hervorzuheben ist die Situation bei 5-Fluorocytosin; ist doch bei den Patienten nicht davon auszugehen, daß sie im Verlauf ihrer Erkrankung bereits einmal gegenüber diesem Medikament exponiert gewesen waren. Möglicherweise findet sich benachbart zum Genlocus für Antimykotika-Empfindlichkeit einer, der eine andere phänotypische Eigenschaft kodiert, die einen mit dem Fortschreiten der Erkrankung zunehmend relevanten Selektionsvorteil darstellt.

Therapie der oralen Candidose HIV-Infizierter

Die Therapie der oralen Candidose erscheint aus unterschiedlichen Gründen als wichtig:
1. Die manifeste orale Candidose gilt gerade innerhalb von Risikogruppen für die HIV-Infektion als leicht erkennbares klinisches Anzeichen für das Vorliegen der Erkrankung,
2. die ständige Anwesenheit von Candida albicans in großen Zahlen im Orogastrointestinaltrakt stellt eine wesentliche Belastung des ohnehin geschwächten Immunsystems dar;
3. bei längerem Bestehen einer oropharyngealen Candidose droht die Ausbreitung in den Ösophagus [2].

Um so mehr muß es als unbefriedigend erscheinen, wenn die oft geübte topische Therapie als in ihrem Wert begrenzt anzusehen ist [3] und selbst die systemische

244

Behandlung mit dem Azol Ketokonazol schon bei der oralen Candidose nicht HIV-Infizierter schlechtere Heilungsraten zeitigt als allgemein angenommen [9]. In einer kleinen kontrollierten Studie mit 37 Patienten lag die klinische bzw. mikrobiologische Heilungsrate nach 28tägiger Behandlung mit 200 mg Ketokonazol peroral pro die bei 75 resp. 69%, die entsprechenden Zahlen für 50 mg Fluoconazol pro die peroral über den gleichen Zeitraum lauteten auf 100 resp. 87%. Da in vielen Fällen somit mit einer mikrobiologischen Heilung schon primär unter Therapie nicht zu rechnen ist, erschien es sinnvoll, eine quantitative Untersuchung durchzuführen. Zugrundegelegt wurden dabei die Keimzahlen im Rachenspülwasser (Vorgehen nach [21]). Bei 15 auswertbaren Fällen im Stadium II resp. III der HIV-Infektion fand sich kurz nach Beendigung einer sieben- bis zehntägigen Behandlung mit 200 mg Ketokonazol per os pro die eine klinische Heilung in 87%, eine mykologische in 53%. Bei Nachkontrollen lagen die entsprechenden Werte bei 56 resp. 9%. Dies macht die hohe Rückfallneigung bei den kurzfristig geheilten Fällen deutlich. Im übrigen bestätigte sich im Rahmen dieser Studie die Abhängigkeit des Heilerfolges von der In vitro-Empfindlichkeit des Erregers: Bei einem IC_{30}-Wert oberhalb 256 µg/ml erwies sich eine Eradikation als nicht möglich [14].

Ein wesentlicher Fortschritt in der Therapie der oralen Candidose bei HIV-Infizierten ist von neuartigen Therapieprotokollen zu erwarten. Zu prüfen gilt es in Sonderheit, inwieweit eine Intervalltherapie in Betracht kommt – beispielsweise Behandlung mit 200 mg Ketokonazol pro die über sieben Tage jede vierte Woche –, wie sie sich bei der rezidivierenden Vaginalcandidose bewährt hat [30]. In Betracht kommt darüber hinaus der Einsatz von Itrakonazol anstelle von Ketokonazol resp. Fluconazol in Form einer Suspension, die zunächst örtlich in der Mundhöhle angewandt wird und dann heruntergeschluckt, was zusätzlich eine systemische Wirkung ermöglicht.

Dermatophytosen

Manchen Autoren zufolge [22] unterscheiden sich die Dermatophytosen bei HIV-Infizierten durch ihre Ausdehnung und Schwere von denen bei sonstigen Patienten, darüber hinaus wird ihnen ein mangelndes Ansprechen auf übliche Therapieprotokolle nachgesagt. Wie ungewöhnlich das klinische Bild einer Tinea beim HIV-Infizierten im Einzelfall imponieren kann, zeigt die Beschreibung von Penneys und Hicks [24], wonach eine Tinea faciei klinisch an ein Erythema exsudativum multiforme denken ließ. Noch nicht definitiv beantworten läßt sich im Augenblick die Frage, ob Dermatophytosen bei HIV-Infizierten tatsächlich gehäuft vorkommen. Eine vergleichende Untersuchung zu dieser Frage haben Torssander et al. [33] vorgelegt: Dermatophyten im Fußbereich fanden sich bei 8,6% der nicht HIV-infizierten heterosexuellen Männer, bei 31,8% der ebenfalls seronegativen homosexuellen Männer und bei 37,7% der HIV-positiven homosexuellen Männer. Bei den HIV-infizierten homosexuellen Männern fand sich Trichophyton rubrum in 72%, die wichtigste Lokalisation im Fußbereich stellte mit 75% der Zwischenzehenraum dar. Bei den über 34jährigen Homosexuellen fanden sich Dermatophyten im Fußbereich signifikant häufiger als bei den entsprechenden Heterosexuellen. Torssander et al. [33] heben das Fehlen besonders schwerer Verläufe der Dermatophytose bei den von ihnen erfaßten HIV-Infizierten hervor. Dies deckt sich mit den Erfahrungen im Münchener Krankengut. Obwohl einzelne etwas ungewöhnlich erscheinende Verlaufsformen durchaus vorkommen (vgl. Abb. 3), kann doch nicht generell von einer besonderen Schwere der klinischen Ausprägung oder von einem mangelnden Ansprechen auf die bekannte Therapie gesprochen werden. Eigene statistische Erhebungen sprechen zum Zeitpunkt einer Zwischenaufwertung für eine tendenzielle Häufung von Dermatophyten-Infektionen im Stadium II gegenüber dem Stadium I der HIV-Infektion (Korting et al., in Vorbereitung).

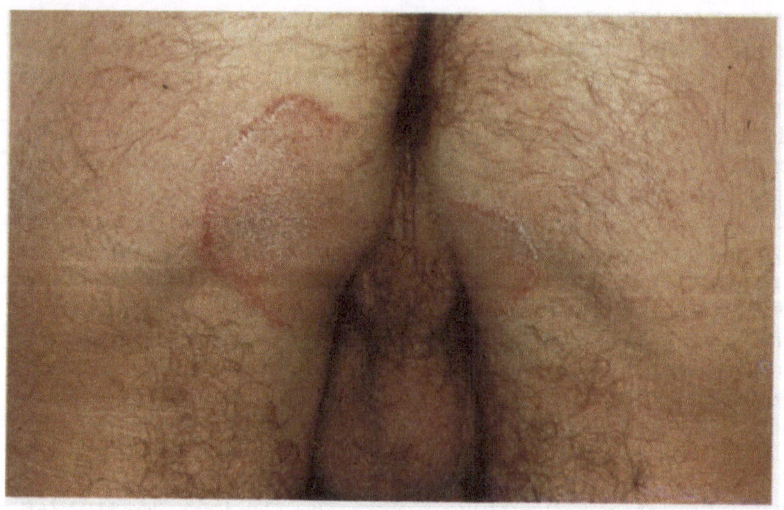

Abb. 3. Ausgedehnte Tinea glutealis bei HIV-Infektion

Seborrhoisches Ekzem

Die Angaben zur Häufigkeit des seborrhoischen Ekzems in der Allgemeinbevölkerung schwanken in weiten Grenzen: Röckl [26] zählt es zu „denjenigen Hautkrankheiten ..., die am häufigsten vorkommen"; Steigleder [31] schreibt: „Bei unseren Patienten gelang es fast immer, das seborrhoische Ekzem anderen Krankheitsbildern zuzuordnen." Diesen Angaben liegen nicht zuletzt divergierende Vorstellungen von der
Entität seborrhoisches Ekzem an sich zugrunde. Wesentlich anders stellt sich die
Situation bei dem seborrhoischen Ekzem der HIV-Infizierten dar: Nach der Erstbeschreibung durch Eisenstat und Wormser [4] fand das Thema rasch breite Bearbeitung
(vgl. [12]). So kann man bereits heute feststellen, daß die Existenz eines seborrhoischen Ekzems bei HIV-Infizierten – anders als bei nicht Inzierten – heute keinerlei
Zweifel mehr unterliegen kann und daß es sich auch um ein vergleichsweise häufiges
Problem handelt. Dies deckt sich auch mit den Münchener Beobachtungen, wonach
im Stadium I, II bzw. III in 31 resp. 54 resp. 81% der Fälle mit dem Vorliegen eines
seborrhoischen Ekzems zu rechnen ist [1]. Unterschiede in der Ausprägung des seborrhoischen Ekzems scheinen aber in Abhängigkeit von noch nicht hinreichend
erkannten Faktoren gegeben zu sein – während in den USA häufig besonders schwere
Verläufe beschrieben werden, erscheint das seborrhoische Ekzem in Deutschland
meist eher leicht ausgeprägt. Abb. 4 zeigt das typische klinische Bild mit schuppenden
etwas unscharf begrenzten Erythemen zentrofazial, das für die Betroffenen nicht
zuletzt deshalb besonders unangenehm ist, weil es wie die orale Candidose in Risikogruppen als Markererkrankung für die HIV-Infektion bekannt ist. Wie beim herkömmlichen seborrhoischen Ekzem scheint der Anwesenheit der Hefe Malassezia
furfur wesentliche pathogenetische Bedeutung zuzukommen. Hierzu liegen bislang
freilich erst vorläufige Befunde vor [29]. Im Rahmen einer Vergleichsuntersuchung bei
HIV-seropositiven und HIV-seronegativen homosexuellen Männern fanden sich etwas höhere Keimzahlen für Pityrosporum ovale bei der ersteren Gruppe, der Unterschied war freilich – bei kleiner Fallzahl – nicht signifikant [6]. Wie das herkömmliche
seborrhoische Ekzem scheint auch das der HIV-Infizierten gut auf die topische Anwendung von 2%iger Ketokonazol-Creme anzusprechen [29]. Dies wird gegenwärtig
an der Münchener Klinik in einer kontrollierten Studie überprüft.

246

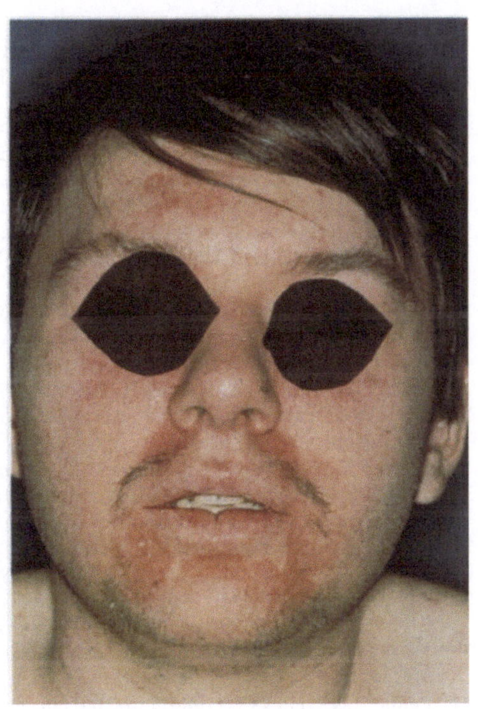

Abb. 4. Seborrhoisches Gesichtsekzem bei HIV-Infektion

Literatur

1. Braun-Falco O, Fröschl M, Gürtler L, Landthaler M, Meurer M, Ring J (1988) Dermato-venerologische Erkrankungen als Indikatoren für Diagnose und Prognose der HIV-Infektion. Beobachtungen an 336 Patienten. Münch Med Wochenschr 130:331–336
2. DeWit S, Weerts D, Clumeck N, Gossens H (1989) Comparison of fluconazole and ketoconazole for oropharyngeal candidiasis in AIDS. Lancet I:746–747
3. Dupont B, Douhet E (1988) Fluconazole in the management of oropharyngeal candidosis in a predominantly HIV-antibody-positive group of patients. J Med Vet Mycol 26:67–71
4. Eisenstat BA, Wormser GP (1984) Seborrheic determatitis and butterfly rash in AIDS. N Engl J Med 311:189
5. Goodman DS, Teplitz ED, Wishner A, Klein RS, Bruk PG, Hershenbaum E (1987) Prevalence of cutaneous disease in patients with acquired immunodeficiency syndrome (AIDS) or AIDS-related complex. J Am Acad Dermatol 17:210–220
6. Hakansson C, Faergemann J, Löwhagen G-B (1988) Studies on the lipophilic yeast Pityrosporum ovale in HIV-seropositive and HIV-seronegative homosexual men. Acta Derm Venereol (Stockh) 68:422–426
7. Hira SK, Wadhawan D, Kamanga J, Kavindele D, Macuacua R, Patil PS, Ansary MA, Macher AM, Perine PL (1988) Cutaneous manifestations of human immunodeficiency virus in Lusaka, Zambia. J Am Acad Dermatol 19:451–457
8. Holmberg K, Meyer RD (1986) Fungal infections in patients with AIDS and AIDS-related complex. Scand J Infect Dis 18:179–192
9. Hughes WT, Bartley DL, Patterson Gayel G, Tufenkeji H (1983) Ketoconazole and candidiasis: a controlled study. J Infect Dis 147:1060–1063
10. Kaplan MH, Sadick N, McNutt NS, Meltzer M, Sarngadharan MG, Pahwa S (1987) Dermatologic findings in manifestations of acquired immunodeficiency syndrome (AIDS). J Am Acad Dermatol 16:485–506
11. Klein RS, Harris CA, Butkus Small C, Moll B, Lesser M, Friedland GH (1984) Oral candidiasis in high-risk patients as the initial manifestation of the acquired immunodeficiency syndrom. N Engl J Med 311:354–358

12. Korting HC (1988) Seborrhoisches Ekzem bei HIV-Infektion. Akt Dermatol 14:404–407
13. Korting HC, Abeck D (1990) The lectin type of Candida albicans – an epidemiological marker relevant to a pathogenesis. Eur J Clin Microbiol Infect Dis (submitted for publication)
14. Korting HC, Blecher P, Fröschl M, Braun-Falco O (1990) Quantitative assessment of the efficacy of peroral ketoconazole for oral candidosis in HIV-infected patients. Eur J Clin Microbiol Infect Dis (submitted for publication)
15. Korting HC, Georgii A (1988) Antimykotikatestung dermatovenerologisch bedeutsamer Hefen: Methoden, Ergebnisse und klinische Relevanz. Hautarzt 39:343–347
16. Korting HC, Ollert M, Braun-Falco O (1988) Kandidosen und Dermatophytosen bei HIV-Infektion. Akt Dermatol 14:309–313
17. Korting HC, Ollert M, Georgii A, Fröschl M (1988) In vitro susceptibilities and biotypes of Candida albicans isolates from the oral cavities of patients infected with human immunodeficiency virus. J Clin Microbiol 26:2626–2631
18. Langford-Kuntz AA, Rüchel R, Reichart PA (1988) Orale Manifestationen der Candidiasis bei HIV-Infektion. Klinische und mikrobiologische Untersuchungen. Dtsch Z Mund-Kiefer-GesichtsChir 12:28–35
19. Lehner T (1967) Oral Candidoses. Dent Pract 17:209–216
20. Lerner CW, Tapper ML (1984) Opportunistic infection complicating acquired immunodeficiency syndrome. Clinical features of 25 cases. Medicine (Baltimore) 63:155–164
21. Müller J, Kappel R, Jaeger R, Kubitza D (o.J.) Die Erregerdiagnostik einheimischer tief lokalisierter Mykosen. Eigendruck, Freiburg
22. Muhlemann MF, Anderson MG, Paradinas FJ (1986) Early morning skin signs in patients with AIDS and persistant generalized lymphadenopathy. Br J Dermatol 114:419–424
23. Odds FC (1988) Candida and candidosis. Second Edition. Baillière Tindall, London, pp 117–123
24. Penneys NS, Hicks B (1985) Unusual cutaneous lesions associated with acquired immunodeficiency syndrome. J Am Acad Dermatol 13:845–852
25. Phelan JA, Saltzman BR, Friedland GH, Klein RS (1987) Oral findings in patients with acquired immunodefiency syndrome. Oral Surg Oral Med Oral Pathol 64:50–56
26. Röckl H (1980) Seborrhoisches Ekzem. In: Korting GW (Hrsg) Dermatologie in Praxis und Klinik für die fachärztliche Weiterbildung. Band 2, 11.56–11.60. Thieme, Stuttgart
27. Silverman Jr S, Migliorati CA, Lozada-Nur F, Greenspan B, Conant MA (1986) Oral findings in people with or at high risk for AIDS: A study of 275 homosexual males. J Am Dent Assoc 112:187–192
28. Sindrup JH, Weismann K, Petersen CS, Rindum J, Pedersen C, Mathiesen L, Worm A-M, Kroon S, Søndergaard J, Lange-Wantzin G (1988) Skin and oral mucosal changes in patients infected with human immunodeficiency virus. Acta Derm Venereol (Stockh) 68:440–443
29. Skinner RB, Zanolli MD, Noah PW, Rosenberg EW (1986) Seborrheic dermatitis and acquired immuno-deficiency syndrome. J Am Acad Dermatol 14:147–148
30. Sobel JD (1986) Recurrent vulvovaginal candidiasis. A prospective study of the efficacy of maintenance ketoconazole therapy. N Engl J Med 315:1455–1458
31. Steigleder GK (1972) Dermatologie und Venerologie für Ärzte und Studenten. Thieme, Stuttgart
32. Straka BF, Whitaker DL, Morrison SH, Oleske JM, Grant-Kels JM (1988) Cutaneous manifestations of the acquired immunodeficiency syndrome in children. J Am Acad Dermatol 18:1089–1102
33. Torssander J, Karlsson A, Morfeldt-Manson L, Putkonen P-O, Wasserman J (1988) Dermatophytoses and HIV-infection. A study in homosexual men. Acta Derm Venereol (Stockh) 68:53–56
34. Torssander J, Morfeldt-Manson L, Bieberfeld G, Karlsson A, Putkonen PO, Wasserman J (1987) Oral Candida albicans in HIV infection. Scand J Infect Dis 19:291–295
35. Triana AF, Shappiro RS, Polk BF, Huod HF (1987) Mucocutaneous findings in acquired immunodeficiency syndrome/AIDS-related complex patients. J Am Acad Dermatol 16:888–889
36. Williamson MI, Samaranayake LP, MacFarlane TW (1986) Biotypes of Candida albicans using the API 20 C system. FEMS Microbiol Lett 37:27–29

Pädiatrische Dermatologie

Exantheme in den ersten Lebenswochen

Wilhelm Meigel

Einleitung

Exantheme in der Neonatalperiode sind, abgesehen von dem häufigen, als Umstellungsdermatose aufzufassenden Erythema neonatorum, meist Ausdruck intrauterin oder perinatal erworbener Infektionen.

War es früher die konnatale Syphilis, welche sich beim Neugeborenen mit variantenreichen Exanthemen zeigte, so sind es heute parasitäre und vor allem virale Erreger, welche als Verursacher von Neugeborenenexanthemen in Betracht gezogen werden müssen. Diese konnatalen Infektionen sind in der amerikanischen Pädiatrie in dem Kunstwort TORCH zusammengefaßt worden. TORCH steht für „*T*oxoplasmosis-*O*thers (Syphilis, Listeriose, bakterielle Sepsis des Neugeborenen u.a.)-*R*ubella-*C*ytomegaly-*H*erpes". Klinisch sind diese Erkrankungen schwer zu differenzieren, so daß die differentialdiagnostische Abklärung meist über mikrobiologische und serologische Testverfahren erfolgen muß. Was die dermatologischen Manifestationen angeht, so sind diese zwar hinweisend für TORCH-Infektionen insgesamt, sie erlauben aber keine sichere Unterscheidung der Erkrankungen untereinander. Zudem kommen identische Hauterscheinungen auch bei nichtinfektiösen, vor allem hämatologischen Erkrankungen des Neugeborenen vor.

Hautbefund bei TORCH-Erkrankungen

Meist zeigt sich ein Ikterus, gelegentlich finden sich bei ausgeprägter Thrombozytopenie auch Petechien. Besonders auffällig aber sind Exantheme, die sich aus blauroten Maculae und Papeln von bis zu 1 cm Durchmesser zusammensetzen. Bevorzugte Lokalisation der Herde ist der Kopf-Halsbereich und der Rumpf, sie können aber auch generalisiert vorkommen. Die Läsionen sind bei Geburt vorhanden und bilden sich unter Hinterlassung brauner Maculae binnen 3–6 Wochen nach der Geburt zurück. Im amerikanischen Schrifttum werden Kinder mit diesem Exanthem wegen der charakteristischen blauroten Farbe der Veränderungen auch als *blueberry-muffin-babies* bezeichnet [10], wozu man wissen muß, daß blueberry-muffin dort ein bekanntes Blaubeergebäck ist. Die Effloreszenzen entsprechen extramedullären Blutbildungsherden in der Kutis [7]. Histologisch findet man dabei vor allem in der Umgebung der ekkrinen Drüsen ein polymorphes Infiltrat. Es besteht aus einer Population erythroider und myeloider Elemente unterschiedlicher Reifungsstadien (S. Hödl, Graz, persönliche Mitteilung).

Die kutane *Erythro- und Hämatopoese* ist zu bestimmten Zeiten der Embryonal- und Foetalperiode physiologisch. Zunächst ist es bevorzugt eine Erythropoese, mit Megaloblasten und Normoblasten. Im fünften Fötalmonat, wenn Leber und Milz die Erythropoese weitgehend übernehmen, kommt es in der Haut zu einem Überwiegen myeloider Formen. Die dermale Hämatopoese wird normalerweise zwischen der 34. und 38. Schwangerschaftswoche beendet [19]. Sie persistiert in allen Fällen, in denen eine kompensatorische Hämatopoese erforderlich wird. Dies ist bei anämischen Zuständen wie bei schweren konnatalen Virusinfektionen der Fall und für die Zytomegalie und Röteln auch bioptisch nachgewiesen. Eine dermale Hämatopoese und damit ein „blueberry-muffin-Exanthem" findet sich aber auch bei anderen in der Fötalperiode sich ausbildenden anämischen Zuständen [6]. Vakilzadeh und Mitarb. publizierten 1982 den Fall eines Neugeborenen mit blueberry-muffin Exanthem, das an einem Morbus hämolyticus neonatorum litt [2]. Während die klinischen Veränderungen eher diskret als blaue, durch die Haut schimmernde Maculae imponierten, die zudem akzentuiert an den Fußsohlen auftraten, fanden sich histologisch bei diesem Kind alle Zeichen einer kutanen Erythropoese mit Vorstufen der roten Reihe, aber auch mit ausgereiften Erythrozyten. Die Seroreaktionen auf Röteln und Zytomegalie waren negativ. Die Mutter hatte die Blutgruppe A Rh-positiv, das Kind war A Rh-negativ, der direkte Coombstest war stark positiv. Kutane Hämatopoeseherde wurden auch in einem Fall von hereditärer Sphärozytose [4] sowie beim sogenannten Zwillings-Transfusions-Syndrom beschrieben [30]. Bei letzterem kommt es im Fall von eineiigen Zwillingen durch plazentare vaskuläre Anastomosen zu einem Ungleichgewicht der fötalen Blutzirkulation, die bei dem einen Zwilling (Spender) zu Anämie, beim anderen (Empfänger) zu Plethora führt. Der anämische Zwilling kann ein blueberry-muffin-Exanthem aufweisen. Ob in jedem Fall die Anämie der Grund für die Persistenz der kutanen Hämatopoese ist oder ob andere Faktoren wie Viren oder auch Lymphokine dafür verantwortlich sind, ist zur Zeit noch nicht geklärt. Differentialdiagnostisch müssen die kutanen Hämatopoeseherde noch vom kutanen metastasierenden Neuroblastom abgegrenzt werden, für die der Ausdruck „blueberry-muffin" ebenfalls verwendet wurde [16]. Es bleibt festzustellen, daß am häufigsten konnatale Infektionen Ursache dieses Exanthems sind. Von Bowden und Mitarbeitern wurde kürzlich ein blueberry-muffin-Exanthem auch bei einer konnatalen Coxsackie B2-Infektion beschrieben [6].

Konnatale Zytomegalie

Die Zytomegalie ist zur Zeit die häufigste nicht bakterielle konnatale Infektion. Deshalb soll in diesem Zusammenhang noch kurz auf Erreger, Übertragung, Epidemiologie, extrakutane Manifestationen, Labornachweis und Therapiemöglichkeiten eingegangen werden. Bei dem Erreger handelt es sich um ein DNA-Virus aus der Herpesgruppe. Das Virus findet sich in Sekreten ebenso wie in Exkreten, aber auch in Leukozyten von Infizierten. Die Übertragung erfolgt durch Tröpfcheninfektion, aber auch durch Schmierinfektion. Durch Frischblut kann eine Ansteckung ebenfalls erfolgen. Die Durchseuchung ist hoch und beträgt bis zu 40% in hochentwickelten und nahezu 100% in Entwicklungsländern [5]. Die Inzidenz der konnatalen Zytomegalie wird mit 0,3 bis 2,0% angegeben, klinisch manifeste Erkrankungen werden aber lediglich bei 5% der infizierten Neugeborenen gesehen [8, 9, 12]. Neben den bereits beschriebenen Hautveränderungen findet man klinisch bei der konnatalen Zytomegalie eine Leber- und Milzvergrößerung, eine Anämie mit begleitender Thrombozytopenie, eine Pneumonie und vor allen Dingen eine häufige Mitbeteiligung des zentralen Nervensystems mit Meningoenzephalitis, Mikrozephalie, Hydrozephalus und paraventrikulären Hirnverkalkungen. Die Diagnose kann durch die Viruskultur aus dem Urin oder aus anderen Körperflüssigkeiten wie z. B. Liquor, aber auch aus Biopsiematerial gesichert werden [5]. Das Virus hat seinen Namen vom zytopathogenen Effekt, den es im befallenen Gewebe verursacht. Dort finden sich typische Riesenzellen mit nukleolären Einschlüssen. Der Nachweis kann auch serologisch mittels CMV-spezifischer IgM-Antikörpern geführt werden. Inzwischen stehen auch sensitive und spezifische immunhistochemische Verfahren sowie eine in situ-Hybridisierung zum CMV-Nachweis zur Verfügung [26]. Neuerdings besteht die Möglichkeit einer erfolgreichen Therapie dieser schweren Infektion mit Ganciclovir, einem azyklischen Nukleosid. Diese Substanz hat eine potente anti-CMV-Aktivität, wobei eine Dosierung von 7,5 mg/kg/Tag erforderlich ist [24]. Differentialdiagnostisch kommen neben den bereits erwähnten hämatologischen Erkrankungen vor allem die übrigen Infektionen des TORCH-Formenkreises in Betracht (siehe tabellarische Übersicht, Tabelle 1).

Tabelle 1

Erkrankung	Toxoplasmose	Others- *L. connata*	Konnatale Röteln	Zytomegalie	Herpes
Erreger	Toxoplasma gondii	Spirochaeta pallida	Röteln-Virus	Zytomegalie-Virus	Herpes-Virus Typ 2 (80%)
Epidemiologie	1 Fall/5 000–13 000 Geburten (USA), hohes fötales Risiko bei maternaler Infektion im I. Trimenon	Infektionen in der gesamten Schwangerschaft möglich, Risiko nahezu 100% bei unbehandelter Syphilis der Mutter	Durch Einführung d. Rötelnimpfung u. Schwangerschaftsvorsorge sehr selten	Häufigste konnatale Infektion, 0,3–2,2% aller Neugeborenen infiziert, nur 5% symptomatisch	1 Infektion/3500 Geburten Inkubation 2–21 Tage
Hautmanifestationen	kutane Hämatopoese "blueberry-muffin baby", Ekchymosen Calcinosis cutis	Mukokutane Manifestation am häufigsten, makulopapulöse- squamöse Exantheme, auch vesikulobullös	"blueberry muffin baby" Hyperpigmentierungen, vasomotorische Instabilität	"blueberry muffin baby" selten Purpura und Petechien	>70% Beteiligung d. Haut, erste Effloreszenzen a. d. Eintrittspforte, vesikulo-bullöses Exanthem bei generalisierter HSV-Infektion
Sonstige Organbeteiligung (Auswahl)	Hepatosplenomegalie, Lymphadenopathie, Myokarditis, Chorioretinitis, Iridozyklitis	Hepatosplenomegalie, Lymphadenopathie, Pneumonie, Entwicklungsstörung	Augenmißbildung, Innenohrschädigung, Herzfehler, intrauterine Wachstumsstörung	Hepatosplenomegalie, ZNS- Beteiligung, Chorioretinitis, Optikusatrophie	Hepatosplenomegalie, Pneumonie, ZNS- Beteiligung
Labordiagnose	*T. gondii* spez. IgM-Diagnostik, Erregeranzüchtung im Tierversuch (Maus)	Treponemenspezifische IgM- AK-Diagnostik, Direktnachweis im Dunkelfeld (Nasensekret)	Rötelnspezifischer IgM-Ak-Nachweis, Direktnachweis des Virus	Direktnachweis des Virus aus Urin, spez. IgM- Ak-Diagnostik, Einschlußkörper i.d. Zytologie	Virusnachweis mittels Immunfluoreszenz, Elektronenmikroskopie (negative staining)
Therapie	Pyrimethamin, Sulfadiazin	Penizillin	–	Ganciclovir	Aciclovir

Herpes-Infektionen des Neugeborenen

Die weitaus überwiegende Zahl der neonatalen Herpes-Infektionen geht auf das Konto des Herpesvirus Typ II. Die Infektion kann entweder intrauterin über die Plazenta bei Virämie der Mutter (extrem selten) oder als aszendierende Infektion aus der Genitalregion bei vorzeitigem Blasensprung und schließlich sub partu bei Passieren des infizierten Geburtsweges erfolgen. Nach Untersuchungen von Nahmies und Mitarbeitern [23] liegt das Risiko neonataler Herpesinfektionen im Fall von Schwangeren nach der 32. Schwangerschaftswoche mit zytologischer, serologischer oder klinischer Evidenz für eine genitale Herpesinfektion bei 10%.

Bei einer frischen Infektion zum Zeitpunkt der Geburt steigt das Risiko auf 50%, es sei denn, das Kind wird vor oder innerhalb von vier Stunden nach erfolgtem Blasensprung per sectio entbunden. An der Haut des Neugeborenen manifestiert sich die Herpesinfektion bei intrauterin erfolgter Übertragung als Blueberry-Muffin-Exanthem, bei Infektion kurz vor und während der Geburt als generalisierte oder gelegentlich auch gruppierte vesikulobullöse Eruption, die Inkubationszeit beträgt durchschnittlich eine Woche.

Konnatale Herpesinfektionen können durchaus atypische Bilder aufweisen, die nicht prima vista zu diagnostizieren sind. So beschrieben Harris und Mitarbeiter großflächige erosive Veränderungen der Haut bei einem Neugeborenen, die eine Abgrenzung von der Epidermolysis bullosa, der konnatalen Kandidiasis, dem staphylogenen Lyell-Syndrom und der Aplasia cutis congenita erforderten. Die Diagnose erfolgte in diesem Fall durch den immunfluoreszenzserologischen Nachweis von Herpes Typ II-Antigen im zytologischen Abstrich bzw. in der Immunhistologie [14].

Eine weitere Infektionsquelle für Herpesvirus Typ II ist die Inokulation im Rahmen einer intrauterinen kranialen Überwachung des Kindes durch Monitorelektroden, welche auf dem Capillitium angesetzt werden [12].

Die weiteren Organmanifestationen der neonatalen Herpesinfektion beinhalten eine Leber- und Milzvergrößerung, Thrombopenie, Pneumonie und wiederum ZNS-Beteiligung mit Krämpfen und Bewußtlosigkeit [11]. Die Therapie der Wahl, die in den früher meist infausten Fällen lebensrettend ist, besteht in der Gabe von Aciclovir.

Varizellen des Neugeborenen

Konnatale und perinatale Varizelleninfektionen sind seltene Ereignisse. Dies hängt mit der derzeit gegebenen epidemiologischen Situation zusammen. Die meisten Frauen haben Varizellen bereits vor der Schwangerschaft durchgemacht und übertragen protektive 7S-Antikörper auf den Foeten, so daß dieser vor einer Infektion geschützt ist. Bei einer Varizelleninfektion in der Gravidität kommt es zudem nicht zwangsläufig zu einer Erkrankung des Kindes. So berichtete Newman [24] über eine Varizellenendemie in einer geburtshilflichen Abteilung, bei der neun Schwangere an Varizellen erkrankten (ab der 30. Schwangerschaftswoche). Nur ein Neugeborenes erkrankte an Windpocken, die übrigen Kinder zeigten keine klinischen Zeichen der Erkrankung. Noch weniger wahrscheinlich ist eine Varizelleninfektion des Kindes bei Zostererkrankung der Mutter. Bei einer Varizelleninfektion im ersten und zweiten Trimenon kommt es ebenfalls nur sehr selten zu konnatalen Defekten des Foeten. Allerdings wurden in Einzelfällen Extremitätenmißbildungen und ZNS-Schäden bekannt, welche intrauterinen Varizelleninfektionen im frühen Stadium der Schwangerschaft zugeordnet werden mußten [25, 31]. Im übrigen ist die Schwere einer perinatalen Varizelleninfektion nicht mit dem klinischen Verlauf der maternalen Erkrankung korreliert, sondern hängt vom Zeitabstand der Infektion zum Geburtstermin ab. Die schweren perinatalen Varizelleninfektionen werden bei den Kindern gesehen, deren Mütter unmittelbar vor dem Geburtstermin (weniger als 5 Tage) an Varizellen erkrankten, weil hier aus Zeitgründen offensichtlich kein Übertritt mütterlicher Antikörper auf die Frucht mehr stattfindet [13]. Die Diagnose perinataler Varizellen kann bei gegebenem klinischen Verdacht durch die Elektronenmikroskopie, eine Virusanzüchtung und vor allem durch den IgM-spezifischen Antikörpernachweis gesichert werden. Therapeutisch steht heute mit Aciclovir für die schweren Verläufe ein wirksames Medikament zur Verfügung. Varizella/Zoster-Hyperimmunglobulin wird vor allen Dingen zur passiven Immunisierung (Dosis 0,1 ml per kg/Tag bei Zoster/Varizellen im Fall von empfänglichen Schwangeren bzw. auch bei Kindern nach Anstekkungskontakt) eingesetzt [13].

Kongenitale und neonatale Kandidiasis

Hinzuweisen ist noch auf eine besondere Variante der Kandida-Infektion beim Neugeborenen, die unter der Bezeichnung kongenitale Kandidiasis publiziert wurde [5, 9, 17]. Von kongenitaler Kandidiasis spricht man, wenn die Infektion innerhalb der ersten 12 Stunden nach der Geburt auftritt. Demgegenüber wird als neonatale Kandidiasis eine Infektion mit Beginn nach der ersten Lebenswoche bezeichnet. Die kongenitale Kandidiasis ist eine intrauterine Infektion, während die neonatale Kandidiasis als Schmierinfektion bei Passage des Kindes durch kontaminierte Geburtswege aufzufassen ist. Bei der kongenitalen Kandidiasis erfolgt die Infektion aszendierend aus der infizierten Vagina oder Zervix. Dabei leistet eine Spirale oder eine Cerclage während der Gravidität der Infektion Vorschub. Über einen Befall der Amnionhäute wird das Fruchtwasser mit *Candida albicans* kontaminiert. Durch Schlucken oder Aspiration des Fruchtwassers infiziert sich der Foet. Hautveränderungen finden sich in 50% der Fälle [33]. Vor allem bei Frühgeburten werden unscharf begrenzte, intensiv gerötete makulöse Herde, teils mit Blasenbildung beschrieben, die einer Verbrennung ähnlich sind [4]. Aber auch morbilliforme Exantheme sowie Papulovesikel mit Pusteln können auftreten, wobei neben Gesicht, Rumpf und Extremitäten auch Hand- und Fußflächen und die Nägel befallen sein können. Die neonatale Kandidiasis bietet dagegen eher das gewohnte Bild mit Beginn im perianalen und intertriginösen Bereich, wobei flächenhafte Erosionen, Papulopusteln und Koleretteschuppung vorherrschen.

Der Nachweis der Erreger erfolgt in beiden Fällen mikroskopisch und kulturell aus Schuppen und Abstrichmaterial. Bei den Kindern mit systemischer Beteiligung (kongenitale Kandidiasis) können Kulturen von Körperflüssigkeiten (Urin, Blut, Liquor) zur Absicherung der Diagnose wichtig sein. Die Therapie muß bei der kongenitalen Kandidiasis zwangsläufig systemisch sein, z. B. mit Ketokonazol in einer Dosierung von 3 mg/kg und Tag, während bei der neonatalen Kandidiasis eine Lokaltherapie ausreichend sein wird.

Die Prognose der neonatalen Kandidiasis ist sehr gut, während die konnatale Kandidiasis trotz der antimykotischen Therapie nach wie vor mit einer Mortalität von 50 von 100% belastet ist.

Erythema neonatorum

Das häufigste Exanthem der Neugeborenenperiode ist das Erythema neonatorum, gelegentlich noch mit dem Adjektiv „toxicum" versehen [21]. In der dermatologischen Literatur etwas stiefmütterlich behandelt und deshalb wohl auch vielen Hautärzten nicht bekannt, wird es bei bis zu 30–70% aller reifen Neugeborenen beobachtet [15, 22, 27]. Bei Frühgeburten ist das Erythema toxicum neonatorum sehr selten. Das Exanthem entwickelt sich überwiegend innerhalb des ersten Lebenstages, seltener in der Zeit bis zum Ende der zweiten Lebenswoche. Die Abheilung erfolgt über Tage, kann aber auch einige Wochen beanspruchen. Betroffen ist das gesamte Integument unter Aussparung der Handinnenflächen und Fußsohlen. Die Schleimhäute bleiben ebenfalls frei. Klinisch variiert das Exanthem hinsichtlich Art und Anzahl der Einzelmorphen. Einem manchmal nur wenige Stunden anhaltenden makulopapulösen Bild stehen als anderes Extrem papulopustulöse Eruptionen innerhalb von fleckigen Rötungen gegenüber. Diese pustulöse Verlaufsform kommt in etwa 10% der Fälle von Erythema neonatorum vor [15].

Histologisch findet man, besonders deutlich bei den papulopustulösen Formen, eine perifollikuläre Anhäufung von eosinophilen Granulozyten, im peripheren Blut ist in 15–20% der Fälle eine Eosinophilie nachzuweisen [27]. Zur Sicherung der Diagnose empfiehlt es sich, aus einer Pustel ein Ausstrichpräparat anzufertigen und eine Kultur anzulegen. Das Ausstrichpräparat zeigt massenhaft eosinophile Granulozyten, Keime können weder mikroskopisch noch kulturell nachgewiesen werden. Die Bezeichnung Erythema toxicum neonatorum stammt von Leiner [21], der das Exanthem in Zusammenhang mit einer Säuglingsdyspepsie brachte. Die Ätiologie ist jedoch bis heute unklar. Vermutet wird eine transiente Reaktion der Haut des Neugeborenen auf mechanische und thermische Stimuli [18]. Differentialdiagnostisch gibt es bei der makulopapulösen Form keine Schwierigkeiten, da andere viral ausgelöste Exantheme mit diesem morphologischen Erscheinungsbild in der Neugeborenenperiode nicht auftreten. Konnatale Infektionen wie die Röteln oder die Zytomegalie weisen ganz andere Hautmanifestationen auf. Außerdem sind diese Erkrankungen durch allgemeine Krankheitszeichen und Organveränderungen geprägt. Bei der staphylogenen toxischen epidermalen Nekrolyse sind die Erytheme beugenbetont lokalisiert, das Nikolski-Zeichen ist positiv und histologisch findet sich eine akantholytische Spaltbildung im Stratum granulosum. Abzugrenzen ist das Erythema neonatorum auch von der Miliaria, einer ebenfalls häufigen Umstellungsdermatose des Neugeborenen, die als Schweiß-Retentionsphänomen durch keratinöses Material infolge einer vorübergehenden Obstruktion der ekkrinen Ausführungsgänge zu erklären ist. Miliaria kommt ebenfalls in den ersten Lebenstagen vor und manifestiert sich entweder als Miliaria cristallina oder Miliaria rubra, wenn die entzündliche Komponente mehr im Vordergrund steht.

Die pustulöse Form des Erythema neonatorum muß von der bullösen neonatalen Impetigo, der transienten pustulösen Melanose, von konnatalen Infektionen durch Herpes und Varizella-/Zostervirus sowie vom erythemato-vesikulösen Stadium der Incontinentia pigmenti differenziert werden (Tabelle 2).

Es ist zu betonen, daß das Erythema neonatorum in allen seinen Verlaufsformen eine benigne Umstellungsdermatose darstellt und weder einer systemischen noch einer lokalen Therapie bedarf. Wichtig ist auch, daß man dieses Krankheitsbild überhaupt kennt, um nicht auf eine falsche Fährte gelockt zu werden.

Zusammenfassung

Exantheme in der Neonatalperiode sind überwiegend durch intrauterin oder perinatal erworbene Infektionen bedingt. Im amerikanischen Schrifttum werden die in Frage kommenden häufigsten Infektionen mit der Abkürzung „TORCH" griffig zusammengefaßt (*T*oxoplasmosis-*O*thers [Syphilis u. a.]-*R*ubella-*C*ytomegaly-*H*erpes). Einige dieser Infektionen führen am Integument zu charakteristischen, wenn auch nicht diagnostischen Veränderungen, die als „blueberry-muffin-Exanthem" bezeichnet werden. Außer durch TORCH-Erkrankungen können Exantheme auch noch durch Candida albicans verursacht sein, wobei hier auch vom klinischen Erscheinungsbild her zwischen der kongenitalen und der neonatalen Kandidiasis zu unterscheiden ist. Schließlich wird in dieser zusammenfassenden Darstellung der Neugeborenenexantheme auch auf das in der Dermatologie weithin unbekannte, jedoch sehr häufige Erythema neonatorum eingegangen, das heute allgemein als Umstellungsdermatose aufgefaßt wird.

Tabelle 2. Differentialdiagnose des Erythema neonatorum (pustulöse Form)

	Verteilungstyp	Klinisches Bild	Zytologie	Histologie	Andere Zeichen
Erythema neonatorum	gesamtes Integument mit Ausnahme von Handflächen und Fußsohlen kein Schleimhautbefall	makulopapulöses oder makulopapulopustulöses Exanthem	massenhaft eosinophile Granulozyten	Ödem des Str. papillare mit vorwiegend eosinophilem Infiltrat. Follikuläre Pusteln aus eosinophilen Granulozyten	bei Diaskopie gelbe Infiltrate, Bluteosinophilie
Impetigo bullosa neonatorum	gesamtes Integument mit Prädilektion im Beugenbereich, kein Schleimhautbefall	Blasen unterschiedlicher Größe mit trübem Inhalt, anfangs oft nur Pusteln	neutrophile Granulozyten und Bakterien	subkorneale Blasenbildung mit neutrophilen Granulozyten	bakteriologischer Nachweis von *Staph. aureus*
Herpes simplex	gesamtes Integument und Schleimhäute	gruppierte polyzyklisch begrenzte Bläschen, Übergang in Pusteln möglich	neutrophile Granulozyten	intraepidermale Bläschen, ballonierende Degeneration der Keratinozyten	allgemeine Krankheitszeichen, elektronenmikroskopische Darstellung von *Herpesvirus hominis* möglich
Varizellen	Kapillitium, Gesicht, Rumpf, proximale Anteile der Extremitäten und Schleimhäute	polymorphes Bild mit Papeln, Bläschen, Pusteln und Krusten	neutrophile Granulozyten	histologisches Bild wie bei Herpes simplex	elektronenmikroskopische Darstellung von *Herpesvirus varicellae* möglich
Miliaria pustulosa	Kapillitium, Gesicht und intertriginöse Bereiche	gerötete Papeln, Pusteln, abszedierende Knoten	neutrophile Granulozyten und Bakterien	entzündliches Infiltrat um ekkrine Drüsen mit zahlreichen neutrophilen Granulozyten	bakteriologischer Nachweis von *Staph. aureus*
Incontinentia pigmenti	bevorzugt Extremitäten	Bläschen auf erythematösem Grund mit Übergang in Pusteln, Neigung zu Konfluenz	massenhaft eosinophile Granulozyten	Epidermis akanthotisch verbreitert, spongiotische intraepidermale Bläschenbildung	Bluteosinophilie, X-chromosomale Vererbung

Literatur

1. Ahlfors K, Ivarsson SA, Johnson T (1979) A prospective study on congenital and acquired cytomegaly virus infections in infants. Scand J Infect Dis 11:177–188
2. Andersen HK, Brostrom K, Hansen KB (1979) A prospective study on the incidence and significance of congenital cytomegalyvirus infections. Acta Paediatr Scand 68:329–336
3. Antenrieth IB, Borisch B, Schmeiser T, Arnold R, Jahn G, Müller-Hermelink HK, Heymer B (1989) Stellenwert von Immunhistologie und In-situ-Hybridisierung bei der Differential-diagnose Zytomegalie-Virus-Pneumonie und idiopathischer interstitieller Pneumonie nach allogener Knochenmarkstransplantation. Immunol Infekt 17:100–108
4. Argyle JC, Zone JJ (1981) Dermal erythropoiesis in a neonate. Arch Dermatol 117:492–494
5. Baley JE, Silverman RA (1988) Systemic Candidiasis: Cutaneous manifestations in low birth weight infants. Pediatrics 82:211–215
6. Bowden JB, Herbert AA, Rapini RP (1989) Dermal hematopoiesis in neonates: Report of five cases, J Am Acad Dermatol 20:1104–1110
7. Brough AJ, Jones D, Page RH, Mizukami J (1967) Dermal erythropoiesis in neonatal infants. A manifestation of intra-uterine viral disease. Pediatrics 40:627–635
8. Chapel TA, Gagliardi C, Nidoh W (1982) Congenital cutaneous candidiasis. J Am Acad Dermatol 6:926
9. Dvorak AM, Gavaller B (1966) Congenital systemic candidiasis. N Engl J Med 274:540–543
10. Fine JD, Arndt KA (1985) The TORCH syndrome: A clinical review. J Am Acad Dermatol 12:697–706
11. Goetz O (1980) Herpes-simplex Infektion. In: Bachmann KD, Everbeck H, Joppich G, Kleihauer E, Rossi E, Stalder GR (Hrsg) Pädiatrie in Praxis und Klinik Band II. Fischer, Stuttgart New York und Thieme, Stuttgart, S 12.77–12.80
12. Guill MA, Aton JK, Rogers RB (1982) Neonatal herpes simplex associated with fetal scalp monitor. J Am Acad Dermatol 7:408–409
13. Hanshaw JB, Dudgeon JA, Marstall WC (1985) Viral diseases of the fetus and newborn, Vol. 17 of Major Problems in Clin Ped. Saunders Company, Philadelphia
14. Harris HM, Foucar E, Andersen RD, Ray ThL (1986) Intrauterine herpes simplex infection resembling mechanobullous disease in a newborn infant. J Am Acad Dermatol 15:1148–1155
15. Harris JR, Schick B (1956) Erythema neonatorum. Am J Dis Child 92:27–33
16. Hawthorne HC, Nelson JS, Witzleben CL (1970) Blanching subcutaneous nodules in neonatal neuroblastoma. J Pediatr 77:297–300
17. Johnson DE, Thompson ThR, Ferriari P (1981) Congenital Candidiasis. Am J Dis Child 135:273–275
18. Keitel MG, Jadan V (1963) Etiology of toxic erythema. Am J Dis Child 106:306–309
19. Knoth W, Pingel E (1949) Der Gang der Erythropoese beim menschlichen Embryo. Acta Haematol (Basel) 2:269–377
20. Krech KH, Jung M, Jung F (1971) Cytomegalovirus infections of man. Karger, Basel
21. Leiner C (1930) Erythema neonatorum toxicum. In: Jadassohn W (Hrsg) Hdb. der Haut- und Geschlechtskrankheiten Bd. 14/I. Springer, Berlin, S 465–467
22. Meigel W (1980) Hauterkrankungen der Neugeborenen und jungen Säuglinge. In: Bachmann KD, Everbeck H, Joppich G, Kleihauer E, Rossi E, Stalder GR (Hrsg) Pädiatrie in Praxis und Klinik Band II. Fischer, Stuttgart New York und Thieme, Stuttgart New York, S 21.3–21.11
23. Nahmies AJ, Josey WE, Naib ZM, Freeman MG, Fernandez RJ, Wheeler JH (1971) Perinatal risk associated with maternal genital herpes simplex virus infection. Am J Obstet Gynecol 110:835–837
24. Newman CG (1965) Perinatal varicella. Lancet II:1159–1161
25. Oehme J (1980) Varizellen, Herpes Zoster. In: Bachmann KD, Everbeck H, Joppich G, Kleihauer E, Rossi E, Stalder GR (Hrsg) Pädiatrie in Praxis und Klinik Band II. Fischer, Stuttgart New York und Thieme, Stuttgart New York, S 12.28–12.31
26. Oehme J (1980) Zytomegalie. In: Bachmann KD, Everbeck H, Joppich G, Kleihauer E, Rossi E, Stalder GR (Hrsg) Pädiatrie in Praxis und Klinik Band II. Fischer, Stuttgart New York und Thieme, Stuttgart New York, S 12.77–12.80
27. Pohlandt F, Harnisch R, Meigel W, Weber L (1977) Zum Bild des Erythema neonatorum. Hautarzt 28:469–474

28. Rosecan LR, Laskin OL, Kalman CM, Haik BK, Ellsworth RM (1986) Antiviral therapy with Ganciclovir for cytomegalovirus retinitis and bilateral exsudative retinal detachments in an immunocompromised child. Ophthalmology 83:1401–1407
29. Schopfer K, Lanbo E, Krech U (1978) Congenital cytomegalovirus infection in newborn infants of mothers infected before pregnancy. Arch Dis Child 53:536–539
30. Schwartz JL, Maniscalco WM, Lane AT, Currao WJ (1984) Twin transfusion syndrome causing cutaneous erythropoiesis. Pediatrics 74:527–529
31. Strabstein JC, Morris N, Larke RPB (1974) Is there a congenital varicella syndrome? J Pediatr 84:239–243
32. Vakilzadeh F, Dominick HC, Bräunswig J (1982) Kutane Erythropoese bei fetaler Rh-Erythroblastose (Blueberry-Muffin-Baby). Hautarzt 33:440–442
33. Whyte RK, Hussain Z, de Sa D (1982) Antenatal infections with Candida species. Arch Dis Child 57:528

Neue Syndrome

Rudolf Happle

Einleitung

Bei der Diagnose genetisch bedingter Syndrome mit kutaner Symptomatik macht sich
der klinische Genetiker oder Pädiater gerne das Spezialwissen des Hautarztes zunutze,
da ohne eine exakte Klassifikation keine korrekte Erbberatung möglich ist. In diesem
Beitrag werden vier noch wenig bekannte Syndrome besprochen. Alle vier Syndrome
sind monogen bedingt, d. h. es liegt ihnen jeweils eine bestimmte Mutation zugrunde.
Drei dieser Syndrome sind erblich, während eines paradoxerweise nicht erblich ist. Es
handelt sich hierbei um das Proteus-Syndrom, das ebenso wie das CHILD-Syndrom
zu den Epidermalnävus-Syndromen gehört. Hierdurch wird die Tatsache unterstrichen, daß sich das Konzept eines einzigen einheitlichen „Epidermalnävus-Syndroms"
nicht aufrechterhalten läßt.

CHILD-Syndrom

Das CHILD-Syndrom ist charakterisiert durch einen halbseitigen ichthyosiformen
Nävus mit scharfer Begrenzung an der vorderen und hinteren Medianlinie, sowie
durch ipsilaterale Defekte der Gliedmaßen (Abb. 1 und 2). Im Jahre 1980 haben wir
das Akronym CHILD vorgeschlagen als Abkürzung für „congenital hemidysplasia
with ichthyosiform erythroderma and limb defects" [14]. Dieser Name hat sich inzwischen durchgesetzt. Dennoch bin ich mit dieser Bezeichnung nicht ganz glücklich,
und zwar aus folgendem Grund: Einige Mädchen zeigen eine diffuse halbseitige
Hautveränderung, die man in der Tat als ichthyosiforme Erythrodermie bezeichnen kann, zumal es sich nicht um eine echte Ichthyosis handelt. Bei unserer ersten
Beobachtung hat sich diese Hautveränderung jedoch im Laufe weniger Jahre bis auf
relativ kleine Areale zurückgebildet, und bei anderen Mädchen besteht von Anfang
an nur ein Nävus von relativ geringer Ausdehnung. Aus diesem Grunde gebrauchen
wir für das Akronym CHILD in den letzten Jahren die folgende modifizierte Interpretation: „congenital hemidysplasia with ichthyosiform nevus and limb defects"
[11, 13].

*Das Konzept der X-chromosomal dominanten Vererbung mit Letalwirkung
für männliche Embryonen*

Im Jahre 1980 haben wir postuliert, daß dem CHILD-Syndrom eine X-gebunden
dominante Mutation zugrundeliegt und daß sich diese Mutation ähnlich wie das Gen
der Incontinentia pigmenti bei männlichen Embryonen letal auswirkt [14]. Dieses
Konzept, das in der humangenetischen Literatur inzwischen akzeptiert worden ist
[24], haben wir nicht etwa aus Familienbeobachtungen abgeleitet, sondern aus dem
Überwiegen des weiblichen Geschlechts und aus der mosaikartigen Verteilung der
Anomalien, die in Analogie zu anderen X-chromosomal dominant vererbten Syndro-
men an das Phänomen der Lyonisierung denken ließ. Alle bis heute vorliegenden

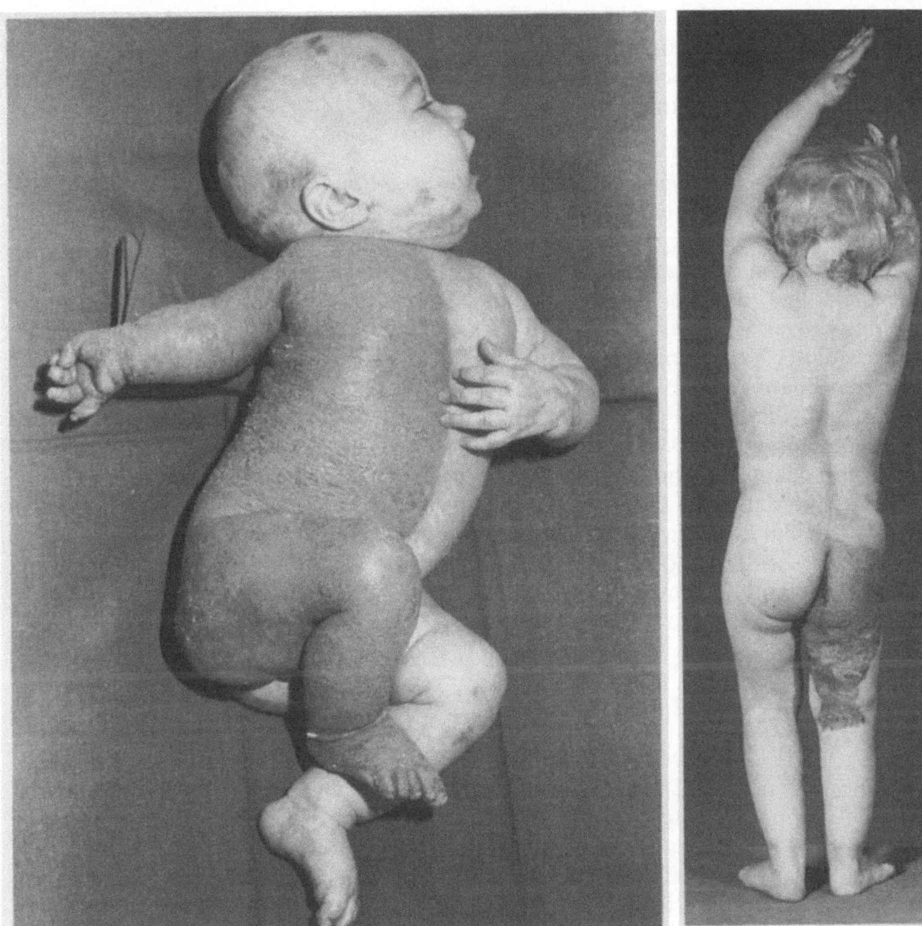

Abb. 1   **Abb. 2**

Abb. 1. CHILD-Syndrom. Fünf Monate altes Mädchen mit ausgedehntem halbseitigen ichthyosiformen Nävus und ipsilateralen Gliedmaßendefekten

Abb. 2. CHILD-Syndrom. Im Alter von drei Jahren hat sich der CHILD-Nävus partiell zurückgebildet; der Wachstumsrückstand der ipsilateralen Gliedmaßen tritt deutlicher hervor

Beobachtungen bestätigen das ursprünglich vorgeschlagene Konzept. Im folgenden wollen wir die drei wichtigsten Argumente, die Geschlechtsverteilung, die Übereinstimmung des Mosaikphänotyps mit anderen X-chromosomal vererbten Dermatosen und das Vererbungsmuster bei familiärem Auftreten, gesondert betrachten.

Gynäkotropie des CHILD-Syndroms

Bei unserer ersten Veröffentlichung im Jahre 1980 überwogen die weiblichen Patienten die männlichen im Verhältnis 19:1 [14]. Im Jahre 1981 betrug das Geschlechtsverhältnis 24:1 [7], und aufgrund weiterer Publikationen sowie Beobachtungen, die mir persönlich mitgeteilt worden sind, ergibt sich heute ein Geschlechtsverhältnis von 43:2. Dies ist gut mit dem vorgeschlagenen Vererbungsmodus vereinbar, zumal auch alle anderen X-chromosomal dominanten, männlich-letalen Phänotypen, z. B. Incontinentia pigmenti und X-chromosomal dominante Ichthyosis, ausnahmsweise auch bei Männern auftreten können. Dies läßt sich entweder mit der Gonosomenkonstitution XXY oder aber mit einer frühen somatischen Mutation oder einer Halbchromatidenmutation in der Gamete erklären [6].

Streifenförmige Verteilung des CHILD-Nävus als Manifestation eines funktionellen X-chromosomalen Mosaiks

Als ein allgemein anerkanntes Ergebnis der genodermatologischen Forschung gilt heute die Regel, daß bei X-chromosomal dominant vererbten Mutationen an der Haut das Muster der Blaschko-Linien zutage treten kann [6, 8]. Wenn dem CHILD-Syndrom dieser Vererbungsmodus zugrundeliegt, sollte man erwarten, daß sich auch bei diesem Phänotyp die Blaschko-Linien manifestieren. Unsere ursprüngliche Auffassung, daß dies der Fall sei, ist im Laufe der Jahre zur Gewißheit geworden [11]. Besonders eindrucksvoll manifestieren sich die Blaschko-Linien in den Beobachtungen von Haustein und Süss [16], Hebert et al. [17] und Gloor et al. [5]. Es sei jedoch betont, daß beim CHILD-Syndrom neben dem Mosaikmuster der Blaschko-Linien noch ein besonderer Lateralisationseffekt zutage tritt, der wahrscheinlich ebenfalls auf dem Phänomen der X-Inaktivierung beruht. Dieser Halbseiteneffekt wird bei anderen X-chromosomal dominant vererbten Genodermatosen nicht beobachtet [8].

Auftreten des CHILD-Syndroms bei Mutter und Tochter

Wenn das CHILD-Syndrom X-chromosomal dominant mit Letalwirkung für männliche Embryonen vererbt wird, dann sollte man erwarten, daß diese Krankheit familiär bei Mutter und Tochter auftreten kann. Bei früheren Familienbeobachtungen sind die Mütter jedoch jeweils als erscheinungsfrei beschrieben worden [4, 19, 27].

Bei einer eigenen Patientin konnten wir kürzlich erstmals die Vererbung dieser Genodermatose von der Mutter auf die Tochter nachweisen [13]. Während die Tochter das Vollbild des Syndroms aufwies und schwer behindert war, zeigte die Mutter lediglich kutane Minimalsymptome in Form einiger streifenförmiger ichthyosiformer Hautveränderungen mit Dystrophie eines Fingernagels.

Schlenzka et al. [28] haben bei der Mutter eines Mädchens mit CHILD-Syndrom eine geringgradige Verkürzung des linken Armes beobachtet. Wahrscheinlich ist auch diese Frau Genträgerin mit extremer Lyonisierung zugunsten der funktionell normalen Zellpopulation.

Hieraus läßt sich folgern, daß die Mutter eines Kindes mit CHILD-Syndrom stets sorgfältig auf Minimalsymptome der Haut oder des Skelettes untersucht werden sollte. Es läßt sich die Regel aufstellen, daß die Mutter meistens viel milder befallen sein wird als die Tochter, denn das CHILD-Syndrom stellt in voller Ausprägung ein erhebliches Handikap bei der Partnersuche dar.

Unter welchen irrtümlichen Diagnosen ist das CHILD-Syndrom bisher beschrieben worden?

Das CHILD-Syndrom ist bisher noch nicht genügend bekannt und wird in den meisten Kliniken und Praxen unter anderen Diagnosen archiviert. Tabelle 1 gibt eine Übersicht über die häufigsten irrtümlichen Diagnosen. Vom ILVEN unterscheidet sich der CHILD-Nävus dadurch, daß er von gelben, wachsartigen Schuppen bedeckt ist und auch großflächig ohne jede Streifenform auftreten kann. Außerdem weist der CHILD-Nävus eine ausgeprägte Vorliebe für die Körperfalten auf. Für dieses Phäno-

Tabelle 1. CHILD-Syndrom: Irrtümliche Diagnosen

ILVEN
„Epidermalnävus-Syndrom"
„Solomon-Syndrom"
Halbseitige Psoriasis
Atypische Erythrokeratodermie
„Conradi-Syndrom"

men ist die neue Bezeichnung Ptychotropie vorgeschlagen worden [12]. Dieser Begriff ist von den griechischen Wörtern $\pi\tau\upsilon\chi\acute{\eta}$ = Falte und $\tau\varrho\sigma\pi\acute{\eta}$ = Wendung abgeleitet. Der ILVEN ist dagegen nicht ptychotrop.

Häufig wird irrtümlich die Diagnose „Epidermalnävus-Syndrom" oder „Solomon-Syndrom" gestellt [21]. Unter dem Begriff „Epidermalnävus-Syndrom" haben Solomon et al. [29] im Jahre 1968 verschiedene Krankheitsbilder zusammengefaßt, die in Wirklichkeit verschiedene Entitäten darstellen, z. B. das Schimmelpenning-Feuerstein-Mims-Syndrom, das CHILD-Syndrom und den systematisierten epidermolytischen Nävus. Aus genetischer Sicht läßt sich dieses unitaristische Prinzip nicht aufrechterhalten. Es geht nicht an, das X-chromosomal dominant erbliche CHILD-Syndrom und das grundsätzlich nicht erbliche Schimmelpenning-Feuerstein-Mims-Syndrom [10] als eine einheitliche Entität aufzufassen. Wie wichtig die Unterscheidung dieser beiden Epidermalnävus-Syndrome ist, leuchtet unmittelbar ein, wenn man an die Erbberatung denkt.

Proteus-Syndrom

Auch das Proteus-Syndrom gehört zu den Epidermalnävus-Syndromen, denn sehr oft wird bei diesem Phänotyp ein systematisierter papillomatöser Epidermalnävus beschrieben. Die Krankheit ist durch eine Hemihypertrophie mit Makrodaktylie und Makrozephalie sowie durch subkutane mesodermale Hamartome charakterisiert. Auffallend ist die Asymmetrie all dieser Anomalien. Wegen der ausgeprägten Variabilität der Symptome benannten Wiedemann et al. [32] dieses Syndrom nach dem griechischen Gott Proteus, der in wechselnder Gestalt auftreten konnte. Die wichtigsten Leitsymptome sind eine asymmetrische Makrodaktylie und eine zerebriforme Verdickung der Fußsohlen, die durch eine hamartomatöse Umwandlung des Bindegewebes verursacht wird [1, 2, 31].

Das Proteus-Syndrom ist früher unter verschiedenen irrtümlichen Diagnosen beschrieben worden (Tabelle 2). Oft wurde dabei an ein Klippel-Trenaunay-Syndrom gedacht, und dies war auch bei unseren eigenen zwei Beobachtungen der Fall (Abb. 3). Im Gegensatz zu anderen Epidermalnävus-Syndromen scheint es sich bei dem streifenförmigen Nävus des Proteus-Syndroms regelmäßig um den weichen papillomatösen Typ zu handeln. Dieser Aspekt sollte bei zukünftigen Beobachtungen genauer untersucht werden. Was die irrtümliche Diagnose „Neurofibromatose" betrifft, so stellt Joseph Merrick, der unter dem marktschreierischen Namen „Elephant Man" bekannt geworden ist, das eindrucksvollste Beispiel dar. In einer sorgfältigen

Tabelle 2. Proteus-Syndrom: Irrtümliche Diagnosen

Schimmelpenning-Feuerstein-Mims-Syndrom
„Epidermalnävus-Syndrom"
Klippel-Trenaunay-Syndrom
Neurofibromatose

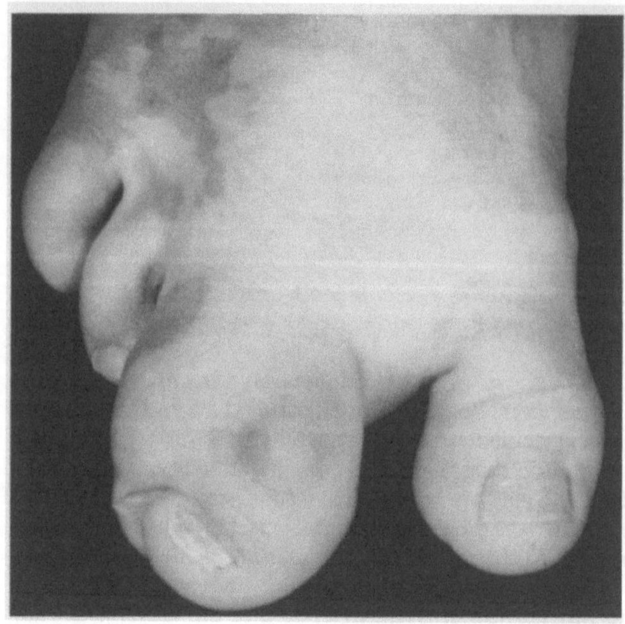

Abb. 3. Makrodaktylie als Leitsymptom des Proteus-Syndroms

Untersuchung haben Tibbles und Cohen [30] nachgewiesen, daß Joseph Merrick nicht an einer Neurofibromatose sondern am Proteus-Syndrom gelitten hat. Die zerebriforme Hyperplasie der Fußsohlen stellt hierbei ein besonders überzeugendes Argument dar [3].

Von besonderem genetischen Interesse ist die Krankheit deshalb, weil sie ein Beispiel für das Überleben einer letalen Mutation im Mosaik darstellt. Dieses Konzept ist aus der klinischen Genodermatologie heraus entwickelt worden [10]. Alle bisher mitgeteilten Beobachtungen des Proteus-Syndroms sind sporadisch. Die zugrundeliegende Mutation kann in den Gonaden vorhanden sein aber nicht an die folgende Generation weitergegeben werden, weil der Embryo in utero abstirbt, wenn alle Zellen die Mutation tragen. Eine betroffene Zellpopulation kann nur in Nachbarschaft mit normalen Zellen überleben, d. h. in einem Mosaik. Mit diesem Konzept läßt sich die ausgeprägte Asymmetrie und die starke Variabilität der Anomalien erklären [9].

Restriktive Dermopathie

Die restriktive Dermopathie ist eine Genodermatose, die sich in den ersten Lebenstagen letal auswirkt. Die autosomal rezessiv vererbte Krankheit ist im Jahre 1985 von Lowry et al. [22] in endogamen Hutterer- und Mennoniten-Familien beschrieben worden. Witt et al. [33] haben die Eigenständigkeit dieses Phänotyps bestätigt und den Begriff „restriktive Dermopathie" geprägt.

Wir haben diese ungewöhnliche Genodermatose bei zwei Brüdern beobachtet [15]. Beide Kinder wurden vorzeitig geboren. Das erste Kind lebte 4 Tage, das zweite verstarb wenige Stunden nach der Geburt. Beide Kinder waren wie eingemauert in einen zu engen bindegewebigen Hautpanzer. Das hypoplastische Gesicht sah aus, als sei eine zu knappe Haut darübergezogen (Abb. 4). Bei dem ersten Kind waren die Gelenke kontrahiert und vollkommen unbeweglich; bei dem zweiten war die Beweglichkeit stark eingeschränkt. Die Augenlider bildeten sklerotische Ringe um die Bulbi

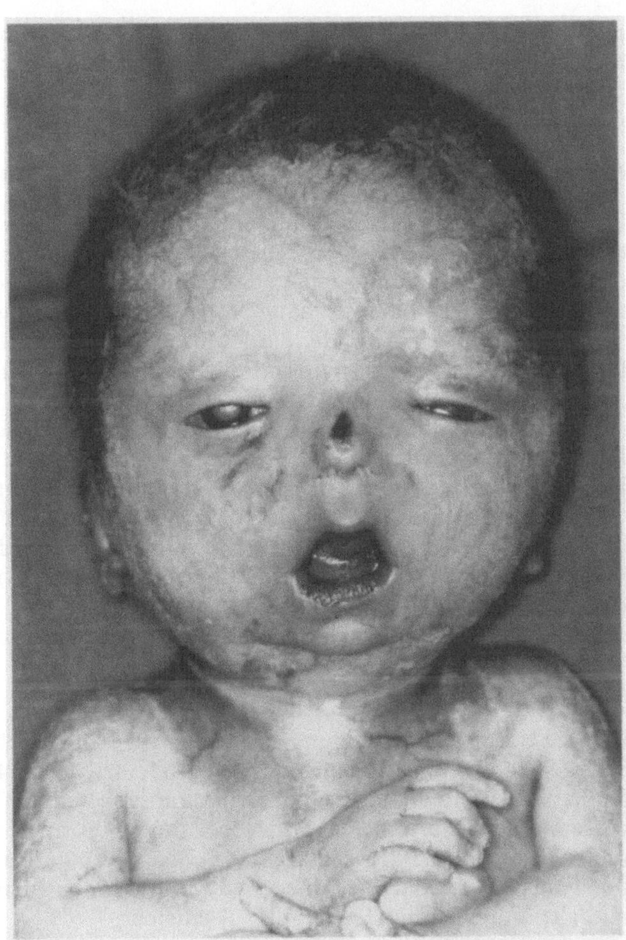

und konnten nicht geschlossen werden. Bei beiden Kindern sahen wir eine diffuse
Hyperkeratose mit großflächiger Abschilferung keratotischer Membranen.

Als charakteristische mikromorphologische Befunde der restriktiven Dermopathie fanden wir eine Orthohyperkeratose, die mit parakeratotischen Bereichen ab-
wechselte; fehlende Reteleisten, so daß die Grenze zwischen Epidermis und Dermis
vollkommen flach verlief; eine stark verdünnte Dermis, wobei die Kollagenbündel
parallel zur Epidermis angeordnet waren; sowie einen ausgesprochenen Mangel an
Adnexen. In der Elastica-Färbung fiel auf, daß das koriale Bindegewebe vollkommen
frei von elastischen Fasern war, obwohl sich in den Gefäßwänden die Elastica normal
anfärbte. Bei der elektronenmikroskopischen Untersuchung waren die Keratohya-
lingranula ungewöhnlich abgerundet. Ferner fiel ein Mangel an Keratinfilamenten auf.

Läßt sich die restriktive Dermopathie unter die Sklerodermien einordnen?

Wer jemals ein Kind mit restriktiver Dermopathie gesehen hat, dem drängt sich der
Gedanke auf, daß hier eine generalisierte Sklerodermie vorliegt. Selbstverständlich
soll hiermit nicht behauptet werden, daß diese Krankheit eine ätiologische oder
pathogenetische Beziehung zu den bisher bekannten Sklerodermien hat. Betrachten
wir jedoch den Wortsinn und die historische Entwicklung des Begriffes „Skleroder-

mie", so stellt die restriktive Dermopathie ein geradezu extremes Beispiel einer Sklerodermie dar. Daß hier ein ganz anderer Typ der Sklerodermie vorliegt, geht schon daraus hervor, daß die elastischen Fasern vollkommen fehlen.

Läßt sich die restriktive Dermopathie unter die Ichthyosen einordnen?

Diese Genodermatose ist durch eine diffuse Hyperkeratose gekennzeichnet. In den ersten Stunden kommt es zu einer ausgedehnten Desquamation. Die elektronenoptischen Befunde deuten darauf hin, daß es sich um eine genuine Keratinisierungsstörung der Epidermis handelt. Hierfür sprechen auch die immunhistologischen und biochemischen Befunde, die Holbrook et al. [18] erhoben haben. Die Autoren fanden in der Epidermis eine abnorme Anfärbung mit dem monoklonalen Antikörper AE1 sowie eine verstärkte Expression von 48 000- und 56 000-Dalton-Keratinen.

Der Begriff „Ichthyosis" läßt sich definieren als eine mehr oder weniger diffuse Hyperkeratose des gesamten Integuments auf monogen erblicher Grundlage. Diese Definition scheint auf die restriktive Dermopathie zuzutreffen.

Weitere Untersuchungen werden zeigen, ob der Vorschlag, diesen Phänotyp unter die Ichthyosen einzuordnen, gerechtfertigt ist. Wenn diese Interpretation zutrifft, könnte man die restriktive Dermopathie auch als ISIS-Syndrom bezeichnen (intrauterine scleroderma with ichthyosis and stuntedness).

Fetale Akinesie durch eine Hautkrankheit

Für die normale Entwicklung des Fetus ist es unerläßlich, daß er sich im Uterus bewegen kann. Wenn dies nicht möglich ist, entsteht eine Deformationssequenz durch fetale Akinesie (fetal akinesia deformation sequence, FADS) [25]. Bemerkenswerterweise werden alle anderen bisher bekannten Formen der fetalen Akinesie durch zentralnervöse Defekte verursacht [15]. Die Besonderheit der restriktiven Dermopathie besteht darin, daß hier eine fetale Akinesie mit allgemeiner Verkümmerung einzig und allein durch eine Hautkrankheit entsteht.

Methylmalonazidämie

Die Methylmalonazidämie ist ein autosomal rezessiv vererbter Stoffwechseldefekt, bei dem die Aminosäuren Valin, Isoleucin, Methionin und Threonin sowie verschiedene Lipide nicht zu Succinyl-CoA abgebaut werden können [26]. Eine Defizienz des Enzyms Methylmalonyl-CoA-Mutase oder des Koenzyms Adenosylcobalamin führt zur Anhäufung der Methylmalonsäure im Blut. Betroffene Kinder leiden an Lethargie, Gedeihstörung, Erbrechen, Dehydration, Atemnot und Hypotonie [23]. Oft sterben sie im Koma. Laborbefunde sind Ketose, Azidose, Anämie, Neutropenie und große Mengen Methylmalonsäure in Blut und Urin.

Hauterscheinungen sind bei dieser Stoffwechselerkrankung bisher nicht beschrieben worden [26]. Unsere Arbeitsgruppe hat bei zwei Kindern mit Methylmalonazidämie, die aus verschiedenen Familien stammten, eine sehr charakteristische Dermatose beobachtet [20]. Es handelte sich um scharf und bogig begrenzte Erytheme mit oberflächlicher lamellärer Schuppung. Die Hautveränderungen waren vorzugsweise periorifizell lokalisiert, betrafen jedoch im Rahmen einer Exazerbation auch nahezu das gesamte Integument. Die Haare waren schütter, brüchig und wenig pigmentiert. Als histologisches Charakteristikum fand sich eine oberflächliche Spaltbildung in der Epidermis.

Auf den ersten Blick erinnert die Hautkrankheit an eine Acrodermatitis enteropathica; die Zinkwerte sind jedoch normal. Differentialdiagnostisch ist die Dermatose weiterhin abzugrenzen vom staphylogenen Syndrom der verbrühten Haut, von einer chronischen mukokutanen Kandidamykose, von einer seborrhoischen Dermatitis, vom Glukagonom-Syndrom und von der Karboxylasedefizienz.

Die Dermatose ist bis zum heutigen Tage weder in der dermatologischen noch in der pädiatrischen Literatur erwähnt worden. Weitere Beobachtungen werden wahrscheinlich bestätigen, daß die Hauterscheinungen der Methylmalonazidämie ein neues charakteristisches Krankheitsbild darstellen, das als Leitsymptom zur Diagnose dieses Stoffwechseldefektes dienen kann.

Zusammenfassung

Das *CHILD-Syndrom* (congenital hemidysplasia with ichthyosiform nevus and limb defects) kommt mit wenigen Ausnahmen nur bei Mädchen vor, da die zugrundeliegende X-chromosomal dominante Mutation einen Letalfaktor für männliche Embryonen darstellt. Leitsymptom ist der halbseitige CHILD-Nävus, der sich sowohl streifenförmig als auch großflächig ohne Streifenform manifestieren kann. Das CHILD-Syndrom gehört zu den Epidermalnävus-Syndromen. In dieselbe Gruppe läßt sich auch das *Proteus-Syndrom* einordnen, das im Gegensatz zum CHILD-Syndrom niemals erblich ist und bei dem ein nicht entzündlicher papillomatöser Epidermalnävus auftritt. Leitsymptome des vielgestaltigen Proteus-Syndroms sind Makrodaktylie und eine zerebriforme bindegewebige Hyperplasie der Fußsohlen, wobei die ausgeprägte Asymmetrie aller Anomalien auffällt. Bei dieser Krankheit manifestiert sich eine Letalmutation im Mosaik. Die *restriktive Dermopathie* ist ein autosomal rezessiv erblicher Phänotyp, der sich als eine generalisierte intrauterine Sklerodermie mit postpartaler Letalwirkung beschreiben läßt. Eine eigenartige entzündliche Dermatose mit oberflächlicher Desquamation und vorzugsweise periorifizieller Lokalisation ist bei Kleinkindern mit *Methylmalonazidämie* beobachtet worden und stellt offenbar ein kutanes Leitsymptom dieses autosomal rezessiv vererbten Stoffwechseldefektes dar.

Literatur

1. Bendick C (1988) Proteus-Syndrom. Z Hautkr 63:687–688
2. Clark RD, Donnai D, Rogers J, Cooper J, Baraitser M (1987) Proteus syndrome: An expanded phenotype. Am J Med Genet 27:99–117
3. Cohen MM Jr (1988) Understanding Proteus syndrome, unmasking the elephant man, and stemming elephant fever. Neurofibromatosis 1:260–280
4. Falek A, Heath CW, Ebbin AJ, McLean WR (1968) Unilateral limb and skin deformities with congenital heart disease in two siblings: A lethal syndrome. J Pediatr 73:910–913
5. Gloor M, Gross M, Happle R, Gehring W (1989) Familiäre zirkumskripte Plantarkeratose mit Schallempfindungsschwerhörigkeit und sporadisches CHILD-Syndrom. Hautarzt 40:304–307
6. Happle R (1978) Genetische Interpretation streifenförmiger Hautanomalien. Hautarzt 29:357–363
7. Happle R (1981) Das CHILD-Syndrom (Kongenitale Hemidysplasie mit ichthyosiformer Erythrodermie und Gliedmaßendefekten). Hautarzt (Suppl 5) 32:475–477
8. Happle R (1985) Lyonization and the lines of Blaschko. Hum Genet 70:200–206
9. Happle R (1986) Cutaneous manifestation of lethal genes. Hum Genet 72:280
10. Happle R (1987) Lethal genes surviving by mosaicism: A possible explanation for sporadic birth defects involving the skin. J Am Acad Dermatol 16:899–906
11. Happle R (1987) The lines of Blaschko: A developmental pattern visualizing functional X-chromosome mosaicism. In: Wuepper KD, Gedde-Dahl T (eds) Biology of Heritable Skin Diseases. Curr Probl Dermatol 17. Karger, Basel, S 5–18

12. Happle R (1990) Ptychotropism as a cutaneous feature of the CHILD syndrome. J Am Acad Dermatol 22 (im Druck)
13. Happle R, Karlić D, Steijlen PM (1990) CHILD-Syndrom bei Mutter und Tochter. Hautarzt 41 (im Druck)
14. Happle R, Koch H, Lenz W (1980) The CHILD syndrome (congenital hemidysplasia with ichthyosiform erythroderma and limb defects). Eur J Pediatr 134:27–33
15. Happle R, Schurmans Stekhoven JH, Hamel BCJ, Kollee LAA, Steijlen PM. Restriktive Dermopathie. Eine hereditäre intrauterine Sklerodermie mit postpartaler Letalwirkung (in Vorbereitung)
16. Haustein UF, Süss E (1978) Inflammatorischer linearer verruköser epidermaler Nävus (ILVEN). Dermatol Monatsschr 164:120–129
17. Hebert AA, Esterly NB, Holbrook KA, Hall JC (1987) The CHILD syndrome. Histologic and ultrastructural studies. Arch Dermatol 123:503–509
18. Holbrook KA, Dale BA, Witt DR, Hayden MR, Toriello HV (1987) Arrested epidermal morphogenesis in three newborn infants with a fatal genetic disorder (restrictive dermopathy). J Invest Dermatol 88:330–339
19. Kontras SB, Kataria S, Eaton A, Flowers FP (1975) Case report 27. Syndrome Identification 3:3–6
20. Koopman R, Happle R (1989) Cutaneous manifestations of methylmalonic acidemia. Arch Dermatol Res 281 (im Druck)
21. Lambert D, Dalac S, Alison M, Mabille JP (1974) Epidermal nevus associated with ganglioneuroblastoma. In: Wilkinson DS, Mascaro JM, Orfanos CE (eds) Clinical Dermatology. The CMD Case Collection. Schattauer, Stuttgart, S 48–49
22. Lowry RB, Machin GA, Morgan K, Mayock D, Marx L (1985) Congenital contractures, edema, hyperkeratosis, and intrauterine growth retardation: A fatal syndrome in Hutterite and Mennonite kindreds. Am J Med Genet 22:531–543
23. Matsui SM, Mahoney MJ, Rosenberg LE (1983) The natural history of the inherited methylmalonic acidemias. N Engl J Med 308:857–861
24. McKusick V. Mendelian Inheritance in Man. Catalogs of Autosomal Dominant, Autosomal Recessive, and X-linked Phenotypes. 8th ed. Johns Hopkins University Press. Baltimore, S 1323–1324
25. Moessinger AC (1983) Fetal akinesia deformation sequence: An animal model. Pediatrics 72:857–863
26. Rosenberg LE (1983) Disorders of propionate and methylmalonate metabolism. In: Stanbury JB, Wyngaarden JB, Fredrickson DS, Goldstein JL, Brown MS (eds) The Metabolic Basis of Inherited Disease. 5th ed. New York, McGraw-Hill, pp 474–497
27. Poiares Baptista A, Cortesao JM (1979) Naevus épidermique inflammatoire variable (N.E.V.I.L. atypique? entité nouvelle?). Ann Dermatol Venereol 106:443–450
28. Schlenzka K, Gehre M, Neumann HJ, Sochor H (1989) CHILD-Syndrom – kasuistischer Beitrag zur Kenntnis dieser seltenen Genodermatose. Dermatol Monatsschr 175:100–106
29. Solomon LM, Fretzin DF, Dewald RL (1968) The epidermal nevus syndrome. Arch Dermatol 97:273–285
30. Tibbles JAR, Cohen MM Jr (1986) The Proteus syndrome: the elephant man diagnosed. Br Med J 293:683–685
31. Viljoen DL, Saxe N, Temple-Camp C (1988) Cutaneous manifestations of the Proteus syndrome. Pediatr Dermatol 5:14–21
32. Wiedemann HR, Burgio GR, Aldenhoff P, Kunze J, Kaufmann HJ, Schirg E (1983) The Proteus syndrome. Partial gigantism of the hands and/or feet, nevi, hemihypertrophy, subcutaneous tumors, macrocephaly or other skull anomalies and possible accelerated growth and visceral affections. Eur J Pediatr 140:5–12
33. Witt DR, Hayden MR, Holbrook KA, Dale BA, Baldwin VJ, Taylor GP (1986) Restrictive dermopathy: A newly recognized autosomal recessive skin dysplasia. Am J Med Genet 24:631–648

Kongenitale Nävi und maligne Melanome

Birger Konz

Einleitung

Definitionsgemäß spricht man von kongenitalen Nävuszellnävi, wenn diese bei der Geburt vorhanden sind. Mit regionalen Unterschieden lassen sich angeborene Pigmentmäler bei ca. 1% der Neugeborenen nachweisen und treten in der Mehrzahl der Fälle als Einzelherde auf. Die kongenitalen Nävi werden während der frühen Embryonalzeit, vor dem Schluß der Neuralleiste, angelegt. Zu diesem Zeitpunkt kommt es zu einer diffusen Wanderung relativ undifferenzierter ektodermaler Zellen zu ihrem endgültigen Bestimmungsort. Störungen der normalen Proliferation und Wanderung dieser ektodermalen Zellen können zu Pigmentmälern mit unterschiedlichem klinischen und histologischen Bild führen [1]. In neuerer Zeit wird diskutiert ob diese „Strickfehler der Natur" nicht besser als kongenitale nävomelanozytische Nävi zu bezeichnen sind, da es sich hier nicht um gewöhnliche Nävuszellen handelt, sondern um besondere Melanozyten [17]. In der Regel sind die angeborenen Nävi größer als 1,5 cm im Durchmesser. Es findet sich keine Geschlechtsbevorzugung, jedoch wird über eine familiäre Häufung berichtet [4]. Die klinische Einteilung der kongenitalen Nävi nach der Größe wird heute nicht mehr allgemein akzeptiert. Kopf [9] unterscheidet kleine Nävi: < 1,5 cm im Durchmesser, mittelgroße Nävi: 1,5 – 20 cm Durchmesser und große Nävi mit einem Durchmesser von über 20 cm. Vorgeschlagen werden Einteilungsprinzipien nach Fläche in cm², prozentuale Größe in bezug auf die Körperoberfläche sowie die Unterscheidung nach histologischen Kriterien, wobei die Verteilung der Nävuszellen in Epidermis, Korium und Subkutis eine Rolle spielt [6]. Im Vergleich zu den kleinen Nävi (< 1,5 cm) sind große Nävi (> 10 cm) und Riesennävi (> 20 cm) weitaus seltener. Nach Fitzpatrick [2] finden sich große Nävi in 1 : 5000 Geburten und Riesennävi in 1 : 200 000 Geburten.

Dies würde für die Bundesrepublik Deutschland bei 650 000 Neugeborenen im Jahre 1987 bedeuten, daß sich große Nävi 130mal und Riesennävi etwas mehr als 3mal in der Jahresstatistik erwarten ließen.

Klinik

Kongenitale Nävuszellnävi sind in der Regel mehr oder weniger stark pigmentiert. Die Färbung kann von hellbraun über dunkelbraun bis ins schwarzbraune reichen. Gelegentlich läßt sich feststellen, daß die Pigmentierung im Laufe der ersten Lebensjahre heller wird. Die Oberfläche kann von makulöser bis zu papillomatöser Beschaffenheit gehen. Die papillomatösen Herde haben in der Regel eine weiche Konsistenz und ein gefurchtetes Oberflächenrelief. Bei der Geburt weisen die Herde meist nur eine geringe Behaarung auf, die im Laufe des Lebens oft zunimmt. Die kleinen und mittelgroßen Nävi sind meistens rund, oval oder spindelig konfiguriert. Dabei ist oft auffallend, daß sich die Pigmentmäler an die Dermatomgrenzen halten. Bei den Riesennävi können ganze Körperpartien betroffen sein, so z. B. beim Badeanzugtyp oder bei Herden im Bereich der Schulter und des Rückens, wo ein Cape-artiges Aussehen hervorgerufen wird. Im Bereich des Kopfes können einzelne anatomische Regionen betroffen sein, so z. B. die Orbitalregion, die Stirn- und Temporalpartie oder die ganze Wange. Im Bereich der Extremitäten finden sich zirkulär bzw. manschettenartige Erscheinungsbilder. Bei Riesennävi ist weiterhin auffällig, daß sich über den ganzen Körper verteilte Satelliten-Nävi finden lassen. Insgesamt läßt sich feststellen, daß es für angeborene Nävi keine eigentlichen Prädilektionsstellen gibt, daß Größe und Oberflächenbeschaffenheit sowie Behaarung und auch der Pigmentgehalt eine große Variationsbreite haben.

In einer eigenen Untersuchung bei 439 Patienten mit angeborenen Nävi konnte festgestellt werden, daß es sich bei 31,1% um kleine Nävi ($<$ 1,5 cm Durchmesser), bei 57,3% um mittelgroße Nävi (1,5–20 cm Durchmesser) und in 2,8% um große Nävi ($>$ 20 cm Durchmesser) handelte. Bei der Lokalisationsverteilung ließen sich keine wesentlichen geschlechtsspezifischen Unterschiede feststellen, wobei jedoch auffallend war, daß ca. 28% der Läsionen im Bereich der Kopf-Hals-Region und ca. 44% der Herde im Rumpfbereich lokalisiert waren.

Histologie

Nach der grundlegenden Arbeit von Mark et al. [11] lassen sich in kongenitalen Nävuszellnävi typische Verteilungsmuster der Nävuszellen feststellen. Die Nävuszellen finden sich in allen Schichten der Dermis bis zum unteren Stratum reticulare und der angrenzenden Subkutis. Die Nävuszellen sind oft diffus oder in Strängen zwischen den Kollagenbündeln gelagert und lassen sich auch in den Hautanhangsgebilden, den Nerven und den Gefäßwänden nachweisen. Nach diesen mehr allgemeinen Feststellungen wurde von anderen Autoren [19] versucht, die kongenitalen Nävi nach histologischen Bautypen einzuteilen. Stenn [19] unterscheidet hierbei zwei histologische Typen, wobei sich bei dem einen die Nävuszellen (diffus oder nestartig) vornehmlich in der oberen Dermis verteilen, von einem anderen, bei dem die Nävuszellen in der gesamten Dermis (diffus oder nestartig) zu finden sind. Einem ähnlichen Prinzip folgt Illig et al. [6], der einen superfiziellen Bautyp von einem tiefen Bautyp unterscheidet. Der superfizielle Typ, bei dem die Nävuszellen in der Epidermis und der oberen Dermis bandartig verteilt sind, wobei eine subepidermale freie Zone beobachtet wird, läßt sich bei den kleinen Nävi nachweisen. Der tiefe Bautyp, wo die Nävuszellen in Epidermis, Dermis und Subkutis in diffuser Verteilung vorhanden sind, wird mehr bei den Riesennävi gefunden. Klinisch entsprechen die superfiziellen histologischen Muster den Nävi, deren Oberflächenrelief nur wenig verändert ist und die eine hell- bis mittelbraune Pigmentierung aufweisen. Das klinische Bild des tiefen histologischen Nävustyp zeigt eine oft grobpapillomatöse wulstartige Oberfläche mit oft ungleichmäßiger Pigmentierung, die bis ins dunkelbraune reicht. Hier läßt sich meist auch eine mehr oder weniger starke Behaarung nachweisen. Diese beiden feingeweblichen Verteilungsmuster (oberflächlicher und tiefer Bautyp) wurden bei den eigenen nachuntersuchten 439 Patienten überprüft. Es ließ sich feststellen, daß bei den kleinen Nävi die Nävuszellen in ca. 67% im Bereich der oberen Dermis verteilt waren, bei den mittelgroßen Herden die obere Dermis in 72% betroffen war, wohingegen bei den großen Nävi in 71% die gesamte Dermis von Nävuszellen durchsetzt war.

Die Einteilung der kongenitalen Nävuszellnävi nach histologischen Kriterien hat in Ergänzung zum klinischen Bild zwei große Vorteile:
1. Es können aufgrund des Bautyps Indikationen für das einzuschlagende operative Vorgehen gewonnen werden und
2. der Bautyp kann Aufschlüsse über das mögliche Entartungsrisiko dieser angeborenen Pigmentmäler geben [5].

Kongenitale Nävi und Melanom

Über die Entwicklung maligner Melanome in kongenitalen Nävuszellnävi, insbesondere in Riesennävi gibt es nach den vorliegenden Berichten wohl kaum einen Zweifel [3, 10, 13, 15, 21]. Gegenstand kontroverser Diskussionen ist jedoch die Häufigkeit der malignen Entartungen. Die große Schwankung der zahlenmäßigen Angaben über die Entartungshäufigkeit (von 2% bis über 30%) ist auf die Tatsache zurückzuführen, daß es sich bei den meisten Studien um retrospektive Analysen handelt, und weiterhin lediglich Patienten erfaßt wurden, die an einem spezialisierten Zentrum zur Behandlung kamen. Zur Klärung des tatsächlichen Entartungsrisikos von kongenitalen Nävi können nur groß angelegte prospektive Studien ausgehend von einem zentralen Pigmentregister beitragen. Von Kaplan [7] wird ein durchschnittliches Risiko von 15%, von Rhodes et al. [16] ein solches von 6,3% und von Lorentzen et al. [10] ein solches von 4,6% angegeben. Letztgenannte Studie basiert auf den vorbereitenden Studien von Pers [14], der über 110 Patienten mit Riesennävi berichtet, die im Zeitraum von 1915 bis 1955 in Dänemark erfaßt wurden. Lorentzen konnte im Zeitraum von 1956 bis 1976 weitere 41 Patienten beobachten. Retrospektiv wurden drei Patienten mit einer Melanomentwicklung innerhalb der Riesennävi erfaßt und hieraus ein lebenslanges Melanomrisiko von 4,6% statistisch errechnet. Diesen beiden Studien wurde sowohl von Kaplan als auch von Rhodes widersprochen, da einmal keine klare Definition angegeben wurde, was ein Riesennävus ist und andererseits davon ausgegangen wurde, daß das Entartungsrisiko eines Riesennävus in jedem Lebensalter konstant ist. Insbesondere Trozak [22] hat darauf hingewiesen, daß das Entartungsrisiko eines Riesennävus vor der Pubertät deutlich höher ist als bei Erwachsenen. Dieses Ergebnis konnten auch Quaba und Wallace [15] bestätigen, die das Entartungsrisiko während der ersten 15 Lebensjahre mit 8,5% angeben.

Faßt man diese Daten aus der Literatur zusammen, so werden folgende Probleme bei der Bestimmung des Melanomrisikos in großen Pigmentmälern deutlich:
1. Die retrospektiv erfaßten Patientenkollektive sind inhomogen, es herrscht keine Klarheit über die größenmäßige Definition eines Riesennävus;
2. es ist davon auszugehen, daß das Melanomrisiko eines Riesennävus innerhalb bestimmter Lebensabschnitte unterschiedlich ist;
3. die histologischen Bautypen der einzelnen Pigmentmäler finden wenig Beachtung;
4. es läßt sich kein einheitliches, standardisiertes Behandlungsverfahren der angeborenen Riesennävi in der Literatur ermitteln.

In der ersten bisher vorgelegten prospektiven Studie über das Melanomrisiko bei großen kongenitalen nävozytischen Nävi (> 20 cm im Durchmesser) berichtet Gari [3]. Bei 37 erfaßten Patienten entwickelte sich bei einer Beobachtungszeit von ca. viereinhalb Jahren bei einem zwei Monate alten Mädchen innerhalb eines Riesennävus ein malignes Melanom. Hieraus wird ein vorläufiges Risiko von ca. 2% errechnet. Diese kasuistische Beobachtung deckt sich mit der Erfahrung anderer Autoren [5, 6], daß das Melanomrisiko in angeborenen Riesennävi, insbesondere vom tiefen histologischen Bautyp, während der Kindheit größer ist, als im späteren Lebensalter. Ohne daß exakte und gesicherte Daten zum heutigen Zeitpunkt vorliegen, muß davon ausgegangen werden, daß die Melanomentwicklung in angeborenen Riesennävi, insbesondere derjenigen des tiefen histologischen Bautyps, in ca. 50% der Patienten vor dem fünften Lebensjahr stattfindet.

Das Melanomrisiko kleiner angeborener Nävuszellnävi wird in der Literatur unseres Erachtens nach zu hoch angegeben [2, 16]. Fitzpatrick und Rhodes [2] erachten das Melanomrisiko bei angeborenen Pigmentmälern nach der Anamnese mit 15% und nach der Histologie mit 8,1%. Sie errechnen daraus ein kumulatives Risiko nach der Anamnese von 1:20 und nach der Histologie mit 1:38−125. Übereinstimmend mit anderen Autoren [5, 6] stellen sie ebenfalls fest, daß die Häufigkeit der Melanomentwicklung bei kleinen kongenitalen Nävuszellnävi erst nach dem 12. Lebensjahr auftritt.

In den eigenen Untersuchungen bei 439 Patienten mit kongenitalen Nävuszellnävi fanden sich 13 maligne Melanome, was einem Prozentsatz von 2,4% entspricht. Bei den kleinen Nävi (Durchmesser <1,5 cm) fanden sich sechs Melanome (3,6%), bei den mittelgroßen Nävi (1,5–20 cm im Durchmesser) fünf maligne Melanome (1,6%) und bei den großen Nävi (>20 cm im Durchmesser) zwei maligne Melanome (0,4%). Diese eigenen Daten lassen vermuten, daß das Melanomrisiko in kongenitalen Nävuszellnävi in der Literatur möglicherweise zu hoch angesetzt ist. Dies wird auch durch die Untersuchung von Gari [3] bestätigt.

Da nicht alle kongenitalen Nävuszellnävi ein malignes Entartungsrisiko aufweisen, wären Parameter wünschenswert, die dieses Risiko kalkulierbar machen. Zwei Mitteilungen in der Literatur [18, 20] geben hierfür Hinweise. Streijlen [18] fand in gewissen kongenitalen Nävuszellnävi transformations-assoziierte Antigene wie sie sich auf Melanomzellen nachweisen lassen. Dies könnte ein möglicher Marker für ein erhöhtes Entartungsrisiko innerhalb kongenitaler Nävuszellnävi sein. Stennitzer [20] konnte in Zellkernen kongenitaler Nävuszellnävi mittels Durchflußzytometrie ein abnormes DNS-Muster feststellen, woraus ein prämaligner Zustand der Zellen gefolgert wurde. Den Wert solcher Untersuchungen müssen weitere Untersuchungen erbringen.

Therapie kongenitaler Nävuszellnävi

Aus dem bisher gesagten kann gefolgert werden, daß nicht alle kongenitalen Nävuszellnävi entfernt werden sollen. Entscheidend für die chirurgische Indikation erscheint die Lokalisation, die Größe des Nävus sowie die Relation von anästhesiologischem Risiko und chirurgischem Erfolg [8]. Die operative Entfernung kleiner und mittelgroßer kongenitaler Nävi erscheint in der Regel einfach, so daß die Entfernung aus kosmetischen und aus prophylaktischen Gründen in Abhängigkeit von der Größe und der Lokalisation des Herdes zu empfehlen ist. Bei den Riesennävi muß die Indikation zur operativen Entfernung in jedem Einzelfall überdacht werden und das operativ machbare mit dem zu erwartenden Therapieergebnis abgewägt werden. Die therapeutischen Empfehlungen reichen von der Dermabrasion in den ersten Lebenswochen, über Total- und Serienexzisionen, Exzisionen mit rekonstruktiven Maßnahmen, Hauttransplantationen, Lappenplastiken, Hautexpander und Kombinationsverfahren bis hin zur Defektdeckung nach Exzision mittels Epidermiskultur. Ein bisher neuer therapeutischer Ansatz wird von Moss [12] berichtet, der mit der frühzeitigen Kürettage der angeborenen Pigmentmäler gute Ergebnisse sieht. Dieses Verfahren ist mit der oberflächlichen Dermabrasion vergleichbar und führt nur zu einer Entfernung der oberflächlich gelagerten Nävuszellen ohne Beeinflussung der dermalen und subkutanen Nävusanteile. Auch hier ist die Repigmentierung möglich. Wie bei der Dermabrasion bleiben auch mit diesem Verfahren die Haarfollikel unbeeinflußt, so daß es nachher im behandelten Bezirk zu einem vermehrten Haarwachstum kommen kann. Dieses Verfahren wird sich wie die Dermabrasion vornehmlich zur Behandlung von oberflächlichen kongenitalen Nävuszellnävi eignen (oberflächlicher histologischer Bautyp) und wird bei diffuser Verteilung der Nävuszellen im Bereich der gesamten Dermis weder kosmetisch noch im Hinblick auf eine Melanomprophylaxe den gewünschten Erfolg bringen. Die therapeutischen Empfehlungen bei kongenitalen Nävuszellnävi können somit zusammenfassend wie folgt dargestellt werden:

1. Histologische Untersuchungen zur Feststellung, ob es sich um einen kongenitalen Nävuszellnävus vom oberflächlichen oder tiefen Bautyp handelt. Hieraus können

Anhaltspunkte für das therapeutische Vorgehen gewonnen werden, wie z. B. Dermabrasion oder operative Entfernung.

2. Kleine kongenitale Nävuszellnävi bieten in der Regel für die operative Entfernung keine Probleme, so daß aufgrund der Lokalisation und der kosmetischen Beeinträchtigung die Indikation gestellt werden sollte.
3. Bei mittelgroßen kongenitalen Nävi vom tiefen Bautyp ist eine operative Entfernung zu empfehlen. Die histologisch oberflächlichen Nävi können, wenn keine zwingende kosmetische Indikation besteht, belassen werden, sollten aber photographisch dokumentiert sein.
4. Bei großen kongenitalen Nävuszellnävi ist eine operative Entfernung mit lokalisationsgerechten Rekonstruktionsverfahren anzustreben, falls dies aufgrund der Größe nicht möglich ist, ist eine exakte Photodokumentation sowie eine engmaschige klinische Kontrolle ratsam.

Zusammenfassung

Das Entartungsrisiko kongenitaler Nävuszellnävi wird in der älteren Literatur in der Regel zu hoch angesetzt. Neuere Untersuchungen zeigen, daß dieses Risiko zwischen 2% und 6% zu erwarten ist. Für die operative Entfernung der kongenitalen Nävi erscheint die histologische Einteilung in oberflächlichen und tiefen Bautyp entsprechend der Nävuszellverteilung entscheidend. Die heute zur Verfügung stehenden Daten weisen daraufhin, daß maligne Melanome sich eher in kongenitalen Nävuszellnävi vom tiefen Bautyp in den frühen Lebensjahren entwickeln, wohingegen in oberflächlichen Nävuszellnävi die Entartungsrate geringer ist und die maligne Transformation erst nach dem 12. Lebensjahr eintritt. Die therapeutischen Möglichkeiten zur Behandlung von kongenitalen Nävuszellnävi sind mannigfaltig und sollten nach Lokalisation, Größe und histologischem Baumuster patientengerecht eingesetzt werden. Neben der kosmetischen Beeinträchtigung durch kongenitale Nävuszellnävi muß das vorhandene Melanomrisiko berücksichtigt werden, so daß die Photodokumentation und die klinische Kontrolle, bei nicht erfolgversprechender Entfernung der Pigmentmäler, dringend anzuraten ist.

Literatur

1. Amir J, Metzker A, Nitzan M (1982) Giant pigmented nevus occurring in one identical twin. Arch Dermatol 118:188–189
2. Fitzpatrick TB, Rhodes AR (1983) Congenital nevomelanocytic nevi. J Dermatol Surg Oncol 9:651–659
3. Gari LM, Ribers JK, Kopf AW (1988) Melanomas arizing in large congenital nevocytic nevi: A prospective study. Pediatr Dermatol 5:151–158
4. Groh V, Schnyder UW (1984) Zur Klinik und Genetik kongenitaler Pigmentnävi. Hautarzt 35:240–248
5. Hundeicker M (1986) Die Behandlung der kongenitalen Naevi. Jahrbuch der Dermatologie. Regensberg und Biermann, Münster, S 143–150
6. Illig L, Weidner F, Hundeicker M et al. (1985) Congenital nevi ≤10 cm as precursors to melanoma. Arch Dermatol 121:1274–1281
7. Kaplan EN (1974) The risk of malignancy in large congenital nevi. Plast Reconstr Surg 53:421–428
8. Konz B (1982) Kongenitale Nävuszellnävi. In: Braun-Falco O, Burg G (Hrsg) Fortschritte der praktischen Dermatologie und Venerologie, Band 10. Springer, Berlin Heidelberg New York Tokyo, S 251–256
9. Kopf AW, Bart RS, Hennessey P (1979) Congenital nevocytic nevi and malignant melanomas. J Am Acad Dermatol 1:123–130

10. Lorentzen M, Pers M, Bretteville-Jensen G (1977) The incidence of malignant transformation in giant pigmented nevi. Scand J Plast Reconstr Surg 11:163–174
11. Mark GJ, Mihm MC, Liteplo MG et al. (1973) Congenital melanocytic nevi of the small and giant type. Hum Pathol 4:395–418
12. Moss ALM (1984) Congenital "giant" naevus: a preliminary report of a new surgical approach. Br J Plast Surg 40:410–419
13. Padilla RS, McDonnell DS, Gribble JT, Smoot C (1988) Malignant melanoma arising in a giant congenital melanocytic nevus. Cancer 62:2589–2594
14. Pers M (1963) Naevus pigmentosis giganticus: indikationer for operativ behandling. Ugeskr Laeger 125:613–619
15. Quaba AA, Wallace AF (1986) The incidence of malignant melanoma (0 to 15 years of age) arising in "large" congenital nevocellular nevi. Plast Reconstr Surg 78:174–179
16. Rhodes AR, Sober AJ, Day CL et al. (1982) The malignant potential of small congenital nevocellular nevi. J Am Acad Dermatol 6:230–241
17. Steigleder GK (1988) Der kongenitale Naevomelanozyten-Naevus. Z Hautkr 63:787–788
18. Streijlen PM, Hamm H, van Erp PEJ et al. (1989) Immunhistologic evidence for malignant potential of congenital melanocytic nevi. J Invest Dermatol 92:366–370
19. Stenn KS, Arons M, Hurwitz S (1983) Patterns of congenital nevocellular nevi. J Am Acad Dermatol 9:388–393
20. Stennitzer W, Suter L, Schumann J (1984) DNA aneuploidy in congenital melanocytic nevi: Suggestive evidence for premalignant changes. J Invest Dermatol 82:569–572
21. Swerdlow AJ, Green A (1987) Melanocytic naevi and melanoma: an epidemiological perspective. Br J Dermatol 117:137–146
22. Trozak DJ, Rowland WD, Hu F (1975) Metastatic malignant melanoma in prepubertal children. Pediatrics 55:191–203

Histiozytosis X – Langerhanszell-Histiozytose*

Klaus Wolff und Helmut Gadner

Einleitung

Im Jahre 1953 faßte Lichtenstein [13] die bis dahin als distinkte Entitäten aufgefaßte Hand-Schüller-Christiansche Erkrankung, den M. Letterer-Siwe sowie das sogenannte eosinopile Granulom des Knochens bzw. der Weichteile zu einer Einheit zusammen, die er als Histiozytosis X bezeichnete. Dieses unifizierende Konzept, das bis zum heutigen Tag nicht unwidersprochen geblieben ist [17], erblickt in der Letterer-Siweschen Erkrankung eine akut/subakut disseminierte, im M. Hand-Schüller-Christian eine chronisch disseminierte und im eosinophilen Granulom eine chronisch lokalisierte Manifestationsform eines einheitlichen histiozytär-proliferativen Prozesses, der mangels ätiopathogenetischer Anhaltspunkte mit der Bezeichnung X versehen wurde. Schwierigkeiten mit dieser unitaristischen, auf histopathologischen Kriterien beruhenden Auffassung hatten vor allem Kliniker, denen es schwer fiel, in der prognostisch ungünstigen, akut-progressiven disseminierten Letterer-Siweschen Erkrankung mit Haut- und Multisystembefall einerseits, einem in bezug auf die kutanen Manifestationen ähnlichen Krankheitsbild ohne Systembeteiligung und gelegentlicher Neigung zur Spontanremission andererseits, schließlich einem chronisch verlaufenden Prozeß mit osteolytischen Läsionen und Hypophysenbefall sowie letztlich nur lokal destruktiven, solitären Granulomen des Knochens und anderer Organe einen einheitlichen Prozeß zu sehen. Das Problem, das sich aus den Gegensätzlichkeiten eines lokalisierten oder disseminierten Befalls, eines akuten oder chronischen Verlaufs, eines stationären oder progressiven Verhaltens und dem gelegentlichen Auftreten von Spontanremissionen ergab, endete bis in die jüngste Vergangenheit in der Frage, ob die beschriebenen Entitäten distinkte Syndrome oder ein äußerst heterogenes Spektrum von Manifestationen ein und derselben Krankheit darstellen. Die Entdeckung, daß all diesen Prozessen eine Proliferation bzw. Gewebsinfiltration durch histiozytäre Zellen zugrunde liegt, die ultrastrukturell von Langerhanszellen der Epidermis nicht zu unterscheiden sind, führte schließlich zu einer Stärkung der unitaristischen Auffassung, zur Hypothese, daß die Histiozytosis X eine „Langerhanszell-Granulomatose" [23] darstelle und schließlich zur Einführung der Bezeichnung *Langerhanszell-Histiozytose* durch die Histiocyte Society [24]. Diese nomenklatorische Vereinfachung soll jedoch nicht darüber hinwegtäuschen, daß Schwierigkeiten nosologischer Zuordnung nach wie vor bestehen, wenngleich vor allem aufgrund immunphänotypischer Studien heute kein Zweifel bestehen kann, daß das skizzierte Krankheitsspektrum tatsächlich einer Krankheit der Langerhanszellen entspricht.

Histopathologie

Pathologisch ist die Langerhanszell-Histiozytose (LZH) durch eine distinkte Organotropie, durch Langerhanszellen (LZ) als pathognomonische Infiltratzellen, durch

* Unterstützt durch den Medizinisch-Wissenschaftlichen Fonds des Bürgermeisters der Bundeshauptstadt Wien

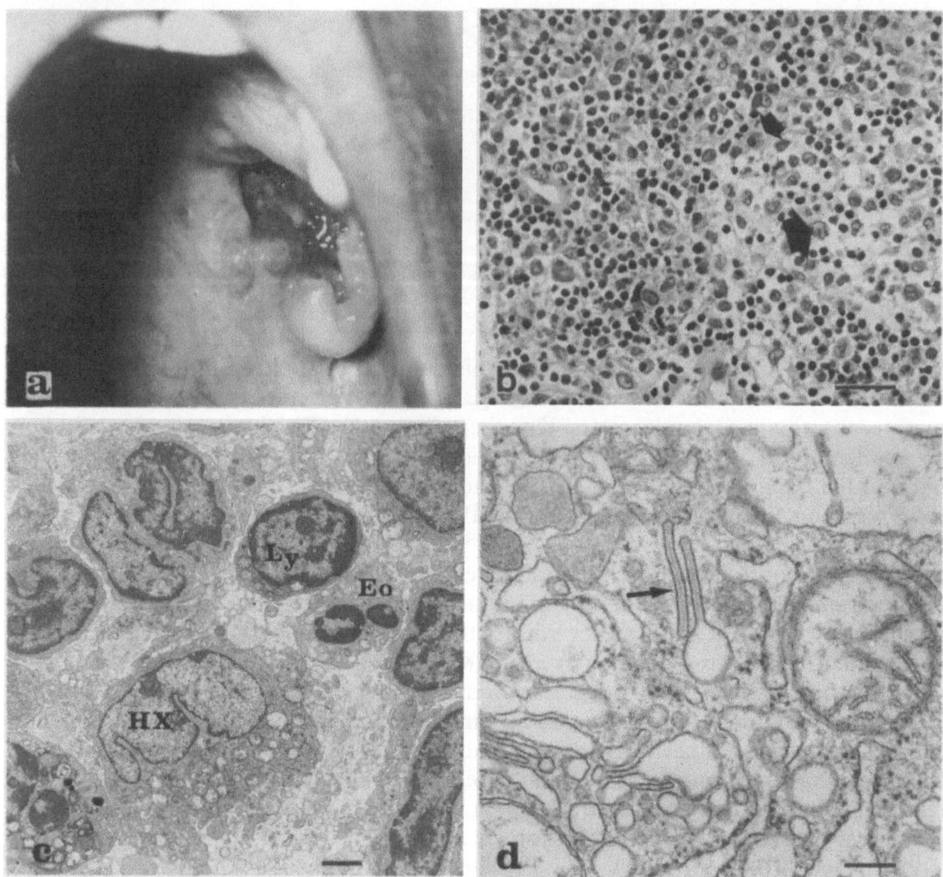

Abb. 1 a–d. Langerhanszellhistiozytose vom Typ des eosinophilen Granuloms des oberen Alveolarfortsatzes bei einer 20jährigen: (**a**) tiefreichendes Ulkus, das zum Verlust der Molaren geführt hat; (**b**) gemischtes Infiltrat aus LZ (großer Pfeil), Eosinophilen (kleiner Pfeil); Makrophagen und Lymphozyten; (**c**) Elektronenmikroskopische Aufnahme des Infiltrates: HX Langerhanszelle, Eo: Eosinophiler, Ly: Lymphozyt; (**d**) Großaufnahme der LZ mit Birbeck-Granula (Pfeil). Aus Schuler et al. (19)

Polymorphismus des Infiltrates, Neigung zu Nekrose und gelgentlicher Fettspeicherung gekennzeichnet. Obgleich die LZH fast alle Gewebe des Organismus befallen kann, besteht doch ein auffallender Gewebstropismus: Knochen, Haut, Thymus, Hypophyse, Lunge, Leber, Milz, Lymphknoten und Knochenmark sind die am häufigsten befallenen Organe. Die Infiltrate stellen proliferativ, lokal destruierende Granulome dar, deren hervorstechendstes Merkmal Aggregate zytoplasmareicher histiozytärer Zellen sind [4]. Diese sind durch ihre Größe, ein homogenes, zart eosinophiles Zytoplasma und einen oft Kaffeebohnen-artig gelappten Kern gekennzeichnet und entsprechen proliferierenden und aktivierten LZ (Abb. 1 b). Eosinophile Leukozyten, phagozytierende Makrophagen und eine unterschiedliche Zahl von Lymphozyten machen den Rest des Infiltrates aus (Abb. 1 c), dessen Zusammensetzung und Dichte vom Grad der häufig auftretenden Nekrose bestimmt ist. Mit zunehmendem Alter der Läsionen nimmt die Zahl der LZ ab, die der phagozytierenden Makrophagen zu, es kommt zu xanthomatösem und fibrotischem Umbau. Osteolytische Läsionen im Knochen zeigen multinukleäre Riesenzellen, die Osteoklasten ähneln; Riesenzellen finden sich vorwiegend auch in den Lymphknoten und im Thymus. Histopathologisch

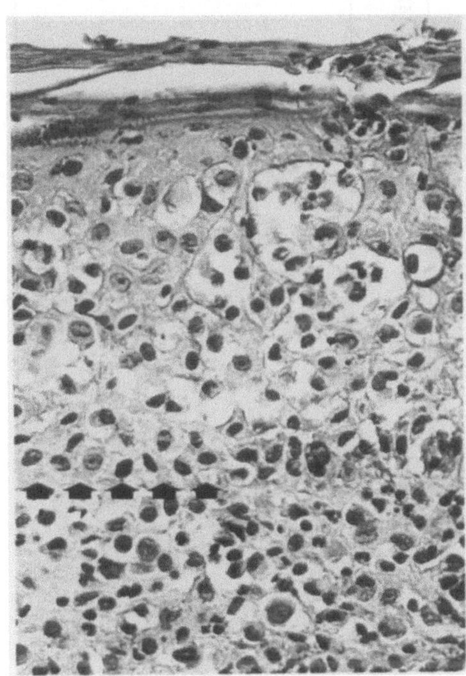

Abb. 2. Hautläsion bei LZH. Epidermotropismus des Infiltrates. Die Pfeile kennzeichnen die dermoepidermale Grenze

lassen sich keine Malignitätszeichen feststellen und es besteht keine Korrelation zwischen histopathologischem Bild, Akuität und Ausdehnung des Prozesses, auch nicht zwischen Histopathologie und Prognose [4]. In der Haut ist das Infiltrat der LZH durch einen ausgeprägten Epidermotropismus gekennzeichnet (Abb. 2).

Entscheidend für die Diagnose ist die Identifizierung der LZ anhand histochemischer, immunologischer und ultrastruktureller Marker. Histochemisch am wichtigsten sind der Nachweis von α-D-Mannosidase, S-100-Protein und Erdnuß-Agglutinin (sogenanntes „Halo + Dot pattern") [12], ultrastrukturell von Birbeck-Granula [23] (Abb. 1 d) und immunzytochemisch von einer Reihe von Markern, von denen dem CD1-Antigen die größte Bedeutung zukommt [8, 19]. Tabelle 1 zeigt den immunologi-

Tabelle 1. In situ Immunophänotyp von Langerhanszellen (LZ), interdigitierenden Zellen (IDZ) und Langerhanszellen bei Langerhanszell-Histiozytose (LZH-LZ[a])

Antigen	LZ	IDZ	LZH-LZ
Klasse I	+	+ +	+ +
Klasse II	+ +	+ +	+ +
T200 (CD45)	+ +	+ +	+ +
PNA	+	nd[b]	+ +
CD1	+ +	+ +	+ +
CD4	±	+ +	+ +
S100	+ +	+ +	+ +
CR1	−	+	−/+ + +
CR3 (CD11)	−	nd	−/+ + +
CDw14	−	+	−/+ +
Ki-M1	−	+	−/+ + +

[a] Groh et al. (8)
[b] nd = nicht durchgeführt

Tabelle 2. Reaktivität von LZH-LZ mit Anti-Monozyten/Makrophagen Antikörpern[a]

No	Stadium	Lokalisation	CR1	CR3	Anti-Leu M3	Anti-Leu M1	Ki-M1	Ki-M4	Ki-M6	Ki-M8
7	Aa	Knochen	+ +/− 2/5	+ +/− 2/5	+ +/− 2/5	−	−	−	+ +/−	−
3	Ac	Haut[b]	+ +/+ + + 1/2	+ +/+ + + 1/3	+	−	+ + +/− 2/1	−	+ +/−	−
1	Ba	Knochen	+ +	+ + +	+ +	−	+ + +	−	+ +	−
7	Bb	Haut, Knochen Lymphknoten Tumor	+ +/− 3/4	+ +/− 3/4	+/− 3/4	−	−	−	+ +/− 4/5	−
3	Bc	Haut[b], Leber Tumoren	+ + +	+ + +	+ +/+ 2/1	−	−/+ + + 1/2	−	+ +/+ 2/1	−

[a] nach Groh et al. (8)
[b] multiple Biopsien zeigten identische Phänotypen

schen Phänotyp der LZH-LZ, der LZ in normaler Haut und der interdigitierenden dendritischen Zellen des Lymphknotens. Unterschiede ergeben sich lediglich im Hinblick auf bestimmte Monozyten-Makrophagen-Antigene, die an normalen LZ der Epidermis in situ nicht und in LZ bei LZH variabel ausgeprägt sind [8] (Tabelle 2). Eingehende Untersuchungen haben gezeigt, daß der Immunphänotyp der proliferierenden Zellen bei LZH dem Immunphänotyp verschiedener Stadien der LZ-Aktivierung und -Differenzierung entspricht, daß er aber – und dies ist aus Gründen der Prognoseeinschätzung und Therapieplanungen enttäuschend – keinen Rückschluß auf die Akuität oder Aggressivität des Prozesses und somit auf die Prognose zuläßt [8].

Klinik

Die LZH ist vorwiegend eine Krankheit des Säuglings- und Kleinkindesalters, die bis ins Erwachsenenalter persistieren aber gelegentlich auch in höherem Alter erstmals auftreten kann. Das klinische Bild ist vielgestaltig, da nur ein Organ, z. B. die Haut, oder multiple Organe befallen werden, Läsionen solitär oder multipel vorkommen, der Verlauf akut, subakut oder chronisch, progredient oder stationär sein kann, und gelegentlich spontane Remissionen vorkommen [2].

Den heute gängigen Stadieneinteilungen wird zunächst die Unterscheidung zwischen lokalisierter und disseminierter LZH, in zweiter Linie die Art der befallenen Organe bzw. der entsprechende Funktionsausfall zugrundegelegt [6] (Tabelle 3). Der Begriff „Stadieneinteilung" ist nicht ideal, da diese „Stadien" nicht unbedingt hierarchisch zu verstehen sind und im Verlauf der Krankheit nicht ineinander übergehen müssen. Tabelle 4 zeigt die Zusammensetzung des Krankengutes der sogenannten

Tabelle 3. Stadieneinteilung der LZH

A. Lokalisierte LZH:
  a) Knochen (ein oder zwei benachbarte Herde)
  b) Lymphknoten
  c) Haut

B. Disseminierte LZH:
  a) Knochen (multifokal)
  b) Knochen und Weichteile oder Weichteile allein (ausgenommen isolierter Haut- oder isolierter Lymphknotenbefall)
  c) Organdysfunktion (Leber, Lunge, hämatopoetisches System)

Tabelle 4. DAL-HX 83 Studie: Patientendaten[a]

Stadium	N	Geschlecht W/M	Alter	
			Median	Bereich
A unifokal Knochen	52	19/33	6 11/12	7/12–14 2/12
isol. Haut	8	1/7	1/12	0/12–8/12
isol. Lymphknoten	1	0/1	11/12	
B multifokal Knochen (Gruppe a)	26	11/15	4 4/12	10/12–17 1/12
Knochen und/oder Weichteile (b)	40	19/21	1–10/12	0/12–16 3/12
mit Organdysfunktion (Gruppe c)	18	11/7	11/12	1/12–4 3/12
Alle Patienten	145	61/84	2 11/12	0/12–17 1/12

[a] Ergänzte Daten von Gadner et al. (6)

Tabelle 5. DAL-HX83 Studie: Organbefall bei disseminierter Erkrankung[a]

Organ	n	%
Knochen	66	83
Haut	29	36
Weichteile	21	26
Leber	16	20
Milz	12	15
Lymphknoten	12	21
Lunge	10	13
Knochenmark (Dysfunktion)	11 (15)	14 (19)
Gingiva	8	10
Hypophyse	6	8
Darm	5	6
Mediastinum	3	4

Diabetes insipidus 2×, während des Krankheitsverlaufes 3×
[a] Ergänzte Daten von Gadner et al. (6)

DAL-HX 83-Studie [6], einer deutsch-österreichisch-niederländischen Multizenterstudie, aus dem das Verhältnis lokalisierter und disseminierter Krankheitsfälle ersichtlich ist. In Tabelle 5, die 80 Fälle mit disseminierter Erkrankung zusammenfaßt, wird einerseits der präferentielle Befall des Skelettsystems, andererseits aber auch der überaus häufige Befall des Hautorgans (36%) deutlich. Für die Einschätzung der Prognose ungemein wichtig ist der Funktionsausfall durch LZH-Infiltrate, der sich je nach befallenem Organ unterschiedlich manifestiert [10] (Tabelle 6).

Tabelle 6. Kriterien der Organdysfunktion nach Lahey (11)

1. Funktionsstörungen der Leber
   - Hypoproteinämie (Gesamteiweiß) $<5,5$ g/dl und/oder Albumin $<2,5$ g/dl
   - Ödem
   - Aszites
   - Hyperbilirubinämie (Serumbilirubinämie $>1,5$ g/dl)

2. Funktionsstörungen der Lunge
   - Tachypnoe und/oder Dyspnoe, Zyanose
   - Pneumothorax
   - Pleuraerguß

3. Funktionsstörung der Hämatopoese
   - Anämie (Hämoglobin <10 g/dl)
   - Leukopenie (Leukozyten $<4,0 \times 10^9/l$)
   - Granulozytopenie (Granulozyten $<1,5 \times 10^9/l$)
   - Thrombozytopenie (Thrombozyten $<100 \times 10^9/l$)

Kutane Manifestationen

Hautmanifestationen der LZH können diskret oder dicht exanthematisch, disseminiert-generalisiert oder umschrieben lokalisiert auftreten. Winkelmann [22] unterscheidet zwischen

a) generalisiert papulo-squamösen und
b) petechialen papulokrustösen Exanthemen,
c) granulomatös-ulzerierenden und
d) xanthomatösen Läsionen.

Die generalisierten papulosquamös-petechialen und papulokrustösen Exantheme
(Abb. 3, 4) treten meist akut bei disseminierter LZH auf (Stadium Bb, Bc) und sind

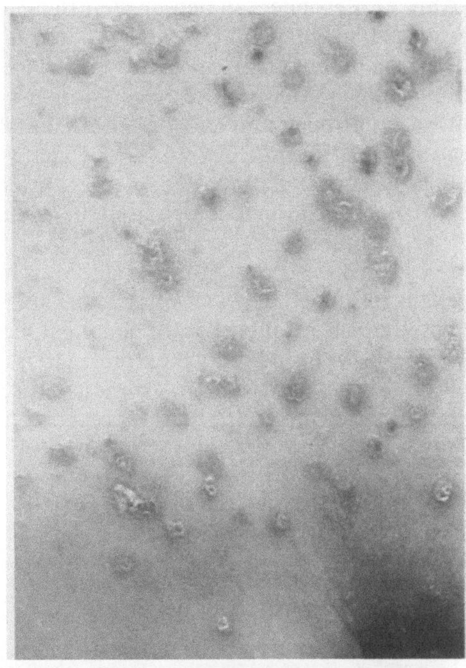

Abb. 3. Papulosquamöses Exanthem am
Abdomen eines einjährigen Knaben. Das
Exanthem ist vom Letterer-Siwe-Typ, zum
Zeitpunkt dieser Aufnahme war aber keine
Systembeteiligung nachweisbar (Stadium
Ac)

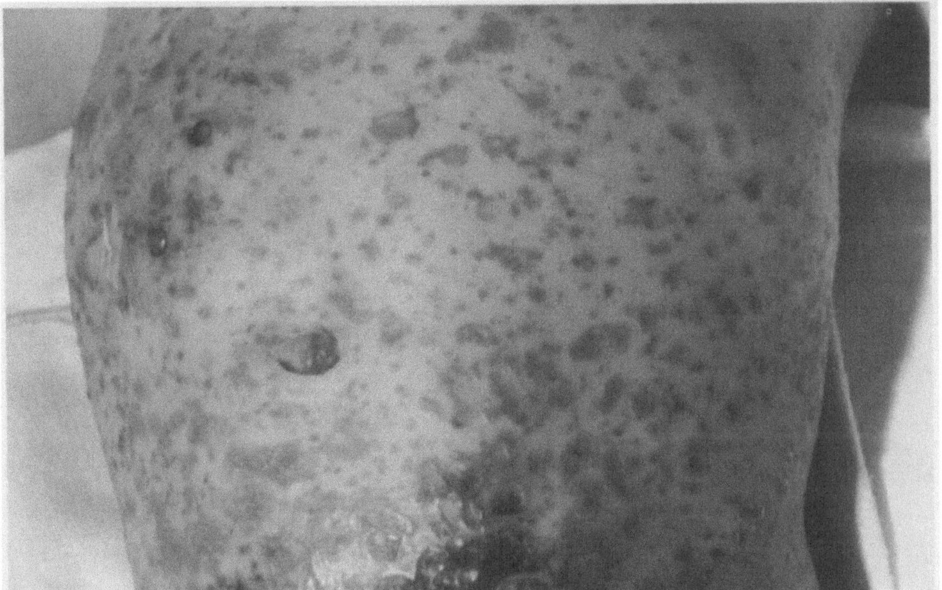

Abb. 4. Papuloulzeröses Exanthem mit petechialen Blutungen bei einem drei Monate alten
Säugling. Leber-, Lungen- und Knochenbefall mit Funktionsausfällen (Stadium Bc)

lokalisatorisch durch eine besondere Prädilektion des vorderen und hinteren Stammes (vor allem Abdomen, Gesäß- und Lumbalregion) sowie des Kapillitiums gekennzeichnet. Meistens bei Säuglingen und Kleinkindern auftretend entsprechen diese Eruptionen dem Bild der Letterer-Siweschen Erkrankung, allerdings kommen derartige Exantheme auch im Stadium Ab, also ohne Systembeteiligung vor. Die Primäreffloreszenzen sind rötlich-bräunliche, gruppierte oder disseminierte Papeln mit zarter, meist seborrhoischer Schuppung (Abb. 3), in die es hineinbluten kann und die sich sekundär vesikulopustulös, erosiv-krustös und gelegentlich ulzerös umwandeln (Abb. 4). Besonders in den großen Beugen kann es durch Konfluenz dieser Effloreszenzen zu großflächig erosiv bzw. flach-ulzerösen Läsionen kommen, an deren Rändern sich hämorrhagisch-krustöse Auflagerungen finden und die durch Rhagadenbildung und granulomatöse Vegetationen gekennzeichnet sind (Abb. 5). Papulosquamöse Eruptionen müssen von einer seborrhoischen Dermatitis, großflächig erosiv-ulzeröse Eruptionen in den großen Beugen von einem M. Hailey-Hailey und Pemphigus vulgaris abgegrenzt werden. Diese Differentialdiagnose erscheint insbesonders bei dem zugegebenermaßen sehr seltenen Auftreten dieser Form der LZH im höheren Alter wichtig.

Chronische Verlaufsformen sind durch eher diskrete papulosquamöse Eruptionen gekennzeichnet, die zwar verkrusten aber nur selten erosiv werden oder ulzerieren. Diese Papeln nehmen häufig einen gelblichen Farbton an, xanthomatös anmutende Effloreszenzen sind jedoch extrem selten und müssen von einem Xanthoma disseminatum abgegrenzt werden. Alle diese Eruptionen sind häufig von einer hämorrhagisch-ulzerösen, vereiternden Gingivostomatitis begleitet, Lockerung der Zähne und Zahnausfall sind die Folge.

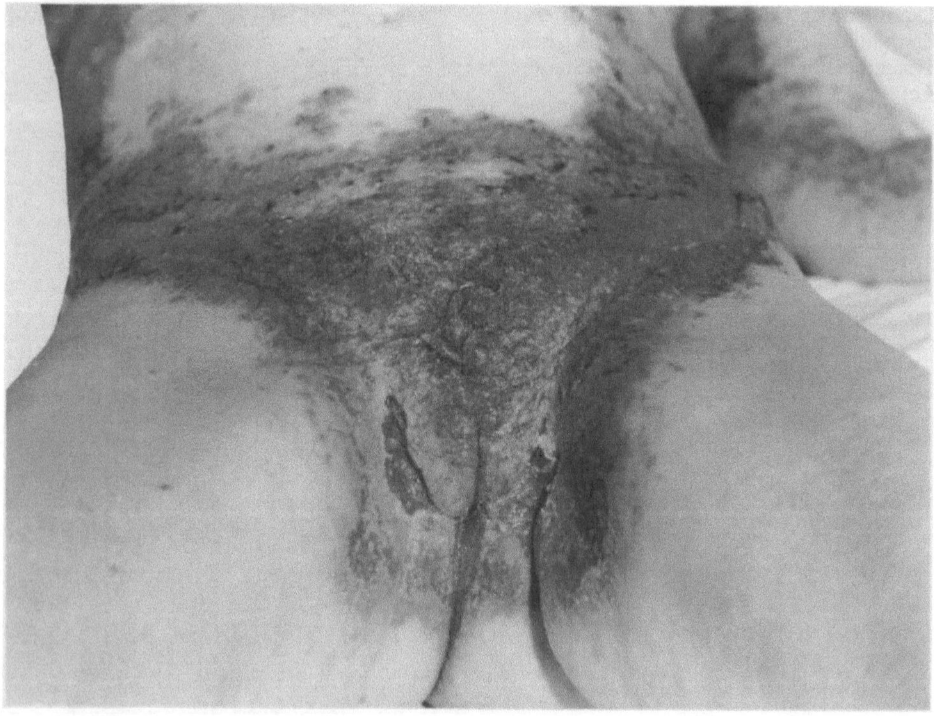

Abb. 5. Ulzerös vegetierende Veränderungen in der Inguinalregion bei einer 60jährigen mit Befall des Zentralnervensystems, der Lymphknoten und der Milz

Lokalisiert umschriebene Haut- und Schleimhautveränderungen der LZH manifestieren sich als granulomatöse Plaques oder flache Knoten, die sich zu matschig-brüchigen, zur Blutung neigenden Ulzerationen umwandeln und vorwiegend in der Genital-, Perigenital- und Analregion sowie an der Gingiva oder am Gaumen lokalisiert sind (Abb. 1a). Diese Veränderungen entsprechen dem eosinophilen Granulom der alten Nomenklatur und können entweder isoliert, als einzige kutane oder muköse Manifestation der LZH oder in Kombination mit den oben beschriebenen generalisierten papulosquamös-ulzerösen Exanthemen auftreten. Nochmals sei angemerkt, daß alle diese Veränderungen entweder isoliert auf die Haut beschränkt (Stadium Ac) oder im Rahmen einer disseminierten LZH (Stadium Bb, Bc) vorkommen. Ein disseminierter Hautbefall signalisiert allerdings in den meisten Fällen eine disseminierte (Multisystembefall) LZH.

Andere Organe

Am häufigsten in das Krankheitsgeschehen einbezogen ist das Skelettsystem und zwar sowohl im Stadium A (unifokaler Knochenbefall) als auch bei disseminierter Erkrankung (Stadium B). Osteolytische Läsionen treten dabei sowohl im Stadium A und B vorwiegend in der Schädelkalotte, in der Mandibel, im Becken und an den Extremitätenknochen auf, bei disseminierter Erkrankung zusätzlich am Thoraxskelett (Wirbel, Rippen). 83% der Patienten mit disseminierter LZH der DAL-HX83-Studie haben neben anderen Organmanifestationen Knochenläsionen (Tabelle 5). Neben der Haut sind andere Weichteile häufig befallen (26%, Tabelle 5), ebenso aber auch Leber (Hepatomegalie), Milz (Splenomegalie), Lunge, Lymphknoten, Hypophyse (Diabetes insipidus) und das Knochenmark. Die häufigsten Symptome, die als Zeichen einer Organdysfunktion der Leber, Lunge und des hämatopoetischen Systems gewertet werden (Stadium Bc) [11], sind in Tabelle 6 angeführt.

Prognose

Die Prognose der LZH kann bei lokalisierter Form (Stadium A) durchwegs als gut bezeichnet werden, bei disseminierter Erkrankung (Stadium B) hängt sie entscheidend vom Alter und Ausmaß sowie dem Schweregrad (Funktionsausfall) der Organbeteiligung ab. Der Grad der Progredienz der Krankheit sowie ihr variables Verhalten erschweren prognostische Einschätzungen. Kleinkinder unter einem Jahr haben ebenso wie ältere Patienten (älter als 60 Jahre) eine sehr schlechte Prognose. Die Hautveränderungen bei LZH können sich bei einzelnen Patienten nach einiger Zeit spontan zurückbilden, ebenso solitäre Läsionen in anderen Organsystemen. Andererseits ist der Befall der Haut bei disseminierter Erkrankung ein prognostisch eher ungünstiger Faktor. Meistens schreitet die Erkrankung allerdings über Jahre chronisch fort und führt auch bei Überleben der Patienten zu bleibenden Schäden (Diabetes insipidus, Wachstumsstörungen, chronische Lungenerkrankungen, orthopädische und neurologische Störungen).

Das von Lahey vorgeschlagene Scoring-System [10] ist in Tabelle 7 wiedergegeben. Mit zunehmender totaler Punktezahl verschlechtert sich die Prognose. So ist die Mortalität bei einem Score von 1 praktisch 0%, bei einem Score von 3–4 liegt sie bereits bei 35% und bei einem Score von 8 bei 100%. Andere Systeme berücksichtigen neben der Anzahl befallener Organe auch den Grad eines Funktionsausfalles und das Alter der Patienten. Die Überlebensquoten des Patientengutes der DAL-HX83-Studie sind in Tabelle 8 zusammengefaßt.

Tabelle 7. Punkte-System nach Lahey (10)

Organbefall	Punktezahl
Haut	1
Leber	1
Milz	1
Lunge	1
Hypophyse	1
Skelett	1
Hämatopoetisches System (Hb < 10 g/dl und/oder Leukozyten < 3,0 oder > 14,0 × 10^9/l, Thrombo- penie < 200 × 10^9/l oder Hautpurpura)	1
Maximale Punktezahl	8

Tabelle 8. Prognose der LZH (DAL-HX83 Studie)[a]

Stadium	Überlebenswahr- scheinlichkeit	Überlebenswahrscheinlich- keit bei Erscheinungsfreiheit
Ba	1,00	0.95
Bb	0,97	0,76
Bc	0,55	0,44

[a] H. Gadner, unveröffentlicht

Therapie

Therapeutische Möglichkeiten, die heute zur Verfügung stehen, umfassen Chemo-, Strahlen- und Immuntherapie sowie lokal chirurgische Eingriffe. Bei lokalisierter Erkrankung werden gute Ergebnisse durch intraläsionale Kortikoidinfiltration, Bestrahlung solitärer Herde oder durch ihre chirurgische Ausräumung erzielt, bei disseminiertem Hautbefall ist PUVA-Photochemotherapie von beeindruckender Wirksamkeit, ebenso kann eine Lokalbehandlung mit Stickstofflost eingesetzt werden. Bei disseminiert-systemischer Erkrankung haben Versuche mit Immuntherapie mit Thymushormonen bisher noch keine überzeugenden Ergebnisse gebracht [16], so daß die meisten Zentren nach wie vor Chemotherapie bevorzugen. Vinblastin, Vincristin, Cyclophosphamid, Chlorambucil, 6-Mercaptopurin und Daunorubicin sind die bevorzugten Zytostatika, die entweder als Monotherapie oder Polychemotherapie mit oder ohne Kortikosteroide verabreicht werden [20]. Als neue Wirksubstanz [3] hat sich das Epiphyllotoxin VP16 (Etoposid) sehr bewährt, auch gibt es einige positive Berichte über den Einsatz von α-Interferon [9]. Sehr gute Ergebnisse werden derzeit mit einer Kombinationstherapie erzielt, die Prednison, Vinblastin und Etoposid im Induktionsprotokoll sowie zusätzlich 6-Mercaptopurin und Methotrexat in der Erhaltungsphase einsetzt [5, 6], jedoch ist die Studie noch nicht abgeschlossen und eine Beurteilung der Spätfolgen derzeit noch nicht möglich. In desolaten Fällen wurde eine allogene Knochenmarkstransplantation mit Erfolg durchgeführt [18].

Offene Fragen

Wenngleich heute Einigkeit darüber besteht, daß LZH eine Erkrankung ist, bei der LZ eine entscheidende, wenn nicht die primäre Rolle spielen, sind Ätiologie und

Pathogenese des Krankheitsgeschehens weitgehend ungeklärt. Offen bleiben vor allem folgende Fragen:
1. Ist die LZH eine maligne oder reaktiv-proliferative Erkrankung?
2. Ist die LZ bei LZH eine abnorme Zelle?
3. Was führt zur Proliferation von LZ?
4. Liegt der LZH ein einheitlicher Immundefekt zugrunde?

Mit größter Sicherheit kann die LZH heute nicht als maligne Erkrankung sensu strictu aufgefaßt werden. Die bei einem Fall nachgewiesene Aneuploidie der Infiltratzellen [7] konnte bisher nicht bestätigt werden, der Verlauf und die spontane Remission vor allem bei lokalisierter Erkrankung sprechen gegen Malignität [14]. Dementsprechend ist die LZ bei LZH keine abnorme Zelle im Sinne einer malignen Entartung, zweifellos proliferiert sie aber und zeigt Zeichen funktioneller Aktivierung. Leider läßt sich aber das durch Immunphänotypisierung feststellbare Aktivierungsmuster weder mit klinischen Parametern wie Progredienz oder Regression noch mit Ausdehnung der Erkrankung und Akuitätsgrad korrelieren [8]. Nicht geklärt ist ferner, welche Signale für die Proliferation von LZ primär verantwortlich sind – Aktivierung durch spezifische Antigene, durch Viren oder T-Zell-Signale? – oder ob die LZH Ausdruck eines Defektes interzellulärer Kommunikation darstellt. „Normale" LZ können unter verschiedenen Bedingungen durch eine Reihe von Zytokinen aktiviert werden und exprimieren, wieder unter bestimmten Bedingungen, Rezeptoren, die sich an ihnen in situ nicht nachweisen lassen [21]; bei LZH exprimieren die LZ Interferon [15] und sezernieren IL-1 und PGE_2 [1]. Es erhebt sich u. a. die Frage, ob die z. T. variable Expression immunologischer Oberflächenmarker der LZ bei LZH nicht durch das spezifische Mikromilieu befallener Organe (z. B. Haut, Lymphknoten, Thymus) induziert wird. Bisherige Untersuchungen haben allerdings gezeigt, daß ein derartiges gewebsspezifisches Milieu allein die Antigenexpression an LZ bei LZH nicht reguliert [8]. Die zentrale Rolle der LZ bei der Initiierung einer Immunantwort [21] läßt schließlich vermuten, daß der LZH ein einheitlicher Immundefekt zugrunde liegt. Mit Ausnahme einer herabgesetzten Zahl und Funktion von Suppressorzellen und einer erhöhten T4/T8-Ratio hat sich bisher jedoch bei LZH keine einheitliche Störung des Immunsystems nachweisen lassen [12], wenngleich eine Reihe unterschiedlicher, allerdings isolierter Hinweise auf Störung von Immunregulation vorliegt.
    Osband und Pochedly haben 1987 [17] die LZH folgendermaßen charakterisiert: "... a disease that is diverse in its natural history, heterogenous in its clinical course, confusing in its nomenclature and mysterious in its etiology...". Diese Charakterisierung dieser seltenen aber faszinierenden Krankheit hat auch heute Gültigkeit.

Zusammenfassung

Die Langerhanszell-Histiozytose (Histiozytosis X) ist eine seltene, aber faszinierende Krankheit vor allem des Kindesalters. Als lokalisierte oder disseminierte Multisystemkrankheit kann sie eine große Zahl von Organen befallen, darunter vor allem Knochen, Haut, Leber, Milz, Lymphknoten und haematopoetisches System. Den Hautmanifestationen, die bei mehr als einem Drittel aller Fälle vorkommen, kommt eine besondere diagnostische Bedeutung zu. Der Verlauf ist heterogen, gekennzeichnet durch Progression, spontane Stabilisierung und Neigung zu Remissionen, die Prognose vor allem im Kleinkindesalter und bei Multisystembefall ernst. Die Langerhanszellhistiozytose ist eine proliferative Erkrankung der Langerhanszellen, doch ist nicht bekannt, welche Signale zur Proliferation dieser Zellen führen.

Literatur

1. Arenzana-Seisdedos F, Barbey S, Virelizier JL, Kornprobst M, Nezelof C (1986) Histiocytosis X. Purified T6$^+$ cells from bone granuloma produce interleukin 1 and prostaglandin E2 in culture. J Clin Invest 77:326–329
2. Berry DH, Becton DL (1987) Natural history of histiocytosis X. Haem Oncol Clin North Am 1:23–34
3. Broadbent V, Pritchard J, Yeomans E (1989) Etoposide (VP16) in the treatment of multisystem Langerhans cell histiocytosis (histiocytosis X). Med Pediatr Oncol 17:97–100
4. Favara B, Jaffee R (1987) Pathology of Langerhans cell histiocytosis. Haem Oncol Clin North Am 1:75–98
5. Gadner H, Beck JD, Janka GE, Kuhl J (1986) Histiocytoses: Diagnosis and treatment. Monogr Paediatr 18:368–386
6. Gadner H, Heitzer A, Ritter J, Göbel U, Janka GE, Kuhl J, Bode U, Spaar HJ (1987) Langerhanszell Histiozytose im Kindesalter – Ergebnisse der DAL-HX83 Studie. Klin Pädiatr 199:173–182
7. Goldberg NS, Bauer K, Rosen St, Caro W, March RJ, Zugerman E, Sambersiva R, Variakojis D (1986) Histiocytosis X: Flow cytometric DNA content and immunohistochemical and ultrastructural analysis. Arch Dermatol 122:446–450
8. Groh V, Gadner H, Radaszkiewicz T, Rappersberger K, Konrad K, Wolff K, Singl G (1988) The phenotypic spectrum of histiocytosis X cells. J Invest Dermatol 90:441–447
9. Jacobson AM, Kreuger A, Hagberg H, Sundström C (1987) Treatment of Langerhans cell histiocytosis with alpha-interferon. Lancet II:1520–1521
10. Lahey ME (1962) Prognosis in reticuloendotheliosis in children. J Pediatr 60:664–671
11. Lahey ME (1975) Histiocytosis X – an analysis of prognostic factors. J Pediatr 87:184–189
12. Leukin SL (1987) Immunobiology of Histiocytosis X. Haem Oncol Clin North Am 1:49–62
13. Lichtenstein L (1953) Histiocytosis X: Integration of eosinophilic granuloma of bone. Letterer-Siwe disease and Schüller-Christian disease as related manifestations of a single nosologic entity. Arch Pathol 56:84–102
14. McLelland J, Pritchard J, Chu AC (1987) Current controversies. Haem Oncol Clin North Am 1:147–162
15. Neumann C, Schaumburg-Lever G, Dopfer R, Kolde G (1988) Interferon gamma is a marker for histiocytosis X cells in the skin. J Invest Dermatol 91:280–282
16. Osband ME (1987) Immunotherapy of histiocytosis X. Haem Oncol Clin North Am 1:131–146
17. Osband ME, Pochedly C (1987) Histiocytosis X. An overview. Haem Oncol Clin North Am 1:1–8
18. Ringden O, Ahstroem L, Loenquist B et al. (1987) Allogeneic bone marrow transplantation in a patient with chemotherapy resistant progressive histiocytosis X. N Engl J Med 316:733–735
19. Schuler G, Stingl G, Aberer W, Stingl-Gazze L, Hönigsmann H, Wolff K (1983) Histiocytosis X cells in eosinophilic granuloma express Ia and T6 antigens. J Invest Dermatol 80:405–409
20. Starling KA (1987) Chemotherapy of histiocytosis X. Haem Oncol Clin North Am 1:119–122
21. Stingl G, Hauser C, Tschachler E, Groh V, Wolff K (1989) Immune functions of epidermal cells. In: Norris DA (Hrsg) Immune mechanisms in cutaneous disease. Marcel Dekker. New York Basel, S 3–72
22. Winkelmann RK (1969) The skin in histiocytosis X. Mayo Clin Proc 44:535–549
23. Wolff K (1972) The Langerhans cell. Curr Probl Dermatol 4:79–145
24. Writing Group of the Histiocyte Society (1987) Histiocytosis syndromes in children. Lancet I:208–209

Pathophysiologie und Klinik von Talgdrüsenerkrankungen

Gerd Plewig

Einleitung

Die normale Anatomie der Talgdrüsenfollikel, die testosteronabhängige Stimulation der Talgdrüsenlipidsynthese, die Zellkinetik der Talgdrüsenazini, aber auch die Pathophysiologie und Pathologie der Talgdrüsenfollikel und der für diese Adnexe charakteristischen Akne bei Jugendlichen und Erwachsenen sind weitgehend bekannt.

Aus methodischen und oft auch ethischen Gründen liegen für die Perinatalperiode, das Säuglings- und Kindesalter wenig gesicherte Daten für dieses spezielle Gebiet vor.

Mit dem Beitrag über Pathophysiologie und Klinik von Talgdrüsenerkrankungen soll dieser Lebensabschnitt analysiert werden. Zunächst werden die wenigen Untersuchungen über Testosteronproduktion und Talgdrüsenexkretionsrate bei Säuglingen sowie Erkenntnisse über die biochemische Charakterisierung der Talgdrüsenlipide bei Zwillingspaaren vorgestellt. Es folgen die Veränderungen innerhalb der Follikelinfundibula mit der Entwicklung von Follikelfilamenten und deren quantitativer Bakteriologie, da sie mögliche Vorläufer von Komedonen sind. Einige für Säuglinge, Kleinkinder und Jugendliche neue Akneformen werden beschrieben, einschließlich der auch schon in diesem Lebensalter vorkommenden Chlorakne (Tabelle 1). Schließlich wird eine Besonderheit in der frühen Jugend genannt, die Acne fulminans, die ein ungewöhnlich breites Spektrum an systemischen Komplikationen aufweist und eine rasch einsetzende differente Therapie erfordert.

Testosteronspiegel bei Kleinkindern

Bei 143 gesunden Neugeborenen und Kleinkindern wurde mittels eines Radioimmunoassays Plasmatestosteron gemessen [11]. Bei den Jungen stieg das Testosteron von etwa 34 ng/100 ml auf über 200 ng/100 ml innerhalb der ersten 100 Lebenstage an, um dann in den ersten 7–12 Lebensmonaten auf den niedrigen Wert von etwa 8 ng/100 ml abzufallen. Dieser auffällige Gipfel war bei Mädchen nicht nachweisbar. Im Nabelschnurblut ergaben sich 27 ng/100 ml; dieser Wert fiel in den nachfolgenden Monaten auf etwa 6 ng/100 ml ab. Das Testosteron bei Mädchen ist überwiegend adrenalen, bei Jungen vorwiegend testikulären Ursprungs.

Kommentar. Ungeklärt bleibt die Bedeutung dieses frühen und hohen Testosteronanstiegs. Entwickeln diese Kinder eine Acne neonatorum oder Acne infantum, und sind sie besonders für schwere Akneverläufe in der Pubertät disponiert?

Talgdrüsenexkretionsrate während der ersten Lebensjahre

Bei 45 Neugeborenen und 193 Säuglingen unter einem Jahr wurde der Talgdrüsenspiegel der Stirnhaut mit einer optischen Densitometriemethode gemessen [1]. Erstaunlich waren die hohen Talgdrüsenspiegel schon innerhalb der ersten Lebenstage bei Jungen

Tabelle 1. Akne und akneiforme Erkrankungen im Säuglings- und Kleinkindesalter sowie Aknesonderformen bei Jugendlichen

Krankheitsbezeichnung	Alter	Geschlecht	Ursache	Erstbeschreibung	Literatur
• Fetales Hydantoin-Syndrom und Acne neonatorum	Neugeborene	♂+♀	Hydantoin-Therapie der Mutter während Schwangerschaft	Stankler et al. 1980	44
• Androluteom-Syndrom der Schwangerschaft und maskulinisierte weibliche Feten	Neugeborene	♀	Virilisierendes Luteom (Androluteom) in der Schwangerschaft	Malinak et al. 1965	56 zit.
• Acne neonatorum	Neugeborene und erste Lebenswochen	♂+♀	Mütterliche und kindliche Androgene?	Kraus 1913	21
• Acne infantum	Ab 3. Lebensmonat	♂+♀	Kindliche Androgene?	Ayres 1926	2
• Acne conglobata infantum	Ab 3. Lebensmonat	♂+♀	Kindliche Androgene?	Plewig 1979	34
• Acne venenata	Ab 3. Lebensmonat	♂+♀	Kontaktakne als Pflegefehler	*	
Sonderformen: Steroidakne	Ab 1. Lebensjahr	♂+♀	Kortikosteroide lokal oder systemisch, ACTH	Latif et al. 1982	22
Pomadenakne	Babies und Kleinkinder	♂+♀	Komedogene Pflegemittel	Plewig et al. 1970	35
• Aknenävus	Jugendliche	♂	Funktioneller Nävus	Hughes et al. 1987	17
• McDonald's Akne	Teenager	♂+♀	Kontaktakne durch komedogenes Bratfett? Jodhaltige Nahrung?	Litt 1974	24
Kelp-Akne	Jugendliche und Erwachsene	♂+♀	Jodhaltiger Seetang (Kelp-Tabletten) à 15 mg Jod	Harrell 1976	15
Chap-Stick-Akne	Jugendliche und Erwachsene	♀	Kontaktakne durch komedogenen vaselinehaltigen Lippenstift	Shelley et al 1986	43
Hippie-Akne	Jugendliche und Erwachsene	♂+♀	Mechanisch durch Stirnband	Wilentz et al 1971	53
Acne fulminans	Jugendliche	♂	Unbekannt. Immunkomplex-vaskulitis;	Pautrier 1937 / Plewig & Kligman 1975	26 zit / 36

* Nicht bekannt, + Derzeitige Namensgebung

und Mädchen mit klinisch fettig erscheinender Haut (350–500 µg/cm²). Bei den weiteren Meßpunkten im zweiten bis dritten, vierten bis sechsten, und siebten bis zwölften Lebensmonat sanken diese Werte bis auf 120 µg/cm² ab.

Kommentar. Die postpartale deutliche Talgdrüsensekretion ist beachtenswert. Die Werte sind denen bei Jugendlichen vergleichbar. Mit den aus der Literatur bekannten Plasmatestosteronwerten dieser Altersgruppe sind die Daten nicht ohne weiteres zu erklären. Es wäre interessant zu wissen, ob hohe Talgdrüsenexkretionsraten der Haut direkt mit erhöhten Testosteronspiegeln im Plasma (gebundenes und freies Testosteron, Testosteronmetaboliten) korrelieren, und ob eine frühe und gesteigerte Talgsekretionsrate ein Risiko für die spätere Entwicklung einer Pubertätsakne bedeutet. Diese Frage wird auch nicht durch die Kasuistik einer Acne infantum mit zeitweiligem Anstieg von luteinisierendem Hormon, follikelstimulierendem Hormon und Testosteron im Plasma bei einem 11 Monate alten Jungen geklärt [9].

Talgdrüsenexkretionsrate bei Kindern

Bei 24 Kindern im Alter von sechs bis acht Jahren wurde mit der heute genauesten quantitativen gravimetrischen Betonit-Ton-Methode die Talgdrüsenexkretionsrate auf der Stirn gemessen [46]. Bei neun Kindern war der Talgspiegel so gering, daß fast keine Meßwerte zu erheben waren. Bei den sechs-, sieben- und achtjährigen Kindern lag der Mittelwert der für Talgdrüsenlipide charakteristischen Wachsester bei 7, 28 und 48 µg/10 cm²/3 Stunden. Die vergleichbaren Werte bei Jugendlichen und jungen Erwachsenen liegen zwischen 70–804 µg/10 cm²/3 Stunden.

Kommentar. Mit Beginn der adrenalen Hormonstimulation, etwa im siebten Lebensjahr, steigt auch die Aktivität der Talgdrüsensekretion an. Wachsester sind charakteristische Talgdrüsenlipide und nicht epidermalen Ursprungs. Talgdrüsenanalysen der Hautoberfläche signalisieren sehr genau den Beginn der Pubertät, ohne daß zu diesem Zeitpunkt eine Akne vorliegt. Es ist nicht bekannt, ob eine frühe Talgdrüsenstimulation ein Risiko für eine spätere Akne darstellt.

Genetische Kontrolle der Talgproduktion: Zwillingsstudien

Bei 113 eineiigen und 8 zweieiigen Zwillingspaaren wurden nach Ätherextraktion der Kopfhauthaare Talgdrüsenlipide qualitativ und quantitativ analysiert [47]. Für die iso-geraden Fettsäuren der Talgdrüsenwachsester war der Unterschied bei eineiigen Zwillingen sehr gering, dagegen bei zweieiigen Zwillingen so groß wie bei Kontrollen.

In einer anderen Studie wurde bei 20 eineiigen und 20 zweieiigen Zwillingspaaren Talgsekretionsrate und Schweregrad der Akne korreliert [51]. Eineiige Zwillinge hatten fast identische Talgexkretionsraten, aber signifikant unterschiedliche Akneschweregrade. Zweieiige Zwillinge hatten dagegen signifikant unterschiedliche Talgextretionsraten und Akneschweregrade.

Wie schwierig die Auswertung von Krankenakten bei der Beantwortung von genetischen Fragestellungen sein kann, zeigt der Versuch einer Studie an 930 Zwillingspaaren [12]. Auf die Fragestellung Acne vulgaris und genetische Disposition konnte der Autor keine Antwort gegen.

Kommentar. Die erste Untersuchung deutet darauf hin, daß zumindest die Proportion der iso-geraden Fettsäuren aus den Sebozyten vom Genotyp kontrolliert wird. Ob diese Befunde auch für die Pathophysiologie der Talgdrüsen, also die Entwicklung einer Akne von Bedeutung ist, wurde nicht untersucht. Gesichert ist allerdings, daß die höchste Wachsestersekretionsrate, gemessen bei 15–97jährigen Menschen, am höchsten in der Altersgruppe von 15–35 Jahren war [18], in der auch die Akne am stärksten ausgeprägt ist. In der zweiten Studie konnte eine genetisch bedingte, bei eineiigen Zwillingen deutlich parallel verlaufende Talgproduktion beschrieben werden. Die unterschiedliche Expression der Akne wird auf Umweltfaktoren zurückgeführt.

Follikelfilamente als Modell der Aknepathophysiologie

In der Pubertät weiten sich die Follikelinfundibula der Talgdrüsenfollikel auf und füllen sich mit Hornzellen (Korneozyten) und Talg. Sind sie Vorläufer von Komedonen, und wie ist die Beziehung von Verhornungsstörung und bakterieller Besiedlung der Follikelfilamente? Drei Arbeiten befassen sich mit diesem Komplex.

Die schon 1902 von Sabouraud beschriebene Follikelkeratose wurde im deutschen Schrifttum als Follikelfilament bezeichnet [38]. Beim Erwachsenen sind sie faden- oder stiftartige Filamente aus 20–30 Hornzellagen und einem Gemisch aus Bakterien, Talgdrüsenlipiden und Hornzellfragmenten sowie einem Haar.

Follikelfilamente von 15 präpubertären aknefreien Kindern (9 Jungen, 6 Mädchen) im Alter von 5–10 Jahren wurden mit der Cyanoacrylattechnik gewonnen, außerdem Komedonen von 3 Jungen und 2 Mädchen im Alter von 9–11 Jahren. Überraschend war, daß weder licht- noch elektronenmikroskopisch Bakterien in Follikelfilamenten oder in Komedonen nachgewiesen werden konnten. Weder mit der Detergensabwaschmethode noch aus Filamenten oder Komedomen konnte *Propionibacterium acnes* kulturell nachgewiesen werden [23].

Follikelfilamente bieten sich als leicht zugängliches Substrat für lipidchemische Analysen an. Mit der Cyanoacrylattechnik gewonnen wurden die Proben dünnschichtchromatographisch, gaschromatographisch und massenspektrometrisch analysiert [27].

Kommentar. Keine der drei Methoden, die Elektronenmikroskopie, die Bakterienkultur von Detergensabwaschlösung noch die Bakterienkulturen von Follikelfilamenten und Komedonen erbrachten bei postpubertären Kindern den Nachweis von *Propionibacterium acnes,* obwohl Talgdrüsenlipide zwischen den Hornzellen der Follikelinfundibula nachweisbar waren. Die Arbeit beweist deutlich, daß die bakterielle Besiedlung mit *Propionibacterium acnes* ein sekundäres Ereignis in der Pathophysiologie der Komedonenbildung bei Akne ist.

Alte und neue klinische Krankheitsbilder

Weitgefächert ist das Spektrum der echten Akneformen und akneiformen Eruptionen von der Neugeborenenperiode bis in das Pubertätsalter hinein.

Fetales Hydantoin-Syndrom und Acne neonatorum

Etwa 10% der Kinder, deren Mütter während der Schwangerschaft Hydantoin einnehmen, zeigen das fetale Hydantoin-Syndrom mit Wachstumsverzögerung, eigenartiger Facies, Finger- und Nagelhypoplasien sowie struppigem Haar. Neuerdings wurde auch über neonatale Akne bei diesen Kindern berichtet [44].

Kommentar. Diese akneiforme Eruption sollte von der genuinen Acne neonatorum unterschieden werden. Sie klingt in den ersten Lebensmonaten spontan ab.

Androluteom-Syndrom der Schwangerschaft und maskulinisierte weibliche Feten

Ein persistierendes Corpus luteum mit exzessiver Testosteronproduktion führt im ersten Trimenon der Schwangerschaft zu den typischen androgenisierenden Veränderungen wie Seborrhoe, Hypertrichose, tiefe Stimme, Acne papulopustulosa oder sogar Acne conglobata. Weibliche Feten werden maskulinisiert. Bisher wurden 14 Patientinnen aus der Weltliteratur zusammengestellt [56]. Kurativ ist die operative Beseitigung des Androluteoms während der Schwangerschaft.

Kommentar. Wie selten bei anderen Akneformen wird hier die Schlüsselrolle des Testosterons und seiner Metaboliten für die Pathogenese der Akne mit schweren entzündlichen Verlaufsformen durch den hormonbildenden Tumor demonstriert. Es ist eine echte Akne, nicht ein akneformes Exanthem [36].

Acne neonatorum

Wahrscheinlich ein häufiges Krankheitsbild, das durch die bisher 100 dokumentierten Kinder unterpräsentiert ist. Acne neonatorum ist bei Geburt vorhanden, oder kann kurz nach der Geburt oder in den ersten Lebenswochen auftreten. Klinisch sind Komedonen oder Papulopusteln typisch; diese finden sich nur im Gesicht. Der Verlauf ist leicht, eine spontane Abheilung tritt häufig ohne Therapie ein [14, 20, 21, 34].

Kommentar. Pathogenetisch werden mütterliche und kindliche Androgene angeschuldigt. Es ist eine echte Akne. Im Bedarfsfall kann eine Schältherapie mit Tretinoin (Vitamin-A-Säure) erfolgen; selten ist eine Erythromycinbehandlung lokal oder oral sinnvoll. Die wichtigsten Differentialdiagnosen sind Acne venenata (Kontaktakne oder Pflegeakne) und das fetale Hydantoin-Syndrom.

Acne infantum

Sie ist ebenfalls eine echte Sonderform der Akne und kein akneiformes Exanthem. Der Verlauf ist oft kompliziert, schwer und lang. Wiederum ist vorwiegend das Gesicht mit Komedonen, Papeln und Pusteln befallen. Die Erkrankung kann einen monate- oder jahrelangen Verlauf nehmen [2, 10, 20, 34, 42].

Kommentar. Oft muß eine Aknetherapie wie bei Erwachsenen betrieben werden. Hierzu kommen Schälpräparate (Tretinoin = Vitamin-A-Säure; Benzoylperoxid), Antibiotika topisch (Erythromycin), oder oral (Erythromycin) in Frage. In der Literatur findet sich sogar eine Mitteilung über intraläsionale Injektion von Kortikosteroid-Kristallsuspensionen in die entzündlichen Knoten im Gesicht sowie eine Isotretinointherapie (13-cis-Retinsäure) bei einem 23 Monate alten Mädchen (0,5 mg/kg Körpergewicht für 12 Wochen, gefolgt von 1,0 mg/kg Körpergewicht für weitere 8 Wochen). An der Haut und am zentralen Nervensystem traten unerwünschte Wirkungen auf [4]. Ungeklärt ist der Zusammenhang mit einem Steatocystoma multiplex [39], das bei mehreren Familienmitgliedern vorkam.

Acne conglobata infantum

In Analogie zur Acne conglobata bei Erwachsenen gibt es auch eine schwere konglobierende Akneform bei Kleinkindern [34, 50]. Auch hier sind die Akneeffloreszenzen auf das Gesicht beschränkt bei deutlicher Seborrhoe. Die Therapie ist unbefriedigend. Narben bleiben oft zurück.

Kommentar. Sehr besorgt sind die Eltern dieser Kinder, da die Erkrankung schwer, und der Verlauf langwierig ist. Der Hautarzt wird sich nicht immer leicht zu einer differenten lokalen oder systemischen Therapie entscheiden. Es ist ungeklärt, ob diese Kinder bis in das Erwachsenenalter hinein eine Akne haben oder im Erwachsenenalter zu einer besonders schweren Acne conglobata neigen.

Acne venenata

Geographische und ethnische Besonderheiten sind für das Auftreten dieser sicherlich sehr häufigen akneiformen Eruption verantwortlich. Acne venenata ist eine Kontaktakne, also ein Pflegefehler durch die Mütter [36]. Komedogene und zu fette Cremes oder Salben werden zu häufig im Gesicht aufgetragen und lassen bei Kleinkindern schon ab dem dritten Lebensmonat Komedonen, aber auch Papeln und Pusteln auftreten. Der Zusammenhang wird nicht erkannt, und ein noch häufigerer Gebrauch der komedogenen Pflegepräparate führt zu einem circulus vitiosus.

Kommentar. Eine Therapie ist oft nicht erforderlich. Das Absetzen der Pflegepräparate läßt das akneiforme Bild narbenlos verschwinden.

Steroidakne bei Kindern

Dies ist eine Sonderform der Acne venenata und kann nach lokalem oder systemischem [22] Gebrauch von Kortisonderivaten oder ACTH auftreten.

Pomadenakne bei Säuglingen und Kleinkindern

Dies ist ein analoges Krankheitsbild wie es für Erwachsene beschrieben worden ist [35].

Aknenävus

Ein 17jähriger Junge mit leichter Akne an Gesicht und Rücken hatte seit Geburt über der linke Brustseite ein scharf begrenztes Areal, in dem sich eine schwere Acne papulopustulosa mit konglobierenden Knoten entwickelte. Die Talgdrüsensekretionsrate war etwa 3,5fach höher als auf der rechten Brustseite [17].

Kommentar. Die Autoren klassifizieren dieses Aknefeld über der Brust als nävoide Fehlbildung der Haut und somit als funktionalen Nävus. Die für die Akne typischen Phänomene: Seborrhoe, Komedonen, Papeln, Pusteln und histologisch nachweisbare granulomatöse Aufräumreaktionen sowie das gute Ansprechen auf lokale und systemische Aknetherapie sprechen für die Diagnose.

McDonald's Akne

Ein niedergelassener Dermatologe teilt in einem Brief an die Herausgeber einer Fachzeitschrift seine Beobachtung aus der Praxis mit, daß eine zunehmende Zahl Jugendlicher im Sommer, einer Zeit in der sonst eigentlich eine Akne besser wird, ein deutliches Zunehmen von Akne im Gesicht und an der Brust aufwiesen. Fast alle Patienten arbeiteten in den langen Sommerferien in „fast-food-Restaurants", wo sie in engem Kontakt mit heißen Bratölen und Fetten waren. „McDonald's Akne" war sein Vorschlag für diese Aknevariante [24]. Die Akne heilte nach Beendigung der Ferientätigkeit oft ohne Therapie ab.

Kommentar. Sind es Bratfette im Sinne einer Kontaktakne (Ölakne) oder vielmehr der hohe Jodgehalt dieser Restaurant-Ketten-Speisen und der große Appetit der Ferienarbeiter (akneiformes Exanthem, jodprovozierte Akne)? Kann es dann vielleicht auch bald ein „McDonald's Myxödem" geben [29]?

Kelp-Akne

Flammt eine sonst ruhige oder fast ausgeheilte Akne plötzlich mit deutlicher Entzündung auf, sollte an eine jod- oder bromhaltige Provokation durch Speisen, Medikamente oder Diagnostika gedacht werden [15]. Kelp-Tabletten oder brauner Seetang als Tabletten gepreßt, werden vielfach als biologisch unterstützende Diät angeboten. Pro Tablette enthält Kelp etwa 15 mg Jod. Eine Kelp-haltige Diät führte zur akneiformen Reaktion.

Kommentar. Schlafmittel, Beruhigungstees, Abführmittel, Hustensäfte, Kontrastmittel und neuerdings Diätetika aus Seetang können einen hohen Anteil an Halogenen enthalten [37]. Die akute entzündliche Exazerbation einer Akne, aber auch das Auftreten von Follikulitiden und akneiformen Knoten war früher bei der Behandlung mit Lugol'scher Lösung häufig zu beobachten.

Chap-Stick-Akne

Chap Stick ist ein Handelsname eines farblosen fettenden Lippenpflegestifts. Ähnlich wie komedogene Vaseline, Pomaden, Cremes oder Salben eine Kontaktakne auslösen können, wird auf die analoge Entstehung von Komedonen entlang des Lippenrotes hingewiesen [43].

Kommentar. Chap Stick regular lip emollient hat die folgende Zusammensetzung: Vaselin 44%; Padimat O 1,5%; Oxybenzon 3%; Lanolin 0,5%; Campher USP 0,8%; Wachs und Mineralöl. Die komedogene Substanz ist wahrscheinlich das Vaselin.

Hippie-Akne

Dauernder mechanischer Druck durch das Stirnband der Hippies führte zu einer Acne mechanica. Eine oft nur gering vorhandene Akne wird deutlich entzündlich umgewandelt [53].

Kommentar. Hippie-Akne ist selten geworden. Mit der Zeit ändern sich die Gewohnheiten.

Chlorakne bei Kindern

Das schwere Industrieunglück durch 2,3,7,8-Tetrachloridbenzo-p-Dioxin (TCDD) in Seveso, Italien, führte auch bei vielen Kleinkindern und Jugendlichen zu Hautmanifestationen. Zehn Jahre nach der Freisetzung von etwa 4 kg TCDD in Form einer Giftgaswolke besteht ein guter Überblick über die akuten und chronischen Hautveränderungen durch dieses überaus starke komedogene Gift [7]. Hier sollen nur die akneartigen Hautveränderungen besprochen werden. Am 10. Juli 1976 geschah das Unglück. Schon im September und Oktober 1976 boten 25 von 44 Patienten, die aus der unmittelbaren Gefahrenzone A stammten, komedoartige Effloreszenzen an den Wangen. Einige Patienten wiesen, ungewöhnlich ausgedehnt, Akne an Ober- und

Unterarmen, Ober- und Unterschenkeln und im Gesicht auf. Schon bei Fünfjährigen trat eine schwerste Chlorakne auf. Bis zum Februar 1978 waren 193 Chlorakneerkrankungen bekannt; ein Jahr später waren keine neuen Hauterkrankungen hinzugekommen. Glücklicherweise entwickelte kein Kind systemische Komplikationen oder auffällige Laborparameter. Bedauerlich ist die oft ausgeprägte Vernarbung im Gesicht mit pockenartigen atrophischen Narben.

Bei zwei- bis vierjährigen Kindern wurde aus Hautoberflächenlipiden und Chloraknekomedonen vergeblich mittels Gaschromatographie und Massenspektrometrie nach Dioxin gefahndet. Durch Dünnschichtchromatographie und Gaschromatographie-Massenspektrometrie konnten nur epidermale Lipide in den Komedonen gefunden werden [30].

Kommentar. Dies bestätigt die früheren Untersuchungen anderer Autoren, daß Chloraknekomedonen ganz ohne Talgdrüsenazini sind, also nur Follikelepithel enthalten [33]. Eine ähnlich schwere Industriekatastrophie ereignete sich 1979 in Taiwan, als polychlorbiphenylhaltiges (PCB) Speiseöl als Vergiftungsquelle identifiziert wurde [55]. Schon 1968 war es in Japan zu einem vergleichbaren Unglück gekommen (Yusho oder Ölkrankheit). Sowohl in Japan als auch in Taiwan erkrankten Kinder an Chlorakne.

Acne fulminans und Organmanifestationen

Wie ein Blitz überfällt eine Acne fulminans die zumeist 13–15jährigen Jungen. Schweres Krankheitsgefühl zeichnet diese ätiologisch nicht geklärte vaskulitische Erkrankung aus, die zum Spektrum der Akneerkrankungen gerechnet wird.

Die wichtigsten klinischen und labortechnischen Befunde sind in Tabelle 2 zusammengestellt. Die vaskulitische Komponente mit zirkulierenden Immunkomplexen

Tabelle 2. Acne fulminans, Befunde und Therapie

Befunde
- Jungen, 13–15 Jahre (16, 25, 32, 36)
- Akuter Beginn (16)
- Fieber (16)
- Leukozytose, oft sehr hoch (16)
- Sturzsenkung
- Zirkulierende Immunkomplexe (19)
- Schmerzhafte Bewegungseinschränkung (Polyarthralgie) der großen Gelenke (16)
- Erythema nodosum der Unterschenkel (16, 19, 54)
- Proteinurie, oft hohe Werte (16)
- Milzschwellung, schmerzhaft (41)
- Granuloma-pediculatum-artige Gefäßproliferation (3, 6, 40, 48)
- Osteolytische Knochennekrosen (26, 28, 31)
- Vorkommen bei Geschwistern und eineiigen Zwillingen (3)
- Auftreten nach iatrogener Testosteronbehandlung bei Riesenwuchs von Jungen (48)
- Auftreten von Acne fulminans unter Isotretinointherapie (3, 5, 8, 45)

Therapie
- Bettruhe
- Kortikosteroide systemisch
- Prednisolon 0,5–2,0 mg/kg Körpergewicht für 1–2 Wochen
- Isotretinoin 0,5–1,0, selten 2,0 mg/kg Körpergewicht, mehrere Monate
- Kortikosteroide, lokal bei Granuloma-pediculatum-artigen Gefäßproliferationen.
- Kein Silbernitrat

macht den sepsisartigen Krankheitsverlauf deutlich: Erythema nodosum, schmerzhafte Milzschwellung, Proteinurie, Knochennekrosen und Sturzsenkung. Die Therapie erfordert eine rasche Entscheidung: Bettruhe, Kortikosteroide systemisch (gelegentlich auch kurzfristig lokal für 5–10 Tage), sowie Isotretinoin in einer wohlausgewägten Dosierung.

Kommentar. Der Ausdruck Acne fulminans wurde 1975 geprägt [36]. Die Kombination von systemischer Kortisontherapie und Isotretinoin hat dem Krankheitsbild heute viel Schrecken genommen. Dennoch bleibt die Isotretinointherapie schwierig. Manche Patienten entwickeln fast nicht beherrschbare Granuloma-pediculatum-artige Gefäßproliferationen, oder die Acne fulminans entwickelt sich trotz einer hohen Isotretinoindosierung weiter. Die eigene Erfahrung zeigt, daß gelegentlich eine niedrigdosierte Isotretinoingabe mit 0,5 mg/kg Körpergewicht ausreichend ist. Es bleibt unklar, warum nur Jungen befallen sind. Acne fulminans ist eine registrierte Indikation für eine Isotretinointherapie. Auch das paradoxe Auftreten von Acne fulminans durch oder unter einer Isotretinointherapie ist bekannt geworden. Acne fulminans kam bei Geschwistern und eineiigen Zwillingen vor.

Zusammenfassung

Im Gegensatz zur Akne der Jugendlichen und Erwachsenen ist die normale Anatomie, pathologische Anatomie, Physiologie und Pathophysiologie der Talgdrüsenfollikel und die Akneerkrankung bei Neugeborenen, Säuglingen und Kleinkindern wenig untersucht. Einzelne Daten über Testosteronproduktion bei Neugeborenen, qualitative und quantitative Talgdrüsenlipidanalysen bei Neugeborenen und Säuglingen werden aus der Literatur beschrieben. Außerdem werden die wichtigsten echten Akneformen und akneiformen Erkrankungen bei Kindern vorgestellt. Chlorakne kommt bei Kleinkindern vor. Auf die Industrieunfälle in Japan, Taiwan und Italien wird hingewiesen.

Eine Besonderheit bei Jungen im Alter von 13–15 Jahren ist die Acne fulminans. Neue systemische Komplikationen werden beschrieben; die Therapie wird angegeben.

Eine wenig bekannte Literaturquelle ist die Monographie über Talgdrüsen von Wheatley [52].

Literatur

1. Agache P, Blanc D, Barrand C, Laurent R (1980) Sebum levels during the first year of life. Br J Dermatol 103:643–649
2. Ayres S (1926) Infantile acne vulgaris. Arch Dermatol Syph 14:12–13
3. Blanc D, Zultak M, Wendling D, Lonchampt F (1988) Eruptive pyogenic granulomas and acne fulminans in two siblings treated with isotretinoin. Dermatologica 177:16–18
4. Burket JM, Storrs FJ (1987) Nodulocystic infantile acne occuring in a kindred of steatocystoma. Arch Dermatol 123:432–433
5. Camisa C (1986) Acute arthritis during isotretinoin therapy for acne. J Am Acad Dermatol 15:1061–1062
6. Campbell JP, Grekin RC, Ellis CN, Matsuda-John SS, Swanson NA, Voorhees JJ (1983) Retinoid therapy is associated with excess granulation tissue responses. J Am Acad Dermatol 9:708–713
7. Caputo R, Monti M, Ermacora E, Carminati G, Gelmetti C, Gianotti R, Gianni E, Puccinelli V (1988) Cutaneous manifestations of tetrachlorodibenzo-p-dioxin in children and adolescents. J Am Acad Dermatol 19:812–819
8. Darley CR, Currey HLF, Baker H (1984) Acne fulminans with arthritis in identical twins treated with isotretinoin. J R Soc Med 77:328–330

9. Duke EMC (1981) Infantile acne associated with transient increases in plasma concentrations of luteinising hormone, follicle-stimulating hormone, and testosterone. Br Med J 282:1275–1276
10. Folan DW (1976) Inflammatory acne in infancy. Cutis 18:198
11. Forest MG, Cathiard AM, Bertrand JA (1973) Evidence of testicular activity in early infancy. J Crin Endocrinol Metab 37:148–151
12. Friedman GD (1984) Twin studies of disease heritability based on medical records: application to acne vulgaris. Acta Genet Med Gemellol (Roma) 33:487–495
13. Friedman SJ, Fox BJ, Albert HL (1986) Solid facial edema as a complication of acne vulgaris: treatment with isotretinoin. J Am Acad Dermatol 15:286–289
14. Giknis FL, Hall WK, Tolman MM (1952) Acne neonatorum. Arch Dermatol Syph 66:717–721
15. Harrell BL, Rudolph AH (1976) Kelp diet: a cause of acneiform eruption. Arch Dermatol 112:560
16. Hartmann RR, Plewig G (1983) Acne fulminans. Tratamento de 11 patients com o ácido 13-cis-retinóico. An Bras Dermatol 58:3–10
17. Hughes BR, Cunliffe WJ (1987) An acne naevus. Br J Dermatol (Suppl 32) 117:60–61
18. Jacobsen E, Billings JK, Frantz RA, Kinney CK, Stewart MA, Downing DT (1985) Age-related changes in sebaceous wax ester secretion rates in men and women. J Invest Dermatol 85:483–485
19. Kellett JK, Beck MH, Chalmers RJG (1985) Erythema nodosum and circulating immune complexes in acne fulminans after treatment with isotretinoin. Br Med J 290:820
20. Kossmann E (1988) Acne neonatorum and acne infantum. Hautarzt (Suppl VIII) 39:113
21. Kraus A (1913) Über Akne neonatorum. Arch Dermatol Syph 116:704–722
22. Latif R, Laude TA (1982) Steroid acne in a 14-month-old boy. Cutis 29:373–376
23. Lavker RM, Leyden JJ, McGinley KJ (1981) The relationship between bacteria and the abnormal follicular keratinization in acne vulgaris. J Invest Dermatol 77:325–330
24. Litt JZ (1974) McDonald's acne. Arch Dermatol 110:956
25. Lubach D, Wrede B (1979) Acne fulminans. Hautarzt 30:437–439
26. Nault P, Lassonde M, St-Antoine P (1985) Acne fulminans with osteolytic lesions. Arch Dermatol 121:662–664
27. Nordstrom KM, Labows JN, McGinley KJ, Leyden JJ (1986) Characterization of wax esters, triglycerides, and free fatty acids of follicular casts. J Invest Dermatol 86:700–705
28. O'Malley BP, Anderson I, Rosenthal FD (1979) Bone lesions in systemic acne (acne fulminans). Br J Dermatol 100:703–705
29. Papa CM (1976) Acne and hidden iodides. Arch Dermatol 112:555–556
30. Passi S, Nazzaro-Porro M, Boniforti L, Gianotti F (1981) Analysis of lipids and dioxin in chloracne due to tetrachloro-2,3,7,8-p-dibenzodioxin, Br J Dermatol 105:137–143
31. Pauli S-L, Kokko M-L, Suhonen R, Reunala T (1988) Acne fulminans with bone lesions. Acte Derm Venereol (Stockh) 68:351–355
32. Peris VT, Pantin MA, Canales IP, Rodellas AC (1983) Acné fulminans. Ann Dermatol Venereol 110:351–354
33. Plewig G (1970) Zur Kinetik der Comedonen-Bildung bei Chloracne (Halowaxacne). Arch Klin Exp Dermatol 238:228–241
34. Plewig G (1979) Krankheiten der Talgdrüsenfollikel. In: Korting GW (Hrsg) Dermatologie in Praxis und Klinik. Band III. Thieme, Stuttgart, pp 27.1–27.39
35. Plewig G, Fulton JE, Kligman AM (1970) Pomade acne. Arch Dermatol 101:580–583
36. Plewig G, Kligman AM (1975) Acne: Morphogenesis and treatment. Springer, Berlin Heidelberg New York
37. Plewig G, Strzeminski YA (1985) Jod und Hauterkrankungen. Dtsch Med Wochenschr 110:1266–1269
38. Plewig G, Wolff HH (1976) Follikel-Filamente. Arch Dermatol Res 255:9–21
39. Plewig G, Wolff HH, Braun-Falco (1982) Steatocystoma multiplex: anatomic reevaluation, electron microscopy, and autoradiography. Arch Dermatol Res 272:363–380
40. Robertson DB, Kubiak E, Gomez EC (1984) Excess granulation tissue responses associated with isotretinoin therapy. Br J Dermatol 111:689–694
41. van Schaardenburg D, Lavrijsen S, Vermeer B-J (1989) Acne fulminans associated with painful splenomegaly. Arch Dermatol 125:132–133
42. Scheibenreiter S (1967) Acne infantum. Z Kinderheilk 99:195–198
43. Shelley WB, Shelley ED (1986) Chap stick acne. Cutis 37:459–460

44. Stankler L, Campbell AGM (1980) Neonatal acne vulgaris: a possible feature of the fetal hydantoin syndrome. Br J Dermatol 103:453–455
45. Stary A (1986) Acne conglobata: Ungewöhnlicher Verlauf unter 13-cis-Retinsäuretherapie. Hautarzt 37:28–30
46. Stewart ME, Downing DT (1985) Measurement of sebum secretion rates in young children. J Invest Dermatol 84:59–61
47. Stewart ME, McDonnell MW, Downing DT (1986) Possible genetic control of the proportions of branched-chain fatty acids in human sebaceous wax esters. J Invest Dermatol 86:706–708
48. Traupe H, von Mühlendahl KE, Brämswig J, Happle R (1988) Acne of the fulminans type following testosterone therapy in three excessively tall boys. Arch Dermatol 124:414–417
48. Valentic JP, Barr RJ, Weinstein GD (1983) Inflammatory neovascular nodules associated with oral isotretinoin treatment of severe acne. Arch Dermatol 119:871–872
50. Wagner G, Schmidt K-U, Mensing H (1987) Acne conglobata infantum. Akt Dermatol 13:306–307
51. Walton S, Wyatt EH, Cunliffe WJ (1988) Genetic control of sebum excretion and acne – a twin study. Br J Dermatol 118:393–396
52. Wheatley VR (1986) The sebaceous glands. In: Jarrett A (ed) The physiology and pathophysiology of the skin. Vol 9. Academic Press, London
53. Wilentz JM, Berger RA (1971) Hippie dermatology. Cutis 8:42–45
54. Williamson DM, Cunliffe WJ, Gatecliff M, Scott DG (1977) Acute ulcerative acne conglobata (acne fulminans) with erythema nodosum. Clin Exp Dermatol 2:351–354
55. Wong C-K, Chen C-J, Cheng P-C, Chen P-H (1982) Mucocutaneous manifestations of polychlorinated biphenyls (PCB) poisoning: a study of 122 cases in Taiwan. Br J Dermatol 107:317–323
56. Zander J, Mickan H, Holzmann K, Lohe KJ (1978) Androluteoma syndrome of pregnancy. Am J Obstet Gynecol 130:170–177

Kollagenosen im Kindesalter

Niels Sönnichsen

Einleitung

Die für den Dermatologen wichtigsten Kollagenosen im Kindesalter sind Lupus erythematodes (LE), Sklerodermie (SD) und Dermatomyositis (DM). Die heute wesentlich erweiterten diagnostischen Möglichkeiten, insbesondere der Nachweis typischer Antikörpermuster, haben gezeigt, daß die Variationsbreite dieser Krankheitsgruppe noch größer ist als bisher angenommen wurde. Damit haben sich scheinbare Unterschiede in den verschiedenen Lebensaltern immer mehr verwischt. Andererseits muß die geringere Erstmanifestation im Kindesalter zwangsläufig eine geringere Variationsbreite nach sich ziehen. Grundsätzlich handelt es sich um einheitliche Krankheiten, die aber unabhängig vom Lebensalter in mehr oder weniger klinisch, serologisch und auch zunehmend immungenetisch definierten Subsets auftreten.

Lupus erythematodes

Bezüglich des LE hat der 1954 erstmals von Mc Cuistion und Schoch in der dermatologischen Literatur beschriebene neonatale LE in letzter Zeit besonderes Interesse gefunden [5]. Inzwischen sind über 100 Fälle beobachtet worden. Die wichtigsten klinischen Zeichen sind transitorische Hautveränderungen sowie permanenter kongenitaler Herzblock. 1981 wurden als immunologische Marker Ro-Antikörper (Ro $= 60$ kD Protein, $Y_1 - Y_5$ RNA) beschrieben, die in etwa 90% der Fälle vorkommen und sich in etwa 50% der beobachteten Fälle mit La-Antikörpern kombinieren (La $= 48$ kD Phosphoprotein RNA Pol. III Transkripte). Neuerdings sind auch U_1RNP-Antikörper ohne gleichzeitiges Vorkommen von Ro- oder La-Antikörpern nachgewiesen worden (U_1RNP $= 22$ u. 33 kD Protein, U1RNA) [12].

Die Hautveränderungen sind durch erythematöse, meist anuläre Herde mit bevorzugter Lokalisation im Gesicht und am Stamm charakterisiert. Die Herde sind schon bei der Geburt vorhanden oder treten in den ersten drei Lebensmonaten auf und heilen gewöhnlich ohne Narben im ersten Lebenshalbjahr oder auch etwas später ab. Bei 20–70% der Kinder besteht ein kongenitaler Herzblock und etwa 10% haben hämatologische Auffälligkeiten. Weitere Symptome sind möglich (Tabelle 1). Diese Beschreibungen entsprechen auch unseren eigenen Beobachtungen (Tabelle 2). Spätere Beobachtungen haben gezeigt, daß die beschriebene Symptomatik auch später, d. h. insbesondere nach der Neonatalperiode, auftreten kann, und daß die Symptomatik persistieren kann bzw. sich ein klinisch manifester LE entwickelt.

Zum Zeitpunkt der Diagnose haben etwa 40% der Mütter klinische Zeichen eines LE bzw. einer Kollagenose, eine signifikante Zahl der verbleibenden 60% entwickeln – gelegentlich erst nach längerer Zeit – klinische Symptome, 90% haben Ro-Antikörper.

Der neonatale LE ist bisher nicht präzise definiert. Versteht man darunter nur die Erstmanifestation in der Neonatalperiode (bis zum 28. Tag), lassen sich nur einige der beschriebenen Fälle einordnen. Versteht man neonatal nicht zeitlich, sondern pathogenetisch, d. h. letztlich im Zusammenhang mit der genetischen Disposition, so wäre

Tabelle 1. Klinische und immunologische Befunde bei neonatalem Lupus erythematodes-Syndrom

1. Haut:	anuläre Erytheme periorbitale Erytheme diskoide Herde
2. Organe:	kongenitaler Herzblock (20–70%) Myokardschädigung/Mißbildungen Hepatosplenomegalie
3. Hämatologische Befunde (10%):	Anämie Leukopenie Thrombozytopenie
4. Antikörper:	Ro-Antikörper ($\sim$90%) La-Antikörper ($\sim$50%) U_1RNP-Antikörper (selten)

Tabelle 2. Ausgewählte Befunde bei 7 Kindern mit neonatalem Lupus erythematodes-Syndrom (vgl. Dermatol Monatsschr (1988) 174:243–256)

Mutter	Patient	Haut	Organe	Erstmanifestation	Ro-Antikörper	Antinukleäre Antikörper	Verlauf
Systemischer LE	1 ♀		Herzblock	neonatal	+	+	Rückbildung
Systemischer LE	2 ♀	periorbitale Erytheme		neonatal	+	+	Rückbildung
Ro-Antikörper	3 ♂	anuläre Erytheme		neonatal	+		persistierend Nierenbefall
dsDNS-Antikörper	4 ♀	anuläre Erytheme		neonatal	+		persistierend Lymphknoten Hepatosplenomegalie
Ro-Antikörper	5 ♀	anuläre Erytheme		neonatal	+		persistierend Polyarthritis
Ro-Antikörper	6 ♀	anuläre Erytheme		1. Lebensjahr	+		im 7. Lebensjahr erneut Manifestation
Systemischer LE	7 ♀	anuläre Erytheme		3. Lebensmonat	+		persistierend

die Bezeichnung „neonatal" falsch und müßte besser durch „kongenital" ersetzt werden.

Wir haben es offensichtlich mit unterschiedlichen Phänomenen zu tun. Deshalb scheint es mir zweckmäßig zu sein, besser von einem neonatalen Lupus erythematodes-Syndrom zu sprechen. Dabei kristallisieren sich zwei Gruppen heraus:

1. Diaplazentares Lupus-Antikörper-Syndrom (transitorisches Phänomen mit spontaner Rückbildung bzw. Zustand nach Schädigung durch mütterliche Antikörper),
2. frühkindlicher Lupus erythematodes.

Das Lupus-Antikörper-Syndrom erklärt sich durch die diaplazentare Passage der mütterlichen IgG-Antikörper. Hinweise für die pathogenetische Bedeutung der Ro-Antikörper ergeben sich aus der Korrelation von Antikörper-Titern und Hautherden, aus dem Nachweis von Ro-Antigen in neonataler Haut und fötalem Myokard. Erwähnenswert sind auch die Modelluntersuchungen von Norris, wonach das Ro-Antigen durch UV-Strahlung auf Keratinozyten zur Expression gebracht werden kann [4], sowie die Bindung von Ro-Antikörpern an UVA-bestrahlte Keratinozyten in vitro durch Antigendemaskierung.

Wir haben in eigenen Arbeiten die Einwirkung von UV-Strahlung in Anwesenheit von Ro-Antikörpern auf Endothelzellen aus menschlichen Nabelschnurvenen untersucht (Tabelle 3, Abb. 1). Dabei hat sich gezeigt, daß unter den angegebenen Bedingungen eine vermehrte Totzellrate auftritt. Der Effekt wird nicht erzielt, wenn man z. B. mit Scl-70- oder DNP-Antikörpern oder auch mit Albumin- bzw. Globulinlösung arbeitet [10].

Tabelle 3. Zytotoxische Wirkung von Ro-Antikörpern auf UVA-bestrahlte menschliche Endothelzellen, Totzellrate in Prozent, n = 10

J/cm^2	0,5	1,0	10,0	100,0
Ro-Antikörper + UVA	0,4 ± 0,4		12,7 ± 0,8	60,1 ± 1,6
Ro-Antikörper nachfolgend UVA	0,3 ± 0,5		12,2 ± 1,5	
Ro-Antikörper + UVB		1,4 ± 1,0	6,2 ± 1,3	15,8 ± 1,9
Ro-Antikörper nachfolgend UVB		0,3 ± 0,4	4,4 ± 1,1	

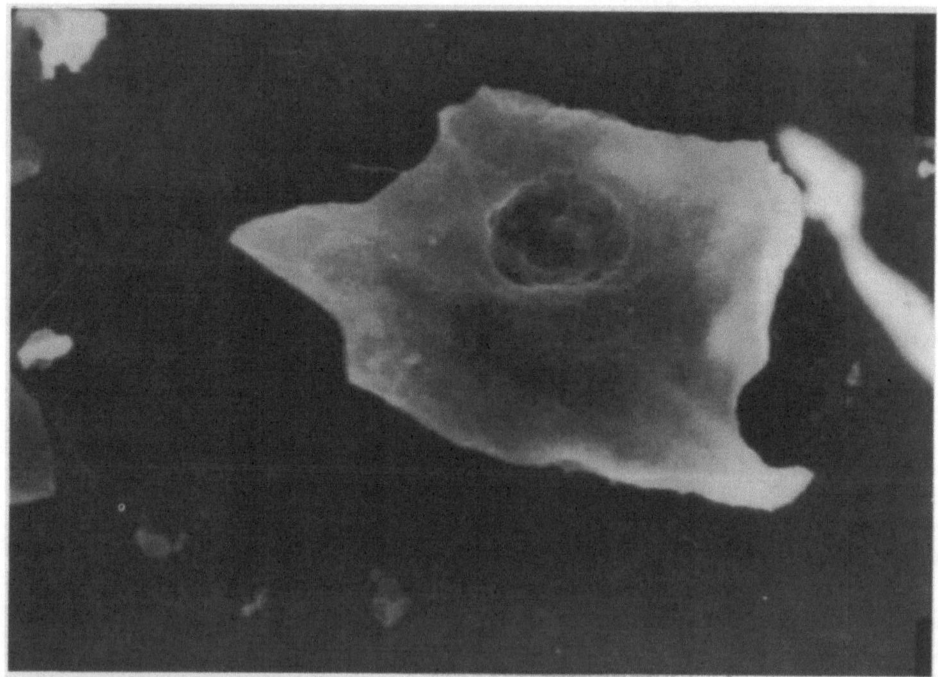

Abb. 1. Geschädigte menschliche Endothelzelle nach Einwirkung von Ro-Antikörpern und UVA-Strahlung

Von besonderer Bedeutung scheint mir jedoch zu sein, daß die klinische, histologische und immunologische Konstellation des neonatalen LE-Syndroms mit dem gut definierten subakut kutanen LE identisch ist. Eine in den letzten Jahren herausgearbeitete besondere Variante des systemischen LE zeigt nicht nur klinisch (Hautbefund des subakut kutanen LE, kutane Vaskulitis, Befall des Nervensystems, Lungenbefunde, aber kaum Glomerulonephritis) und serologisch (Ro-Antikörper), sondern auch immungenetisch (HLA-B8, DR3, DRw6, DQ2, DRw52) Identität. Bei dieser Gruppe sind nicht nur DR- und Ro-Antikörper assoziiert, sondern es besteht eine erhöhte Ro-Responsibilität. Ferner ist die Ro-Antikörper-Responsibilität assoziiert mit Allelen des HLA-DQ-Lokus [7].

Die immunogenetischen Untersuchungen bei Müttern und ihren Kindern mit neonatalem LE-Syndrom sind bisher unzureichend. Offensichtlich ist aber die Gefahr eines neonatalen LE-Syndroms bei Müttern mit DR3 größer, jedoch keineswegs obligat. Ebenso können einem neonatalen LE-Syndrom gesunde Kinder vorausgegangen sein oder folgen. Aus den bisherigen Ergebnissen könnte man zu folgenden Schlußfolgerungen kommen (Arbeitshypothese):
1. Immungenetische Konstellation mit erhöhter Ro-Responsibilität = diaplazentares Lupus-Antikörper-Syndrom,
2. immungenetische Konstellation für LE = frühkindlicher LE,
3. keine spezifische immungenetische Konstellation = gesundes Kind.

Hinweise für die Praxis

Unabhängig von diesen offenen Fragen zu den pathogenetischen Mechanismen muß in der täglichen Praxis gehandelt werden. Dazu seien folgende Hinweise gegeben:
1. Werden bei einem Kind in der Neonatalperiode oder auch danach erythematöse, besonders anuläre Herde gesehen, ist immer ein neonatales LE-Syndrom in die Differentialdiagnose einzubeziehen. Die Diagnose ergibt sich teilweise bereits aus der mütterlichen Anamnese, sie fordert klinische und immunologische Untersuchungen, evtl. auch die Histologie. Wegen der vielfältigen Symptomatik sollte stets ein Pädiater hinzugezogen werden.
2. Die Unterscheidung zwischen diaplazentarem Lupus-Antikörper-Syndrom, das spontan abklingt, und einem frühkindlichen LE kann schwierig sein. Für das Antikörper-Syndrom sprechen identische Antikörperkonstellation bei Mutter und Kind sowie rückläufige Antikörpertiter beim Kind und Abklingen der dermatologischen Symptomatik. Nicht immer ist sofort eine Entscheidung möglich. Sorgfältige und kurzfristige klinische und immunologische Überwachung ist angezeigt, um bei vorhandener Indikation rechtzeitig mit der Therapie zu beginnen.
3. Gleichzeitig muß besonderes Augenmerk auf die Mütter dieser Kinder gelegt werden. Sofern der LE nicht schon bekannt ist, sind entsprechende immunologische Untersuchungen angezeigt. Auch nach längerer Zeit kann sich bei der Mutter noch ein LE manifestieren.

Abgesehen von dem sehr seltenen neonatalen LE-Syndrom tritt der LE auch sonst im Kindesalter nicht häufig auf. Bei einer Analyse von 923 eigenen LE-Kranken hatte sich der LE nur in 10 Fällen vor dem 10. Lebensjahr manifestiert. Grundsätzlich sind jedoch im Kindesalter schon alle Varianten des LE, d.h. sowohl kutane als auch systemische Formen, möglich. Es gelten die gleichen diagnostischen Regeln wie im Erwachsenenalter. Wichtig ist immer die Unterscheidung zwischen kutaner und systemischer Form. Da dies allein aus den Hautbefunden nicht immer möglich ist, nutzen wir zusätzlich ein einfaches Screening-Programm:
1. Antinukleäre Antikörper,
2. Ro-Antikörper,
3. Senkungsreaktion,

4. Leukozyten,
5. Thrombozyten,
6. γ-Globuline,
7. Urinanalyse.

Fallen diese Befunde negativ aus, liegt offensichtlich eine kutane Variante vor. Andernfalls sind weiterführende Untersuchungen notwendig.

Der systemische LE erfordert heute gezielte immunologische Untersuchungen. Er ist nicht nur durch ein spezifisches immunologisches Profil charakterisiert, es besteht auch eine Hierarchie der Antikörper und es lassen sich Korrelationen zwischen Antikörpermuster und klinischen Manifestationen herausarbeiten (Tabelle 4). Danach ist der systemische LE in drei große Hauptgruppen zu unterteilen (Tabelle 5). Die Systematik in drei Gruppen bedeutet zugleich, daß sich innerhalb dieser Gruppen noch besondere Verlaufsformen mit dazugehörigen immunologischen Markern abgrenzen lassen. So soll z. B. die Besonderheit der Verlaufsform mit Phospholipid-Antikörpern erwähnt werden. Diese Differenzierung ist zweckmäßig, weil sie zu therapeutischen und prognostischen Konsequenzen führt [8, 11].

Tabelle 4. Autoantikörperprofil bei systemischem Lupus erythematodes

Autoantigen	Prävalenz der Antikörper in %
native DNA	40
denaturierte DNA	70
DNP	70
Histon	70
Sm	30
U_1RNP	32
Ro/SSA	35
La/SSB	15
Ku	10
RNP (ribosomal)	10
PCNA	3
Alu RNA-Protein	selten

Tabelle 5. Beziehungen zwischen Autoantikörpern und klinischer Symptomatik bei systemischem Lupus erythematodes

Antikörper	Klinische Symptomatik
Ro	subakut kutaner LE ANA negativer LE neonatales Lupus erythematodes-Syndrom
Sm/U_1RNP	milde Verlaufsformen M. Raynaud Glomerulonephritis U_1RNP-SLE (MCTD)
dsDNA	multisystemisch

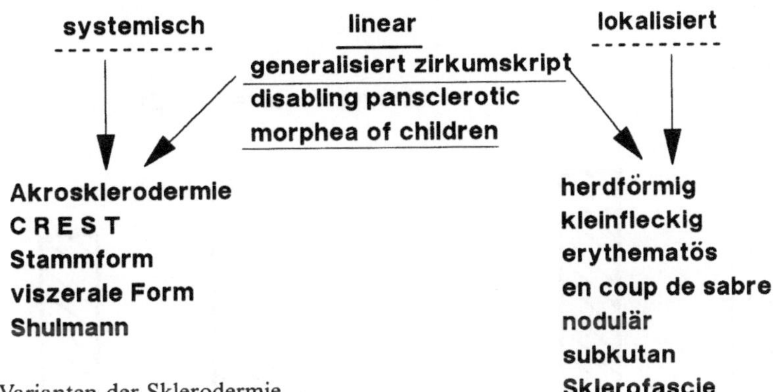

Abb. 2. Klinische Varianten der Sklerodermie

Sklerodermie

Die SD zeigt ein breites klinisches Spektrum, wobei alle Varianten auch im Kindesalter auftreten können (Abb. 2). Eine scharfe Trennung zwischen systemischer und kutaner SD kann schwierig sein. Folgende Formen der SD treten im Kindesalter gehäuft auf:
1. Lineare Sklerodermie,
2. generalisierte zirkumskripte Sklerodermie,
3. disabling pansclerotic morphea of children.

Gerade die lineare Variante hat im Kindesalter besondere Bedeutung, da die bevorzugte Extremitätenlokalisation zur fatalen Beeinträchtigung des Längenwachstums führen kann oder der progressive Verlauf der Sklerodermie en coup de sabre bleibende Entstellungen verursacht. Diese Formen der SD scheinen andererseits keine rein kutanen Formen zu sein. Der fast regelmäßige Nachweis verschiedener Antikörper sowie Organmanifestationen sprechen für eine Systembeteiligung dieser SD-Formen. Auch bei der SD werden etwa vergleichbar dem LE immer mehr Antikörper beschrieben. Es läßt sich ein spezifisches immunologisches Profil herausarbeiten, jedoch ist die Beschreibung immunologisch und klinisch definierter Subsets wie beim LE noch nicht abgeschlossen (Tabelle 6, Abb. 3) [3, 11, 13].

Tabelle 6. Autoantikörperprofil bei systemischer Sklerodermie

Autoantigen	Prävalenz der Antikörper in %
Scl-70	70
Zentromer	80 (CREST)
RNA-Polymerase I	4
PM-Scl	3
Fibrillarin	8
To	selten
Alu RNA-Protein	selten
Laminin	selten
Zentriolen	selten

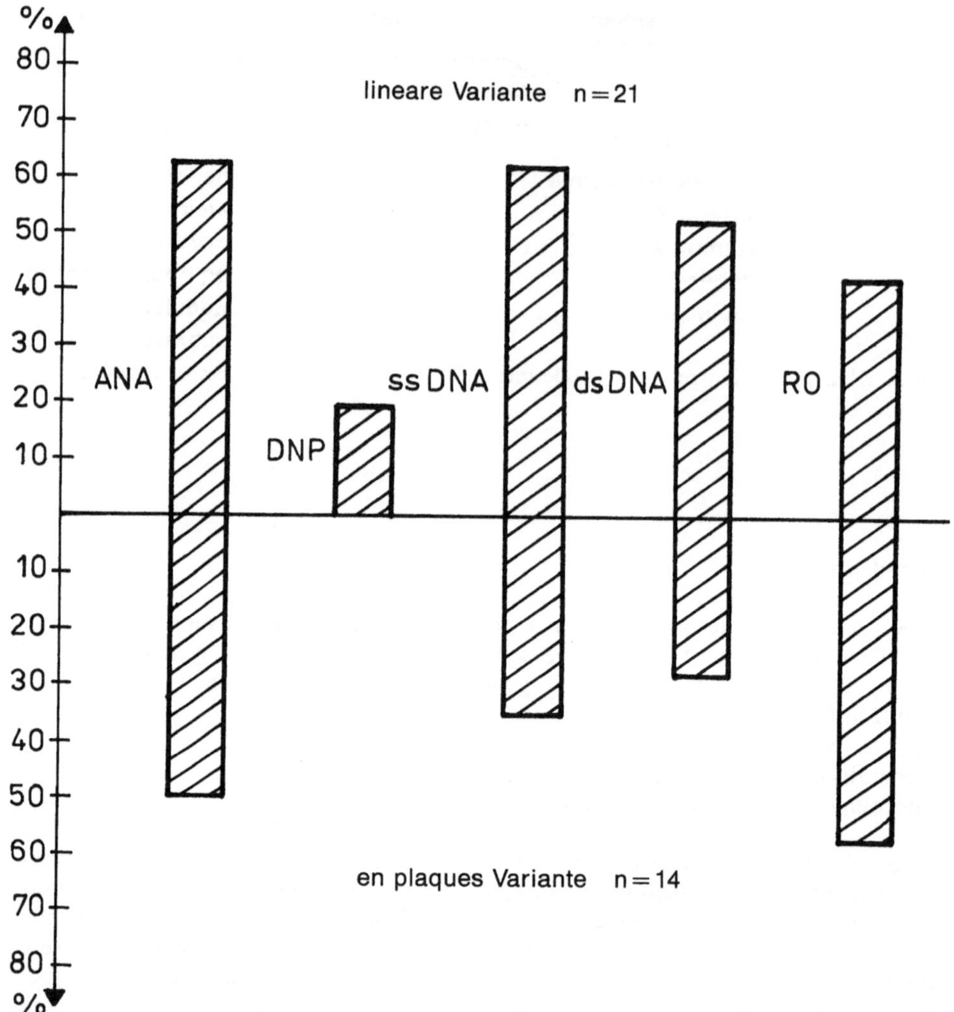

Abb. 3. Ausgewählte immunologische Befunde bei linearer und generalisierter zirkumskripter Sklerodermie im Kindesalter

Immunologische Befunde und Organmanifestationen lassen es uns gerechtfertigt erscheinen, die erwähnten Formen der SD auch im Kindesalter mit Glukokortikoiden und Immunsuppressiva zu behandeln. Dabei gehen wir etwa nach folgendem Schema vor:

1. Bei klinischer und immunologischer Aktivität Glukokortikoidtherapie mit einer Anfangsdosierung von 0,5–1 mg Prednisolon-Äquivalent/kg Körpergewicht/die. In Abhängigkeit von der Krankheitsaktivität allmählich sinkende Dosierung bei einer Gesamttherapiedauer bis zu 6 Monaten.
   Gleichzeitig oder später einsetzend kombinieren wir mit Immunsuppressiva, insbesondere Azathioprin. Diese Behandlung wird bis zu 2 Jahren durchgeführt.
2. Bestehen ausgedehnte Hautbefunde ohne besondere Zeichen von Progredienz, sind jedoch Immunphänomene vorhanden, führen wir eine Monotherapie mit Immunsuppressiva durch.

Die guten Ergebnisse unserer bisherigen Erfahrungen scheinen uns diese eingreifende Therapie zu rechtfertigen [1].

Dermatomyositis

Die Dermatomyositis (Polymyositis) (DM) ist charakterisiert durch die Kombination von Haut- und Muskelbefunden, wobei diese nicht synchron laufen müssen, sondern einander folgen können. Die Muskelsymptomatik ist durch Schmerz und Insuffizienz charakterisiert; der Schmerz kann ein Spontan-, Druck- oder Bewegungsschmerz sein. Die Hautveränderungen sind vielgestaltig, ergeben jedoch in ihrer Anordnung und ihrer Gesamtheit ein letztlich typisches Bild. Für die Diagnose sind Klinik, histologische Untersuchung, Elektromyographie, Muskelbiopsie sowie die Bestimmung der Phosphokreatinkinase wichtig. Für die nosologische Zuordnung hat neuerdings die Bestimmung von spezifischen Antikörpern besondere Bedeutung erlangt, allerdings ist ihr Wert durch die meist geringe Prävalenz noch eingeschränkt (Tabelle 7) [11]. Multiple Organmanifestationen sind möglich, jedoch ist außer bei der Myokarditis immer eine gewisse Skepsis angezeigt, da einerseits beschriebene Befunde wohl nicht alle spezifisch sind, andererseits gelegentlich an der Schärfe der Grunddiagnose gezweifelt werden kann [6].

Fragt man nach den Besonderheiten der kindlichen Dermatomyositis, so möchte ich diese in folgenden Punkten zusammenfassen (Tabelle 8):

1. Im Gegensatz zum Lupus erythematodes und zur Sklerodermie manifestiert sich die DM schon häufig im Kindesalter (etwa 20%).
2. Bezüglich der Muskelsymptomatik ergeben sich keine grundsätzlichen Unterschiede.
3. Die Hautsymptomatik ist ziemlich identisch, immerhin neigen Kinder mehr zu Kalzinose.
4. Bezüglich des Organbefalls sei erwähnt, daß bei Kindern gelegentlich Glomerulonephritis und Retinopathie beobachtet werden, was bei Erwachsenen in dieser Form bisher offensichtlich nicht beschrieben wurde.

Tabelle 7. Autoantikörperprofil bei der Dermatomyositis

Autoantigen	Prävalenz der Antikörper in %
Jo-1	25
PL-7	4
PL-12	selten
Mi-2	5
t-RNA	selten
SRP	selten
PM-Scl	8

Tabelle 8. Besonderheiten der juvenilen Dermatomyositis

Juvenile Dermatomyositis Besonderheiten im Kindesalter	
Erstmanifestation:	20% im Kindesalter
Organbefall:	Arteriitis (Gastrointestinaltrakt, periphere Nerven) Polyarthritis Dysphagie Glomerulonephritis Retinopathie
Hautbefunde:	häufiger Kalzinose
Assoziation mit malignen Tumoren:	weniger

5. Die Prävalenz von gleichzeitig auftretenden malignen Tumoren ist bei Kindern
   geringer, wobei die Tumorprävalenz insgesamt eine Altersabhängigkeit zeigt.
6. Trennt man die Dermatomyositis in Tumor-assoziierte und nicht Tumor-assoziierte
   Formen, ergeben sich zwischen Erwachsenen und Kindern keine prognostischen
   Unterschiede; das trifft auch für die Therapie zu.

Zusammenfassung

Es werden ausgewählte Probleme des Lupus erythematodes, der Sklerodermie und
der Dermatomyositis dargestellt. Für den bisher unscharf definierten neonatalen
Lupus erythematodes wird eine Differenzierung in diaplazentares Lupus-Antikörper-
Syndrom und frühkindlichen Lupus erythematodes vorgeschlagen. Prinzipielle Unterschiede des Lupus erythematodes in den verschiedenen Lebensaltern sind nicht
erkennbar. Die Sklerodermie tritt im Kindesalter bevorzugt als lineare oder generalisierte zirkumskripte Variante bzw. in Form der "disabling plansclerotic morphea of
children" auf. Immunologische Befunde sowie Hinweise auf Organbeteiligung lassen
auch im Kindesalter eine Therapie mit Glukokortikoiden und Immunsuppressiva
gerechtfertigt erscheinen. Die Dermatomyositis manifestiert sich zu 20% bereits im
Kindesalter. Unterschiede zur Erwachsenen-Dermatomyositis, wie z.B. vermehrte
Kalzinose, Glomerulonephritis oder Retinopathie, sind nicht sehr ausgeprägt.

Literatur

1. Albrecht-Nebe H, Laubstein B, Danner R et al. (1986) Erfahrungen mit der immunsuppres-
   siven Behandlung der zirkumskripten Sklerodermie bei Kindern und Jugendlichen. Dermatol Monatsschr 172:91–96
2. Albrecht-Nebe H, Ziegler H, Eggert W et al. (1988) Der neonatale Lupus erythematodes.
   Dermatol Monatsschr 174:243–256
3. Cassani F, Tosti A, Bianchi FB et al. (1987) Clinical subsets of scleroderma: relevance of
   fluorescent and precipitating antinuclear antibodies. Clin Exp Rheumatol 5:23–28
4. Le Feber WP, Norris DA, Ryan SR et al. (1984) Ultraviolet light induces binding of
   antibodies to selected nuclear antigens on cultured human keratinocytes. J Clin Invest
   74:1545–1551
5. Mc Cuistion CH, Schoch EP (1954) Possible discoid lupus erythematosis in newborn infant.
   Arch Dermatol 70:782–785
6. Pachman LM, Cooke N (1980) Juvenile Dermatomyositis. A clinical and immunologic
   study. J Pediatr 96:226–232
7. Provost TT, Talal N, Bias W et al. (1989) Ro(SS-A) Positive Sjogren's/Lupus erythematosus
   (SC/LE) overlap patients are associated with the HLA-DR3 and/or DRw6 phenotypes. J
   Invest Dermatol 91:369–371
8. Sönnichsen N, Apostoloff E, Ziegler H et al. (1986) Lupus erythematodes – Systematik and
   Diagnostik. Z Klin Med 41:1493–1498
9. Sönnichsen N (1988) Entzündliche Bindegewebserkrankungen – neuere Erkenntnisse für die
   Diagnostik und Therapie in der Praxis. Dermatol Monatsschr 174:377–385
10. Sönnichsen N, Ziegler H, Böhm F (1990) Kernantigene und Kernantikörper. Z Klin Med
    (im Druck)
11. Tan EM, Edward KJ, Chan KF et al. (1988) Antinuclear antibodies (ANAs): Diagnostically
    specific immune markers and clues toward the understanding of systemic autoimmunity.
    Clin Immunol Immunopathol 47:121–141
12. Watson R, Provost TT (1987) Neonatal Lupus Syndrome. Proc. XVII. World Congress of
    Dermatology. Springer, Berlin Heidelberg New York London Paris Tokyo, pp 262–264
13. Ziegler H, Branke A, Cebecauer L et al. (1989) Präparation von Topoisomerase I (Scl-70)
    aus Kalbsthymus und Nachweis von Topoisomerase I (Scl-70)-Antikörpern mittels eines
    Festphasen-Elisa in Seren von Patienten mit progressiver Sklerodermie. Z Klin Med (im
    Druck)

Besonderheiten der Dermatotherapie im Kindesalter

Wolfgang Uter und Hellmut Ippen

Einleitung

Die pädiatrische Dermatotherapie weist gegenüber der Behandlung von Erwachsenen aus mehreren Gründen Besonderheiten auf: Zum Teil ist es die andersartige Morphologie und Physiologie der kindlichen Haut [48, 92, 104], insbesondere bei Frühgeborenen, aus der sich einige Konsequenzen für die Therapie ergeben. Zusätzlich muß auf die physikalische Tatsache hingewiesen werden, daß die Oberfläche eines Kindes relativ um so größer ist, je kleiner das Kind ist. Darüber hinaus treten manche Dermatosen nur im Kindesalter auf, andere verlaufen anders als beim Erwachsenen, wodurch sich ebenfalls therapeutische Besonderheiten ergeben. Nicht zuletzt gilt es auch, alterstypische Nebenwirkungen einer Therapie bei der Nutzen-Risiko-Abwägung zu beachten. Dies gilt selbstverständlich nicht nur bei der Therapie der Kinder selbst, sondern auch bei der lokalen oder systemischen Behandlung von schwangeren oder stillenden Patientinnen. Hierzu sollen im folgenden einige Beispiele angeführt werden.

Morphologie und Physiologie der Haut

Zunächst jedoch einige Hinweise auf strukturelle Unterschiede zwischen kindlicher und erwachsener Haut. Hierbei müssen wie bei der Behandlung von Erwachsenen regionäre Unterschiede der Hautbeschaffenheit – und damit der Resorption [28] – wie z. B. bei der behaarten Kopfhaut, besonders berücksichtigt werden, die bereits in der Neugeborenenperiode stark ausgeprägt sind [44]. Darüber hinaus beeinflussen selbstverständlich auch bei Kindern einige zusätzliche Faktoren die Permeation von Wirkstoffen. Okklusivbedingungen, manche entzündliche Dermatosen [92] je nach Ausprägungsgrad [101], Erosion oder gar Ulzeration können die Permeation steigern, die durch die Struktur und das Molekulargewicht des Wirkstoffs [77], das Vehikel [72] und die Applikationsfrequenz zusätzlich beeinflußt wird [109].

Ultrastrukturelle Untersuchungen haben gezeigt, daß bei reifen Neugeborenen die Epidermis, die epidermalen Hautanhangsgebilde und die dermoepidermale Grenzzone bereits wie bei Erwachsenen entwickelt sind, während die Dermis zarter und dünner ist. Bei Frühgeborenen ist dagegen auch die Epidermis und besonders das Stratum corneum dünner [44] und nur schwach verhornt [8], was bereits auf eine gestörte Barrierefunktion hinweist. Diese normalisiert sich allerdings innerhalb von etwa 2 Wochen nach der Geburt [41].

Darüber hinaus ist bei der Geburt die Hydratation der Hornschicht stärker [44], die papilläre Dermis ödematöser [108] und statt der subpapillären und tiefen retikulären Venenplexus findet sich ein dichtes, anastomosenreiches Kapillarnetzwerk. Inwieweit das zunächst dünne subkutane Fettgewebe die Kinetik stark lipophiler Substanzen beeinflußt, ist nicht klar [108].

In Übereinstimmung mit diesen morphologischen Beobachtungen wurde nur bei Frühgeborenen (bei Geburt bis etwa in der 29. Schwangerschaftswoche) ein gegenüber Erwachsenen erhöhter transepidermaler Wasserverlust (TEWL) gefunden [110], der in dieser Altersgruppe durchschnittlich 32 g/m^2/h betrug, verglichen mit ca. 6 g/m^2/h [78] bis ca. 8 g/m^2/h [38] bei reifen Neugeborenen. Bei traumatisierter Haut ist der TEWL noch höher [41]. Da die Schweißdrüsen von Neu- und besonders

Frühgeborenen unter üblichen Umweltbedingungen noch nicht aktiv sind, ist dieser erhöhte transepidermale Wasserverlust Ausdruck einer gestörten Barrierefunktion. Als Grenze werden hierbei 10 bis 20 g/m² pro Stunde angenommen. Zur Bestimmung des TEWL kann der Mittelwert von drei repräsentativen Meßpunkten präkordial, medial der Skapula und glutäal dienen [38]. Oberhalb der oben genannten Grenze muß mit einer beeinträchtigten Barrierefunktion [77] und, bei einem Gewicht von weniger als 1 kg, mit erheblichen Wärmeverlusten in Abhängigkeit von der Umgebungstemperatur und -luftfeuchtigkeit [38, 42] durch die Verdunstungskälte [78] gerechnet werden, entsprechende Vorsicht ist geboten. Bei reifen Neugeborenen ist dagegen der basale TEWL sowie die transdermale CO_2-Emission ähnlich niedrig wie bei Erwachsenen [18].

Pharmakologische und toxikologische Besonderheiten

Ebenso fand sich nur bei Frühgeborenen (verglichen mit reifen Neugeborenen oder Erwachsenen) eine erhöhte Permeabilität der Haut für Sauerstoff [103], Phenylephrin [41, 64] und – in vitro an Hautexzidaten – für flüchtige und nichtflüchtige Alkohole [57] und, auf das 100- bis 1000fache erhöht, für 0,1 M Na-Salicylat [8]. Einige flüssige Fettsäuren permeierten dagegen auch bei reifen Neugeborenen besser als bei Erwachsenen [57], was nach Stüttgen [92] zumindest für lipophile Substanzen die ausschließliche Bedeutung der epidermalen Barrierefunktion für die Permeation in Frage stellt. Auf Erfahrungen mit weiteren Externa ist später näher einzugehen.

Zu einer erhöhten Resorption werden Neugeborene und – in abnehmenden Maße – Säuglinge durch weitere Faktoren prädisponiert: Dies sind okklusive Bedingungen, z. B. unter Windeln, und die im Verhältnis zum Körpergewicht bis zu dreimal größere Körperoberfläche verglichen mit der des Erwachsenen [92, 108, 109].

Neben der Resorption von Substanzen muß im Hinblick auf deren mögliche systemische (Neben-)Wirkungen deren Schicksal im Stoffwechsel beachtet werden. Als Beispiele seien hier jodhaltige Antiseptika und Kortikosteroide genannt. Jodhaltige Antiseptika können vor allem bei Frühgeborenen zu einer vorübergehenden Hypothyreose führen [15, 100], deren Dignität bei diesen oft schwerkranken Kindern nicht eindeutig geklärt ist [90].

Die Anwendung von Kortikosteroiden außer von Hydrokortison bis 1% ist als kontraindiziert anzusehen [5], weil sich nach längerer lokaler Anwendung von fluorierten Kortikosteroiden ein Cushing-Syndrom entwickeln kann [104], was z. B. von zwei entsprechend behandelten Kindern mit einer nichtbullösen Form der kongenitalen ichtyosiformen Erythrodermie berichtet wurde [12]. Dabei ist nicht nur das (Säuglings-)Alter, sondern auch die Ausdehnung der ekzematösen Hautveränderungen ein Risikofaktor [101]. Demgegenüber zeigte sich bei Kindern während der Behandlung von ca. 50% der (ekzematös veränderten) Körperoberfläche mit 1% Hydrokortison (verglichen mit 0,1% Betamethason 17-Valerat) im ACTH-Test keine Suppression der Hypophysen-NNR-Achse [63]. Allerdings wurde bei einem „small for date"-Neugeborenen sogar nach mehrtägiger Anwendung von nur 0,25%iger Hydrokortisonsalbe ein Cushing-Syndrom beobachtet [27], so daß die Indikation für die Anwendung von Kortikosteroiden grundsätzlich streng gestellt werden sollte, vor allem bei (Risiko-)Neugeborenen. Insbesondere ist darauf zu achten, daß die behandelte Fläche begrenzt wird und die Applikation alternierend mit einem Basistherapeutikum erfolgt.

Eine meßbare Resorption und teilweise (letale) Intoxikation trat nach Anwendung von Resorcin-, Borsäure- und phenolhaltiger Sol. Castellani (s. Tabelle 1) [56, 75], nach Windelwäsche mit einem phenolhaltigen Waschmittel [3, 14] oder Markierung der Windeln mit einem Anilinfarbstoff-haltigen Stift [47] auf. Gefährdet sind Neugeborene und besonders Frühgeborene, aber teilweise auch ältere Kinder, darüber

Tabelle 1. „Systemische Nebenwirkungen von Externa"

Substanz	Patienten	Beobachtete Nebenwirkung	Autor
Alkohol	1 Frühgeb.	Hämorrhagische Hautnekrosen und Blutalkohol-spiegel von 0,26‰ nach einmal. Desinf.	[40]
Borsäure	1 3jähr.	Anw. bei Windeldermatitis: Oligurie, ZNS-Stör.	[87]
	2 Säugl.	Exfoliative Dermatitis, ZNS-Störungen, Diarrhoe und Erbrechen	[23]
Sol. Cast. (Phenol !)	1 6wöch.	Zweimalige Anwendung (Kopfhaut und inguinal) lebensbedrohliche Zyanose	[56]
Diphenhydramin	1 9jähr.	Nach ausgedehnter Anwendung bei Varizellen Delir-ähnl. ZNS-Symptome	[29]
Hexachlorophen	1 Neugeb.	Bei vorbest. Lebererkr.: transientes Hirnödem	[102]
	5 (3–24 Mon)	Durch mehrmalige Anwendung v. akzidentell 6,9% H. enthaltendem Talkum im Windelbereich: Dermatitis, ZNS-Krämpfe, 18% Todesfälle	[52]
Lindan	1 Frühgeb.	Nach einmaliger Anw. von 1%iger Creme (24 h) zentralnervöse Krämpfe	[69]
	8 versch.	Zentralnervöse Krämpfe z.T. nach einmal. Anw.	[53]
Neomycin*-Spray	1 Frühgeb.	Taubheit nach insges. 32maliger Anw. periumbilikal. (*Zusätzl. inges. 6 × 2,5 mg Gentamicin über 3 Tage i.m., Nierenfunktion „o.B.")	[61]
	6 Kleinki.	Nach Beh. von z.T. drittgradigen Verbrennungen (10–22% der Körperoberfl.) Taubheit und Serum-Elektrolytstörungen	[7]
Promethazin	2 Kleinki.	Nach mehrmaliger Ganzkörperanwendung auf teils entzündl. Haut delirante Symptomatik	[81]
Resorcin	1 Säugl.	Nach irrtüml. Anwendung von 12,5% R.-Salbe im Windelbereich: hämolyt. Anämie, Methämoglobulinäm. und generalis. papulo-squam. Exanthem	[19]

hinaus durch die topische Anwendung einiger Externa (s. Tabelle 1), besonders unter okklusiven Bedingungen, z. B. bei Alkohol [77].

Bei einigen Stoffen ist eine (gerade) meßbare Resorption ohne sichtbare Toxizität beschrieben worden, wie z. B. bei Chlorhexidin [17], aber auch Lindan [32] und Hexachlorophen [1, 20, 102], das sowohl nach tierexperimentellen Untersuchungen als auch nach den neuropathologischen Befunden, die bei der Autopsie exponierter Neugeborener erhoben wurden, Hirnschäden in Form eines Status spongiosus verursacht [68], die allerdings z.T. auch bei nicht exponierten Kindern beobachtet wurden [34]. Es sollte daher bei Neugeborenen nicht eingesetzt werden [50]. Clioquinol (Vioform) wird (bei gesunden Erwachsenen!) aus einer Cremegrundlage in 12 h zu 40% resorbiert [91], so daß wegen der bekannten Neurotoxizität von einer Anwendung bei jüngeren Kindern abgesehen werden sollte.

Die stark erhöhte perkutane Resorption bei Frühgeborenen muß also jeden behandelnden Arzt und das Pflegepersonal zu ausgesprochener Vorsicht bei der Anwendung *jeglicher* Externa [8], aber u.U. auch bei scheinbar harmlosen Dingen wie frischgewaschenen Windeln veranlassen. Doch auch bei reifen Neugeborenen, Säuglingen und teilweise auch älteren Kindern sollten nur solche Stoffe angewandt werden, mit deren toxikologischem Profil der behandelnde Arzt vertraut ist [92].

Jedoch lassen sich auch positive Aspekte ableiten. Viel leichter als bei Erwachsenen lassen sich transdermale therapeutische Systeme entwickeln, um eine schonende Applikation von Therapeutika unter Umgehung eines eventuellen first-pass-Effektes [77] bei diesen oft vital bedrohten Frühgeborenen zu erreichen. So konnten z. B. nach einmaliger lokaler Theophyllin- [26] bzw. Koffeingabe [45] langanhaltende therapeutische Serumspiegel nachgewiesen werden.

Im Anschluß an diese toxikologische Erörterung sollen für einige dermatologische Lokaltherapeutika praxisrelevante Aspekte der Anwendung diskutiert werden. Bedauerlicherweise existieren für viele Therapeutika keine Erfahrungen bezüglich systemischer, evtl. zunächst okkulter Nebenwirkungen, die in eine Nutzen-Risiko-Abwägung einfließen müßten.

Grundlagen

Zusätzlich zu den Regeln der stadiengerechten Lokalbehandlung sind bei Neugeborenen und Säuglingen einige Besonderheiten zu beachten [89]: Stärke ist als Puderbestandteil nicht geeignet, weil sie Superinfektionen mit Candida begünstigt. Als Träger für Schüttelmixturen ist Wasser und evtl. Glyzerin geeignet. Pasten, z. B. aus 30% Zinkoxid, 30% Talkum und 40% Vaselinum album, schützen vor Irritationen und wirken entzündungswidrig. Durch Verringerung des Puderanteils und Zusatz von Paraffinum subliquidum kann die Paste geschmeidiger rezeptiert werden. Pastenreste können mit (Mineral-)Öl entfernt werden.

Differente Wirkstoffe

Hydrokortison kann trotz der bereits erwähnten Nebenwirkungen bei sinnvoller Indikation und zur Behandlung relativ kleiner Hautareale eingesetzt werden [5, 89, 92]. Manche Autoren befürworten bei entzündlich-hyperproliferativen Dermatosen demgegenüber auch den (gezielten, zeitlich und flächenmäßig limitierten) Einsatz mittelstarker Kortikosteroidexterna [65, 72]. Bei sehr schweren, potentiell lebensbedrohlichen Erkrankungen, wie schwerem Erythema exsudativum multiforme, ist eine systemische Behandlung möglicherweise vorzuziehen [73], wenn auch ihr Vorteil gegenüber einer rein symptomatischen Therapie nicht unumstritten ist [71]. Vor allem bei längerfristiger Therapie sind die bekannten Nebenwirkungen zu beachten.

Teerpräparate sollten erst nach dem dritten Lebensmonat eingesetzt werden [89].

Als *Keratolytikum* kann auf umschriebenen (!) Hautbezirken bis maximal 25% [72] z. B. 1 bis 2% Salicylsäure in einer hydrophilen Grundlage verwendet werden [89]. Harnstoff- und Schwefelpräparate können relativ unbedenklich eingesetzt werden; allerdings fehlen neuere Untersuchungen zur Wirksamkeit und Toxizität von Schwefelexterna bei Kindern [55], und in einem älteren Bericht wurden Todesfälle bei Kindern nach örtlicher Anwendung von Schwefel-haltigen Salben berichtet [10], der ungefähr zu 1% resorbiert werden soll [30], nach [72].

Bei der Anwendung von *Lokalantibiotika* ist bei erodierter Haut eine mögliche Resorption zu beachten. Streptokokken- [22] und Staphylokokken-Infektionen sollten bei Neugeborenen und Säuglingen immer systemisch behandelt werden [89], ebenso bei älteren Kindern, da diese Behandlung wesentlich wirksamer und geeigneter ist, eine Streptokokken-Nephritis zu verhindern [25]. Es sollten keine Lokalantibiotika verwendet werden, die auch systemisch eingesetzt werden [89] bzw. mit systemisch einsetzbaren Antibiotika eng verwandt sind (Gefahr der Entstehung von (kreuz-)resistenten Bakterienstämmen, Gruppensensibilisierungen).

Antiseptika: Für die Desinfektion *kleiner* Bezirke gesunder Haut z. B. vor Injektionen, ist 70% Ethanol oder Isopropanol vorzuziehen. Kleinere Erosionen oder Verbrennungen können mit 0,25% Silbernitrat-Lösung behandelt werden [89]. Chlorhexidin wird, wie oben erwähnt, zumindest bei Neugeborenen gering resorbiert [17], jedoch sind keine toxischen Wirkungen bekannt.

Quecksilberverbindungen dürfen in den ersten Lebensjahren wegen der Gefahr einer Feerschen Krankheit (Akrodynie) [106] bzw. einer Quecksilberintoxikation [72]

nicht angewandt werden. Jodhaltige Antiseptika [90] oder quaternäre Ammonium-
verbindungen sollten in der Früh- und Neugeborenenperiode ebenfalls nicht eingesetzt werden. Wegen des Gehaltes an Resorcin, das wie Phenol systemische Nebenwirkungen hervorrufen kann, sollte Sol. Castellani (rot und farblos) nicht angewendet
werden. Zu Farbstoffen – außer den genannten – und Aluminiumverbindungen sind
unseres Wissens keine pädiatrisch-toxikologischen Daten bekannt.

Lokale *Antihistaminika* sind kontraindiziert [89]; schwere zentralnervöse Nebⁿcn-
wirkungen nach lokaler Anwendung wurden beschrieben (s.o.).

Lichtschutz aus dermatologischer Indikation sollte am besten mit reflektierenden
Substanzen, wie Titandioxid, erfolgen [89], falls erforderlich, können auch Filtersub-
stanzen eingesetzt werden, deren pädiatrische Toxikologie allerdings weitgehend unbekannt ist. Sie sollten daher im Regelfalle nicht eingesetzt werden (Stellungnahme
der australischen Gesundheitsbehörde, nach [66]).

Für Benzylbenzoat [72], Crotamiton [72], ätherische Öle, Kampher, Methylsalicy-
lat, Podophyllin und andere Wirkstoffe ist die Toxikologie bei Kindern weitgehend
unbekannt. Diese Stoffe sollten daher möglicherweise nicht oder nur unter größter
Vorsicht angewandt werden.

Pharmakologische Besonderheiten bei der systemischen Behandlung

Ebenso wenig wie bei der Lokaltherapie kann man bei der systemischen Behandlung
davon ausgehen, daß Kinder lediglich Miniaturausgaben der Erwachsenen sind [80,
97].

Weder über das Körpergewicht noch über die Körperoberfläche darf von einer
Erwachsenen-Dosis auf die pädiatrische Dosierung geschlossen werden. Die Resorption, die Größe der einzelnen Kompartimente des Körpers, die renale Ausscheidung,
die Funktionsfähigkeit der Blut-Hirn-Schranke und vor allem der hepatische (Arznei-
mittel-)Stoffwechsel [106, 108], u. a. durch mischfunktionelle Oxidasen [2], unterscheiden sich in Abhängigkeit von der Altersstufe wesentlich von den Verhältnissen bei
Erwachsenen [37]. Bei der Metabolisierung ist die geringere Leistungsfähigkeit der
Enzymsysteme zur Azetylierung [107], Oxidierung (Cytochrom-p-450) [106], Hydro-
xylierung, Demethylierung [2] und Glukuronidierung [106] sowie der Esterasen [62] zu
berücksichtigen, was z. B. auch bei der Wirkung und Elimination von transplazentar
aufgenommenen Pharmaka beachtet werden muß, z. B. bei Azetylsalicylsäure [24, 54],
Mepivacain [60] oder Beta-Sympathomimetika (Salbutamol, [21]).

Manche Enzymsysteme sind allerdings, z. B. durch Barbiturate [2, 106], induzier-
bar [62]. Andere Enzymsysteme, wie die Sulfat- und Glyzin-Konjugation oder die
Desalkylierung, scheinen einen Grad von Aktivität aufzuweisen, der dem bei Erwachsenen nahekommt [62].

Darüber hinaus liegen zum Teil auch qualitativ andere Stoffwechselwege vor [80].
So wird z. B. Theophyllin bei Neugeborenen kaum demethyliert, sondern teilweise zu
Coffein methyliert [13]. Acetylsalicylsäure wird verdächtigt, möglicherweise bei Kin-
dern ein Reye-Syndrom mit hervorrufen zu können [74].

Die bei Neugeborenen anfänglich stark eingeschränkte Ausscheidungsfunktion
der Niere entwickelt sich rasch, reift jedoch erst im Verlauf des ersten Lebensjahres
aus [108], was bei renal eliminierten Pharmaka berücksichtigt werden muß [107], wie
z. B. den Penicillinen [6, 83], deren renale Clearance mit der Kreatinin-Clearance
korreliert [58], oder Nalidixinsäure [76].

Bei vielen Medikamenten sind ausgeprägte interindividuelle Unterschiede in der
Elimination zu beobachten, die sich im Laufe der Reifung verringern. Bei Pharmaka
mit geringer therapeutischer Breite, wie z. B. Chloramphenicol, ist es daher erforderlich, den Serumspiegel u. U. mehrmals in der Woche zu kontrollieren [2], um die Dosis
der sich rasch verändernden Clearance des Medikamentes anzupassen. Anderenfalls
droht – bei diesem Beispiel – ein Grau-Syndrom auf der einen und eine zu geringe

Tabelle 2. „Indikationen zur Serumspiegelbestimmung", nach Aranda et al. [2]

1. Bei neuer therapeutischer Indikation bekannter Pharmaka
2. Bei der Einführung von Pharmaka in die perinatologische Therapie
3. Bei Substanzen mit geringer therapeutischer Breite
4. Bei häufig eingesetzten Pharmaka mit unbekannter Toxikologie
5. Bei Medikamenten mit nicht gesicherter Dosis-Wirkungs-Beziehung
6. Um unerwünschte Wirkungen zu validieren bzw. zu klären
7. Bei der Behandlung von Risiko-Patienten (bes. Frühgeborene mit erheblichen Grunderkrankungen)
8. Wenn aktive Metaboliten existieren, die ebenfalls bestimmt werden müssen
9. Zur Überwachung von Ausmaß und Bedeutung der Arzneimittelexposition

antibiotische Wirkung auf der anderen Seite. Ähnliche Vorsicht ist bei vielen anderen Pharmaka geboten.

Allerdings wird man als Dermatologe sehr selten damit konfrontiert werden, Früh- und Neugeborene ohne die Mitarbeit eines pharmakologisch versierten Pädiaters systemisch behandeln zu müssen.

Da Neugeborene (und Säuglinge) häufig gestillt werden, soll quasi als Exkurs zur pädiatrischen Dermatotherapie die bekannte Tatsache angemerkt werden, daß verschiedene Pharmaka in die Muttermilch übertreten [106] und sich zum Teil (wie etwa Ketotifen [79]) dort sogar anreichern. Diese Medikamente dürfen daher stillenden Müttern nicht verordnet werden. Als Beispiele seien Antimetaboliten, Tetrazykline (Am Acad Ped 1977, nach [80]) oder Antihistaminika [79] genannt. Andere, wie Azetylsalizylsäure, Ergotamin, Thiouracil, Streptomycin, Nitrofurantoin oder Morphin(-derivate) sollten ebenfalls nicht angewendet werden. (Ähnliche Vorsicht ist selbstverständlich bei der Behandlung von Schwangeren geboten, da zahlreiche Präparate nach lokaler oder systemischer Anwendung Entwicklungsstörungen beim Fetus zur Folge haben, u. a. auch Kortikosteroide [94].)

Darüber hinaus sollte auch bei der Lokaltherapie einer stillenden Frau an den Säugling gedacht werden: Eine großflächige Salizylsäure-Anwendung führt zu entsprechenden Konzentrationen im Blut der Mutter und in ihrer Milch. Ähnliche Vorsicht ist bei der Anwendung aller Lokaltherapeutika an der Brust und vor allem der Mamille geboten.

Als nächste Altersgruppe ist das Säuglings- und Kleinkindesalter zu betrachten. Bis zum Alter von etwa zwei Jahren ist der Metabolismus und die Clearance für viele Pharmaka gegenüber Erwachsenen *gesteigert* [80], z. B. für Theophyllin, zahlreiche zentral wirksame Substanzen, aber auch für Paracetamol. Die auf das Körpergewicht bezogene Dosis muß also höher sein als die für Erwachsene. Wiederum ist bei Arzneimitteln mit geringer therapeutischer Breite bzw. individuell schwer voraussagbarer Pharmakokinetik die jeweils erforderliche Dosis nur mit Hilfe von Plasmaspiegel-Bestimmungen festzulegen [2]. Dies gilt in besonderem Maße für Patienten mit irregulären Verteilungsverhältnissen, wie bei kavernösen Hämangiomen [31].

Im Verlauf der weiteren Kindheit (bis zur Adoleszenz ab dem 12. Lebensjahr) verlangsamt sich die Wachstumsrate. Das Längenwachstum kommt jedoch bekanntermaßen erst im Verlauf der Pubertät durch den Schluß der Epiphysenfugen zum Stillstand. Dies muß u. a. bei der Behandlung mit Retinoiden, auf die später noch einzugehen ist, berücksichtigt werden.

Zusammenfassend ist zu den allgemeinen pharmakologischen Grundlagen für die systemische Behandlung bei Kindern festzustellen: Dosierungsempfehlungen, die sich extrapolierend von der Erwachsenendosis auf Körperoberfläche oder -gewicht stützen, sind für viele Präparate nicht geeignet [80].

Abschließend folgen, ähnlich wie bei den Ausführungen zur Lokalbehandlung, einige, nach therapeutischen Kategorien geordnete Beispiele zur Anwendung dermatologisch relevanter Pharmaka. Dabei soll weniger auf die Indikation bei einzelnen Erkrankungen, als vielmehr auf grundsätzliche Aspekte zu Dosierung und Nebenwirkungsspektrum eingegangen werden. Die altersgerechte Dosierung kann für viele Medikamente entsprechenden Dosierungstabellen entnommen werden, z. B. den „Pädiatrischen Dosistabellen" von v. Harnack und Janssen [39] oder ist z. T. aus Übersichtsarbeiten [2, 37, 62] ersichtlich.

Kortikosteroide. Das Spektrum der Nebenwirkungen ist ähnlich wie bei Erwachsenen. Bei Neugeborenen erfolgt die Elimination verlangsamt [106]. Als zusätzliche unerwünschte Wirkungen können Wachstumsstörungen [39, 67] und eine Hypothyreose [88] auftreten. Die Dosis für Prednisolon beträgt (in diesem Fall wie bei Erwachsenen) initial z. B. 2 mg, später 0,5 bis 1 mg/kg/Tag [39, 67]. In schweren Fällen kann kurzfristig auch höher dosiert werden [73].

Antibiotika. Tetrazykline sind wegen der Störung von Knochen- und Zahnwachstum bis ca. zum 7. Lebensjahr kontraindiziert [107]. Aminoglykoside und Chloramphenicol (wie bereits erwähnt) sollten nur unter äußerster Vorsicht (häufige Plasmaspiegelkontrolle! [37]) angewandt werden [80]. Als Dosierungsrichtlinie kann für Gentamicin gelten, daß im Alter von 6 Monaten bis 5 Jahren max. 7,5 mg/kg/Tag, von 5 bis 10 Jahren 6 mg/kg/Tag und ab 10 Jahren 4,5 mg/kg/Tag in drei Einzelgaben verabreicht werden sollte [37] (v. Harnack und Janssen geben vergleichsweise niedrigere Höchstdosen an! [39]).

Bei Chloramphenicol wird für Frühgeborene bis zum Alter von 7 Tagen eine i. m. Gabe von 25 mg/kg/Tag, über 7 Tage von 50 mg/kg/Tag empfohlen [43].

Sulfonamide, besonders Sulfisoxazol, aber auch (resorbierte) Salicylate können Bilirubin aus der Plasmaeiweißbindung verdrängen und vor allem bei Überdosierung bei Neugeborenen zum Kernikterus führen [62]. Penicilline haben eine größere therapeutische Breite. Da sie darüber hinaus überwiegend wasserlöslich sind, können sie – im Gegensatz zum vorher Gesagten – nach dem ersten Lebensjahr nach der Körperoberfläche als Parameter des Extrazellulärraumes dosiert werden [80]. Typische Dosierungen sind beispielsweise für Penicillin V bei 3 Monate alten Säuglingen 0,3 Mio I.E., bei Siebenjährigen ca. 0,9 Mio I.E. pro Tag, für Flucloxacillin bei Säuglingen 170 bis 600 mg/Tag, bei älteren Kindern 500 bis 2000 mg/Tag [39].

Als ebenso wirksame Alternative zur Behandlung von beta-Laktamase-bildenden Staphylokokken (z. B. bei Impetigo contagiosa) wird Erythromycin (40 mg/kg/Tag in vier Dosen) empfohlen [9], das auch bei Pityriasis lichenoides wirksam sein soll [98]. Allerdings sind primär gegen Erythromycin resistente Stämme von Staphylococcus aureus, besonders als Hospitalismuskeime, relativ häufig [16, 107]. Cephalosporine der dritten Generation werden in der initialen Breitband-Therapie der bakteriellen Meningitis eingesetzt, weil sie die Blut-Hirn-Schranke gut passieren können [37]. Die Elimination von Cephalotin erfolgt bei Neugeborenen rascher als von synthetischen Penicillinderivaten [35].

Die Dosis für das Tuberkulostatikum Isoniazid liegt zwischen 50 mg/Tag per os bei einem drei Monate alten Säugling und 200 mg/Tag per os bei einem ca. 38 kg schweren Zwölfjährigen [39].

Antivirale Wirkstoffe. Zur Behandlung schwerer Herpes simplex (HSV)- oder Varizella-Zoster-Virus (VZV)-Infektionen gilt Acyclovir als Therapeutikum der Wahl. Besonders bei VZV-Infektionen sollte die Gabe intravenös erfolgen, ebenso, zumindest initial, bei schweren HSV-Infektionen wie dem Eczema herpeticatum [46, 93] und bei immungeschwächten Patienten mit HSV-Infektionen [4]. Im Säuglingsalter sollte die Indikation sehr streng gestellt und die verminderte renale Elimination [4] berücksichtigt werden. Die empfohlene Tagesdosis beträgt 1140 [39] bis 1500 mg/m^2/Tag [46] in drei Einzeldosen als Kurzinfusion über ca. eine Stunde.

Durch intravenöse Gabe von 100 mg/m^2 Azidothymidin alle 6 Stunden über 14 Tage ließ sich bei einem Teil der Kinder mit kongenitaler HIV-Infektion eine Besserung der neurologischen Symptomatik und einiger Laborparameter erreichen, die sich jedoch unter einer oralen Anschlußbehandlung mit gleicher Dosis nicht halten ließ [11].

Antimykotika. Griseofulvin (288 mg/m^2/Tag, ab erstem Lebensjahr) kann bei Kindern Östrogen-ähnliche unerwünschte Wirkungen [107] und Gynäkomastie [39] hervorrufen.

Retinoide. Bei Kindern, die älter als 7 Jahre sind, kann bei schweren Verhornungsstörungen – mit schriftlichem Einverständnis der Eltern – eine systemische Behandlung mit Retinoiden zusätzlich zu einer intensiven Lokalbehandlung mit Urea-Salben indiziert sein, wenn andere Therapiemöglichkeiten ausgeschöpft sind [97]. Anders als z. B. bei der pustulösen Psoriasis [82] erstreckt sich die Behandlung über viele Jahre. Dabei können unter Isotretinoin hauptsächlich an der Wirbelsäule, unter Etretinat vor allem extraspinal Hyperostosen, besonders als Bandverkalkungen, auftreten [97]. Isotretinoin [99] und auch Etretinat [70] können darüber hinaus zu einem vorzeitigen Schluß der Epiphysenfugen und damit einem Minderwuchs führen. Das Ausmaß dieser Nebenwirkungen scheint bei Etretinat (je nach Wirkung in einer Dosis von 0,7 bis 1,5 mg/kg pro Tag), auch in tierexperimentellen Untersuchungen [99], deutlich geringer zu sein, weshalb es vorzugsweise eingesetzt werden sollte [97]. Kontrolluntersuchungen sind vor und in regelmäßigen Abständen während der Behandlung erforderlich. Im einzelnen sind dies Röntgendarstellungen der Wirbelsäule, Knie, Ellenbogen und Handgelenke in jährlichem Abstand [97], evtl. zusätzlich Knochenszintigramme [33] in halbjährlichem Abstand [97].

In manchen Fällen kann bei sehr schweren kongenitalen Ichthyosen, die sich zunächst als sog. Harlekin- oder, in einem Teil der Fälle, Kollodiumbabys darstellen, eine Therapie mit Etretinat in ähnlicher Dosierung ebenfalls gerechtfertigt sein [51].

Antihistaminika sind bei Früh- und Neugeborenen kontraindiziert, da sie, wie viele andere Pharmaka, verzögert abgebaut werden, Bilirubin aus der Plasmaeiweißbindung verdrängen können und die noch unreife Blut-Hirn-Schranke relativ leicht überwinden.

Im Gegensatz zu Erwachsenen tritt bei Kindern als unerwünschte Wirkung häufig eine Hyperaktivität [59] durch zentrale Stimulation bis hin zu einer Reaktivierung epileptischer Foki oder Induktion psychotischer Zustände auf, auch wenn die Dosierungsempfehlungen beachtet werden [79]. Aus diesem Grund sollten bei geeigneter Indikation nur wenige und möglichst umfassend pharmakokinetisch und -dynamisch untersuchte H$_1$-Antagonisten verordnet werden. In der Pädiatrie haben sich unter anderem Clemastin, Dimetinden, Pheniramin und – von den neueren, nicht sedierenden Präparaten – Astemizol und Terfenadin bewährt [79]. Die Wirkung von Terfenadin hält nach oraler Gabe von 1 bis 2 mg/kg (trotz der relativ kurzen Serum-Halbwertszeit des aktiven Metaboliten von ca. 2,3 Stunden) ungefähr 8 Stunden an [86], was vermutlich auf eine länger anhaltende Rezeptorbindung zurückzuführen ist [79]. Bei Kindern mit saisonaler Rhinitis konnte in 85% der Fälle eine Unterdrückung der Symptomatik erreicht werden, verglichen mit 60% nach Gabe des Placebos [36]. Astemizol kann bei längerer Gabe zu einer Gewichtszunahme führen [96], was auch als typische Nebenwirkung von Ketotifen bekannt ist [79, 105]. Die Serum-Halbwertszeit von Chlorpheniramin beträgt nach oraler Gabe von 0,12 mg/kg bei 6- bis 16jährigen im Mittel 13 Stunden [84], nach intravenöser Gabe von 0,1 mg/kg ca. 9,6 Stunden [95]. Die subjektive Wirkdauer bei einer Dosis von 0,12 mg/kg wird mit maximal 30 Stunden angegeben [84]; nennenswerte Nebenwirkungen traten nicht auf. Zur Behandlung der kindlichen Mastozytose scheint Ketotifen keine Vorteile gegenüber Hydroxyzin aufzuweisen [49]. Zur Behandlung des Juckreizes bei atopischer Dermatitis hat sich, mit deutlich geringerer sedierender (Neben-)Wirkung eine Dosis von 3 × tägl. 0,7 mg/kg [39, 85] Hydroxyzin (vergl. mit 3 × 1,4 mg/kg) bewährt [85].

Literatur

1. Alder VG, Burman D, Corner BD (1972) Absorption of hexachlorophene from infant's skin. Lancet II:384 ff
2. Aranda JV, Turmen T, Cote-Boileau Th (1980) Drug monitoring in the perinatal patient: uses and abuses. Ther Drug Monit 2:39–49
3. Armstrong RW, Eichner ER, Klein DE, Bathel WF, Bennett JV, Jonsson V, Bruce H, Loveless LE (1969) Pentachlorophenol poisoning in a nursery for newborn infants. II. Epidemiologic and toxicologic studies. J Pediatr 75:317–325
4. Arvin AM (1987) Oral therapy with acyclovir in infants and children. Pediatr Infect Dis 6:56–58
5. Atherton DJ, Rook A (1986) The newborn. In: Rook A, Wilkinson DS, Ebling FJG, Champion RH, Burton JL (eds) Textbook of Dermatology, vol 1, 4. Aufl. Blackwell, Oxford, pp 229–264
6. Axline SG, Jaffe SJ, Simon HJ (1967) Clinical pharmacology of antimicrobials in premature infants. II. Ampicillin, methicillin, oxacillin, neomycin, and colistin. Pediatrics 39:97–107
7. Bamford MF, Jones LF (1978) Deafness and biochemical imbalance after burns treatment with topical antibiotics in young children. Arch Dis Child 53:326–329
8. Barker N, Hadgraft J, Rutter N (1987) Skin permeability in the newborn. J Invest Dermatol 88:409–411
9. Barton LL, Friedman AD, Portilla MG (1988) Impetigo contagiosa: a comparison of erythromycin and dicloxacillin therapy. Pediatr Dermatol 5:88–91
10. Basch F (1926) Über Schwefelwasserstoffvergiftung bei äußerlicher Applikation von elementarem Schwefel in Salbenform. Naunyn Schmiedebergs Arch Exp Pathol Pharmacol 111:126–132
11. Blanche S, Caniglia M, Fisher A (1988) Zidovudine therapy in children with accquired immunodeficiency syndrome. Am J Med 85 (2A):203–207
12. Borzyskowski M, Grant DB, Wells RS (1976) Cushing's syndrome induced by topical steroids used for the treatment of non-bullous ichtyosiform erythroderma. Clin Exp Dermatol 1:337–342
13. Brazier JL, Salle B, Ribon B, Desage M, Renaud H (1981) In vivo N_7 methylation of theophylline to caffeine in premature infants. Studies with use of stable isotopes. Dev Pharmacol Ther 2:137–144
14. Brown BW (1970) Fatal phenol poisoning from improperly laundered diapers. Am J Public Health 60:901–902
15. Bucher H, Torresani T, Sobradillo B, Frisch H, Iseli B, Illig R (1983) Führt PVP-Iod-Desinfektion von Neugeborenen zur transienten Hypothyreose? – Bericht über 6 Fälle und prospektive Studie von 19 frühoperierten Säuglingen mit Hilfe von T4- und TSH-Bestimmungen in getrockneten Blutstropfen. Schweiz Med Wochenschr 113:671–679
16. Coskey RJ, Coskey LA (1987) Diagnosis and treatment of impetigo. J Am Acad Dermatol 17:62–63
17. Cowen J, Ellis SH, McAinsh J (1979) Absorption of chlorhexidine from the intact skin of newborn infants. Arch Dis Child 54:379–383
18. Cunico RL, Maibach HI, Khan H, Bloom E (1977) Skin barrier properties in the newborn – Transepidermal water loss and carbon dioxide emission rates. Biol Neonate 32:177–182
19. Cunningham AA (1956) Rescorcin poisoning. Arch Dis Child 31:173–176
20. Curley A, Hawk RE, Kimbrough RD, Natheson G, Finberg L (1971) Dermal absorption of hexachlorophene in infants. Lancet II:296–297
21. Desgranges MF, Moutquin JM, Peloquin A (1987) Effects of maternal oral salbutamol therapy on neonatal endocrine status at birth. Obstet Gynecol 69:582–584
22. Dillon HC (1970) The treatment of streptococcal skin infections. J Pediatr 76:676–684
23. Ducey J, Williams DB (1953) Transcutaneous absorption of boric acid. J Pediatr 43:644–651
24. Eale Jr R (1961) Congenital salicylate intoxication. Report of a case. N Engl J Med 265:1003–1004
25. Esterly NB, Markowitz M (1970) The treatment of pyoderma in children. J Am Med Assoc 212:1667–1670
26. Evans NJ, Rutter N, Hadgraft J, Parr G (1985) Percutaneous administration of theophylline in the preterm infant. J Pediatr 107:307–311

315

27. Feinblatt BI, Aceto Jr T, Beckhorn G, Bruck E (1966) Percutaneous Absorption of Hydrocortisone in Children. Am J Dis Child 112:218–224
28. Feldmann RJ, Maibach HI (1967) Regional variation in cutaneous penetration of ^{14}C-Cortisol in man. J Invest Dermatol 48:181–183
29. Filloux F (1986) Toxic encephalopathy caused by topically applied diphenhydramine. J Pediatr 108:1018–1020
30. Geivitz W, Wust H (1955) Über die Resorption von anorganischen Stoffen durch die menschliche Haut: Untersuchungen mit Hilfe von radioaktivem Schwefel (^{35}S) und Phosphor (^{32}P). Z Gesamte Exp Med 125:587ff
31. Gillespie JB, Mallory SB (1988) Altered gentamicin disposition in a child with cavernous hemangioma. J Am Acad Dermatol 19:965–968
32. Ginsburg CM, Lowry W, Reisch JS (1977) Absorption of lindane (gamma benzene hexachloride) in infants and children. J Pediatr 91:998–1000
33. Glover MT, Peters AM, Atherton DJ (1987) Surveillance for skeletal toxicity of children treated with etretinate. Br J Dermatol 116:609–614
34. Gowdy JM, Ulsamer AG (1976) Hexachlorophene lesions in newborn infants. Am J Dis Child 130:247–250
35. Grossman M, Ticknor W (1965) Serum levels of ampicillin, cephalotin, cloxacillin and nafcillin in the newborn infant. Antimicrob Agents Chemother 5:214–219
36. Guill MF, Buckley RH, Rocha Jr W, Kemp JP, Segal AT et al. (1986) Multicenter, double-blind, placebo-controlled trial of terfenadine suspension in the treatment of fall-allergic rhinitis in children. J Allergy Clin Immunol 78:4–9
37. Hable Rhodes K, Johnson CM (1987) Antibiotic therapy for severe infections in infants and children. Mayo Clin Proc 62:1018–1024
38. Hammerlund K, Nilsson GE, Oberg PA, Sedin G (1977) Transepidermal water loss in newborn infants I. Relation to ambient humidity and site of measurement and estimation of total transepidermal water loss. Acta Paediatr Scand 66:553–562
39. Harnack GA von, Janssen F (1989) Pädiatrische Dosistabellen. 9. Aufl. Wissenschaftliche Verlagsgesellschaft, Stuttgart
40. Harpin VA, Rutter N (1982) Percutaneous alcohol absorption and skin necrosis in a premature infant. Arch Dis Child 57:477–479
41. Harpin VA, Rutter N (1983) Barrier properties of the newborn infant's skin. J Pediatr 102:419–425
42. Hey E, Katz G (1969) Evaporative water loss in the newborn baby. J Physiol 200:605–619
43. Hodgman JE, Burns LE (1961) Safe and effective chloramphenicol dosages for premature infants. Am J Dis Child 101:140–148
44. Holbrook KA (1982) A histological comparison of infant and adult skin. In: Maibach H, Boisits EK (eds) Neonatal skin – structure and function. Dekker, New York Basel, pp 3–31
45. Isenschmid M, Amato M, Schneider H (1989) Transdermale Resorption von Koffein bei extremen Frühgeborenen. Schweiz Med Wochenschr 119 (Suppl 29):22 (Nr. 126)
46. Jawitz JC, Hines HC, Moshell AN (1985) Treatment of eczema herpeticum with systemic acyclovir. Arch Dermatol 121:274–275
47. Kagan BM, Mirman B, Calvin J, Lundeen E (1949) Cyanosis in premature infants due to aniline dye intoxication. J Pediatr 34:574–578
48. Kahn G (1975) Diseases of the skin of the newborn. Mod Probl Paediatr 17:95–100
49. Kettelhut BV, Berkebile C, Bradley D, Metcalfe DD (1989) A double-blind, placebo-controlled, crossover trial of ketotifen versus hydroxyzine in the treatment of pediatric mastocytosis. J Allergy Clin Immunol 83:866–870
50. Kopelman AE (1973) Cutaneous absorption of hexachlorophene in low-birth-weight infants. J Pediatr 82:972–975
51. Larrègue M, Bressieux JM, Cavaroc Y, Laidet B, Ottavy N, Lorette G (1987) Bébés colloidons traités au long cours par l'étretinate (Tigason®). Ann Dermatol Venerol 114:1294–1295
52. Larrègue M, Laidet B, Ramdene P, Djeridi A (1984) Dermite caustique du siège et encéphalite secondaires a l'application de talc contaminé par l'hexachlorophène. Ann Dermatol Venerol 111: 789–797
53. Lee B, Groth P (1977) Scabies: transcutanous poisoning during treatment. Pediatrics 59:643
54. Levy G, Garrettson LK (1974) Kinetics of salicylate elimination by newborn infants of mothers who ingested aspirin before delivery. Pediatrics 53:201–210

55. Lin AN, Reimer RJ, Carter DM (1988) Sulfur revisited. J Am Acad Dermatol 18:553–558
56. Lundell E, Nordman R (1973) A case of infantile poisoning by topical application of Castellani's solution. Ann Clin Res 5:404–406
57. McCormack JJ, Boisits EK, Fisher LB (1982) An in vitro comparison of the permeability of adult versus neonatal skin. In: Maibach H, Boisits EK (eds) Neonatal skin – structure and function. Dekker, New York Basel, pp 149–164
58. McCracken Jr GH, Ginsberg C, Chrane DF, Thomas ML, Horton LJ (1973) Clinical pharmacology of penicillin in newborn infants. J Pediatr 82:692–698
59. McLoughlin J, Nall M, Isaacs B, Petrosko J, Karibe J, Lindsey B (1983) The relationship of allergies and allergy treatment to school performance and student behaviour. Ann Allergy 51:506–510
60. Meffin P, Long GI, Thomas J (1973) Clearance and metabolism of mepivacaine in the human neonate. Clin Pharmacol Ther 14:218–225
61. Morrell P, Hey E, Mackee IW, Rutter N, Lewis M (1985) Deafness in a preterm baby associated with topical antibiotic spray containing neomycin. Lancet I:1167–1168
62. Morselli PL (1976) Clinical Pharmacokinetics in Neonates. Clin Pharmacokinet 1:81–98
63. Munro DD (1976) The effect of percutaneously absorbed steroids on hypothalamic-pituitary-adrenal function after intensive use in in-patients. Br J Dermatol 94 (Suppl 12):67–76
64. Nachmann RL, Esterly NB (1971) Increased skin permeability in preterm infants. J Pediatr 79:628–632
65. Nieder R (1989) Richtlinien zur Anwendung externer Glukokortikoide. Med Welt 40:703–705
66. N.N. (1989) Sonnenschutzcremes auf Babyhaut? Arzneimitteltelegramm 3:32
67. Pearn JH (1975) Use of corticosteroids in childhood disease. Drugs 10:426–436
68. Powell H, Swamer O, Gluck L, Lampert P (1973) Hexachlorophene myelopathy in premature infants. J Pediatr 82:976–981
69. Pramanik AK, Hansen RC (1979) Transcutaneous gamma benzene hexachloride absorption and toxicity in infants and children. Arch Dermatol 115:1224–1225
70. Prendiville J, Bingham EA, Burrows D (1986) Premature epiphyseal closure – a complication of etretinate therapy in children. J Am Acad Dermatol 15:1259–1262
71. Rasmussen JE (1976) Erythema multiforme in children: response to treatment with systemic corticosteroids. Br J Dermatol 95:181–186
72. Rasmussen JE (1979) Percutaneous absorption in children. In: Dobson RL (ed) Year book of Dermatology. Year Book, Chicago, pp 15–38
73. Renfo L, Grant-Kels JM, Feder Jr HM, Daman LA (1989) Controversy: are systemic steroids indicated in the treatment of erythema multiforme? Pediatr Dermatol 6:43–50
74. Rennebohm RM, Heubi JF (1985) Reye syndrome in children receiving salicylate therapy for connective tissue disease. J Pediatr 107:877–880
75. Rogers SCF, Burrows D, Neill D (1978) Percutaneous absorption of phenol and methyl alcohol in Magenta Paint BPC. Br J Dermatol 98:559–560
76. Rohwedder H-J, Simon C, Kübler W, Hofnauer M (1970) Untersuchungen über die Pharmakokinetik von Nalidixinsäure bei Kindern verschiedenen Alters. Z Kinderheilk 109:124–134
77. Rutter N (1987) Percutaneous drug absorption in the newborn: hazards and uses. Clin Perinatol 14:911–930
78. Rutter N, Hull D (1979) Water loss from the skin of term and preterm babies. Arch Dis Child 54:858–868
79. Seidenberg J (1989) Antihistaminika in der Pädiatrie. Monatsschr Kinderheilk 137:54–56
80. Seyberth HW (1986) Arzneibehandlung bei Kindern. In: Dölle W, Müller-Oerlinghausen B, Schwabe U (Hrsg) Grundlagen der Arzneimitteltherapie. BI-Wissenschaftsverlag, Mannheim, pp 412–418
81. Shawn DH, McGuigan MA (1984) Poisoning from dermal absorption of promethazine. Can Med Assoc J 130:1460–1461
82. Shelnitz LS, Esterly NB, Honig PJ (1987) Etretinate therapy for generalized pustular psoriasis in children. Arch Dermatol 123:230–233
83. Silverino J, Poole JW (1973) Serum concentrations of ampicillin in newborn infants after oral administration. Pediatrics 51:578–580
84. Simons FER, Luciuk GH, Simons KJ (1982) Pharmacokinetics and efficacy of chlorpheniramine in children. J Allergy Clin Immunol 69:376–381

85. Simons FER, Simons KJ, Becker AB, Haydey RP (1984) Pharmacokinetics and antipruritic effects of hydroxyzine in children with atopic dermatitis. J Pediatr 104:123–127
86. Simons FER, Watson WTA, Simons KJ (1987) The pharmacokinetics and pharmacodynamics of terfenadine in children. J Allergy Clin Immunol 80:884–890
87. Skipworth GB, Goldstein N, McBride WP (1967) Boric acid intoxication from "medicated talcum powder". Arch Dermatol 95:83–86
88. Sluszkiewicz E (1985) Effect of prednison therapy on serum levels of thyroxine (T_4), triiodothyronine (T_3), reverse triiodothyronine (rT_3), T_3-binding capacity, basal TSH level and TSH response to thyreoliberin (TRH) in children. Exp Clin Endocrinol 85:191–198
89. Solomon LM, Esterly NB (1973) Principles of therapy. In: Solomon LM, Esterly NB (eds) Neonatal dermatology. WB Saunders, Philadelphia, pp 38–42
90. Sourgens H, Winterhoff H, Kemper FH (1986) Beeinflussung der Schilddrüsenfunktion durch topische Anwendung iodhaltiger Desinfektionsmittel. Münch Med Wochenschr 128:224–226
91. Stohs SJ, Ezzedeen FW, Anderson AK, Baldwin JN, Makoid MC (1984) Percutaneous absorption of iodochlorhydroxyquin in humans. J Invest Dermatol 82:195–198
92. Stüttgen G (1987) Eczema therapy and permeability of infantile skin for topical preparations. In: Happle E, Grosshans E (eds) Pediatric dermatology. Springer, Berlin Heidelberg London New York Paris, pp 117–123
93. Taieb A, Fontan I, Maleville J (1985) Acyclovir therapy for eczema herpeticatum in infants. Arch Dermatol 121:1380–1381
94. Telegdy G (1980) The responses of the developing endocrine system to hormones and drugs. Pharmacol Ther 10:537–615
95. Thompson JA, Bloedow DC, Leffert FH (1981) Pharmacokinetics of intravenous chlorpheniramine in children. J Pharm Sci 70:1284–1286
96. Tkachyk SJ (1988) Astemizole and terfenadine efficacy in children. J Allergy Clin Immunol 81:239 (Abstr)
97. Traupe H (1987) Neue Konzepte und alte Kontroversen in der pädiatrischen Dermatologie. Jahrbuch Dermat, pp 111–125
98. Truhan AP, Hebert AA, Esterly NB (1986) Pityriasis lichenoides in children: therapeutic response to erythromycin. J Amer Acad Dermatol 15:66–70
99. Tsambaos D, Hilt K, Goos M (1987) Treatment of genodermatoses with oral retinoids – risk of bone changes. In: Happle R, Grosshans E (eds) Pediatric dermatology. Springer, Berlin Heidelberg London New York Paris, pp 41–45
100. Tummers RFHM, Krul EJ, Bakker HD (1985) Passagère hypothyreoidie ten gevolge van huidinfectie met jodium bij een pasgeborene met een omfalokèle. Ned Tijdschr Geneesk 129:958–959
101. Turpeinen M (1988) Influence of age and severity of dermatitis on the percutaneous absorption of hydrocortisone in children. Br J Dermatol 118:517–522
102. Tyrala EE, Hillman LS, Hillman RE, Dodson WE (1977) Clinical pharmacology of hexachlorophene in newborn infants. J Pediatr 91:481–486
103. Versmols HT, Severinghaus JW (1982) Comparative skin barrier function: oxygen diffusion resistance. In: Maibach H, Boisits EK (eds) Neonatal skin – structure and function. Dekker, New York Basel, pp 115–120
104. Voigtländer V (1983) Die Haut der Säuglinge und Kinder. Ärztl Kosmetol 13:299–305
105. Volovitz B, Varsano I, Cumella JC, Jaber L (1988) Efficacy and safety of ketotifen in young children with asthma. J Allergy Clin Immunol 81:526–530
106. Weingärtner L (1984) Spezielle klinische Pharmakotherapie des Kindesalters. In: Kümmerle, Hitzenberger, Spitzy (Hrsg) Klinische Pharmakologie, 4. Aufl. Ecomed, Landsberg, pp IV-6/1–20
107. Weinstein L (1975) Antimicrobial agents. In: Goodman LS, Gilman A (eds) The pharmacological basis of therapeutics, 5. Aufl. Macmillan, New York, pp 1090–1247
108. West DP, Worobec S, Solomon LM (1981) Pharmacology and toxicology of infant skin. J Invest Dermatol 76:147–150
109. Wester RC, Maibach H (1982) Comparative percutaneous absorption. In: Maibach H, Boisits EK (eds) Neonatal skin – structure and function. Dekker, New York Basel, pp 137–147
110. Wilson DR, Maibach H (1982) An in vivo comparison of skin barrier function. In: Maibach H, Boisits EK (eds) Neonatal skin – structure and function. Dekker, New York Basel, pp 101–113

Angewandte Allergologie

Nehmen allergische Erkrankungen zu?

Brunello Wüthrich

Einleitung

Um die Frage der Zunahme der allergischen Erkrankungen richtig beantworten zu können, müssen zunächst die Argumente berücksichtigt werden, welche immer wieder gegen ihre vermeintliche Zunahme vorgebracht werden:

1. epidemiologisch stichhaltige Daten an einem repräsentativen Bevölkerungsquerschnitt liegen kaum vor, deshalb ist diese Frage kaum zu klären;
2. die wachsende Aufklärung und das Gesundheitsbewußtsein in der Bevölkerung haben dazu beigetragen, daß Patienten heute vermehrt und frühzeitig, auch für früher als Bagatelle vernachlässigte Beschwerden (z. B. leichter Heuschnupfen), einen Arzt oder eine Poliklinik aufsuchen; darum sind diesbezügliche Statistiken unzuverlässig;
3. neue Erkenntnisse in der Pathophysiologie und verbesserte diagnostische Möglichkeiten, z. B. In-vitro-Tests, erlauben heute besser als früher die Allergien zu erkennen und sicherer zu diagnostizieren;
4. nicht die Zahl der Allergiker per se hat zugenommen, sondern die Zahl der Allergene, wie z. B. Chemikalien im Beruf und Haushalt, exotische Früchte auf dem täglichen Menueplan, usw., deshalb die scheinbare Zunahme der allergischen Episoden;
5. in der Laienpresse, in Publikationen aus dem Kreise der „klinischen Ökologen", aber auch gelegentlich in renommierten medizinischen Zeitschriften, erscheinen Arbeiten über Zunahme von sogenannten „Umweltkrankheiten", welche als allergische Reaktionen auf „die Chemie im Kochtopf", auf „die zunehmende kritiklose Verwendung synthetischer Chemikalien und Kunststoffe in allen Lebensbereichen", usw. aufgefaßt werden. Der Allergie-Begriff sollte aber streng definiert werden und nur den immunologisch bedingten, gut objektivierbaren Überempfindlichkeitsreaktionen reserviert bleiben, unter Auslassung sämtlicher pharmakologischer, pseudo-allergischer, idiosynkratischer Reaktionen aufgrund einer Enzymopathie oder einer psychischen Aversion;
6. auch die Vermischung von echten allergischen Krankheitsbildern unterschiedlicher Pathogenese und unterschiedlicher Ätiologie (z. B. Asthma – Kontaktekzem; Pollen – Epoxydharze) kann dazu beitragen, einen falschen Eindruck über die effektive Zunahme der Allergien entstehen zu lassen.

Schließlich sei hier die Frage auch gestellt, ob es schon genüge, jemanden lebenslang als „Allergiker" zu stempeln, wenn er als Kind nach Erdbeergenuß oder nach einem Penicillin-Sirup einen einmaligen Urtikariaschub erlitten hat, oder als Erwachsener eine Kontaktdermatitis auf Wimperntusche! Es ist also notwendig, klar definierte Krankheitsbilder zu untersuchen, welche als Folge eines immunologisch bedingten Mechanismus (Typ I–IV-Reaktionen) entstehen, und die allergische Erkrankung selbst von einer gewissen Zeitdauer ist (z. B. über mindestens 3–4 Wochen) oder immer wieder rezidiviert. Auch können Krankenhausstatistiken oder Häufigkeitsangaben einer Spezialpraxis, obwohl wertvoll um gewisse Trends aufzuzeigen, nicht ohne weiteres übernommen werden, da sie gezwungenermaßen selektierte Patientenkollektive erfassen und verschiedene Gründe eine Verschiebung des Patientengutes bewirken können.

Tabelle 1 a. Prävalenz von Ekzemen (nach Menné et al. 1987 [3])

Autor und Jahr der Studie	Ekzem-Prävalenz (Kontakt-Dermatitis)	Bevölkerungsstichprobe und epidemiologische Methode
Lomhalt (1948)	1,5%	Klinische Untersuchung von selbst gemeldeten Fällen (11 000 Personen) der Faroe Inseln
Hellgreen (1961–1963)	4,8%	Klinische Untersuchung einer randomisierten Stichprobe von 39 571 Personen (> 7 J.) in drei Gebieten in Schweden
Rea et al. (1971–1974)	9,0%	Klinische Untersuchung einer randomisierten Stichprobe von 2180 Personen (15–74 J.) in London
Johnson et al. (1971–1974)	5,4%	Klinische Untersuchung einer randomisierten Stichprobe von 20 749 Personen (1–74 J.) in den USA
Weismann et al. (1976)	3,8%	Klinische Untersuchung von 584 älteren Personen (Durchschnittsalter 80 J.) in Kopenhagen

Tabelle 1 b. Prävalenz von Handekzemen (nach Menné et al. 1987 [3])

Autor und Jahr der Studie	Prävalenz von Handekzemen	Epidemiologische Methode und Bevölkerungsstichprobe
Agrup (1964–1965)	2,3%	Fragebogen unter 141 000 Personen in Süd-Schweden
Menné et al. (1978)	22% (aktiv oder in der Vergangenheit)	Fragebogen unter 2522 Frauen (16–99 J.) in Dänemark
Coenraads (1979)	6,2%	Klinische Untersuchung einer randomisierten Stichprobe von 3140 Personen in zwei Gebieten der Niederlande

Epidemiologie der Kontaktallergien

Epidemiologische Daten, welche erlauben würden, über die Häufigkeit und eine etwaige Zunahme der Kontaktallergien (allergische Kontaktekzeme) Stellung zu nehmen, stehen leider nicht zur Verfügung, wenn man von Krankenhausstatistiken absieht [1, 2]. Auch in der Übersichtsarbeit von Menné et al. [3] fehlen diesbezügliche Angaben: die Prävalenz von „Ekzemen" in Bevölkerungskollektiven verschiedener Länder zwischen 1948 und 1979 wird mit 1,5% bis 22% (!) angegeben, ohne daß eindeutige Trends im Sinne einer Abnahme oder Zunahme abgeleitet werden können (s. Tabelle 1 a und 1 b). Die Zahl der berufsbedingten Kontaktekzeme scheint eher abzunehmen. So hat in der Schweiz laut Statistiken der Schweizerischen Unfallversichungsanstalt (SUVA) seit den 60iger Jahren die Zahl der Schadenfälle von berufsbedingten Hautkrankheiten und insbesondere von Zementekzemen stark abgenommen (Abb. 1). Auch in den USA haben sowohl die Inzidenzrate als auch die Zahl von Berufsdermatosen in den größten industriellen Bereichen von 16,2/10 000 „full-time" Arbeitern bzw. von 89 200 Schadenfälle in 1973 auf 6,3/10 000 bzw. 43 500 im Jahre 1984 abgenommen [4] (Abb. 2).

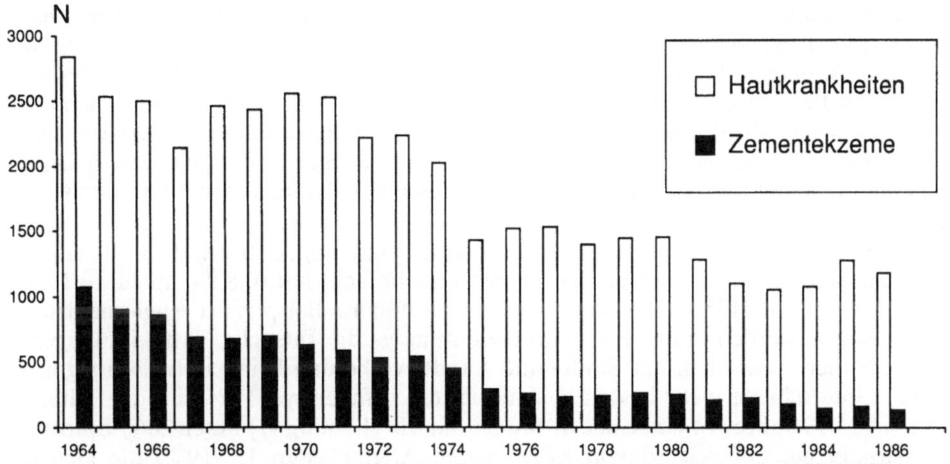

Abb. 1. Berufsbedingte Hautschadenfälle und Zementekzeme in der Schweiz 1963–1986

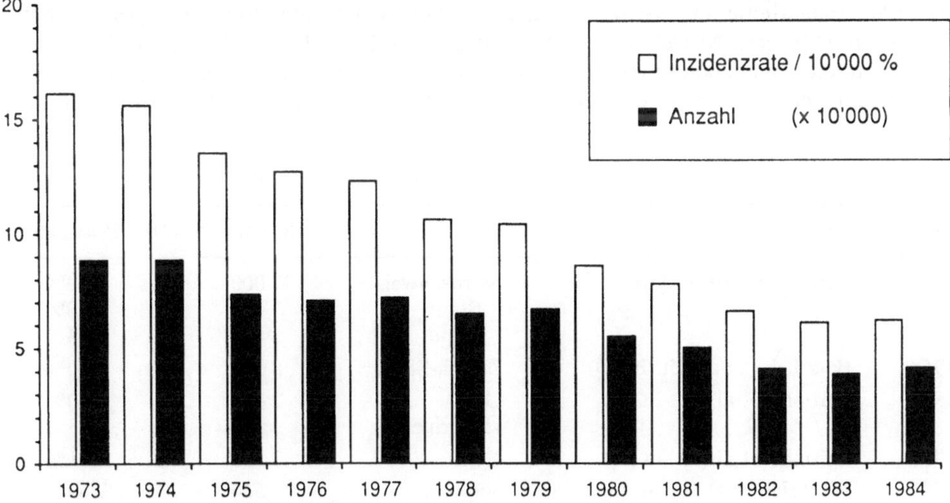

Abb. 2. Berufsbedingte Hauterkrankungen in den USA 1973–1984

Epidemiologie der atopischen Erkrankungen

Die atopischen Krankheiten, verursacht durch natürlich vorkommende Umweltallergene, eignen sich am besten für epidemiologische Untersuchungen. Unter *Atopien* versteht man heute die Rhinitis allergica, darunter die Pollinose, das allergische Asthma bronchiale und die Neurodermitis atopica (atopisches Ekzem). Sie sind erbliche Dispositionskrankheiten und sind durch die Produktion spezifischer IgE-Antikörper gegen natürlich vorkommende Inhalations- und Nahrungsmittelallergene charakterisiert.

Prävalenz von Pollinose

Wegen ihrer typischen, alljährlich in den Frühjahres- und Sommermonaten wiederkehrenden Symptomatik (mit Manifestationen an Augenbindehäuten, Nasenschleimhaut und Respirationstrakt) und der bekannten Wetterabhängigkeit (Besserung, gar Verschwinden der Symptome nach einer Regenperiode, akute Verschlechterung bei windigem, sonnigem Wetter, usw.) eignet sich *die Pollinose* ausgezeichnet für Studien über deren Prävalenz, Manifestationsalter, Verlauf sowie Soziologie. Die Diagnose kann durch den Erfahrenen mittels eines eingehenden persönlichen Interviews mit praktischer Sicherheit gestellt werden. In der Schweiz ist man in der glücklichen Lage, epidemiologische Statistiken über das Vorkommen der Pollinose seit 1926 vorzuweisen (Übersicht s. [5]).

Die Schweizer Studien gemäß Tabelle 2 belegen eindeutig, daß sich die Pollenallergie in der Schweiz tatsächlich seit 60 Jahren verzehnfacht hat (0,82% im Jahre 1926 auf 9,60% im Jahre 1985). Dies kann auch sehr schön am Beispiel der Agglomeration Zürich gezeigt werden (Tabelle 3). Von Bedeutung ist die Tatsache, daß – im Gegensatz zu früher – zwischen der Stadt- und Landbevölkerung keine statistisch signifikanten Unterschiede mehr bestehen. Am meisten befallen mit 16% sind die Altersklassen 15–19 Jahre. In einer neuen Studie hat H. Helbling [7] unter 2060 Spitzensportlern in der Schweiz (davon 87% in den Altersklassen 15–19 J.) die gleiche Heuschnupfenhäufigkeit von 16,8% gefunden; in der BRD unter 8771 Gymnasiasten im Alter von 10–18 Jahren fand sich 1988 eine Heuschnupfenhäufigkeit von 16,7% [8]. 100 Jugendliche aus dem befragten Kollektiv wurden einer allergologischen Testung unterzogen. Mittels Hauttests und nasaler Provokation konnte in 95% der Befragten, die angegeben hatten, an einer Pollinose zu leiden, eine aktuelle Pollensensibilisierung nachgewiesen werden. Bei 74 von 318 Befragten der Studie über die

Tabelle 2. Epidemiologische Studien zur Pollinose-Prävalenz in der Schweiz

Jahr	Autoren	Ort	Stichprobe (N)	Prävalenz
1926	Rehsteiner (zit. in [5])	Nordschweiz	77 000	0,82%
		Stadt		1,20%
		Land		0,13%
1958	Batschelet et al (zit. in [5])	Zürich-Stadt	8 224	4,80%
1968	Varonier et al (zit. in [5])	Genf 15jährige	2 451	4,40%
1981	Varonier et al (zit. in [5])	Genf	3 500	6,11%
1985	Wüthrich et al (zit. in [5])	Schweiz	2 524	9,60%
		Städte	1 559	9,00%
		Dörfer	965	10,50%
1986	Wüthrich (unveröffentlicht)	Zürich u. Genf Agglomeration	1 602	8,40%
1987	Schwarzenbach [6]	Tessin	318	15,00%

(nach Angaben in [16])

Tabelle 3. Häufigkeit der Pollinose in der Stadt Zürich 1926–1986

Autor, Jahr	Befragte (N) (Fragebogen)	Pollinose (n)
Rehsteiner, 1926 (zit. in [5])	14 549 [a]	204 (1.40%)
Batschelet et al., 1958 (zit. in [5])	8 246 [b]	398 (4.82%)
Wüthrich, 1986 (unveröffentlichte Ergebnisse)	1 148 [c]	115 (10.02%)

[a] Beamte, Angestellte, Mittelschüler, Fabrikarbeiter
[b] Auslesefreier Bevölkerungsdurchschnitt
[c] Perma-Umfrage (Interview) und anschl. schriftl. Fragebogen

324

Prävalenz der Pollinose in der Südschweiz, welche 15% betrug [6], wurde als Stichprobe eine Blutentnahme zur In-vitro-Allergie-Diagnose mittels Bestimmung des Phadiatops, als Atopie-Screening, und der spezifischen IgE im RAST gegen Pollen von Gräsern, Birke und Beifuß durchgeführt. Bei 81% der Probanden, die eine Pollinose bejahten, waren Phadiatop- und RAST-Pollen positiv gegenüber 30% bzw. 22,5% der Befragten, die angaben, nicht an einer aktuellen Pollinose zu leiden. Die positiven RAST-Ergebnisse auf Pollen bei den Letzteren lassen eine latente Pollinose annehmen. Nur bei einem Patienten lag bei einer retrospektiven Analyse eine Neurodermitis atopica vor, welche die positiven serologischen Befunde erklärt. Diese zwei Studien [6, 8] bestätigen, daß bei ausgereifter Fragetechnik und Beachtung demoskopischer Grundsätze hinreichend genaue Ergebnisse in der Ermittlung eindeutig allergischer Krankheitsbilder, wie die Pollinose, erhalten werden können [5].

Eine statistisch signifikante Zunahme von Heuschnupfen konnte in Schweden bei Stellungspflichtigen ermittelt werden (4,9% im Jahre 1971 gegenüber 8,4% im Jahre 1981 [9]). Auch in Japan ist die Prävalenz der Pollinose, verursacht hauptsächlich durch Pollen von japanischen Zedern, von 2–3% in den 50er Jahren auf heute 10–15% gestiegen [10].

Prävalenz von Asthma

Die Literaturangaben aus allen Kontinenten über die Asthma-Prävalenz variieren von weniger als 1% bis mehr als 30%. Es bestehen Häufigkeitsunterschiede bezüglich Rasse, Alter, Lebensweisen, Expositionsbedingungen und Industrialisierungsgrad. Folgende Schlußfolgerungen können aus dem Literaturstudium gemäß Schultze-Werninghaus [11] gezogen werden:
1. in Industrieländern ist die Asthma-Prävalenz höher als in der Dritten Welt, sofern dort noch die ursprünglichen Lebensbedingungen herrschen;
2. innerhalb der Industrieländer ist Asthma häufiger in den USA, Großbritannien, Australien und Neuseeland als in Skandinavien.
3. eine „Verwestlichung" in der Dritten Welt führt zu einem Anstieg der Asthma-Prävalenz;
4. insgesamt muß man annehmen, daß die asthmatischen Erkrankungen in Mitteleuropa zugenommen haben.

Nebst der schon erwähnten Studie aus Schweden bei Stellungspflichtigen [9], gibt es m.W. nur noch zwei epidemiologische Erhebungen über die Asthma-Prävalenz, gewonnen mit vergleichbaren Methoden in der gleichen Region über einen längeren Zeitraum: die von Morrison Smith aus Großbritannien [12] und die von Varonier [13] in der Stadt Genf: *beide zeigen bei Schulkindern eine statistisch signifikante Zunahme.*

Prävalenz von Neurodermitis (atopischem Ekzem)

Auch die Prävalenz von *Neurodermitis (atopischem Ekzem)* scheint – zumindest bei Kindern – zu steigen. Eine Studie aus Großbritannien hat eine Zunahme der kumulativen Prävalenz von „Kinderekzemen" von 5,1% bis zum 6. Altersjahr für die in der ersten März-Woche 1946 Geborenen, auf 7,3% bis zum 7. Altersjahr für die 1958 Geborenen bis auf 12,2% bis zum 5. Altersjahr für die in der ersten April-Woche 1970 Geborenen ergeben [14]. Schultz Larsen hat die Häufigkeit atopischer Ekzeme auf der Insel Fyn, Dänemark in der Zwillingspopulation untersucht [15]. Die kumulative Prävalenz ist bei den 0–7jährigen, die zwischen 1960–1964 geboren sind von 3,2% auf 4,6% bei den 1965–1970 Geborenen und auf 10,2% bei denen, die zwischen 1960–1974 geboren sind, gestiegen. Die festgestellte Zunahme ist statistisch hochsignifikant. Andere skandinavische Studien haben eine ähnliche Tendenz erwiesen. Von Bedeutung ist ferner, daß 60% der Kinder und Erwachsenen mit Neurodermitis gleichzeitig oder alternierend an allergischen Atemwegserkrankungen leiden.

Warum nehmen die atopischen Erkrankungen zu?

Für das Manifestwerden der Atopien braucht es als Voraussetzung eine genetische Prädisposition, d. h. eine genetisch verankerte Eigenschaft, nach zufälligen, natürlichen Kontakten mit Inhalations- oder Nahrungsmittelallergenen eine von der Norm abweichende Immunantwort durch Produktion spezifischer IgE-Antikörper zu entwickeln. Diese IgE-Immunantwort ist einem komplexen Regulationsmechanismus unterworfen, welcher die Steigerung (durch sogenannte T-Helfer-Zellen) oder die Hemmung (T-Suppressor-Zellen) der IgE-Synthese durch B-Lymphozyten (Plasmazellen) kontrolliert. Die Fähigkeit, spontan spezifische IgE gegen Umweltallergene zu produzieren, ist schätzungsweise bei ca. 30–40% der Bevölkerung vorhanden. Anderseits sind nicht alle Individuuen, welche Allergen-spezifische IgE aufweisen, erkrankt: für das Manifestwerden dieser *latenten Atopie* braucht es *Realisationsfaktoren,* sowie eine *überschwellige Allergenexposition* (Abb. 3). Klinische und tierexperimentelle Beobachtungen in den letzten Jahren weisen darauf hin, daß einerseits die *Zunahme der*

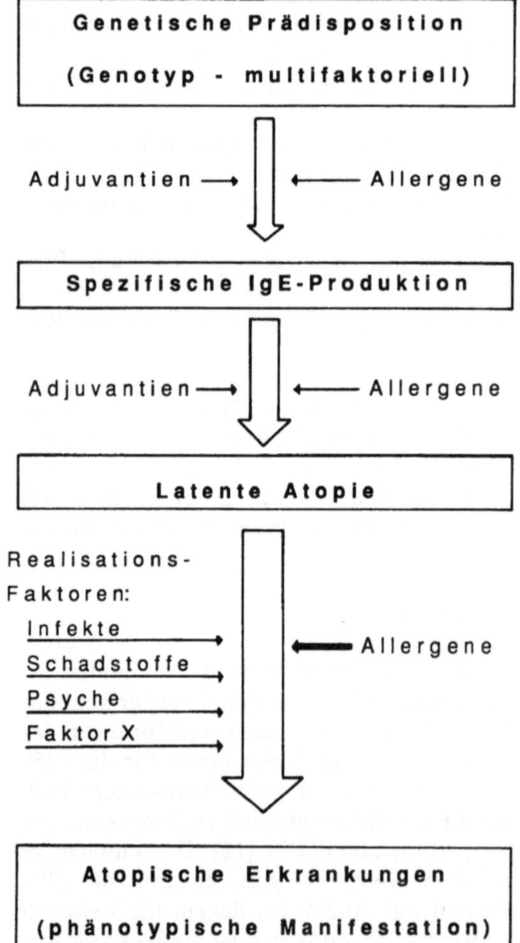

Abb. 3. Vom Genotyp zum atopischen Phänotyp (Einzelheiten: siehe Text)

Tabelle 4. Epidemiologische Studie über die Prävalenz der Zedern (Z)-Pollinosis in Abhängigkeit von der Pollenzahl und der Luftverschmutzung (Autoabgase) im Nikko-Imaichi-Distrikt (ca. 100 000 Einwohnern), Japan [16]

Stichprobe N = 3133 (1527 ♂; 1696 ♀), Pollinose-Häufigkeit 9,6% (♂ = ♀)

Regionen (n)	Häufigkeit
A) Entlang Autobahnen mit Z-Alleen (605)	13,2%
B) Städte u. Dörfer in der Nähe von Z-Wäldern (1199)	8,8%
C) Waldregionen mit Z ohne Autoverkehr (78)	5,1%
D) Bergregionen ohne Z u. ohne Autoverkehr (58)	1,7%
E) Städte u. Dörfer mit wenig Z-Pollen (1193)	9,6%

Signifikanz: Unterschiede zwischen A–D $p < 0,01$ bis $< 0,05$

Luftschadstoffe (outdoor and indoor pollution) (Tabelle 4), anderseits auch die vermehrte Allergen-Exposition durch *Änderung der häuslichen Lebensgewohnheiten* wichtige Kofaktoren für die Zunahme atopischer Erkrankungen sind.

Luftschadstoffe

Der Einfluß erhöhter Luftschadstoffkonzentrationen auf Asthmatiker ist längst bekannt; es kommt zur verstärkten Symptomatik bis zu schweren bronchospastischen Reaktionen bei Smog-Situation. Es ist gut belegt, daß im gleichen Zeitraum, in welchem die Atopien zugenommen haben, auch die Luftschadstoffkonzentrationen (Stickoxide NO_2, Ozon O_3, Schwefeldioxid SO_2, Schwebeteilchen, Autoabgase) ebenfalls zugenommen haben. Die gleichzeitige Zunahme der Luftschadstoffe und der allergischen Erkrankungen ist allein aber kein Beweis für einen Kausalzusammenhang, wenn nicht folgende Argumente dafür sprechen würden:
1. die Luftschadstoffe führen zu einer Schädigung der Epithelien (Schleimhäute) des Respirationstraktes, besonders bei Kleinkindern, wodurch es zu einer erhöhten Permeabilität für Inhalationsallergene kommt sowie zu einer Beeinträchtigung des Allergenwegtransportes durch Hemmung der Tätigkeit des Flimmerepithels.
2. Die Luftschadstoffe fördern die IgE-vermittelte Immunantwort. Tierexperimentell konnte erst in den letzten Jahren eindeutig belegt werden, daß Luftschadstoffe das Ausmaß und die Häufigkeit einer IgE-Sensibilisierung fördern.

So zeigten Mäuse eine starke und persistierende IgE-Immunantwort im Vergleich zu Kontrolltieren, wenn sie intramuskulär oder intranasal mit an Dieselabgaspartikelchen gebundenem Ovalbumin oder Zedernpollen (Hauptantigen) immunisiert wurden [16]. Bei Inzucht-Meerschweinchen wird die IgE-Immunantwort gegen Ovalbumin verstärkt und das Auftreten eines Asthmas (reversible Bronchokonstriktion nach erneuter Inhalation von Ovalbumin) erleichtert, wenn die Sensibilisierung (erstmalige Inhalation eines Ovalbumin-Aerosols) im Anschluß an eine Vorschädigung der Respirationsschleimhäute mit SO_2 (0,1–16,6 ppm), bzw. Kombination von SO_2 und O_3 oder NO_2 erfolgte [17].

Einfluß von Tabakrauch

Sowohl das *aktive* als auch das *passive* Rauchen erhöht die IgE-Serumkonzentration (schon bei Säuglingen im Nabelschnurblut, falls die Mutter während der Schwangerschaft rauchte) und, besonders bei Kindern, die Inzidenz allergischer Atemwegserkrankungen [18].

Einfluß häuslicher Allergene

Wie eine Änderung der Lebensgewohnheiten zu einer drastischen Vermehrung des Hausstaubmilben-bedingten allergischen Asthmas führen kann, zeigt eine Studie aus Papua Neuguinea [19]. Das Asthma war in dieser Region praktisch unbekannt; seine Prävalenz ist in wenigen Jahren auf 7% bei den über 20jährigen gestiegen, parallel mit der Zunahme der Hausstaubmilbenpopulation durch Änderung der Lebensgewohnheiten (Benützen von Wolldecken und Matratzen, dadurch rapide Vermehrung der Hausstaubmilben). Auch skandinavische Autoren haben zeigen können, daß eine Parallele besteht zwischen der Prävalenz von Asthma bei Kindern und einer Vermehrung der Hausstaubmilben und der Schimmelpilze wegen der besseren Raumisolation seit der Erdölkrise, dadurch weniger Durchlüftung der Räume, höhere Raumtemperaturen und höhere Luftbefeuchtung. Auch die unbekümmerte Kleintierhaltung (50–60% der Haushalte in Skandinavien, in der BRD und in der Schweiz haben Haustiere und die starke Sensibilisierungstendenz der Atopiker für Tierepithelien, insbesonders von Katzen, ist seit langem bekannt) hat zu einer Zunahme inhalativer Allergien geführt [20].

Einfluß der Nahrungsmittelallergien

Auch die Eßgewohnheiten eines Landes, sowie Modeströmungen können das Auftreten von spezifischen Nahrungsmittelallergien begünstigen [21]. Die Zunahme der Pollinose erlaubt auch, eine Zunahme der Birken- und Beifußpollen-assoziierten Nahrungsmittelallergien auf Frischobst, Nüsse, Gemüse (Sellerie, Karotten) und Gewürze [21] anzunehmen.

Zusammenfassung

Epidemiologische Untersuchungen an repräsentativen Bevölkerungsstichproben belegen eindeutig die generelle Zunahme der atopischen Erkrankungen, insbesondere der Pollinose, in den letzten Jahrzehnten. Atopien sind erbliche Dispositionskrankheiten, für ihre klinische Manifestation braucht es einerseits eine Allergenexposition, welche zu spezifischer IgE-Bildung führt, anderseits z. T. noch unbekannte Realisationsfaktoren. Klinische und tierexperimentelle Beobachtungen weisen – mit aller Vorsicht bei der Interpretation der Daten – darauf hin, daß einerseits die Zunahme der Luftschadstoffe (outdoor and indoor polution), anderseits auch die vermehrte Allergenexposition durch Änderung der Lebensgewohnheiten wichtige Ko-Faktoren für die Zunahme der atopischen Erkrankungen sind. Hingegen haben Berufsekzeme (Kontaktallergien) wahrscheinlich eher abgenommen.

Literatur

1. Ippen H (1988) Nehmen die Kontaktallergien zu? (Editorial) Dermatosen 36:115–116
2. Weber G (1985) Mehr Allergien. Mehr Allergene? Müssen wir damit leben? Deutsches Ärzteblatt 82:1505–1508
3. Menné T, Christophersen J, Maibach HI (1987) Epidemiology of allergic contact sensitization. Monogr Allergy 21:132–161
4. Mathias CGT, Morrison JH (1988) Occupational skin diseases, United States. Results from the Bureau of Labor Statistics Annual Survey of Occupational Injuries and Illnesses, 1973 through 1984. Arch Dermatol 124:1519–1524
5. Wüthrich B, Schnyder U (1986) Häufigkeit der Pollinosis in der Schweiz. Ergebnisse einer repräsentativen demoskopischen Umfrage unter Berücksichtigung anderer allergischer Erkrankungen. Schweiz Med Wochenschr 116:909–917

6. Schwarzenbach HR, Wüthrich B, Gilardi S, Somazzi S (1988) Prevalenza della pollinosi nel Canton Ticino. Risultati di un'inchiesta demoscopica e sierologica. Tribuna Medica Ticinese 53:310–315
7. Helbling A, Jenoure P, Mueller U (im Druck) Häufigkeit von Heuschnupfen bei Spitzensportlern
8. Schata M, Jorde W, Hartenstein W (1988) Ergebnisse epidemiologischer Untersuchungen bei allergischen Erkrankungen. Schweiz Rundschau Med Prax 77:884–888
9. Äberg N (1989) Asthma and allergic rhinitis in Swedish conscripts. Clin Exp Allergy 19:59–63
10. Ishizaki I, Koizumi K, Ikemori R et al. (1987) Studies of prevalence of Japanese cedar pollinosis among the residents in a densely cultivated area. Ann Allergy 58:265–270
11. Schultze-Werninghaus G (1988) Epidemiologie. Prävalenz des Asthmas. In: Asthma. Grundlagen, Diagnostik, Therapie. Schultze-Werninghaus G, Debelic M (eds) Springer, Berlin Heidelberg New York London Paris Tokyo, S 3–9
12. Morrison Smith J (1974) Studies of the prevalence of asthma in childhood. Allergol Immunopathol 3:127–136
13. Varonier HS, De Haller J, Schopfer C (1984) Prévalence de l'allergie chez les enfants et les adolescents. Helv Paediatr Acta 39:129–136
14. Taylor B, Wadsworth J, Wadsworth M, Peckham C (1984) Changes in the reported prevalence of childhood eczema since the 1939–1945 war. Lancet II:1255–1257
15. Schultz Larsen F, Holm NV, Henningsen K (1986) Atopic dermatitis. A genetic-epidemiologic study in a population-based twin sample. J Am Acad Dermatol 15:487–494
16. Takafuji S, Suzuki S, Koizumi K et al. (1987) Diesel-exhaust particulates inoculated by the intranasal route have an adjuvant activity for IgE production in mice. J Allergy Clin Immunol 79:639–645
17. Riedel F (1988) Schadstoffe als Wegbereiter allergischer Atemwegserkrankungen. Allergologie 11:319–320
18. Magnusson CGM (1986) Maternal smoking influences cord serum IgE and IgD levels and increases the risk for subsequent infant allergy. J Allergy Clin Immunol 78:898–904
19. Dowse GK, Turner KJ, Stewert AG et al. (1985) The association between Dermatophagoides mites and the increasing prevalence of asthma in village communities within the Papua New Guinea highlands. J Allergy Clin Immunol 79:639–645
20. Kjellman B, Pettersson R (1983) The problem of furred pets in childhood atopic disease. Failure of an information program. Allergy 38:65–73
21. Wüthrich B (1989) Nahrungsmittelallergie. In: Macher E, Knop J, Bröcker EB (ed) Jahrbuch der Dermatologie 1988. Biermann, Zülpich, S 27–45

Liefert der Epikutantest reproduzierbare Ergebnisse?

Siegfried Borelli, Jürgen Rakoski und Michael Friedrich

Einleitung

Der Epikutantest ist seit beinahe 100 Jahren ein Standardverfahren zur diagnostischen Abklärung von Kontaktallergien. Das von Jadassohn beschriebene Verfahren wurde erheblich verändert. Die Test- und Ablesebedingungen wurden durch Richtlinien (z. B. Richtlinien der ICDRG) standardisiert, optimale Testkonzentrationen und beste Testmedien für die einzelnen Testsubstanzen wurden für eine große Zahl von Stoffen ermittelt und durch Vereinbarungen in Arbeitsgruppen vereinheitlicht. Der Dermatologische Noxenkatalog und der Handbuchartikel von Borelli enthalten eine Vielzahl von Angaben zu optimalen Testkonzentrationen und Testmedien [1, 2]. Die Applikation der Testsubstanzen auf den Rücken wurde durch Modifikation von Pflastern und Applikationsvorrichtungen deutlich verbessert.

Ein Maßstab für den Wert eines diagnostischen Verfahrens ist die Reproduzierbarkeit der Untersuchungsergebnisse. Schon vor 50 Jahren wurden Untersuchungen zu dieser Fragestellung durchgeführt, bei denen die Testpersonen zweimal mit zeitlichem Abstand mit den gleichen Allergenen getestet wurden (Tabelle 1) [6].

Zwischen der ersten und der zweiten Testung liegen bei den älteren Untersuchungen größere Zeiträume. In diesen Zeiträumen kann sich die Immunlage des Patienten durch Allergenkarenz oder Allergenexposition erheblich ändern. Diese Untersuchun-

Tabelle 1. Ergebnisse von Studien mit Mehrfachtestungen mit großem zeitlichen Abstand

Autor	Allergen	Intervall zur 2. Testung	Patientenzahl	Reproduzierbarkeit
Gomez-Orbaneja	Terpentin	1–3,5 J.		41%
Bülow 1954	Perubalsam	4,2	18	84%
	Terpentin		12	34%
	Nickel		9	78%
Nielsen, Bang 1954	Perubalsam	13,5 J.	9	56%
	Terpentin		29	38%
	Nickel		11	82%
Fisher, Shapiro 1956	Nickel	5,5–7,6 J.	40	90%
Lakaye, Lapiere 1961	Terpentin	1–6 J.		94%
	Chromat			75%
	Paragruppe			26%
Rhodes, Warner 1966	Nickel	2 J.	21	62%
Meneghini 1971	Nickel	15 Mo.–5 J.	36	58%
Lintum 1973	Terpentin	2–15 J.	105	36%
	Perubalsam			50%
	Nickel			68%
Meneghini, Angelini 1977	31 Allergene	3 J.	208	50%
Szliska, Rakoski 1988	32 Allergene	1 J.	857	46%

Tabelle 2. Mehrfachtestung mit kurzem Zeitabstand

Autor	Technik	Allergene	Patienten-zahl	Übereinstimmung
Gollhausen et al. 1987	Finn-Chambers (sequentielle T., gleichzeitige T.)	1 w	41 28	60% 48%
Hornstein 1987	Epiquick	9	36	72,7%
Gollhausen et al. 1988	True-Test		63	82%
	Finn-Chambers		76	62%
Fischer et al. 1988	True-Test	12 (europ. Multizenterst.)	698	67% (13% nur TT, 20% nur FC)
Ruhnek-Forsbeck et al. 1988	True-Test	12 (schwed. Multizenterst.)	292	78% (10% nur TT, 12% nur FC)

gen sind daher zur Überprüfung des Testverfahrens nicht geeignet. In den letzten Jahren wurde eine ganze Reihe von Untersuchungen veröffentlicht, bei denen gleichzeitig oder in kurzen zeitlichen Abständen mit den gleichen Allergenen Vergleichstestungen durchgeführt wurden. Diese Untersuchungen wurden zum Teil mit dem gleichen Testmaterial und Testsystem durchgeführt, oder es wurden zwei verschiedene Testsysteme mit den gleichen Allergenen an den gleichen Patienten verglichen. Es ergab sich eine Gesamtübereinstimmung der Testergebnisse zwischen 40% und 80% (Tabelle 2).

Eigene Untersuchungen

Zur Frage der Reproduzierbarkeit von Epikutantestergebnissen führten wir eigene Untersuchungen durch. Wir beschränkten uns bei den Untersuchungen auf 10 Allergene, die entweder mit dem Finn-Chamber-System und Testallergenen des Herstellers Hermal auf den Rücken der Patienten geklebt wurden oder mit dem TRUE-Testsystem. Beim TRUE-Testverfahren werden die Testpflaster bereits beschichtet mit standardisierten Allergenen vom Hersteller geliefert. Die Testsubstanzen und die Testkonzentrationen in den verschiedenen Systemen sind in Tabelle 3 zu sehen. Da uns die

Tabelle 3. Testmaterialien unserer Studien

	Hermal in Vaseline (%)	TRUE-Test (mg/cm²)
Neomycin	20	0,20
PPD	1	0,05
Perubalsam	25	0,8
Kaliumdichromat	0,5	0,025
Kolophonium	20	1,5
Benzocain	5,0	
Cain-Mix		1:1:1:5
Kobaltchlorid		0,02
Kobaltsulfat	1,0	
Nickelsulfat	2,0	
Thiurammix		0,006 × 4
TMTD	1,0	
Epoxydharz	1,0	0,05

Begleitbedingungen der Reproduzierbarkeit der Testergebnisse interessierte, wurde bei allen Patienten überprüft, ob die Testergebnisse für den Patienten aktuelle oder anamnestische Relevanz hatten, ferner wurden mit dem Alkaliresistenztest nach Burckhardt und dem DMSO-Test nach Frosch Hautfunktionsuntersuchungen durchgeführt. Die Epikutantestungen erfolgten in allen Fällen nach den Richtlinien der Internationalen Contactdermatitis Research Group. Die Pflaster wurden für 24 Stunden aufgeklebt und dann entfernt. Die Ablesungen erfolgten nach den Richtlinien der ICDRG nach 24, 48 und 72 Stunden.

1. Untersuchungsserie

Bei 34 Patienten wurde eine Woche nach Abschluß der Ersttestung eine Zweittestung mit den Allergenen durchgeführt, bei denen sich bei der Ersttestung Reaktionen der Stärke + + und + + + zeigten. Die Ersttestung und die Zweittestung wurden mit Hermaltestsubstanzen und Finn-Chamber-Testsystemen vorgenommen.

2. Untersuchungsserie

56 Patienten, die in der Ersttestung mit einem Finn-Chamber-System insgesamt 77 positive Reaktionen der Reaktionsklasse + + und + + + zeigten, wurden nach 1 Woche mit TRUE-Systemen mit 10 Testsubstanzen nachgetestet. Die Testsubstanzen, auf die bei der Ersttestung positive Reaktionen aufgetreten waren, wurden ein zweites Mal mitgetestet, die anderen Testsubstanzen liefen als Kontrolle mit.

3. Untersuchungsserie

Bei 32 Patienten wurden die Allergene nachgetestet, die bei der Ersttestung mit Finn-Chamber-System schwache Reaktionen (+) oder starke Reaktionen (+ +, + + +) zeigten. Bei der Nachtestung wurden die entsprechenden Allergene mit TRUE-Testsystemen gleichzeitig rechts und links am oberen Rücken des gleichen Patienten aufgeklebt. Bei weiteren 24 Patienten wurden die zuvor im Finn-Chamber-Test positiven Reaktionen (+ bis + +) mit TRUE-Testsystemen nachuntersucht. Bei diesen Nachtestungen wurden die getesteten Allergene viermal simultan auf den Rücken des Patienten aufgebracht. Zwei der vier Testorte wurden 24 Stunden lang mit einer feuchten Kammer vorbehandelt, während die anderen Testorte unvorbehandelt blieben.

Ergebnisse

Bei der Untersuchungsreihe Finn-Chamber gegen Finn-Chamber ergaben bei der Nachtestung nach einer Woche, daß nur 17 der ursprünglich 34 positiven Testergebnisse (+ + und + + +) bei der Nachtestung reproduziert wurden. Beim Vergleich Finn-Chamber gegen TRUE-Test wurden 45 von 77 positiven Testergebnissen der Reaktionsklasse + + und + + + bei der Nachtestung reproduziert (58,4%) (Tabelle 4). Die einzelnen Ergebnisse sind in Tabelle 5 dargestellt. Es fällt auf, daß eine Neomycinallergie in beiden Untersuchungsergebnissen schlecht reproduzierbar war, während sich eine positive Allergietestung auf Kolophonium gut reproduzieren ließ. Große Unterschiede bei der Reproduzierbarkeit der Testergebnisse fanden wir bei den Metallsalzen. Während bei Testen Finn-Chamber gegen Finn-Chamber-System Nikkelsensibilisierungen im großen Maße verlorengingen, wurden sie bei Finn-Chamber

Tabelle 4. Vergleich der Reproduzierbarkeit von positiven Testergebnissen mit unterschiedlichen Testsystemen

Finn-Chamber/Finn-Chamber 34 Patienten		Finn-Chamber/TRUE 56 Patienten	
1. Test	2. Test	1. Test	2. Test
+ +/+ + +	+ +/+ + +	+ +/+ + +	+ +/+ + +
34	17	77	45

Tabelle 5. Reproduzierbarkeit von Testergebnissen für Einzelallergene

Substanz	Finn-Chamber/Finn-Chamber		Finn-Chamber/TRUE	
	1. Test + +/+ + +	2. Test + +/+ + +	1. Test + +/+ + +	2. Test + +/+ + +
Neomycin	7	2	8	1
PPD	6	5	10	2
Perubalsam	1	0	11	4
K-bichromat	3	2	6	2
Kolophonium	1	1	6	6
Benzocain/Cain-M.	1	0	7	7
Kobaltchlorid, -sulfat	2	1	10	7
Nickelsulfat	10	3	10	7
TMTD	1	1	4	3
Epoxydharz	2	2	1	1

gegen TRUE-Testsystem weitgehend reproduziert. Kobalt- und Chromatsensibilisierungen zeigten bei beiden Systemen ähnliche Reproduzierbarkeit.

Beim Vergleich der schwach positiven und negativen Reaktionen im Vergleich zwischen Finn-Chamber gegen TRUE-Test fanden sich bei 286 Testungen bei 8 Testungen abweichend positive Testergebnisse. Das bedeutet, daß negative oder schwach positive Testergebnisse in der Regel bei Nachtestung nicht positiv werden.

Beim gleichzeitigen Test von Substanzen rechts und links symmetrisch am oberen Rücken paravertebral mit TRUE-Test ergaben sich 37 rechts und links gleich starke (+ + und + + +) Reaktionen auf die entsprechenden Substanzen bzw. 308 (+) und negative Reaktionen. Seitendifferenz zwischen rechtem und linkem Testareal fanden wir bei 6 Testen. Auch bei der Vierfachtestung fanden sich bei 43 negativen bzw. deutlich positiven Testergebnissen seitengleiche Befunde und nur bei 3 Testreaktionen Seitendifferenzen. Auch eine Vorbehandlung der Testareale mit einer feuchten Kammer ergab keine wesentliche Befundänderung im Vergleich zu unbehandelten Testregionen (22 identische Testergebnisse, 3 abweichende).

Der Alkaliresistenztest nach Burckhardt und der DMSO-Test nach Frosch zeigte keinen signifikanten Zusammenhang zwischen guter und schlechter Reproduzierbarkeit im Epikutantest (Burckhardt-Test p=0,4353 und DMSO-Test p=0,781 McNemar-Test).

Bei Auswertung der Patientenangabe zur Frage der klinischen Aktualität der Testergebnisse war kein Zusammenhang zwischen guter oder schlechter Reproduzierbarkeit und anamnestischer oder aktueller klinischer Bedeutung zu erkennen.

Diskussion

Bei der Epikutantestung unter standardisierten Bedingungen für Hautzustand, Applikationsart und Ablesemodalitäten mit unterschiedlichen Testsystemen ergibt sich eine verschiedene Reproduzierbarkeit. Wir fanden bei der doppelten Testung mit Finn-Chamber-Systemen 50% der + + und + + + positiven Reaktionen wieder, bei Testung mit Finn-Chamber-Systemen und Nachtestung mit TRUE-Testsystemen waren 58% der Ergebnisse reproduzierbar. In Multizenterstudien [5] wurden konkordante Ergebnisse bei 67% bzw. 78% gefunden. Bei gleichzeitiger Doppeltestung mit einem standardisierten System mit gleichen Patienten fanden wir Unterschiedliches nur bei 2,9% der Testergebnisse. Lachapelle [5] fand bei der gleichen Versuchsanordnung mit einem ähnlichen System bei 4,2% der Testergebnisse Abweichungen. Gollhausen et al. [4] konnten bei der gleichen Versuchsanordnung, aber mit einem Finn-Chamber-System nur 52% konkordant-positive Reaktionen beobachten. Diese Ergebnisse zeigen, daß das verwandte Testsystem von großer Bedeutung für die Reproduzierbarkeit für Epikutantestergebnisse ist. Bei einwandfreien, regelrechten Testbedingungen spielen Besonderheiten der Haut, gemessen im Burckhardt-Test und DMSO-Test, keine große Rolle.

Bei unseren Ergebnissen fällt auf, daß die Reproduzierbarkeit der Testergebnisse von Allergen zu Allergen sehr unterschiedlich ist. Das bestätigt die alte Erfahrung, daß Allergene sehr unterschiedlich aus Testmedien in die Haut hineinpenetrieren und unter Umständen im Testmedium chemische Veränderungen stattfinden, die das Testergebnis beeinflussen können. Wir folgern daraus, daß die Testsubstanzen chemisch konstant in den Testmedien enthalten bleiben müssen und, daß sie gleichmäßig aus dem Medium in die Haut penetrieren müssen. Diese Bedingungen werden wahrscheinlich nur über einen begrenzten Zeitraum für die Testsubstanzen von den Herstellern garantiert werden können. Die Testsubstanzen werden also Verfallsdaten haben.

Für die Zukunft wäre zu fordern:

1. Allergietestungen sollten nur mit Testsubstanzen durchgeführt werden, bei denen chemische Zusammensetzung und Substanzfreisetzung aus dem Trägermedium sichergestellt ist.
2. Allergieteste mit diesen Substanzen sollten nur nach den bekannten Richtlinien durchgeführt und ausgewertet werden.

Zusammenfassung

Mit zwei verschiedenen Epikutantestsystemen wurden Untersuchungen zur Reproduzierbarkeit von Epikutantestergebnissen bei Mehrfachtestungen mit dem gleichen Testprogramm im Wochenabstand durchgeführt.

Dabei ergab sich, daß mit einem einfachen Finn-Chamber-System und selbstaufgetragenen Allergenen nur die Hälfte der + +/+ + + Testreaktionen eine Woche später reproduzierbar waren. Mit TRUE-Test-System waren 58% der ursprünglich deutlich positiven Testergebnisse gewonnen bei Finn-Chamber-System wiederholbar. Es bestand ein deutlicher Unterschied in der Reproduzierbarkeit zwischen verschiedenen Allergenen bei beiden Testsystemen. Ein Zusammenhang zwischen Reproduzierbarkeit von Testergebnissen und Hautfunktionsparametern wurden nicht gefunden. Simultantestungen mit dem vorgefertigten Testsystem ergaben weitgehend konkordante Ergebnisse. *Hieraus leiten sich folgende Forderungen ab:* Testungen sollten nur nach den bekannten Richtlinien durchgeführt und ausgewertet werden. Testungen sollten nur mit Materialien ausgeführt werden, bei denen chemische Stabilität der Substanz und Penetration der Substanz aus dem Medium überprüfbar sichergestellt ist.

Literatur

1. Borelli S (1988) Dermatologischer Noxenkatalog, 7 Bände. Springer, Berlin Heidelberg New York London Paris Tokyo
2. Borelli S (1980) Gewerbedermatosen einschließlich Begutachtung. In: Korting GW (Hrsg) Dermatologie in Praxis und Klinik, Bd. II. Thieme, Suttgart, S 12.1–12.74
3. Frosch P (1985) Hautirritation und empfindliche Haut. Grosse scripta 7. Grosse, Berlin
4. Gollhausen R, Przybilla B, Ring J (1988) Reproducibility of patch test results: comparison of True-Test and Finn-Chamber-Test. Proceedings of the European Symposium on Contact Dermatitis, Heidelberg, 27–29 May
5. Lachapelle JM (1989) A left versus right side comparative study of Epiquick™ patch test results in 100 consecutive patients. Contact Dermatitis 20:51–56
6. Szliska Ch, Rakoski J (1988) Reproduzierbarkeit von Epicutantestresultaten. Z Hautkr (Suppl 4) S 67–69

Kontaktallergene 1989

Reinhard Breit

Einleitung

Beim 1. Fortbildungskurs der Dermatologischen Klinik und Poliklinik der Universität München vom 23.–28. Juli 1951 hat Spier [21] in einer Arbeit über Fortschritte in der Klinik und Therapie des Ekzems festgestellt, daß sich an der klassisch einfachen, vor damals mehr als 30 Jahren von Bloch angegebenen Technik, der in jeder Fachpraxis leicht durchzuführenden Läppchenprobe – also der Epikutantestung, im wesentlichen nichts geändert hat. Warum zieht sich dann dennoch durch die Reihe der Fortbildungskurse wie ein roter Faden das Thema Kontaktallergene, häufig versehen mit der jeweiligen Jahreszahl [2, 3, 13, 14]? 28 Jahre nach Spiers Feststellung hat sich zwar auch an der Technik einiges geändert, dies ist jedoch nicht von grundsätzlicher Bedeutung [1]. Im großen Umfang geändert hat sich allerdings die Bedeutung der einzelnen möglichen Allergene. So wurde z. B. noch 1951 auf Terpentin in Bohnerwachs, das Antibiotikum Penizillin und Chinin in Kopfwässern, um nur einige Beispiele zu nennen, hingewiesen [21]. Bereits früh wurde das generelle „Mitlaufen lassen" einzelner Substanzen, also ein Art Standardtest, empfohlen [21]. Hierzu führte beim 5. Fortbildungskurs 1964 Bandmann folgendes aus: „Standardtestserien enthalten Teststoffe, von denen man weiß, daß sie besonders häufig als Ekzematogene zu beobachten sind. Eine solche Standardtestserie soll nicht allzuviele Substanzen enthalten, da sie sonst zu leicht dazu verführt, die durch Anamnese gesicherte Individualtestung zu vernachlässigen. Die hier vorgeschlagene Standardtestserie enthält ausschließlich Stoffe, welche weit mehr als alle anderen Reaktionen hervorrufen" [2].

Um zu einer Aussage über die 1989 relevanten Kontaktallergene zu kommen, wird es also zunächst erforderlich sein, Veränderungen in der Bedeutung der häufigst vorkommenden Kontaktallergene zu registrieren und sodann Ausschau zu halten nach Kandidaten, denen in Zukunft möglicherweise eine größere Bedeutung zukommt, oder auf die hinzuweisen sich aus anderen medizinischen Gründen lohnt.

Änderungen bei den Standardallergenen

Aus der Schwabinger Klinik wurde zuletzt 1976 bei der 8. Fortbildungswoche über Ekzematogene berichtet [3]. Es erscheint reizvoll zu untersuchen, was sich in den vergangenen 12 Jahren bei der Testung an einem einigermaßen gleichwertigen Krankengut an Veränderungen ergeben hat. Wenn wir uns bei unseren Überlegungen auf die jeweils 10 wichtigsten Allergene konzentrieren (Tabellen 1–3), so fällt für Männer und Frauen eine enorme Zunahme der Nickelkontaktallergie auf. *Nickel* hat sich vom 8./9. auf den 1. Platz vorgeschoben, wobei diese Zunahme nicht nur Frauen betrifft, bei denen die Häufigkeit von 7,6% auf 19,3% zugenommen hat, sondern auch bei Männern hat sich die Häufigkeit von 3,9% auf jetzt 8,3% verdoppelt und verschafft Nickel auch bei Männern mit dem 3. Platz eine hohe Position. Van Hoogstraten und Mitarbeiter haben in einer westeuropäischen Multizenterstudie [23] eindrucksvoll bestätigt, daß der „weit verbreiteten, charmanten Sitte" des Ohrlochstechens bei der

Tabelle 1. Schwabinger Hit-Liste (Die ersten 10 Allergene) 1976 und 1988

	1976		1988	
1	Perubalsam	12,2%	Nickel	14,3%
2	Cainemix	9,3%	Perubalsam	13,2%
3	Benzocain	9,3%	Lanolin	8,4%
4	Dichromat	8,0%	Duftstoffe	8,4%
5	Neomycin	7,7%	Neomycin	7,8%
6	p-Phenylendiamin	7,7%	Formaldehyd	7,3%
7	Formaldehyd	6,4%	Kolophonium	6,7%
8	Nickel	5,8%	Eucerin	6,7%
9	Mafenid	5,8%	Dichromat	6,5%
10	Lanolin	5,3%	Benzocain	5,7%
	n = 376		n = 371	

Krankenhaus München-Schwabing (nach Agathos)

Tabelle 2. Schwabinger Hit-Liste (Die ersten 10 Allergene) für Frauen 1976–1988

	1976		1988	
1	Perubalsam	13,7%	Nickel	19,3%
2	Cainemix	12,2%	Perubalsam	15,3%
3	Benzocain	11,6%	Lanolin	9,9%
4	Neomycin	8,6%	Duftstoffe	9,4%
5	Lanolin	8,1%	Neomycin	8,9%
6	p-Phenylendiamin	8,1%	Eucerin	8,9%
7	Nickel	7,6%	Parabene	8,4%
8	Formaldehyd	7,1%	Benzocain	7,9%
9	Parabene	6,6%	Formaldehyd	6,9%
10	Eucerin	5,6%	Kolophonium	5,9%
	n = 197		n = 202	

Krankenhaus München-Schwabing (nach Agathos)

Tabelle 3. Schwabinger Hit-Liste (Die ersten 10 Allergene) für Männer 1976–1988

	1976		1988	
1	Dichromat	12,3%	Dichromat	10,7%
2	Perubalsam	10,6%	Perubalsam	10,7%
3	p-Phenylendiamin	7,3%	Nickel	8,3%
4	Neomycin	6,7%	Kolophonium	7,7%
5	Mafenid	6,7%	Formaldehyd	7,7%
6	Benzocain	6,7%	Duftstoffe	7,1%
7	Cainemix	6,1%	Neomycin	6,5%
8	Thiurammix	5,6%	Lanolin	6,5%
9	Formaldehyd	5,6%	Thiurammix	6,5%
10	Nickel	3,9%	Kobalt	5,9%
	n = 179		n = 169	

Krankenhaus München-Schwabing (nach Agathos)

Entwicklung der Nickelkontaktallergie eine entscheidende Rolle zukommt. Sie konnten zeigen, daß sich die Wahrscheinlichkeit für ein positives Nickeltestergebnis etwa versechsfacht, wenn der Patient Ohrlöcher aufwies. Interessant ist in dieser Arbeit der Hinweis, daß dieses Risiko offensichtlich dann geringer ist, wenn mindestens 1 Jahr vor dem Stechen des Ohrlochs über das Tragen einer Zahnspange durch einen Nickelkontakt mit der Mundschleimhaut bzw. die Aufnahme von Nickelspuren in den Gastrointestinaltrakt ein tolerogener Effekt ausgeübt wurde.

Die Zunahme einer Lanolinkontaktallergie – *Lanolin* erreichte 1976 bei uns gerade Platz 10, während es 1988 auf Platz 3–4 steht – ist vorwiegend durch einen höheren Sensibilisierungsgrad bei Männern verursacht. Während 1976 Lanolin bei Männern mit 2,2% noch nicht unter den ersten 10 geführt wurde, hat sich 1988 das Ergebnis mit 6,5% bei Männern etwa verdreifacht und verschafft diesem Allergen einen gesicherten 8. Platz. Vor diesem Hintergrund muß man sich fragen, ob die 1983 von Kligman [16] gestellte Frage: „Lanolin allergy: Crisis or Comedy" doch etwas ernster beantwortet werden muß.

Auch *Kolophonium* ist mit Platz 7–8 1988 neu in die Hitliste aufgenommen worden. Auch diese Zunahme geht vorwiegend zu Lasten der Männer, bei denen mit einer Häufigkeit von 7,7% Kolophonium auf dem 4. bzw. 5. Platz steht. Bereits 1982 haben Hausen und Mitarbeiter [11] auf die weiten Einsatzmöglichkeiten insbesondere von modifiziertem Kolophonium hingewiesen. Kolophonium ist gegenwärtig einer der begehrtesten und gesuchtesten Industrierohstoffe. Da die Verwendung von modifizierten Produkten heute weit im Vordergrund steht, ist eine Testung mit chinesischem Rohkolophonium allein wohl nicht mehr ausreichend. Hausen und Mohnert [12] schlagen deshalb eine Testung mit einem Gemisch aus 20% chinesischem Kolophonium, das z. Zt. der Marktführer für natürliches Kolophonium ist, 20% eines Maleinsäureaddukts und 20% Harzalkohol (Abitol) vor. Nur so sei es möglich, die wahre und offensichtlich weit größere Bedeutung der Kolophoniumkontaktallergie in Zukunft richtig zu erkennen.

Die Aufmerksamkeit, die ein Verlierer auf sich zieht, ist meistens gering. Dies trifft natürlich ganz besonders für die Kontaktallergene zu, deren Bedeutung massiv zurückgegangen ist. Während *Mafenid* 1955/56 noch bei 36,4% aller Patienten positiv war, fand es sich 1963/64 nur noch bei 9,6%. Über 5,8% im Jahre 1976 ist seine Bedeutung weiter auf heute 2,2% gefallen. Es hat damit jede Chance verloren, in die „Charts" aufgenommen zu werden. Dennoch konnten wir bei der Durchsicht der Testprotokolle der letzten 10 Jahre 29 monovalente Kontaktallergiker finden, von denen 36% unter 40 Jahre alt waren und 32% eine Krankheitsdauer von unter 1 Jahr aufwiesen, sich also wohl kaum mehr durch den seit 1974 endgültig vom Markt genommenen Marfanil-Prontalbin-Puder sensibilisiert haben konnten [5]. Zu unserer Verblüffung fanden wir nicht nur, daß die Substanz immer noch in Augentropfen und Wundverbänden erhältlich ist, sondern daß ein beträchtlicher Markt in der Tiermedizin besteht; entsprechende Kontaktmöglichkeiten ließen sich retrospektiv bei unseren Patienten erschließen. Man sollte also auch die Testung von ehemals wichtigen Kontaktallergenen nicht ganz vergessen, insbesondere da sie ja bereits ihre beträchtliche allergene Potenz unter Beweis gestellt haben.

Aktuelle Allergene

Bei der Vorhersage von künftigen Kandidaten, die Aussicht haben, unter die „10 Besten" aufgenommen zu werden, wollten wir uns nicht nur auf unsere eigenen Erfahrungen verlassen, die durch die Zusammensetzung des Patientengutes gefärbt oder durch eindrucksvolle Einzelerlebnisse geprägt sein könnten, sondern haben an eine Reihe von allergologisch tätigen Dermatologen Deutschlands geschrieben und sie um die Mitteilung des ihrer Meinung nach aktuellsten Allergens 1989 gebeten. Es

Tabelle 4. Handelsnamen von Kathon CG (nach Cronin et al. [6])

Kathon CG	Fennosan IT 21	Parmetol DF 35
Kathon 886 MW	GR 856 Izolin	Parmetol DF 12
Kathon LX	Grotan TK 2	Parmetol A 23
Kathon WT special	Mergal K 7	Parmetol K 50
Acticide	Metatin GT	Parmetol K 40
Algucid CH 50	Mitco CC 31 L	Parmetol DF 18
Amerstat 250	Mitco CC 32 L	P 3 Multan D
Euxyl K 100	Mx 323	Piror P 109

wurden hierbei folgende Substanzen genannt: Kathon CG, Euxyl K 400, Formaldehyd, Dibenzoylmethan, Diaminodiphenylmethan *.

Kathon CG, ein Gemisch zweier Isothiazoline, ist unter einer großen Zahl von Handelsnamen auf dem Markt (Tabelle 4). Schon bald nach seiner Einführung stellte sich heraus, daß es ein bedeutendes Kontaktallergen darstellt [6, 8]. So stieg die Häufigkeit von testpositiven Patienten, insbesondere weiblichen Geschlechtes, z. B. in Bari von 1984 bis 1986 in 2 Jahren von 0,8 auf 3,4% an. In Deutschland fand sich jüngst in einer noch unveröffentlichten Untersuchung der Deutschen Kontaktdermatitis-Gruppe (Auswertung durch Frosch) bei 3204 getesteten Patienten eine Häufigkeit von 5,5%. Unsere eigenen Ergebnisse und die der beiden Münchner Universitätskliniken liegen etwas unter dieser Zahl, weichen jedoch nicht entscheidend ab. Die große praktische Bedeutung dieser Kontaktallergie erhellt aus der Tatsache, daß dieses Konservierungsmittel in Kosmetika häufig undeklariert eine weite Verbreitung fand. So enthielten 31 aller 123 analytisch von Gruvberger und Mitarbeitern 1986 untersuchten Kosmetika Kathon CG [10]. Dies hat natürlich dazu geführt, daß die Industrie nach Ausweichmöglichkeiten suchte, wobei ein neues Gemisch, das unter dem verwirrenden Namen *Euxyl K 400* zur Zeit eingeführt wird, nur scheinbar keine Sensibilisierungspotenz aufweist, nachdem bereits erste Berichte über Sensibilisierungen vorliegen [20].

Gleichsam ein Klassiker der Konservierungsmittel ist das ebenfalls genannte *Formaldehyd.* Nachdem uns auffiel, daß 27,2% der bei uns zwischen 1976 und 1985 entdeckten Formaldehyd-Kontaktallergiker Frauen der Altersgruppe 20–39 waren und zu 41,5% dem medizinischen Personal angehörten, haben wir uns mit den zur Zeit üblichen Desinfektionsverfahren auch im Schwabinger Großkrankenhaus befaßt. Es stellte sich dabei heraus, daß von einem jährlichen Desinfektionsmittelverbrauch von etwa 30 000 Liter 19 000 Liter auf Aldehyd-Basis aufgebaut waren, bei der eine Formaldehydfreiheit nicht gewährleistet ist. Die Kontaktmöglichkeiten für unsere etwa 900 Krankenschwestern sind im wahrsten Sinne des Wortes gigantisch. Da auch heute noch für Formaldehyd in Kosmetika lediglich eine Deklarierungspflicht bei einer Konzentration über 0,05% besteht, und auch Formaldehydfreisetzer, die ihrerseits selbst als Allergene wirken können, eine Kontaktallergie auslösen können, ist das Risiko für einen Formaldehydallergiker, immer wieder mit dem Allergen in Kontakt zu kommen, sehr hoch.

Dibenzoylmethan wie auch *Benzophenon* finden wegen ihrer Breitbandfiltereigenschaften als UVA- und UVB-Filter eine weite Verbreitung nicht nur in Sonnenschutzmitteln, sondern auch in Kosmetika für die reifere Haut. So läßt sich einer von Schauder und Ippen [19] veröffentlichten Liste lichtschutzfilterhaltiger Präparate in der Bundesrepublik Deutschland entnehmen, daß von 217 Kosmetika für die reifere

---

* Für die Nennung der „Allergene des Jahres" danken wir: Prof. Frosch – Heidelberg und Prof. Hornstein – Erlangen (Kathon CG), Prof. Ippen – Göttingen (Euxyl K 400), Prof. Klaschka – Berlin (Formaldehyd), Prof. Kleinhans – Stuttgart (Dibenzoylmethan), Prof. Ring – München (Diaminodiphenylmethan)

Haut 21,2% Dibenzoylmethan und 24,4% Benzophenon enthielten. Eine erste Auswertung der Arbeitsgemeinschaft Foto-Patch-Test durch Hölzle ergab bei 637 untersuchten Personen in einer deutschen Multizenter-Studie 10,7% positive Reaktionen gegenüber Dibenzoylmethan und 5,7% Reaktionen gegenüber Benzophenon, die allerdings sehr unterschiedlich in ihrer Genese und Relevanz bewertet wurden. Man wird jedoch nicht fehl in der Annahme gehen, daß manche vom Laien als Sonnenallergie und vom Arzt als polymorphe Lichtdermatose eingestufte Hautreaktion in Wirklichkeit eine Kontaktallergie oder Fotokontaktallergie gegenüber Lichtschutzfiltersubstanzen darstellt.

Über die Bedeutung des bereits seit 1969 [4] als häufiges Kontaktallergen bekannten, aber kaum zur Kenntnis genommenen *Diaminodiphenylmethan* herrscht noch Unklarheit. So konnte Geilhofer bei der letzten Sitzung der Deutschen Kontaktdermatitis-Gruppe zwar darauf hinweisen, daß deutlich mehr Männer als Frauen betroffen sind, die häufigste Dermatitislokalisation der Unterschenkel und die Perianalregion ist und in 64% weitere Parastoffe positiv gefunden werden konnten, daß aber insbesondere bei monovalenter Allergie die Relevanz weiterhin ungeklärt ist.

Aktuelle Hinweise

Abschließend soll noch auf zwei kontaktallergische Möglichkeiten hingewiesen werden, deren Bedeutung nicht in der hohen allergenen Potenz der Substanzen, sondern mehr in der ausgedehnten Anwendung in einer sich wandelnden Medizin liegen dürfte.

Durch die Aufklärungskampagnen zur Eindämmung der HIV-Epidemie steigt weltweit der Gebrauch von Kondomen an [15]. Aus Finnland wird nun darauf verwiesen [22], daß das Risiko, eine *Latex*-Kontakturtikaria auszulösen, bei den einzelnen Kondompräparaten sehr unterschiedlich ist, so daß man in Zukunft nicht ausschließlich über die prophylaktische Sicherheit von Kondomen, sondern auch über ihre allergologische Unbedenklichkeit diskutieren sollte.

Das steigende Interesse an einer kortikosteroidfreien Behandlung der Neurodermitis führte zu einer vermehrten Anwendung von nicht steroidalen Antiphlogistika. Nach bisher vereinzelten Berichten über Kontaktallergien gegenüber *Bufexamac* [7, 18] haben nun Geier und Fuchs aus der Göttinger Hautklinik über 24 Patienten, vorwiegend Frauen, berichtet, die nach kurzer Exposition bei chronischem Ekzemleiden eine Kontaktallergie entwickelt haben, die durch die Testung der Substanz in 5%iger Vaseline oder des Handelspräparates selbst entdeckt werden konnte [9].

Deklarierungspflicht

Wenn man die Problematik der Kontaktallergien gegenüber dermatologischen Externa und Kosmetika betrachtet, so muß man sich wirklich fragen, warum lediglich in den USA ein gesetzlicher Zwang zur Kennzeichnung besteht. Larsen [17] veröffentlichte einen Stufenplan, um diese unerquickliche Situation endlich zu ändern. Bereits vor 25 Jahren beim 5. Fortbildungskurs 1964 hat Bandmann eine klare Deklaration der Originalpräparate gefordert. Nachdem es in der Zwischenzeit zu keiner freiwilligen Kennzeichnung gekommen ist, Anfragen bei den Herstellern im Einzelfall oder zur Aufstellung von Listen [19] nur sehr unvollständig beantwortet werden, ist es wirklich an der Zeit, alle Schritte zu unternehmen, um zu einer befriedigenden gesetzlichen Regelung zu kommen. Nur wenn hier auch die Dermatologen, eventuell in Zusammenarbeit mit Verbraucherverbänden, energisch ihre Stimme erheben, besteht vielleicht im Rahmen des kommenden Europäischen Gemeinsamen Marktes eine Möglichkeit der Wendung zum Besseren. Weitere 25 Jahre sollten wir nicht warten.

Literatur

1. Agathos M, Breit R (1989) Die Epikutantestung unter Berücksichtigung falsch-positiver Substanzen. Allergologie 12:1–6
2. Bandmann HJ (1965) Allgemeines zur epicutanen Testtechnik. In: Marchionini A, Nasemann T (Hrsg) Fortschritte der praktischen Dermatologie und Venerologie, Bd 5. Springer, Berlin Heidelberg New York, S 165–182
3. Bandmann HJ (1976) Ekzematogene, 1976. In: Braun-Falco O, Marghescu S (Hrsg) Fortschritte der praktischen Dermatologie und Venerologie, Bd 8. Springer, Berlin Heidelberg New York, S 119–127
4. Breit R (1969) Diaminodiphenylmethane. Contact dermatitis newsletter (5) 93. Contact Dermatitis 2:45–55
5. Breit R, Seifert P (1989) Mafenide – Still an Allergen of Importance. In: Frosch PJ, Dooms-Goossens A, Lachapelle JM, Rycroft RJG, Scheper RJ (eds) Current topics in contact dermatitis. Springer, Berlin Heidelberg New York London Paris Tokyo Hongkong, S 222–225
6. Cronin E, Hannuksela M, Lachapelle JM, Maibach HI, Malten K, Meneghini CL (1988) Frequency of sensitisation to the preservative Kathon CG. Contact Dermatitis 18:274–279
7. Frosch PJ, Raulin C (1987) Kontaktallergie auf Bufexamac. Hautarzt 38:331–334
8. Frosch PJ, Schulze-Dirks A (1987) Kontaktallergie auf Kathon CG. Hautarzt 38:422–425
9. Geier J, Fuchs T (1989) Kontaktallergien durch Bufexamac. Med Klin 84:333–338
10. Gruvberger B, Persson K, Björkner B, Bruze M, Dahlquist I, Fregert S (1986) Demonstration of Kathon CG in some commercial products. Contact Dermatitis 15:24–27
11. Hausen BM, Kuhlwein A, Schulz KH (1982) Kolophonium-Allergie. Dermatosen 30:107–115, 145–152
12. Hausen BM, Mohnert J (1989) Contact allergy due to colophony (V). Patch test results with different types of colophony and modified-colophony products. Contact Dermatitis 20:295–301
13. Hjorth N (1970) Häufige Allergene in der dermatologischen Praxis. In: Braun-Falco O, Bandmann HJ (Hrsg) Fortschritte der praktischen Dermatologie und Venerologie, Bd 6. Springer, Berlin Heidelberg New York, S 75–84
14. Hjorth N (1987) Kontaktallergene 1986. In: Braun-Falco O, Schill WB (Hrsg) Fortschritte der praktischen Dermatologie und Venerologie, Bd 11. Springer, Berlin Heidelberg New York London Paris Tokyo, S 9–12
15. Hoffmann KOK (1989) Kondome und Spermizide. In: Jäger H (Hrsg) AIDS und HIV-Infektionen. Ecomed, Landsberg München Zürich, S VII-9:1–10
16. Kligman AM (1983) Lanolin allergy: crisis or comedy. Contact Dermatitis 9:99–107
17. Larsen WG (1989) Why is the USA the only country with compulsory cosmetic labeling? Contact Dermatitis 20:1–2
18. Perret CM, Happle R (1989) Contact allergy to bufexamac. Contact Dermatitis 20:307–308
19. Schauder S, Ippen H (1988) Lichtschutzfilterhaltige Präparate in der Bundesrepublik Deutschland 1988. Z Hautkr 63:707–763
20. Senff H, Exner M, Görtz J, Goos M (1989) Allergic contact dermatitis from Euxyl K 400. Contact Dermatitis 20:381–382
21. Spier HW (1952) Fortschritte in der Klinik und Therapie des Ekzems. In: Marchionini A, Götz H (Hrsg) Fortschritte der praktischen Dermatologie und Venerologie, Bd 1. Springer, Berlin Göttingen Heidelberg, S 1–12
22. Turjanmaa K, Reunala T (1989) Condoms as a source of latex allergen and cause of contact urticaria. Contact Dermatitis 20:360–364
23. Van Hoogstraten IMW, Andersen KE, von Blomberg BME, Boden D, Bruynzeel DP, Burrows D, Camarasa JMG, Dooms-Goossens A, Kraal G, Lahti A, Menné T, Rycroft RJG, Todd D, Vreeburg KJJ, Wilkinson JD, Scheper RJ (1989) Preliminary results of a multicenter study on the incidence of nickel allergy in relationship to previous oral and cutaneous contacts. In: Frosch PJ, Dooms-Goossens A, Lachapelle JM, Rycroft RJG, Scheper RJ (eds) Current topics in contact dermatitis. Springer, Berlin Heidelberg New York London Paris Tokyo Hongkong, S 178–183

Anaphylaktogene 1989

Dieter Kleinhans

Das Thema wird eingeengt auf Substanzen, die als Auslöser pseudoallergischer Reaktionen bekannt sind; die andererseits auch allergische Sofortreaktionen verursachen können: Acetylsalicylsäure, Propyphenazon, Diclofenac; Sulfite, Muskelrelaxantien, Lokalanaesthetika; Gelatine.

Acetylsalicylsäure

Die Acetylsalicylsäure (ASS) ist der Prototyp der Substanzen, die eine pseudoallergische Reaktion bewirken können. An dieser Einschätzung hat sich bis heute nichts geändert. Offensichtlich gibt es aber auch eine Soforttyp-Allergie gegen ASS [3, 11].

Eigener Fall (Juni 1989): Eine 55 Jahre alte Frau hatte 10 Minuten nach Alka-Seltzer (ASS) mit Juckreiz am ganzen Körper reagiert, einem urtikariellen Exanthem, einem hochgradigen Schwächegefühl. Ein Propyphenazon-haltiges Präparat hatte sie später vertragen. Der Intrakutantest mit ASS 0,1% i. phys. NaCl-Lösung war deutlich positiv, mit Quaddel und Erythem, auch bei Wiederholungstests; in gleicher Weise positiv mit dem i.v. zu injizierenden Präparat Aspisol (Lysin-Acetylsalicylat), in der Wirkstoffkonzentration von 0,1%. Felden (Piroxicam) wurde im Expositionstest reaktionslos vertragen.

Die Soforttyp-Allergie gegen ASS ist wahrscheinlich sehr selten. In der Praxis sollte man weiterhin davon ausgehen, daß bei einer ASS-Unverträglichkeit meist eine Pseudoallergie vorliegt, die sich dann auch auf andere Antiphlogistika erstreckt.

Propyphenazon

Propyphenazon gehört zu den Pyrazolen, von denen das rezeptpflichtige Metamizol inzwischen aus den bekannten Gründen seltener eingesetzt wird. Propyhenazon-haltige Präparate sind nach wie vor frei verkäuflich. Sie verursachen nicht allzu selten allergische Sofortreaktionen, u. U. schwere Reaktionen.

Eigener Fall (März 1989): Eine 20 J. alte Frau verspürte 5 Minuten nach Einnahme von Schwöralgan (Propyphenazon, Phenazon, Paracetamol) Kribbeln im Mund, Juckreiz an Handtellern und Fußsohlen, Hitzegefühl am ganzen Körper, entwickelte dann ein urtikarielles Exanthem; fühlte sich schwach, wurde schließlich bewußtlos, mußte vom Notarzt und auf einer Intensivstation behandelt werden. Gelonida NA (ASS, Paracetamol) vertrug sie anschließend reaktionslos. Im Pricktest zeigte sie auf Propyphenazon 0,1%, i. phys. NaCl-Lösung eine positive Sofortreaktion, mit Quaddel und Erythem.

Derartige Soforttyp-Allergien sind bei den Pyrazolen wesentlich häufiger als pseudoallergische Reaktionen [5].

Diclofenac

Unter den nichtsteroidalen Antiphlogistika wird Diclofenac in den letzten Jahren besonders häufig eingesetzt. Im ersten Halbjahr 1989 wurden der eigenen Allergieambulanz 17 Fälle wegen einer allergischen oder pseudoallergischen Reaktion auf Diclofenac zugewiesen. Von diesen konnten vier andersartig erklärt werden. Bei den verbleibenden dreizehn Diclofenac-Fällen gab es acht mit eindeutigen Indizien dafür, daß eine pseudoallergische Reaktion abgelaufen war. In fünf Fällen sprach der geschilderte Ablauf mehr für eine allergische Sofortreaktion: Beginn der Symptome dreimal nach knapp 30 Minuten, zweimal schon nach 10 Minuten; Juckreiz an Handtellern und Fußsohlen, Hitzegefühl am Körper, in einem Fall Bewußtseinsverlust. Prick- und Intrakutantests mit Voltaren blieben negativ (auch negativ mit Natriumdisulfit und Benzylalkohol). Diese fünf Diclofenac-Patienten wurden dann mit ASS und mit dem nichtsteroidalen Antiphlogistikum Mefenaminsäure provoziert (jeweils 500 mg), beides wurde reaktionslos vertragen. Diese Fälle entsprechen früheren mitgeteilten Beobachtungen, nach denen eine Soforttyp-Allergie gegen Diclofenac in Einzelfällen möglich ist [12]. Pseudoallergische Reaktionen dürften jedoch überwiegen.

Sulfite

Bei den Sulfiten handelt es sich um Salze der schwefligen Säure, sie werden als Antioxidantien Nahrungsmitteln und auch wäßrigen Medikamentenzubereitungen zugesetzt (Übersicht s. [8]). Sulfite können pseudoallergische Reaktionen auslösen, in allererster Linie ein Asthma bronchiale. Eigene Fälle mit akuten Asthmareaktionen auf i.v. injiziertes Euphyllin und Vibravenös gehen auf das Jahr 1981 zurück. Die Euphyllin-Ampulle ist seit 1984 sulfitfrei, beim Vibravenös ist das seit Juni 1989 der Fall. Seit 1986 müssen Sulfite in Injektionslösungen deklariert werden.

Unter den Sulfit-Fällen gibt es gelegentlich solche, die im Hauttest positiv reagieren, mit Quaddel und Erythem. In sehr wenigen Fällen hat man eine Sensibilisierung gegen Sulfite im Prausnitz-Küstner-Versuch übertragen können. Es ist bisher aber nicht gelungen, spezifische IgE-Antikörper nachzuweisen [2]. Eine Soforttyp-Allergie gegen Sulfite erscheint danach in Einzelfällen möglich, ohne daß das bewiesen wäre.

Muskelrelaxantien

Muskelrelaxantien können Histamin freisetzen und so pseudoallergische Reaktionen verursachen: Suxamethonium, Tubocurarin, Alcuronium, Pancuronium, Decamethonium. Es ist eine Erkenntnis der letzten Jahre, daß diese Muskelrelaxantien auch eine IgE-vermittelte Soforttyp-Allergie induzieren und auslösen können [1]. Den genannten Muskelrelaxantien ist eine quarternäre Ammoniumgruppierung gemeinsam, diese soll für eine weitgehende Kreuzallergie verantwortlich sein.

Lokalanaesthetika

Lokalanaesthetika erscheinen oft in Tabellen, in denen pseudoallergisch wirkende Substanzen zusammengefaßt sind. Es handelt sich dabei um die relativ häufigen psychogenen vagovasalen Reaktionen. Nicht vergessen sollte man, daß Lokalanaesthetika auch eine toxische Wirkung haben; eine cardial-toxische und eine cerebral-toxische Wirkung. In Einzelfällen soll es allergische Reaktionen vom Soforttyp gegeben haben (Übersicht s. [9]). Im eigenen Patientengut gab es im Laufe von 18 Jahren lediglich einen Fall einer Soforttyp-Allergie, die jedoch *nicht* auf den Wirkstoff zurückgeführt werden konnte.

Eigener Fall (April 1987): Eine 37 J. alte Patientin reagierte bei einer mit dem Präparat Lido-Hyal A (Lidocain, Hyaluronidase) durchgeführten zahnärztlichen Lokalanaesthesie mit einem

Quincke-Ödem. Der Intrakutantest mit Lido-Hyal A war bis zu einer Verdünnung von 1:100 positiv, mit Quaddel und Erythem; mit Lidocain und Methylparaben negativ; mit Hyaluronidase (Präparat Kinetin) bis zu einer Verdünnung von 1:1000 positiv. Im Serum ließen sich spezifische IgE-Antikörper gegen Kinetin nachweisen (RAST-Kl. 2), ebenso gegen Lactalbumin (RAST-Kl. 3).

In dem vorgestellten Fall richtete sich die Soforttyp-Allergie also nicht gegen Lidocain, sondern gegen die zugesetzte Hyaluronidase, ein Enzym aus Stierhoden. Zwei gleichartige Fälle sind publiziert [7].

Gelatine

Gelatine wird aus tierischem Kollagen gewonnen; aus Rinderknochen, aus Rinderhaut und Schweinehaut. Zur Herstellung der sog. modifizierten Gelatine von kolloidalen Volumenersatzmitteln wird aus Rinderknochen gewonnene Gelatine gespalten, die Peptide werden dann in bestimmter Weise wieder vernetzt. Für die modifizierte Gelatine von Volumenersatzmitteln ist seit langem bekannt, daß sie Histamin freisetzt. Im eigenen Patientengut gab es in der letzten Zeit zwei Fälle, bei denen die Befunde zu dem Schluß führten, daß Gelatine eine IgE-vermittelte Soforttyp-Allergie induzieren und auch auslösen kann. In einem ersten Fall war das Lebensmittelgelatine in Gummibärchen, wobei die IgE-Antikörper auch mit der modifizierten Gelatine von Volumenersatzmitteln reagierten [10]. In einem zweiten Fall war durch ein Gelatinehaltiges Volumenersatzmittel ein anaphylaktischer Schock verursacht worden [6].

Eigener Fall (Juli 1988): Eine 65 J. alte Frau hatte unter der Infusion von Gelafundin (3%iges Polymerisat abgebauter, succinylierter Gelatine) einen anaphylaktischen Schock entwickelt. Im Intrakutantest mit dem Präparat Gelafundin zeigten sich Sofortreaktionen mit Quaddel und Erythem bis zu einer Verdünnung von 1:100000. Im Serum konnten IgE-Antikörper gegen Gelafundin nachgewiesen werden. Dabei reagierten diese IgE-Antikörper auch mit nicht modifizierter Gelatine aus Rinderknochen, Rinderhaut und Schweinehaut.

Es bleibt offen, wie oft unter den anaphylaktisch/anaphylaktoid auf Gelatine-haltige Volumenersatzmittel reagierenden Fällen solche IgE-vermittelten Allergien vorkommen. In dem vorgestellten Fall war die Patientin wahrscheinlich durch eine frühere Infusion des gleichen Volumenersatzmittels sensibilisiert worden. In anderen Fällen könnte das durch Lebensmittelgelatine erfolgen.

Eine *Schlußbemerkung*. Das Konzept der pseudoallergischen Reaktionen ist natürlich weiterhin gültig. Unter den heute sehr favorisierten Pseudoallergien können sich aber auch echte Allergien vom Soforttyp verbergen. Dieses Phänomen ist interessant, in Einzelfällen wichtig und bisher zu wenig bekannt.

Literatur

1. Baldo BA, Fisher MM (1983) Detection of serum-IgE antibodies that react with alcuronium chloride and tubocurarine chloride after life threatening reactions to muscle-relaxant drugs. Anaesth Intensive Care 11:194–197
2. Boxer MB, Bush RK, Harris KE, Patterson R, Pruzansky JJ, Yang WH (1988) The laboratory evaluation of IgE antibody to metabisulfites in patients skin test positive to metabisulfites. J Allergy Clin Immunol 82:622–626
3. Fabro L, Wüthrich B, Wälti M (1987) Acetylsalicylsäure- und Pyrazol-Allergie oder Pseudo-Allergie? Z Hautkr 62:470–478
4. Kleinhans D (1982) Empfindlichkeit von Asthmatikern gegen Schwefelverbindungen in Nahrungsmitteln, Wein und Injektionslösungen. Dtsch Med Wochenschr 107:1409–1411
5. Kleinhans D (1985) Reaktionen vom Soforttyp auf Analgetika-Wirkstoffe. Allergie und Intoleranz. Allergologie 8:254–259

 6. Kleinhans D, Gräfin Vitzthum A (1989) Anaphylaktische Reaktion auf Volumenersatzmittel. Dtsch Med Wochenschr 114:37
 7. Müller U, Bircher A, Bischof M (1986) Allergisches Angioödem nach zahnärztlicher Applikation eines Lokalanästhetikum und Hyaluronidase enthaltenden Vorspritzmittels. Schweiz Med Wochenschr 116:1810–1813
 8. Przybilla B, Ring J (1987) Sulfit-Überempfindlichkeit. Hautarzt 38:445–448
 9. Schatz M, Fung DL (1986) Anaphylactic and anaphylactoid reactions due to anaesthetic agents. Clin Rev Allergy 4:215–227
10. Wahl R, Kleinhans D (1989) IgE-mediated allergic reaction to fruit gums and investigation of cross reactivity between gelatine and modified gelatine-containing products. Clin Allergy 19:77–80
11. de Weck AL (1971) Acetylsalicylsäure: ein altes Arzneimittel in neuerem Blickwinkel. Dtsch Med Wochenschr 96:1109–1115
12. Wüthrich B, Wälti M (1988) In-vitro-Diagnostik der Arzneimittelallergien. XXXV. Tagung Dtsch Dermatol Ges 1988, Hautarzt 39 (Suppl VIII):101–102

Neue Arzneimittelexantheme

Konrad Bork

Einleitung

Bei der Zulassung eines Medikamentes liegen üblicherweise Erfahrungen über die Anwendung von mehreren Hundert bis 3000 Patienten vor. Diese Zahlen sind zu gering, um ausreichende Informationen über weniger häufige oder seltene Arzneimittelnebenwirkungen zu erhalten, so daß eine exakte Überwachung bezüglich Nebenwirkungen auch dann erforderlich ist, wenn das Medikament bereits zur Therapie allgemein freigegeben worden ist. Kasuistische Meldungen sind hierbei von großer Bedeutung, auch wenn der Kausalzusammenhang nicht immer geklärt werden kann.

Arzneimittelnebenwirkungen können neu in zweierlei Hinsicht sein, einmal in bezug auf die Symptome und einmal in bezug auf die auslösenden Substanzen. Wirklich neuartige Reaktionsformen gibt es wenige, das Spektrum der auslösenden Medikamente jedoch ändert sich ständig.

Antibiotika

Am häufigsten sind nach wie vor Exantheme durch Antibiotika zu beobachten. Bei weitem am häufigsten treten sie nach der Medikation von Penizillinen auf, insbesondere nach Ampicillin und nach Amoxycillin. Cephalosporine sind gleichfalls häufige Auslöser, die Exanthemrate der Cephalosporine bewegt sich zwischen 2 und 6%, wobei wesentliche Unterschiede in der Exanthemhäufigkeit zwischen den einzelnen Cephalosporinen offenbar nicht zu verzeichnen sind. Daß ihr Anteil bei den Nebenwirkungen zunimmt, ist auf die verstärkte Anwendung zurückzuführen. Ein weiteres β-lactam-Antibiotikum wird inzwischen ebenfalls häufig eingesetzt, das Imipenem (Zienam). Es steht an Exanthemhäufigkeit den Cephalosporinen nicht nach. Unter den Antibiotika haben die Chinolone, also die Gyrasehemmer, als relativ neue Antibiotikaklasse inzwischen ihren Platz gewonnen. Sie hemmen die DNA-Gyrase und damit den Stoffwechsel sowohl von wachsenden als auch von ruhenden Bakterienzellen. Derzeit sind Ofloxacin, Norfloxacin, Enoxacin und Ciprofloxacin im Handel. Unerwünschte Wirkungen wurden bislang weitaus am häufigsten nach Ofloxacin registriert, was jedoch allein auf die hohe Verschreibungshäufigkeit zurückzuführen ist. 4,5 Millionen Anwendungen steht eine relativ geringe Anwendungshäufigkeit der anderen Gyrasehemmer gegenüber. Bei weitem überwiegend betreffen die Nebenwirkungen der Gyrasehemmer andere Organe, zumeist in Form von gastrointestinalen oder psychotischen Reaktionen, aber auch an der Haut kommt es bei 3–4% zu unerwünschten Wirkungen. In erster Linie sind dies makulöse oder urtikarielle Exantheme, weiterhin aber auch Vaskulitiden, phototoxische Reaktionen, ein Erythema exsudativum multiforme oder ein Lyell-Syndrom.

Viel problematischer hinsichtlich Nebenwirkungen sind dagegen eigentlich die Sulfonamide und damit auch das Cotrimoxazol, also die Verbindung von Trimethoprim und Sulfamethoxazol. So waren in einer Untersuchungsreihe von Guillaume et al. bei 67 Patienten mit einem medikamentös ausgelösten Lyell-Syndrom allein 12 durch Cotrimoxazol verursacht [1].

Cyclosporin A, Zytokine, Acyclovir und Azidothymidin

Nebenwirkungen einiger neuer oder neuerer Substanzen betreffen Cyclosporin A, die Zytokine Interferon, Tumornekrosefaktor und Interleukin II und schließlich Acyclovir sowie Azidothymidin.

Nach dem ersten Behandlungsmonat einer *Cyclosporin A-Therapie* kommt es bei einer relativ großen Zahl von Patienten, nämlich etwa 30–60%, zu einer Hypertrichose, der oft eine Keratosis pilaris vorausgeht. Die Hypertrichose ist deutlich dosisabhängig. Betroffen sind vor allem Stamm, Rücken, Schulter, aber auch Arme, Gesicht und dabei besonders Stirn und Augenbrauen. Die kosmetische Beeinträchtigung kann erheblich sein. Im Laufe der Zeit verstärkt sich die Hypertrichose, während die gleichfalls auftretenden Follikelzysten an Zahl und Größe abnehmen. Diese Retentionszysten treten in einer Häufigkeit von 28% auf. Eine Keratosis pilaris ist bei 21%, eine Akne bei 15%, Follikulitiden bei 10%, und eine Talgdrüsen-Hyperplasie bei 10% der Behandelten zu verzeichnen [2]. Etwa 21% der Patienten entwickeln ebenfalls dosisabhängig eine Gingivahyperplasie, die etwa im dritten Monat nach der Transplantation auftritt. Eine mangelhafte Zahnhygiene scheint dabei ein Co-Faktor zu sein. Infektionen treten unter einer Cyclosporin A-Behandlung vermehrt auf, insbesondere ein Herpes simplex, Candidosen der Mundschleimhaut, eine Pityriasis versicolor, Condylomata acuminata und vulgäre Warzen. In Einzelfällen wurde über das Auftreten von spinozellulären Karzinomen und bowenoiden Keratosen berichtet [3].

Substanzbezogene Nebenwirkungen von *Alpha-Interferon* treten bei fast allen Behandelten auf. Die meisten dieser Nebenwirkungen sind milde und reversibel. Das Nebenwirkungsprofil von natürlichem und rekombinantem Alpha-Interferon unterscheidet sich nicht. Sehr häufig sind die Zeichen der Akuttoxizität wie Fieber, Schüttelfrost, Myalgien und Kopfschmerzen zu verzeichnen. Diese Nebenwirkungen treten häufig bei Behandlungsbeginn auf und sistieren oft spontan bei Fortführung der Therapie. Weiterhin ist das Auftreten von Abgeschlagenheit, Übelkeit und Gewichtsverlust relativ häufig zu verzeichnen. Die Nebenwirkungen an der Haut sind relativ gering. Außer Hauttrockenheit und dem Auftreten von Ekzemherden kann es zu einer Exazerbation eines endogenen Ekzems kommen. Außerdem ist bekannt, daß eine Psoriasis unter einer Interferon-Behandlung exazerbieren kann. An der Injektionsstelle können prurituöse, indurierte Erytheme entstehen, wobei es sich wohl um eine allergische Reaktion vom verzögerten Typ handelt.

Tumornekrosefaktor (TNF-alpha) ist ein Glykoprotein, das von aktivierten Monozyten sezerniert wird und unter vielen anderen Wirkungen auch zytotoxisch auf eine Reihe von Tumorzellinien wirkt. Deswegen wird derzeit die klinische Anwendung bei Behandlung verschiedener Tumorkrankheiten untersucht. In allen klinischen Studien waren die unerwünschten Wirkungen des TNF-alpha beträchtlich. Häufige, nicht dosisabhängige Nebenwirkungen sind Fieber, Schüttelfrost und Übelkeit. Hepatotoxizität, Leukozytose und eine Thrombozytopenie wurden ebenfalls beobachtet. Die Nebenwirkungen an der Haut sind sehr selten, es kann zu Blutungen durch eine Koagulopathie, aber auch durch eine Thrombozytopenie kommen.

Die Nebenwirkungen von *Interleukin II* sind erheblich, zum Teil auch lebensgefährlich. Bei täglicher Applikation kommt es vielfach aufgrund einer Kapillarschädigung zu einer erheblichen Gewichtszunahme mit Zunahme der Interstitialflüssigkeit, Kreatininanstieg, Abfall des Gesamt-Eiweißes und in diesem Rahmen auch manchmal zu Lungenödemen. Manchmal entstehen schwere Kreislaufreaktionen mit Schocksymptomatik. Die Nebenwirkungen an der Haut sind relativ uncharakteristisch [4]. Bei allen Patienten wird in der Regel 48–72 Stunden nach Erstinfusion eine persistierende Rötung beobachtet, die allerdings große Unterschiede in Intensität und Ausmaß aufweist. Diese flächenhaften Erytheme heilen mit nachfolgender Desquamation ab. Weiterhin wurden makulöse und urtikarielle Exantheme, Pruritus, selten einmal eine Erythrodermie oder ein Erythema nodosum beobachtet. Thrombozytopenische Blutungen sind zu beobachten, ebenso eine Stomatitis. Bekannt ist, daß es zu einer Exazerbation einer Psoriasis kommen kann, ähnlich wie durch das Interferon.

Die Medikation von *Acyclovir* ist mit erstaunlich wenig Nebenwirkungen belastet. Übelkeit und Brechreiz sind die häufigsten Reaktionen bei Kurzzeitanwendung von Acyclovir. Bei Langzeitanwendung über mehr als 6 Monate kam es zu Kopfschmerzen, Durchfällen, Übelkeit und Brechreiz. Lokalreaktionen an der Injektionsstelle in Form von geröteten entzündlichen Infiltraten und Phlebitis wurden beobachtet.

Die Nebenwirkungen von *Azidothymidin/Zidovudin* betreffen vorwiegend das Knochenmark, wobei Erythropoese und Leukopoese am empfindlichsten reagieren, die Thrombozyten dagegen sind relativ unempfindlich. Dementsprechend gelangen Anämien und Neutropenien meistens nach 6 Wochen Behandlung zur Beobachtung. Weitere Nebenwirkungen betreffen Übelkeit, Kopfschmerzen, Gastralgien, Fieber, Myalgien, Parästhesien, Erbrechen, Schlaflosigkeit und Appetitlosigkeit. Die kutanen Nebenwirkungen sind zumeist recht uncharakteristisch, sie bestehen in Pruritus, Urtikaria, makulo-papulösen Exanthemen sowie einer diffusen Alopezie. Streifige Nagelpigmentierungen sind öfters beobachtet worden.

Literatur

1. Guillaume J-C, Roujeau J-C, Revuz J, Penso D, Touraine R (1987) The culprit drugs in 87 cases of toxic epidermal necrolysis (Lyell's syndrome). Arch Dermatol 123:1166–1170
2. Bencini PL, Montagnino G, Sala F, De Vecchi A, Crosti C, Tarantino A (1986) Cutaneous lesions in 67 cyclosporin-treated renal transplant recipients. Dermatologica 172:24–30
3. Mortimer PS, Dawber PRR, Morris PJ, Thompson JF, Ryan JJ (1983) Hypertrichosis and multiple cutaneous squamous cell carcinoma in association with cyclosporine A therapy. J R Soc Med 76:786–787
4. Gaspari AA, Lotze MT, Rosenberg SA, Stern JB, Katz SI (1987) Dermatologic changes associated with Interleukin 2 administration. JAMA 258:1624–1629

Aquagene Urtikaria/Aquagener Pruritus

Beate M. Czarnetzki

Einleitung

Die aquagene Urtikaria und der aquagene Pruritus sind beide erst innerhalb der
letzten 30 Jahre als eigenstehende Krankheitsbilder von Shelley beschrieben worden
[1, 2]. Seither sind die Besonderheiten dieser Krankheiten von vielen anderen Autoren
bestätigt worden, und manch ein Patient wurde davor bewahrt, als Psychosomatiker
abgestempelt und von seinem Arzt nicht krankheitsspezifisch behandelt zu werden.
Da Beschreibungen über das klinische Bild und die Pathogenese beider Krankheiten
bisher fast ausschließlich in der englischen Literatur erschienen sind (Review in Ref.
[3, 4]), sollen die wichtigsten Aspekte dieser beiden durch Wasserkontakt ausgelösten
Krankheiten im folgenden kurz zusammengefaßt werden (s. a. Tabelle 1).

Tabelle 1. Die wichtigsten Merkmale der durch Wasser hervorgerufenen Urtikaria und des
aquagenen Pruritus

Krankheitsmerkmale	Aquagene Urtikaria	Aquagener Pruritus
A. Epidemiologie		
Alter bei Krankheitsbeginn (J)	7–45	8–78
Krankheitsdauer (J)	0,5–23	0,5–30
M/F	1/5	1/1
Inzidenz – Frequenz	selten	relativ häufig
% familiär	≤ 5	33
B. Klinik		
Auslösung	Wasser, Schweiß	Wasser, Schweiß, Temperaturwechsel
Symptome	Juckreiz, Quaddeln	Juckreiz $\pm$ Rötung
Beginn (Min.)	2–30	sofort–15
Dauer (Min.)	30–60	10–120
Körperverteilung	Rumpf, Arme	Beine, Gesamtkörper
assoz. Krankheiten	Urtikaria faktitia, cholinergische Urt.	Polyzythämie
C. Pathogenese		
Mastzelldegranulation	ja	ja
Histaminerhöhung	ja	ja
Antigen	epidermal	unbekannt
Nervenbeteiligung	unbekannt	cholinerge Fasern
D. Therapie		
Antihistaminika	ja	nein (ja bei Polyzythämie)
Desensibilisierung	möglich	unbekannt
Na-Bikarbonatbäder	unbekannt	wirksam

Epidemiologie

Beide Krankheiten treten schon im Kindesalter auf und können jahrzehntelang fort-
bestehen. Die aquagene Urtikaria wird jedoch seltener in der zweiten Lebenshälfte
beobachtet (wie andere Allergien vom Soforttyp), ist insgesamt selten, Frauen werden
häufiger befallen als Männer, und eine familiäre Häufung ist ungewöhnlich.

Klinik

Bei beiden Krankheiten erfolgt die Auslösung der Symptome durch Wasserkontakt
jeglicher Art, auch durch Schweiß. Kontakt mit absolutem Alkohol oder Benzol ist
bei der aquagenen Urtikaria unwirksam; eine Vorbehandlung der Haut mit Azeton
oder Hornschichtabriß fördert hingegen die Quaddelbildung. Beim aquagenen Pruritus beobachten die Patienten oft auch eine Auslösung der Symptome durch Tempera-
turveränderungen, z. B. beim Wechsel von der Kälte ins warme Bett.

Bei der aquagenen Urtikaria kann sich die Entstehung der Symptome nach Wasserkontakt bis zu 30 Minuten verzögern. Juckreiz und stecknadelkopfgroße Quaddeln
(Abb. 1) entstehen nur im Verteilungsgebiet der Quaddeln der cholinergischen Urtikaria (oberer Rumpf, Arme). Als wichtigstes klinisches Unterscheidungsmerkmal tritt
der Juckreiz nach Wasserkontakt beim aquagenen Pruritus auch und oft primär an
den unteren Extremitäten auf, und außer einer gelegentlichen Rötung fehlen sichtbare
Hauterscheinungen.

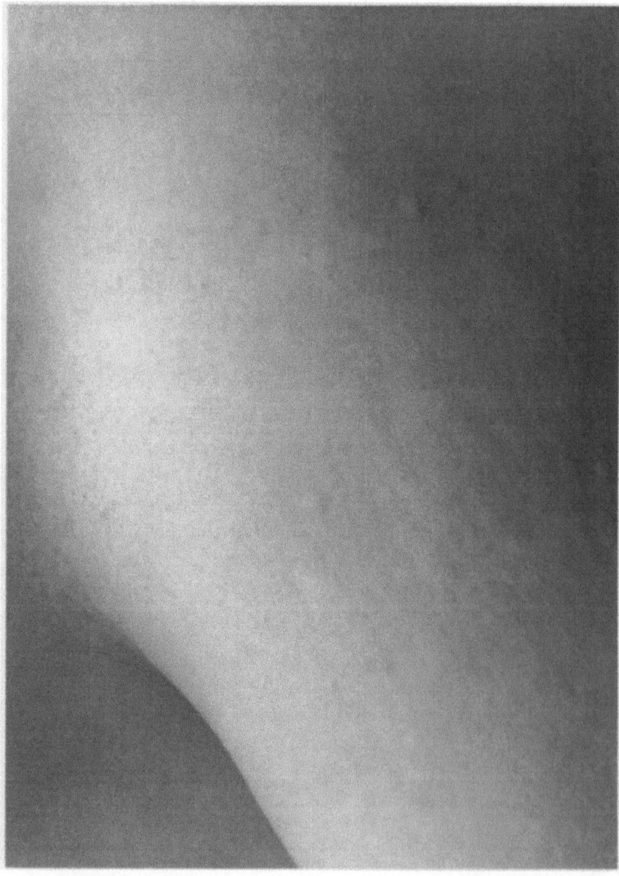

Abb. 1. Aquagene Urtikaria.
Typische, stecknadelkopf-
große Quaddeln auf rotem
Grund, die 30 Minuten nach
Auflegung einer Wasser-
kompresse auf der Brust ei-
ner Patientin mit aquagener
Urtikaria entstanden sind

Bei beiden Krankheiten sind bisher abgesehen von Schwindel und psychischen Störungen im Sinne von Aggressionen während der Auslösung des aquagenen Pruritus keine anderen Organsymptome beschrieben worden. Allerdings können Begleitkrankheiten bestehen. Bei Patienten mit aquagener Urtikaria kann ein Atopiesyndrom zugrunde liegen, beim aquagenen Pruritus eine Polyzythämie. Differentialdiagnostisch sollte bei der aquagenen Urtikaria an eine Urtikaria faktitia, an eine cholinergische Urtikaria und an das aquagene Angioödem, beim aquagenen Pruritus an einen latenten Morbus Hodgkin, eine unpigmentierte Mastozytose, eine Urtikaria faktitia oder eine Xerosis der alternden Haut gedacht werden.

Pathogenese

Wasser ist ubiquitär im Körper, und die Erklärung für eine pathologische Reaktion der Haut auf diese Substanz ist am ehesten in einer abnormalen Interaktion von Wasser und Epidermis zu suchen. Im Falle der aquagenen Urtikaria gibt es in der Tat Hinweise für diese Annahme:
1. Bei einer Umgehung der Epidermis durch intradermale Injektion von Wasser entsteht bei den Patienten kein Juckreiz.
2. Die Injektion von epidermalen Extrakten ruft hingegen Juckreiz bei Patienten, nicht aber bei Kontrollpersonen hervor.
3. Epidermale Extrakte lösen eine Histaminfreisetzung aus Basophilen von Patienten, nicht aber von Kontrollpersonen aus [5].

Beim aquagenen Pruritus gibt es bislang keine solchen Hinweise auf eine epidermale Beteiligung. Dagegen konnte man eine Aktivierung der Azetylcholinesterase in den cholinergen Nervenfasern der befallenen Haut nachweisen [6]. Bei beiden Krankheiten wurde schon früher eine Degranulation der kutanen Mastzellen und eine Erhöhung des Bluthistaminspiegels beschrieben [3, 4].

Therapie

Eine eigentliche kausale Therapie, d.h. eine Behebung der ohnehin unbekannten Ursache, gibt es bei beiden Krankheitsbildern nicht. Eventuell zugrundeliegende Krankheiten müssen diagnostiziert und behandelt werden. Die Symptome der aquagenen Urtikaria sprechen gut auf mittelstarke Antihistaminika vom H1-Typ an. Patienten mit einer eindeutigen Refraktärphase nach Wasserkontakt können zu einer Hauttoleranz durch regelmäßigen Wasserkontakt (Desensibilisierung) angeleitet werden.
Die Behandlung des aquagenen Pruritus ist schwieriger. Antihistaminika vom H1- und H2-Typ wie auch Aspirin sind nur bei Patienten mit einer gleichzeitigen Polyzythämie erfolgreich eingesetzt worden [3, 6]. Bei einigen Patienten wird der aquagene Pruritus durch Zugabe von Natriumbikarbonat ins Badewasser verhindert; die benötigte Menge der Substanz muß für jeden Patienten individuell gefunden werden [7]. Diese sehr unterschiedlichen Therapiemöglichkeiten unterstreichen die Bedeutung eines gründlichen Verständnisses der klinischen Besonderheiten der beiden durch Wasserkontakt ausgelösten Krankheitsbilder.

Zusammenfassung

Die durch Kontakt der Haut mit Wasser ausgelöste Urtikaria und der auf gleiche Weise provozierte Pruritus sind selbständige, erst vor wenigen Jahren beschriebene

Krankheitsbilder, die sich deutlich voneinander abgrenzen lassen. Dies hat wichtige Konsequenzen bezüglich der Therapie, die bei der aquagenen Urtikaria einfach ist (Antihistaminika), während der aquagene Pruritus relativ therapieresistent ist.

Literatur

1. Shelley WB, Rawnsley HM (1964) Aquagenic urticaria. Contact sensitivity reaction to water. JAMA 189:895–898
2. Shelley WB (1970) Post-wetness (aquagenic) pruritus. JAMA 212:1385
3. Kligman AM, Greaves MW, Steinmann H (1986) Water-induced itching without cutaneous signs. Arch Dermatol 122:183–186
4. Czarnetzki BM (1986) Urticaria. Springer, Berlin
5. Czarnetzki BM, Breetholt K-H, Traupe H (1986) Evidence that water acts as a carrier for an epidermal antigen in aquagenic urticaria. J Am Acad Dermatol 15:623–627
6. Bircher AJ, Meier-Ruge W (1988) Aquagenic pruritus. Water-induced activation of acetylcholinesterase. Arch Dermatol 124:84–89
7. Bayoumi A-HM, Highet AS (1986) Baking soda baths for aquagenic pruritus. Lancet II:464

Hausstaubmilbennachweis und -bekämpfung

Reinhart Jarisch

Einleitung

Je nach Literatur wird heute eine Allergieneigung zwischen ein bis zehn Prozent der
Bevölkerung angenommen. Daraus folgt, daß der Hausstaubmilbe als wichtigstem
Allergen neben den Gräserpollen eine besondere Bedeutung zukommt. Allergien
stehen heute in der USA nach zahnärztlichen Problemen an zweiter Stelle, und
allergisches Asthma bronchiale ist die häufigste Ursache der Hospitalisierung von
Kindern in den Vereinigten Staaten (Platts-Mills, persönliche Mitteilung).
   Für den Dermatologen gewinnt die Hausstaubmilbe Bedeutung als Auslöser von
Krankheitsschüben beim atopischen Ekzem.

Vorkommen

Die Hausstaubmilbe (Dermatophagoides pteronyssinus, Der. pter.) stellt den wichtigsten Bestandteil des Hausstaubs dar [26]. Während in den Vereinigten Staaten
Dermatophagoides farinae (Der. far.) häufiger vorkommt, ist in Europa Der. pter.
das wichtigste Allergen [2]. Neben der Der. pter. Milbe (Flachlandhausstaubmilbe),
kommen noch die Der. far. Gruppe (Gebirgsstaubmilbe), sowie Cheyletus malaccen-
sis (Raubmilbe), sowie die kleine Hausstaubmilbe (Euroglyphus maynei) vor. Weitere
Inhaltsstoffe des Hausstaubs können Insekten wie Hunde- und Katzenfloh, sowie
Silberfischchen, Bücherlaus, Heumilbe, Hausmilbe weiters Schimmelpilze, Schaben,
Kakerlaken, Mehl- und Speisemilbe sowie Epithelien der Hausmaus und Ratte sein.
Bei Personen mit klinischem Verdacht auf Hausstauballergie fanden sich in 27%
Sensibilisierungen gegen Der. pter. und 25% gegen Der. far. im RAST [26]. Zwischen
den beiden genannten Allergenen gibt es eine weitgehende Kreuzreaktivität, da insbesondere Hauttest und RAST praktisch immer konform gehen. Die Unterschiede in
der gekreuzten Immunelektrophorese scheinen somit klinisch nicht relevant zu sein [6,
18, 19, 3]. Das Hauptallergen der Hausstaubmilbe Der. pter. ist Der. pI früher P1,
sowie der Hausstaubmilbe Der. far. Der. fI beziehungsweise Der fII früher Df 11
beziehungsweise Df 6 [7, 10].

Atopisches Ekzem

Bei der Testung von Patienten mit atopischem Ekzem finden sich sowohl in der
Kutantestung als auch im RAST besonders häufig positive Ergebnisse gegen Hausstaubmilbe [8], auch zeigen Atopiker speziell im Herbst eine Verschlechterung der
klinischen Symptomatik, zu einem Zeitpunkt, wo ein Maximum an Milben-Allerge-
nen vorhanden ist [14, 9]. Darüber hinaus konnten bei epikutaner Applikation von
Hausstaubmilbenallergenen ekzematöse Reaktionen bei Atopikern hervorgerufen
werden [11, 5]. Auch läßt sich eine T-Zellsensibilisierung gegen Der. pter.-Antigen P1
nachweisen [22].

Scabies

Bei Scabies-Erkrankten kommt es häufig zu einem postskabiösen Ekzem. Dieses dürfte durch die Scabiesmilbe beziehungsweise deren Fäces ausgelöst sein. Hier ergeben sich Ähnlichkeiten (auch klinisch) zum atopischen Ekzem, da Kreuzreaktionen zwischen der Scabiesmilbe einerseits und der Hausstaubmilbe andererseits durch ELISA und Immunelektrophorese nachgewiesen werden konnten [23].

Zeitliches Auftreten

Das Auftreten der Hausstaubmilbe und insbesondere deren Fäces, die ja das Hauptallergen darstellen, ist jahreszeitlichen Schwankungen unterworfen, wobei mit Beendigung des Sommers und Anfang des Herbstes eine Zunahme, im Winter und Frühjahr eine Abnahme gesehen werden [14, 20]. Dies steht in offensichtlichem Zusammenhang mit der Verschlechterung der Symptomatik atopischer Patienten als auch asthmatischer Personen im Herbst.

Feuchtigkeit

Das Auftreten von Hausstaubmilben ist streng mit der Feuchtigkeit korreliert. Unter einem Prozentsatz von 50% ist das Leben für Hausstaubmilben weitgehend unmöglich, darüber, insbesondere im Bereich von 70 bis 80%, herrschen optimale Lebensbedingungen [13].

Ein Vergleich von über 700 Kindern mit respiratorischen Problemen zeigte, daß im Hauttest 40% Kinder positiv waren, die in feuchter Umgebung lebten, während bei jenen Kindern, die in trockener Umgebung lebten, nur 2 bis 3% positive Hauttestreaktionen zeigten.

Temperaturstabilität

Das Hausstaubmilbenallergen Dpt 12 (entspricht P1 beziehungsweise Der. pI der neuen Nomenklatur) zeigt eine thermale Stabilität bei 4 °C bis zu 3 Monaten. Lagerung bei 23 °C für 3 Monate resultierte in einem partialen Verlust der Allergenaktivität. Ein praktisch vollständiger Allergenverlust trat bei 36 °C und 1 bis 3 Monaten Inkubationszeit auf [1]. Dies dürfte auch erklären, warum Wohnungen mit Fußbodenheizungen weniger Hausstaubmilben in den Teppichböden zeigen, es kommt nämlich zur sogenannten Wärmeflucht der Hausstaubmilben vom Grund des Teppichbodens nach oben, wodurch einerseits die Milben durch Staubsauger, speziell Klopfstaubsauger, leichter entfernt werden können, andererseits die warme trockene Luft die Lebensbedingungen der Hausstaubmilbe schmälern.

Höhenlage

In Gegenden über 1000 Meter kommt es zu einer deutlichen Abnahme der Hausstaubmilbe, die in Höhen über 1400 Meter praktisch nicht mehr gefunden wird [24]. Daraus folgt, daß einerseits eine Reduktion der Hausstaubmilbe in niederen Höhen erforderlich ist, aber auch ein längerfristiger Aufenthalt in Höhen über 1000 Meter zu gleichem Erfolg führen kann. Nach monatelangen Aufenthalten in Davos zeigte sich eine deutliche Besserung der Lungenfunktion bei Hausstaubmilben-allergischen Patienten [21].

Hausstaubmilbentestung

Die Hausstaubmilben sind so klein, daß sie mit freien Augen in einer Kulturplatte
gerade noch erkannt werden können. Das Allergen liegt aber vornehmlich in den
Fäzes. Durch den Nachweis von Guanin, der mittels Azofarbreaktion semiquantitita-
tiv durchgeführt werden kann, gelingt es auch ohne technische Vorkenntnisse leicht,
den ungefähren Hausstaubmilbengehalt in verdächtigen Wohnungsgegenständen (alten Teppichen, Polstermöbel und Matratzen) festzustellen. Diese Methode ist deshalb
zulässig, da die Korrelation zwischen Guaninnachweis und Hausstaubmilbengehalt
weitgehend konform geht [16].

Behandlung mit Acariciden

Bei nachgewiesenen höheren Konzentrationen von Guanin – entspricht weitgehend
dem Hausstaubmilbengehalt – empfiehlt sich somit die Behandlung mit Acariciden.
Diese sollte durchgeführt werden, sofern es sich nicht um besonders alte Möbelgegen-
stände handelt, bei denen eine Sanierung nicht mehr sinnvoll ist.

Bei den übrigen Hausstaubmilben-haltigen Gegenständen zeigen Sanierungsmaßnahmen mit Benzoesäure-haltigen Acariciden [17, 18, 4] sehr gute Ergebnisse, die in
einer Reduktion des Hausstaubmilben- und Fäcesgehaltes resultieren.

Schlußfolgerung

Eine geringe Menge an Hausstaubmilben findet sich in allen Räumen, die von Menschen bewohnt sind. Bei hohen Konzentrationen ist das Sensibilisierungsrisiko für
disponierte Personen besonders hoch. Deshalb sollte eine Luftfeuchtigkeit von maximal 50% angestrebt werden. Die Raumtemperatur speziell im Schlafzimmer soll so
niedrig wie möglich gehalten werden. Wohnungen in Höhen von 1000 Meter gelten
als weitgehend allergenfrei. Darüber hinaus spielen saisonale Schwankungen eine
besondere Rolle, da insbesondere die Spätsommer- und Herbstmonate eine größere
Hausstaubmilbenbelastung bringen.

Sofern möglich, sollten Textilien mit mindestens 60 °C gewaschen werden, wo dies
nicht möglich ist, empfiehlt sich eine Sanierung mittels Acariciden, nach Milbenbefall-
nachweis durch die Farbstoffreaktion mit Guanin.

Da Allergenvermeidung Grundprinzip jeder Allergietherapie ist, muß diese Vor-
gangsweise nunmehr an erste Stelle gerückt werden. Logischerweise sollten spezifische
Immuntherapien mit Hausstaubmilben daher auch erst nach Sanierung der häuslichen Umgebung begonnen werden, entsprechend der Usance, pollenallergische
Patienten erst in der pollenfreien Zeit zu behandeln.

Zusammenfassung

Der Hausstaubmilbennachweis war bislang nur indirekt durch Sensibilisierungen und
Auftreten klinisch manifester Allergien bei Patienten oder aber in Speziallabors mög-
lich. Mittels eines einfachen semiquantitativen Tests, bei dem durch Teststreifen ein
Azofarbstoff einen semiquantitativen Nachweis von Guanin (Inhaltsstoff der Fäces
von Hausstaubmilben) erlaubt, ist es nun jedem möglich, im eigenen Wohnbereich die
Allergenbelastung festzustellen.

Verschlechterte Lebensbedingungen finden sich für Hausstaubmilben in trockenen
und kalten Räumen, sowie in Höhen über tausend Meter und in den Winter- und
Frühjahrsmonaten.

Da Allergenvermeidung erster Schritt jeglicher Therapie ist, sollte bei Hausstaub-milben-Allergikern die Sanierung primär durchgeführt werden. Konsequenterweise müßte diese Sanierung auch Grundbedingung für den Beginn einer spezifischen Immuntherapie mit Hausstaubmilben bilden.

Danksagung: Für die gewissenhafte Reinschrift danke ich Frau Petra Heinrich und Frau Susanne Tausend.

Literatur

1. Ackland J, Stewart GA (1984) Quantitation and thermal stability of the mite allergen DPT 12 in whole mite extracts. J Allergy Clin Immunol 74:848

2. Arlian L, Bernstein IL, Gallagher J (1982) The prevalence of house dust mites, Dermatophagoides spp, and associated environmental conditions in homes in Ohio. J Allergy Clin Immunol 69:527–532

3. Arlian L, Bernstein IL, Vyszenski-Moher DL, Gallagher J (1987) Investigations of culture medium-free house dust mites IV. Cross antigenicity and allergenicity between the house dust mites, Dermatophagoides farinae and D. pteronyssinus. J Allergy Clin Immunol 79,3:467–476

4. Bischoff E (1988) „Sanierung" durch Milbenbekämpfung und Reinigung in Häusern mit Hausstaubmilbenbefall. Allergologie 11:280–285

5. Bruynzeel-Koomen CAF, Bruynzeel PLB (1988) Hausstaubmilbenallergen bei der Pathogenese der atopischen Dermatitis. Allergologie 11:259–262

6. Dailey F, Stier R, Featherstone L (1982) Incomplete cross reactivity between the mites dermatophagoides farinae and d. pteronyssinus. J Allergy Clin Immunol 69:127

7. Ford A, Seagroatt V, Platts-Mills TAE, Lowenstein H (1985) A collaborative study on the first international standard of Dermatophagoides pteronyssinus (house dust mite) extract. J Allergy Clin Immunol 75:676

8. Jarisch R, Götz M (1981a) Do IgE antibodies prove allergy? in: Diagnosis and treatment of IgE-mediated diseases. Excerpta Medica, pp 56–64

9. Jarisch R (1981b) T cell defects in atopic dermatitis: Therapeutic consequences. In: New trends in allergy. Springer, Berlin Heidelberg New York, pp 231–236

10. Marsh DG, Goodfriend L, King TP, Lowenstein H, Platts-Mills TAE (1988) Allergen nomenclature. Int Arch Allergy Appl Immun 85:194–200

11. Mitchell EB, Platts-Mills TAE (1982) Basophil containing eczematous patch test sites, induced by allergens in atopic dermatitis. J Allergy Clin Immunol 69:135

12. Mitchell EB, Wilkins S, McCallum Deighton J, Platts-Mills TAE (1985) House dust mite reduction in the home: Use of an acaracide. J Allergy Clin Immunol 75:146

13. Murray AB, Ferguson AC, Morrison B (1983) Sensitization to dermatophagoides farinae (Df) and D. pteronyssinus (Dp) in different areas. J Allergy Clin Immunol 73:158

14. Murray AB, Zuk P (1979) The seasonal variation in a population of house dust mites in a North American city. J Allergy Clin Immunol 64:266–269

15. Murray AB, Ferguson AC, Morrison BJ (1985) Sensitization to house dust mites in different climatic areas. J Allerg Clin Immunol 76:108–112

16. Pauli G, Hoyet C, Tenabene A, Le Mao J, Thierry R, Bessot JC (1988) Guanine and mite allergenicity in house dust. Clin Allergy 18:383–392

17. Penaud A, Nourrit J, Timon-David P, Charpin J (1977) Results of a controlled trial of the acaricide Paragerm on Dermatophagoides spp. in dwelling houses. Clin Allergy 7:49–53

18. Platts-Mills TAE, Heymann PW, Hayden ML, Chapman MD, Wilkins SW (1985) Measurment of D. Farinae allergens in mite and house dust extra cts and in the houses of asthmatic patients. J Allergy Clin Immunol 75:146

19. Platts-Mills TAE, Heymann PW, Chapman MD, Hayden ML, Wilkins SR (1986) Cross-reacting and species-specific determinants on a major allergen from Dermatophagoides pteronyssinus and D. farinae: Development of a radioimmunoassay for antigen P1 equivalent in house dust and dust mite extracts. J Allergy Clin Immunol 78:398–407

20. Platts-Mills TAE, Hayden ML, Chapman MD, Wilkins SR (1987) Seasonal variation in dust mite and grass-pollen allergens in dust from the houses of patients with asthma. J Allergy Clin Immunol 79:781–791

21. Platts-Mills TAE, Chapman MD (1987b) Dust mites: Immunology, allergic diseases, and environmental control. J Allergy Clin Immunol 80:755
22. Rawle FC; Mitchell EB, Platts-Mills TAE (1983) T cell sensitization to D. pteronyssinus antigen P1. J Allergy Clin Immunol 73:119
23. Stewart GA, Fisher WF (1986) Cross-reactivity between the house dust mite Dermatophagoides pteronyssinus and the mange mites Psoroptes cuniculi and P. ovisi. Demonstration of antibodies to the house dust mite allergen Dpt 12 in sera from P. cuniculi-infested rabbits. J Allergy Clin Immunol 78:293–299
24. Velvloet D, Penaud A, Razzouk H, Senft M, Arnaud A, Boutin C, Charpin J (1982) Altitude and house dust mites. J Allergy Clin Immunol 69:290–296
25. Walshaw MJ, Evans CC (1987) The effect of seasonal and domestic factors on the distribution of Euroglyphus maynei in the homes of Dermatophagoides pteronyssinus allergic patients. Clin Allergy 17:7–14
26. Wüthrich B, Luggen-Brun H (1982) Zur Diagnostik der Hausstauballergie. Allergologie 5:105–108

Nutzen und Risiken der Hyposensibilisierungstherapie

Günther Forck

Seit 1911, d. h. seit nunmehr fast 80 Jahren, ist die Hyposensibilisierungstherapie ein anerkanntes und etabliertes Verfahren zur Behandlung von IgE-vermittelten Reaktionen wie Rhinokonjunktivitis, Asthma allergicum und den schweren anaphylaktischen Reaktionen bei Vorliegen einer Insektengiftallergie. Die Entwicklung modernerer Test- und Behandlungsextrakte sowie Verbesserungen in ihrer Standardisierung haben ohne Zweifel zu einer wesentlichen Verbreitung und verbesserten Effektivität des Behandlungsverfahrens beigetragen.

Andererseits sind in den letzten Jahren im Rahmen der Hyposensibilisierungsbehandlungen auch schwere Zwischenfälle beobachtet worden mit letalem Ausgang. Es spricht jedoch sehr viel dafür, daß diese Todesfälle nicht primär der Therapie als solcher anzulasten sind, sondern mehr durch unerfahrene Anwender verursacht wurden.

Schließlich ist auch zu berücksichtigen, daß es durch die Entwicklung modernerer Antihistaminika möglich ist, eine wesentlich verbesserte symptomatische Therapie durchzuführen, die vor allen Dingen dadurch auch gewonnen hat, daß die modernen Antihistaminika frei von sedierenden Nebenwirkungen sind. Nutzen und Risiken der Hyposensibilisierungstherapie bedürfen somit einer neuen Überprüfung insgesamt und einer engeren Bandbreite in der Entscheidung *für* oder *gegen* eine Hyposensibilisierungstherapie beim einzelnen Patienten.

Indikation zur Durchführung einer Hyposensibilisierungsbehandlung

Wie in Tabelle 1 aufgelistet gehören hierzu in erster Linie die *nicht ausschaltbaren, ubiquitär* vorkommenden Allergene aus dem Umweltbereich, hier also insbesondere die Blütenstäube, die Insektengiftallergene, Hausstaubmilbenallergene und Schimmelpilzsporen. Diesen Allergeneinflüssen kann man sich gewöhnlich nicht entziehen.

Eine *relative* Indikation zur Durchführung einer Hyposensibilisierungsbehandlung ist bei den unter 2 genannten Allergenen zu erwägen, insbesondere dann, wenn eine Expositionsprophylaxe praktisch nur durch eine Berufsaufgabe erkauft werden kann. Die unter 3 genannte Indikation kommt sicherlich nur selten vor und ist im Falle der Insulinallergie auch nur in Spezialkliniken (z. B. Diabetes-Klinik Bad Oeynhausen) durchführbar.

Tabelle 1. Indikation für eine Desensibilisierungsbehandlung, wenn die Erkrankung durch folgende Allergene verursacht wird

1. Nicht ausschaltbare, ubiquitäre Allergene
   (Baum-, Gräser-Blütenpollen, Hausstaubmilben, Schimmelpilzsporen, Insektenstichallergene)
2. Berufsallergene (Mehl, Getreidestaub, Tierhaare, Holzstaub)
3. Lebenswichtige Arzneimittel (Hormonpräparate (Insulin (Ausnahme)))

Eine Hyposensibilisierungsbehandlung mit Nahrungsmitteln ist im allgemeinen nicht indiziert. Sie wird gelegentlich jedoch mit einem gewissen Erfolg als orale Hyposensibilisierungsbehandlung bei Kindern durchgeführt.

Neben diesen mehr generellen Überlegungen für die Entscheidung zur Durchführung einer Hyposensibilisierungsbehandlung spielen natürlich auch *individuelle spezifische* Gründe bei dem Patienten eine Rolle. So wird beispielsweise die Mehlallergie bei Bäckern und Konditoren oder eine Sensibilisierung gegen Tierepithelien/-Haare bei den in tierexperimentellen Abteilungen tätigen Personen eine ganz andere Bewertung erfahren müssen, weil dadurch häufig nicht nur die Behinderung in der Ausübung der beruflichen Tätigkeit auftritt, sondern sogar der Zwang zur Aufgabe der beruflichen Tätigkeit bestehen kann, da nur hierdurch eine Kontaktfreiheit und damit das Verschwinden der Beschwerden erreicht werden kann. Unter Abwägung vieler weiterer Überlegungen sollte hier durchaus der Versuch einer Hyposensibilisierungsbehandlung gewagt werden, zumal das Eigeninteresse dieser Patienten meist sehr stark ist, und die Behandlung auf diese Weise auch sehr sorgfältig und lang genug durchgeführt werden kann.

Auch das *Krankheitsstadium* spielt selbstverständlich eine große Rolle, insbesondere dann, wenn neben Rhinitis und Konjunktivitis bereits bronchiale Obstruktionen vorliegen und eine Gefahr für die Entstehung sekundärer Organschäden in hohem Maße besteht.

Auch der *Sensibilisierungsgrad* bei dem Patienten spielt bei den Überlegungen, eine Hyposensibilisierungsbehandlung durchzuführen, eine nicht unerhebliche Rolle. Eine hohe Sensibilisierung bei einem Insektengiftallergiker bedeutet ja unter Umständen für den Betroffenen, sich in permanenter Lebensgefahr zu befinden. Auch die Frage der *Krankheitsintensität* bedarf eingehender Überlegungen, wobei objektive und subjektive Parameter nicht übereinzustimmen brauchen. Auch Überlegungen im Hinblick auf die *Krankheitsdauer,* die ja häufig mit der Entwicklung von Sekundärveränderungen (Emphysem) verknüpft sein kann, spielen durchaus eine Rolle, wie auch das *Alter* der Patienten. Eine Hyposensibilisierungsbehandlung wegen Vorliegen einer Inhalationsallergie bei einem über 50jährigen Patienten wird in der Regel anders zu bewerten sein als bei einem Jugendlichen. Andererseits sind bei Vorliegen einer starken Insektengiftallergie altersbedingte Einschränkungen (zu alt, zu jung) nicht gegeben, zumal Alternativen meines Erachtens immer ein höheres Risiko für den Patienten bedeuten.

Schließlich ist daran zu denken, daß auch Möglichkeiten der *protektiven* (mastzellenstabilisierenden) und *symptomatischen* (Antihistaminika, Kortison u. a.) Therapie berücksichtigt werden können, zumal die Hyposensibilisierungsbehandlung für den Betroffenen sicherlich eine erhebliche Belastung und Einschränkung für mehrere Jahre darstellt.

Die Entwicklung moderner protektiv wirksamer Medikamente, wie z. B. Dinatriumcromoglicicum, Ketotifen und andere sowie hochpotenter moderner Antihistaminika können bei einigen Patienten durchaus eine akzeptable Alternativtherapie darstellen, können andererseits aber auch als Zusatzmedikation während einer Hyposensibilisierungsbehandlung angewandt werden, insbesondere dann, wenn eine Expositionsprophylaxe, z. B. bei einem Hausstaubmilbenallergiker während der Behandlung nicht möglich ist.

Kontraindikation zur Durchführung einer Hyposensibilisierungsbehandlung

Eine *absolute Kontraindikation* für eine Hyposensibilisierungsbehandlung (Tabelle 2) stellen akute und chronische Entzündungsprozesse dar. Wenn eine Hyposensibilisierungsbehandlung beabsichtigt ist, muß in jedem Fall sichergestellt werden, daß eine vorhergehende Sanierung erfolgt ist.

Tabelle 2. Kontraindikation für eine Desensibilisierungsbehandlung wegen folgender Grunderkrankungen

---

1. Infekte und Entzündungsprozesse (z. B. eitrige Sinusitis, Rhinitis, Bronchitis usw.)
2. Chronische Entzündungsprozesse
   Tuberkulose und tuberkuloallergische Augenerkrankungen, Leber-, Nierenkrankheiten, Thyreotoxikose, Autoimmunerkrankungen
3. Impfungen bakt. o. viraler Art (zeitlich limitiert)

Von einer Reihe von Autoren wird eine *Gravidität* als Kontraindikation einer Hyposensibilisierungsbehandlung angesehen. Meines Erachtens sollte hier mehr differenziert werden. Kommt es *während* einer Hyposensibilisierungsbehandlung, aber bereits *nach* Erreichen der Höchstdosis zu einer Gravidität, so bestehen meines Erachtens keine Bedenken, diese Behandlung fortzuführen. Andererseits wird in der Regel eine Hyposensibilisierungsbehandlung bei einer bestehenden Gravidität nicht ohne weiteres zu empfehlen sein, da möglicherweise eine Gefahr von Aborten durch wehenfördernde Histaminausschüttung bei leichteren oder schwereren anaphylaktischen Reaktionen besteht.

Über eine tatsächliche Beeinträchtigung oder gar einen Abbruch der Schwangerschaft durch eine Hyposensibilisierungsbehandlung ist meines Wissens nie berichtet worden. Wir selbst haben bei Schwangeren (Einzelfällen) durchaus eine Hyposensibilisierungsbehandlung wegen Insektengiftallergien durchgeführt, ohne daß die geringsten Komplikationen bei Mutter und Kind aufgetreten sind.

Chronische Entzündungsprozesse, Autoimmunerkrankungen und dergleichen stellen sicherlich eine Kontraindikation für eine Hyposensibilisierungsbehandlung dar. Patienten mit Schilddrüsendysfunktionen, aber auch Patienten, die mit Beta-Blockern behandelt werden, sind als Risikopatienten einzustufen, da eine evtl. notwendig werdende Therapie mit Adrenalin wirkungslos sein kann.

Impfungen bakterieller oder viraler Art stellen zeitlich limitiert eine Kontraindikation für die Einleitung einer Hyposensibilisierungsbehandlung dar. Zwischenzeitlich notwendig durchzuführende Impfungen sollten für die Dauer von etwa 3 Wochen zu einer Unterbrechung der Hyposensibilisierungsbehandlung führen, dann sollte vorsichtshalber eine Fortsetzung der Hyposensibilisierungsbehandlung nur mit erniedrigten Dosen wieder aufgenommen werden (z. B. Halbierung der letzten bereits erfolgten Dosis).

Schließlich sollte nochmals darauf hingewiesen werden, daß eine Kontraindikation für eine Hyposensibilisierungsbehandlung im allgemeinen dann anzunehmen ist, wenn bei einem Inhalationsallergiker stark fortgeschrittene Sekundärphänomene, wie beispielsweise ein Emphysem mit Einschränkung der kardiopulmonalen Funktion vorliegt.

Weitere Überlegungen

Es wurde eingangs bereits darauf hingewiesen, daß bei der Entscheidung Hyposensibilisierungsbehandlung oder nicht auch die *Art der Allergien* von Bedeutung ist. Eine absolute Indikation für die Durchführung in jedem Fall sehe ich bei Vorliegen einer stärkeren *Insektengiftallergie,* da einerseits die Patienten sich in einem Zustand einer permanenten Lebensgefahr befinden können, andererseits die therapeutische Effektivität der Hyposensibilisierungsbehandlung dank der gereinigten Allergenextrakte besonders hoch ist. Imkerangehörige mit einer Bienengiftallergie sind naturgemäß besonders gefährdet. Bei Vorliegen einer *Pollenallergie* sind die Art der Allergene auch besonders zu berücksichtigen, insbesondere dann, wenn Lokalbehandlung mit Dinatriumcromoglicicum-Präparaten (Augentropfen, Nasentropfen, Sprays) und einer Dauermedikation mit Korticosteroiden vermieden werden soll. Bei Patienten mit *Birken-, Erlen-, Haselpollen-Sensibilisierungen* muß daran gedacht werden, daß hier auch kreuzreaktive Reaktionen, z. B. mit Steinobst, bei *Beifußpollen-Allergikern* mit Sellerie und Gewürzen, vorliegen können und hier die erfolgreiche Hyposensibilisierungsbehandlung der Inhalationsallergie gleichzeitig Besserung der nahrungsmittelbedingten Beschwerden ermöglicht.

Bei Vorliegen einer *Hausstaubmilbenallergie* ist eine Hyposensibilisierungsbehandlung durchaus von Vorteil, zumal auch hier reinere Behandlungsextrakte zur Verfügung stehen. Untersuchungen des individuellen Wohnbereiches auf Vorliegen von Hausstaubmilben (Faeces) und evtl. Sanierungsmaßnahmen mit Akarosan® werden dringend empfohlen. Eine absolute Indikation liegt m. E. vor, wenn eine Beteiligung des Bronchialbereiches nachgewiesen worden ist, evtl. durch entsprechende Provokationsproben.

Die Indikation für die Durchführung einer Hyposensibilisierungsbehandlung wegen nachgewiesener *Sensibilisierung gegen Pilzsporen* sollte sehr streng gestellt werden. Fast immer muß die Aktualität der Sensibilisierung durch Provokationsteste überprüft werden. Nicht vergessen werden darf, daß durch unzweckmäßige Baumaßnahmen, insbesondere auch im Rahmen der Altbausanierungen eine Schimmelpilzbildung geradezu gefördert wird: Ziel der Sanierung ist es, eine Energieeinsparung zu erreichen, Nebeneffekte sind dann Erhöhung der Raumtemperatur mit Erhöhung der relativen Luftfeuchtigkeit. Bei Vorliegen von Kältebrücken an Außenwänden kommt es dann in diesem Bereich zu Kondenswasserbildung, die wiederum eine ideale Voraussetzung für die Entwicklung von Schimmelpilzkolonien ist, insbesondere von Aspergillusarten.

Änderungen der bauphysikalischen Faktoren im Wohn- und Hausbereich sind wichtig und notwendiger als die Hyposensibilisierungsbehandlung.

Bei Inhalationsallergien gegen *Tierhaare und Mehle* spielen unter Umständen wichtige berufliche Überlegungen eine Rolle. Um während der Initialphase einer Hyposensibilisierungsbehandlung den Kontakt mit den schuldigen Allergenen nach Möglichkeit schnell zu unterbrechen und den Behandlungszeitraum möglichst zu verkürzen, kann auf eine Schnell-Behandlung („Rush-Desensitization") übergegangen werden. Diese kann naturgemäß nur mit wäßrigen Extrakten erfolgen. Die Fortsetzung kann aber dann mit entsprechenden Semi-Depot-Präparaten erfolgen. Diese Überlegungen müssen insbesondere bei den mehlallergischen Bäckern und Konditoren angestellt werden, aber gelegentlich auch bei Tierhaarallergikern (Tierarzt, Landwirt, Pferdesportler u. a.).

Test- und Behandlungs-Extrakte

In der Tabelle 3 sind die auf dem deutschen Markt vorhandenen Anbieter von Test- und/oder Behandlungs-Extrakten aufgelistet. In der Tabelle 4 sind die möglichen

Tabelle 3. Hersteller und Anbieter von Test- und Behandlungsextrakten in der Bundesrepublik

Abelló Deutschland – 7100 Heilbronn
Allergopharma – 2057 Reinbek über Hamburg
Bencard-Allergie-Dienst (Beecham-Wülfing) – 4040 Neuß/Rhein
Deutsche Pharmacia – 7800 Freiburg/Brsg. (nur für in-vitro-Teste)
Dome Hollister Stier – 5000 Köln 80
HAL-Allergie – 4000 Düsseldorf
a.m.b. Maser – 4690 Herne 2
Scherax (ALK) – 2000 Hamburg
Stallergènes (Allmed) – 4234 Alpen

Tabelle 4. Hyposensibilisierungsbehandlung mit möglichen Allergenextrakten

---

a) wäßriger Art

b) Semi-Depot-Präparate
1. aluminiumhydroxidadsorbiert
2. tyrosinadsorbiert
3. Alginat gekoppelt

c) Allergoide
1. modifiziert mit Glutaraldehyd + tyrosinadsorbiert
2. modifiziert mit Glutaraldehyd + aluminiumhydroxidadsorbiert
3. modifiziert mit Formaldehyd + aluminiumhydroxidadsorbiert

Extrake zur Durchführung einer Injektionstherapie aufgeführt. Die therapeutische Effektivität der wäßrigen Extrakte steht völlig außer Frage. Im allgemeinen ist eine relativ große Anzahl von Injektionen notwendig, um die Erhaltungsdosis zu erreichen. Das Auftreten von leichteren Nebenwirkungen anaphylaktischer Art ist nicht selten. Die Entwicklung von Semi-Depot-Präparaten haben bei nahezu gleicher therapeutischer Wirksamkeit zu einer erheblichen Reduzierung der Injektionen bei geringerer Nebenwirkungsrate beigetragen. Die Entwicklung der sogenannten Allergoide dienen dem Ziel, eine Minderung der Allergenität (weniger Nebenwirkungen) bei gesteigerter oder gleicher Immunität zu erreichen. Auf diese Weise können hohe Allergendosen durch weniger Injektionen innerhalb eines verhältnismäßig kurzen Zeitraumes erfolgen.

Durchführung der Hyposensibilisierungsbehandlung

Neben der Auswahl und Festlegung der Art der Hyposensibilisierungsextrakte erfolgt die Durchführung der Hyposensibilisierungsbehandlung nach bewährten Therapieschemata, die von den jeweiligen Herstellern den Therapieextrakten beigefügt sind. Hierbei kann es sich aber nur um Anhaltsangaben handeln, häufig muß eine höchst individuelle Anpassung im Hinbick auf Dosis, Dosissteigerung und Injektionsfolge vorgenommen werden. In jedem Fall ist jedoch die Entscheidung für die jeweils nächste Injektionsdosis im Rahmen des Therapieverfahrens eine *ausschließlich ärztliche Entscheidung* und die Durchführung der Injektion eine *nicht delegierbare ärztliche Leistung.* Diese Tatsache kann bei einer eventuellen forensischen Auseinandersetzung eine erhebliche Bedeutung haben.

Zur Rezeptur der Behandlungsextrakte

Es besteht eine generelle Übereinstimmung aller Hyposensibilisierungstherapeuten, daß in einen Hyposensibilisierungsextrakt nicht mehr als maximal 4 unterschiedliche Allergene eingearbeitet werden sollten. Die Begründung hierfür ist darin zu sehen, daß die Gesamtmenge an Fremdeiweiß einen bestimmten Betrag nicht überschreiten darf. Die therapeutische Effektivität eines jeden Einzelanteils an Allergenen in einem Gesamtextrakt, der insgesamt 4 verschiedene Allergene beinhaltet, ist gewährleistet. Wird jedoch durch den rezeptierenden Arzt weitere Einarbeitung in einen Gesamtextrakt mit 1 oder 2 oder mehreren weiteren Allergenen gewünscht, so führt dieses automatisch zur Reduktion der Einzelkomponenten. Als Beispiel: Wenn bei der Verwendung von 4 Einzelkomponenten die Einzelkomponente mit einem Anteil von 25% vertreten ist, ist hierdurch eine therapeutische Effektivität gewährleistet, kommt ein weiteres Allergen hinzu, vermindert sich die Einzelextraktmenge um jeweils 5%, d.h. auf 20% bei insgesamt 6 Einzelkomponenten auf 15%, usw. Erfahrungsgemäß besteht dann für die Einzelkomponenten nicht mehr eine ausreichende Erfolgsaussicht, da die therapeutische Effektivitätsdosis nicht mehr erreicht wird.

Bei der Rezeptur ist allerdings zu bedenken, daß nicht unbedingt jedes Einzelallergen eine gleichgroße Bedeutung hat. Hier kommt es insbesondere auf die Pflanzenfamilie an. So hat es sich gezeigt, daß ein weitgehend kreuzreaktives Verhalten unter allen relevanten Gräserpollenarten vorliegt. Bei den frühblühenden Bäumen wie Birke, Erle, Hasel gibt es auch ein gewisses kreuzreaktives Verhalten, wobei aber unter Umständen Pollen anderer Bäume eine zusätzliche Berücksichtigung finden können. Cave: Die Bearbeitung von Rezepturen wird von Herstellerfirmen z. T. unterschiedlich gehandhabt.

Bei der Rezeptur eines Behandlungsextraktes ist natürlich auch zu berücksichtigen, für welche Dauer der Patient den Allergenen tatsächlich ausgesetzt wird, also beispielsweise, ob eine perenniale Exposition besteht, z. B. durch Hausstaubmilbenallergene, ob eine mehr gleichbleibende Exposition für die Dauer der Gräserblüte besteht, oder ob z. B. eine Kombination von Sensibilisierungen gegen Pollen von frühblühenden Bäumen einerseits und Kräutern andererseits besteht.

Im allgemeinen wird empfohlen, keine Kombination der perennial einwirkenden Allergene mit den saisonal wirkenden Allergenen zu wählen. Dies wird insbesondere von Therapeuten empfohlen, die beispielsweise den Gräserpollenallergiker ausschließlich präsaisonal behandeln, den Hausstaubmilbenallergiker aber perennial.

Wir selbst bevorzugen allerdings sowohl bei den Pollenallergikern als auch bei den Hausstaubmilbenallergikern und erst recht natürlich bei den Insektengiftallergikern eine perenniale Hyposensibilisierungsbehandlung, die bei den Pollenallergikern insofern eine gewisse Variation erfährt, als bei starkem Pollenflug, bei warmem, windigem und sonnigem Wetter die beabsichtigte Volldosis unter Umständen auf die Hälfte reduziert wird, um bei nächster Gelegenheit dann wieder die Enddosis durch ein oder zwei Zusatzinjektionen zu erreichen. Wir halten dieses Verfahren im Grunde genommen für effektiver, obwohl es schwer fällt, eine saubere Erfolgsstatistik über dieses Verfahren vorzulegen. In jedem Fall ist dieses Verfahren aber für den Patienten ökonomischer, da die Gesamtzahl der Injektionen über das Jahr verteilt dadurch geringer ist.

Falls Doppelsensibilisierungen vorliegen mit nachgewiesener Aktualität muß ggfs. mit 2 oder 3 Einzelbehandlungsextrakten therapiert werden, die üblicherweise dann alternierend injiziert werden.

Bei der Festlegung der Anfangsdosis einer Hyposensibilisierungsbehandlung ist natürlich der individuelle Sensibilisierungsgrad des Patienten zu berücksichtigen. Ggfs. muß eine zusätzliche Verdünnung des Anfangsextraktes (Herstellung einer sogenannten Null-Lösung) um den Faktor 10 erfolgen. Test- und Behandlungsextrakte sollten immer im Kühlschrank bei einer Temperatur von $+4-8°$ aufbewahrt werden. Aufbewahrung bei Zimmertemperatur wie auch Einfall von ultraviolettem Licht führen zu einem ganz erheblichen Potenzverlust, der mehr als die Häfte betragen kann, und dann naturgemäß nicht mehr immunogen wirksam ist.

Bei weiterführender Therapie mit einer neuen Fortsetzungslösung muß immer daran gedacht werden, daß diese etwas potenter sein kann, als die zuletzt benutzte. Dieses Risiko läßt sich umgehen, indem man die 1 ml Fortsetzungslösung aufteilt in $2 \times 0,5$ ml Lösung, die im Abstand von einigen Stunden gegeben werden.

Kommt es im Rahmen der Hyposensibilisierungsbehandlung, insbesondere während der Steigerungsphase, zur Ausbildung sehr starker Lokalreaktionen oder gar Organreaktionen, so darf selbstverständlich nicht weiter gesteigert werden, im Gegenteil, es muß sogar überlegt werden, ob nicht eine nicht unerhebliche Reduktion der nächsten Dosis zu erfolgen hat. Im Rahmen der Rush-Desensitization kann es zu einer stärkeren Lokalreaktion im gesamten Oberarmbereich kommen. Rein objektiv braucht diese nicht zu einer Dosisreduktion oder zu verlängerten Injektionsintervallen führen, doch sollte man keinesfalls versuchen bei einem Patienten ein bestimmtes Therapieschema und eine Injektionsfolge pro Zeit zu erzwingen. Eine Lokalbehandlung der Schwellungen mit Alkoholumschlägen ergibt in der Regel eine deutliche, subjektive Erleichterung der Beschwerden.

Die Injektionen der jeweiligen Behandlungsextrakte erfolgen heutzutage weit überwiegend subkutan an der Außenseite des Oberarmes, wobei von vielen Autoren empfohlen wird, mit Hilfe von Daumen und Zeigefingers des Therapeuten eine Hautfalte beim Patienten zu bilden, diese vom Arm abzuheben und hier hinein zu injizieren. Hierdurch sei gewährleistet, daß die Injektionsflüssigkeit tief subkutan erfolgt, aber nicht in die Muskulatur gelangt. Diese Technik war früher sicherlich sehr notwendig, als die Injektionskanülen noch wesentlich länger waren als die heute in der Regel benutzten kurzen Kanülen. Bei letzteren läßt sich unter Beachtung eines entsprechenden Injektionswinkels durchaus eine einwandfreie subkutane Injektion erzielen, wenn die Haut straff gespannt wird und hier ein Abgleiten der Kanüle nicht möglich ist. Unbedingt vermieden werden muß aber in jedem Fall eine intrakutane Injektion, die gelegentlich offenbar bei falscher Kanülenführung auch mal „von unten" erfolgen kann: Bei den höheren Behandlungskonzentrationen kommt es hier unweigerlich zur Entstehung von Hautnekrosen.

Daß bei Verwendung von Semidepotpräparaten gelegentlich eine Art Fremdkörperreaktion mit temporär bestehender Knotenbildung auftreten kann, ist immer wieder beobachtet worden. Im allgemeinen kommt es aber zu einer spontanen Rückbildung in ein bis zwei Monaten.

Zur Dauer der Behandlung

Erfahrungsgemäß beträgt die Dauer einer Hyposensibilisierungsbehandlung mindestens 3 Jahre, eine Beendigung einer Hyposensibilisierungsbehandlung ist z. B. bei Inhalationsallergien eigentlich dann erst zu akzeptieren, wenn wenigstens 2 Expositionszeiten mit wesentlich reduzierten oder völlig verschwundenen Beschwerden durchlaufen sind. Wenn dann die spezifischen IgE-Spiegel gesunken und evtl. auch die Hauttitration eine bessere Verträglichkeit aufzeigt, sind dieses weitere positive Faktoren. Nasale und bronchiale Provokationsproben werden im allgemeinen nur selten durchgeführt, weil sie letztlich auch unphysiologisch sind. Dies trifft aber nicht bei den Patienten mit einer Insektengiftallergie zu, bei denen gerade auch der Provokationstest am Ende einer Behandlung durch einen Insektenstich den therapeutischen Effekt der Behandlung bestätigen kann. Hier lassen sich auch leicht die gesunkenen spezifischen IgE- und die weiterhin erhöhten IgG-Antikörperspiegel der Insektengifte nachweisen, wie auch die Minderung der Hautempfindlichkeit mittels Titration. Aber auch hier sollte die Entscheidung nicht schematisch sein, sondern muß nach individuellen Gesichtspunkten erfolgen.

Die Erfolge der Behandlung sind naturgemäß von der Art der Krankheitsmanifestation, der Art der Allergene, der Art der Behandlungsextrakte und auch aus anderen Gründen höchst unterschiedlich. Bei einer etwas groberen Einteilung läßt sich sagen, daß bei der Behandlung der reinen Gräserpollenallergie eine therapeutische Effektivität von etwa 80% zu erreichen ist, bei der Hausstaubmilbenallergie, mit den heute zur Verfügung stehenden gereinigteren Extrakten etwa 70−80%, bei der Behandlung der Insektengiftallergie (Bienen und Wespen) von 98%, aber bei den Schimmelpilzhyposensibilisierungen nur von etwa 40%.

Mißerfolge der Behandlung können vielfältig begründet sein. Zum einen spielen sicherlich individuelle Faktoren eine Rolle, so daß trotz der heute zur Verfügung stehenden gereinigteren Extrakte für die Behandlung von Inhalationsallergien der Effekt nicht wesentlich über 80% der behandelten Patienten hinaus geht: Unterdosierung in der Behandlung, Verschleppung im Therapieschema, Änderung des Allergenspektrums usw., können angeführt werden. Es ist interessant, daß wir einige Patienten haben, bei denen wir sehr erfolgreich zunächst die Initialbehandlung der Insektengiftallergie durchgeführt haben, nämlich als „Rush-Desensitization" und unmittelbar nach Erreichen der Höchstdosis von 100 µg auch einen Provokationstest durchgeführt haben mit ausgezeichneter Verträglichkeit. Die Fortsetzung der Behandlung erfolgte dann bei niedergelassenen Kollegen. Trotz der klaren Hinweise im Beipackzettel und eines gesonderten Anschreibens unsererseits im Hinblick auf die genaue Dosierung und Art der Weiterbehandlung, waren bei mindestens 1% der Patienten falsche Behandlungskonzentrationen des Extraktes angefertigt worden. Zum damaligen Zeitpunkt erfolgte die Lieferung des Insektengiftes in einer Flasche mit einer Trockensubstanz 120 µg. Diesen 120 µg sollte aus einer 4,5 ml Flasche eine entsprechende Verdünnungslösung von 1 cm^3 zugesetzt werden, tatsächlich wurden aber 4,5 ml (Gesamtinhalt) genommen. Wenn dann von dieser (verdünnten) Lösung 1 ml dem Patienten injiziert wurde, so enthält diese letztlich nur 20% der an sich notwendigen Giftdosis. Dies führte dazu, daß bei der erneuten Provokation nach der 3jährigen Behandlung systemische Nebenwirkungen auftraten, die z. T. auch behandlungsbedürftig waren. Der IgE-Spiegel war dann in keinem Fall wesentlich erniedrigt, und der IgG-Spiegel nicht wesentlich erhöht. Die Konsequenz war, daß bei diesem Patienten eine erneute Hyposensibilisierungsbehandlung durchgeführt werden mußte.

Zwischenfälle während der Behandlung sind eigentlich nur dann zu erwarten, wenn bestimmte Vorsichtsmaßnahmen nicht berücksichtigt werden. Dazu gehört in jedem Fall die ärztliche Befragung, ob die letzte Injektion gut vertragen worden ist, und ob in der Zwischenzeit Infekte bakterieller oder viraler Art stattgefunden haben. Auch darf der Abstand zur letzten Injektion nicht 4 Wochen überschreiten, sollte dies der Fall sein, muß in jedem Fall die Fortsetzung der Behandlung mit reduzierter Dosis durchgeführt werden.

Daß *Fehler in der Injektionstechnik* (vergessener Aspirationsversuch und dementsprechend intravasale Injektion, Verwechseln der Therapieflaschen, Verwechseln der notwendigen Konzentration) zu erheblichen Zwischenfällen führen können, versteht sich von selbst. Eine genaue Protokollführung und eine Farbmarkierung, mit welchen Extrakten behandelt werden soll, vermindert das Risiko. Da bei der „Rush-Desensitization" der Insektengiftallergiker jeweils Bienen- oder Wespengift eingesetzt wird, haben wir es uns zur Sicherheit angewöhnt, die Bienengiftextrakte wie die dazugehörigen Protokolle mit einer einheitlichen Farbe zu markieren, eine andere Farbe gilt für die Wespengiftextrakte und -protokolle.

Es muß unbedingt sichergestellt sein, daß der Patient nach erfolgter Injektion für mindestens 30 Minuten unter ärztlicher Kontrolle, das heißt in den Praxisräumen, verbleibt. Die in diesem Zeitabschnitt auftretenden Beschwerden können besonders heftig und damit gefährlich werden und bedürfen dann einer gezielten Notfallbehandlung. Patienten, die nicht bereit sind, diese Wartezeit einzuhalten, sollten nicht mehr behandelt werden.

Präventive Maßnahmen während der Behandlung: Besonders bei der „Rush-Desensitization" kann es zweckmäßig sein eine zusätzliche antiallergische, symptomatische Therapie mit den modernen Antihistaminika durchzuführen. Diese ist auch sicherlich begründet, da es insbesondere bei der „Rush-Desensitization" zu einer massiven unspezifischen Steigerung der Hautempfindlichkeit bis zum Erreichen der Höchstdosis kommt, daß während dieser Zeit auch der spezifische IgE-Spiegel massiv ansteigt; daß das jeweils insektengiftspezifische IgG in dieser Zeit noch nicht gebildet ist, so daß bis zum gewissen Grade die Patienten während dieser Phase „allergischer" sind als vor Beginn der Behandlung (s. Abb. 1). Unter Einwirkung eines Antihistaminikums läßt sich diese Steigerung der Sensibilisierung durchaus kompensieren. Wir sind sicher, daß die gleichzeitige antihistaminische Therapie, wenn sie zweckmäßigerweise durchgeführt werden muß, nicht zu einer Minderung der therapeutischen Effektivität des Hyposensibilisierungsverfahrens führt.

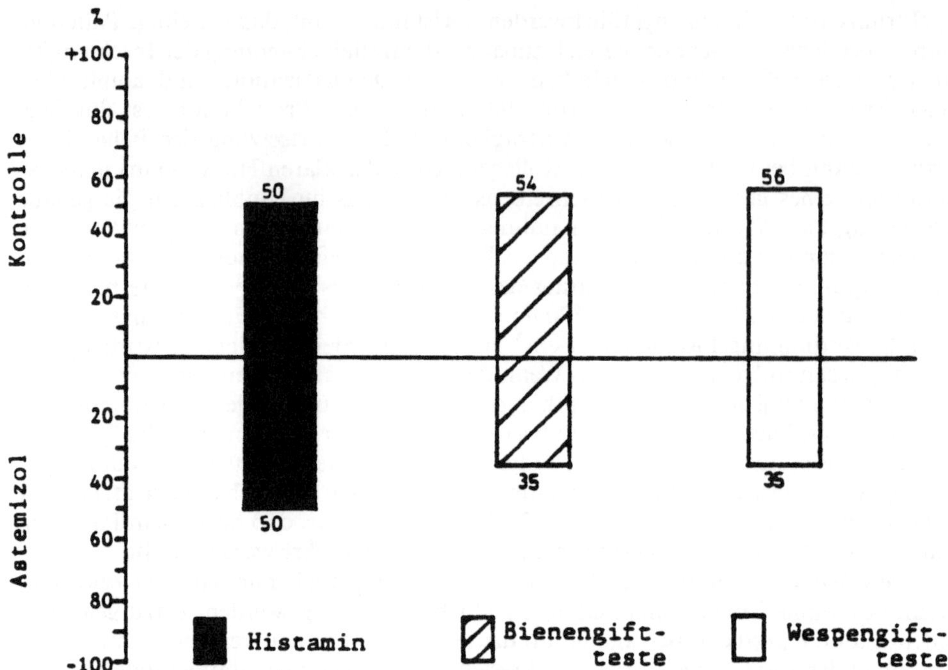

Abb. 1. Prozentuale *Steigerung* der Hautempfindlichkeit bei i.c. Testen (Vergrößerung der Quaddel) mit Histamin, Bienengift und Wespengift während einer 5-bis 6tägigen Rush-Desensitization von 20 Insektengiftallergikern (oberer Bildteil) und prozentuale *Minderung* der Hautempfindlichkeit bei weiteren 20 Insektengiftallergikern unter einer Medikation von 10 mg Hismanal/die (unterer Bildteil)

Therapeutische Maßnahmen bei schweren anaphylaktischen Reaktionen

Naturgemäß kann es auch während der Hyposensibilisierungsbehandlung durchaus zu massiven systemischen Reaktionen kommen. Auch bei bester Anamneseerhebung gibt es offenbar Änderungen in der Sensibilisierung, die nicht ohne weiteres vorhersehbar sind. In solchen Fällen ist dringend die Durchführung einer gezielten Notfallbehandlung zu empfehlen. Ein bewährtes Therapieverfahren zeigt die Tabelle 5.

Es versteht sich von selbst, daß das Auftreten systemischer Reaktionen während der Hyposensibilisierungsbehandlung nicht ohne dramatische Akzente abläuft. Die Notfallbehandlung muß daher so schnell und so intensiv wie möglich durchgeführt werden, ohne ein besonderes großes Überlegen. Dies läßt sich am besten dadurch erzielen, wenn ein entsprechender *„Notfallfahrplan" gut sichtbar* angebracht ist, möglichst an der Außenseite eines Schrankes, der dann mit dem notwendigen Notfall-Instrumentarium und auch den entsprechenden Medikamenten gefüllt sein muß.

Zusammenfassend läßt sich sagen, daß die Hyposensibilisierungsbehandlung nach wie vor ein empfehlenswertes, erfolgreiches Therapieverfahren zur Behandlung IgE-Antikörpervermittelter allergischer Reaktionen darstellt, daß aber im Einzelfall ein stärkeres Abwägen zwischen Indikation und Kontraindikation, möglichen Karenzmaßnahmen, aber auch alternativer symptomatischer Behandlungen zu erfolgen hat. Der Aufwand für eine lege artis durchgeführte Behandlung stellt für Arzt und Patient eine nicht zu unterschätzende Belastung dar und kann keineswegs unter dem Druck eines vollen Wartezimmers „eben mit der linken Hand" erledigt werden. Hyposensibilisieren sollte nur ein Arzt, der auch hier entsprechend der Weiterbildungsverordnung der Ärztekammer 1 Jahr auf diesem speziellen Gebiet bei einem ermächtigten Arzt, möglichst in einer entsprechenden Abteilung tätig gewesen ist.

Tabelle 5. Therapeutische Maßnahmen bei schweren anaphylaktischen Reaktionen einschließlich Schock

Allgemeine Maßnahmen	Spezielle Maßnahmen	Bemerkungen
– Lagerung des Patienten: Kopf tief, Beine hoch, Kopf seitwärts lagern, um bei Brechreiz möglicher Aspiration vorzubeugen Freimachen der Armvenen und Dauerkanüle einführen	Bei Atemstillstand künstliche Beatmung, evtl. Mund-zu-Mund-Beatmung Bei Herzstillstand evtl. Herzmassagen Evtl. Adrenalin intrakardial	
	Bei i.c., s.c. (z. B. Testung oder Hyposensibilisierung oder i.m. Injektion): Abschnürung der Extremität proximal von der Injektionsstelle Umspritzen der Injektionsstelle mit bis 1 ml Suprareninlösung 1:1000	Um mechanisch oder über Vasokonstriktion eine Einschwemmung der Allergene in den Gesamtorganismus zu verlangsamen, darüber hinaus Antiaminwirkung
– Bei starkem Blutdruckabfall: Adrenalininjektion, zunächst 1 mg s.c./1 ml Suprareninlösung (1:1000), auf mehrere Injektionsorte verteilt Evtl. 0,25–0,5 ml 10fach verdünnte Suprareninlösung 1:1000 i.v. bzw. Adrenalintropf		Cave Kammerflimmern! Ansprechbarkeit auf Adrenalin erlischt mit Auftreten einer Azidose
– Antihistaminika i.v., z. B. Tavegil		Blockierung der Rezeptoren
– Kortikosteroide 1 g i.v., z. B. Urbason solubile forte	Bei Glottisödem: Kortikosteroide i.v. (bis 1 g i.v.) Aludrinaerosol O_2-Inhalation Intubation evtl. Tracheotomie	Notfalls kann bedenkenlos die 2- bis 3fache Dosis gegeben werden
– Infusion von Plasmaexpandern		Zur Verbesserung der Mikrozirkulation Bekämpfung der Gewebshypoxie
– Evtl. zusätzlich Nariumbikarbonat		Ausgleich einer Azidose
– O_2-Inhalation		Evtl. durch intranasale Sonde
	Bei asthmatischer Dyspnoe broncholytische Therapie: Adrenalin-Inhalation Sultanol (Aerosol, Tabletten) Berotec (Aerosol) Bricanyl (Aerosol, Tabletten, Ampullen) Euphyllin, 1–2 Ampullen i.v./i.m. Kortikosteroide (bis 1 g i.v.) O_2-Inhalation Kardiaka	

Gefälligkeitszeugnisse zum Erwerb der Zusatzbezeichnung „Allergologie" stellen nicht nur eine strafbare Handlung dar, sondern gehen in jedem Fall auf Kosten des Patienten und können darüber hinaus auch das an sich erfolgreiche Prinzip der Hyposensibilisierungsbehandlung diskriminieren.

Aus der Forschung für die Praxis

Biologie der Befruchtung

Edda Töpfer-Petersen

Einleitung

Der Befruchtungsvorgang ist eine fein aufeinander abgestimmte Sequenz physiologischer Ereignisse, die zur Fusion zweier Keimzellen und damit zur Entwicklung eines neuen Individuums führen. Störungen an nur einer Stelle dieses komplexen Geschehens führen unweigerlich zur ungewollten Kinderlosigkeit. Einige der häufigsten Ursachen von Ehesterilität sind funktionelle Störungen der männlichen Samenzelle. Bei etwa 40–50% der Ehen mit unerfülltem Kinderwunsch sind die Ursachen beim Mann zu suchen [23]. Dabei sind unsere Möglichkeiten, defekte Spermatozoenfunktionen zu diagnostizieren oder gar zu therapieren, noch äußerst gering. Eine genaue Kenntnis der molekularen Mechanismen, die zur Befruchtung einer Eizelle führen, ist daher Voraussetzung für die Entwicklung neuer funktioneller diagnostischer Methoden zur Erfassung männlicher Fertilitätsstörungen. Wenn es gelingt, eine Funktionsstörung des Spermatozoons genau aufzuklären, können die zugrundeliegende Ätiologie und Lokalisation des Defektes innerhalb eines Organs wie beispielsweise des Hodens oder Nebenhodens bestimmt werden. Erst dann können sinnvolle Methoden zur Therapie männlicher Infertilität entwickelt werden.

An verschiedenen Tiermodellen wurden in den letzten Jahren einige fundamentale Vorgänge des Befruchtungsvorganges untersucht, die Einsichten in die zugrundeliegenden molekularen Mechanismen geben und Rückschlüsse auf den Befruchtungsvorgang auch beim Menschen erlauben.

Kapazitation und Akrosomreaktion

Nach der Ejakulation sind Spermatozoen noch nicht sofort in der Lage, eine Eizelle zu befruchten. Diese Fähigkeit erlangen sie erst schrittweise während ihrer Passage durch den weiblichen Genitaltrakt [2, 34]. Dabei machen sie sehr komplexe Veränderungen ihres funktionellen Zustandes durch, die unter dem Begriff Kapazitation zusammengefaßt werden, und die die Akrosomreaktion vorbereiten.

Das Akrosom ist eine kappenähnliche Struktur, die die Spitze des Spermatozoenkopfes umschließt. Es läßt sich als eine Art modifiziertes Lysosom verstehen und enthält eine Reihe von hydrolytischen Enzymen, die für die Penetration der äußeren Eihüllen wesentlich sind. Die Akrosomreaktion ist ein Kalzium-abhängiger exozytotischer Prozeß, bei dem durch multiple Fusionen zwischen der äußeren akrosomalen Membran und der darüberliegenden Plasmamembran Kanäle und Öffnungen im Akrosom entstehen [34], die die Freisetzung des hydrolytischen Inhalts in die Umgebung der Spermatozoen erlauben (Abb. 1).

Kapazitation

Initiiert wird der Kapazitationsprozeß durch die Entfernung oberflächenassoziierter Proteine, die aus dem Nebenhoden oder anderen Quellen des Seminalplasmas stammen [20]. Einen besonderen Stellenwert nimmt dabei ein als ASF (acrosome stabiliz-

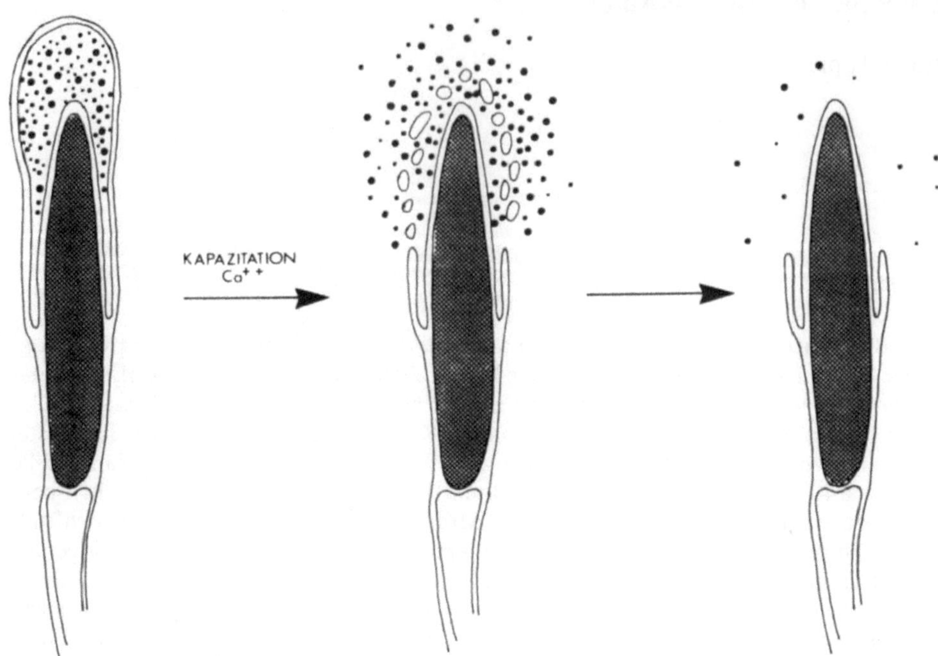

Abb. 1. Schematische Darstellung der Akrosomreaktion. Die Fusion der äußeren akrosomalen Membran mit der darüberliegenden Plasmamembran wird nach dem Kapazitationsprozeß durch den Influx extrazellulären Kalziums induziert

ing factor) bezeichnetes Protein ein, das als einziger Faktor des Seminalplasmas den Kapazitationsprozeß rückgängig macht und die Induktion der Akrosomreaktion blockieren kann [20]. Die periakrosomale Plasmamembran zeichnet sich durch erhöhte Fluidität aus. Durch den Verlust der schützenden Substanzen des Seminalplasmas, insbesondere von ASF, kommt es zu einer Destabilisierung der Membran, die eine Aggregation integraler Membranproteine begünstigt [3]. Dabei kommt es zur Ausbildung fast kreisrunder proteinfreier Areale (Abb. 2; [22, 26]). Die Umorganisation der an der Akrosomreaktion beteiligten Membran dient letztlich dazu, die Permeabilität der Membran für Kalziumionen zu erhöhen und spezielle Areale innerhalb der Membran mit besonders fluiden und fusogenen Eigenschaften zu schaffen. Über diese Areale können dann die multiplen Fusionsprozesse zwischen Plasmamembran und äußerer akrosomaler Membran ablaufen [18]. Initiiert wird die Fusion schließlich durch die Erhöhung des intrazellulären Kalziumspiegels [34].

Hyperaktivierte Bewegung

Ein weiteres Phänomen, das neben der Akrosomreaktion als Folge des Kapazitationsprozesses auftritt, ist die Veränderung des Bewegungsmusters, die als hyperaktivierte Motilität bezeichnet wird [34]. Sie ist charakterisiert durch eine heftige peitschenartige Bewegung des Schwanzes (whiplash motility). Das führt zu einer Zick-Zack-Bewegung des Spermatozoenkopfes (lateral head displacement) und wird durch die Entfernung blockierender Substanzen und durch die Stimulierung des Spermatozoenmetabolismus durch Kalziumionen und c-AMP initiiert. Die biologische Signifikanz dieser Bewegungsänderung ist noch nicht vollständig geklärt. Aber hier dürfte im Vordergrund die Erhöhung der Chance stehen, die wenigen Spermatozoen, die die Ampulle erreichen, auf eine befruchtungsfähige Eizelle treffen zu lassen [17]. Für das Kanin-

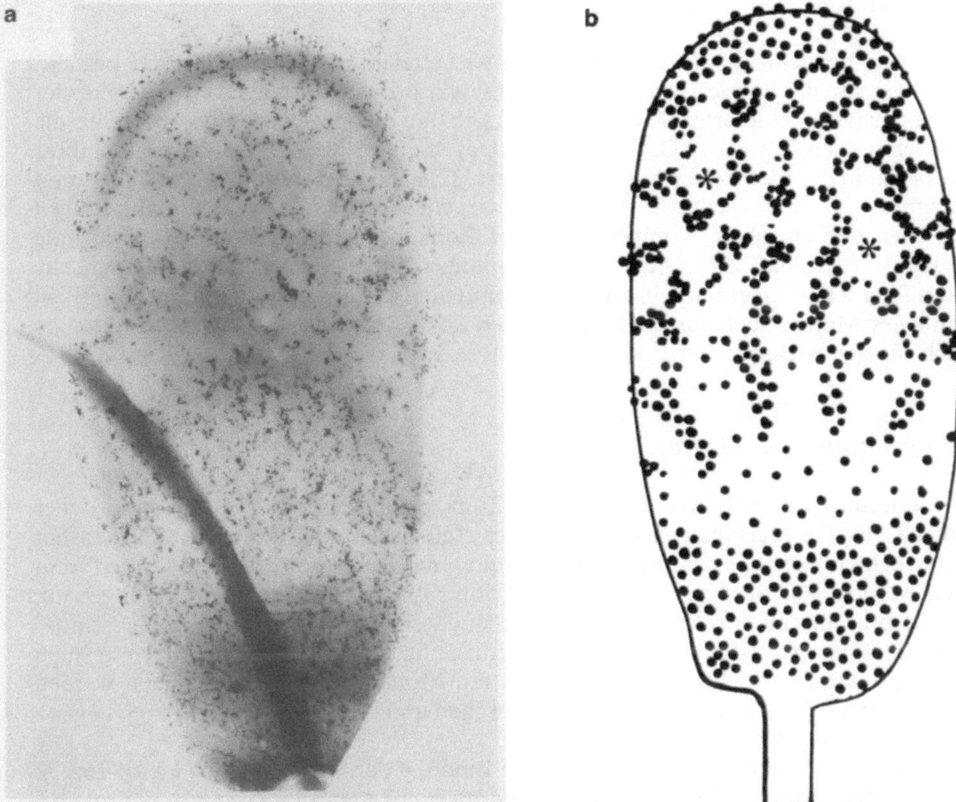

Abb. 2a, b. Reorganisation der Zelloberfläche während des Kapazitationsprozesses. **a)** Total-präparation eines Eberspermatozoons in der TEM. Die Verteilung integraler Membranproteine ist mittels der Immungoldmethode mit monoklonalen Antikörpern gegen eine mobiles Glyko-protein der Zellmembran dargestellt. **b)** Schematische Darstellung der Verteilung integraler Membranproteine der Zellmembran. * proteinfreie Areale, die spezialisiert sind für die Fusions-prozesse der Akrosomreaktion

chen konnte berechnet werden, daß durch den Übergang von der normalen zur hyperaktivierten Bewegung der Spermatozoen die hydrodynamische Kraft um mehr als das 20fache gesteigert wird [15]. Damit erhöht sich die Schubkraft, die als notwen-dig angesehen wird, um die äußeren Eihüllen zu penetrieren.

Spermatozoen-Ei-Interaktion

Die Eizelle des Säugetiers ist von einer dicken extrazellulären Glykoproteinschicht, der Zona pellucida umgeben. Die Penetration der Zona pellucida ist ein besonders kritischer Schritt im Befruchtungsgeschehen. Akrosomreaktion und die Entwicklung der hyperaktivierten Bewegung des Spermatozoons dienen in erster Linie dazu, die Voraussetzung für ihre Durchdringung zu schaffen.

Die Fähigkeit von Spermatozoen, die Zona pellucida zu durchdringen, hängt von einer Reihe hochspezialisierter molekularer Reaktionen ab, die an der Oberfläche der Zona pellucida reguliert werden, wie der spezifischen Bindung befruchtungsfähiger Spermatozoen an die Zona pellucida, der Induktion der Akrosomreaktion und schließlich der Penetration der Zona pellucida selbst. Komplementäre Rezeptorsy-steme sind an allen diesen Vorgängen beteiligt.

Die Zona pellucida

Die Zona pellucida wird von der sich entwickelnden Eizelle gebildet und besteht, abhängig von der Spezies, aus drei oder vier Glykoproteinen. In der Maus, dem bisher am intensivsten studierten Modell, haben sich für die einzelnen Glykoproteine die Bezeichnungen ZP1 (200 kDa), ZP2 (120 kDa) und ZP3 (83 kDa) entsprechend ihrer Mobilität in der Elektrophorese eingebürgert [32, 33]. Die erstaunliche Festigkeit und Integrität der Zona pellucida beruht vorwiegend auf nicht-kovalenten Bindungen zwischen den einzelnen Komponenten der Zona pellucida. Für die Maus konnte gezeigt werden, daß ZP2 und ZP3 sich zu langen Filamenten zusammenlagern, die dann über ZP1-Dimere miteinander verknüpft sind [33]. Es ist anzunehmen, daß ein ähnliches Modell auch für die Struktur der Zona pellucida anderer Säugetiere wie auch für den Menschen in Frage kommt.

Spermatozoen-Zona Bindung

Die Bindung von Spermatozoen an die Zona pellucida ist ein speziesspezifischer Prozeß, der die Merkmale einer klassischen Zell-Erkennung besitzt. In allen bisher untersuchten Spezies kann diese Bindung mit einer Reihe von Kohlenhydraten inhibiert werden. Das weist auf die Beteiligung von Kohlenhydrat-Protein Bindungen hin [1], die ganz allgemein bei Zell-Erkennungs- und Zell-Adhäsionsprozessen eine fundamentale Rolle spielen [21]. Die besten Kenntnisse über die molekularen Mechanismen der Spermatozoen-Ei-Interaktion konnten am Modell der Maus gewonnen werden [33]. Doch dürften diese Prozesse beim Menschen und bei anderen Säugetieren in ganz ähnlicher Weise verlaufen.

In der Maus wird die speziesspezifische Bindung der Spermatozoen an die Eizelle über O-glykosidisch gebundene Kohlenhydratseitenketten des Zona-Glykoproteins, ZP3, vermittelt [8, 33]. Das setzt als Rezeptor für die Zona pellucida ein Kohlenhydrat-bindendes Protein auf der Seite des Spermatozoons voraus. Dieser Zona-Rezeptor konnte bisher noch nicht eindeutig identifiziert werden; es werden hier verschiedene Rezeptorsysteme diskutiert (Abb. 3). So scheint eine oberflächengebundene Galactosyltransferase des Spermatozoons durch Galaktosylierung exponierter Kohlenhydrate der Zona an der Spermatozoen-Zona-Bindung in der Maus beteiligt zu sein (Abb. 3, N-Acetylglucosamin: Galaktosyltransferase; [19]). In verschiedenen anderen Spezies, einschließlich des Menschen konnte die Beteiligung anderer kohlenhydrat-bindender Proteine nachgewiesen werden, die über einen lektinähnlichen Mechanismus die Spermatozoen-Bindung regulieren (Abb. 3, Kohlenhydrat-Lektin; [1, 26]). Neben den kohlenhydratdeterminierten Mechanismen spielen jedoch noch andere Systeme eine Rolle. So beeinflußt beispielsweise ein Trypsininhibitor-bindendes Protein der Spermatozoenoberfläche in noch unbekannter Weise die Spermatozoen-Zona-Bindung (Abb. 3, „trypsin-inhibitor-sensitive site"; [4]). Die Bindung und speziesspezifische Erkennung von Spermatozoon und Eizelle ist demnach offensichtlich ein Ereignis, das über mehrere Rezeptorsysteme reguliert wird. Die Blockierung eines dieser Systeme reicht aus, um die Bindung insgesamt zu verhindern [4].

Induktion der Akrosomreaktion

Die Spermatozoen-Zona-Bindung wird über Oberflächenkomponenten des Spermatozoons vermittelt. Für die Maus, aber auch für einige andere Spezies konnte gezeigt werden, daß nur akrosomintakte Spermatozoen in der Lage sind, Kontakt mit der Zona aufzunehmen [7, 24]. Die für die Penetration notwendige Akrosomreaktion müßte daher nach der Bindung an der Zona ablaufen. Tatsächlich konnte eine derar-

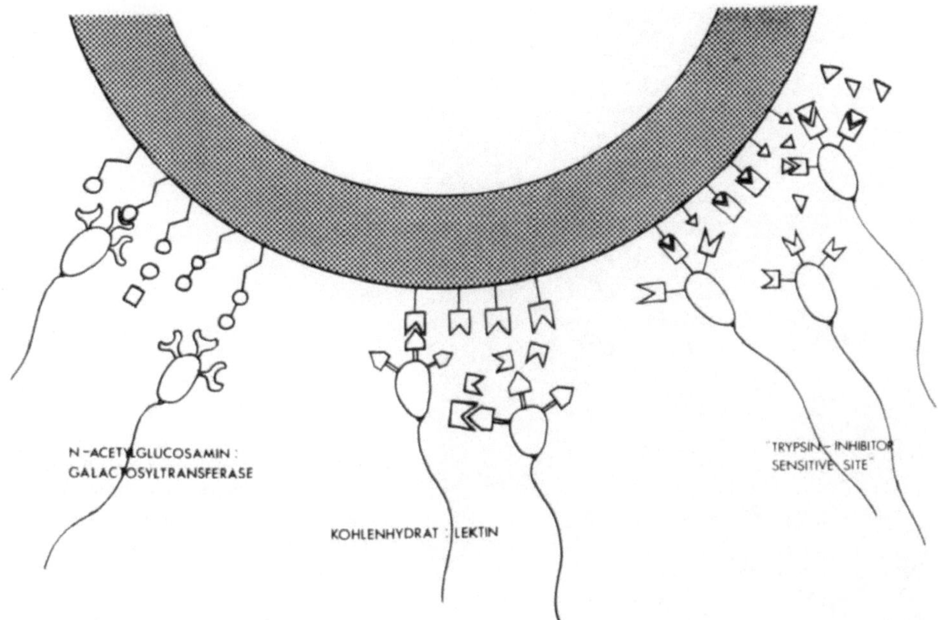

Abb. 3. Schematische Darstellung der Gameteninteraktion. Komplementäre Rezeptorsysteme, die bei der Spermatozoen-Zona Bindung und bei der Gametenerkennung beteiligt sind

tige Sequenz der Vorgänge für die Maus nachgewiesen werden. Der Kapazitationsprozeß, der die Akrosomreaktion vorbereitet, ist allerdings Voraussetzung für Bindung und nachfolgende Akrosomreaktion [24, 33]. Verantwortlich für die Auslösung der Akrosomreaktion ist das schon bekannte Zona-Protein, ZP3, das auch an der Spermatozoen-Bindung beteiligt ist [5]. Spermatozoenrezeptoraktivität und Auslöseraktivität sind jedoch voneinander unabhängige Funktionen von ZP3 [33]. Nach neuesten Untersuchungen ist dieser Mechanismus nicht auf die Maus beschränkt. Eberspermatozoen durchlaufen in vitro eine sehr langsame Akrosomreaktion. Innerhalb von 6–10 Stunden haben etwa 50% aller Spermatozoen reagiert. In Gegenwart von solubilisierter Zona pellucida beschleunigt sich die Aktrosomreaktionsrate jedoch signifikant (Abb. 4). Noch ausgeprägter ist das Ergebnis, wenn man die Akrosom-

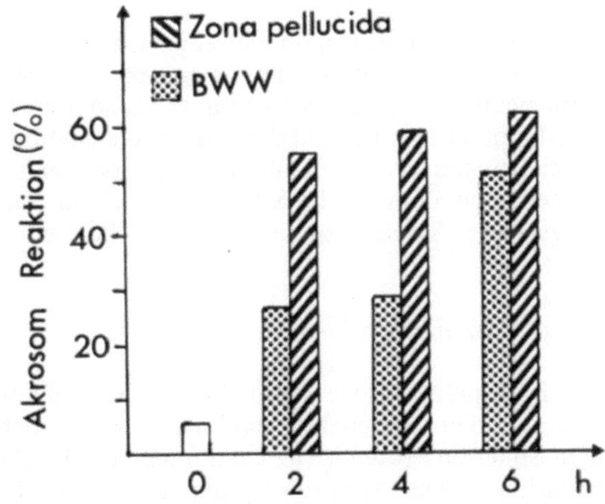

Abb. 4. Induktion der Akrosomreaktion von Eberspermatozoen durch die solubilisierte Zona pellucida

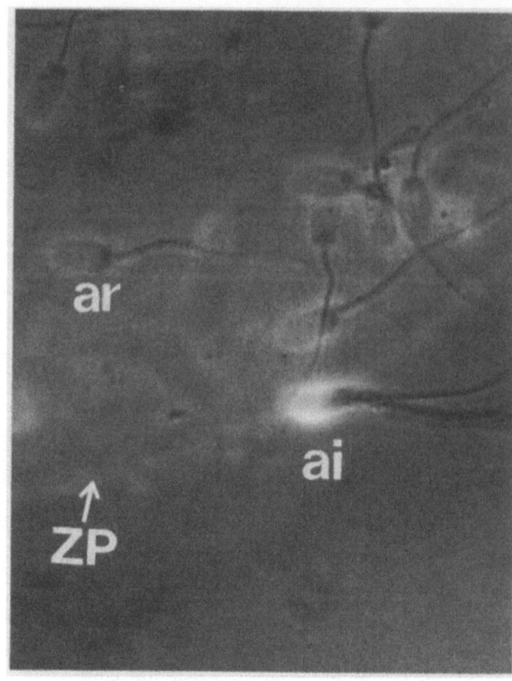

Abb. 5. Induktion der Akrosomreaktion von Eberspermatozoen an der intakten Zona pellucida. *ai*, gebundenes Spermatozoon mit intaktem Akrosom. Das Akrosom ist fluoreszenzmikroskopisch mit einem Antikörper gegen die äußere akrosomale Membran (OAM) markiert, *ar*, gebundenes Spermatozoon mit reagiertem Akrosom. *ZP*, Zona pellucida

reaktion an der intakten Zona untersucht (Abb. 5). Innerhalb von 30–60 min haben nahezu alle Spermatozoen, die zuvor spezifisch gebunden haben, die Akrosomreaktion durchgeführt (unveröffentlichte Ergebnisse). Eine entsprechende Beobachtung konnte auch beim Menschen gemacht werden [6]. Obwohl unter in vitro Bedingungen der Kapazitationsprozeß bis zur Akrosomreaktion führen kann, ist die Zona-induzierte Akrosomreaktion möglicherweise die für eine erfolgreiche Befruchtung relevante Reaktion [24]. Die Regulierung der Akrosomreaktion an der Zona pellucida ist durchaus sinnvoll, ist doch dadurch gewährleistet, daß die für die Penetration der Zona notwendigen Enzyme an ihrem natürlichen Substrat konzentriert werden und zum Einsatz kommen können.

Penetration der Zona pellucida

Während der Kumuluskomplex einer Eizelle von einem progressiv motilen, hyperaktivierten Spermatozoon ohne weiteres passiert werden kann, stellt die Penetration der Zona pellucida das Spermatozoon vor besondere Aufgaben. Die Zona pellucida ist zu stabil, um allein aufgrund der Kräfte, die eine bewegliches Spermatozoon aufbringt, durchdrungen werden zu können [12]. Erst wenn durch die bei der Akrosomreaktion freigesetzten Enzyme die Struktur der Zona aufgelockert wird, kann ein befruchtungsfähiges Spermatozoon diese letzte Barriere vor der Eizelle überwinden.

Akrosin, ein multifunktionelles Enzym

Aus Eberspermatozoen konnte kürzlich ein Fucose-bindendes Protein (FBP; 53 kDa) isoliert und charakterisiert werden [27, 28, 30]. Behandelt man homologe Eizellen mit dem isolierten Protein (FBP), dann wird die Bindung von Spermatozoen an die Zona pellucida durch Absättigung der Bindungsstellen nahezu vollständig verhindert

376

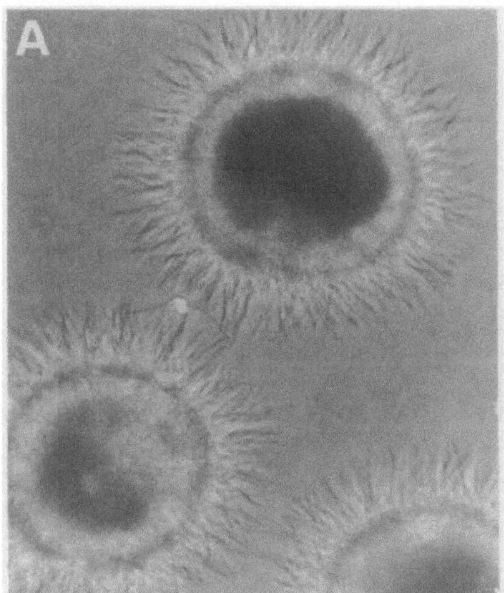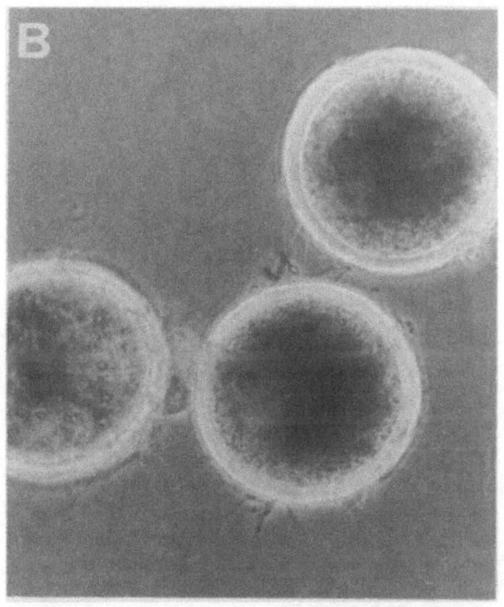

Abb. 6. Spermatozoon-Zona Interaktion. **A** Bindung von Eberspermatozon an die Zona pellucida einer intakten Eizelle in vitro. **B** Hemmung der Spermatozoen-Zona Bindung in Gegenwart des Fucose-bindenden Proteins (FBP) aus Eberspermatozoen. FBP ist identisch mit der akrosomalen Serinproteinase, Akrosin

(Abb. 6). Das kann als erster Hinweis dafür gewertet werden, daß FBP an den komplexen Vorgängen der Spermatozoen-Zona-Interaktion beteiligt ist [25]. Entsprechende Proteine mit Fucose-bindenden Eigenschaften scheinen auch beim Menschen und einigen anderen Spezies eine Rolle zu spielen [14, 29].

Erstaunlicherweise lassen sich Fucose-Bindungsstellen beim Eber bevorzugt im Akrosom als Bestandteil der akrosomalen Matrix nachweisen (Abb. 7a) [10]. Nach Induktion der Akrosomreaktion kommt es jedoch zu einer Exponierung von Fucose-Bindungsstellen über das gesamte Akrosom (Abb. 7b) [11]. Das läßt vermuten, daß das Fucose-bindende Protein weniger bei der initialen Bindung als vielmehr bei der Penetration eine Rolle spielt. Einen weiteren Hinweis dafür lieferte die Charakterisierung des Proteins. Durch N-terminale Sequenzanalyse konnte gezeigt werden, daß FBP identisch mit Akrosin ist, der akrosomalen Serinproteinase, der schon lange eine wichtige Rolle bei der Penetration beigemessen wird. Die für das enzymatisch aktive Akrosin typische Doppelsequenz ist auch für das Fucose-bindende Protein (FBP) nachzuweisen [27]:

<pre>
              CHO
               |
    Arg-Asp-Asn-Ala-Thr-   (leichte Kette)
    Val-Val-Gly-Gly-Met-   (schwere Kette)
</pre>

Akrosin besteht aus zwei Polypeptidketten, einer leichten Kette (entspricht dem Proenzymanteil von Serinproteinasen) und einer schweren Kette (enthält das aktive Zentrum des Enzyms), die über zwei Disulfidketten miteinander verknüpft sind [9]. Akrosin liegt im intakten Spermatozoon als inaktives Proenzym vor und wird im Verlauf der Akrosomreaktion an der Zona pellucida in das biologisch aktive Enzym übergeführt. Durch limitierte Proteolyse der Glykoproteinmatrix trägt es vorwiegend zur lokalen Veränderung der Zonastruktur bei, die es einem hyperaktivierten Spermatozoon erlaubt, in die Zona pellucida einzudringen und sie zu passieren [12].

Akrosin ist ein multifunktionelles Protein. Es vereinigt auf einem Molekül die Eigenschaften einer Protease und eines Lektins. Als Lektin bindet es über seine

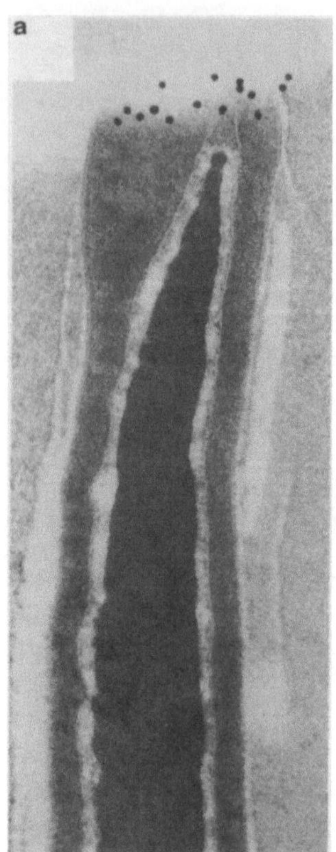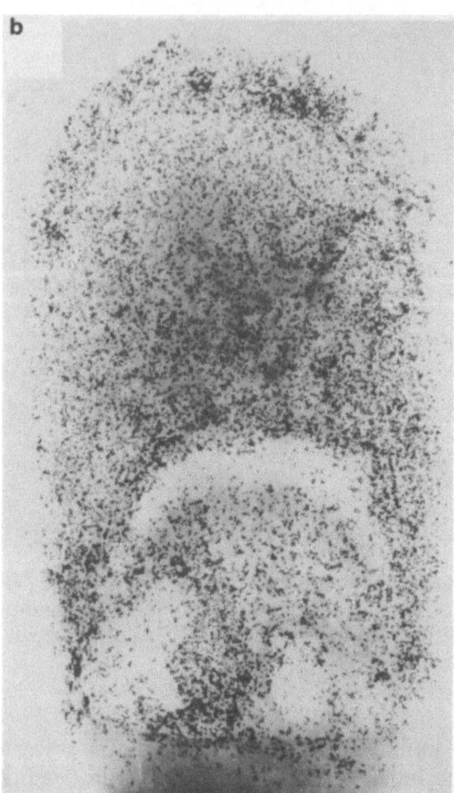

Abb. 7a, b. Verteilung von Fucose-Bindungsstellen in Eberspermatozoen. Fucose-Bindungsstellen werden mit Fucosylperoxidase-kolloidalem Gold in der TEM dargestellt. **a)** Gefrierbruch durch das Akrosom. Die akrosomale Matrix ist markiert. **b)** Totalpräparation eines Spermatozoon nach Induktion der Akrosomreaktion. Fucose-Bindungsstellen der akrosomalen Matrix werden über das gesamte Akrosom exponiert

Fucose-Bindungsstellen spezifisch an die Glykoproteine der Zona pellucida [16, 28]. Die biologische Signifikanz dieser ungewöhnlichen Kombination ist noch nicht vollständig klar; doch ist es wahrscheinlich, daß Akrosin über seine Kohlenhydrataffinität an seinem natürlichen Targetprotein konzentriert wird und gleichzeitig die temporäre Bindung akrosomreagierter Spermatozoen an die Zona pellucida vermittelt [13, 22].

Die Vorgänge, die zur Penetration der Zona pellucida führen, sind in Abb. 8 noch einmal zusammengefaßt.

Die erfolgreiche Befruchtung einer Eizelle hängt somit von dem zeitlich und örtlich exakten Ablauf einer Folge von Ereignissen ab, die wir erst langsam zu verstehen beginnen.

Zusammenfassung

Während der Passage durch den weiblichen Genitaltrakt machen Spermatozoen komplexe Veränderungen ihres funktionellen Zustandes durch. Diese als Kapazitation bezeichneten Vorgänge sind Voraussetzung für die Akrosomreaktion, ein exozytotischer Prozeß, bei dem durch die Fusion der äußeren akrosomalen Membran und der darüberliegenden Plasmamembran die für die Penetration der Zona pellucida notwendigen Enzyme freigesetzt werden. Die Zona pellucida ist eine extrazelluläre Gly-

378

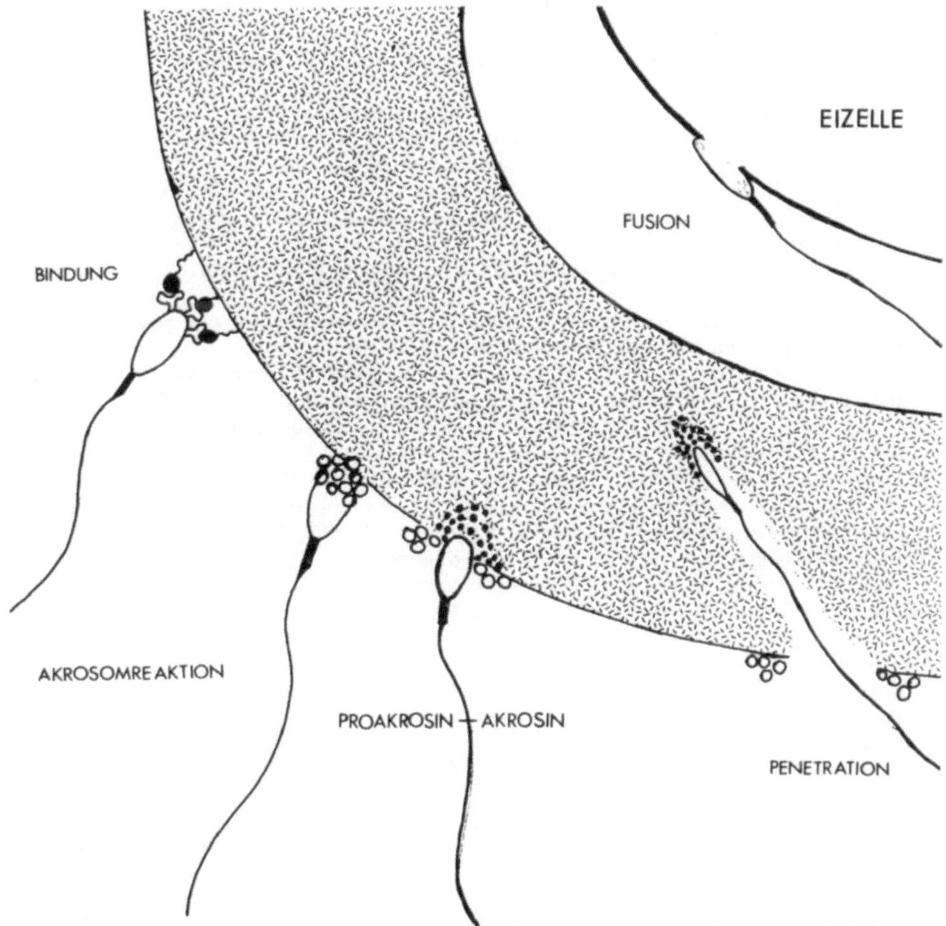

Abb. 8. Sequenz der molekularen Vorgänge an der Zona pellucida, die zur Penetration eines Spermatozoons führen. Bindung: ein kapazitiertes Spermatozoon bindet spezifisch an die Kohlenhydratliganden der Zona pellucida. Akrosomreaktion: nach der Bindung wird die Akrosomreaktion ausgelöst. Proakrosin-Akrosin: Akrosin, das im Akrosom als inaktive Vorstufe vorliegt, wird in das biologisch aktive Enzym umgewandelt. Penetration: Akrosin verändert lokal die Struktur der Zona mittels limitierter Proteolyse. Ein motiles Spermatozoon kann eindringen. Fusion: nach Penetration der Zona pellucida fusioniert das akrosomreagierte Spermatozoon mit der Vitellinmembran der Eizelle

koproteinmatrix, die von der sich entwickelnden Eizelle gebildet wird. An ihrer Oberfläche spielen sich eine Reihe für die erfolgreiche Befruchtung einer Eizelle wesentlich molekularer Reaktionen ab, wie Gameten-Bindung und -Erkennung, Induktion der Akrosomreaktion und Penetration der Zona pellucida. Für die Durchdringung der Zona pellucida wird im wesentlichen die im Akrosom des Spermatozoons lokalisierte Serinproteinase Akrosin verantwortlich gemacht. Durch limitierte Hydrolyse der Zona-Proteine durch Akrosin wird lokal die Struktur der Zona pellucida so verändert, daß ein progressiv motiles, hyperaktiviertes Spermatozoon eindringen kann. Erst diese Vorgänge ermöglichen es dem Spermatozoon, die Eizelle zu erreichen und mit ihr zu fusionieren.

Danksagungen: Eigene Forschungen wurden von der Deutschen Forschungsgemeinschaft gefördert. Herrn Prof. W.-B. Schill, Gießen, sei für seine Unterstützung gedankt.

Literatur

1. Ahuja KK (1985) Carbohydrate determinants involved in mammalian fertilization. Am J Anat 174:207–223
2. Austin CR, Chang MC (1932) The capacitation in mammalian sperm. Nature 107:326–328
3. Bearer EL, Friend DS (1982) Modification of anionic-lipid domains preceding membrane fusion in the guinea pig sperm. J Cell Biol 92:604–615
4. Benau DA, Storey BT (1988) Relationship between two types of mouse sperm surface sites that mediate binding of sperm to zona pellucida. Biol Reprod 39:235–244
5. Bleil JD, Wassarman PM (1983) Sperm–egg interaction in the mouse: Sequence of events and induction of the acrosome reaction by a zona pellucida glycoprotein. Dev Biol 95:1363–1371
6. Cross NL, Morales P, Overstreet JW, Hanson FW (1988) Induction of acrosome reactions by the human zona pellucida. Biol Reprod 38:235–244
7. Florman HM, Storey BT (1982) Mouse gamete interaction: the zona pellucida is the site of the acrosome reaction leading to fertilization in vivo. Dev Biol 91:121–130
8. Florman HM, Wassarman PM (1985) O-linked oligosaccharides of mouse egg ZP3 account for sperm receptor activity. Cell 41:313–324
9. Fock-Nüzel R, Lottspeich F, Henschen A, Müller-Esterl W (1984) Boar acrosin is a two-chain molecule. Isolation and primary structure of the light chain; homology with the propart of other serine proteinases. Eur J Biochem 141:441–446
10. Friess AE, Töpfer-Petersen E, Schill W-B (1987) Fracture labelling of boar spermatozoa for the fucose-binding protein (FBP). Histochemistry 87:181–183
11. Friess AE, Töpfer-Petersen E, Nguyen H, Schill W-B (1987) Electron microscopic localization of a fucose-binding protein in acrosome-reacted boar spermatozoa by the fucosyl-peroxidase-gold-method. Histochemistry 86:297–303
12. Green DPL (1987) Mammalian sperm cannot penetrate the zona pellucida solely by force. Exp Cell Res 169:31–38
13. Hedrick JL, Urch UA, Hardy DM (1989) The structure-function properties of the sperm enzyme acrosin. In: Shoemaker S, Sonnet P, Whitaker J (eds) ACS Symposium Series, ACS Books, Washington DC
14. Huang TTF, Ohzu E, Yanagimachi R (1982) Evidence suggesting that L-fucose is part of a recognition signal for the sperm-zona pellucida attachment in mammals. Gamete Res 5:355–361
15. Johnson L, Katz L, Overstreet JW (1981) The movement characteristics of rabbit spermatozoa before and after activation. Gamete Res 4:275–282
16. Jones R, Brown CR (1987) Identification of a zona binding protein from boar spermatozoa as proacrosin. Exp Cell Res 171:503–508
17. Katz L, Yanagomachi R, Dresdner RD (1978) Movement characteristics and output of guinea pig and hamster spermatozoa in realation to activation. J Reprod Fert 52:167–172
18. Langlais J, Roberts KD (1985) A molecular membrane model of sperm capacitation and acrosome reaction of mammalian spermatozoa. Gamete Res 12:183–224
19. Macek MB, Shur BD (1988) Protein-carbohydrate complementarity in mammalian gamete recognition. Gamete Res 20:93–109
20. Oliphant G, Reynolds AB, Thomas TS (1985) Sperm surface components involved in the control of the acrosome reaction. Am J Anat 174:269–283
21. O'Rand MG (1988) Sperm-egg recognition and barriers to interspecies fertilization. Gamete Res 19:315–328
22. O'Rand MG, Welch JE, Fisher SJ (1986) Sperm membrane and zona pellucida interactions during fertilization. In: Dhinsda DS, Bahl O (eds) Molecular and cellular aspects of reproduction. Plenum Press, New York, pp 131–144
23. Schill WB (1987) Der männliche Sterilitätsfaktor – Diagnostik und Therapie. In: Dietrich-Reichart E (Hrsg) Insemination. In-vitro-fertilization. Schulz, Percha, pp 83–128
24. Storey BT, Lee MA, Muller C, Ward CA, Wirtshafter DG (1984) Binding of mouse spermatozoa to the zonae pellucidae of mouse eggs in cumulus: evidence that the acrosomes remain substiantially intact. Biol Reprod 31:1119–1128
25. Töpfer-Petersen E (1988) Sperm–egg interaction in the pig – a model for mammalian fertilization. In: Holstein AF, Bettendorf G, Hölzer KH, Leidenberger F (eds) Carl Schirren Symposium – Advances in Andrology. Diesbach, Berlin

26. Töpfer-Petersen E (1989) Molecular events during fertilization. In: Kotyk A (ed) Highlights of modern biochemistry, vol 2. VSP, pp 1131–1141
27. Töpfer-Petersen E, Henschen A (1987) Acrosin shows zona and fucose binding, novel properties for a serine proteinase. FEBS Lett 226:38–42
28. Töpfer-Petersen E, Henschen A (1988) Zona pellucida-binding and fucose-binding of boar sperm acrosin is not correlated with proteolytic activity. Biol Chem Hoppe Seyler 369:69–76
29. Töpfer-Petersen E, Friess AE, Henschen A, Schill WB (1987) Is a fucose-binding protein involved in sperm–egg interaction in the pig. In: Mohri H (ed) New horizons in sperm cell research. Japan Scientific Societies press, Tokyo, pp 287–296
30. Töpfer-Petersen E, Friess AE, Nguyen H, Schill W-B (1985a) Evidence for a fucose-binding protein in boar spermatozoa. Histochemistry 83:139–145
31. Urch UA, Wardrip NJ, Hedrick JL (1985) Limited and specific proteolysis of the zona pellucida by acrosin. J Exp Zool 233:479–483
32. Wassarman PM (1987) Early events in mammalian fertilization. In: Palade GE, Alberts BM, Spudich JA (eds) Annual review of cell biology, vol 3. Annual Review Inc, Palo Alto, pp 109–141
33. Wassarman P, Bleil J, Fimiani C, Florman H, Greve J, Kinloch R, Moller C, Mortillo S, Roller R, Salzmann G, Vazquez M (1989) The mouse egg receptor for sperm: a multifunctional zona pellucida glycoprotein. In: Dietl J (ed) The mammalian coat. Structure and function. Springer, Berlin Heidelberg New York London Paris Tokyo, pp 18–37
34. Yanagimachi R (1988) Mammalian fertilization. In: Knobil E, Neill JD (eds) The physiology of reproduction, vol 1. Raven Press, New York, pp 135–185

Photokarzinogenese

Herbert Hönigsmann

Einleitung

Ultraviolette (UV) Strahlung bewirkt eine Fülle biologischer Reaktionen in der Haut. Abgesehen von der Photokonversion von 7-Dehydrocholesterin zu Pro-Vitamin D3 durch UVB haben alle bekannten Reaktionen unerwünschte Auswirkungen und führen nach unserem gegenwärtigen Wissen zu Zellschaden, Zelltod und Tumorentstehung.

Die Akutreaktion nach Einstrahlung höherer Dosen von künstlichen UV- und Sonnenstrahlen manifestiert sich als Sonnenbrand und wird wegen seiner Schmerzhaftigkeit und der klassischen Entzündungszeichen als schädlich angesehen. Von der Allgemeinheit weniger akzeptiert ist die Tatsache, daß der Sonnenbrand nicht die einzige, wichtige Form der Hautschädigung darstellt, sondern daß die chronische Sonnenexposition auch ohne akutes Erythem zu Langzeitschäden wie Hautalterung und Karzinogenese führt. Das Ausmaß dieser Schäden wird durch die sich über Jahre addierende kumulative Gesamtdosis bestimmt.

Obwohl unser Wissen über die Wirkung der UV-Strahlung auf molekularer, pharmakologischer, mikroskopischer und klinischer Ebene beachtliche Fortschritte erfahren hat, gibt es über die Interaktion der verschiedenen photobiologischen Vorgänge und deren biochemischer Folgeerscheinungen nach der Bestrahlung nur wenig Information. Dies trifft auch auf die Pathophysiologie kutaner Malignome zu. Epidemiologische Daten lassen schließen, daß Basaliom, Plattenepithelkarzinom und Melanom in Zusammenhang mit Sonnenbestrahlung entstehen. Als Beweis dafür lassen sich zahlreiche Argumente anführen. Für die Entstehung des Melanoms ist, wegen des Fehlens eines passenden Tiermodells, der Einfluß der Sonnen- und UV-Bestrahlung weniger klar definiert als für die epithelialen Tumore.

Aus klinischer Sicht scheinen zwei unterschiedliche Formen der Sonnenexposition für die Pathogenese von Hautkrebsen bestimmend zu sein [5]. Die eine Form besteht aus häufiger, oft beruflicher Sonnenbestrahlung über längere Zeiträume hinweg, die ohne Erythem zu additiven Langzeitschäden führt. Diese Expositionsform ist für Basaliom und Plattenepithelkarzinom von Bedeutung. Dabei ist die kumulative Gesamtdosis der bestimmende Faktor. Die zweite Form besteht aus intensiver, intermittierender Bestrahlung, meist im Rahmen der Freizeitaktivität, die mit starken Sonnenbrandreaktionen einhergeht. Diese Form wird mit der Melanomentstehung in Zusammenhang gebracht, wobei die absolute UV-Dosis möglicherweise eine untergeordnete Rolle spielt.

Basaliom und Plattenepithelkarzinom

Die ätiologische Bedeutung des Sonnenlichts bei der Karzinogenese läßt sich nur indirekt durch verschiedene Beobachtungen belegen [18]. Bestimmte phänotypische Charakteristika sind bei Patienten mit epithelialen Tumoren häufiger. Diese umfassen eine helle Komplexion mit geringer oder fehlender Bräunungsfähigkeit (Hauttypen I und II), wobei der helläugige, rothaarige Phänotyp mit Epheliden („keltischer Hauttyp") ein besonderes Risiko zeigt. Hautkarzinome sind bei farbigen und schwarzen Rassen extrem selten, vermutlich wegen ihres starken Pigmentschutzes. Albinos dieser Rassen zeigen eine hohe Tumorinzidenz.

Es besteht eine signifikante Korrelation zwischen regelmäßigem (meist beruflichem) Aufenthalt im Freien über Jahre und dem Auftreten von Basaliomen und Plattenepithelkarzinomen, wobei die langsame Akkumulation der Gesamtdosis bewirkt, daß mit zunehmendem Alter das Erkrankungsrisiko steigt. Hautkrebse treten vorwiegend an chronisch lichtexponierten Körperstellen auf, wobei suberythematogene Dosen auszureichen scheinen.

Ihre Häufigkeit nimmt bei der weißen Bevölkerung mit abnehmender geographischer Breite zu. Dieses Süd-Nord-Gefälle ist besonders deutlich in den Vereinigten Staaten erkennbar [16]. Alle diese Beobachtungen implizieren, daß die Entstehung epithelialer Hauttumoren mit der kumulativen Dosis an Photonen, die an das Stratum germinativum herankommen, direkt korrelierbar ist. In Tierversuchen lassen sich Hautkarzinome durch UV-Bestrahlung über mehrere Monate erzeugen. Dabei läuft die Karzinogenität der einzelnen Wellenlängenbereiche parallel mit ihrer Erythemwirksamkeit [6]. Es hat sich gezeigt, daß der UVB-Bereich (280–320 nm) im Tierexperiment am wirksamsten ist [2]. Aus diesem Grunde wird allgemein der UVB-Anteil des Sonnenlichts als das verantwortliche Aktionsspektrum für die Entstehung von Basaliomen und Plattenepithelkarzinomen angesehen, obgleich, wie unten noch besprochen wird, auch UVA (320–400 nm) im Tiermodell karzinogene Eigenschaften besitzt.

Die Bestrahlung menschlicher Haut mit natürlicher oder künstlicher UV-Strahlung führt unmittelbar zu Veränderungen in der DNS. Es gibt ausreichend Daten, die beweisen, daß die DNS die primäre Zielstruktur der karzinogenen Wirkung darstellt. DNS absorbiert besonders Strahlung im UVB-Bereich, wodurch sich die starke karzinogene Eigenschaft von UVB erklären läßt. Unter UV-Bestrahlung entstehen verschiedene DNS-Läsionen, wobei den Zyklobutyl-pyrimidin-Dimeren (vorwiegend Thymin-Dimere) eine wesentliche Rolle zukommt [8, 14]. Da Dimere in der DNS für die Zelle letale Schäden darstellen, existieren verschiedene Reparaturmechanismen, die diese Läsionen eliminieren können. Allerdings führen nicht alle Reparaturmechanismen zu irrtumsfreier, korrekter Wiederherstellung des genetischen Materials. Zudem wird gerade der wichtgste irrtumsfreie Mechanismus, die Exzisionsreparatur, bei höherem Anfall an Dimeren rasch abgesättigt [10].

Die vitale Bedeutung der Reparatursysteme zeigt sich am deutlichsten beim Studium von Krankheiten, bei denen Reparaturdefekte auftreten. Das Xeroderma pigmentosum, eine Krankheit, bei der alle Zellen des Organismus einen Defekt in der irrtumsfreien Exzisionsreparatur [1] aufweisen, ist das klinische Modell zur Korrelation von Reparaturversagen und Photokarzinogenese. Bei dieser Genodermatose übernehmen andere, irrtumsbehaftete Reparatursysteme, wie etwa die Postreplikationsreparatur [11], die Elimination der Dimere. Während dieses Reparaturvorganges, dessen Ablauf noch nicht vollständig geklärt ist, entstehen Fehler in den Nucleotidsequenzen und damit Mutationen.

Auch das Immunsystem spielt in der Hautkarzinogenese eine Rolle. Bei immunsupprimierten Patienten besteht ein erhöhtes Risiko für die Entwicklung maligner Tumore. Bei Nierentransplantierten wurden multiple Hautkarzinome berichtet. Zumindest im Tierexperiment zeigten die Studien von Kripke et al. [4], daß UV-Strahlung die immunologische Tumorüberwachung beeinflußt. Danach käme der UV-Strahlung eine Doppelrolle zu: Erstens die Induktion der Karzinogenese durch DNS-Schädigung und zweitens die Suppression der immunologischen Tumorabwehr. Ob diese Hypothese auch auf den Menschen übertragbar ist, bleibt noch zu klären.

Melanom

Das gegenwärtige Wissen um Auftreten und Häufigkeit des malignen Melanoms läßt vermuten, daß dabei die oben erwähnte zweite Form der Sonnenexposition, neben anderen Faktoren, wie das Vorhandensein von Präkursorläsionen (dysplastische Naevi, kongenitale Naevi), eine wichtige Rolle spielt. Auch beim Melanom ist ein Süd-Nord-Gefälle in den Vereinigten Staaten und eine wesentlich höhere Inzidenz bei der weißen Bevölkerung erkennbar. In Australien liegen die Erkrankungszahlen 3- bis 4mal so hoch wie in Europa [5]. Trotz dieser epidemiologischen Ähnlichkeiten mit den epithelialen Tumoren der Haut besteht beim Melanom ein wesentlicher anamnestischer Unterschied im Sonnenexpositionsverhalten der Patienten. Die Mehrzahl der Melanome scheint nicht mit chronischer, kontinuierlicher Sonnenbestrahlung in Zusammenhang zu stehen, sondern als Folge intermittierender, akuter, intensiver Sonnenbestrahlung nach kurzer Latenzzeit zu entstehen [13]. Dies könnte auch erklären, warum Melanome häufiger bei Personen auftreten, die sich vorwiegend in geschlossenen Räumen aufhalten und nur während des Urlaubs oder in der Freizeit dem Sonnenlicht ausgesetzt sind. Unterstützt wird diese Annahme durch den bevorzugten Befall jener Körperstellen, die vorwiegend nur bei Freizeitaktivitäten exponiert werden und nicht geschützt sind durch Pigmentierung und Hornschichtverdikkung, wie sie nach chronischer Sonnenexposition entsteht. Durch Badebekleidung bedeckte Stellen, wie das Badehosenareal und die weibliche Brust, bleiben häufig ausgespart [5].

Inzidenz und Todesraten des malignen Melanoms sind in den letzten beiden Jahrzehnten in den westlichen Industrieländern rasch angestiegen. Zahlreiche epidemiologische Studien lassen erkennen, daß dieser Trend mit den veränderten Freizeitgewohnheiten in Zusammenhang stehen mag [7, 12, 13]. Längere Ferien, die Möglichkeit, den Urlaub in sonnenreichen Gebieten zu verbringen und Veränderungen in der Mode stehen damit im Einklang. Reisen in südliche Klimazonen mit kurzen Perioden intensiver Sonnenexposition stellen einen hohen Risikofaktor dar. Insbesondere besteht eine statistisch signifikante Korrelation zwischen Melanomrisiko und schweren Sonnenbränden in der Kindheit und im Jugendalter [7, 12, 13]. Eine Korrelation zwischen Lebensalter bei erstmaliger starker Sonnenexposition und Melanomrisiko zeigen auch Untersuchungen an Einwanderern nach Australien, bei denen festgestellt wurde, daß bei Einwanderung vor dem 10. Lebensjahr ein höheres Risiko besteht als bei Einwanderung nach dem 15. Lebensjahr [13].

Ein endgültiger Beweis für die kausale Rolle der UV-Strahlung steht noch aus, da kein passendes Tiermodell existiert. Zwar lassen sich melanozytäre Tumoren bei verschiedenen Tieren nach Behandlung mit karzinogenen Substanzen und UVB-Bestrahlung hervorrufen, jedoch ist das biologische Verhalten dieser Tumoren nicht mit dem humanen Tumor vergleichbar. Die Tatsache, daß Patienten mit Xeroderma pigmentosum auch ein erhöhtes Melanomrisiko aufweisen, läßt vermuten, daß DNS-Reparaturvorgänge bei der Melanomentstehung involviert sind.

UVA-Strahlung und Bräunungslampen

Der gegenwärtige Trend, die Urlaubsbräune mit Hilfe von Solarien zu erhalten, könnte nicht nur die Lichtalterung beschleunigen, sondern auch zur Hautkarzinogenese beitragen. UVA ist in höheren Dosen erythematogen, schädigt die dermalen Gefäße und verstärkt additiv oder synergistisch die akuten Schäden der UVB-Strahlung. Moderne Bestrahlungsanlagen ermöglichen die Applikation hoher UVA-Dosen in verhältnismäßig kurzer Zeit. Die Langzeitnebenwirkungen der hochdosierten UVA-Strahlung sind an der menschlichen Haut noch nicht dokumentiert, jedoch weisen Tierversuche und in-vitro Untersuchungen auf eine Reihe möglicher Gefahren hin [15].

UVA schädigt die DNS und führt zu Dimerbildung, Einzelstrangbrüchen und zu DNS-Proteinvernetzungen [3, 9]. Bei ausreichender Dosierung hat UVA im Zellkultursystem mutagene Eigenschaften [3]. UVA-Photokarzinogenese wurde bei Mäusen experimentell nachgewiesen [2, 17]. UVA penetriert leichter und tiefer in die Derms als UVB und erreicht dort Strukturen, die geschädigt werden. Lichtinduzierte Hautalterung läßt sich mit dem gesamten UVA-Spektrum im Maussystem nachvollziehen. Die dafür nötigen Gesamtdosen können auch in der menschlichen Haut bei Kombination von künstlicher UVA-Strahlung und Sonnenlicht innerhalb weniger Jahre erreicht werden [3]. Im Hinblick auf die gegenwärtig zur Verfügung stehende Information kann die Bestrahlung der menschlichen Haut mit UVA nicht länger als gefahrlos betrachtet werden.

Besprechung

Der Zusammenhang zwischen Sonnenbestrahlung und Hauttumoren ist seit etwa 100 Jahren bekannt. Die wesentlichen Erkenntnisse über Pathomechanismen UV-induzierter Hautschäden stammen allerdings erst aus den letzten 10 bis 15 Jahren. Es stehen nun ausreichend epidemiologische und experimentelle Daten zur Verfügung, die über Inzidenz, Aktionsspektren, photochemische und molekulare Veränderungen Aufschluß geben. Dies betrifft jedoch im wesentlichen nur die epithelialen Tumoren. Die Information über die Pathogenese des Melanoms bleibt trotz des Wissens über die Zusammenhänge mit UV-Strahlung spärlich. Photoimmunologische Phänomene und andere, noch ungeklärte Faktoren, mögen dabei Bedeutung haben. Die Gewißheit, daß Sonnenbestrahlung mehr Schäden als Nutzen bringt, sollte noch mehr als bisher in die Aufklärungsarbeit der Vorsorgemedizin Eingang finden.

Zusammenfassung

Epidemiologische Untersuchungen zeigen, daß 90% aller Hautkrebse unter dem Einfluß von Sonnenbestrahlung entstehen, wobei beruflicher Sonnenexposition und Freizeitaktivität eine bedeutende Rolle zukommt. Zwei unterschiedliche Formen der Sonnenexposition scheinen für die Pathogenese von Hauttumoren bestimmend zu sein. Die eine Form besteht aus jahrelanger, häufiger, oft beruflicher Sonnenbestrahlung ohne akute Erythembildung. Diese Expositionsform ist für die Entstehung von Basaliom und Plattenepithelkarzinom von Bedeutung. Dabei ist die kumulative Dosis der bestimmende Faktor. Die zweite Form besteht aus kurzer, aber intensiver Bestrahlung, meist im Rahmen der Freizeitaktivität, die mit starken Sonnenbrandreaktionen einhergeht. Diese Form wird mit der Melanomentstehung in Zusammenhang gebracht, wobei die absolute UV-Dosis wahrscheinlich eine untergeordnete Rolle spielt.

Die wesentlichen Erkenntnisse der letzten Zeit über die Entstehungsmechanismen von Hautkrebsen geben Aufschluß über die verantwortlichen Anteile des UV-Spektrums und über photochemische und molekulare Veränderungen, die zu kumulativen Langzeitschäden führen. Nach gegenwärtigem Wissen kann auch die Bestrahlung mit langwelligem UV (UVA) aus Bräunungsgeräten nicht als gefahrlos angesehen werden. Aufgabe der Vorsorgemedizin ist es, neben der Früherkennung, über die Schäden intensiver Sonnenbestrahlung aufzuklären und die Bevölkerung zur Durchführung eines konsequenten Sonnenschutzes zu motivieren.

Literatur

1. Cleaver MS (1968) Defective repair replication of DNA in xeroderma pigmentosum. Nature 218:652–656
2. Cole CA, Forbes PD, Davies RE (1986) An action spectrum for photocarcinogenesis. Photochem Photobiol 43:275–284
3. Enninga IC, Groenendijk RTL, Filon AR, Van Zeeland AA, Simons JWIM (1986) The wavelength dependence of UV-induced pyrimidine dimer formation, cell killing and mutation-induction in human diploid skin fibroblasts. Carcinogenesis 7:1829–1836
4. Fisher MS, Kripke ML (1977) Systemic alteration induced in mice by ultraviolet irradiation and its relationship to ultraviolet carcinogenesis. Proc Natl Acad Sci USA 74:1688–1692
5. Fitzpatrick TB, Sober AJ (1985) Sunlight and skin cancer. N Engl J Med 313:818–819
6. Forbes PD, Davies RE (1986) Quantity, quality and mode of UV administration as denominators of photocarcinogenesis. In: Hönigsmann H, Stingl G (eds) Therapeutic photomedicine. Current problems in dermatology, vol 15. Karger, Basel, pp 290–302
7. Green A, Siskind V, Bain C, Alexander J (1985) Sunburn and malignant melanoma. Br J Cancer 51:393–397
8. Hart R, Setlow RB, Woodhead A (1977) Evidence that pyrimidine dimers in DNA can give rise to tumors. Proc Natl Acad Sci USA 74:5574–5576
9. Hönigsmann H, Jaenicke KF, Brenner W, Rauschmeier W, Parrish JA (1981) Unscheduled DNA-synthesis in normal human skin after single and combined doses of UV-A, UV-B and UV-A with methoxalen (PUVA). Br J Dermatol 105:491–501
10. Hönigsmann H, Brenner W, Tanew A, Ortel B (1987) UV-induced unscheduled DNA synthesis in human skin: dose response, correlation with erythema, time course and split dose exposure in vivo. J Photochem Photobiol B Biol 1:33–43
11. Lehmann AR (1975) Postreplication repair of DNA in mammalian cells. Life Sci 15:2005–2016
12. Lew RA, Sober AJ, Cook N, Marvell R, Fitzpatrick TB (1983) Sun exposure habits in patients with cutaneous melanoma: a case control study. J Derm Surg Oncol 9:981–986
13. Longstreth J (1988) Cutaneous malignant melanoma and ultraviolet radiation: A review. Cancer Metastasis Rev 7:321–333
14. Robbins HJ, Kraemer KH, Lutzner MA, Festoff BW, Coon HG (1974) Xeroderma pigmentosum: an inherited disease with sun sensitivity, multiple cutaneous neoplasms, and abnormal DNA repair. Ann Intern Med 80:221–248
15. Roza L, Baan RA, Van der Leun JC, Kligman L, Young AR (1989) UVA hazards in skin associated with the use of tanning equipment. J Photochem Photobiol B Biol 3:281–287
16. Scotto J, Fears TR, Fraumeni JF, Jr (1983) Incidence of nonmelanoma skin cancer in the United States. NIH Publication No. 83–2433
17. Strickland PT (1986) Photocarcinogenesis by near-ultraviolet (UVA) radiation in Sencar mice. J Invest Dermatol 87:272–275
18. Urbach F, Forbes PD (1987) Photocarcinogenesis. In: Fitzpatrick TB, Eisen AZ, Wolff K, Freedberg IM, Austen KF (eds) Dermatology in general medicine. McGraw-Hill, New York, pp 1475–1481

Zytoskelett und Tumordiagnostik

Roland Moll und Ingrid Moll

Intermediärfilamentproteine und ihre differenzierungsspezifische Expression

In der Tumordiagnostik haben in den 80er Jahren die sogenannten Tumormarker eine immer größere Bedeutung erlangt. Neben serologischen Tumormarkern, die Hinweise auf die Tumorart und vor allem die Tumorausdehnung liefern, gibt es morphologische bzw. histologische Tumormarker, die direkt im Tumorgewebe am histologischen Schnitt durch immunhistochemische Methoden nachgewiesen werden. Solche Marker (die eigentlich meist Differenzierungsmarker sind) können die Klassifizierung und Einordnung besonders bei Problemfällen mit unklarer Histologie oder bei Metastasen mit unbekanntem Primärtumor entscheidend verbessern.

Ein sehr wichtiges System solcher histologischer Marker sind die zum sogenannten Zytoskelett gehörenden Intermediärfilamente, die sich im elektronenmikroskopischen Bild als ziemlich unscheinbare, lange zytoplasmatische Filamente von etwa 10 µm Durchmesser darstellen. Interessant sind diese Filamente auf der molekularen Ebene. Bekanntermaßen gibt es fünf Klasen von Intermediärfilamenten, die sich durch ihre Proteinuntereinheiten unterscheiden und die jeweils eng mit bestimmten Zelltypen korreliert sind [3, 16].

So sind Vimentinfilamente typisch für mesenchymale Zellen, Desminfilamente für Muskelzellen, Gliafilamente und Neurofilamente für Glia- bzw. Nervenzellen, und schließlich sind Zytokeratinfilamente weitgehend spezifisch für Epithelzellen. Die verschiedenen Intermediärfilamenttypen lassen sich immunhistochemisch durch spezifische Antikörper am Gewebsschnitt darstellen.

Die Zytokeratinfilamente sind die komplexeste und damit auch interessanteste Klasse von Intermediärfilamenten. Mit bestimmten sog. Pan-Zytokeratin-Antikörpern, die ein bereits breites Spektrum von Zytokeratin-Polypeptiden (s. u.) erkennen, lassen sich z. B. in der Haut sämtliche Epithelien (Epidermis, Follikelapparat, Schweißdrüsen) spezifisch darstellen. Entsprechend finden sich Zytokeratinfilamente auch in allen inneren Epithelien. Die Sonderstellung der Zytokeratinfilamente gründet sich auf ihre biochemische Komplexität. Man unterscheidet mittlerweile etwa 30 verschiedene Zytokeratin-Polypeptide, die in unterschiedlichen Kombinationen in den verschiedenen Epithelien exprimiert werden, und zwar wiederum differenzierungsspezifisch, also in Korrelation zum jeweiligen Epithelzelltyp [7, 11, 18, 20].

Diese Polypeptide lassen sich durch ein- und zweidimensionale Gelelektrophorese, Immunblotting, Peptidkartierung und Sequenzanalysen identifizieren.

Die Abbildung 1 stellt die bisher bekannten Zytokeratin-Polypeptide entsprechend ihrer Position in zweidimensionaler Gelelektrophorese zusammen, also entsprechend der elektrischen Ladung (links basisch, rechts sauer) und der Molekülgröße (in der Ordinate angegeben). Die mit Nummern (1 bis 19) gekennzeichneten Zytokeratine werden in den verschiedenen Epithelgeweben (mit Ausnahme haar- und nagelbildender Zellen), die Haar-Zytokeratine (Hb 1–4 und Ha 1–4) in letzteren Zellen exprimiert. Alle Zytokeratine lassen sich in zwei Typen eingruppieren: Typ I-Zytokeratine (Nr. 9 bis 19 und Ha 1–4) sind sauer, und Typ II Zytokeratine (Nr. 1 bis 8 und Hb 1–4) sind mehr basisch. Es gilt das Prinzip, daß Typ I- und II-Polypeptide immer koordiniert und paarweise exprimiert werden, d. h. eine gegebene Epithelzelle synthe-

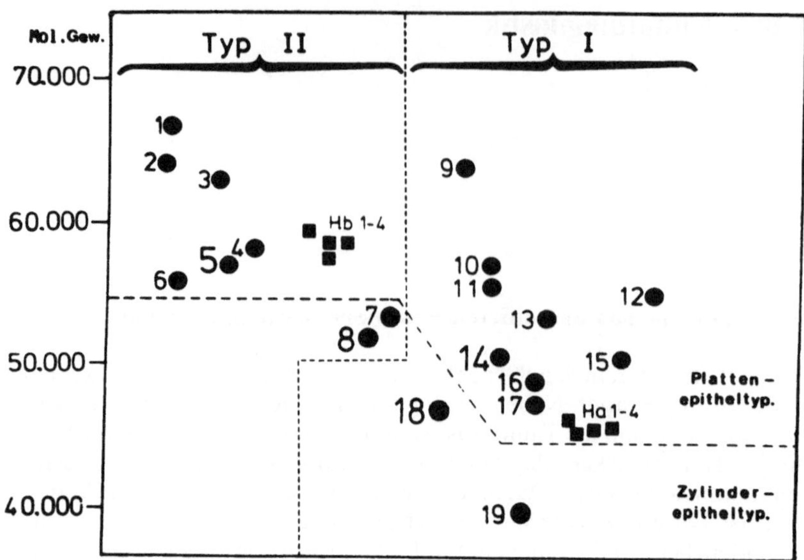

Abb. 1. Schematische Darstellung der menschlichen Zytokeratin-Polypeptide entsprechend ihrer Wanderung in zweidimensionaler Gelelektrophorese (erste Dimension = horizontale Trennung nach Ladung: links basisch, rechts sauer; zweite Dimension = vertikale Trennung nach Molekulargewicht). Die epithelialen Zytokeratine (CK 1–19) sind durch Kreise, die Haar-Zytokeratine Hb 1–4 und Ha 1–4 durch Rechtecke symbolisiert. Man beachte die Unterscheidung in saure Typ-I-Zytokeratine und basischere Typ-II-Zytokeratine sowie die Aufgliederung in plattenepitheltypische und zylinderepitheltypische Komponenten (7, 11). Die jeweiligen Grundkomponenten sind durch große Ziffern herausgehoben

tisiert immer gleiche Mengen von Typ I- und II-Zytokeratinen [6, 19]. Der Grund dafür liegt in der molekularen Struktur des Zytokeratinfilaments. Der Grundbaustein des Zytokeratinfilamentes ist nämlich ein Tetramer aus zwei Typ I-Zytokeratinen und zwei Typ II-Zytokeratinen. Aus diesen entsteht durch End-zu-End- und laterale Assoziation das Zytokeratinfilament, das somit aus einer gleichen Menge von Typ I- und Typ II-Molekülen besteht [18]. Die Expression der Zytokeratine erfolgt deshalb reguliert in Form von Paaren.

Wesentlich ist, daß diese Zytokeratinpaare mit dem epithelialen Zelltyp korreliert sind (Übersichten: [2, 14, 18]). Als eine grobe Einteilung kann man zunächst Plattenepithel-typische und Zylinderepithel-typische Zytokeratine unterscheiden (Abb. 1). Beide Gruppen enthalten ein Paar von Grundkomponenten. Unter den Plattenepithel-Zytokeratinen ist das Grundpaar 5/14 generell in der undifferenzierten Basalzelllage aller Plattenepithelien, auch der Epidermis, exprimiert. Alle anderen Plattenepithel-typischen Zytokeratin-Paare werden suprabasal exprimiert und sind mit der spezifischen plattenepithelialen Ausreifungsrichtung korreliert, also entweder der epidermalen Reifung (Zytokeratine (CK) 1 und 10), der Ausreifung des kornealen Epithels (CK 3 und 12) oder des unverhornten Plattenepithels von Schleimhäuten (CK 4 und 13) oder aber mit einem hochproliferativen Zustand (CK 6 und 16). Bei den Zylinderepithel-Zytokeratinen (Abb. 1) ist das Grundpaar CK 8 und 18 generell in praktisch allen einschichtigen polaren Epithelien exprimiert, z. B. in Hepatozyten. Zusätzliche Komponenten (CK 7, CK 19) kommen in bestimmten Arten von Zylinderepithelien (z. B. CK 19 im Darmepithel) vor. Darüber hinaus gibt es auch komplexe Epithelgewebe, die innerhalb des Epithelverbandes Zellen mit unterschiedlichem Muster enthalten, wie das Urothel und die Schweißdrüsenepithelien. Somit ist also die Expression der einzelnen Zytokeratinpaare streng zelltypischspezifisch, d. h. mit dem jeweiligen Differenzierungsprogramm der Epithelzelle korreliert. Die molekularbiologischen Regulationsmechanismen, die dieser Differenzierungsspezifität zugrunde liegen, sind noch nicht aufgedeckt.

Intermediärfilamentproteine als Tumor-(Differenzierungs-)Marker

Zweifellos lassen sich die Mehrzahl der histologischen Diagnosen allein auf der Basis der konventionellen histologischen Färbetechniken stellen. Aber es gibt immer wieder Problemfälle, bei denen Tumormarker (genauer gesagt: Differenzierungsmarker) von großer Bedeutung sein können. Im folgenden soll über die Anwendung der Intermediärfilamentproteine als Marker unter besonderer Berücksichtigung der Haut berichtet werden (s. auch [9, 13]).

Voraussetzung für die Eignung der Intermediärfilamente als Tumormarker ist, daß ihre Expression in malignen Tumoren stabil erhalten bleibt; dies ist in aller Regel der Fall. So leiten sich Vimentin-positive Tumoren ganz überwiegend von Vimentin-positiven Ausgangszellen ab. Ein klassisches Beispiel ist das maligne Melanom, das stets stark und ausgedehnt Vimentinfilamente exprimiert und darin den normalen Melanozyten und auch den Naevuszellen gleicht [1]. Dagegen sind die Melanome meist Zytokeratin-negativ. Diese Intermediärfilament-Konstellation ist von Bedeutung für die differentialdiagnostische Abgrenzung metastatischer, besonders amelanotischer maligner Melanome (Tabelle 1) von undifferenzierten Karzinomen, denn letztere sind stets Zytokeratin-positiv. In Einzelfällen können auch maligne Melanome eine geringe Expression von Zytokeratin aufweisen, die dann meist auf einen kleineren Anteil der Tumorzellen beschränkt ist [4]. Für die Diagnostik ist aber das

Tabelle 1. Intermediärfilament-Proteine in Hauttumoren [a]

	Zytokeratin (CK)				Vimentin	Neuro-filamente
	Plattenepitheltypisch		Zylinder-epithel-typisch [d]	IT-Protein		
	Grund-CK [b]	Ausreif.-CK [c]				
Primäre Hauttumoren						
Basaliom	+	−/((+))	(+)	−	−	−
Spinaliom	+	(+)	−/(+)	−	−/(+)	−
Merkelzelltumor	−	−	+	+	−	+
M. Paget	−	−	+	−	−	−
Malignes Melanom	−	−	−/((+))	−	+	−
Hautmetastasen						
Plattenepithel-Karzinom	+	(+)/−	−/(+)	−	−	−
Mamma-Karzinom	−	−	+	−	−	−
Kolon-Karzinom	−	−	+	+	−	−
Kleinzell. Bronchial-Karzinom	−	−	+	−	−	−/(+)
Nierenzell-Karzinom	−	−	+	−	+	−

[a] Immunhistochemische Reaktionsmuster. Schrägstriche trennen unterschiedliche Muster bei verschiedenen Fällen eines Tumortyps

[b] CK 5, 14

[c] CK 1, 10/11, 13

[d] CK 7, 8, 18, 19

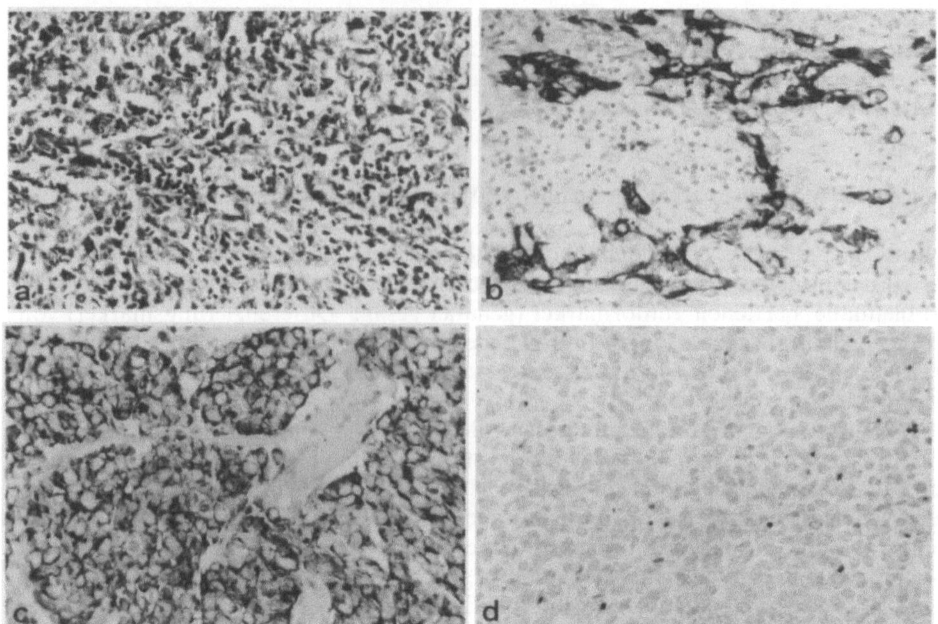

Abb. 2 a–d. Intermediärfilament-Expression als diagnostische Hilfe bei „undifferenzierten" Tumoren. **a, b:** In einem in der HE-Färbung (a) schwierig zu diagnostizierenden lymphoepithelialen Karzinom des Zungengrundes läßt sich die Tumorzellpopulation eindeutig durch Pan-Zytokeratin-Antikörper immunhistochemisch darstellen (**b** Antikörper AE 1/AE 3; ABC-Methode am Paraffinschnitt). Die Tumorzellen waren z. T. auch Vimentin-positiv. **c, d:** Typische Koexpression von Zytokeratin (**c** Antikörper AE 1/AE 3) und Neurofilamenten (**d** Antikörper 2F11; Paraffinschnitte) in einem Merkelzell-Tumor der Wangenhaut. Man beachte die auf globuläre Aggregate beschränkte Neurofilament-Reaktion (d), in dieser Form ebenfalls sehr typisch. × 280

dominierende Intermediärfilamentprotein, also Vimentin entscheidend. Zu den vimentinpositiven Tumoren gehören außerdem praktisch alle mesenchymalen Tumoren, also die verschiedenen Arten von Sarkomen, maligne fibröse Histiozytome, maligne Lymphome, weiterhin auch Schwannome und Meningiome. Auch diese Tumoren exprimieren weit überwiegend Vimentin, wobei eine gelegentliche geringe „ektopische" Zytokeratin-Expression in manchen dieser Fälle möglich ist.

Die Zytokeratine sind dagegen sehr zuverlässige epitheliale Marker und finden sich – darstellbar durch Pan-Zytokeratin-Antikörper auch in undifferenzierten Karzinomen wie z. B. in lymphoepithelialen Karzinomen, die histologisch durchaus mit High-grade-Lymphomen zu verwechseln sind (Abb. 2 a, b). Andere Beispiele für die diagnostische Relevanz der Zytokeratine sind Thymome, bei denen die epitheliale Komponente klar durch Pan-Zytokeratin-Antikörper dargestellt wird, und verstreutzellig wachsende Karzinome wie z. B. Hautmetastasen von Mammakarzinomen. Histologisch sind derartige Tumorinfiltrate oft sehr schwer zu erkennen und manchmal kaum von entzündlichen Läsionen abzugrenzen. Pan-Zytokeratin ist somit wohl der beste generelle Epithelmarker. Mit entsprechenden Antikörpern und enzymatischer Vorbehandlung läßt es sich zuverlässig an routinemäßig eingebettetem Gewebe nachweisen [14].

Einige Karzinomarten (insbesondere Nierenzellkarzinome (siehe Tabelle 1), Schilddrüsen-, Endometrium- und Ovarialkarzinome sowie Adenokarzinome der Lunge) sind nicht nur erwartungsgemäß zytokeratin-positiv, sondern exprimieren in der Regel auch Vimentin-Filamente (siehe [14]). Diese Eigenschaft wird auch in Hautmetastasen beibehalten. Eine solche Koexpression von Zytokeratin und Vimentin kann zwar prinzipiell auch bei anderen (oft entdifferenzierten) Karzinomen auftreten, ist jedoch bei den aufgeführten Tumorarten besonders häufig und ausgedehnt (auch bei höherem Differenzierungsgrad) und daher diagnostisch bedeutsam, gerade in Fällen von Metastasen bei unbekanntem Primärtumor.

Eine andere Art von Koexpression ist in der Haut von großer diagnostischer Bedeutung, nämlich um die Koexpression von Zytokeratinen und Neurofilamenten in den morphologisch scheinbar undifferenzierten solid oder auch trabekulär wachsenden neuroendokrinen Karzinomen der Haut, den Merkelzelltumoren (Tabelle 1; Abb. 2c, d [5, 8]). Sehr typisch für diese Tumoren ist auch die Anordnung der Filamente in globulären Aggregaten. Merkelzelltumoren sind im Routinepräparat oft schwer zu diagnostizieren; die Zytoskelett-Konstellation ist aber praktisch beweisend für diese Tumoren. Die Differentialdiagnose ist ein malignes Lymphom, das vimentin-positiv wäre, aber auch eine Hautmetastase eines kleinzelligen Bronchialkarzinoms, die zwar zytokeratin-positiv, in der Regel aber neurofilament-negativ ist (Tabelle 1); diese Differentialdiagnose ist von erheblicher therapeutischer Relevanz. Weitere Tumoren mit der gleichen Art von Koexpression sind Karzinoidtumoren, vor allem des Bronchus, sowie medulläre Schilddrüsenkarzinome und endokrine Pankreastumoren (siehe [14]).

In den oben aufgeführten Beispielen Zytokeratin-positiver Tumoren wurde Zytokeratin als Einheit betrachtet, die durch Pan-Zytokeratin-Antikörper darstellbar ist. Diese Antikörper eignen sich sehr gut für formalinfixiertes, paraffineingebettetes Routinematerial (siehe [14]). Wie jedoch oben bereits erläutert, werden die einzelnen Zytokeratin-Polypeptid-Paare innerhalb der Epithelien differenzierungsspezifisch exprimiert und sollten daher auch als Marker für die Subtypisierung epithelialer Tumoren geeignet sein. In der Tat weisen die Zytokeratin-Polypeptid-Muster epithelialer Tumoren ein breites Spektrum auf [11, 14, 18], woraus sich eine Reihe diagnostischer Anwendungsmöglichkeiten ergeben. Die unterschiedlichen Zytokeratinmuster in den verschiedenen Epithel- und Karzinomarten konnten ursprünglich nur biochemisch mittels der zweidimensionalen Gelelektrophorese erfaßt werden. Mittlerweile stehen aber eine ganze Reihe selektiver Zytokeratin-Antikörper zur Verfügung, die einzelne Zytokeratine auf der zellulären Ebene immunhistochemisch darstellen lassen. So läßt sich in der Epidermis die plattenepitheliale Grundkomponente CK 5 – gepaart mit CK 14 – fast selektiv in der Basalschicht darstellen; im Zuge der terminalen Differenzierung kommt es zu einem Umschaltvorgang mit Expression der hochmolekularen Ausreifungscytokeratine 1 und 10, die bereits ab der ersten Stratum-spinosum-Schicht immunhistochemisch nachweisbar sind. Zylinderepitheltypische Zytokeratine finden sich in der Haut außer in den Merkelzellen nur noch in den sekretorischen Schweißdrüsenzellen. Die Hautanhangsgebilde, insbesondere die Schweißdrüsen mit ihren verschiedenen Strukturen, weisen besonders komplexe Zytokeratin-Verteilungsmuster auf, auf deren Details in diesem Rahmen nicht näher eingegangen werden kann.

Epitheliale Tumoren zeigen nun teils eine Konstanz, teils aber auch Modulationen des normalen Zytokeratin-Expressionsmusters. Bei Basaliomen (Tabelle 1) findet man das basalzelltypische CK 5 in praktisch allen Tumorzellen (Abb. 3a), dagegen ist das Ausreifungs-CK 10 nur in wenigen Einzelzellen zu finden als Zeichen einer minimalen rudimentären Differenzierung (Abb. 3b). Diese Konstellation entspricht sehr gut dem Basalzellcharakter dieses Tumors. Zusätzlich tritt meist (in geringer Menge) das Zylinderepithel-Zytokeratin CK 8 auf [11].

In Plattenepithelkarzinomen der Haut und auch anderer Herkunft (Tabelle 1) ist als konstantestes Merkmal ebenfalls das Grund-CK 5 aufrechterhalten, wobei es hier jedoch oft auf die basale Zellschicht der Tumorzellknoten beschränkt ist (Abb. 3c). Das Ausreifungs-CK 10 läßt sich fokal in unterschiedlichem Ausmaß nachweisen und ist mit höherem Differenzierungsgrad korreliert, also vor allem in ausreifenden zentralen Zellen lokalisiert (Abb. 3d). In manchen Plattenepithelkarzinomen, besonders

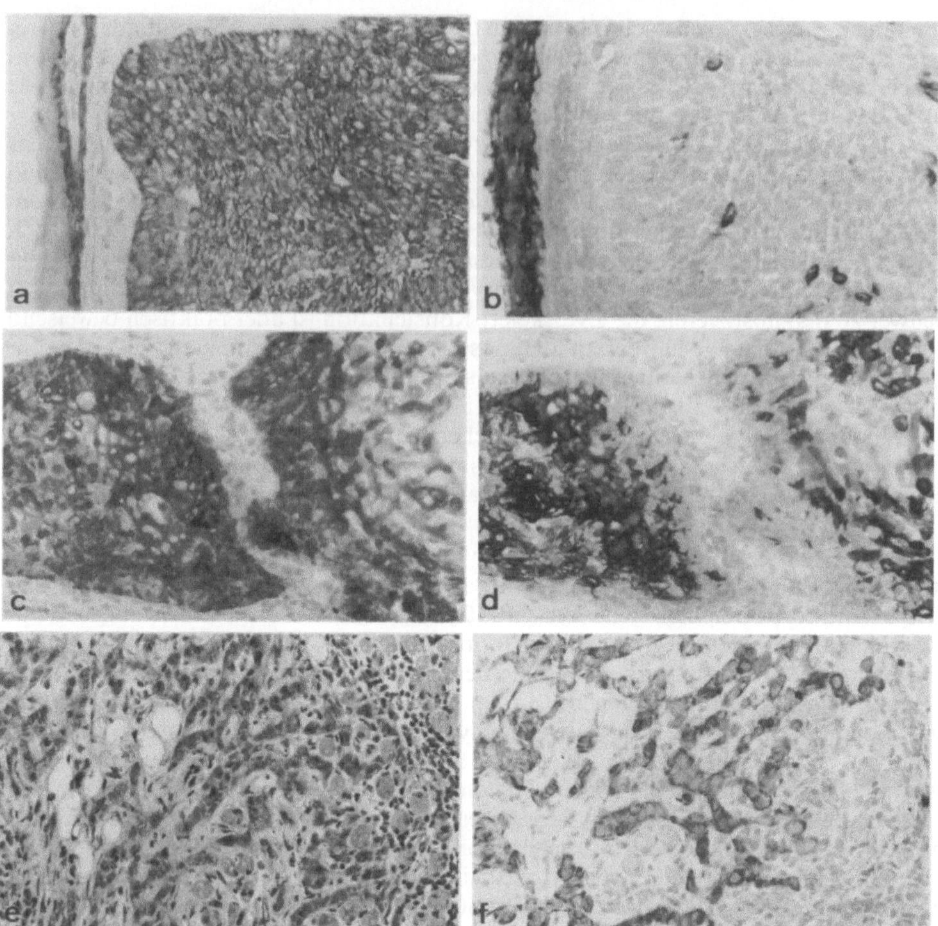

Abb. 3a–f. Zytokeratin-Subtypisierung bei Tumoren des Keratinozytentyps (Gefrierschnitte; indirekte Immunperoxidase-Technik. **a, b:** Solides Basaliom mit uniformer Expression der plattenepitheltypischen Grundkomponente CK 5 (**a** Antikörper AE 14) und sehr spärlicher fokaler Expression der Ausreifungskomponente CK 10 (**b** Antikörper K_k 8.60). Man beachte auch die komplementären Reaktionen der darüberliegenden Epidermis (jeweils links; siehe Text). × 240. **c, d:** Hier mäßiggradig differenziertes Spinaliom mit heterogener, basalbetonter Expression von CK 5 (**c** Antikörper AE 14) und recht ausgedehnter Expression von CK 10 (**d** Antikörper K_k 8.60) in zentraler gelegenen Tumorzellen als epidermales Reifungszeichen. × 150. **e, f:** Undifferenziertes Karzinom der Zungenschleimhaut (**e** HE) mit trabekulär-infiltrierendem Wachstum in die Zungenmuskulatur zeigt eine nahezu uniforme Expression von CK 5 (**f** Antikörper AE 14) als Zeichen der plattenepithelialen Herkunft. × 180

in entdifferenzierten, findet man zusätzlich in kleinerem Anteil auch zylinderepitheltypische Keratine und gelegentlich Vimentin (I. Moll, R. Moll und W. W. Franke, unveröffentlichte Ergebnisse). In diagnostischer Hinsicht ist jedoch vor allem von Bedeutung, daß auch bei Entdifferenzierung, die mit weitgehendem Verlust des plattenepithelialen morphologischen Erscheinungsbildes einhergeht, die plattenepitheliale Herkunft noch an der Expression der entsprechenden Zytokeratine ablesbar ist. Dies ist in Abb. 3e und f am Beispiel eines weitgehend undifferenzierten Tumors der Zungenschleimhaut illustriert, der immer noch eine positive Reaktion für die plattenepitheliale Grundkomponente CK 5 aufweist (R. Gillenkirch, S. Pitz und R. Moll, unveröffentlichte Ergebnisse); dies kann z. B. bei unklaren Lymphknotenmetastasen von Bedeutung sein.

Adenokarzinome exprimieren erwartungsgemäß und recht einheitlich Zylinder-epithel-Zytokeratine, wobei die Muster nur geringe Variationen aufweisen. Unterschiede bestehen insbesondere in bezug auf die Expression von CK7, was von diagnostischem Interesse ist [11, 14, 17, 18]. Eine weitere Unterscheidungsmöglichkeit von Adenokarzinomen verschiedener Herkunft, auch in Metastasen, eröffnet sich durch ein neues Zytoskelett-Protein von 46000 Molekulargewicht, das 46 K-Protein oder „IT-Protein" (ein weiteres Typ I-Zytokeratin; CK 20), das besonders reichlich im Darmepithel vorkommt [12, 15]. Dieses Protein ist konstant in Kolonkarzinomen exprimiert, auch in undifferenzierten Fällen und Metastasen. Weiterhin kommt es häufig in Adenokarzinomen des Pankreas und des Magens, darüber hinaus in Urothelkarzinomen und in der Haut in Merkelzelltumoren vor. Die meisten anderen Karzinome einschließlich verschiedener Adenokarzinome z. B. der Lunge, der Mamma und des Genitaltraktes sind dagegen negativ. Somit läßt sich an einer Hautmetastase eines Adenokarzinoms z. B. ein primäres Kolonkarzinom abgrenzen von einem Mamma- oder Lungenkarzinom (Tabelle 1).

In der Haut gibt es noch eine besondere tumoröse Läsion, bei der Antikörper gegen Zylinderepithel-Zytokeratine von besonderem Wert sind, nämlich den Morbus Paget in seiner mammären und extramammären Form [10], wobei die Pagetzellen durch ihre Expression von Zylinderepithel-Zytokeratin (z. B. CK 18) klar immunhistochemisch zu markieren sind (Tabelle 1), denn die Epidermis ist stets negativ. Diese Reaktion grenzt den Morbus Paget eindeutig ab von pagetoiden Melanomen oder dem Morbus Bowen.

In der Tabelle 1 sind für die Haut diagnostisch relevante Zytoskelettkonstellationen zusammengefaßt, wobei sowohl primäre Hauttumoren als auch Hautmetastasen berücksichtigt sind.

Abschließend kann man festhalten, daß die Intermediärfilamente als Differenzierungsmarker ganz wesentliche Fortschritte für die histopathologische Diagnostik gebracht haben und in einer ganzen Reihe von Problemfällen wesentlich präzisere Aussagen ermöglichen. Durch neue selektive Zytokeratin-Antikörper, insbesondere auch paraffingängige, die noch nicht in genügender Anzahl zur Verfügung stehen, sind hier in der Zukunft noch weitere Verbesserungen zu erwarten. Es sollte jedoch betont werden, daß alle Marker grundsätzlich kritisch angewandt werden müssen, und besonders bei unerwartetem Ausfall einer Reaktion sollte die Interpretation zunächst einmal vorsichtig sein. Trotz aller inzwischen zur Verfügung stehender Marker steht nach wie vor die konventionelle morphologische Beurteilung an erster und wesentlicher Stelle.

Zusammenfassung

Die Proteinbestandteile der Intermediärfilamente (IF) – Faserstrukturen des Zytoskeletts – bilden eine komplexe Multigenfamilie verwandter Polypeptide, die differenzierungsspezifisch exprimiert werden. Die weitgehend epithelzellspezifische Zytokeratine (CK), eine der fünf IF-Klassen, umfassen etwa 30 CK-Polypeptide. Verschiedene Epithelzelltypen zeichnen sich durch charakteristische CK-Polypeptid-Muster aus. Aufgrund der Konservativität der IF-Expression sind die IF-Proteine wichtige histologische Tumormarker geworden, besonders zur Einordnung von Metastasen (auch Hautmetastasen) bei unbekanntem Primärtumor. Während die IF-Klasse die Grunddifferenzierung anzeigt, weisen (seltenere) Koexpressionen von zwei IF-Klassen auf bestimmte Tumortypen hin, z. B. auf Nieren- und Schilddrüsenkarzinome (CK + Vimentin) oder auf Merkelzelltumoren (CK + Neurofilamente). Die durch selektive CK-Antikörper immunhistochemisch bestimmbaren CK-Polypeptid-Muster erlauben eine exaktere Klassifizierung epithelialer Tumoren. So ermöglichen bestimmte CK-Antikörper eine Identifizierung auch entdifferenzierter Plattenepithelkarzinome, Unterscheidungen von Karzinommetastasen verschiedener Herkunft und die Diagnose des Morbus Paget. Die IF sind somit eine wertvolle Ergänzung der klassischen histopathologischen Diagnostik.

Danksagung: Die Arbeit wurde unterstützt durch die Deutsche Forschungsgemeinschaft und das Tumorzentrum Heidelberg–Mannheim. Herrn Prof. Dr. W. W. Franke, Deutsches Krebsforschungszentrum Heidelberg, sei für wertvolle Anregungen und Unterstützung gedankt.

Literatur

1. Caselitz J, Jaenner M, Breitbart E, Weber K, Osborn M (1983) Malignant melanomas contain only the vimentin type of intermediate filaments. Virchows Arch (Pathol Anat) 400:43–51
2. Cooper D, Schermer A, Sun T-T (1985) Classification of human epithelia and their neoplasms using monoclonal antibodies to kreatins: Strategies, applications and limitations. Lab Invest 52:243–256
3. Franke WW, Schmid E, Schiller DL, Winter S, Jarasch ED, Moll R, Denk H, Jackson BW, Illmensee K (1982) Differentiation-related patterns of expression of proteins of intermediate-sized filaments in tissues and cultured cells. Cold Spring Harbor Symp Quant Biol 46:431–453
4. Gatter KC, Ralfkiger E, Skinner J, Brown D, Heryet A, Pulford KAF, Hon-Jensen K, Mason DY (1985) An immunocytochemical study of malignant melanoma and its differential diagnosis from other malignant tumors. J Clin Pathol 38:1353–1357
5. Gould VE, Moll R, Moll I, Lee I, Franke WW (1985) Neuroendocrine (Merkel) cells of the skin: hyperplasias, dysplasias, and neoplasms. Lab Invest 52:334–353
6. Hatzfeld M, Franke WW (1985) Pair formation and promiscuity of cytokeratins: Formation in vitro of heterotypic complexes and intermediate-sized filaments by homologous and heterologous recombinations of purified polypeptides. J Cell Biol 101:1826–1841
7. Heid HW, Werner E, Franke WW (1986) The complement of native alpha-keratin poylpeptides of hair-forming cells: A subset of eight polypeptides that differ from epithelial cytokeratins. Differentiation 32:101–119
8. Höfler H, Kerl H, Rauch H-J, Denk H (1984) New immunocytochemical observations with diagnostic significance in cutaneous neuroendocrine carcinoma. Am J Dermatopathol 6:525–530
9. Kuhn A, Mahrle G, Grünewald E, Steigleder GK (1987) Immunhistologische Differentialdiagnostik von Hauttumoren an routinemäßig eingebetteten Paraffinschichten. Hautarzt 38:70–75
10. Moll I, Moll R (1985) Cells of extramammary Paget's disease express cytokeratins different from those of epidermal cells. J Invest Dermatol 84:3–8
11. Moll R, Franke WW, Schiller DL, Geiger B, Krepler R (1982) The catalog of human cytokeratins: Patterns of expression in normal epithelia, tumors and cultured cells. Cell 31:11–24
12. Moll R, Franke WW (1985) Cytoskeletal differences between human neuroendocrine tumors: A cytoskeletal protein of molecular weight 46000 distinguishes cutaneous from pulmonary neuroendocrine neoplasms. Differentiation 30:165–175
13. Moll R, Moll I, Franke WW (1986) Intermediärfilamente als Kriterium bei der Diagnostik von Hauttumoren. Pathologe 7:164–174
14. Moll R (1987) Epithelial tumor markers: Cytokeratins and tissue polypeptide antigen (TPA). In: G Seifert (ed) Current topics in pathology, vol 77, Morphological tumor markers. Springer, Berlin Heidelberg New York, pp 71–101
15. Moll R, Winter S, Zech C, Franke WW (1987) Ein neues epitheliales zytoplasmatisches Strukturprotein (46000-Protein) mit eingeschränktem Expressionsspektrum: Potentieller histodiagnostischer Marker zur Unterscheidung metastatischer Adenokarzinome. Verh Dtsch Ges Pathol 71:526
16. Osborn M, Weber K (1983) Tumor diagnosis by intermediate filament typing: a novel tool for surgical pathology. Lab Invest 48:372–394

17. Osborn M, van Lessen G, Weber K, Klöppel G, Altmannsberger M (1986) Differential diagnosis of gastrointestinal carcinomas by using monclonal antibodies specific for individual keratin polypeptides. Lab Invest 55:497–504
18. Quinlan RA, Schiller DL, Hatzfeld M, Achtstaetter T, Moll R, Jorcano JL, Magin TM, Franke WW (1985) Patterns of expression and organization of cytokeratin intermediate filaments. In: Wang E, Fischmann D, Liem RHK, Sun T-T (eds) Intermediate filaments, vol 45. The New York Academy of Sciences, New York, pp 282–306
19. Sun T-T, Eichner R, Schermer A, Cooper D, Nelson WG, Weiss RA (1984) Classification, expression and possible mechanisms of evolution of mammalian epithelial keratins: an unifying model. Cancer Cell 1/The transformed phenotype. Cold Spring Harbor Laboratory, pp 168–176
20. Tseng SCG, Jarvinen MJ, Nelson WG, Huang J-W, Woodcock-Mitchell J, Sun T-T (1982) Correlation of specific keratins with different types of epithelial differentiation. Monoclonal antibody studies. Cell 30:361–372

Immunorgan Epidermis

Georg Stingl

Einleitung

Wurde bis vor nicht allzu langer Zeit die Haut lediglich als Zielstruktur immunologischer Reaktionen angesehen, so gibt es heute eine Reihe von Hinweisen für die Annahme, daß die Haut auch als Induktionsorgan der Immunantwort fungieren kann.

Bekannterweise werden zum Aufbau einer Immunantwort mehrere zelluläre und molekulare Bausteine benötigt [23]. Es sind dies zuallererst die Antigen-präsentierenden Zellen (APZ). In diesen Zellen wird das aufgenommene Antigen zuerst fragmentiert, dann mit den vom Haupthistokompatibilitätskomplex (= major histocompatibility complex; MHC) kodierten Antigenen komplexiert und schließlich an der Oberfläche exprimiert.

Diese Antigen-tragenden APZ gehen nun mit T-Zellen eine vorübergehende Bindung ein, die durch bestimmte Adhäsionsmoleküle vermittelt wird. Kommt es dabei zum Kontakt des an der APZ-Oberfläche exprimierten Antigen/MHC-Produkt-Komplexes mit jenem Membran-gebundenen T-Zell Antigen-Rezeptor (TZR), der den betreffenden Antigen/MHC-Produkt-Komplex in spezifischer Weise erkennt, so verfestigt sich die Bindung zwischen APZ und T-Zelle. Nach erfolgter Signalvermittlung kommt es schließlich zur T-Zell-Aktivierung bzw. Proliferation und damit zum Entstehen Antigen-spezifischer Regulator- bzw. Effektor-Zellen. Die funktionelle Interaktion zwischen APZ und T-Zelle sowie zwischen den einzelnen Lymphozytensubpopulationen wird durch eine Reihe löslicher bzw. membrangebundener Mediatoren verstärkt bzw. abgeschwächt. Dazu gehören einerseits Arachidonsäuremetaboliten (Prostaglandine, Leukotriene) und andererseits eine Vielzahl verschiedener hochwirksamer Polypeptide, die unter dem Begriff „Zytokine" subsumiert werden.

In dieser Übersicht soll

a) gezeigt werden, daß die Haut (insbesondere die Epidermis) APZ (= epidermale Langerhans-Zellen, LZ), T-Zellen und Mediator-produzierende Zellen (v. a. Keratinozyten) beherbergt und

b) überprüft werden, welche Rolle diese epidermalen Immunozyten beim Aufbau einer Immunreaktion gegen (in die Haut eingebrachte) exogene Noxen bzw. (in der Haut entstehende) endogene Neoantigene spielen.

Diese Arbeit wurde vom Fonds zur Förderung der wissenschaftlichen Forschung (Projekt Nr. 7298-MED), Wien unterstützt.

Liste der Abkürzungen

APZ = Antigen-präsentierende Zelle(n); ATPase = Adenosintriphosphatase; bFGF = Basic fibroblast growth factor; DETC = Dendritische epidermale T-Zellen; DZ = MHC-tragende dendritische Zellen lymphoider und nichtlymphoider Organe; GM-CSF = Granulozyten/Makrophagen Kolonien stimulierender Faktor; IL-1 = Interleukin 1; IL-6 = Interleukin 6; LZ = Langerhans-Zelle(n); MHC = Major histocompatibility complex = Haupthistokompatibilitätskomplex; MP = Mononukleäre Phagozyten; SALT = Skin-Associated Lymphoid Tissues; TGF-α = Transforming growth factor α; TGF-β = Transforming growth factor β; TNF-α = Tumor Nekrose Faktor α; TZR = T-Zell Antigen-Rezeptor

Langerhans-Zellen

LZ sind vom Knochenmark abstammende dendritische Zellen, die vorwiegend geschichtete Plattenepithelien bevölkern, gelegentlich aber auch in mesenchymalen Geweben angetroffen werden [35, 46]. In der Epidermis finden sich LZ meist in suprabasaler Position; ihre Sichtbarmachung erfolgt entweder mittels histochemischer oder immunhistologischer Verfahren auf lichtmikroskopischer Ebene, oder aber auf ultrastruktureller Ebene durch den Nachweis der für diesen Zelltyp charakteristischen Birbeck-Granula [35, 46].

Phänotypische Eigenschaften von Langerhans-Zellen

Werden LZ in situ bzw. frisch nach ihrer Isolierung aus dem epidermalen Zellverband auf ihre phänotypischen Eigenschaften hin untersucht, so fällt eine deutliche Ähnlichkeit mit den mononukleären Phagozyten (MP) auf. Dies gilt sowohl für histochemische (unspezifische Esterase, Adenosintriphosphatase (ATPase)), als auch für immunologische Marker: LZ tragen als einzige Epidermalzellen Fc-IgG-Rezeptoren, CRIII-Rezeptoren und MHC Klasse II Alloantigene (HLA-DR/DQ/DP-Antigene beim Menschen) [35]. Werden jedoch LZ einige Tage lang im Beisein anderer Epidermalzellen in vitro kultiviert, so erfährt ihr Phänotyp eine deutliche Wandlung. Sie nehmen eine betont dendritische Konfiguration an und verändern ihr Markerrepertoire: während die Expression mancher ihrer Marker (Fc-IgG-Rezeptoren, ATPase-Reaktivität, Birbeck-Granula) kontinuierlich abnimmt, nimmt die Membrandichte anderer Moleküle (v.a. MHC-Klasse I bzw. Klasse II Antigene) deutlich zu [28, 45]. Diese kultivierten LZ sind dann im wesentlichen ununterscheidbar von den in bestimmten lymphatischen und nicht-lymphatischen Geweben vorkommenden MHC-Klasse II-tragenden dendritischen Zellen (DZ). DZ fungieren bekannterweise als potente Stimulatoren primärer und sekundärer T-Zell-Antworten [32]. Nach neuesten Befunden sind die Zytokine Granulozyten/Makrophagen Kolonien stimulierender Faktor (GM-CSF) und Interleukin 1 (IL-1) für diese Veränderungen des LZ-Phänotyps verantwortlich [12]. In diesem Zusammenhang sei erwähnt, daß diese beiden Zytokine von Keratinozyten produziert werden können [17, 18].

Funktionelle Eigenschaften von Langerhans-Zellen

Es ist nun schon hinlänglich bekannt, daß LZ-enthaltende Epidermalzellen als APZ in der Induktion proliferativer und zytotoxischer T-Zell-Antworten auf lösliche Proteine, Haptene und Alloantigene fungieren. Dies wurde sowohl an sensibilisierten, als auch an naiven T-Zellen nachgewiesen [4, 8, 25, 30, 33]. Mangels geeigneter Techniken zur Reindarstellung von LZ konnte aufgrund dieser Experimente nicht entschieden werden, ob die Antigenpräsentationsfunktion der LZ-enthaltenden Epidermalzellen allein auf die LZ zurückzuführen war, oder aber auch noch zusätzlich die Gegenwart anderer Epidermalzellen erforderte. Befunde von Inaba et al. [15] zeigten schließlich, daß LZ, die aus frisch isolierten Epidermalzell-Suspensionen in nahezu reiner Form isoliert wurden (=MP-ähnliche LZ), gute APZ für sensibilisierte, nicht jedoch für virginelle T-Zellen sind. LZ, die nach 72stündiger Epidermalzell-Kultur in reiner Form isoliert wurden (DZ-ähnliche Zellen), fungierten jedoch als potente Stimulatoren sowohl der primären, als auch der sekundären Immunantwort.

Obwohl wir nicht wissen, ob die Funktionsleistungen frisch isolierter oder die kultivierter LZ repräsentativer für die in vivo Situation sind, ist es vorstellbar, daß LZ nicht nur in vitro, sondern auch in vivo einen Wandel in Phänotyp und Funktion erfahren. Dies würde bedeuten, daß MP-ähnliche LZ Antigene in der Epidermis aufnehmen und sich im Gefolge dieses Ereignisses in mobile DZ-ähnliche LZ umwan-

deln. Als solche wären sie dann imstande, sowohl in naiven, als auch in sensibilisierten
T-Zellen eine Antigen-spezifische Aktivierung auszulösen.

Aufgrund all dieser in vitro-Daten muß man annehmen, daß die hauptsächliche
in-vivo-Funktion von LZ darin besteht, ein sensibilisierendes Signal in der Induktion
einer Immunantwort gegen in die Haut eingebrachte (z. B. Kontaktallergene, Mikroorganismen) bzw. in der Haut entstandene (Neoantigene) Antigene zu vermitteln.
Die Richtigkeit dieser Annahme wird tatsächlich durch die Ergebnisse einiger in
vivo-Experimente bestätigt. Die Applikation eines Kontaktallergens auf einen Haut-/
Schleimhautbezirk mit hoher LZ-Dichte führt zur Induktion einer Kontaktsensibilisierung. Dieses Ereignis tritt jedoch nicht ein, wenn das Kontaktallergen auf ein
Haut-/Schleimhautareal mit geringer LZ-Dichte aufgebracht wurde, ja es kommt
dann sogar zu einer Immuntoleranz gegenüber dem Kontaktallergen [40, 43]. Diese
Immuntoleranz ist die Folge einer durch T-Zellen vermittelten Immunsuppression [6].

Die enorme sensibilisierende Kraft von LZ zeigt sich auch in einer Reihe anderer
Experimente:

a) LZ führen auch dann zur Sensibilisierung, wenn Immunisierungswege gewählt
   werden (z. B. intravenös), die normalerweise zur Immuntoleranz führen [26, 42];
b) kürzlich erst gelang Hauser & Saurat der Nachweis, daß CD4$^+$ T-Zellen, die in
   vitro mit Hapten-modifizierten LZ sensibilisiert worden waren, direkt die Effektor-
   phase der Kontaktallergie vermitteln können [9];
c) LZ-freie (z. B. zentraler Anteil der Hornhaut) bzw. LZ-arme („tape-stripping" der
   Haut) Gewebe erfreuen sich nach Transplantation auf MHC-Klasse II unterschiedliche Rezipienten eines längeren Überlebens als LZ-reiche (z. B. normale Körper-
   haut) Gewebe [39, 41].

Keratinozyten

Keratinozyten sind zur Produktion und Sekretion von Mediatoren der Entzündungsreaktion und der Immunantwort befähigt, und zwar sowohl von Arachidonsäuremetaboliten, als auch von Zytokinen [20]. Wichtige, von Keratinozyten produzierte
Zytokine umfassen IL-1, Interleukin 6 (IL-6), GM-CSF, Tumor Nekrose Faktor α
(TNF-α) sowie manche jener Faktoren, die das Wachstum bestimmter epithelialer
und/oder mesenchymaler Zellen regulieren wie beispielsweise transforming growth
factor (TGF) α, TGF-β und basic fibroblast growth factor (bFGF) [16, 20, 35]. Um
die Rolle dieser Keratinozyten-Zytokine in (a) der Aufrechterhaltung der Homöo-
stase der Haut bzw. des gesamten Organismus und (b) der Pathogenese entzündlicher
und/oder immunologischer Hauterkrankungen zu erkennen und zu verstehen, muß
man wissen, daß – mit der Ausnahme von IL-1 – die meisten der genannten Zytokine
von Keratinozyten nicht konstitutiv produziert werden, sondern lediglich nach Einwirkung bestimmter Stimuli (z. B. ultraviolette Strahlung, physikalisch-chemische
Noxen, Zytokine etc; [16]). Es wird daher notwendig sein, die in vivo-Expression von
Zytokingenen in Keratinozyten mit Stärke und Kinetik des klinisch erkennbaren
Immunpathophänomens zu korrelieren.

Solche Studien werden uns letztlich auch in die Lage versetzen, den Wirkungsmechanismus jener Therapeutika (z. B. Kortikosteroide, Retinoide, Zyklosporin A, Pho-
to(chemo)therapie) zu verstehen, die zur Behandlung entzündlicher und/oder immunologischer Hautkrankheiten vorzugsweise eingesetzt werden.

Lymphozyten

Seit einigen Jahren weiß man, daß Lymphozyten nicht nur in der Dermis, sondern
auch in der Epidermis vorkommen. Die Lymphozyten der Haut gehören fast aus-

nahmslos der T-Zell-Reihe an, da sie an der Membran CD3-assoziierte TZR exprimieren ([3] Foster et al., zur Veröffentlichung eingereicht). Bei Säugetieren kennt man derzeit 2 verschiedene TZR-Spezies:

a) TZR α/β Heterodimere sind an der überwiegenden Mehrzahl aller T-Zellen nachweisbar; sie sind für die MHC-restringierte Antigenerkennung verantwortlich [11];

b) TZR γ/δ Heterodimere sind an frühen fetalen Thymozyten sowie an einer kleinen Subpopulation adulter Thymozyten bzw. peripherer T-Zellen vorhanden [5].

Die physiologischen Liganden dieser TZR γ/δ sind noch nicht zur Gänze bekannt. Es mehren sich jedoch Hinweise, daß manche dieser TZR γ/δ mykobakterielle Antigene bzw. Hitzeschock-Proteine erkennen [14, 22, 24]. In bezug auf die T-Zell-Besiedlung der Haut bestehen deutliche Speziesunterschiede. Die T-Zellen der Mausepidermis beispielsweise sind von dendritischer Gestalt und exprimieren nahezu ausnahmslos TZR γ/δ einer bestimmten allelischen Konfiguration [10, 31, 34]. Die Funktion dieser dendritischen epidermalen T-Zellen (DETC) der Maus ist noch weitgehend unbekannt. Im Gegensatz dazu exprimieren die meisten T-Zellen der menschlichen Haut TZR α/β Heterodimere (Foster et al., zur Veröffentlichung eingereicht). Die T-Zellen der Dermis gehören zu etwa gleichen Maßen der CD4$^+$/CD8$^-$-Induktor-Subpopulation bzw. der CD4$^-$/CD8$^+$ zytotoxischen Subpopulation an und finden sich vor allem in der Umgebung der Gefäße und der Hautanhangsgebilde [3]. Die T-Zellen der menschlichen Epidermis sind großteils CD4$^-$/CD8$^+$ und zeigen bestimmte phänotypische Merkmale von Gedächtniszellen (Foster et al., zur Veröffentlichung eingereicht). Sie finden sich vor allem in der Basalschicht der Epidermis des Akrosyringiums und des Follikelepithels. Ihre höchste Dichte erreichen sie im Bereich von Planta und Palma (Foster et al., zur Veröffentlichung eingereicht). Wir verfügen heute über die Technologie, T-Zellen aus der Haut zu isolieren und schließlich zu propagieren und zu klonieren. Diese Untersuchungen werden es uns erlauben, Aktivierungszustand und TZR-Repertoire dieser Zellen zu definieren und damit Aufschluß über ihre funktionelle Rolle bei kutanen Immunreaktionen zu gewinnen.

Die kutane Immunantwort – eine Hypothese

Die genannten Befunde zeigen klar, daß die Epidermis ontogenetisch heterogene Zellen beherbergt, die in unterschiedlicher Weise zur Ausübung immunologischer Funktionen befähigt sind.

Wenngleich man die Funktionsleistung einer bestimmten Zelle unter experimentellen, d. h. oft artifiziellen Bedingungen nicht unbedingt auf die physiologische Situation übertragen darf, erscheint die Annahme gerechtfertigt, daß LZ eine überragende Rolle bei der Induktion kutaner Immunantworten spielen. Dennoch ist unser Wissen um die Ereignisse, die sich zwischen Antigenaufnahme durch LZ und der tatsächlichen T-Zell-Sensibilisierung abspielen, noch dürftig und lückenhaft. Eine essentielle Frage ist sicherlich die, ob die in der Haut vorkommenden T-Zellen als präferentielle Zielstrukturen Antigen-tragender LZ fungieren, oder ob die T-Zell-Sensibilisierung im regionären Lymphknoten erfolgt. Die Befunde, daß durchgängige Lymphgefäße eine Voraussetzung für das Zustandekommen einer Sensibilisierung sind [7] und daß nach erfolgter Kontaktsensibilisierung eine erhöhte Zahl Antigen-tragender LZ in dermalen Lymphgefäßen [13] und in regionären Lymphknoten nachweisbar ist [19, 29], spricht für die letztere Variante. Es ist also denkbar, daß – zumindest in der primären Immunantwort – LZ das Antigen in der Epidermis aufnehmen und diesen Stimulus zum Anlaß nehmen, um die Epidermis zu verlassen. Sie verarbeiten dann das Antigen, tragen es mittels der dermalen Lymphgefäße zum regionären Lymphknoten und präsentieren es als DZ in immunologisch relevanter Weise an die in den parakortikalen Arealen beheimateten naiven T-Zellen. Damit nun die so aktivierten T-Zell-Blasten ihrer Effektorfunktion nachkommen können, müssen sie an die Stelle der antigenen Noxe, d. h. in die Haut zurückkehren. Es gibt experimentelle Hinweise dafür, daß sie dies – wahrscheinlich aufgrund gewebsspezifischer „homing"-Rezeptoren an Endothelzellen [36, 37] – auch tatsächlich in bevorzugter Weise tun [2, 27]. Nach Ankunft in der Haut und nach erneutem antigenem Stimulus kommt es schließlich zur klonalen Expansion dieser sensibilisierten T-Zellen und damit zur Initiierung der Kaskade von Effektorzellen bzw. -molekülen, die die Ausschaltung der primären Noxe gewährleisten.

Diese Hypothese über den Ablauf der kutanen Immunantwort entspricht im wesentlichen dem ursprünglichen Konzept von Streilein [38], demzufolge Antigen-präsentierende LZ, Zytokin-produzierende Keratinozyten und T-Zellen der Haut und regionären Lymphknoten eine immunologische Funktionseinheit bilden. Streilein hat dafür den Terminus SALT (= Skin-Associated Lymphoid Tissues) geprägt. SALT spielt möglicherweise eine große Rolle bei der Überwachungsfunktion des Immunsystems (immune surveillance function; [21]), d. h. in der Fähigkeit dieses Systems, protektive Antworten gegen exo- bzw. endogene Pathogene aufzubauen. In Weiterverfolgung dieses gedanklichen Konzeptes führt eine Schädigung der LZ-Population z. B. durch ultraviolette Strahlung B (UVB) [1, 43] oder durch das humane Immundefizienz-Virus 1 (HIV-1) [44] zu einer Funktionseinbuße von SALT und damit zur Ausbreitung infektiöser und/oder neoplastischer Prozesse der Haut.

Danksagung. Ich danke Frau Mag. Sabine Seizov für ihre exzellente Mithilfe bei der Herstellung dieses Manuskriptes.

Literatur

1. Aberer W, Schuler G, Stingl G, Hönigsmann H, Wolff K (1981) Ultraviolet light depletes surface markers of Langerhans cells. J Invest Dermatol 76:202–210
2. Asherson GL, Allwood GG, Mayhew B (1973) Contact sensitivity in the mouse. XI. Movement of T blasts in the draining lymph nodes to sites of inflamation. Immunology 25:485–494
3. Bos JD, Zonneveld I, Das PK, Krieg SR, van der Loos C, Kapsenberg ML (1987) The skin immune system (SIS): distribution and immunophenotype of lymphocyte subpopulations in normal human skin. J Invest Dermatol 88:569–573
4. Braathen LR, Thorsby E (1980) Studies on human epidermal Langerhans cells. I. Allo-activating and antigen-presenting capacity. Scand J Immunol 11:401–408
5. Brenner MB, Strominger JL, Krangel MS (1988) The $\gamma\delta$ T cell receptor. Adv Immunol 43:133–192
6. Elmets CA, Bergstresser PR, Tigelaar RE, Wood PJ (1983) Analysis of the mechanism of unresponsiveness produced by haptens painted on skin exposed to low-dose ultraviolet irradiation. J Exp Med 158:781–794
7. Frey JR, Wenk P (1958) Über die Funktion der regionalen Lymphknoten bei der Entstehung des Dinitrochlorbenzol-Kontaktekzems am Meerschweinchen. Dermatologica 116:243–259
8. Hauser C, Katz SI (1988) Activation and expansion of hapten- and protein-specific T helper cells from nonsensitized mice. Proc Natl Acad Sci USA 85:5625–5628
9. Hauser C, Saurat JH (1989) Langerhans cells induce contact sensitivity effector T cells. J Invest Dermatol 92:441A
10. Havran WL, Grell S, Duwe G, Kimura J, Wilson A, Kruisbeek AM, O'Brien RL, Born W, Tigelaar RE, Allison JP (1989) Limited diversity of T-cell receptor γ-chain expression of murine Thy-1$^+$ dendritic epidermal cells revealed by Vγ3-specific monoclonal antibody. Proc Natl Acad Sci USA 86:4185–4189
11. Hedrick SM (1988) Specificity of the T cell receptor for antigen. Adv Immunol 43:193–234
12. Heufler C, Koch F, Schuler G (1988) Grnaulocyte/macrophage colony-stimulating factor and interleukin 1 mediate the maturation of murine epidermal Langerhans cells into potent immunostimulatory dendritic cells. J Exp Med 167:700–705

13. Hoefsmit ECM, Duivestijn AM, Kamperdijk EWA (1982) Relation between Langerhans cells, veiled cells, and interdigitating cells. Immunobiology 161:255–265
14. Holoshitz J, Koning F, Coligan JE, De Bruyn J, Strober S (1989) Isolation of CD4⁻ CD8⁻ mycobacteria-reactive T lymphocyte clones from rheumatoid arthritis synovial fluid. Nature 339:226–229
15. Inaba K, Schuler G, Witmer MD, Valinsky J, Atassi B, Steinman RM (1986) Immunologic properties of purified epidermal Langerhans cells. Distinct requirements for stimulation of unprimed and sensitized T lymphocytes. J Exp Med 164:605–613
16. Kupper TS (1988) Interleukin 1 and other human keratinocyte cytokines: molecular and functional characterization. In: Callen JP, Dahl MV, Golitz LE, Schachner LA, Stegman SJ (Hrsg) Advances in Dermatology, Bd 3. Year Book Med Publ, Inc, Chicaco, London, Boca Raton, pp 293–307
17. Kupper TS, Lee F, Coleman D, Chodakewitz J, Flood P, Horowitz M (1988) Keratinocyte derived T-cell growth factor (KTGF) is identical to granulocyte macrophage colony stimulating factor (GM-CSF). J Invest Dermatol 91:185–188
18. Luger TA, Stadler BM, Luger BM, Mathieson BJ, Mage M, Schmidt JA, Oppenheim JJ (1982) Murine epidermal cell-derived thymocyte activating factor resembles murine interleukin 1. J Immunol 125:2147–2152
19. Macatonia SE, Knight SC, Edwards AJ, Griffiths S, Pryer P (1987) Localization of antigen on lymph node dendritic cells after exposure to the contact sensitizer fluorescein isothiocyanate. J Exp Med 166:1654–1667
20. Milstone LM, Edelson RL (1988) (Hrsg) Endocrine, metabolic and immunologic functions of keratinocytes. Ann NY Acad Sci, Bd 548, New York
21. Mitchinson NA, Kinlen LJ (1980) Present concepts on immune surveillance. Prog Immunol 4:641–645
22. Modlin RL, Pirmez C, Hofman FM, Torigian V, Uyemura K, Rea TH, Bloom BR, Brenner MB (1989) Lymphocytes bearing antigen-specific $\gamma\delta$ T-cell receptors accumulate in human infectious disease lesions. Nature 339:544–548
23. Nossal GJV (1987) Current concepts: immunology. The basic components of the immune system. N Engl J Med 316:1320–1325
24. O'Brien RL, Happ MP, Dallas A, Palmer E, Kubo R, Born W (1989) Stimulation of a major subset of lymphocytes expressing T cell receptor $\gamma\delta$ by an antigen derived from mycobacterium tuberculosis. Cell 57:667–674
25. Pehamberger H, Stingl LA, Pogantsch S, Steiner G, Wolff K, Stingl G (1983) Epidermal cell-induced generation of cytotoxic T-lymphocyte responses against alloantigens or TNP-modified syngeneic cells: requirement for Ia-positive Langerhans cells. J Invest Dermatol 81:208–211
26. Ptak W, Ruzycka DW, Askenase PW, Geshon RK (1980) Role of antigen-presenting cells in the development and persistence of contact hypersensitivity. J Exp Med 151:362–375
27. Rose ML, Parrot DMV, Bruce RG (1976) Migration of lymphoblasts to the small intestine. II. Divergent migration of mesenteric and peripheral immunoblasts to sites of inflammation in the mouse. Cell Immunol 27:36–46
28. Schuler G, Steinman RM (1985) Murine epidermal Langerhans cells mature into potent immunostimulatory dendritic cells in vitro. J Exp Med 161:526–546
29. Silberberg-Sinakin I, Thorbecke GI (1980) Contact hypersensitivity and Langerhans cells. J Invest Dermatol 75:61–67
30. Steiner G, Wolff K, Pehamberger H, Stingl G (1985) Epidermal cells as accessory cells in the generation of allo-reactive and hapten-specific cytotoxic T lymphocyte (CTL) responses. J Immunol 134:736–741
31. Steiner G, Koning F, Elbe A, Tschachler E, Yokoyama WM, Shevach EM, Stingl G, Coligan JE (1988) Characterization of T cell receptors on resident murine dendritic epidermal T cells. Eur J Immunol 18:1323–1328
32. Steinman RM, Nussenzweig MC (1980) Dendritic cells: features and functions. Immunol Rev 53:127–147
33. Stingl G, Katz SI, Clement L, Green I, Shevach EM (1978) Immunologic functions of Ia-bearing epidermal Langerhans cells. J Immunol 121:2005–2013
34. Stingl G, Koning F, Yamada H, Yokoyama WM, Tschachler E, Bluestone JA, Steiner G, Samelson LE, Lew AM, Coligan JE, Shevach EM (1987) Thy-1⁺ dendritic epidermal cells express T3 antigen and the T cell receptor γ chain. Proc Natl Acad Sci USA 84:4586–4590

35. Stingl G, Hauser C, Tschachler E, Groh V, Wolff K (1989) The immune functions of epidermal cells. In: Norris DA (Hrsg) Immune mechanisms in cutaneous disease; Immunology series, Bd. 46. Marcel Dekker, Inc., New York and Basel pp 1.3–1.72
36. Stoolman LM (1989) Adhesion molecules controlling lymphocyte migration. Cell 56:907–910
37. Streeter PR, Berg EL, Rouse BTN, Bargatze RF, Butcher EC (1988) A tissue-specific endothelial cell molecule involved in lymphocyte homing. Nature 331:41–46
38. Streilein JW (1983) Skin-associated lymphoid tissues (SALT): origins and functions. J Invest Dermatol 80:12s–16s
39. Streilein JW, Toews GB, Bergstresser PR (1979) Corneal allografts fail to express Ia antigens. Nature 282:326–327
40. Streilein JW, Bergstresser PR (1981) Langerhans cell function dictates induction of contact hypersensitivity or unresponsiveness to DNFB in syrian hamsters. J Invest Dermatol 77:272–277
41. Streilein JW, Lonsberry LW, Bergstresser PR (1982) Depletion of epidermal Langerhans cells and Ia immunogenicity from tapestripped mouse skin. J Exp Med 155:863–871
42. Sullivan S, Bergstresser PR, Tigelaar RE, Streilein JW (1986) Induction and regulation of contact hypersensitivity by resident, bone marrow-derived, dendritic epidermal cells: Langerhans cells and Thy-1$^+$ epidermal cells. J Immunol 137:2460–2467
43. Toews GB, Bergstresser PR, Streilein JW (1980) Epidermal Langerhans cell density determines whether contact hypersensitivity or unresponsiveness follows skin painting with DNFB. J Immunol 124:445–453
44. Tschachler E, Groh V, Popovic M, Mann DL, Konrad K, Safai B, Eron L, di Marzo Veronese F, Wolff K, Stingl G (1987) Epidermal Langerhans cells – a target for HTLV-III/LAV infection. J Invest Dermatol 88:233–237
45. Witmer-Pack MD, Valinsky J, Olivier W, Steinman RM (1988) Quantitation of surface antigens on cultured murine epidermal Langerhans cells: rapid and selective increase in the level of surface MHC products. J Invest Dermatol 90:387–394
46. Wolff K (1972) The Langerhans cell. Curr Probl Dermatol 4:79–145

Zytokine und Hautkrankheiten

T. A. Luger

Einleitung

Zytokine sind niedrigmolekulare Proteine, die den Verlauf von Entzündungsreaktionen sowie Zellwachstum und Differenzierung regulieren. Die meisten Zellen des Organismus können nach Aktivierung Zytokine produzieren, welche ihre Wirkung nach Bindung an spezifische Membranrezeptoren entfalten. Ursprünglich wurde angenommen, solche Mediatoren werden nur von Zellen des Immunsystems gebildet und daher wurden sie zunächst als Lymphokine oder Interleukine bezeichnet. Da jedoch weder die Fähigkeit, diese Mediatoren zu produzieren, noch deren Wirkung auf Zellen des Immunsystems limitiert ist, werden diese Substanzen heute allgemein Zytokine genannt [1].

Innerhalb der Epidermis sind insbesonders die Keratinozyten befähigt eine Reihe verschiedener Zytokine zu produzieren. Zu diesen sogenannten „epidermalen Zytokinen" gehören: Interleukin 1 (IL 1), Interleukin 6 (IL 6), Tumor Nekrose Faktor α (TNFα), Neutrophilen-aktivierende Faktoren (Interleukin 8), Kolonien-stimulierende Faktoren (CSF) und Suppressorfaktoren (SF) [2] (Tabelle 1). Die Charakteristika der epidermalen Zytokine, sowie deren Wirkungsweise und mögliche Rolle bei der Pathogenese von Hauterkrankungen soll nun in dem folgenden Bericht kurz erläutert werden.

Interleukin 1

Man unterscheidet 2 verschiedene Formen von IL 1, nämlich IL 1α und IL 1β, welche von unterschiedlichen Genen kodiert werden, aber über Bindung an einen gemeinsamen Rezeptor dasselbe Wirkungsspektrum entfalten [3, 4]. Keratinozyten können in vitro spontan sowohl IL 1α als auch IL 1β synthetisieren und freisetzen. Eine deutliche Stimulierung der IL 1-Synthese in Epidermalzellen konnte nach UV-Bestrahlung, sowie nach Behandlung mit Tumorpromotoren, Lipopolysacchariden und verschiedenen anderen Zytokinen beobachtet werden [2].

Das multifunktionelle Zytokin IL 1 regt T-Lymphozyten zu einer vermehrten Produktion von T- und B-Zell-stimulierenden Faktoren an wie z. B. IL 2, IL 4, Interferon γ und CSF. Außerdem induziert IL 1 die Expression von IL 2-Rezeptoren und ist chemotaktisch für T-Lymphozyten. Die Wirkung von IL 1 auf B-Lymphozyten besteht in einer Potenzierung der Effekte von B-Zellwachstums- und Differenzierungsfaktoren, wie IL 4, IL 5 und IL 6. Monozyten werden von IL 1 zu einer vermehrten Produktion von Zytokinen wie IL 1, IL 6 und TNFα stimuliert. Außerdem ist IL 1 einer der Mediatoren, welcher für die Differenzierung von epidermalen Langerhanszellen verantwortlich ist [3, 5, 6].

Abgesehen von den immunmodulierenden Effekten ist IL 1 auch an der Steuerung von zahlreichen Vorgängen im Rahmen eines entzündlichen Geschehens beteiligt. IL 1 stimuliert Hepatozyten zu einer vermehrten Produktion von „Akut-Phase-Proteinen", kann Fieber sowie Proteolyse verursachen und die Bildung von Matrixproteinen durch Fibroblasten bewirken. Endothelzellen sowie Keratinozyten selbst produzieren unter der Einwirkung von IL 1 vermehrt Wachstumsfaktoren und beginnen

Tabelle 1. Zytokine der Epidermis

	Andere Bezeichnungen	Spezies (Mensch = M, Maus = m)	Stimulus
Interleukin 1 (IL 1)	Lymphocyte activating factor (LAF) Endogenous pyrogen (EP) Epidermal cell thymocyte activating activating factor (ETAF)	M, m	PMA, LPS, Silica, UV IL 1, TNFα, CSF, IFNγ
Interleukin 6 (IL 6)	B-cell stimulatory factor-2 (BSF) Interferon β2 (IFNβ2) Hybridoma growth factor (HGF) 26 kD protein	M, m	PMA, LPS, UV IL 1, IL 4, TNFα IFNγ
Tumor necrosis factor α (TNFα)	Cachectin	M, m	PMA, LPS, UV, IL 1 TNFα
Colony stimulating factors (CSF)			
Interleukin 3	multi-CSF	m	PMA, LPS, Con A, Silica, UV
GM-CSF		M, m	PMA, UV, IL 1, TNFα, GM-CSF, IL 4
G-CSF		M	PMA, IL 1, IL 4
M-CSF	CSF-1	M, m	PMA, LPS, GM-CSF
IL 8	Neutrophil activating factor (NAF) Neutrophil activating peptide (NAP) Moncoyte derived neutrophil Chemotactic factor (MDNCF)	M	PMA, LPS, IL 1, TNFα, IFNγ
Transforming growth factors			
TGFα		M	
TGFβ		M, m	PMA
Basic fibroblast growth factors (bFGF)			
CHS-inhibitor	Epidermal cell suppressor factor (EC SF)	m	UV
EC-contra-IL 1		M, m	PMA, UV

interzelluläre Adhäsionsmoleküle (ICAM) für Leukozyten zu exprimieren. Melanozyten werden durch IL 1 zu einer vermehrten Expression des Rezeptors für Melanozyten-stimulierendes Hormon (MSH) angeregt. Außerdem stimuliert IL 1 in Anwesenheit von MSH Melanozyten zu einer erhöhten Produktion von Melanin [3, 5].

Interleukin 6

Die Zytokine „B-cell stimulatory factor-2" (BSF2), Interferon β2 (IFNβ2), „hybridoma growth factor" (HGF), „hepatocyte stimulating factor" (HSF), „macrophage granulocyte inducer 2" und 26 kD Protein wurden kürzlich als identische Genprodukte erkannt und als Interleukin 6 (IL 6) bezeichnet [7]. Die IL 6-Produktion wird durch verschiedene Substanzen wie Tumorpromotoren, Endotoxine, Viren (z. B.

HIV), UV-Bestrahlung und andere Zytokine (IL 1, TNF, IFN) induziert [8]. Vor kurzer Zeit ist auch der Nachweis von IL 6-mRNA und -Protein in Keratinozyten gelungen [2, 9].

IL 6 hat ähnlich wie IL 1 ein vielfältiges, teilweise überlappendes Wirkungsspektrum. Im Rahmen von systemischen Entzündungsreaktionen kann IL 6 Fieber verursachen, die Produktion von „Akut-Phase-Proteinen" induzieren und die Albuminsynthese hemmen. IL 6 ist auch einer der Mediatoren, welcher für Wachstum und Differenzierung von B-Lymphozyten verantwortlich ist. Demnach stimuliert IL 6 normale B-Lymphozyten und B-lymphoblastoide Zellen zu einer vermehrten Produktion von Immunglobulin und ist ein Wachstumsfaktor für verschiedene B-Zellinien, sowie Plasmazytomzellen. IL 6 wird auch von verschiedenen Tumoren produziert und manche Tumoren, wie z. B. das multiple Myelom benötigen IL 6 als Wachstumsfaktor. Außerdem stimuliert IL 6 Tumorzellen vom Typ des Pheochromozytoms, Protoonkogene zu exprimieren und in Neuriten tragende Zellen zu differenzieren [7, 10]. Im Rahmen der Aktivierung von T-Zellen ist IL 6 ein zusätzliches Signal, welches diese zu einer vermehrten Produktion von IL 2 stimuliert. Außerdem vermag IL 6 auch die Aktivität von zytotoxischen und natürlichen Killerzellen zu stimulieren. Eine weitere wichtige immunstimulierende Rolle von IL 6 besteht darin, daß dieses Zytokin das Wachstum und die Differenzierung hämatopetischer Stammzellen in Anwesenheit von Kolonien-stimulierenden Faktoren bewirkt [7, 11].

Tumor Nekrose Faktoren

Mediatoren, welche einerseits die Nekrose von Tumoren bewirken (Tumor necrosis factor α) und andererseits Kachexie (Cachectin) verursachen, wurden als ein und das selbe Makrophagenprodukt erkannt und als „tumor necrosis factor α" (TNFα) bezeichnet. Obwohl der T-Zellfaktor TNFβ (Lymphotoxin, LT) sich aufgrund seiner Struktur sehr wesentlich von TNFα unterscheidet, haben beide Mediatoren nach Bindung an einen gemeinsamen Rezeptor ein ähnlich vielfältiges Wirkungsspektrum [12, 13]. Abgesehen von der zytotoxischen Wirkung auf Tumorzellen sowie der proteolytischen Wirksamkeit kann TNFα auch Fieber hervorrufen und stimuliert Proteinsynthese, Wachstum sowie Rezeptorexpression bei Granulozyten, Makrophagen, Fibroblasten und Endothelzellen. Im Zusammenwirken mit anderen Mediatoren vermag TNFα auch verschiedene Funktionen von T- und B-Lymphozyten zu potenzieren. Demnach induziert TNFα T-Zellen zu einer vermehrten Expression von IL 2-Rezeptoren sowie zu einer erhöhten Produktion von verschiedenen Zytokinen. Außerdem kann TNFα die Wirkung von verschiedenen B-Zell-aktivierenden Faktoren stimulieren und somit zu einer vermehrten Antikörperproduktion beitragen. In Anwesenheit von hämatopoetischen Wachstumsfaktoren kann TNFα auch Wachstum und Differenzierung von hämatopoetischen Stammzellen beeinflussen [12].

Keratinozyten können nach Stimulierung durch UV-Licht, Tumorpromotoren und verschiedene andere Zytokine auch TNFα produzieren [14]. Damit dürfte TNFα zusammen mit IL 1 und IL 6 für die Regulierung von Entzündungsvorgängen in der Haut verantwortlich sein. Dies wird auch dadurch untermauert, daß TNFα wahrscheinlich einer der Mediatoren ist, welcher für die Regulierung der Funktion von Langerhanszellen in der Haut mitverantwortlich ist. Diese Erkenntnis stützt sich auf Befunde im Maussystem, wonach Langerhanszellen in Anwesenheit von TNFα in Kultur wesentlich länger überleben [15].

Neutrophilen-aktivierende Faktoren (Interleukin 8)

Verschiedene Faktoren, welche neutrophile Granulozyten aktivieren, wurden von mehreren Forschungsgruppen kürzlich beschrieben. Da die Aufklärung der Struktur dieser Moleküle ergab, daß es sich um ein und dasselbe Zytokin handelt, wurde dieses als Interleukin 8 (IL 8) bezeichnet. In der Folge stellte sich heraus, daß IL 8 partielle Homologien zu bekannten Mediatoren, wie Betathromboglobulin, Platelet Faktor 4, sowie „IFN inducible Protein" besitzt [16–18].

IL 8 oder IL 8-ähnliche Mediatoren werden von verschiedenen Zellen, wie Monozyten, Lymphozyten, Endothelzellen, Fibroblasten, Keratinozyten sowie Melanozyten freigesetzt und stimulieren in vitro an menschlichen Neutrophilen Chemotaxis und Enzymfreisetzung [2]. Außerdem besitzt IL 8 auch eine gewisse chemotaktische Wirkung auf T-Lymphozyten, zeigt jedoch keine Effekte an Eosinophilen oder Monozyten [19]. Intrakutane Injektion von IL 8 verursacht zunächst eine Plasmaexsudation gefolgt von einer deutlichen Einwanderung von Neutrophilen in die Haut [20]. Die spontane Produktion von IL 8 ist im allgemeinen gering und erst nach Stimulierung mit Lipopolysacchariden oder anderen Zytokinen wie IL 1, TNFα oder IFNγ können größere Mengen von IL 8 nachgewiesen werden [2]. Das Zytokin IL 8 kann somit nach Stimulierung von einer heterogenen Anzahl von Zellen gebildet werden und stellt vermutlich ein weiteres wichtiges Entzündungssignal der Haut dar, wodurch Neutrophile im Rahmen von Infektionen oder Trauma aktiviert werden.

Hämatopoetische Wachstumsfaktoren („Colony stimulating factors")

Diese Zytokine sind für Wachstum und Differenzierung von Knochenmarksstammzellen verantwortlich und werden, da sie die Entstehung von Zellkolonien in Agarkulturen bewirken, auch als „Colony stimulating factors" (CSF) bezeichnet. Man unterscheidet derzeit 4 verschiedene CSFs: Interleukin 3 (IL 3, multi-CSF), Granulozyten/Makrophagen-CSF (GM-CSF), Granulozyten-CSF (G-CSF) und Makrophagen-CSF (M-CSF). IL 3 und GM-CSF sind für die Entwicklung von erythroiden sowie myeloiden Stammzellen verantwortlich. G-CSF hingegen bewirkt vornehmlich die Bildung von Granulozytenkolonien, während M-CSF hauptsächlich die Entstehung von Monozytenkolonien fördert [21]. Kolonien-stimulierende Faktoren können von vielen verschiedenen Zellen und, wie erst vor kurzem gezeigt wurde, auch von Keratinozyten produziert werden [2].

Kolonien-stimulierende Faktoren entfalten ihre biologische Wirkung nach Bindung an spezifische Zellmembranrezeptoren [22]. GM-CSF fördert das Wachstum von Kolonien, bestehend aus Makrophagen, Eosinophilen und Neutrophilen, und induziert in Anwesenheit von Erythropoietin die Bildung von Megakaryozyten. Außerdem potenziert GM-CSF die zytotoxische Wirkung von Makrophagen sowie deren Fc-Rezeptorexpression und stimuliert diese zu einer vermehrten Synthese von M-CSF, welcher auch ein autokriner Wachstumsfaktor für Monozyten ist [21, 23]. Interleukin 3 aktiviert unreife Stammzellen und induziert die Bildung von Kolonien bestehend aus Neutrophilen, Eosinophilen, Basophilen, Makrophagen, Megakaryozyten und Erythrozytenvorstufen [24]. G-CSF bewirkt die Bildung von Kolonien bestehend aus Neutrophilen und aktiviert Neutrophile zu einer vermehrten Freisetzung von Enzymen und Sauerstoffradikalen sowie zu einer gesteigerten Phagozytose. Außerdem bewirkt G-CSF auch die Differenzierung von verschiedenen myeloleukämischen Zellen. M-CSF führt zur Bildung von Makrophagenkolonien, und induziert die Expression von M-CSF-Rezeptoren. Da der Rezeptor für M-CSF kürzlich auch als Onkogen (cfms) erkannt wurde, besteht möglicherweise ein Zusammenhang von M-CSF und der Entwicklung bestimmter Tumoren [21, 25].

Aufgrund dieser vielfältigen Wirkungen der Kolonien-stimulierenden Faktoren lag die Vermutung nahe, diese Mediatoren könnten eine entscheidende Bedeutung bei der Wiederherstellung der Leukozytenzahl und Funktion im Rahmen einer Immunosuppression haben. Dies konnte auch durch erste klinische Studien mit GM-CSF und G-CSF bestätigt werden [26].

Suppressorfaktoren

Wachstumsfaktoren, wie „Transforming growth factors" (TGF) wurden kürzlich auch als immunmodulierende Zytokine erkannt. TGFα weist eine substantielle Homologie zu „Epidermal growth factor" (EGF) auf, bindet an den EGF-Rezeptor, und unterscheidet sich wesentlich von TGFβ, welcher in Form von 3 Subtypen vorliegt (TGFβ1, TGFβ2 und TGFβ3). Transforming growth factors werden von vielen verschiedenen Zellen und auch von Keratinozyten synthetisiert und freigesetzt [27–29].

Die biologische Wirkung von TGFα besteht in der Induktion der Angiogenese, Stimulierung der Kalziumresorption, sowie Förderung der Wundheilung. TGFβ kann das Wachstum von normalen und Tumor-Zellen regulieren, stimuliert die Bildung von Fibronektin sowie Kollagen in Fibroblasten, fördert die Knorpelbildung und die Differenzierung von Epithelzellen. Die immunmodulierende Wirkung von TGFβ besteht in der Hemmung der Aktivität von IL 1, IL 2 und CSFs. Diese Befunde deuten darauf hin, daß TGFβ eine starke immuninhibierende Wirkung besitzt und dadurch zu einer Hemmung der epidermalen Immunantwort beitragen kann [30, 31].

Abgesehen von TGFs können Keratinozyten auch noch einen anderen Inhibitor produzieren, welcher die Induktion einer Kontaktallergie blockiert [2, 32]. Die Freisetzung dieses Suppressorfaktors („Epidermal cell suppressor factor", EC-SF) wird einerseits durch UV-Licht und andererseits durch Tumorpromotoren induziert. EC-SF hat ein Molekulargewicht zwischen 20 und 40 kD und unterscheidet sich von anderen Mediatoren, wie Prostaglandinen, Leukotrienen und Urokaninsäure durch das Vorkommen einer löslichen Komponente des Stratum corneums, welche als Fotorezeptor der Immunsuppression betrachtet wird.

Ein ähnlicher Inhibitor, welcher aufgrund seiner biochemischen Eigenschaften von dem EC-SF nicht unterschieden werden kann, ist „Epidermal cell-contra-IL 1" (EC-contra-IL 1). Dieser Mediator blockiert die biologische Aktivität von IL 1, jedoch nicht die von IL 2, IL 3 oder IL 6 [2, 33]. Vor kurzer Zeit ist es auch gelungen EC-contra-IL 1 aus dem Serum von UV-bestrahlten Mäusen zu isolieren. Diese Ergebnisse deuten darauf hin, daß Epidermalzellen nach UV-Bestrahlung EC-contra-IL 1 freisetzen können, welches in die Zirkulation gelangt und eine systemische Immunsuppression bewirken kann [34].

Die Bedeutung von epidermalen Zytokinen für die Pathogenese von Hauterkrankungen

Die Fähigkeit von Epidermalzellen, verschiedene immunmodulierende Faktoren freizusetzen, dürfte bei der Pathogenese verschiedener Hauterkrankungen eine Rolle spielen. Im allgemeinen werden Zytokine nach Traumen jeglicher Art von Keratinozyten produziert und können den Verlauf von lokalen sowie systemischen entzündlichen Reaktionen steuern. Dies trifft zum Beispiel für die Bestrahlung mit UV-Licht zu, welche sowohl Keratinozyten zur vermehrten Produktion von IL 1, IL 6, TNFα, IL 3, GM-CSF und EC-contra-IL 1 stimuliert als auch eine Entzündungsreaktion zur Folge hat. Diese nach UV-Bestrahlung freigesetzten Mediatoren können sowohl direkt als auch indirekt durch die Induktion der Produktion von anderen Mediatoren, wie z. B. IL 8, IL 2, IL 4 oder IFNγ an der Regulierung eines entzündlichen Geschehen nach UV-Exposition beteiligt sein. Dies wird auch durch die Tatsache unterstützt, daß man nach UV-Bestrahlung deutlich erhöhte Serumspiegel von IL 1 und IL 6 finden kann [2, 34]. Da sowohl IL 1 als auch IL 6 Fieber verursachen können und zu einer vermehrten Produktion von Akut-Phase-Proteinen führen, dürften diese UV-induzierten Zytokine auch für die Sonnenbrandreaktion mitverantwortlich sein. Erhöhte IL 6-Serumspiegel wurden auch bei Patienten mit Autoimmunerkrankungen, wie z. B. dem Lupus erythematodes gefunden [2]. Aufgrund seiner B-Zell-aktivierenden Wirkung, sowie der vermehrten IL 6-Produktion nach UV-Bestrahlung könnte IL 6 durch die Stimulierung der Bildung von Autoantikörpern einer der Mediatoren sein, welcher für die UV-bedingte Exacerbation eines Lupus verantwortlich ist.

Die Vermutung, IL 6 sei ein wichtiger Mediator im Rahmen einer systemischen Entzündungsreaktion wird auch dadurch bestätigt, daß signifikant erhöhte Serum-IL 6-Spiegel bei Patienten mit schweren Verbrennungen oder Sepsis festgestellt wurden [2, 35]. Auch bei Patienten mit einer schweren Psoriasis wurden einerseits eine erhöhte IL 6-mRNA Expression in den Keratinozyten und andererseits erhöhte Serum-IL 6-Spiegel gefunden [36].

Die Beobachtung, daß Keratinozyten auch immunsuppressive Faktoren freisetzen können, deutet darauf hin, daß Epidermalzellen nicht nur für die Auslösung einer Immunantwort verantwortlich sein können, sondern auch immunologische und entzündliche Prozesse hemmen können. Dies scheint zumindest für die UV-bedingte Immunsuppression gültig zu sein, da die Freisetzung von UV-bedingten Immuninhibitoren durch Keratinozyten zumindest teilweise lokale, sowie systemische Immunsuppression nach UV erklären würde. Diese Befunde könnten neue Aspekte im Rahmen der Pathogenese von Hauttumoren und Autoimmunerkrankungen eröffnen.

Epidermale Zytokine können auch die Aktivierung von T-Lymphozyten durch ihre Wirkung auf Antigen-präsentierende Zellen beeinflussen. GM-CSF, IL 1 und TNFα können die Reifung von Langerhanszellen in potente dendritische Zellen bewirken, und sind auch entscheidend für das Überleben dieser Zellen in Kultur. Diese Befunde deuten darauf hin, daß Zytokine, welche von Epidermalzellen freigesetzt werden, sowohl für das Wachstum als auch für die Differenzierung von Langerhanszellen verantwortlich sein dürften und damit entscheidend für die Auslösung einer Immunantwort in der Haut sind [6, 15].

Kutane T-Zell-Lymphome sind durch die Einwanderung von transformierten T-Lymphozyten in die Dermis und Epidermis charakterisiert, wobei möglicherweise auch epidermale Zytokine eine wichtige Rolle spielen. Zum Beispiel sind IL 1 sowie IL 8 chemotaktisch für T-Lymphozyten und GM-CSF sowie IL 3 sind Wachstumsfaktoren für bestimmte T-Lymphozyten [3, 19, 23]. Außerdem sind TNFα und IL 1 für die Induktion von Adhäsionsmolekülen an Keratinozyten verantwortlich (ICAM-1), welche den Ligand darstellen, an welchen T-Lymphozyten sich binden können [37]. Durch die Fähigkeit der Keratinozyten Mediatoren freizusetzen, welche T-Zellen aktivieren und zur Differenzierung von T-Zellen beitragen, ergibt sich eine mögliche Erklärung für die Affinität von T-Lymphozyten zur Epidermis.

Viele Befunde weisen auch darauf hin, daß mechanische Verletzung von Keratinozyten eine vermehrte Produktion von verschiedenen Zytokinen zur Folge hat. Demnach könnten die Wachstumsfaktoren TGF und EGF sowie multifunktionelle Faktoren, wie IL 1, IL 8 [2, 27] auch in der Regulierung von verschiedenen Stadien im Rahmen der Wundheilung, wie Entzündungsreaktion, Gefäßneubildung, Bildung von Matrixproteinen und Reepithelisierung von Bedeutung sein. Diese Befunde deuten auf eine möglicherweise bedeutende Rolle von epidermalen Zytokinen bei der Wundheilung und Narbenbildung hin.

Abschließend muß darauf hingewiesen werden, daß wahrscheinlich eine komplexe Kaskade von verschiedenen Zytokinen, welche auch mit anderen Entzündungsmediatoren wie Prostaglandinen oder Hormone interagieren, entscheidend an der Regulierung von immunologischen entzündlichen Prozessen beteiligt ist. Eine Störung dieser komplizierten Regelkreise ist wahrscheinlich ein entscheidender Faktor im Rahmen der Pathogenese von Entzündung, Autoimmunität und Tumoren.

Literatur

1. Dinarello CA, Mier JW (1987) Lymphokines. N Engl J Med 317:940–947
2. Luger T (1989) Epidermal cytokines. Acta Derm Venereol (Stockh) (in press)

3. Oppenheim JJ, Kovacs EJ, Matsushima K, Durum SK (1986) There is more than one interleukin 1. Immunol Today 7:45–48
4. Dower SK, Urdal DL (1978) the interleukin 1 receptor. Immunol Today 8:46–49
5. Dinarello CA (1988) Biology of interleukin 1. FASEB J 2:108–185
6. Heufler C, Koch F, Schuler G (1988) Granulocyte/macrophage colony-stimulating factor and interleukin 1 mediate the maturation of murine epidermal Langerhans cells into potent immunostimulator dendritic cells. J Exp Med 167:700–705
7. Wong GG, Clark SC (1988) Multiple actions of interleukin 6 within a cytokine network. Immunol Today 9:137–139
8. Santhanam U, Tatter SB, Helfgott DC, Ray A, Ghrayeb J, May LT, Sehgal PB (1987) Structure, genetics and function of human „β2-interferon (B cell stimulatory factor-2/hepatocyte stimulating factor" (interleukin 6). In: Powanda MC, Oppenheim JJ, Kluger MJ, Dinarello CA (eds) Monokines and other non-lymphocytic cytokines. Liss, New York, pp 29–34
9. Kirnbauer R, Köck A, Schwarz T, Urbanski A, Krutmann J, Borth W, Ansel JC, Luger TA (1989) Interferon β2, B-cell differentiation factor 2, hybridoma growth factor (interleukin 6) is expressed and released by human epidermal cells and epidermoid carcinoma cell lines. J Immunol 142:1922–1928
10. Matsuda T, Suzematzu S, Kawano M, Yoshizaki K, Tang B, Tanabe O, Nakajima T, Akia S, Hirano T, Kishimoto T (1989) BSF-2/IL 6 in normal and abnormal regulation of immune responses. Ann NY Acad Sci USA 557:466–477
11. Luger TA, Schwarz T, Krutmann J, Kirnbauer R, Neuner P, Köck A, Urbanski A, Borth W, Schauer E (1989) Interleukin 6 is produced by epidermal cells and plays an important role in the activation of human T lymphocytes and natural killer cells. Ann NY Acad Sci 557:405–414
12. Pennica D, Shalaby MR, Palladino Jr MB (1987) Tumor necrosis factors alpha and beta. In: Gillis S (ed) Recombinant lymphokines and their receptors. Dekker, New York, pp 163–180
13. Beutler B, Cerami A (1987) Cachectin: more than a tumor necrosis factor. N Engl J Med 316:379–385
14. Köck A, Urbanski A, Luger TA (1989) mRNA expression and release of tumor necrosis factor a by human epidermal cells. J Invest Dermatol 92:462 A
15. Koch F, Heufler C, Schneeweiss D, Kaempgen E, Schuler G (1989) Tumor necrosis factor alpha maintains viability of murine epidermal Langerhans cells in culture, but in contrast to GM-CSF without inducing functional maturation. J Invest Dermatol 92:461 A
16. Lindley I, Aschauer H, Sefert JM, Lam C, Brunowsky W, Kownatzki E, Thelen M, Peveri P, Dewald B, Von Tscharner V, Walz A, Baggiolini M (1988) Synthesis and expression in Escherichia coli of the gene encoding monocyte derived neutrophil-activating factor: Biological equivalence between natural and recombinant neutrophil-activating factor. Proc Natl Acad Sci USA 85:9199–9204
17. Schröder JM, Mrowietz U, Morita E, Christophers E (1987) Purification and partial biochemical characterization of a human monocyte-derived, neutrophil-activating peptide that lacks interleukin 1 activity. J Immunol 139:3474–3483
18. Matsushima K, Morishita K, Yoshimura T, Lavu S, Kobayashi Y, Lew W, Appella E, Kung HF, Leonard EJ, Oppenheim JJ (1988) Molecular cloning of a human monocyte-derived neutrophil chemotactic factor (MDNCF) and the induction of MDNCF mRNA by interleukin 1 and tumor necrosis factor. J Exp Med 167:1883–1992
19. Larsen GG, Anderson AO, Appella E, Oppenheim JJ, Matsushima K (1989) The neutrophil activating protein (NAP-1) is also chemotactic for T-lymphocytes. Science 243:1464–1466
20. Van Damme J, Van Beeumen J, Opdenakker G, Billiau A (1988) A novel, NH2-terminal sequence-characterized human monokine possessing neutrophil chemotactic, skin-reactive, and granulocytosis promoting activity. J Exp Med 167:1364–1373
21. Clark SC, Kamen R (1987) The human hematopoietic colony stimulating factors. Science 236:1229–1232
22. Nicola NA (1987) Why do hemopoietic growth factor receptors interact with each other? Immunol Today 8:134–137
23. Sieff CA (1987) Hematopoietic growth factors. J Clin Invest 79:1549–1553
24. Moore MAS (1988) Interleukin 3: An Overview. In: Schrader JW (ed) Lymphokines. Academic Press, San Diego, pp 219–281

25. Roussel MF, Dull TJ, Rettenmier CW, Ralph P, Ullrich A, Sherr CJ (1987) Transforming potential of the c-fms protooncogne (CSF-1 receptor). Nature 325:549–551
26. Metcalf D (1989) Hematopoietic growth factors 2: Clinical applications. Lancet ii:885–887
27. Todaro GJ (1988) Oncogenes and growth factors. In: Orfanos CE, Stadler R, Gollnick H (eds) Dermatology in five continents. Springer, Berlin Heidelberg New York London Paris Tokyo, pp 11–25
28. Massague J (1987) The TGF-β family of growth and differentiation factors. Cell 49:437–443
29. Waterfield MD (1989) Epidermal growth factor and related molecules. Lancet ii:1243–1246
30. Wahl SM, Hunt DA, Wong HL, Dougherty S, McCartney-Francis N, Wahl LM, Ellingsworth L, Schmidt JA, Hall G, Roberts AB, Sprong MB (1988) Transforming growth factor β is a potent immunosuppressive agent that inhibits IL-1 dependent lymphocyte proliferation. J Immunol 140:3026–3033
31. Ruscetti F, Sing G, Ellingsworth L, Ruscetti S, Keller J (1988) Transforming growth factor β: a selective growth inhibitor for hematopoietic progenitor cells. In: Powanda MC, Oppenheim JJ, Kluger MJ, Dinarello CA (eds) Monokines and other non-lymphocytic cytokines. Liss, New York, pp 307–312
32. Schwarz T, Urbanska A, Gschnait F, Luger TA (1986) Inhibition of the induction of contact hypersensitivity by a UV-mediated epidermal cytokine. J Invest Dermatol 87:289–291
33. Schwarz T, Urbanska A, Gschnait F, Luger TA (1987) UV-irradiated epidermal cells produce a specific inhibitor of interleukin 1 activity. J Immunol 138:1457–1463
34. Schwarz T, Urbanski A, Kirnbauer R, Köck A, Gschnait F, Luger TA (1988) Detection of a specific inhibitor of interleukin 1 in sera of UVB-treated mice. J Invest Dermatol 91:536–540
35. Helfgott DC, Tatter SB, Santhanam U, Clarick RH, Bhardway N, May LT, Sehgal PB (1989) Interferon-β2/interleukin-6 in plasma and body fluids during acute bacterial infection. J Immunol 142:948–954
36. Neuner P, Kapp A, Kirnbauer R, Urbanski A, Schwarz T, Borth W, Luger TA: Monocytes derived from patients with psoriasis synthesize and release increased levels of interleukin 1. J Invest Dermatol 92:490A
37. Dustin ML, Staunton DE, Springer TA (1988) Supergene families meet in the immune system. Immunol Today 9:213–215

Erkrankungen der Basalmembranzone

Martina Kulozik, Roswitha Nischt und Thomas Krieg

Einleitung

Basalmembranen finden sich im Körper in allen Organen. Obwohl sie extrem dünn sind, kommt ihnen doch eine Vielzahl unterschiedlicher Funktionen zu [13, 24, 25]. So trennen sie Gewebe voneinander und kontrollieren die Passage von Zellen und Mediatoren. Die Basalmembran hat einen wesentlichen Einfluß auf die embryonale Entwicklung und Wundheilungsprozesse; sie kontrolliert die Differenzierung sowie als extrazelluläres Zytoskelett die Morphologie einer Vielzahl von Zellen. Es ist daher nicht verwunderlich, daß die Basalmembranen bei einer großen Zahl unterschiedlicher Erkrankungen eine große Rolle spielen.

Aufbau der Basalmembranzone

Die Basalmembran zeigt einen komplexen Aufbau [25]. Bereits auf ultrastruktureller Ebene läßt sich die Lamina densa von der Lamina lucida abgrenzen [3, 13]. Epidermiszellen sind mit der Haftplatte und den Hemidesmosomen in der dermo-epidermalen Basalmembran verhaftet. Verankerungsfilamente ziehen von den Epidermiszellen durch die Basalmembran hindurch, und ein von Verankerungsfibrillen gebildetes komplexes Netzwerk mündet in die „Verankerungsplaques" des Stratum papillare der Dermis (Abb. 1). In den letzten Jahren gelang es, die einzelnen Bestandteile der morphologischen Strukturen der Basalmembran zu identifizieren und es wurde deutlich, daß die Basalmembranzone aus einer Vielfalt unterschiedlicher Glykoproteine aufgebaut ist (Tabelle 1). Die genaue Struktur sowie die molekularen Charakteristika dieser einzelnen Bestandteile wurden kürzlich in mehreren Übersichten besprochen und sollen daher nicht weiter erwähnt werden [24, 25].

Die Isolierung der einzelnen Proteine erlaubte weiterführende Untersuchungen und die Charakterisierung einzelner Funktionen. So stellte sich heraus, daß Laminin ein wichtiges Haftprotein für Zellen darstellt, daß es aber gleichzeitig auch als Wachs-

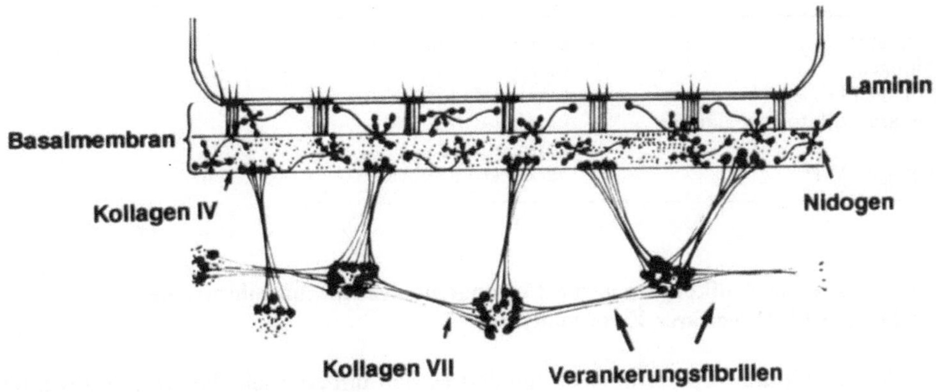

Abb. 1. Schema der Basalmembranzone

Tabelle 1. Bestandteile der Basalmembranzone

Laminin	Kollagen VII
Nidogen/Entaktin	BM40/SPARC
Kollagen IV	nicht charakterisierte Antigene
Heparansulfatproteoglykan	

tumsfaktor fungiert und die Proliferation von unterschiedlichen Zellen wie auch Tumorzellen kontrollieren kann [1, 10, 14, 18]. Das kleinere Protein Nidogen, das identisch mit Entaktin ist, hat eine hohe Affinität zu Laminin und Typ IV-Kollagen und stellt somit die Verbindung zwischen den beiden wichtigsten Bestandteilen der Basalmembranzone dar [7]. Typ IV-Kollagen ist wiederum ein Haftprotein für Zellen, darüber hinaus aber wohl auch das entscheidende Strukturelement der Basalmembran. Typ VII-Kollagen ist für die Verbindung der Basalmembran mit dem darunterliegenden Bindegewebe verantwortlich [20] (Tabelle 2).

Die Entwicklung spezifischer Antikörper gegen die verschiedenen Basalmembrankomponenten in Verbindung mit Immunelektronenmikroskopie ermöglichte die Zuordnung dieser Moleküle zu morphologischen Strukturen (Tabelle 3). Während Laminin ein Bestandteil der Lamina lucida ist, sind Typ IV-Kollagen und Nidogen in der Lamina densa zu finden. Das Heparansulfatproteoglykan scheint sowohl in der Lamina lucida wie in der Lamina densa vorzukommen. Typ VII-Kollagen wiederum konnte als der wesentliche Bestandteil der Verankerungsfibrillen identifiziert werden. Ausgehend von diesen Befunden wurden im folgenden charakterisierte Antikörper verwendet, um Fortschritte in der Diagnostik und Aufklärung molekularer Defekte von unterschiedlichen Erkrankungen zu erzielen.

Tabelle 2. Biologische Funktionen einzelner Basalmembranproteine

Laminin:	– Haftprotein – Wachstumsfaktor
Nidogen:	– Interaktion mit Laminin und Kollagen IV
Kollagen IV:	– Haftprotein – Strukturelement
Kollagen VII:	– Verankerung der Lamina densa in der Dermis

Tabelle 3. Lokalisation der einzelnen Basalmembranproteine

Laminin:	– Lamina lucida
Nidogen:	– Lamina densa
Kollagen IV:	– Lamina densa
Heparansulfatproteoglykan:	– Lamina densa und Lamina lucida
Kollagen VII:	– Verankerungsfibrillen

Verwendung von Antikörpern gegen Bestandteile der Basalmembranzone zur Diagnostik hereditärer Epidermolysen

Bei den hereditären Epidermolysen handelt es sich um eine sehr heterogene Gruppe von Erkrankungen [22]. Zur Diagnostik der einzelnen Formen sind oft elektronenmikroskopische Untersuchungen notwendig. Zum Teil konnten diese nun durch die Verwendung spezifischer Antikörper ersetzt werden. So gelingt es leicht, mit Hilfe der indirekten Fluoreszenzmikroskopie die Typ-IV-Kollagen enthaltende Lamina densa entweder dem Blasenboden oder dem Blasendach zuzuordnen. Hierdurch läßt sich schnell entscheiden, ob es sich bei einem Patienten um eine junktionale oder eine dermolytische Form der Epidermolysis bullosa handelt [15]. Auch erlauben die Antikörper festzustellen, ob einzelne Proteine tatsächlich in der Haut der Patienten vorhanden sind, und tragen somit zur Aufklärung von zugrundeliegenden molekularen Defekten bei. Patienten mit Epidermolysis bullosa Hallopeau-Siemens zeigen oft keine Reaktion mit Antikörpern gegen Typ VII-Kollagen [4–6]. Diese Untersuchungen führten zu der Annahme, daß bei Patienten mit dystrophischen Formen der hereditären Epidermolysen unterschiedliche Defekte vorkommen können. Einmal scheint die Synthese von Typ VII-Kollagen gestört zu sein, zum anderen könnte die Aggregation der Moleküle zu den morphologischen Strukturen verändert sein und schließlich kann eine zu hohe Aktivität der Kollagenase in einem schnellen Abbau des Kollagen Typ VII resultieren. Molekulare Defekte bei junktionalen Formen der Epidermolysis bullosa sind dagegen noch nicht bekannt.

Charakterisierung von Antigenen bei autoimmunologisch bedingten blasenbildenden Erkrankungen der Haut

Während die hereditären Epidermolysen relativ selten sind, gibt es eine viel größere Zahl autoimmunologisch bedingter bullöser Dermatosen. Diese sind in Tabelle 4 zusammengefaßt. Pathogenetische Grundlage aller dieser Erkrankungen sind zirkulierende Antikörper, die gegen bestimmte Bestandteile der Basalmembranzone gerichtet sind. Je nach der Lokalisation dieser einzelnen Antigene innerhalb der Basalmembranzone findet die Kontinuitätstrennung und Blasenbildung auf verschiedenen Ebenen statt [13]. So kommt es bei dem bullösen Pemphigoid zu einer Antikörperbindung und Spaltbildung in den oberen Anteilen der Lamina lucida im Bereich der Hemidesmosomen, während zum Beispiel bei der Epidermolysis bullosa acquisita die Spaltbildung unterhalb der Lamina densa auftritt. Ähnlich ist es bei den anderen Erkrankungen, die so die große Heterogenität der Basalmembranproteine reflektieren, welche alle als potentielle Antigene fungieren können. Während man bisher im wesentlichen auf immunfluoreszenzmikroskopische und immunelektronenmikroskopische Methoden zur Differenzierung der einzelnen Erkrankungen angewiesen war, konnten in den letzten Jahren immunchemische Techniken soweit entwickelt werden, daß sie Eingang in die Routinediagnostik gefunden haben. So gelang es, durch Immunpräzipitationen und Immunoblotting-Methoden die Antigene einer großen Zahl von Erkrankungen bereits zu identifizieren [23, 28, 29]. Diese sind in Tabelle 5 zusammengestellt. Da die notwendigen Techniken bereits in vielen Laboratorien durchgeführt werden können, entwickelt sich dieses Gebiet zur Zeit sehr schnell und die so erhaltenen Ergebnisse werden uns bald in die Lage versetzen, zu einer neuen Einteilung und Klassifizierung der bullösen Dermatosen zu kommen.

Tabelle 4. Bullöse Dermatosen mit zirkulierenden Antikörpern

- Bullöses Pemphigoid
- Dermatitis herpetiformis
- Lineare IgA-Dermatose
- Herpes gestationis
- Vernarbendes Pemphigoid
- Epidermolysis bullosa acquisita

Tabelle 5. Bekannte Antigene bei bullösen Dermatosen mit zirkulierenden Antikörpern

– Bullöses Pemphigoid	230 kd (Hemidesmosomales Protein)
– EBA	290, 145 kd (Typ VII-Kollagen)
– Herpes gestationis	180 kd (?)
– Lineare IgA-Dermatose	97 kd (?)

Erkrankungen, die durch Ablagerungen von Basalmembranbestandteilen charakterisiert sind

Bei einer Reihe allgemeiner Erkrankungen, die mit Hautbeteiligung einhergehen, kommt es zu einer Ablagerung von Basalmembranproteinen. Hierzu gehört die erythropoetische Protoporphyrie [27], die Hyalinosis cutis et mucosae [8] sowie die Mikroangiopathie beim Diabetes mellitus. Da in vielen Fällen Basalmembranverdikkungen auch in Gefäßen beobachtet werden, sind diese Veränderungen z. B. beim Diabetes mellitus für einen Teil der bei dieser Erkrankung auftretenden Komplikationen verantwortlich gemacht worden. Zu teilweise massiven Ablagerungen von Basalmembranproteinen kann es auch bei Tumoren kommen. In diesen Fällen können Antikörper gegen einzelne Basalmembranproteine als Referenzseren in der Histochemie verwendet werden und sehr hilfreich für die Diagnosestellung sein [21]. Sowohl die extrazelluläre Matrix bei Zylindromen [26] als auch die Camino-Körperchen vom Spitz-Nävus konnten als Basalmembranproteine identifiziert werden.

Die Bedeutung der Basalmembran beim invasiven Wachstum und der Metastasierung von Tumoren

Tumorzellen produzieren nicht nur Basalmembranen, sondern treten auch mit ihnen in Wechselwirkung. Dieses Phänomen hat eine ganz entscheidende Bedeutung, da hierdurch der Basalmembran eine zentrale Rolle bei der Kontrolle des Wachstums und der Metastasierung von Tumoren zukommt. Erste Hinweise hierzu erhielt man von histochemischen Untersuchungen unterschiedlicher Tumoren. Seit langem ist bekannt, daß einige Tumoren wie das Basaliom lediglich invasiv wachsen, aber in der Regel keine Metastasen bilden: Immunhistologische Untersuchungen mit Antikörper gegen Typ IV-Kollagen und Laminin zeigten dann, daß Basaliome gänzlich von einer Basalmembran umgeben sind, während diese bei spinozellulären Karzinomen oft fragmentiert erscheint [26]. In gleicher Weise sind Nävuszellnester von einer Basalmembran umgeben. Bei malignen Melanomen dagegen findet man kaum noch Basalmembranstrukturen [21]. Ausgehend von solchen Ergebnissen und einer großen Zahl von in vitro- und in vivo-Experimenten wurde von mehreren Arbeitsgruppen ein Konzept entwickelt, das die Bedeutung der Basalmembran für das biologische Verhalten von Tumoren beschreibt [2, 16, 19].

Maligne Tumorzellen müssen die Fähigkeit haben, an die dermoepidermale Basalmembran sowie an die Basalmembran der Gefäße anzuhaften; diese dann aufzulösen, um so ungehindert in das umgebende Gewebe einzudringen und dort zu Metastasen heranzuwachsen. Diese Zellen verfügen über membrangebundene Rezeptoren für Fibronektin und Laminin [25]. Sie können darüber hinaus Typ IV-Kollagenase produzieren, die die Lamina densa auflöst [17]. Durch Blockierung der Rezeptoren gelang es bereits, die Metastasenbildung bei malignen Melanomen im Tierexperiment deutlich zu reduzieren [9, 11, 12], so daß sich durch Ausnutzen dieses wachsenden Wissens über biologische Zusammenhänge neue therapeutische Möglichkeiten andeuten. Eine solche Kontrolle der Interaktion von Zellen mit einzelnen

414

Tabelle 6. Interaktion von Mikroorganismen mit Bestandteilen der Basalmembranzone

Fibronektin	Laminin
– Staphylococcus aureus	– Escherichia coli
– Trypanosoma cruzi	– Streptococcus viridans
– Treponema pallidum	– Streptococcus pyrogenes
	– Treponema pallidum

definierten Basalmembranproteinen muß jedoch nicht auf eine Beeinflussung von Tumoren beschränkt bleiben. Sie könnten eine noch viel allgemeinere Bedeutung erlangen.

Seit geraumer Zeit weiß man bereits, daß die Basalmembran nicht nur eine Barriere für Tumorzellen sondern auch für Mikroorganismen darstellt. Viele solcher pathogenen Keime haben Rezeptoren für Basalmembranproteine entwickelt. Staphylokokken, *Trypanosoma cruzi* und *Treponema pallidum* binden an Fibronektin, während Laminin ein Haftprotein für *Escherichia coli,* Streptokokken und auch für *Treponema pallidum* darstellt [24, 25] (Tabelle 6). Natürlich können solche Interaktionen entscheidend für die Invasivität und Pathogenität dieser Mikroorganismen sein. Diese Seite der Basalmembranforschung steht noch am Beginn, doch lassen sich wesentliche Einflüsse für viele medizinische Disziplinen, vor allem aber für die Dermatologie, bereits jetzt vermuten.

Ausblick

Die Identifizierung und Charakterisierung der einzelnen Bestandteile der Basalmembranzone hat wesentlich zum Verständnis vieler dermatologischer Erkrankungen beigetragen. Es gelang, durch Entwicklung spezifischer Antikörper nicht nur die Diagnostik angeborener Epidermolysen zu verbessern, sondern auch zu der Identifizierung der diesen Erkrankungen zugrundeliegenden molekularen Defekten beizutragen. Dieselben Antikörper haben bei der histochemischen Charakterisierung von Tumoren geholfen, und die Weiterentwicklung immunchemischer Techniken erlaubt eine bessere Klassifizierung autoimmunologisch bedingter bullöser Dermatosen. Noch wichtiger und zukunftsweisender aber sind die Fortschritte in der Untersuchung der Interaktion der Basalmembran mit Tumorzellen und pathogenen Mikroorganismen. Die exakte Aufklärung dieser Wechselwirkungen auf molekularer Ebene wird uns erste Möglichkeiten in die Hand geben, spezifisch in diese Vorgänge einzugreifen.

Literatur

1. Aumailley M, Nurcombe V, Edgar D, Paulsson M, Timpl R (1987) The cellular interactions of laminin fragments. Cell adhesion with two fragment-specific high affinity binding sites. J Biol Chem 262:11532–11538
2. Barsky SH, Siegal GP, Jannota F, Liotta LA (1983) Loss of basement membrane components by invasive tumors but not by their benign counterparts. Lab Invest 49:140–147
3. Briggaman RA, Wheeler CE (1975) The epidermal-dermal junction. J Invest Dermatol 65:71–84
4. Briggaman RA, Wheeler CE (1975) Epidermolysis bullosa dystrophica recessive: a possible role of anchoring fibrils in the pathogenesis. J Invest Dermatol 65:203–211
5. Bruckner-Tuderman L, Ruegger S, Odermatt B, Mitsuhashi Y, Schnyder UW (1988) Lack of type VII collagen in unaffected skin of patients with severe recessive dystrophic epidermolysis bullosa. Dermatologica 176:57–64

6. Bruckner-Tuderman L, Mutsuhashi Y, Schnyder UW, Bruckner P (1989) Anchoring fibrils and type VII collagen are absent from skin in severe recessive dystrophic epidermolysis bullosa. J Invest Dermatol 93:3–9
7. Dziadek M, Paulsson M, Timpl R (1985) Identification and interaction repertoire of large forms of the basement membrane protein nidogen. EMBO J 4:2513–2518
8. Fleischmayer R, Krieg T, Dziadek M, Alchel D, Timpl R (1984) Ultrastructure and composition of the tissue in hyalinosis cutis et mucosae skin. J Invest Dermatol 82:252–258
9. Gehlsen KR, Argraves WS, Pierschbacher MD, Ruoslahti E (1988) Inhibition of in vitro tumor cell invasion by Arg-Gly-Asp-containing synthetic peptides. J Cell Biol 106:925–930
10. Graf J, Iwamoto Y, Sasaki M, Martin GR, Kleinmann HK, Robey FA, Yamada Y (1987) Identification of an amino acid sequence in laminin mediating cell attachment, chemotaxis and receptor binding. Cell 48:989–996
11. Humphries MJ, Yamada KM, Olden K (1988) Investigation of the biological effects of anti-cell adhesive synthetic peptides that inhibit experimental metastasis of B16-F10 murine melanoma cells. J Clin Invest 81:782–790
12. Iwamoto Y, Robey FA, Graf J, Sasaki M, Kleinman HK, Yamada Y, Martin GR (1987) YIGSR, a synthetic laminin pentapeptide, inhibits experimental metastasis formation. Science 238:1132–1134
13. Katz SI (1984) The epidermal basement membrane zone – structure, ontogeny and role in diseases. J Am Acad Dermatol 11:1025–1037
14. Kleinman HK, Cannon FB, Laurie GW, Hassell JR, Aumailley M, Terranova VP, Martin GR, DuBois-Dalcq M (1985) Biological activities of laminin. J Cell Biochem 27:317–325
15. Krieg T, Schurig V, Braun-Falco O (1986) Hereditäre bullöse Epidermolysen. Neuere Aspekte zur Diagnostik und Therapie. Hautarzt 37:185–189
16. Liotta LA, Rao CW, Barsky SH (1983) Tumor invasion and the extracellular matrix. Lab Invest 49:636–649
17. Liotta LA, Abe S, Gehron-Robey P, Martin GR (1979) Preferential digestion of basement membrane collagen by an enzyme derived from a metastatic murine tumor. Proc Natl Acad Sci USA 76:2268–2272
18. Panayotou G, End P, Aumailley M, Timpl R, Engel J (1989) Domains of laminin with growth-factor activity. Cell 56:92–101
19. Poste G, Fidler IJ (1980) The pathogenesis of cancer metastasis. Nature 283:139–146
20. Sakai LY, Keene DR, Morris NP, Burgeson RE (1986) Type VII collagen is a major structural component of anchoring fibrils. J Cell Biol 103:1577–1586
21. Schmoeckel C, Stolz W, Sakai LY, Burgeson RE, Timpl R, Krieg T (1989) Structure of basement membranes in malignant melanoma and nevocytic nevi. J Invest Dermatol 92:663–668
22. Schnyder UW (1976) Hereditäre Epidermolysen. Klassifikation, Erbprognose und Therapie. In: Braun-Falco O, Marghescu S (Hrsg) Fortschritte der praktischen Dermatologie und Venerologie, Bd 8. Springer, Berlin Heidelberg New York
23. Stanley JR, Hawley-Nelson P, Yuspa SH, Shevach EM, Katz SI (1981) Characterization of bullous pemphigoid antigen: a basement membrane protein of stratified squamous epithelia. Cell 24:887–903
24. Timpl R, Dziadek M (1986) Structure, development and molecular pathology of basement membranes. Int Rev Exp Pathol 29:1–112
25. Timpl R (1989) Structure and biological activity of basement membrane proteins. Eur J Biochem 180:487–502
26. Weber L, Krieg T, Müller P, Kirsch E, Timpl R (1982) Immunofluorescent localization of type IV collagen and laminin in human skin and its application in junctional zone pathology. Br J Dermatol 106:267–273
27. Wick G, Hönigsmann H, Timpl R (1979) Immunofluorescence demonstration of type IV collagen and a noncollagenous glycoprotein in thickened vascular membranes in protoporphyria. J Invest Dermatol 73:335–338
28. Woodley DT, Briggaman RA, O'Keefe EF, Inman AO, Queen LL, Gammon WR (1983) Identification of the skin basement membrane autoantigen in epidermolysis bullosa acquisita. N Engl J Med 16:1007–1013
29. Woodley DT, Burgeson RE, Lunstrom GP, Reese MJ, Bruckner L, Gammon WR, Briggaman RA (1987) The epidermolysis bullosa acquisita antigen is type VII procollagen. Clin Res 35:726A

Entwicklungen in der Therapie

Totes Meer oder Hochgebirge: Zur Problematik der Klimatherapie

Urs W. Schnyder

Einleitung

Der Begriff Klimatherapie ist mehrdeutig. Man hat zu unterscheiden zwischen medizinischen Einrichtungen in Klimaregionen, die mit dem Prinzip „natura sanat" arbeiten, und Kliniken, in welchen der Faktor „Reizklima" mit einer schuldermatologischen Behandlung kombiniert wird. Vertreter der Letzteren sind z. B. die Klinik für Allergie und Dermatologie auf der Nordsee-Insel Norderney [8] und die Dermatologische Abteilung der Zürcher Hochgebirgsklinik Clavadel oberhalb von Davos [9]. Die von A. Marchionini in Davos gegründete „Alexanderklinik", welche seit Jahren mit Erfolg vom Münchner Dermatologen S. Borelli geleitet wird, legt den therapeutischen Schwerpunkt auf das Reizklima im Hochgebirge und die natürliche Phototherapie (Heliotherapie) [5]. Die israelischen und jordanischen Klimaeinrichtungen am Toten Meer hingegen beruhen auf dem Prinzip der natürlichen Balneo-Photo- resp. Heliotherapie (NBHT) [1, 2].

Für eine „Klimatherapie" geeignet sind v. a. therapieresistente Neurodermatiden (atopic dermatitis), chronische Ekzeme anderer Genese, die nichtpustulösen Psoriasisformen, die chronische Prurigo und die Frühstadien der Mycosis fungoides.

In den letzten Jahren wurde – unterstützt von den Medien – nachhaltig auf den günstigen Effekt des Toten-Meer-Klimas auf die Psoriasis hingewiesen. Der folgende Satz aus einem Artikel über die Schuppenflechte (erschienen am 14. 10. 86 im Tages-Anzeiger, der größten deutschschweizerischen Tageszeitung): „Zum jetzigen Zeitpunkt ist das Tote Meer wohl die einzige Therapie, die einem Psoriatiker gestattet, innerhalb von 4 Wochen ein Abklingen seiner Beschwerden zu erleben, ohne schwerste Nebenwirkungen befürchten zu müssen", zeigt pars pro toto, mit was für Argumenten man versucht, die Psoriatiker emotional für eine Klimatherapie am Toten Meer zu motivieren.

Im Folgenden werde ich mich ausschließlich mit der Problematik der Klimatherapie der Psoriasis am Toten Meer und im Hochgebirge auseinandersetzen (s. Tabelle 1).

Für die Psoriasistherapie dürfte in Klimaregionen außer dem photoaktinischen vor allem der thermische Komplex von Bedeutung sein.

Photoaktinischer Komplex

Grundsätzlich zu beachten ist, daß mit zunehmender Höhe über Meer der relative Anteil von UVB zunimmt und umgekehrt der UVA-Anteil desto mehr zunimmt, je mehr wir uns der Meereshöhe nähern (vgl. Tabelle 2). Es ergibt sich daraus zwanglos, daß am Toten Meer, das 400 m unter Meer liegt, der UVA-Anteil besonders hoch sein muß. In der Tat ist die UVA-Strahlung am Toten Meer relativ hoch und der Gehalt an der erythemerzeugenden kurzwelligen UVB-Strahlung relativ niedrig [6]. Allerdings wurden beträchtliche saisonale Schwankungen gemessen [7]: das Verhältnis von UVA zu UVB ist nämlich im Winter bedeutend mehr zu Gunsten der langwelligen UVA-Strahlen verschoben als in den übrigen Jahreszeiten. Somit darf am Toten Meer die UVB-Komponente nicht einfach vernachlässigt werden.

Tabelle 1. Grundbedingungen der Psoriasis-Therapie im Hochgebirge (Davos) und am Toten Meer

	Hochgebirge	Totes Meer
Meter ü/u Meer	+1600 m	−400 m
Außentemperatur	tags keine Schwüle/nachts kühl	bis 50° Celsius!
UV-Spektrum	UVA und UVB	v. a. UVA
Balneologische Wirkstoffe	Schwefel, Teer	NaCl, KCl, $CaCl_2$ $MgBr_2$, $MgCl_2$
Badezeiten	bis 30 Min./Tag	bis 2×2 Stunden/Tag
Topische Therapie	indifferent oder different	indifferent
Systemische Therapie	keine	keine
Kurdauer	4–6 Wochen	±4 Wochen
Arbeitsunfähigkeitstage (AU-Tage)		
– 1 Jahr vor Klimatherapie	29,3 Tage	27,3 Tage
– 1 Jahr nach Klimatherapie	21,8 Tage (−34,4%)	64,0 Tage (+146%)
Indikation stellt	Facharzt	meist Patient

Tabelle 2. Vergleich der Ultraviolettbelastung am Meer und in den Bergen

	Ultraviolett-licht A	Ultraviolett-strahlung B
Meereshöhe	100%	100%
1000 m Höhe	117%	120%
2000 m Höhe	127%	135%
3000 m Höhe	134%	150%

Es ist ein Glücksfall, daß 1964 der Amerikaner P. Bener [3] am Physikalisch-Meteorologischen Observatorium Davos den Tages- und Jahresgang der spektralen Intensität der ultravioletten Global- und Himmelsstrahlung in Davos lückenlos während eines ganzen Jahres gemessen und publiziert hat. Die Bener'schen Untersuchungen zeigen, daß die UVB-Strahlung sowohl im Tagesgang als auch im Jahresverlauf weit größeren Schwankungen unterliegt als die UVA-Strahlung. Eigentlich erstaunlich, daß trotz der erheblichen qualitativen und quantitativen Schwankungen der UVA- und UVB-Strahlung im Jahresgang der Therapieeffekt bei der Psoriasis nicht ebenfalls meßbaren Schwankungen unterliegt! Vocks et al. [10] konnten kürzlich zeigen, daß 1987 in der Alexanderklinik in Davos die Psoriatiker durchschnittlich nur 1,042 J/cm² UVB (=41,7 Sunburn Units) im Rahmen der üblichen Heliotherapie während 6 Wochen bekommen haben. Diese Dosis liegt weit unter derjenigen, die zu einer Erhöhung der Inzidenzrate für nichtmelanomatöse Hautkrebse führt. Entsprechende Messungen am Toten Meer wurden zum mindesten unseres Wissens nicht publiziert. Ob allerdings nicht doch karzinogene Dosen erreicht werden, wenn mehrmalige Aufenthalte durchgeführt werden, oder wenn solche Patienten zwischen den „Klimakuren" daheim auch noch eine apparative oder natürliche UV-Therapie durchführen, bleibt zu untersuchen.

Thermischer Komplex

Die am Toten Meer herrschenden Temperaturen von mehr als 30° Celsius werden von den Patienten oft als stark belastend angesehen, während die Außentemperatur im Hochgebirge trotz der erheblichen jahreszeitlichen Schwankungen durchwegs als angenehm empfunden wird. Selbst im Sommer gibt es kaum schwüle Tage, und die Nächte sind immer angenehm kühl. Zweifellos ist das Hochgebirge dem Toten Meer diesbezüglich eindeutig überlegen.

Balneologische Aspekte

Seit langer Zeit werden sowohl die Cignolintherapie als auch die verschiedenen UV-Therapien mit Bädern kombiniert. Die Schuldermatologie verwendet in erster Linie Badezusätze mit Schwefel- oder Steinkohlenteer. Schwefel soll u. a. keratolytisch, Teer antiproliferativ und phototoxisch wirken. Insbesondere die Schule von Suurmond [4] hat zeigen können, daß sowohl einfache Wasserbäder als auch mineralhaltige Bäder die Wirkung von UVB verstärken. Da das Tote Meer außerordentlich mineralreich ist (v. a. $NaCl$; KCl; $CaCl_2$; $MgBr_2$; $MgCl_2$) dürfte dort das Baden die UV-Wirkung der zeitlich nachgeschalteten Heliotherapie verstärken. In der Regel nehmen Psoriatiker morgens und nachmittags vor der Heliotherapie ein Bad im Toten Meer. Die Badedauer beträgt 2×10 Minuten bis maximal 2×2 Stunden pro Tag. Leider fanden wir im einschlägigen Schrifttum keine quantitativen Angaben über die keratolytische und UV-fördernde Wirkung des mineralhaltigen Wassers des Toten Meeres. Solche Analysen wären sehr erwünscht, wird doch in unseren Ländern seit einiger Zeit auch Salz vom Toten Meer für teures Geld angeboten. Ob aber das Tote-Meersalz eine bessere Wirkung auf die psoriatische Haut hat als gewöhnliches Meersalz (das wesentlich billiger ist) oder als schwefel- oder teerhaltige Medizinalbäder, muß wegen fehlender einschlägiger Untersuchungen offenbleiben.

Topische Therapie

Am Toten Meer werden den Psoriasis-Patienten in der Regel nach der Heliotherapie rückfettende indifferente Lotionen bzw. Cremen und Salben empfohlen. Auch in der Alexanderklinik in Davos begnügt man sich im Regelfall mit einer keratolytischen oder blanden Lokalbehandlung. Nur therapieresistente Psoriasisherde werden zwischenzeitlich mit Dithranol und Teer behandelt [5]. Vorrangig ist der Abbau einer eventuell am Heimatort eingeleiteten Steroid- oder Amethopterinbehandlung. In der Dermatologischen Abteilung der Zürcher Hochgebirgsklinik Clavadel hingegen wird eine differente externe Basistherapie mit Dithranol durchgeführt. Diese wird – sofern keine Kontraindikation besteht – mit natürlicher Sonnentherapie kombiniert, wenn es die atmosphärischen Verhältnisse erlauben. In den sonnenarmen Zeiten geben wir zusätzlich UVB [9].

Eine *systemische Therapie* (Psoralene; Retinoide; Steroide) wird weder in den Hochgebirgskliniken, noch in den medizinischen Einrichtungen am Toten Meer eingeleitet. Wenn Patienten bereits unter Psoralenen, Retinoiden oder Steroiden stehen, versucht man, die systemische Therapie innerhalb von 2–3 Wochen abzusetzen, was in der Regel keine Schwierigkeiten macht.

Allgemeine Klimawirkung

In den Klimastationen entfallen die Begleit-Streßfaktoren, wie sie durch Beruf, Milieu und Umwelt am Heimatort gegeben sind. Zudem kommt es in Reizklimen zu einer

Tabelle 3. Therapie-Ergebnisse am Toten Meer nach 4 Wochen
(nach W. W. Avrach)

Psoriasis	Anzahl der Patienten	%
Vollständige Heilung	252	24%
Starke Besserung	549	53%
Partielle Besserung	201	19%
Unbefriedigend	50	4%

Veränderung des vegetativen Tonus. Die Anpassungsreaktionen an die fremden Klimaverhältnisse lassen sich in Anfangssituation, Reaktion in der 2. und 3. Woche, anschließend Erholung und schließlich Rückkehreffekt unterteilen [Literatur bei 5]. Die Adaptation an das fremde Klima wirkt sich auf den unmittelbaren Kurerfolg (d. h. das therapeutische Ergebnis am Ende des Klimaaufenthaltes) aus. Die Ergebnisse der verschiedenen Klimatherapien mit und ohne differente dermatologische Lokaltherapie lassen sich aber leider kaum miteinander vergleichen, da das ausgewertete Krankengut nicht einheitlich dokumentiert ist. Von Interesse sind für uns die Ergebnisse am Toten Meer, über welche W.W. Avrach [2] berichtet hat (vgl. Tabelle 3). Über günstigere Ergebnisse berichteten kürzlich Abels et al. [1] anhand eines allerdings selektionierten Krankengutes von 110 Patienten. Wie dem auch sei: jedenfalls sind die unmittelbaren therapeutischen Ergebnisse bei nichtpustulösen Psoriasisformen am Toten Meer alles andere als spektakulär und den anderen Therapieformen schon prima vista nicht überlegen.

Interessante Ergebnisse über die *therapeutische Effektivität* (sog. Arbeitsunfähigkeits-Zeiten oder AU-Zeiten) haben kürzlich Wannenwetsch et al. [11] publiziert. 58 Patienten, die eine Kur am Toten Meer durchführten, waren 1 Jahr vor der Kur durchschnittlich 27,3 Tage, 1 Jahr nach der Kur hingegen 64 Tage arbeitsunfähig. Dies entspricht einer Zunahme von 146%! 89 AOK-Patienten hingegen, die in der Alexanderklinik in Davos behandelt worden sind, hatten 1 Jahr vor dem Davos-Aufenthalt 29,3 AU-Tage. Im folgenden Jahr ging die Zahl der AU-Tage um 34,4% auf 21,8 Tage zurück. Nach dieser Untersuchung ist die therapeutische Effektivität im Hochgebirge eindeutig besser als am Toten Meer. Die massive Zunahme der AU-Tage nach einer Kur am Toten Meer läßt sich wohl nur mit einem negativen Rückkehreffekt erklären.

Indikation

Die Indikation für einen Klinikaufenthalt in einer Dermatologischen Klinik im Tiefland, aber auch in Davos wird primär vom Arzt gestellt. In Clavadel werden nur Patienten aufgenommen, die spitalbedürftig sind. Anders liegen die Verhältnisse, wenn eine Kur am Toten Meer erwogen wird. Über die Medien und/oder Patientenorganisationen haben die Patienten heute von dieser Möglichkeit gehört. Der Patient möchte eine Kur am Toten Meer erleben und stellt die Indikation hierfür selbst. Der Arzt kommt deshalb in die Situation, daß der Patient erwartet, daß ihm der Arzt entgegenkommt, kann er ihm doch durch ambulante Maßnahmen oft nur bedingt helfen. Die Frage der Spitalbedürftigkeit stellt sich primär nicht. Ich bin der Meinung, daß der Arzt nicht zuletzt wegen der Photokarzinogenität in jedem Fall unabhängig vom Wunsch des Patienten vorher entscheiden muß, ob gegen eine Heliotherapie eine *relative Kontraindikation* besteht oder nicht. Psoriatikern der Hauttypen I, II und III, die schon mehrere UV-Therapien bekommen haben, und die bereits klinisch degenerative oder neoplastische Lichtschäden aufweisen, sollte m. E. von einer Kur am Toten

Meer abgeraten werden. Eine relative Kontraindikation besteht auch bei gleichzeitigem Vorhandensein z. B. eines LE, der durch UV aktiviert werden kann. Im übrigen muß der behandelnde Arzt abwägen, ob es richtig ist, den Patienten in eine medizinische Institution zu schicken, die nur über *eine* der vielen Therapiemöglichkeiten für die Psoriasis verfügt, oder ob die Indikation für eine Therapie in einer Klinik gegeben ist, die über *mehrere* therapeutische Möglichkeiten verfügt.

Die Frage, ob z. B. eine vierwöchige Kur am Toten Meer billiger kommt als ein 4–6wöchiger Aufenthalt in einer Dermatologischen Klinik im Tiefland oder im Hochgebirge, läßt sich m. E. nicht zahlenmäßig beantworten, da in den letzteren nur Psoriatiker hospitalisiert werden, die nicht mehr ambulant behandelt werden können, während viele Psoriatiker, die eine Kur am Toten Meer machen, sich wegen ihrer Psoriasis nicht in einer Fachklinik hospitalisieren ließen. Am Toten Meer kann eben das Nützliche mit dem „Angenehmen" (Ferien) kombiniert werden. Hier liegt der psychologische Vorteil der Kuren am Toten Meer!

Schlußfolgerungen

Aus all diesen Fakten und Überlegungen geht hervor, daß Klimatherapien ohne herkömmliche dermatologische Lokaltherapie nicht so unbedenklich sind, wie das heute oft dargestellt wird. Es gehört mit zu den Aufgaben des Hautarztes, daß er die Patienten nicht nur über die Möglichkeiten und Erfolgschancen, sondern auch über die Grenzen und relativen Kontraindikationen von Therapien in Klimaregionen orientiert. Die Indikation für eine „Klimatherapie" muß nicht zuletzt wegen der Gefahr der Photokarzinogenität und der Prognose einer ausschließlichen Balneo-Heliotherapie vorgängig vom Arzt gestellt werden.

Zusammenfassung

Der Autor berichtet über die Vor- und Nachteile der Klimatherapie der Psoriasis im Hochgebirge und am Toten Meer. Für Kuren am Toten Meer eignen sich in erster Linie die nichtpustulösen Psoriasisformen mit und ohne Arthritis. Der unmittelbare Therapieerfolg bei Behandlung im Hochgebirge dürfte der gleiche sein, doch sind die negativen Auswirkungen des sog. Rückkehreffektes nach Kuren am Toten Meer größer als nach einem therapeutischen Aufenthalt im Hochgebirge.

In jedem Fall muß vor einer „Klimatherapie" mit Schwerpunkt Heliotherapie das Risiko der potentiellen Fotokarzinogenese fachärztlich beurteilt werden. Lange Krankheitsanamnese, wiederholte vorgängige UV-Behandlungen, klinisch faßbare Lichtschäden sind relative Kontraindikationen gegen eine intensive Heliotherapie in Klimaregionen.

Literatur

1. Abels DJ, Kattau-Byron J (1985) Psoriasis treatment at the dead sea: A natural selective ultraviolet phototherapy. J Am ACAD 12:639–643
2. Avrach WW (1977) Climatotherapy at the dead sea. In: Farber EM et al. (eds) Psoriasis. Proc. 2nd International Symposium 1976. Yorke Medical Books, New York, pp 258–261
3. Bener P (1964) Tages- und Jahresgang der spektralen Intensität der ultravioletten Global- und Himmelsstrahlung bei wolkenfreiem Himmel in Davos (1590 m/M). Strahlentherapie 123:306–316
4. Boer I, Schothorst AA, Boom B, Hermans I, Suurmond D (1982) Influence of water and salt solutions on UVB-irradiation of normal skin and psoriasis. Arch Dermatol Res 273:247–259

5. Engst R, Fries P (1985) Klimatherapie der Psoriasis: Kritische Wertung. Der Hautarzt 36:54–58
6. Kushelevsky AP, Slifkin MA (1975) Ultraviolet measurements at the Dead Sea and at Beersheba. Biometeorological considerations. Isr J Med Sci 11:488–490
7. Leibovici V, Sagi E, Siladji S, Greiter JC, Holubar K (1987) Seasonal variation of UV radiation at the Dead Sea. Dermatologica 174:290–292
8. Pürschel W (1981) Helio-Klimatherapie von Hautkrankheiten an der Nordsee. Der Hautarzt (Suppl V) 32:396–399
9. Schnyder UW (1988) Klimatherapie von Hautkrankheiten im Hochgebirge. Z Phys Med Baln Med Klim 17:428–429
10. Vocks E, Seifert B, Hahn H, Fröhlich C (1989) Quantitative Erfassung der Heliotherapie bei Psoriasis vulgaris im Hochgebirgsklima. Z Hautkr 64:466–472
11. Wannenwetsch A, Borelli S, Wannenwetsch E (1989) Rehabilitation von Hautkranken durch Klimabehandlung. Dtsch Aerztebl 86:A1761–A-1764

Interferone bei HPV-Infektion

Gerd E. Gross

Einleitung

Papillomviren sind infektiöse epitheliotrope DNA-Viren, die über eine Kontaktinfektion primär benigne epitheliale Tumoren und Warzen der Haut, des unteren Urogenitaltrakts, der Analschleimhaut, der Mundhöhle und des Larynx hervorrufen. Diese Infektionen sind sehr verbreitet und scheinen weltweit zahlenmäßig zuzunehmen. Eine Ursache hierfür scheint das Fehlen einer spezifischen und allgemein wirkungsvollen Therapie zu sein. Papillomviren haben in den letzten Jahren die Aufmerksamkeit auf sich gelenkt, da ein Zusammenhang zwischen bestimmten Genotypen dieser Viren und der Entstehung maligner Tumoren des Genitale, vor allem der Cervix uteri, aber auch des äußeren Genitale bei beiden Geschlechtern gefunden wurde. Im Vergleich zu der heute zur Verfügung stehenden modernen HPV-Diagnostik besteht die konventionelle Behandlung zum größten Teil aus ablativen Verfahren, die zum Ziel haben, das HPV-infizierte und transformierte Gewebe möglichst in toto und in sano zu zerstören bzw. zu entfernen.

Wie nicht anders zu erwarten, ist den Kryo-, Elektrokauter- und CO_2-Laserchirurgie, sowie Podophyllin, Podophyllotoxin bzw. 5-Flurourazil umfassenden Therapiemethoden eine hohe Rückfallquote von ca. 40–60% gemeinsam. Die Neigung zum Rezidiv ist bei urogenitalen, analen und Larynxpapillomen besonders ausgeprägt und stellt das eigentliche therapeutische Problem dar. Ursachen der Rezidive sind nicht nur in der unvollständigen Entfernung von Warzengewebe, sondern auch in der je nach Lokalisation unterschiedlich ausgeprägten Multifokalität der HPV-Infektion zu sehen. Außerdem konnte gezeigt werden, daß Papillomviren latent in normal erscheinender Haut und Schleimhaut persistieren und möglicherweise Anlaß geben können zum (Wieder-) Auftreten von Läsionen.

Bereits aus diesem Grund dürfte eine systemische Therapie v. a. der genitalen Warzen und der Larynxpapillome zu einer vollständigen und länger anhaltenden Remission führen als lokale Verfahren. Ein weiteres Argument für eine systemische Therapie ist die Tatsache, daß Entwicklung und Regression gutartiger HPV-Papillome vom zellvermittelten Immunsystem reguliert werden. Als Beispiel sei angeführt, daß unter iatrogener Immunsuppression wie z. B. unter Kortikosteroid- und Azathioprin-Behandlung nach Nierentransplantation Warzen bei ca. 40% der Patienten auftreten.

Interferone bieten ideale Voraussetzungen, systemisch zur Behandlung von HPV-induzierten Krankheitsbildern eingesetzt zu werden, und schon frühzeitig haben sie dank der antiviralen, antiproliferativen und immunmodulatorischen Eigenschaften das Interesse von Klinikern geweckt. Interferone sind körpereigene Proteine, die heute v. a. auf Grund ihrer antitumoralen Wirkung zunehmende Aufmerksamkeit in der Medizin gewonnen haben.

Einteilung der Interferone

Interferone, die ein Molekulargewicht von ca. 20000–25000 Dalton haben, lassen sich in drei Typen einteilen: Alpha- (α-) Interferon, Beta- (β-) Interferon und Gamma-

(γ-) Interferon. α-Interferon wird hauptsächlich von Leukozyten produziert. Natürliches α-Interferon ist keine homogene Substanz, sondern ein Gemisch aus 20 verschiedenen Subtypen mit hoher Strukturverwandtschaft ihrer Gene. β-Interferon, von dem bisher keine Subtypen bekannt sind, wird hauptsächlich von Fibroblasten gebildet. γ-Interferon wird zu den Lymphokinen gerechnet, da es als einziges Interferon ausschließlich von T-Lymphozyten nach Stimulation mit Mitogenen oder Antigenen produziert wird.

Allgemeine biologische in vitro Effekte

Interferone sind als körpereigene Proteine Komponenten der unspezifischen Abwehr des Organismus. Sie können nur bei intakter RNA- und Proteinsynthese der Zelle gebildet werden. Ihre Aktivität ist weitgehend speziesspezifisch. Die antivirale Wirkung ist nicht gegen bestimmte Viren gerichtet, so daß sowohl DNA- als auch RNA-Viren gehemmt werden. Der antivirale Effekt ist indirekt, indem Interferone auf die Zelle einwirken. Um wirksam werden zu können, müssen Interferone an spezifischen Rezeptoren (Ganglioside) der Zellmembran gebunden werden. Es existieren zwei Typen von Rezeptoren, einer für alle Subtypen von α-Interferon und für β-Interferon (α,β-Rezeptor) und ein weiterer für γ-Interferon (γ-Rezeptor). Nach Interferon Rezeptor-Bindung entstehen intrazelluläre Signale, über die die virale Nukleinsäurereplikation und damit die Virusvermehrung reguliert werden. Außer den dosisabhängigen antiproliferativen Eigenschaften besitzen die Interferone ausgeprägte Wirkungen auf das Immunsystem. Interferone können sowohl anregend als auch hemmend auf die Immunabwehr einwirken, wobei γ-Interferon wesentlich wirksamer zu sein scheint als α- und β-Interferon. Zu den immunstimulierenden Effekten der Interferone gehört v.a. die Aktivierung von Makrophagen und von natürlichen Killerzellen. Auch die zytotoxische Wirkung der T-Lymphozyten gegenüber Tumorzellen wird gesteigert. Dasselbe gilt für die Phagozytoserate von Makrophagen und Neutrophilen. Außerdem führen Interferone zu einer verstärkten Expression von Fc-Rezeptoren und von Histokomptibilitätsantigenen der Klasse I und II auf der Zelloberfläche. Auch hier ist γ-Interferon weitaus wirksamer als α- und β-Interferone. Hemmend wirken Interferone auf die Antikörperbildung durch B-Lymphozyten und auf die mitogenstimulierte Proliferation von T-Lymphozyten.

Interferone bei HPV-Infektionen

In vitro Versuche

In einem aus Mausembryofibroblasten bestehenden in vitro Zellsystem konnte Turek mit seinen Mitarbeitern erstmals zeigen, daß Maus-Interferon die akute Transformation durch Rinderpapillomvirus (BPV) verhindern kann [17]. Weiterhin konnte in diesen Untersuchungen gezeigt werden, daß Interferon die Papillomvirusreplikation in vitro hemmt.

Klinische Studien

Bereits seit den siebziger Jahren wurden klinische Erfahrungen mit α- und β-Interferon bei Larynxpapillomen und bei Hautwarzen, bei der Epidermodysplasia verruciformis und bei genitalen HPV-Infektionen gemacht. Dabei konnte gezeigt werden, daß vulgäre Warzen wesentlich besser auf intraläsionale Injektion von β-Interferon ansprechen als plantare Warzen (91/111 Verrucae vulgares vs. 3/21 Verrucae plantares) [18]. Die Interferon-Therapie der Epidermodysplasia verruciformis (EV) führte in verschiedenen Studien zwar zur Abflachung der disseminierten Warzen, eine völlige Abheilung konnte jedoch weder durch intraläsionale Therapie, noch durch intramuskuläre Injektion von α-Interferon (80000 I.E./kg Körpergewicht) erzielt werden [1, 2].

In der Zwischenzeit wurden Interferone gentechnologisch herstellbar. Damit stehen sie für klinische Therapiestudien zur Verfügung. Eigene Untersuchungen mit rekombiniertem Interferon α 2c und mit rekombiniertem Interferon γ bei einem wegen Morbus Hodgkin röntgenbestrahlen EV-Patienten haben ebenfalls gezeigt, daß EV-Läsionen unabhängig vom verwendeten Interferon-Typ unter der systemischen Therapie zwar abflachen, aber nicht völlig abheilen [10].

Juvenile Larynxpapillome, die gelegentlich lebensbedrohende Ausmaße annehmen, haben sich als sehr interferonsensibel erwiesen, wobei drei unterschiedliche Formen des Ansprechens unterschieden werden: bei 30% der Patienten kommt es zur vollständigen Remission, bei ca. 50% heilen die Papillome unter der systemischen Interferon-Therapie ab, benötigen aber ständige Interferoninjektionen zur Verhinderung von Rezidiven und bei 20% der Patienten werden die Kehlkopfpapillome nur minimal oder überhaupt nicht beeinflußt [2].

Ebenfalls gute Therapieerfolge werden mit Interferonen bei genitalen Warzen erzielt. Weltweit durchgeführte Untersuchungen sollen klären, welche Applikationsform die effektivste ist, welche die optimale Dosis ist, welches Interferon bei welcher Indikation eingesetzt werden soll und ob Interferon adjuvant zur konventionellen Therapie oder kombiniert mit anderen Verfahren Anwendung finden sollte.

Die intraläsionale Interferon-Therapie

Bei dieser Applikationsform wird Interferon unter Sicht des Auges in die Tumoren injiziert. Diese Therapie bietet keinen Vorteil gegenüber konventionellen Verfahren, zumal unbehandelte Warzen nicht mitreagieren. Subklinische Papillomvirusinfektionen und höher gelegene Papillome (z. B. in der Harnröhre) werden nicht behandelt. Die Therapie erfolgt in der Regel jeden 2. Tag über mehrere Wochen. Schmerzen am Injektionsort und systemische Nebenwirkungen sind therapielimitierend. Abheilungsraten von ca. 50% beziehen sich auf die unterspritzten Warzen [4, 19]. Die besten Resultate von 62% wurden von Friedman-Kien mitgeteilt. Die Rezidivquote lag bei dieser Studie bei 25% [6].

Die topische Interferon-Therapie

Interferon in Gelform wurde v. a. bei gynäkologischen Papillomvirus-Infektionen und bei Präkanzerosen des Gebärmutterhalses eingesetzt. Im Hautbereich des äußeren Genitale erwies sich diese Applikationsform ohne nennenswerten Erfolg. Mitverantwortlich hierfür dürfte die schlechte Permeation des relativ großen Interferonmoleküls durch die Epidermis sein. Weder in einer offenen noch in einer plazebokontrollierten Studie war ein Vorteil der Interferon-Gel-Therapie gegenüber der systemischen bzw. gegenüber Plazebo bei Präkanzerosen der Cervix uteri zu erkennen [3, 15]. Nicht auszuschließen ist, daß Interferon-Gel oder -Creme unter Okklusion doch einen Effekt auf Hautwarzen hat. Untersuchungen zu dieser Fragestellung sind von beträchtlichem Interesse.

Die systemische Interferon-Therapie

Theoretisch müßten bei systemischer Interferon-Therapie alle HPV-infizierten Epithelzellen behandelt werden, wobei der Effekt sowohl direkt an der HPV-positiven Zelle, als auch indirekt via zelluläres Immunsystem eintreten sollte.

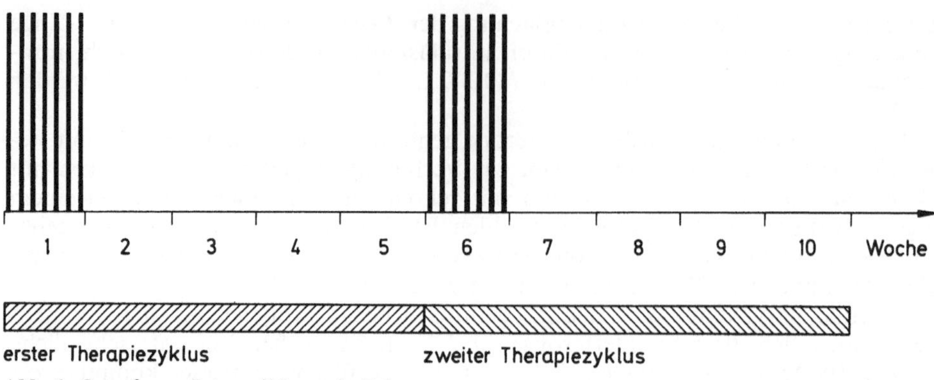

erster Therapiezyklus   zweiter Therapiezyklus

Abb. 1. Interferon-Intervalltherapie-Schema

Schoenfeld et al. teilten in einer wenige Patienten umfassenden Fallstudie 1984 eine Remissionsrate von ca. 80% bei Patienten mit Condylomata acuminata nach intramuskulärer Injektionstherapie von β-Interferon mit [16]. Vollständige Abheilung in 69% erzielten Gall et al. bei der gleichen Indikation [7]. In eigenen Untersuchungen konnte gezeigt werden, daß eine niedrige Interferon α 2a Dosis ($1,5 \times 10^6$ I.E./d) bei genitalen Warzen effektiver ist als eine höhere Dosis (18×10^6 I.E./d), sofern Interferon subkutan in die laterale Bauchwand injiziert wird und ein zyklisches Therapieschema eingehalten wird [9]. Dieses sog. „Intervallschema" besteht aus täglich jeweils einer sc. Injektion von Interferon über insgesamt 7 Tage und anschließender Pause von 4 Wochen (entsprechend 5 Wochen = 1 Zyklus) (Abb. 1).

Damit kommt es bei 60% der Patienten nach mehrmaligen Behandlungszyklen zur völligen Remission der genitalen Warzen (durchschnittliche Behandlungsdauer 15 Wochen). Auch mit niedrigen Dosen von rekombiniertem γ-Interferon (Tagesdosis 50 μg oder 100 μg) konnten mit der zyklischen Therapie ähnliche Ergebnisse erzielt werden. Höhere Tagesdosen (200 μg und 400 μg) führten zu schlechteren Ergebnissen oder zu keinerlei Reaktion [11].

Diese in offenen Studien erzielten Resultate wurden in einer placebokontrollierten Multicenterstudie überprüft, wobei bei 12/20 (60%) mit der Tagesdosis 50 μg γ-Interferon behandelten Patienten im Vergleich zu 7/21 (33%) mit Placebo behandelten Patienten ein Response erzielt wurde (12a). Die Hauptvorteile der niedrig dosierten Interferon-Intervalltherapie sind neben den guten Therapieerfolgen, die niedrige Rezidivquote (weniger als 10%; Follow-up 14 Monate) (Tabelle 1).

Die systemischen Nebenwirkungen sind dosisabhängig und können bei hohen Dosen therapielimitierend sein. Bei den wirksamen, niedrigen Dosen von $1-5 \times 10^6$ I.E. werden meistens nur passagere grippale Beschwerden beobachtet, die ca. ab dem 3.–4. Tag nach Therapiebeginn nachlassen und dann verschwinden. Regelmäßig kommt es ebenfalls dosisabhängig zu einer reversiblen Leukozytopenie. Im Gegensatz zur kontinuierlichen Therapie (Interferon systemisch drei- bis viermal pro Woche für

Tabelle 1. Rezidivhäufigkeit nach vollständiger Abheilung (Follow-up ≥ 12 Monate) systemische zyklische Therapie (niedrige Dosis)

	rIFN-gamma 1/37 (2,7%)	rIFN-alpha 2a 1/10 (10%)	rIFN-alpha 2c 1/17 (5,9%)
Condylomata acuminata	0/33	1/10	0/11
Flachkondylomatöse Effloreszenzen	1/4	–	0/1
bowenoide Papulose	–	–	1/5

mindestens 4 Wochen) sind bei der niedrigdosierten Intervalltherapie seltener neutralisierende Serumantikörper gegen Interferone nachzuweisen.

Nachteile der Intervallbehandlung sind die lange Behandlungsdauer und die fehlende Wirksamkeit bei immundefekten, bzw. HIV-positiven Patienten. Dasselbe gilt für Drogenpatienten (eigene Beobachtung) und an Morbus Hodgkin erkrankte Patienten [10, 12].

Die adjuvante Interferon-Therapie

Sowohl ausgedehnte, als auch therapieresistente und lange bestehende genitale Warzen lassen sich mit dem CO_2-Laser und einer anschließenden niedrig dosierten systemischen (sc oder im) Interferon-Intervallbehandlung mit einer Heilrate von ca. 80% therapieren [13]. Die Nebenwirkungen bei dieser Behandlung sind identisch mit denjenigen bei der systemischen Interferon-Therapie.

Zur Rezidivprophylaxe kann postoperativ auch eine lokale Interferon-Therapie (1 Mio. I.E. rekombiniertes Interferon alpha 2c pro 1 g Gel) Anwendung finden. Hiermit gelingt es auch, Genitalwarzen und Tumoren immundefekter und immunsupprimierter Patienten rezidivfrei zur Abheilung zu bringen [12]. Diese Therapie kann auch zusammen mit oberflächenchirurgischen Methoden (CO_2-Laser, Elektrokauter, Kryochirurgie) bei der bowenoiden Papulose und bei disseminierten Hautwarzen immundefekter Patienten Anwendung finden. Der CO_2-Lasertherapie unter kolposkopischer Vergrößerung kommt dabei ganz besondere Aufmerksamkeit zu, da hierdurch auch subklinische und flache Läsionen behandelbar werden (Abb. 2).

Wenn auch in der Onkologie die alleinige Behandlung mit Interferon die anfänglichen Hoffnungen nicht erfüllen konnte, zeigen die Therapiestudien bei Papillomvirus-assoziierten Erkrankungen, daß der sinnvolle, das klinische Bild berücksichtigende Einsatz dieser „Biologic Response Modifiers" die Behandlung der schwer zu beeinflussenden HPV-Tumoren wesentlich bereichert hat. Dies gilt nicht nur für die Dermatologie, sondern auch für die Gynäkologie, die Urologie, die Ophthalmologie und für das Fachgebiet der Hals-Nasen-Ohren-Krankheiten.

In kommenden Studien sollte u. a. auch der Frage der möglichen Kombination von Interferon mit anderen, die Papillomvirusinfektion beeinflussenden Substanzen, untersucht werden. Ganz im Vordergrund stehen hierbei die keratolytischen Vitamin A-Säurederivate. Ausgehend von früheren positiven Erfahrungsberichten [8] wurde

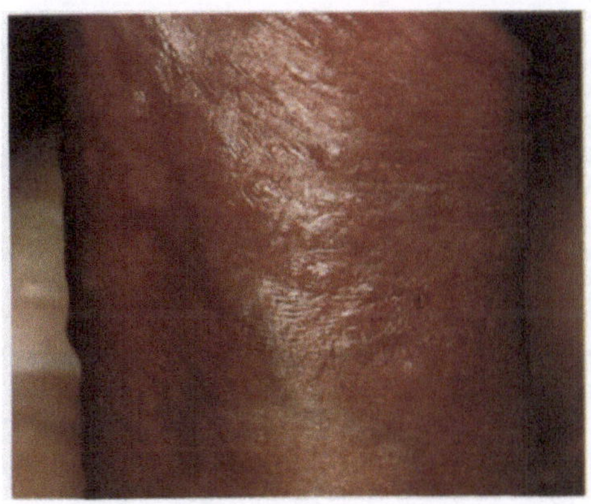
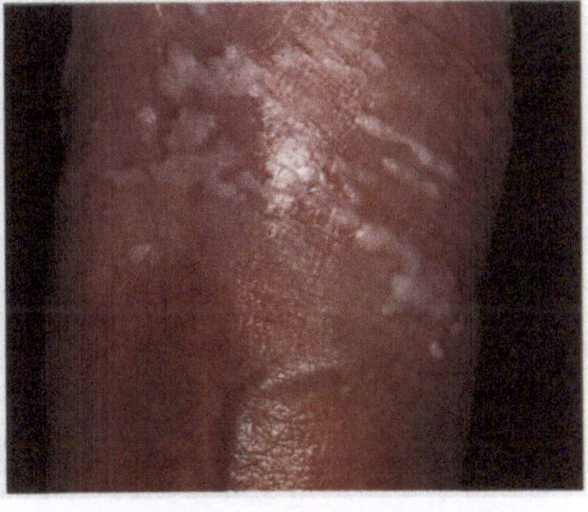

a   b

Abb. 2 a, b. Flachkondylomatöse Effloreszenzen bei peniskopischer Betrachtung (Vergrößerung 15 ×). **a** Vor Touchierung mit 5%iger Essigsäure; **b** positiver Essigsäuretest

vor kurzem Isotretinoin in Kombination mit natürlichem α-Interferon bei Condylomata acuminata eingesetzt [14].

Von besonderem wissenschaftlichen Interesse ist die Beantwortung folgender Fragen:
1. Welche Effekte hat Interferon auf die HPV DNA;
2. wie hoch ist die Rezidivrate bei einer Nachbeobachtungszeit von mehr als 12 Monaten;
3. führt die systemische Interferon-Therapie zur Immunisierung des Patienten gegen Papillomviren und
4. wie ist die langfristige Sicherheit der Interferon-Therapie zu beurteilen.

Zusammenfassung

In in vitro Untersuchungen und klinischen Therapiestudien konnte gezeigt werden, daß Interferone nachweislich das Wachstum HPV-induzierter Papillome der Haut und Schleimhäute beeinflussen. Der Wirkmechanismus von Interferon auf die Viruspapillome ist noch unklar. Es ist jedoch sehr wahrscheinlich, daß Interferon sowohl über antivirale als auch antiproliferative Effekte und v. a. über die Beeinflussung der zellvermittelten Immunität zur Abheilung von Viruswarzen führt.

Neuere Untersuchungen haben gezeigt, daß niedrig dosiertes rekombiniertes Interferon-alpha (1,5 – 5 Mio I.E.) oder -gamma (1 – 2 Mio I.E.), bei ca. zwei Drittel der behandelten Patienten zur völligen, meistens rezidivfreien Remission multizentrischer Warzen bzw. Kondylome (inklusive Harnröhrenwarzen und intraanaler Warzen) führt, sofern Interferon subkutan in einem zyklischen Schema verabreicht wird. Diese patientenfreundliche Therapie ist erfolglos bei abwehrgeschwächten HIV-infizierten Patienten, bei Drogenabhängigen und bei Krebspatienten. Die postoperative lokale Interferon-Hydrogel-Therapie stellt eine Möglichkeit dar, auch bei diesen Patienten zur Rezidivfreiheit zu kommen.

Danksagungen. Die aufgeführten Untersuchungen des Autors wurden zum Teil durch ein Forschungsstipendium der Deutschen Forschungsgemeinschaft (Gr 639/5-1) unterstützt.

Literatur

1. Androphy EJ, Dvoretzky I, Malnish AE et al. (1984) Response of warts in epidermodysplasia verruciformis to treatment with systemic and intralesional alpha interferon. J Am Acad Dermatol 11:197–202
2. Androphy EJ (1986) Papillomavirus and interferon In: Ciba Foundation Symposium 120. John Wiley and Sons, Chichester New York Brisbane Toronto Singapore, pp. 221–229
3. Byrne MA, Møller BR, Taylor-Robinson D, Harns JRW, Wickenden C, Malcolm ADB, Anderson MC, Coleman DV (1986) The effect of interferon on human papilloma viruses associated with cervical intraepithelial neoplasia. Br J Obstet Gynecol 93:1136–1144
4. Eron LJ, Judson F, Tucker S, Prawer S, Mills J, Murphey K, Hickey M, Rogers M, Flannigan S, Hien N, Katz HI, Goldmann S, Gottlieb A, Adams K, Burton P, Tanner D, Taylor E, Peets J (1986) Interferon therapy for condylomata. N Engl J Med 315:1059–1064
5. Ferenczi A, Mitao M, Nagai N, Silverstein S, Crum C (1985) Latent papillomavirus and recurring genital warts. N Engl J Med 313:784–788
6. Friedmann-Kien AE, Eron LJ, Conant M, Growdon W, Badiak H, Bradstreet PW, Fedorczyk D, Tront JR, Plasse TF (1988) Natural interferon alpha for treatment of condylomata acuminata. JAMA 259 (4):533–536
7. Gall SA, Hughes CE, Mounts P, Segriti A, Weck PK, Whisnant JK (1986) Efficacy of human lymphoblastoid interferon in the therapy of resistant condylomata acuminata. Obstet Gynecol 67:643–651
8. Gross G, Pfister H, Hagedorn M, Stahn R (1983) Effect of oral aromatic retinoid (Ro 10-9359) on human papillomavirus-2-induced common warts. Dermatologica 166:48–53

9. Gross G, Ikenberg H, Roussaki A, Drees N, Schöpf E (1986) Systemic treatment of condylomata acuminata with recombinant interferon-alpha-2a: low-dose superior to the high-dose regimen. Chemotherapy 32:537–541

10. Gross G, Ellinger K, Roussaki A, Fuchs PG, Peter HH, Pfister H (1988) Epidermodysplasia verruciformis in a patient with Hodgkin's disease: Characterization of a new papillomavirus type and interferon treatment. J Invest Dermatol 91 (1):43–48

11. Gross G, Roussaki A, Brzoska J (1988) Low doses of systemically administered recombinant interferon-gamma effective in the treatment of genital warts. J Invest Dermatol 90:242

12. Gross G, Roussaki A, Pfister H (1989) Recurrent vulvar Buschke-Löwenstein's tumor like condylomata acuminata and Hodgkin's disease effectively treated with recombinant interferon alpha 2c gel as adjuvant to electrosurgery. Curr Probl Dermatol 18:178–184

12a. Gross G (1989) Interferons in genital HPV disease: Systemic monotherapy and adjuvant therapy. International Symposium "Genital HPV Infections", Hamburg, Abstr. 31

13. Hohenleutner U, Landthaler M, Braun-Falco O, Schmöckel C, Haina D (1988) Condylomata gigantea (Buschke-Löwenstein-Tumor). Behandlung mit dem CO_2-Laser und Interferon. DMW 113:985–987

14. Olsen EA, Kelly FF, Vollmer RT, Buddin DA, Weck PK (1989) Comparative study of systemic interferon alfa-n1 and isotretinoin in the treatment of resistant condylomata acuminata. J Am Acad Dermatol 20:1023–1030

15. Schneider A, Papendick U, Gissmann L, de Villiers M (1987) Interferon treatment of human genital papillomavirus infection: importance of viral type. Int J Cancer 40:610–614

16. Schoenfeld A, Schattner A, Crespi M, Levavi H, Shoham J, Nitke S, Wallach D, Hahn T, Yarden O, Doerner T (1984) Intramuscular human interferon beta injections in treatment of condylomata acuminata. Lancet I:1038–1042

17. Turek LP, Byrne JC, Lowy DR, Dvoretzky I, Friedman RM, Howley PM (1982) Interferon induces morphologic reversion with elimination of extrachromosomal viral genomes in bovine papillomavirus transformed mouse cells. Proc Natl Acad Sci USA 79:7914–7918

18. Uyeno K, Ohtsu A (1982) Interferon treatment of viral warts and some skin diseases. In: Kono R, Vilcek J (eds) The clinical potential of interferon. University of Tokyo Press, pp 149–165

19. Vance JC, Bart BJ, Hansen RC, Reichmann RC, Mc Even C, Hatch KD, Berman B, Tanner DJ (1986) Intralesional recombinant interferon alpha 2 for the treatment of patients with condyloma acuminatum or verruca plantaris. Arch Dermatol 122:272–277

Neue Virostatika: Acyclovir und Azidothymidin

Theo Rufli

Acyclovir

Pharmakologie und Wirkungsweise

Acyclovir, 9-(2-hydroxy-ethoxy-methyl)-guanin oder Acycloguanosin, zeichnet sich durch seine spezifische Wirkung auf Herpes simplex Virus (HSV) und Varizellen-Zoster-Virus (VZV) aus. Acyclovir (ACV) wird durch die HSV-spezifische Thymidinkinase über ACV-Mono- und -Diphosphat zum aktiven ACV-Triphosphat phosphoryliert, das in den virusbefallenen Zellen und nur dort akkumuliert. ACV-Triphosphat hemmt kompetitiv die HSV-spezifische DNA-Polymerase selektiv und führt als falscher Baustein in die Virus-DNA eingebaut zum Kettenabbruch. ACV ist weitgehend atoxisch.

Pharmakokinetik

Die Pharmakokinetik von ACV folgt bei parenteraler Applikation einem Zweikompartimentmodell mit einer gewissen Akkumulation nach den ersten zwei Tagen. Die Substanz wird im ganzen Organismus gleichmäßig verteilt. Bei peroraler Aufnahme sind nur etwa 20% der Substanz verfügbar. Die optimale Dosis bei HSV-Infektionen beträgt intravenös appliziert 5 mg/kg KG alle 8 h über 5 Tage, bei VZV-Infektionen 10 mg/kg KG alle 8 h über 7–10 Tage. Die orale Therapie der HSV-Infektion benötigt Dosen von 5×200 mg pro 24 h. Die Dosis von 5×800 mg pro Tag wird bei VZV-Infektionen notwendig. Die Halbwertszeit von ACV von gegen 3 h ist weitgehend dosisunabhängig, wird bei eingeschränkter Nierenfunktion aber verlängert. ACV wird renal durch glomeruläre Filtration und tubuläre Sekretion zu 90% unverändert ausgeschieden. Bei eingeschränkter Diurese kann der kristalline Ausfall von ACV in den Tubuli zu einer Nierenschädigung mit Kreatininerhöhung und Ödembildung führen. Genügende Flüssigkeitszufuhr ist deshalb erforderlich.

Aktionsspektrum

Acyclovir ist auf die humanpathogenen Virusspezies der Herpesgruppe wirksam, wobei erhebliche Unterschiede in der Sensitivität bestehen. HSV Typ 1 und 2 sind aufgrund ihrer hohen Thymidinkinase-Aktivität am empfindlichsten, während VZV ACV weniger stark aktiviert und damit weniger sensitiv ist. Die beiden anderen humanpathogenen Herpesviren, Zytomegalie-Virus und Epstein-Barr-Virus, bilden keine Thymidinkinase und sind deshalb gegenüber ACV kaum sensitiv.

Erkrankungen durch Herpes simplex Typ I

Die lokale Behandlung mit ACV-Creme und die perorale Therapie des Herpes labialis rezidivans sind fakultative Indikationen. Die Beeinflussung der verschiedenen klinischen Parameter ist zwar günstig, in Anbetracht des zeitlich limitierten Spontanverlaufs allerdings nicht sehr deutlich. Entscheidend ist der frühzeitige Therapiebeginn noch vor dem Auftreten von Bläschen, die Ausdruck der erfolgten Virusreduplikation sind. Die sich folgenden Rezidive haben selten so hohen Krankheitswert, daß der prophylaktischen Dauertherapie größere Bedeutung zukäme. Letztere zeigte sich allerdings der frühzeitig eingesetzten intermittierenden Therapie hoch überlegen, wenn es um die Verhütung eines regelmäßig den Herpes begleitenden Erythema exsudativum multiforme ging [13]. Gezielt und limitiert eingesetzte medikamentöse Prophylaxe bewährte sich beim Skifahrer vor und während der UV-Exposition [27]. Die Primärinfektion mit HSV I, die Gingivostomatitis herpetica, ist durch ACV günstig beeinflußbar. Die medikamentöse Prophylaxe bei Patienten vor Knochenmarks- oder Nierentransplantation hat zu einer entscheidenden Senkung von Morbidität und Letalität der HSV-Infektion unter der iatrogenen Immunsuppression geführt [24].

Die oberflächliche, epitheliale Keratokonjunctivitis herpetica wird mit ACV-Augencreme behandelt, tiefere Infektionen wie Keratouveitis und Uveitis werden systemisch behandelt [26]. Morbidität und schwere Folgeerscheinungen der Herpes-Encephalitis konnten dank ACV drastisch gesenkt werden [30]. Allgemeinzustand, Ausdehnung und Dynamik sind ausschlaggebend für die Indikation zur ACV-Behandlung der herpetischen Superinfektion bei Atopie, Morbus Darier und Dermatosen unter Immunsuppression [19].

Erkrankungen durch HSV Typ II

Die als schwere Allgemeinerkrankung mit ausgeprägter lokaler Schmerzsymptomatik verlaufende HSV-II-Primärinfektion, die Vulvitis herpetica der Frau oder Proctitis herpetica beim homosexuellen Mann [23], erfährt unter der ACV-Therapie eine Verkürzung der Heilungszeit von 2–3 Wochen auf 7–9 Tage, eine verkürzte Virusausscheidung und Schmerzsymptomatik sowie eine Reduktion der Zahl neu auftretender Läsionen. Die perorale Therapie mit 5×200 mg ACV täglich ist der parenteralen Therapie ebenbürtig [15].

Erstmanifestationen der HSV-II-Infektion sind auch ohne serologische Bestätigung eine absolute Indikation zur ACV-Therapie. Selbst die Lokaltherapie zeigt bei dieser schweren Erkrankung gegenüber Plazebo eine Verkürzung der Schmerzdauer und der Virusausscheidung [11]. Die Rezidivrate wird allerdings durch Art und Dauer der Behandlung nicht beeinflußt. Die Resultate der Lokalbehandlung der Rezidivmanifestation des Herpes genitalis sind kontrovers. Die perorale Behandlung dagegen verkürzt die epidemiologisch bedeutsame Virusausscheidung und die Dauer der klinischen Manifestationen wie die Gesamtheilungszeit signifikant [22]. Entscheidend ist der frühzeitige Therapiebeginn schon bei den ersten Prodromalsymptomen. Die perorale Therapie mit 5×200 mg alle 4 Stunden tagsüber mit zweifelhafter Compliance kann durch die „einfachere" Dosierung von 2×800 mg tgl. ohne Effektivitätsverlust ersetzt werden [7]. Auch wenn bei frühzeitiger Therapie in der Prodromalphase Rezidive verhindert werden können, ist die Reduktion der Rezidivhäufigkeit um 85% nur durch die prophylaktische Dauertherapie erreichbar. Die heute bis zwei Jahre durchgeführten Dauertherapien zeigen weder Langzeitnebenwirkungen noch Sensitivitätsverluste des Virus [16]. Selbst Einmaldosen von 800 mg täglich über 2 Jahre senkten die Rezidivraten eklatant [18].

Erkrankungen durch VZV

Varizellen, Primärmanifestation von VZV, bedürfen im allgemeinen keiner virostatischen Therapie. Ausnahmen sind die Infektion des Neugeborenen und Komplikationen wie die Pneumonie des Erwachsenen [20]. Die Dauerprophylaxe wird heute studiert.

Herpes Zoster

Beim immunkompetenten Patienten zeigten verschiedene Studien, daß die parenterale Behandlung mit 5 mg/kg KG alle 8 Stunden die akute Schmerzsymptomatik und die Heilungszeit ebenso zuverlässig verkürzt wie mit 10 mg/kg [10]. Entscheidend für die Schmerzbeeinflussung ist das frühzeitige Einsetzen der Behandlung innerhalb der ersten 72 h. Die parenterale Therapie bleibt dem hospitalisierten Patienten vorbehalten, der ambulante Patient wird mit 5 × 800 mg tgl peroral behandelt. Die höhere Dosis wird aufgrund der Pharmakokinetik von ACV und der geringeren Sensitivität von VZV notwendig. 5 × 400 mg hemmen zwar die Progredienz der Bläschen, beeinflussen aber kaum den Schmerz [14]. Aktuelle Schmerzsymptomatik und Hauterscheinungen werden mit 5 × 800 mg tgl umso besser beeinflußt, je früher die Behandlung eingesetzt hat [9, 31].

Die Therapie mit ACV ist bei älteren Patienten, bei starkem Schmerz und bei großer Ausdehnung indiziert, sie muß frühzeitig, möglichst innerhalb der ersten 72 Stunden eingeleitet werden.

Bei Zoster ophthalmicus (Zoster Trig I) zeigt ACV nicht nur seine Wirkung auf Allgemeinzustand und Heilungsdauer, sondern auch eine erhebliche Verminderung von Anzahl und Schwere der Komplikationen am Auge [2]. Die Beeinflussung der Häufigkeit der postzosterischen Neuralgie durch die ACV-Behandlung des akuten Zosters ist kontrovers. Konnte in der einen großen Studie dieser Effekt nach der Therapie mit 5 × 800 mg über 7 Tage nicht nachgewiesen werden [31], zeigte dagegen die USA-Multizenterstudie nach der Therapie mit 5 × 800 mg über 10 Tage eine Reduktion der Häufigkeit postzosterischer Neuralgien, die in den ersten 3 Monaten stärker ausgeprägt war als in den zweiten 3 Monaten der halbjährigen Überwachungsperiode [9].

Resistenzprobleme

Seit der Einführung von ACV in die Behandlung und Prävention von HSV- und VZV-Infektionen sind keine großen Sensitivitätsveränderungen dieser Viren festgestellt worden. Bei immunsupprimierten Patienten wurden gelegentlich reduziert empfindliche HSV-Stämme isoliert. Die Resistenz beruhte meist auf einer reduzierten Expression der Thymidinkinase.

Zidovudine (Azidothymidin)

Pharmakokinetik und Wirkungsweise

Zidovudine (3'-azido-3'-deoxythymidin, Azidothymidine) wurde schon 1964 synthetisiert [8]. Die Replikationshemmung von HIV in Zellkulturen bei Konzentrationen von 1–3 µM wurde 1985 beschrieben [17]. Zidovudine wird durch zelleigene Enzyme triphosphoryliert. Die Substanz verdrängt in dieser aktivierten Form Thymidintriphosphat kompetitiv an der virusspezifischen „Reverse-Transcriptase" und führt zu Kettenabbrüchen beim Einbau in die Virus-DNA. Die zelleigenen alpha- und beta-

DNA-Polymerasen werden sehr viel weniger stark gehemmt. Zidovudine wird nach peroraler Verabreichung rasch und vollständig resorbiert. Die Bluthirnschranke wird problemlos überwunden. Die mittlere Halbwertszeit beträgt nur etwa eine Stunde. Zidovudine wird in der Leber glukuronidiert und im Urin ausgeschieden, Leber- und Nierenkrankheiten können somit die Pharmakokinetik beeinflussen.

Die erste und einzige doppelblinde, randomisierte und plazebokontrollierte *klinische Prüfung* begann in den USA im Februar 1986. Bereits nach 24 Wochen zeigte sich bei den ersten 72 behandelten Patienten eine eindeutige Ueberlegenheit des Medikamentes bezüglich Häufigkeit opportunistischer Infektionen und Ueberlebenswahrscheinlichkeit. Diese betrug nach 24 Wochen für die mit Zidovudine Behandelten 98%, für die Plazebobehandelten 78% [5]. Die mit Zidovudine behandelte Gruppe zeigte vor allem eine positive Beeinflussung von Karnofsky-Score und Körpergewicht. Die CD4-Zellen stiegen initial an und erreichten nach 3 Monaten wieder den Ausgangswert. In der offen weitergeführten Studie betrugen die Überlebensraten nach 1 Jahr bei den von Anbeginn an mit Zidovudine behandelten AIDS-Patienten 79%, jene der ehemals Plazebobehandelten 55%, nach 2 Jahren 31% respektive 30%, nach 30 Monaten 21 respektive 23%. Die Überlebensraten in einer vergleichbaren unbehandelten Gruppe von AIDS-Patienten betrug nach 2 Jahren 2% [6]. Nausea, Kopfschmerzen, Schlaflosigkeit, Myalgien und Exantheme als häufigste Nebenwirkungen nahmen mit der Zeit eher ab. Die *Langzeittherapie* zeigte keine gehäuften Nebenwirkungen oder zusätzliche Komplikationen. Gleichartige Resultate wurden seither in offenen Studien gefunden [4]. In der Schweiz darf Azidothymidin nur von benannten Zentren verordnet werden. Die Patienten werden engmaschig überwacht. Die vorläufigen Resultate der „Azidothymidin Swiss postmarketing surveillance study" zeigen folgendes Bild: Bei 212 Patienten mit einer mittleren Beobachtungszeit von 4 Monaten stiegen Körpergewicht und Karnofsky-Score an, was für die Patienten von großer psychologischer Bedeutung ist. Bei 40% der Patienten im Stadium IV B-E (AIDS) blieb die Krankheit über 10 Monate stabil, bei Patienten mit Stadium IV A (ARC) blieben 50% während 6 Monaten ohne Progression. Prognostische Bedeutung hatte einzig der initiale Hämoglobinwert. 17% der Patienten beendeten die Therapie wegen Tod oder Progression der Erkrankung (5%), Nebenwirkung (2,5%) oder als drop out (9,5%). Häufigste Nebenwirkung waren die meist während der ersten zwei Monaten auftretenden Anämie und Neutropenie. Bei 28% der Patienten fiel das Hb unter 10 g/dl, bei 9% der Patienten wurden Transfusionen notwendig. Die induzierte Granulozytopenie stabilisierte sich nach 4 Monaten auf 75% des Ausgangswertes [12].

Zidovudine reduziert Morbidität und Letalität der HIV-Infektion. Zwar treten opportunistische Infektionen unter der Zidovudine-Therapie ebenfalls auf, sie erscheinen aber später und letale Episoden treten unter Zidovudine weniger rasch auf. Die Lebensqualität wird meßbar verbessert. Die HIV-Antigenämie wird reduziert und steigt nach Therapieabbruch wiederum erheblich an [29]. Die im Rahmen der HIV-Infektion häufig beobachtete Thrombozytopenie läßt sich in vielen Fällen mit Zidovudine sehr gut beeinflussen [28]. Zidovudine allein hemmt dagegen das Kaposi-Sarkom nicht.

Kombinationen mit alpha-Interferon werden studiert. Anekdotische Fallberichte zur günstigen Beeinflussung von Hauterscheinungen unter Zidovudine sind erschienen. Die neuropsychiatrischen Symptome (AIDS-Dementia-Complex) sind bisher nur durch Zidovudine beeinflußbar gefunden worden [21, 25]. Eine Reihe von Fragen bleibt noch offen: Ist heute die Indikation für Zidovudine bei Patienten mit durchgemachten opportunistischen Infektionen oder schweren Allgemeinsymptomen (Stadium IVA) unbestritten, so wird der frühzeitige Therapiebeginn bei asymptomatischen HIV-Infizierten (II A/B) diskutiert. Entsprechende Studien sind im Gange [1]. Die optimale Dosierung von Zidovudine ist noch nicht gesichert. Initiale Dosen von 20–30 mg/kg KG verteilt auf 6 Dosen und eine Reduktion auf 15 mg/kg KG nach

4–6 Monaten werden häufig verabreicht. 6 × 100 mg, 3 × 200 mg und 3 × 400 mg als Tagesdosen werden evaluiert. Großes Interesse haben die Kombinationen von Zidovudine mit synergistisch wirksamen Therapeutika. Günstige präliminäre Resultate von Zidovudine (4 × 250 mg) und Acyclovir (4 × 800 mg) wurden vorgelegt [3]. Vorläufig aber bleibt Zidovudine das erste und einzige gegen HIV aktive und in der Klinik etablierte Medikament.

Zusammenfassung

Acyclovir entwickelt seine spezifische Hemmwirkung auf die Replikation von Viren der Herpesgruppe nur in den virusbefallenen Zellen. Das Medikament hat damit eine außerordentlich geringe Toxizität. Acyclovir ist Mittel der Wahl zur Behandlung von Herpes-simplex-Infektionen. Offen bleibt die Frage nach der optimalen Dosierung zur Prävention der Rezidivmanifestationen, vor allem der oralen medikamentösen Langzeitprophylaxe des Herpes genitalis recidivans. Der Heilungsverlauf des Herpes Zoster kann verkürzt, die akute Schmerzsymptomatik günstig beeinflußt werden. Dagegen wird die Verhütbarkeit der Postzoster-Neuralgie noch kontrovers beurteilt. *Zidovudine (Azidothymidin)* hat eine mäßig selektive Hemmwirkung auf die „Reverse-Transkriptase" von Retroviren, damit auch von HIV 1. Die bisherigen Resultate zeigen eine deutliche, aber zeitlich limitierte Verzögerung des deletären Verlaufs der HIV-Infektion und eine meßbare Verbesserung der Lebensqualität des AIDS-Kranken. Die optimale Dosis ist ebensowenig gesichert wie der beste Zeitpunkt des Therapiebeginns. Der hohen Myelotoxizität wird durch mögliche Dosisreduktion dank Kombinationstherapien zu begegnen versucht. Eine Reihe von entsprechenden Studien sind heute im Gang.

Literatur

1. Anonymus (1989) Zidovudine in symptomless HIV infection. Lancet I:415–416
2. Cobo LM, Foulks GN, Liesegang T (1986) Oral acyclovir in the treatment of acute herpes zoster ophthalmicus. Ophthalmology 93:763–770
3. Cooper DA (1989) Strategies to improve tolerance. Abstract, Retrovir (Zidovudine) and patient management, Montreal 4. Juni 1989
4. Dournon E, Rozenbaum W, Michon C et al. (1988) Effects of Zidovudine in 365 consecutive patients with AIDS or AIDS-related complex. Lancet II:1297–1302
5. Fischl MA, Richman DD, Griego MH et al. (1987) The efficacy of Azidothymidine (AZT) in the treatment of patients with AIDS and AIDS-related complex. A double-blind, placebo-controlled trial. N Engl J Med 317:185–191
6. Fischl MA (1989) Survival of patients on long-term open Zidovudine. Abstract, Retrovir (Zidovudine) and patient management, Montreal 4. Juni 1989
7. Goldberg LH, Kaufman R, Conant MA et al. (1988) Episodic twice-daily treatment for recurrent genital herpes. Am J Med (Suppl 2A) 85:10–13
8. Horwitz JP, Chua J, Noel M (1964) Nucleosides. V. The monomesylates of 1-(2′ deoxy-B-D-lyxofuranosyl) thymidine. J Org Chem 29:1076–2078
9. Huff JC, Bean B, Balfour HH et al. (1988) Therapy of Herpes Zoster with oral Acyclovir. Am J Med 85 (Suppl 2A):84–89
10. Juel-Jensen BE (1983) High dose intravenous acyclovir in the treatment of zoster: A double-blind, placebo-controlled trial. J Infect 6 (Suppl 1):31–36
11. Kinghorn GR, Turner EB, Barton IG et al. (1983) Efficacy of topical acyclovir cream in first and recurrent episodes of genital herpes. Antiviral Res 3:291–301
12. Ledergerber B, Rufli Th (1988) Azidothymidin Swiss postmarketing surveillance study: Swiss study group for clinical studies on AIDS. Dermatologica 177:255 (Abstract)
13. Leigh IM (1988) Management of non-genital herpes simplex virus infections in immunocompetent patients. Am J Med (Suppl 2A) 85:34–38

14. McKendrick MW, Care C, Burke C et al. (1984) Oral acyclovir in herpes zoster. J Antimicrob Chemother 14:661–665
15. Mertz GJ, Critchlow CW, Benedetti J et al. (1984) Double blind placebo controlled trial of oral acyclovir in first-episode genital herpes simplex virus infection. JAMA 252:1147–1151
16. Mertz GJ, Eron L, Kaufman R et al. (1988) Prolonged continuous versus intermittent oral acyclovir treatment in normal adults with frequently recurrent genital herpes simplex virus infection. Am J Med (Suppl 2A) 85:14–19
17. Mitsuya H, Weinhold KJ, Furman PA et al. (1985) 3′-Azido-3′-deoxythymidine (BW A509U) an antiviral agent that inhibits the infectivity and cytopathic effect of human T-lymphotropic virus type III/Lymphadenopathy-associated virus in vitro. Proc Natl Acad Sci USA 71:4980–4985
18. Mostow SR, Mayfield JL, Marr JJ et al. (1988) Suppression of recurrent genital herpes by single daily dosages of acyclovir. Am J Med (Suppl 2A) 85:30–33
19. Niimura M (1988) Treatment of eczema herpeticum with oral acyclovir. Am J Med (Suppl 2A) 86:49–52
20. Nyerges G, Meszner Z (1988) Treatment of chickenpox in immunocompromised children. Am J Med (Suppl 2A) 85:94–95
21. Price RW (1989) Role of Zidovudine in the management of neurological complications of HIV-disease. Abstract, Retrovir (Zidovudine) and patient management. Montreal, 4. Juni 1989
22. Reichman RC, Badger GJ, Mertz GJ et al. (1984) Treatment of recurrent genital herpes simplex infections with oral acyclovir: a controlled trial. JAMA 251:2103–2107
23. Rompalo AM, Mertz GJ, Davis G et al. (1988) Oral acyclovir for treatment of first-episode herpes simplex virus proctitis. JAMA 259:2879–2881
24. Saral R (1988) Management of mucocutaneous herpes simplex virus infections in immunocompromised patients. Am J Med (Suppl 2A) 85:57–60
25. Schmitt FA, Bigley JW, McKinnis R et al. (1988) Neuropsychological outcome of Zidovudine (AZT) treatment of patients with AIDS and AIDS-related complex. N Engl J Med 319:1573–1578
26. Schwab IR (1988) Oral acyclovir in the management of herpes simplex ocular infections. Ophthalmology 95:423–430
27. Spruance SL, Hamill ML, Hoge WS et al. (1988) Acyclovir perevents reactivation of herpes simplex labialis in skiers. JAMA 260:1597–1599
28. The Swiss Group for Clinical Studies on the Acquired Immunodefficiency Syndrome (AIDS) (1988) Zidovudine for the treatment of Thrombocytopenia associated with human immunodeficiency virus (HIV). Ann Intern Med 109:718–719
29. Wainberg MA, Falutz J, Fanning M et al. (1989) Cessation of Zidovudine therapy may lead to increases replication of HIV-1. JAMA 261:865–866
30. Whitley RJ (1988) Herpes simplex virus infections of the central nervous system: A review. Am J Med (Suppl 2A) 85:61–67
31. Wood MJ, Ogan PH, McKendrick MW et al. (1988) Efficacy of oral acyclovir treatment of acute herpes zoster. Am J Med (Suppl 2A) 85:79–83

Kanzeroprotektive Substanzen

Hans F. Merk

Einleitung

Wesentliche Fortschritte konnten in den letzten Jahren in unserem Verständnis über die Entstehung bösartiger Tumoren gewonnen werden. Sie ermöglichen uns heute, die Tumorentstehung sogar auf molekularbiologischer Ebene zu erklären [9, 37]. Diese Fortschritte ließen den Wunsch entstehen, der Tumorentstehung mit Hilfe von Medikamenten entgegenzuwirken [1, 14, 15, 48]. Hauttumoren spielen aus mehreren Gründen dabei eine besondere Rolle:
1. Berücksichtigt man neben spinozellulären Karzinomen auch Basaliome und Melanome, so sind ein Drittel aller menschlichen bösartigen Tumoren an der Haut lokalisiert [28].
2. In einer die Jahre 1975–1985 umfassenden Statistik aus den Vereinigten Staaten haben Hauttumoren eine deutlich stärkere Zunahme, als es der Anstieg der Arztbesuche in Relation zur Bevölkerungszunahme erwarten läßt [17].

Ca. 500 000 Patienten werden in den USA pro Jahr wegen eines Hauttumors behandelt, was bei Berücksichtigung der Bevölkerungszahl ca. 100 000–150 000 Patienten in der Bundesrepublik entsprechen würde [16]. 3. Sowohl im Tierexperiment als auch in der Diagnostik von Präkanzerosen und Karzinomen des Menschen ist die Haut ein besonders leicht zugängliches Organ [42], weshalb gerade sie bei der Entwicklung kanzeroprotektiver Substanzen als Testorgan herangezogen wurde [28, 51]. *Kanzeroprotektive Substanzen sind Wirkstoffe, die die Karzinogenese hemmen oder eine erfolgte Kanzerogenese rückgängig machen* [2]. Gerade die Entwicklung kanzeroprotektiver Substanzen ist ein eindrucksvolles Beispiel, daß neue Erkenntnisse in Pathophysiologie und Pathobiochemie zu neuen therapeutischen Möglichkeiten führen. Wichtige Aspekte der Pathogenese der Tumorentstehung seien daher der Darstellung kanzeroprotektiver Substanzen vorangestellt.

Pathophysiologie der Karzinogenese

Über 90% aller bösartigen Erkrankungen werden durch exogene Faktoren wie UV-Strahlen, Chemikalien oder Viren ausgelöst [2]. Neben diesen Umweltfaktoren wird die Karzinogenese beim einzelnen Individuum durch dessen genetische Prädispositionen beeinflußt. Eine vorherrschende Rolle allerdings spielen diese individuellen Faktoren nur bei etwa 5% aller bösartigen Hauterkrankungen [2, 47]. Diese Feststellung ist deshalb so günstig, läßt sie doch die Hoffnung zu, daß prinzipell die Tumorentwicklung durch zunehmende Kenntnis der exogenen Faktoren reduziert, und das ergeizige Ziel des Forschungsprogramms des amerikanischen National Cancer Institute, bis zum Jahre 2000 die Tumorinzidenz um 50% zu senken, erreicht werden kann [2]. Als exogene, ätiologische Faktoren spielen neben dem UV-Licht bei den meisten Hauttumoren die Exposition gegenüber Chemikalien die größte Rolle, während Viren nur bei speziellen Hauttumoren von Bedeutung sind.

438

Untersuchungen zur Chemokarzinogenese vor allem haben unser Verständnis über die zellulären und molekularen Veränderungen im Rahmen der Krebsentwicklung erheblich erweitert. Ausgangspunkt dieser Untersuchungen sind tierexperimentelle Studien, die zwischen einer *Initiation* und einer *Promotion* unterscheiden ließen. Dabei stellte sich heraus, daß bestimmte Substanzen wie etwa die im Steinkohlenteer vorhandenen polyaromatischen Kohlenwasserstoffe – z. B. Benz(a)pyren oder Dimethylbenzanthrazen – bei Unterschreitung einer Schwellendosis nur dann karzinogen wirken, wenn zu einem späteren Zeitpunkt andere Substanzen wie z. B. die im Crotonöl enthaltenen Phorbolester appliziert werden [41]. Phorbolester alleine oder deren Gabe vor den polyaromatischen Kohlenwasserstoffen haben keine karzinogene Wirkung. Substanzen vom Typ des Benz(a)pyrens werden *Initiatorsubstanzen,* vom Typ der Phorbolester werden *Promotoren* genannt [28]. Als Rezeptor, über den die Phorbolester ihre Wirkung auslösen, ließ sich die Proteinkinase C identifizieren, die bei der transmembranären Informationsvermittlung der Zellen eine zentrale Rolle besitzt [31]. Über diese Rezeptorbindung nehmen Phorbolester auf viele wichtige Stoffwechselprozesse Einfluß. Teile dieses Stoffwechsels können interessanterweise auch von Onkogenen aktiviert werden. Beispiele sind die Onkogene sis und erb B, die den Phosphatidylinositol-Umsatz, und ras, das den Diacylglycerol-Umsatz erheblich steigert [4]. Beide Substanzen spielen eine Schlüsselrolle in der transmembranären Informationsvermittlung der Zellen, die so erheblich gestört wird und z. B. in anormalen Differenzierungsprozessen der Zellen sich manifestiert [4]. Während aber die Phorbolester nur für eine begrenzte Zeit einwirken, ist die Aktivierung eines Onkogens dauerhaft.

Promotoren sind nicht in der Lage, bereits vorhandene präkanzeröse Papillome in Karzinome überzuführen [28]. Weitere Untersuchungen im Tiermodell ergaben, daß andere Substanzen, die wie die Phorbolester zwar nicht karzinogen wirken, aber in der Lage sind, bereits vorhandene Papillome in ein Karzinom überzuführen [32]. Diese Phase wird als *Progressionsphase* bezeichnet. Benzoylperoxid ist ein Beispiel für Substanzen, die die Progression verstärken [28]. *Zusammenfassend führten diese Untersuchungen zu einem Mehrstufensystem der Krebsentstehung, die in eine Initiation. Promotion und schließlich Progression eingeteilt wird* [21] (Abb. 1). Zusätzlich haben wir in den letzten Jahren gelernt, daß die Progression über die Phase der Entstehung des eigentlichen Karzinoms noch hinausgeht und zu einer ständigen Zunahme der Malignität von Zellen führt. Zur Progression gehört auch die Weiterentwicklung einer Karzinomzelle zu einer Zelle, die metastasieren kann und schließlich die Entstehung hochmaligner Zellen, die sich durch die Expression der sogenannten *Multiple Drug Resistance (mdr-)Gene* auszeichnen. Die Proteinprodukte der mdr-Gene inaktivieren in die Zelle gelangte kleinmolekulare Substanzen oder schleusen sie direkt heraus, was eine klassische Behandlung dieser Tumoren mit Zytostatika unmöglich macht [37].

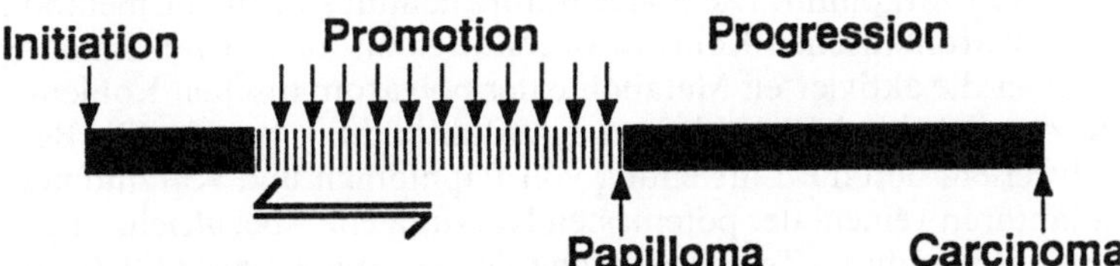

Abb. 1. Untersuchungen zur Chemokarzinogenese zeigten, daß die zunehmende Malignität der Zelle stufenweise abläuft. Es wird eine Initiation, Promotion und Progression unterschieden. Initiatoren sind Substanzen, die in hoher Dosierung selber karzinogen wirken, bei Unterschreitung einer Schwellendosis entweder mehrfach appliziert oder in der Nachfolge andere Substanzen – die Promotoren – angewendet werden müssen. Die Promotoren führen alleine nicht zu Tumoren, sondern nur nach *vorheriger* Gabe eines Initiators. Promotoren sind auch nicht in der Lage, präkanzerogene Papillome in Karzinome überzuführen. Diese Phase wird Progression genannt. Benzoylperoxid kann eine Progression bewirken. Kanzeroprotektive Substanzen, die die Initiation hemmen, heißen Blocker, solche, die die Promotion hemmen Suppressoren

Die beim Menschen klinisch manifesten Tumoren werden in aller Regel nicht durch einen Faktor wie z. B. Chemikalien ausgelöst, sondern durch verschiedene im Laufe der Jahre einwirkende Noxen. Auch tierexperimentell ist der Einfluß vieler ätiologischer Faktoren auf die Tumorentstehung nachvollzogen worden. Dabei ließ sich zeigen, daß die UV-abhängige Karzinogenese durch die ergänzende Applikation von polyaromatischen Kohlenwasserstoffen (Dimethylbenzanthrazen) synergistisch gesteigert wird [10, 49]. Das gilt auch für Tiermodelle des malignen Melanoms [22]. Derartige Versuchsanordnungen, bei denen man häufig mit sehr geringen Karzinogendosen Tumoren auslösen kann (low-dose-carcinogenesis) sind besser geeignet, die beim Menschen bestehende Situation im Experiment nachzuvollziehen und stellen daher z. Z. einen wichtigen Forschungsschwerpunkt dar [28].

Auf molekularer Ebene der Chemokarzinogenese fand sich, daß die Tumorentstehung in der Regel nicht durch die dem Organismus einverleibte Substanz selber ausgelöst wird, sondern daß sie durch Enzyme, die physiologischerweise entgiftend wirken, durch eine unglückliche Konstellation chemisch aktiviert und dadurch gegiftet werden [9]. Benz(a)pyren ist das am besten untersuchte Beispiel. Es wird über bestimmte, auch in der Haut vorhandene Cytochrom P450-Isoenzyme chemisch zu Epoxidderivaten aktiviert, die nach einer zweifachen Reaktion mit diesem Cytochrom P450 in der Entstehung sogenannter Benzpyren-Epoxid-Diol-Derivate resultieren [9, 24]. Bei geeigneter sterischer Konfiguration lagern sich diese Stoffwechselprodukte bevorzugt an bestimmte Basen der DNS – z. B. Guanin – an. Ist ein Guaninbenzpyren-Addukt entstanden, wird es von den DNS-Polymerasen nicht mehr als Guanin sondern als Adenin gelesen [9]. Diese Veränderung ist die Grundlage von Punktmutationen, was wiederum zur Aktivierung von Onkogenen führen kann [43].

Durch Hemmung der Einwirkung ätiologischer Faktoren und durch Blockierung der dargestellten einzelnen Phasen der Tumorentstehung – also Initiation, Promotion oder Progression – versucht man die Karzinogenese zu hemmen oder zu verhindern. Antikarzinogene Substanzen können gezielt auf einzelne Phasen der Karzinogenese einwirken oder aber mehrere Phasen der Karzinogenese beeinflussen.

Hemmung der Initiation als Prinzip der Kanzeroprotektion

Viele antikarzinogene Substanzen verhindern die Krebsentstehung durch Hemmung der Initiation. Sie werden auch als Blocker (blocking agents) bezeichnet [46]. Es handelt sich um Substanzen, die entweder den Stoffwechsel von Prokarzinogenen in ultimative Karzinogene hemmen, weiterhin durch Blockierung der Bindung von ultimativen Karzinogenen an die DNS wirken. Beispiele für diese Gruppe sind *Imidazole* und die *Ellageinsäure,* wobei letztere in vielen Nahrungsmitteln wie z. B. Broccoli und Erdbeeren vorkommt. Die Ellageinsäure hemmt sowohl die metabolische Aktivierung von polyaromatischen Kohlenwasserstoffen als auch deren Bindung an die DNS, da sie selber die aktivierten Metabolite der polyaromatischen Kohlenwasserstoffe bindet und damit keine Möglichkeit zur Adduktbildung besteht [2]. Bei Mäusen ließ sich nachweisen, daß die Entstehung von Papillomen und Karzinomen durch 3-Methylcholanthren - einem der potentesten Karzinogene – bei gleichzeitiger Applikation von Ellageinsäure durch Trinkwasser deutlich verringert wird [28]. Gleiche Befunde ließen sich auch für die Imidazole erheben [26]. Die Enzyme, die zu einer Aktivierung von polyaromatischen Kohlenwasserstoffen notwendig sind, befinden sich auch in der menschlichen Haut [25]. Bei Verwendung sehr spezifischer monoklonaler Antikörper gegen diese Enzyme und Anwendung immunhistochemischer Färbungen lassen sie sich insbesondere in den basalen Keratinozyten des Menschen, in den Gefäßwänden der Hautgefäße und in der Haarwurzel darstellen [25]. Durch Bestimmung einer Cytochrom P450-abhängigen Enzymaktivität und des enzymabhängigen Stoffwechsels polyaromatischer Kohlenwasserstoffe im Haarfollikel – also in menschlichem, epithelialen Gewebe – konnten wir zeigen, daß das den Dermatologen vertraute Clotrimazol die katalytische Aktivität dieser aktivierenden Enzyme auch beim Menschen und weiterhin den Metabolismus eines klassischen Karzinogens – nämlich des Benzypyrens im Haarfollikel – hemmen [23]. Dabei wird auch der zum ultimativ-karzinogenen Metaboliten des Benzpyrens führende Stoffwechsel – nämlich die Bildung von 7,8-Diol-Benzpyren – im Haarfollikel unter dem Einfluß des Imidazols Clotrimazol deutlich reduziert [23]. Dieser Befund ist vor allem deshalb interessant, da menschliche Haarfollikel in der Lage sind, enzymabhängig Benz(a)pyren an DNS zu binden [23]. Wir haben deshalb gute Evidenzen, daß die beim Tier erhobenen Befunde auf den Menschen übertragbar sind, auch wenn klinische Studien bislang noch nicht vorliegen. Ein wesentlicher Nachteil dieser Substanzgruppe ist, daß sie nur in sehr genau definierten Situationen bezüglich Zeitpunkt und Art der Karzinogeneinwirkung hilfreich sind. Deshalb sollten diese Substanzen in erster Linie bei gefährdeten Berufsgruppen wie z. B. Kokerei-Arbeitern, Teerarbeitern oder aber Patienten, die mit Steinkohlenteerpräparaten behandelt werden, eingesetzt werden, da hier Zeitpunkt und Art der Karzinogeneinwirkung überschaubar ist [44]. Eine erhöhte Adduktbildung zwischen DNS und Benz(a)pyren-Metaboliten konnte bei diesen Gruppen mit empfindlichen Methoden nachgewiesen werden [11–13, 30, 45].

Hemmung der Promotion als antikarzinogenes Prinzip

Vitamin A und seine Abkömmlinge, Provitamin A bzw. Carotinoide, Vitamin E und Selen beeinflussen über verschiedene Mechanismen vor allem die Promotion. Substanzen dieser Gruppe werden auch als Suppressoren (suppressing agents) bezeichnet [46]. Es liegen bereits viele Daten durch experimentelle, epidemiolgische und klinische Studien vor, die ihre kanzeroprotektiven Eigenschaften nahelegen [2, 3, 18, 40, 50]. Ein Nachteil dieser Gruppe ist, daß Promotionshemmungen reversibel sind und deshalb eine Dauerbehandlung zur Erzielung des gewünschten Effektes notwendig ist. Daraus resultieren viele Probleme mit diesen Substanzen, vor allem dann, wenn man ihre klinische Wirksamkeit testen will oder ihre Anwendung mit vielen unerwünschten Effekten verbunden ist.

Von besonderem Interesse sind *Vitamin A und die Retinoide* [33], da sie auf allen Stufen der Tumorentstehung hemmend einwirken können, d.h. auf der Stufe der Initiation, der Promotion und der Progression. In eigenen Untersuchungen konnten wir zeigen, daß die Induktion, d.h. die Verstärkung der Aktivität von Karzinogene giftenden Cytochrom P450-Isoenzymen, durch Arotinoid verhindert wird (Abb. 2) [38]. Dieser Befund konnte durch den Nachweis verringerter Tumorbildung bei Applikation von Dimethylbenzanthrazen mit Isotretinoin bestätigt werden [20]. Vielfältige biochemische Wirkungen von klassischen Promotoren wie die Aktivierung des Polyaminstoffwechsels der Zellen oder deren promotionsabhängigen Zelldifferenzierung werden von Vitamin A und seinen Derivaten als Zeichen für eine Hemmung der Promotion unterdrückt [5, 19, 29, 50]. Schließlich wird auch die von Benzoylperoxid ausgelöste Progressionswirkung auf Papillome der Maus und deren Umwandlung in Karzinome bei gleichzeitiger, topischer Applikation von Vitamin A-Säure verhindert [27].

Wegen der langen Karenzzeit, die zwischen Einwirken eines Karzinogens und der Manifestation des Karzinoms beim Menschen liegt, kann die Wirksamkeit in klinischen Studien erst nach 10 bis 20 Jahren beurteilt werden. Eine Ausnahme stellt die Behandlung von Patienten mit genetisch bedingter, beschleunigter und vermehrter Bildung von Tumoren dar. Klassisches Beispiel ist das Xeroderma pigmentosum. Bereits vor 8 Jahren wurde über eine kanzeroprotektive Wirkung verschiedener Retinoide bei dieser Erkrankung berichtet [6, 8, 35]. In einer umfangreichen Studie des National Cancer Institute in Washington verfolgte man die Tumorbildung unter 2 mg

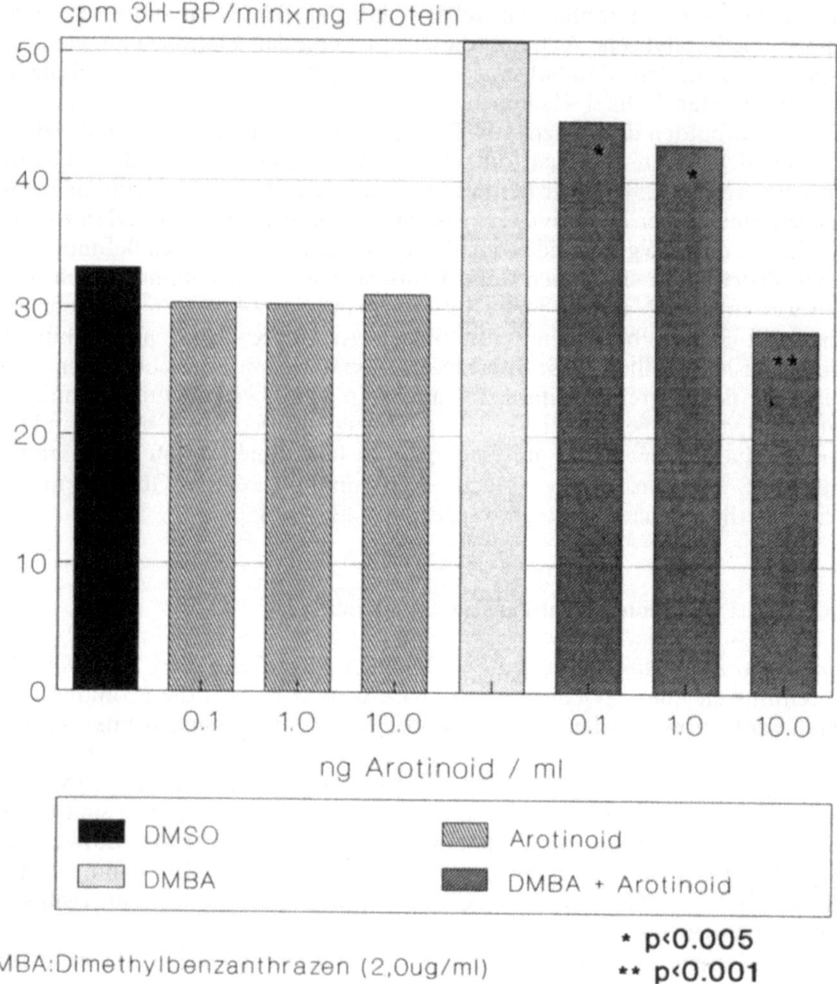

Abb. 2. Die Zugabe des polyaromatischen Kohlenwasserstoffs Dimethylbenzanthrazen zur Fibroblastenkultur führt zu einer Zunahme der Aktivität der Cytochrom P450-abhängigen Aryl-Hydrocarbon-Hydroxylase-(AHH)Aktivität. Während das Retinoid Arotinoid selber keine Beeinflussung der Enzymaktivität an sich bewirkt, wird aber die durch Dimethylbenzanthrazen ausgelöste Induktion der Aktivität dieses Enzyms in einer dosisabhängigen Weise von 0,1–10 ng/ml durch Arotinoid gehemmt. Dieser Befund spricht dafür, daß Retinoide nicht nur die Promotion, sondern auch die Initiation beeinflussen, da eine verringerte Aktivität der AHH mit einer Reduzierung der Bindung von Karzinogenen an die DNS einhergeht [38]. Ein entsprechender Befund konnte auch für Vitamin A und dessen Beeinflussung der Bindung von Karzinogenen an die DNS gezeigt werden [Kohl et al. (1979) J. Cancer Res. clin. Oncol 93:149–160]

Isotretinoin/kg/Tag und sah eine deutliche Reduktion [16]. Inzwischen werden Untersuchungen mit geringeren Dosierungen bis hin zu 0,5 mg/kg erprobt, wobei sich aber eine deutliche Dosisabhängigkeit der kanzeroprotektiven Wirkung zeigt und 0,5 mg sehr wahrscheinlich eine zu geringe Dosierung darstellt, was auch den ersten Beobachtungen von Braun-Falco et al. entspricht [6, 22]. Untersuchungen über den kanzeroprotektiven Effekt der Retinoide zeigen somit nur einen Effekt bei relativ hoher Dosierung, die immer mit den bekannten unerwünschten Wirkungen der Retinoide einhergehen [16]. Da sie vom Prinzip des Wirkungsmechanismus lebenslang ohne Unterbrechung gegeben werden müssen, um den erwünschten Effekt zu erzielen, ist ihr Einsatz nur bei besonders gefährdeten Patienten wie Xeroderma pigmentosum, multiplen Tumoren nach Arsenexposition oder Basalzellnaevussyndrom zu rechtfertigen [17, 33, 34]. Diese wesentliche Einschränkung gilt nur begrenzt für Vitamin A, obwohl auch hier wegen der möglichen teratogenen Wirkung Dosierungen über 10 000 I.E. bedenklich sind. Seit mehreren Jahren laufen umfangreiche prospektive Interventionsstudien mit Vitamin A in den Vereinigten Staaten, an denen mehrere 1000 Menschen teilnehmen, um die tumorprophylaktische Wirkung zu überprüfen. Diese Untersuchungen werden 1990 abgeschlossen und 1991 ausgewertet sein [2, 17].

Da in vielen bislang durchgeführten epidemiologischen Untersuchungen nur unzureichend zwischen Vitamin A, Provitamin A, β-Karotin und Karotinoide unterschieden wurde, ist eine befriedigende Beurteilung der antikanzerogenen Effekte der Karotinoide noch nicht möglich. Aber auch in diesem Fall soll bis 1991 das Ergebnis einer umfangreichen Studie vorliegen [2].

Karotinoide besitzen zusätzlich zu ihren Provitamin A abhängigen Eigenschaften ähnlich wie Vitamin E die Fähigkeit aktivierte Sauerstoff-Metabolite zu inaktivieren [40]. Aktivierte Sauerstoff-Metabolite sind starke Zellgifte und wirken darüber direkt durch Interaktion mit Basen der DNS oder durch Membranschädigungen auf die Kanzerogenese ein [7]. Die Beurteilung des Vitamin E wird durch seine Wechselwirkung mit Vitamin C, das es zu seiner Regenerierung benötigt, erschwert [40]. Es ließ sich jedenfalls zeigen, daß die Mutagenität der Fäzes von Probanden, die eine für die westliche Welt übliche Diät einhielten, durch Vitamin E-Zugabe drastisch gesenkt werden konnte [2]. Auch im Falle des Vitamin E werden 1990 großangelegte, prospektive Studien auswertbar sein [2].

Zusammenfassung

Fassen wir den aktuellen Stand der Prävention mit kanzeroprotektiven Substanzen zusammen, so haben vor allem Untersuchungen zur Chemokarzinogenese nicht nur zu besseren Möglichkeiten der Krebsvorbeugung durch Karenz und neue Möglichkeiten der Behandlung von manifesten Tumoren erbracht, sondern es zeichnet sich auch eine aktive pharmakologische Prävention der Karzinogenese als Möglichkeit in der Medizin – insbesondere in der Dermatologie – ab. Dabei bestehen die umfangreichsten und günstigsten Erfahrungen für Vitamin A und die Retinoide.

Literatur

1. Ames BN (1983) Dietary carcinogens and anticarcinogens. Science 221:1256–1263
2. Bertram JS, Kolonel LN, Meyskens FL (1987) Rationale and strategies for chemoprevention of cancer in humans. Cancer Res 47:3012–3031
3. Birt DF (1986) Update on the effects of vitamins, A, C, and E and selenium on carcinogenesis. Proc Soc Exp Biol Med 183:311–320
4. Blumberg PM (1988) Protein kinase C as the receptor for the phorbol ester tumor promoters: Sixth rhoads memorial award lecture. Cancer Res 48:1–8
5. Boutwell RK (1982) Retinoids and inhibition of ornithine decarboxylase activity. J Am Acad Dermatol 6:796–798
6. Braun-Falco O, Galosi A, Dorn M, Plewig G (1982) Tumorprophylaxe bei Xeroderma pigmentosum mit aromatischem Retinoid (Ro 10-9359). Hautarzt 33:445–448
7. Cerutti PA (1985) Prooxidant states and tumor promotion. Science 227:375–381
8. Claudy A-L, Soulas G, Lauras B, Freycon M-T, Le Petit JC, Fraisse J (1982) Xeroderma pigmentosum et traitment au long cours par le rétinoide aromatique: action préventive sur le dégénérescences épithéliomateuses? Ann Dermatol Venereol 109:271–274
9. Conney AH (1982) Induction of microsomal enzymes by foreign chemicals and carcinogenesis by polycyclic aromatic hydrocarbons. GHA Clowes Memorial Lecture. Cancer Res 42:4875–4917

10. Gensler HL (1988) Enhancement of chemical carcinogenesis in mice by systemic effects of ultraviolet irradiation. Cancer Res 48:620–623
11. Goerz G, Merk H (1983) Teerbehandlung in der Dermatologie. Hautarzt 34:437–441
12. Harris CC, Vahakangas K, Newman MJ, Trivers GE, Shamsuddin A, Sinopoli N, Mann DL, Wright WE (1985) Detection of benzo(a)pyrene diol epoxide-DNA adducts in peripheral blood lymphocytes and antibodies to the adducts in serum from coke oven workers. Proc Natl Acad Sci 82:6672–6676
13. Haugen A, Becher G, Benestad C, Vahakangas K, Trivers GE, Newman MJ, Harris CC (1986) Determination of polycyclic aromatic hydrocarbons in the urine, benzo(a)pyrene diol epoxide-DNA adducts in lymphocyte DNA, and antibodies to the adducts in sera from coke oven workers exposed to measured amounts of polycyclic aromatic hydrocarbons in the work atmosphere. Cancer Res 46:4178–4183
14. Higginson J (1988) Changing concepts in cancer prevention: limitations and implications for future research in environmental carcinogenesis. Cancer Res 48:1381–1389
15. Jung EG (1989) Wie kann man Melanome verhindern? Dtsch Med Wochenschr 114:393–397
16. Kraemer KH, DiGiovanna JJ, Moshell AN, Tarone RE, Peck GL (1988) Prevention of skin cancer in xeroderma pigmentosum with the use of oral isotretinoin. N Engl J Med 318:1633–1637
17. Kraemer KH (1989) Prevention of ultraviolet-induced skin damage by use of systemic agents. In: NIH consensus development conference – sunlight, ultraviolet radiation, and the skin, pp 87–89
18. Kummet T, Moon TE, Meyskens FL (1983) Vitamin A: evidence for its preventive role in human cancer. Nutr Cancer 5:96–106
19. de Luca LM (1985) Tumor promotion may result from inhibition of the function of natural antipromoters. In: Saurat JH (ed): Retinoids: New trends in research and therapy. Karger, Basel, pp 66–72
20. Mahrle G, Berger H (1982) DMBA-induced tumors and their prevention by aromatic retinoid (Ro-10-9359). Arch Dermatol Res 272:37–47
21. Marks F, Fürstenberger G (1986) Experimental evidence that skin carcinogenesis is a multistep phenomenon. Br J Dermatol (Suppl 31) 115:1–8
22. Merk HF (1989) Bericht über NIH Consensus Development Conference: Sonne, UV-Licht und die Haut. Z Hautkr (im Druck)
23. Merk HF, Mukhtar H, Kaufmann I, Das M, Bickers DR (1987) Human hair follicle benzo(a)pyrene and benzo(a)pyrene 7,8-diol metabolism: Effect of exposure to a coal tar-containing shampoo. J Invest Dermatol 88:71–76
24. Merk HF, Jugert F, Bonnekoh B (1989) Die Haut als Fremdstoff-metabolisierendes Organ. In: Macher E, Knop J, Bröcker E (Hrsg) Jahrbuch der Dermatologie 1988. Biermann, Münster pp 105–120
25. Merk H, Jugert F, Kuhn A, Bonnekoh B, Park SS, Gelboin HV, Khan W (1989) Human cutaneous cytochrome P 450. J Invest Dermatol 92:480 (A)
26. Mukhtar H, del Tito BJ, Das M, Cherniack EP, Cherniack AD, Bickers DR (1984) Clotrimazole, an inhibitor of epidermal benzo(a)pyrene metabolism and DNA-binding and carcinogenicity of the hydrocarbon. Cancer Res 44:4233–4240
27. Mukhtar H, Athar M, Lloyd JR, Bickers DR (1989) All-trans retinoic acid exerts a novel anticarcinogenic effect by inhibiting malignant conversion of skin papillomas. J Invest Dermatol 92:487 (A)
28. Mukhtar H, Merk H, Athar M (1989) Skin chemical carcinogenesis. Clin Dermatol (im Druck)
29. Nemanic MK, Fritsch PO, Elias PM (1982) Perturbations of membrane glycosylation in retinoid-treated epidermis. J Am Acad Dermatol 6:801–808
30. Newman MJ, Light BA, Weston A, Tollurud D, Clark JL, Mann DL, Blackmon JP, Harris CC (1988) Detection and characterization of human serum antibodies to polycyclic aromatic hydrocarbon diol-epoxide DNA adducts. J Clin Invest 82:145–153
31. Nishizuka Y (1989) Studies and perspectives of the protein kinase C family for cellular regulation. Cancer 63:1892–1903
32. Nowell PC (1986) Mechanisms of tumor progression. Cancer Res 46:2203–2207
33. Orfanos CE (1985) Retinoids in clinical dermatology: an update. In: Saurat JH (ed) Retinoids: New trends in research and therapy. Karger, Basel, pp 314–334

34. Peck GL (1985) Therapy and prevention of skin cancer. In: Saurat JH (ed) Retinoids: New trends in research and therapy. Karger, Basel, pp 345–354
35. Pichler E, Fritsch P (1984) Xeroderma-pigmentosum-Tumorprophylaxe mit Etretinat. Hautarzt 35:159–161
36. Temin HM (1988) Evolution of cancer genes as a mutation -driven process. Cancer Res 48:1697–1701
37. Thorgeirsson SS, Garfield SH, Huber BE, Burt RK (1988) Acquisition of multidrug resistance in chemical hepatocarcinogenesis. In: Estabrook RW, Lindenlaub E, Oesch F, de Weck AL (eds) Toxicological and immunological aspects of drug metabolism and environmental chemicals. Schattauer, Stuttgart, pp 367–374
38. Tsambaos D, Merk H, Bolsen K, Goerz G, Zimmermann B (1985) Arotinoid ethyl ester inhibits induction of aryl hydrocarbon hydroxylase by DMBA. In: Saurat JH (ed) Retinoids: New trends in research and therapy. Karger, Basel, pp 129–135
39. Schnitzler L, Verret JL (1981) Retinoid and skin cancer prevention. In: Orfanos CE, Braun-Falco O, Farber EM, Grupper C, Polano MK, Schuppli R (eds) Retinoids – advances in basic research and therapy. Springer, Berlin Heidelberg New York pp 385–388
40. Sies H (1989) Vitamin E. Dtsch Ärzteblatt 86:1475–1477
41. Slaga TJ (1983) Overview of tumor promotion in animals. Environ Health Perspect 50:3–14
42. Steigleder GK, Kuhn A (1988) Präkanzerosen, Paraneoplasien und maligne Tumoren der Haut aus neuer Sicht. GBK Mitteilungsdienst 16:15–24
43. Sukumar S, Notario V, Martin-Zanca D, Barbacid M (1983) Induction of mammary carcinomas in rats by nitroso-methylurea involves malignant activation of H-ras-1 locus by single point mutations. Nature 306:658–661
44. Swanson GM (1988) Cancer prevention in the workplace and natural environment. Cancer 62:1725–1746
45. Venier P, Clonfero E, Cottica D, Gava C, Zordan M, Pozzoli L, Levis AG (1985) Mutagenic activity and polycyclic aromatic hydrocarbon levels in urine of workers exposed to coal tar pitch volatiles in an anode plant. Carcinogenesis 6:749–752
46. Wattenberg LW (1985) Chemoprevention of cancer. Cancer Res 45:1–8
47. Weinberg RA (1988) The genetic origins of human cancer. Cancer 10:1963–1968
48. Weinstein IB (1988) The origins of human cancer: Molecular mechanisms of carcinogenesis and their implications for cancer prevention and treatment – twenty-seventh G.H.A. Clowes memorial award lecture. Cancer Res 48:4135–4143
49. Urbach F, Davies RE, Forbes PD (1988) Chemical modifiers of photocarcinogenesis. Arch Toxicol (Suppl) 12:47–51
50. Yuspa SH, Lichti U (1985) Retinoids and skin carcinogenesis. In: Saurat JH (ed) Retinoids: New trends in research and therapy. Karger, Basel, pp 56–65
51. Yuspa SH, Poirier MC (1987) Chemical carcinogenesis: From animal models to molecular models in one decade. Adv Cancer Res 50:25–70

HMG-CoA-Reduktase hemmende Pharmaka bei Xanthomen und Hyperlipoproteinämien

Bert Jan Vermeer und J. Gevers Leuven

Einleitung

Es ist schon seit langem bekannt, daß man bei primären Hyperlipoproteinämien spezifische krankhafte Veränderungen der Haut (Xanthome) finden kann [10, 13]. Während der letzten Jahre sind molekulare Defekte aufgedeckt worden, die für einige hereditäre Hyperlipoproteinämien verantwortlich sind (Tabelle 1) [5].

Die Entdeckung von Goldstein und Brown im Jahre 1974, daß ein „low density lipoprotein" (LDL)-Rezeptordefekt für die familiäre Hypercholesterinämie verantwortlich ist, war der Anfang zahlreicher wissenschaftlicher Forschungen auf dem Gebiet der Lipoprotein(=ligand)-Rezeptor-Interaktionen gewesen (Nobelpreis 1985) [2]. Inzwischen sind neue therapeutische Möglichkeiten entwickelt worden, die es uns ermöglichen, den LDL-Serumspiegel zu senken.

Tabelle 1. Molekularer Defekt der hereditären Hyperlipoproteinämie

Genetische Abweichung Hyperlipoproteinämie	Phänotyp	Molekularer Defekt
Familiäre Hypercholesterinämie	LDL erhöht	LDL-Rezeptordefekt
Familiäre kombinierte Hyperlipidämie	LDL und/oder VLDL erhöht	apo-lipoB-Synthese erhöht
Familiäre Dysbetalipoproteinämie	IDL	apo-lipoE-Defekt und unbekannter genetischer Defekt

Familiäre Hypercholesterinämie (FH)

Diese Anomalie wird klinisch durch erhöhte LDL-Serumspiegel (6–14 mmol/l) gekennzeichnet. Die heterozygoten FH-Patienten tragen ein stark erhöhtes Risiko der Koronarsklerose. Die Möglichkeit eines Herzinfarkts oder einer Angina pectoris vor Vollendung des 60. Lebensjahres ist bei Männern 10fach erhöht. Charakteristisch sind tendinöse Xanthome, die meist im Streckmuskel der Mittelfinger und der Achillessehnen gefunden werden. Bei über der Hälfte der heterozygoten FH-Patienten werden tendinöse Xanthome vor dem 50. Lebensjahr gefunden [5]. Die Anwendung der Ultraschalltechnik hat es ermöglicht, die Dicke der Achillessehnen nichtinvasiv zu messen. Bei dieser Untersuchung stellte es sich heraus, daß bei allen heterozygoten FH-Patienten die Achillessehne signifikant dicker ist als bei der Kontrollgruppe [12].

Die familiäre Hypercholesterinämie ist eine Erkrankung mit autosomal-dominantem Erbgang und mit einem Gen-Dosis-Effekt, d. h. daß homozygote Merkmalsträger ein schwereres Krankheitsbild aufweisen als heterozygote Merkmalsträger.

Eine genauere Analyse hat gezeigt, daß es 4 verschiedene Typen von LDL-Rezeptordefekten gibt [2]:

1. Defekt in der Synthese des LDL-Rezeptors;
2. Defekt im intrazellulären Transport des LDL-Rezeptors;
3. Defekt in der Bindung von LDL an den LDL-Rezeptor;
4. Defekt in der Endozytose des LDL-Rezeptors.

Durch diese vielfältigen Möglichkeiten ist es noch nicht gut möglich, die Diagnose der familiären Hypercholesterinämie (FH) mittels einer DNA-Untersuchung zu stellen.

Klinische Beobachtung und Familienanamnese sind noch immer die Pfeiler der Diagnose FH.

Der Effekt der LDL-Rezeptor-abhängigen Cholesterinaufnahme

Bevor man über therapeutische Möglichkeiten bei der FH redet, muß man zunächst die zellulären Prozesse, die nach der LDL-Rezeptoraufnahme auftreten, kennen. Es zeigt sich, daß die LDL-Rezeptoren auf der Plasmamembran der meisten Zellsysteme vorhanden sind.

Nachdem LDL via Rezeptor in das Innere der Zelle gelangt ist, wird es in Lysozyme abgespalten. Cholesterin, das durch LDL transportiert wird, wird frei und wird von der Zelle zur Synthese der Zellmembran herangezogen. Im Hinblick auf diese essentielle Funktion des Cholesterins sind alle Zellsysteme auch in der Lage, Cholesterin aus Azetat zu bilden.

Für diese Cholesterinsynthese ist das Enzym 3-Hydroxymethylglutaryl Coenzym A-Reduktase (HMG-CoA-Reduktase) von wesentlicher Bedeutung.

Für die weiteren Ausführungen sind folgende Regel- und Rückkopplungsmechanismen von Bedeutung [1]:

– Das LDL-Cholesterin besitzt einen hemmenden Effekt auf die zelluläre Cholesterinsynthese via Hemmung der HMG-CoA-Reduktase.
– Bei Entzug des Cholesterin kann das Zellsystem die Cholesterinaufnahme fördern, indem die Zahl der LDL-Rezeptoren anwächst.
– Die Aufspaltungsgeschwindigkeit von LDL im Serum wird größtenteils durch die LDL-Rezeptoraktivität bestimmt und verläuft hauptsächlich über die LDL-Rezeptoraktivität der Leber.
– In der Leber findet auch der hauptsächliche Teil der zellulären Cholesterinsynthese statt.
– Die LDL-Rezeptoraktivität der Leber ist deshalb das wichtigste Regulationssystem für die Aufspaltung des LDLs und bestimmt auch den LDL-Serumspiegel. Die Cholesterinsynthese in der Leber bestimmt im wesentlichen diese LDL-Rezeptoraktivität.

Die Behandlung der familiären Hypercholesterinämie

Die Behandlung der familiären Hypercholesterinämie gründet sich auf die Aktivierung des gesunden LDL-Rezeptorgens. Aufgrund der vorstehenden Erklärungen kann man diese Aktivierung erreichen, wenn man in der Leber ein Cholesterindefizit erzeugt.

Durch die Verabreichung von gallensäurebindenden Harzen (Cholestyramin und Cholestipol) macht man sich diese Aktivierung schon seit vielen Jahren zunutze. Diese Medikamente binden sich an Gallensäuren und unterbrechen auf diese Weise die entero-hepatische Rezirkulation. Dadurch wird die Ausscheidung von Cholesterin über die Gallensäuren effektiver. Die Leber reagiert jedoch auf diese Therapie durch Aktivierung der zellulären Cholesterinsynthese. Trotzdem resultiert insgesamt eine geringe Senkung (von etwa 10%–20%) des LDL-Cholesterinspiegels. In einer prospektiven Studie über 7–10 Jahre stellte man fest, daß die Cholestyramin-Therapie die Wahrscheinlichkeit eines Herzinfarkts verringert [8].

Die Medikamente, die das Cholesterin-synthetisierende Enzym (HMG-CoA-Reduktase) bremsen, werden in Zukunft eine große Rolle spielen. Diese Mittel werden durch Schimmelpilze synthetisiert und besitzen eine hohe spezifische Affinität für die HMG-CoA-Reduktase. Darum sind bereits kleine Mengen dieser Medikamente effektiv. Die Anhäufung des Substrats der HMG-CoA-Reduktase verursacht keine Schäden. Die Hemmung der HMG-CoA-Reduktase in der Leber hat zur Folge, daß in diesem Organ mehr LDL-Rezeptoren gebildet werden. Infolge dieser erhöhten LDL-Rezeptoraktivität sinkt der LDL-Serumspiegel um 30–40%! Ungeachtet der sehr effektiven Hemmung des HMG-CoA-Reduktase-Systems tritt keine Störung des Cholesterinhaushalts in der Zelle auf. So wird die Produktion von Steroidhormonen durch die Inhibitoren des HMG-CoA-Reduktase-Systems nicht beeinflußt [6].

In der Zwischenzeit sind verschiedene Inhibitoren des HMG-CoA-Reduktase-Systems auf dem Markt: Lovastatin (Mevinolin); Mevastatin (Compactin); Simvastatin (Synvinolin); Pravastatin. Als Teil einer Multicenter-Studie wurden in den Niederlanden 43 Patienten mit FH mit Simvastatin behandelt [9]. Eine Dosierung von 80 mg Simvastatin pro Tag erbrachte eine LDL-Cholesterinsenkung von etwa 40%.

In Anbetracht des günstigen Effektes auf LDL-Cholesterin und der sehr geringen Nebenwirkungen wird das Medikament häufig verschrieben. Als seltene Nebenwirkungen sind eine Leberstörung und eine Myolyse beschrieben. Vermutlich nehmen momentan etwa 1 Mio. Menschen einen HMG-CoA-Reduktase-Hemmer ein.

Langjährige prospektive Studien müssen noch zeigen, ob hierdurch entweder die Progression oder das Auftreten der Koronarsklerose günstig beeinflußt wird. Mit Rücksicht auf die Erfahrungen der „Lipid Research Clinics" sind die Erwartungen hoch [7].

Mittlerweile ist schon ein günstiger Effekt eines HMG-CoA-Reduktase-Hemmers auf die Entwicklung der Koronarsklerose und der Xanthome bei dem WHHL-Kaninchen nachgewiesen worden [14]. Das WHHL-Kaninchen hat ebenso wie der FH-Patient einen LDL-Rezeptor-Defekt.

Es ist auch möglich, Cholestyramin und einen HMG-CoA-Reduktase-Hemmer als LDL-Cholesterin-senkende Kombinationstherapie anzuwenden. Auf diese Weise entsteht eine etwas größere Reduktion des LDL-Cholesterins [7].

Angesichts der Verbesserung der Therapiemöglichkeiten muß nun festgelegt werden, bei welchem LDL-Cholesterinspiegel eine Diät und/oder eine medikamentöse Therapie wünschenswert ist.

Auf den Konferenzen in USA und Europa ist man der Auffassung, daß bei einem Plasma-Cholesteringehalt von über 8 mmol/l eine medikamentöse Therapie indiziert ist [3, 4]. Jedoch sollte man zunächst feststellen, inwieweit dieser Plasma-Cholesteringehalt durch eine cholesterinarme Diät, die reich an mehrfach ungesättigten Fettsäuren ist, reduziert werden kann.

Änderung des LDLs

Neben der Senkung des LDL-Cholesterinspiegels ist es auch wichtig, Änderungen der LDL-Partikel zu verhindern. Aus den Studien mit Makrophagen, die mit LDL inkubiert werden, ist ja deutlich geworden, daß nur eine Aufstapelung des Cholesterinesters auftritt, wenn diese LDL-Partikel verändert sind [11]. Die neu entwickelte Substanz Probucol spielt in diesem Zusammenhang eine Rolle. Es ist möglich, daß die Einnahme dieses lipophilen Antioxidans eine Änderung des LDLs im subendotelialen Raum verhindern kann und so einen günstigen Effekt gegen die Entstehung von Arteriosklerose und Xanthomen hat [15]. Die Medikamente befinden sich noch in der Versuchsphase.

Literatur

1. Brown MS, Goldstein JL (1983) Lipoprotein receptors in the liver. J Clin Invest 72:743–747
2. Brown MS, Goldstein JL (1986) A receptor mediated pathway for cholesterol homeostasis. Science 232:34–47
3. Consensus Conference (1985) Lowering blood cholesterol to prevent coronary heart disease. JAMA 253:2080–2086
4. European Atherosclerosis Society Study Group (1987) Strategies for the prevention of coronary heart disease: A policy statement of the European Atherosclerosis Society. Eur Heart J 8:77–88
5. Goldstein JL, Brown MS (1983) Familial hypercholesterolemia. In: Stanbury JB, Wijngaarden JB, Fredrickson DS, Goldstein JL, Brown MS (eds) The metabolic basis of inherited disease. 5th ed. McGraw-Hill, New York, pp 672–712
6. Grundy SM (1988) HMgA-CoA reductase inhibitors for treatment of hypercholesterolaemia. N Engl J Med 319:24–33
7. Illingworth RD, Baacon S (1989) Treatment of heterozygous familial hypercholesterolaemia with lipid lowering drugs. Atherosclerosis Suppl 9:121–134
8. Lipid Research Clinics Program (1984) The Lipid Research Clinics' Coronary Primary Prevention Trial Results. 1. Reduction in incidence of coronary heart diseases. JAMA 251:351–364
9. Mol MJTM, Erkelens DW, Leuven JAG, Schouten JA, Stalenhoef AFH (1986) Effects of synvinolin (MK733) on plasma lipids in familial hypercholesterolemia. Lancet II:936–939
10. Parker F (1985) Xanthomas and hyperlipidemias. J Am Acad Dermatol 13:1–28
11. Steinberg D, Parthasarathy S, Carew ThE, Khoo JC, Witztum JL (1989) Beyond cholesterol modifications of LDL that increases its atherogenicity. N Engl J Med 320:915–924
12. Steinmetz A, Schmitt W, Schuler P, Kleinsorge F, Schneider J, Kaffarnik H (1988) Ultrasonography of Achilles tendons in primary hypercholesterolemia. Comparison with computed tomography. Atherosclerosis 74:231–239
13. Vermeer BJ, Van Gent CM, Goslings BM, Polano MK (1979) Xanthomatosis and other clinical findings in patients with elevated levels of very low density lipoprotein. Br J Dermatol 100:657–662
14. Watanabe Y, Ito T, Shiomi M, Tsujita Y, Kuroda M, Arai M, Fukami MN, Tamura A (1988) Preventive effect of pravastin sodium, a potent inhibitor of 3-hydroxy-3-methylglutaryl coenzyme A reductase, on coronary atherosclerosis and xanthoma in WHHL rabbits. Biochem Biophys Acta 960:294–302
15. Yamamoto A, Matsuzawa Y, Yokoyama S, Funahashi T, Yamamura T, Kishino BI (1986) Effects of probucol on xanthomata regression in familial hypercholesterolemia. Am J Cardiol 57:29H–35H

Balneo-Photochemotherapie

Matti Hannuksela

Einleitung

Die erste Arbeit zu Lokal-PUVA veröffentlichten Walter und Vorhees schon im Jahre 1973 [20]. Sie lösten damals Trioxsalen in einer Alkohol-Propylenglykollösung und behandelten damit Psoriasisflecken dreimal wöchentlich. Als UV-Strahlungsquelle diente sogenanntes schwarzes Licht mit einem Spektrum zwischen 330 und 390 nm und einem Strahlungsmaximum bei 360 nm. Nach dieser ersten Beobachtung wurden sowohl Trioxsalen als auch Methoxsalen bei der äußerlichen Behandlung von auf PUVA-Therapie ansprechenden Hauterkrankungen verwendet [2, 4, 5, 10, 13, 15–19, 21]. In der Dermatologischen Abteilung des Universitätskrankenhauses Oulu haben wir bei der äußerlichen PUVA-Therapie ausschließlich Trioxsalen verwendet. So liegen uns jetzt mit Bad-, Salbe- und Lösungs-PUVA Erfahrungen aus 13 Jahren vor.

Bad-PUVA

Bei Bad-PUVA wird einer Wannenfüllung Wasser 12,5–25 mg Trioxsalen zugesetzt. Weil sich Trioxsalen nur schwer in Wasser löst, muß es erst in Ethanol gelöst werden. Wir verwenden eine Lösung von 50 mg Trioxsalen auf 100 ml Ethanol.

Der Patient ist ca. 10 Minuten in dem Trioxsalenbad. Unmittelbar danach erhält er UV-Bestrahlung. Als Lichtquelle eignet sich eine normale UVA-Kammer oder ein UVAB-Gerät, z. B. ein Metec-Helarium®. In Uppsala werden Dysprosiumlampen benutzt, die sowohl UVB- als auch UVA-Strahlung abgeben. Die UVB-Strahlung ist bei der PUVA-Therapie kaum von Nutzen, weil der wirksame Spektrumsbereich bei Trioxsalen und Methoxsalen zwischen 313 und 380 nm und die effektivste Zone um 330 nm liegt [3]. Die geeignete Anfangsdosis bei UVA- und UVAB-Geräten ist 0,07–0,15 J/cm².

Bei Methoxsalen-Bad-PUVA vewendet man doppelt so viel Substanz wie bei Trioxsalen-Bad-PUVA [12].

Behandlung verschiedener Hauterkrankungen mit Trioxsalen-Bad-PUVA

Psoriasis

Die Indikation für Bad-PUVA ist eine großflächige Hauterkrankung, die sich schlecht für eine Ingram-Behandlung eignet. Patienten unter 18 Jahren behandeln wir nicht mit Bad-PUVA. Stationäre Patienten behandeln täglich und die normale Behandlungsdauer beträgt 2,5 Wochen. Ambulante Patienten werden dreimal wöchentlich behandelt und der Behandlungszeitraum umfaßt ca. 20 Behandlungen.

Die Lichtempfindlichkeit der Patienten nimmt am Anfang der Behandlung zu. Deshalb ist die Strahlungsdosis der ersten 5 Behandlungen gleich. Erst danach erhöhen wir die Dosis bei jeder dritten Behandlung um 50%, soweit keine Hautrötung auftritt. Am Ende des Behandlungszeitraums schwankt die UV-Dosis normalerweise zwischen 0,2 und 2 J/cm².

Ein gutes Behandlungsergebnis ist nach durchschnittlich 20 Behandlungen in 90% aller Fälle zu erwarten [5, 6]. Früher haben wir die Patienten im Abstand von 1–2 Wochen nachbehandelt, das aber nun fast ganz aufgegeben. Grund dafür ist eine sich entwickelnde Behandlungsresistenz, die auch bei der Dithranolbehandlung und vielen anderen Psoriasistherapien zu beobachten ist.

Prurigo nodularis

Diese gegen andere Therapieformen resistente Erkrankung spricht sehr gut auf Lokal-PUVA an. Wir haben hier sowohl Bad-PUVA als auch Salbe-PUVA verwendet [11, 18]. Ungefähr 80% der Patienten profitieren deutlich von der Lokal-PUVA-Behandlung. Bei Langzeituntersuchungen haben wir festgestellt, daß jeder fünfte Patient auch noch Jahre nach der Behandlung erscheinungsfrei blieb.

Lichen ruber

Bei ausgedehntem Lichen ruber ist unsere Routinebehandlung Bad-PUVA, drei Wochen lang täglich und danach bei Bedarf 1–2 mal eine mehrtägige Behandlung im Monatsabstand. Langzeituntersuchungen zeigen, daß ein Viertel der Patienten 3 Wochen bis 3 Jahre nach Behandlungsende einen Rezidiv hatte [11].

Bei Lichen ruber und sehr häufig auch bei Prurigo nodularis verwenden wir nur 12,5 mg Trioxsalen auf eine Wannenfüllung Wasser, und die Bestrahlungsdosis beträgt nur 0,07 J/cm^2. Das beruht auf der Tatsache, daß diese Patienten die PUVA-Behandlung schlechter vertragen als Psoriasispatienten.

Urticaria pigmentosa

Urticaria pigmentosa reagiert schnell auf Bad-PUVA-Therapie [19]. Bei einem Teil der Patienten verschwanden die Hautläsionen ganz, traten aber in gewissem Umfang nach einigen Monaten wieder auf. Bei systemischer Mastozytose hilft lokale PUVA so gut wie nicht.

Mycosis fungoides

Bei oberflächlicher Mycosis fungoides ist Lokal-PUVA sehr wirksam und für den Patienten meistens die einzig notwendige Behandlung. Im Tumorstadium hilft die Behandlung nicht, in solchen Fällen wird auf Röntgen-Strahlenbehandlung und Systembehandlung zurückgegriffen.

Alopecia areata

Bei dieser Erkrankung scheint Lösungs-PUVA zu helfen. Kontrollierten Forschungen haben wir nicht durchgeführt. Wir behandeln Fälle, in denen der Haarwuchs nicht mit Kortikosteroidliniment oder Reizbehandlung wieder beginnt. Die Kopfhaut wird mit einer alkoholischen Lösung eingerieben, in der 50 mg Trioxsalen in 100 ml Ethanol gelöst sind. Nach 10 Minuten wird die UV-Bestrahlung durchgeführt. Die Anfangsdosis beträgt 0,15 J/cm^2. Wir behandeln dreimal wöchentlich über mehrere Monate. In den meisten Fällen wird die Strahlendosis auf 1,5–2,0 J/cm^2 erhöht.

Wo ist Bad-PUVA wirkungslos?

Vitiligo und Pustulosis palmoplantaris reagieren unzureichend auf Lokal-PUVA.

Bei der Behandlung zu beachten

Durch sog. Short-contact-PUVA können Phototoxizität und antipsoriatische Wirkung bis zu einem gewissen Grad voneinander getrennt werden. Bei Bad-PUVA erfolgt die UV-Bestrahlung ja auch unmittelbar nach dem Bad. Bei Salbe- und Lösungs-PUVA reichen 10 Minuten als Trioxsalen-Wirkungszeit [7]. Bei der Behandlung mit Methoxsalen ist die maximale antipsoriatische Wirkung nach 15 Minuten, die größte Phototoxizität aber nach 1–2 Stunden erreicht [14].

Phototoxische Reaktionen sind bei Lokal-PUVA in gewissem Maße verbreiteter als bei System-PUVA. Das stellte in den letzten Jahren jedoch kein Problem mehr dar, nachdem wir sowohl die Trioxsalenmenge im Badewasser als auch die UV-Strahlendosis pro Behandlung verringert hatten. Es ist zu beachten, daß die Lichtempfindlichkeit am Anfang der Behandlung sogar zunimmt [12]. Im Frühling und Sommer muß der Patient darauf hingewiesen werden, daß es sich auch noch eine Woche nach der letzten Behandlung vor Sonnenlicht schützen soll. Im Sommer führen wir aus diesem Grund so gut wie keine PUVA-Behandlungen durch.

Lokal-PUVA kann sowohl bei Psoriasis als auch bei sonstigen Krankheiten mit anderen Behandlungen kombiniert werden. Kortikosteroidsalben und Dithranolpräparate sind die während der Bad-PUVA gebräuchlichsten äußerlich anzuwendenden Arzneimittel bei Psoriasis. Retinoide können sowohl bei Psoriasis als auch bei Mycosis fungoides genauso angewendet werden wie bei System-PUVA auch.

Krebsrisiko

In unserer klinischen Arbeit haben wir keine malignen oder prämaligne Hauttumore gesehen, die mit Verwendung von Lokal-PUVA in Zusammenhang stünden, obwohl wir bis heute in 13 Jahren mindestens 1000 Patienten mit Lokal-PUVA behandelt haben. Auch in Schweden ist während einer 8jährigen Langzeituntersuchung mit Psoriasispatienten kein maligner Tumor diagnostiziert worden [1].

Bei an Mäusen durchgeführten Untersuchungen ‚behandelten' wir diese neun Monate dreimal wöchentlich mit Trioxsalen- oder Methoxsaleneinreibungen und UV-Bestrahlung so, daß dieselbe phototoxische Reaktion erreicht wurde. Die ersten Tumore traten nach 10 Monaten bei den Methoxsalen-Mäusen auf. Nach einer 2jährigen Beobachtungszeit konnte festgestellt werden, daß sich Tumore nur bei den mit Methoxsalen behandelten Tieren bildeten [8]. Das Forschungsergebnis läßt vermuten, daß in der Folge von Trioxsalen-Lokal-PUVA keine Hautkrebsgeschwülste zu erwarten sind.

Schlußbemerkung

Bad-PUVA- und andere Lokal-PUVA-Behandlungen sind bei den meisten Hautkrankheiten, die auf PUVA-Therapie reagieren, effektiver als System-PUVA. Die Patienten sprechen gut darauf an. Systemische Nebenwirkungen sind nicht vorhanden. Das Risiko bösartiger Hautgeschwülste ist möglicherweise geringer als bei System-PUVA. Die einzige wirkliche Nachteil ist die Sensibilität der Haut gegen UV-Licht. Sie schränkt den Einsatz dieser Behandlung während der sonnigen Jahreszeit etwas ein. Wir führen diese Behandlung schon 13 Jahren durch und werden es auch in Zukunft tun.

Zusammenfassung

Bei Trioxsalen-Bad-PUVA wird einer Wannenfüllung Wasser 12,5–25 mg Trioxsalen (4,5', 8-Trimethylpsoralen) zugesetzt. Bei Methoxsalen-Bad-PUVA verwendet man 25–50 mg Methoxsalen (8-Methoxypsoralen). Der wirksame Spektrumsbereich liegt bei Trioxsalen und auch bei Methoxsalen zwischen 313 und 380 nm. Bad-PUVA-Behandlung ist bei den meisten Hautkrankheiten, die auf PUVA-Therapie reagieren, effektiver als System-PUVA. Systemische Nebenwirkungen sind nicht vorhanden. Das Risiko bösartiger Hautgeschwülste ist bei Trioxsalen-Bad-PUVA möglicherweise geringer als bei System-PUVA. Der einzige wirkliche Nachteil ist die Sensibilität der Haut gegen UV-Licht der Sonne.

Literatur

1. Berne B, Fischer T, Michaelsson G, Noren P (1984) Long-term safety of trioxsalen bath PUVA treatment: an 8-year follow-up of 149 psoriasis patients. Photodermatology 1:18–22
2. Claudy AL, Gagnaire D (1983) PUVA treatment of alopecia areata. Arch Dermatol 119:975–978
3. Cripps DJ, Lowe NJ, Lerner AB (1982) Action spectra of topical psoralens: a re-evaluation. Br J Dermatol 107:77–82
4. Fischer T, Alsins J (1976) Treatment of psoriasis with trioxsalen baths and dysprosium lamps. Acta Derm Venereol (Stockh) 56:383–390
5. Hannuksela M, Karvonen J (1978) Trioxsalen bath plus UVA effective and safe in the treatment of psoriasis. Br J Dermatol 99:703–707
6. Hannuksela M, Karvonen J (1984) Topical trioxsalen PUVA therapy. Acta Derm Venereol (Suppl) (Stockh) 113:135–138
7. Hannuksela M, Kokkonen E-L (1985) Short-contact trioxsalen cream PUVA. Photodermatology 2:398–400
8. Hannuksela M, Stenbäck F, Lahti A (1986) The carcinogenic properties of topical PUVA. A lifelong study in mice. Arch Dermatol Res 278:347–351
9. Jansen CT, Malmiharju T (1981) Inefficacy of topical methoxsalen plus UVA for palmoplantar pustulosis. Acta Derm Venereol (Stockh) 61:354–356
10. Kammerau B, Klebe U, Zesch A, Schaefer H (1976) Penetration, permeation, and resorption of 8-methoxypsoralen. Arch Dermatol Res 255:31–42
11. Karvonen J, Hannuksela M (1985) Long term results of topical trioxsalen PUVA in lichen planus and nodular prurigo. Acta Derm Venereol (Suppl) (Stockh) 120:53–55
12. Koulu LM, Jansen CT (1984) Skin phototoxicity variations during repeated bath PUVA exposures to 8-methoxypsoralen and trimethylpsoralen. Clin Exp Dermatol 9:64–69
13. Lassus A, Lauharanta J, Eskelinen A (1985) The effect of etretinate compared with different regimens of PUVA in the treatment of persistent palmoplantar pustulosis. Br J Dermatol 112:455–459
14. Meffert H, Rowe E, Miehe M, Sönnichsen N (1986) Differenzierung von antipsoriatischer und phototoxischer Effektivität bei topischer PUVA-Therapie. Hautarzt 37:90–93
15. Neild VS, Scott LV (1982) Plasma levels of 8-methoxypsoralen in psoriatic patients receiving topical 8-methoxypsoralen. Br J Dermatol 106:199–203
16. Salo OP, Lassus A, Taskinen J (1981) Trioxsalen bath plus UVA treatment of psoriasis. Acta Derm Venereol (Stockh) 61:551–554
17. Turjanmaa K, Salo H, Reunala T (1985) Comparison of trioxsalen bath and oral methoxsalen PUVA in psoriasis. Acta Derm Venereol (Stockh) 65:86–88
18. Väätäinen N, Hannuksela M, Karvonen J (1979) Local photochemotherapy in nodular prurigo. Acta Derm Venereol (Stockh) 59:544–547
19. Väätäinen N, Hannuksela M, Karvonen J (1981) Trioxsalen baths plus UV-A in the treatment of lichen planus and urticaria pigmentosa. Clin Exp Dermatol 6:133–138
20. Walter JF, Voorhees JJ (1973) Psoriasis improved by psoralen plus black light. Acta Derm Venereol (Stockh) 53:469–472
21. Weber G (1978) Photochemotherapie. Informationen für Arzt und Patient. Thieme, Stuttgart

Lasertherapie in der Dermatologie

Michael Landthaler und Diether Haina (†)

Einleitung

Fast 30 Jahre nachdem es dem Physiker Th. Maiman gelang, einen Laser zu bauen, werden diese in zahlreichen Disziplinen der Medizin erfolgreich eingesetzt (Tabelle 1). Die ersten dermatologischen Anwendungen gehen auf Professor L. Goldman zurück, der bereits 1967 darüber berichtete [10]. Mittlerweile sind Laser ein fester Bestandteil der Dermatotherapie geworden, und es lassen sich absolute, relative und „kasuistische" Indikationen für die Lasertherapie abgrenzen. Überwiegend werden dabei die thermisch-destruktiven Effekte der Laserstrahlen genutzt, d. h. krankhaftes Gewebe wird koaguliert, vaporisiert oder mit dem Lichtskalpell exzidiert.

Tabelle 1. Laseranwendungen in verschiedenen Disziplinen der Medizin

– Ophthalmologie	– Pulmonologie
– Urologie	– Chirurgie/plastische Chirurgie
– Gynäkologie	– HNO-Heilkunde
– Neurochirurgie	– Dermatologie
– Gastroenterologie	

Weltweit werden derzeit am häufigsten Argon-Ionen-, CO_2- und Nd:YAG-Laser eingesetzt (Tabelle 2).

Der Argon-Laser emittiert blau-grünes Licht, das relativ stark von Melanin und Hämoglobin absorbiert wird. Dieser Laser wird deshalb zur Koagulation von oberflächlichen vaskulären oder pigmentierten epidermalen Veränderungen verwendet. Die Koagulationstiefe beträgt unter den üblichen Bestrahlungsbedingungen etwa 1 mm, bei Oberflächenkühlung der Haut bis 3,5 mm [11].

Tabelle 2. Die am häufigsten in der Dermatotherapie verwendeten Laser

	Argon	Nd:YAG	CO_2
Wellenlänge (nm)	488 und 515	1060	10 600
Ausgangsleistung	−5 W	−100 W	−40 W
Gewebe-Absorber	Hämoglobin Melanin	Melanin Hämoglobin Wasser	Wasser
Effekte	Koagulation (Vaporisation)	Koagulation (Vaporisation)	Vaporisation
Koagulationstiefe	−3,5 mm	−6 mm	≤1 mm

Der Nd:YAG-Laser emittiert infrarote Strahlung, die von Wasser, von Hämoglobin und Melanin absorbiert wird. Dieser Laser wird überwiegend zur Koagulation von Gewebe verwendet und die Koagulationstiefe beträgt bis zu 6 mm [15].

Der CO_2-Laser emittiert ebenfalls infrarotes Licht, das extrem stark von Wasser absorbiert wird. Dieser Laser eignet sich zur Vaporisation von Gewebe. Mit einem defokussierten Strahl wird Gewebe unter Dampf- und Rauchentwicklung schichtweise abgetragen, mit einem fokussierten Strahl ist es möglich zu schneiden [19].

Absolute Indikationen

Eine absolute Indikation liegt dann vor, wenn keine vergleichbar wirksame Therapie zur Verfügung steht. Deshalb zählt die Behandlung von Naevi flammei auch heute noch zu den wichtigsten Indikationen für die Lasertherapie, und weltweit wurden die meisten Patienten mit dem Argon-Ionen-Laser behandelt. Internationaler Standard sind 60 bis 70% sehr gute und gute Ergebnisse bei Erwachsenen [1, 6, 7, 21, 22, 26].

Nach eigenen Erfahrungen an 371 Patienten, die gemeinsam in München und Darmstadt behandelt wurden, wird das Behandlungsergebnis vom Alter der Patienten, der Farbe des Feuermals und der Lokalisation signifikant beeinflußt [18]. Bei den unter 18jährigen Patienten konnte nur bei weniger als 50% ein gutes Ergebnis erzielt werden, im Gegensatz zu 70% bei den über 18jährigen. Nur etwa 30% der rosafarbenen Feuermale sprachen gut auf die Behandlung an, dagegen zwischen 60 und 70% der roten und livid-roten. Bei etwa 25% der Feuermale an den Beinen und bei 50% an den Armen war das Therapieergebnis gut, im Gegensatz zu 70 bis 80% bei den Feuermalen am Stamm und im Kopf-Hals-Bereich. Auch sprachen flächenmäßig sehr ausgedehnte Veränderungen meist nicht gleichmäßig auf die Lasertherapie an, und es konnte keine gleichmäßige Aufhellung erreicht werden.

Aus diesen Ergebnissen haben wir für die Beratung der Patienten folgende Folgerungen gezogen:

1. Die Behandlung von Kindern und Jugendlichen wird nur in Ausnahmefällen versucht, beispielsweise bei sehr großem Leidensdruck oder bei dunklen, nicht zu großen Feuermalen.
2. Feuermale an Armen und Beinen eignen sich nicht zur Lasertherapie.
3. Rosafarbene Veränderungen werden zum jetzigen Zeitpunkt nicht behandelt.
4. Da sich ausgedehnte Feuermale meist nicht gleichmäßig aufhellen lassen, ist bei der Indikationsstellung zur Lasertherapie Zurückhaltung geboten.

Bei bis zu 7% unserer Patienten wurden Narben beobachtet, hypertrophe Narben aber jedoch nur bei 1%. Häufig fanden sich auch Hyper- und Hypopigmentierungen in den behandelten Arealen.

Die Ergebnisse bei der Behandlung von Feuermalen lassen sich in Zukunft sicher weiter verbessern. Beispielsweise ermöglicht eine Kühlung der Hautoberfläche während der Bestrahlung längere Expositionszeiten, und es werden damit höhere Koagulationstiefen erreicht [9, 11]. Bei Patienten mit tuberös umgewandelten Feuermalen hat sich der Nd:YAG-Laser bewährt, da mit ihm auch tief im Korium liegende Gefäße koaguliert werden können. Allerdings ist das Risiko der Narbenbildung erhöht [17].

Gepulste Farbstofflaser mit einer Wellenlänge von 577 nm werden die Behandlungsergebnisse bei Naevi flammei weiter verbessern, da dieser Laser gefäßselektiver wirkt und das Risiko der Narbenbildung geringer ist. Gerade die Behandlung von Kindern und von Patienten mit rosafarbenen Feuermalen sollte damit möglich sein. Die klinischen Erfahrungen sind derzeit aber noch begrenzt [8, 23, 27].

Tabelle 3. Relative Indikationen für die Lasertherapie. Vaskuläre Veränderungen

– Teleangiektasien	– Angiofibrome
– Venous lakes	– Hämangiome
– Naevi aranei	– Morbus Osler
– Hämatolymphangiome	– Tuberöse Angiome

Tabelle 4. Relative Indikationen für die Lasertherapie. Nichtvaskuläre Veränderungen

– Tätowierungen	– Xanthelasmen
– Viruspapillome	– Hidradenome
– Epidermale Naevi	– Haut-Tumoren

Relative Indikationen

Dabei handelt es sich um Hautveränderungen, die mit Lasern sehr gut zu behandeln sind, für die aber andere Therapieverfahren zur Verfügung stehen. Gegenüber diesen herkömmlichen Behandlungsmöglichkeiten bieten Laser Vorteile wie präzise Handhabung, weitgehende Schonung des gesunden Gewebes, ein vermindertes Infektions- und Blutungsrisiko und die meist ambulant durchzuführende Therapie. Bei diesen relativen Indikationen sind vaskuläre und nicht-vaskuläre abzugrenzen (Tab. 3 u. 4).

Teleangiektasien, Venous lakes und Naevi aranei lassen sich unserer Erfahrung nach mit dem Argon-Laser schneller und schonender entfernen als mit der Elektrochirurgie [16].

Angiofibrome im Rahmen eines Adenoma sebaceum eignen sich bei nicht zu dichter Aussaat hervorragend für die ambulante Laser-Koagulation [14] oder Laser-Vaporisation [19]. Bei sehr dichter Aggregation bevorzugen wir dagegen weiterhin die Dermabrasion in Vollnarkose.

Zur Koagulation von Hämangiomen, vor allem an der Schleimhaut, eignet sich besonders der Nd:YAG-Laser sehr gut. Relativ ausgedehnte Angiome können ohne Blutungsrisiko in örtlicher Betäubung behandelt werden.

Näviforme Lymphangiome können wegen ihres Aufbaus mit tief in der Subkutis sitzenden Lymphzysten nur vorübergehend gebessert werden, nicht aber definitiv geheilt. Möglich ist eine Koagulation mit dem Argon-Laser [13] oder eine Vaporisation mit dem CO_2-Laser [4].

Zur Entfernung von Tätowierungen wird weltweit der CO_2-Laser am häufigsten eingesetzt [3, 19, 25]. Die Epidermis und das pigmenttragende Bindegewebe werden gezielt vaporisiert. Damit ist zwar fast immer eine vollständige Entfernung des Pigmentes möglich, allerdings läßt sich Narbenbildung nicht vermeiden. In einer vergleichenden Studie hat sich auch gezeigt, daß der CO_2-Laser im Vergleich zur Dermabrasion sowohl Vorteile als auch Nachteile aufweist. Als Vorteile sind anzuführen, daß sich keine Einschränkung hinsichtlich der Lokalisation der Tätowierungen ergeben, sterile Operationsbedingungen sind nicht notwendig, es kommt selten zu Blutungen, das Infektionsrisiko ist vermindert, und Verbände sind nicht notwendig. Nachteile sind ein hoher Zeitaufwand, die starke Rauchentwicklung bei der Behandlung, eine verzögerte Wundheilung und die Notwendigkeit, mehrmals zu behandeln. Das kosmetische Ergebnis von Dermabrasion und Lasertherapie ist in der Regel vergleichbar.

Virus-Papillome können mit dem CO_2-Laser vaporisiert oder mit dem Nd:YAG-Laser koaguliert werden. Vorteile sind ein vermindertes Blutungsrisiko und ein übersichtliches OP-Feld. Bei uns hat sich der CO_2-Laser besonders zur Behandlung von Condylomata acuminata und bowenoiden Genitalpapeln bewährt [2, 12, 19].

Weiche pigmentierte epidermale Nävi eignen sich sehr gut zur Koagulation mit dem Argon-Laser oder zur Vaporisation mit dem CO_2-Laser. Mit beiden Lasern können oft dauerhafte Besserungen erzielt werden. Dagegen sprechen verruköse, harte epidermale Nävi weder auf eine Behandlung mit dem Argon- noch mit dem CO_2-Laser an.

Prinzipiell ist es auch möglich, mit dem Nd:YAG-Laser Hauttumoren zu koagulieren, beispielsweise Basaliome, kleine spinozelluläre Karzinome, hypertrophe aktinische Keratose und Morbus Bowen [5]. Dabei handelt es sich aber noch nicht um eine Routinetherapie, sondern die Laserkoagulation kommt bei Patienten mit multiplen Basaliomen, beispielsweise im Rahmen eines Basalzellnaevus-Syndroms, zum Einsatz, oder bei älteren Patienten mit multiplen Tumoren.

„Kasuistische" Indikationen

Sie liegen bei Patienten mit seltenen oder sehr ausgedehnten Hauterkrankungen vor, die mit Lasern erfolgreich behandelt werden können.

Zu nennen sind beispielsweise die Vaporisation einer vulgären Pyodermie mit dem CO_2-Laser oder die Vaporisation eines erworbenen Lymphangioms der Vulva nach Behandlung eines Uterus-Karzinoms. Zu den kasuistischen Indikationen zählt auch die Behandlung der Porokeratose mit dem CO_2-Laser.

Keine Indikationen

Hautveränderungen, die unserer Erfahrung nach nicht zu den Indikationen der Lasertherapie zählen, sind hypertrophe Narben und Keloide, die Psoriasis und derzeit auch noch Besenreiservarizen. Auch wenn in der Laienpresse häufig über die erfolgreiche Therapie dieser Veränderungen mit Lasern berichtet wird, sind unsere Behandlungsergebnisse derzeit enttäuschend, und Laser können deshalb nicht empfohlen werden.

Schlußfolgerungen

Nach den eigenen Erfahrungen bilden vaskuläre Veränderungen die Hauptindikation für den Lasereinsatz in der Dermatologie. So wurden etwa 75% unserer Patienten wegen Gefäßveränderungen behandelt und nur 25% wegen nicht-vaskulärer Veränderungen [20].

Bei den Indikationen für die einzelnen Laser ergeben sich Überschneidungen [20]. Unserer Erfahrung nach kommt der Argon-Laser überwiegend zur Behandlung von vaskulären Veränderungen zum Einsatz, der Nd:YAG-Laser etwa zu gleichen Teilen zur Behandlung von vaskulären und nicht-vaskulären Veränderungen und der CO_2-Laser überwiegend zur Behandlung von nicht-vaskulären Veränderungen. Insgesamt wurden etwa 80% unserer Patienten mit dem Argon-Laser behandelt, jeweils 10% mit dem Nd:YAG- und dem CO_2-Laser.

Da mit weiteren Verbesserungen der Lasertechnik zu rechnen ist, und auch Laser mit neuen Wellenlängen zum Einsatz kommen werden, wird die Bedeutung der Laser in der Dermatologie in Zukunft weiter zunehmen. Die Beschäftigung mit der Lasermedizin wird deshalb für den Dermatologen unerläßlich sein.

Literatur

1. Apfelberg DB, Flores JT, Maser MR, Lash H (1983) Analysis of complications of argon laser treatment for port wine hemangiomas with reference to striped technique. Lasers Surg Med 2:357–371

2. Bahmer FA, Tang DE, Payeur-Kirsch M (1984) Treatment of large condylomata of the penis with the Neodymium-YAG-laser. Acta Dermatol Venereol (Stockh) 64:361–363

3. Bailin PL, Ratz JL, Levine HL (1980) Removal of tattoos by CO_2 laser. J Dermatol Surg Oncol 6:997–1001

4. Bailin PL, Kantor GR, Wheeland RG (1986) Carbon dioxide laser vaporization of lymphangioma circumscriptum. J Am Acad Dermatol 14:257–262

5. Brunner R, Landthaler M, Haina D, Waidelich W, Braun-Falco O (1985) Treatment of benign, semimalignant, and malignant skin tumors with the Nd-YAG-laser. Lasers Surg Med 5:105–110

6. Cosman B (1980) Experience in the Argon laser therapy of port wine stains. Plast Reconstr Surg 65:119–129

7. Dixon JA, Gilbertson JJ (1986) Argon and Neodymium YAG laser therapy of dark nodular port wine stains in older patients. Laser Surg Med 6:5–11

8. Garden JM, Polla LL, Tan OT (1988) The treatment of port-wine stains by the pulsed dye laser. Arch Dermatol 124:889–896

9. Gilchrest BA, Rosen S, Noe JM (1982) Chilling port wine stains improves the response to argon laser therapy. J Plast Reconstr Surg 69:278–283

10. Goldman L (1967) Biomedical aspects of the laser. Springer, Berlin Heidelberg New York

11. Haina D, Landthaler M, Seipp W, Braun-Falco O, Waidelich W (1986) Kühlung der Haut bei der Laserbehandlung von Gefäßmälern. In: Waidelich W, Kiefhaber P (Hrsg) Laser/Optoelektronik in der Medizin. Springer, Berlin Heidelberg New York Tokyo, pp 88–94

12. Hohenleutner U, Landthaler M, Braun-Falco O, Schmoeckel C, Haina D (1988) Condylomata acuminata gigantea (Buschke-Löwenstein-Tumor) Behandlung mit dem CO_2-Laser und Interferon. Dtsch Med Wochenschr 113:985–987

13. Landthaler M, Haina D, Waidelich W, Braun-Falco O (1982) Behandlung zirkumskripter Lymphangiome mit dem Argonlaser. Hautarzt 33:266–270

14. Landthaler M, Haina D, Waidelich W (1982) Argonlasertherapie des Adenoma sebaceum. Hautarzt 33:340–342

15. Landthaler M, Brunner R, Haina D, Frank F, Waidelich W, Braun-Falco O (1984) Der Neodym-YAG-Laser in der Dermatologie. Münch Med Wochenschr 126:1108–1112

16. Landthaler M, Haina D, Waidelich W, Braun-Falco O (1984) Laser therapy of venous lake (Bean-Walsh) and teleangiectases. J Plast Reconstr Surg 73:78–81

17. Landthaler M, Haina D, Brunner R, Waidelich W, Braun-Falco O (1986) Neodym-YAG-laser therapy of vascular lesions. J Am Acad Dermatol 14:197–217

18. Landthaler M, Haina D, Seipp W, Brunner W, Seipp V, Hohenleutner U, Waidelich W, Braun-Falco O (1987) Zur Behandlung von Naevi flammei mit dem Argon-Laser. Hautarzt 38:652–659

19. Landthaler M, Haina D, Hohenleutner U, Seipp W, Waidelich W, Braun-Falco O (1988) Der CO_2-Laser in der Dermatotherapie – Anwendung und Indikation. Hautarzt 39:198–204

20. Landthaler M, Haina D, Waidelich W, Braun-Falco O (1989) Laser in der Dermatologie. Hautarzt 39 (Suppl VIII):54–57

21. Noe JM, Barsky SH, Geer DE, Rosen S (1980) Port wine stains and the response to argon laser therapy: Successful treatment and the predictive role of colour, age and biopsy. J Plast Reconstr Surg 65:130–136

22. Ohmori S, Huang CK (1981) Recent progress in the treatment of port wine staining by argon laser: some observations on the prognostic value of relative spectroreflectance (RSR) and the histological classification of the lesion. Br J Plast Surg 34:249–257

23. Polla LL, Tan OT, Garden JM, Parrish JA (1987) Tunable pulsed dys laser for the treatment of benign cutaneous vascular ectasia. Dermatologica 174:11–17

24. Ratz JL, Bailin PL, Wheeland RG (1986) Carbon dioxide laser treatment of epidermal nevi. J Dermatol Surg Oncol 12:567–570

25. Reid R, Muller S (1980) Tattoo removal by CO_2 laser dermabrasion. Plast Reconstr Surg 65:717–728

26. Seipp W, Haina D, Justen V, Waidelich W (1981) Erfahrungen mit dem Argonlaser. Akt Dermatol 7:106–114

27. Tan OT, Sherwood K, Gilchrest BA (1989) Treatment of children with port-wine stains using the flushlamp-pulsed tunable dye laser. New Engl J Med 320:416–421

Kurse

Moderne histologische Methoden in der praktischen Diagnostik

Moderation: H. Kerl, H. H. Wolff und G. Burg

Histologische Differentialdiagnose entzündlicher Hautinfiltrate

Günter Burg und Susanne Ziffer

Bei der differentialdiagnostischen Beurteilung entzündlicher Hautinfiltrate sind folgende Kriterien zu beachten. (1) Lokalisation des Infiltrates (Epidermis, Verbundzone, Korium, Subkutis). (2) Muster des Infiltrates (bandförmig, fleckförmig, diffus). (3) Zellulärer Aufbau des Infiltrates (lymphozytär, histiozytär, granulozytär, eosinophil, plasmazellulär, erythrozytär, epitheloidzellig, riesenzellig, gemischt).

Diese Kriterien können in unterschiedlicher Weise differentialdiagnostische Leitlinien darstellen.

Die morphologische Charakterisierung ist zur Beurteilung entzündlicher Infiltrate meist ausreichend; in Ausnahmefällen kann die Immunphänotypisierung hilfreich sein, insbesondere wenn es um die Differenzierung von malignen Prozessen geht.

Unter Berücksichtigung der genannten Kriterien werden einige wichtige differentialdiagnostische Schwierigkeiten entzündlicher Hautinfiltrate dargestellt, von denen die folgenden beispielhaft genannt seien.

Vorwiegend lymphozytär:
- Epidermis: Ekzem vs Morbus Brocq
- Verbundzone: Lichen ruber vs lichenoide Arzneireaktion
- Korium: Lupus erythematodes vs lymphocytic infiltration vs Rosazea
- Subcutis

Vorwiegend neutrophil-leukozytär:
- Epidermis: Psoriasis vs Tinea vs mikrobielles Ekzem
- Korium: Erysipel vs. Sweet-Syndrom vs myelomonozytär leukämisches Infiltrat
- Subkutis: Vaskulitis, Arteriitis, chronisch-granulomatöse Vaskulitiden

Vorwiegend eosinophil-granulozytär:
- Epidermis: Incontinentia pigmenti, Arthropodenreaktion, eosinophile Pustulose
- Korium: eosinophile Cellulitis vs Urticaria-Vaskulitis vs Arzneireaktion

Vorwiegend plasmazellulär:
  Akrodermatitis chronica atrophicans vs. aktinisches Retikuloid Lues vs. parasitäre Infiltrate

Erythrozytenextravasation:
- Epidermis
- Korium

Vorwiegend granulomatös, epitheloidzellig

Gemischtzellulär

Die morphologischen und phänotypischen Merkmale der Zellen und die wichtigsten differentialdiagnostischen Gruppen werden vergleichend dargestellt.

Pigmentierte Hauttumoren

Helmut Kerl und Josef Smolle

Die morphologische Untersuchung von melanozytären Hauttumoren hat zwei Ziele: Einerseits will man gut- und bösartige Läsionen unterscheiden können, andererseits will man aber auch verstehen lernen, warum sich verschiedene Läsionen biologisch in hohem Maße unterschiedlich verhalten. In den letzten Jahren sind mehrere neue morphologische Methoden in die Dermatologie eingeführt worden, die in beiden Fragen wesentliche Bereicherungen bringen.

Auflichtmikroskopie

Die klinische Diagnostik pigmentierter Hauttumoren stößt bei einzelnen Läsionen immer wieder auf Grenzen. Die Betrachtung von Pigmenttumoren mit einem Stereomikroskop unter Immersion der Hornschicht (Auflichtmikroskopie) stellt in diesen Fällen eine Ergänzung des präoperativen Untersuchungsprogrammes dar. Zahlreiche auflichtmikroskopische Kriterien können bei der Differentialdiagnose von melanozytären und nicht-melanozytären Tumoren, aber auch bei der Abgrenzung von dysplastischem Naevus, Melanoma in situ und frühinvasivem malignem Melanom hilfreich sein [2].

Immunhistologie

Mit Hilfe der Immunhistologie können definierte Antigene im histologischen Präparat selektiv nachgewiesen werden. Im Hinblick auf melanozytäre Hauttumoren sind zahlreiche Bestrebungen im Gange, gut- und bösartige Läsionen aufgrund des antigenen Phänotyps zu unterscheiden. Obwohl bisher keine Antigene entdeckt wurden, die mit absoluter Sicherheit für das maligne Melanom spezifisch sind, gibt es doch einige Marker, die bevorzugt auf malignen Melanomen und kaum auf Naevuszellnaevi exprimiert werden. Als Beispiel dafür sei der Transferrinrezeptor genannt.

Quantitative Morphologie

Mit Hilfe quantitativer morphologischer Methoden unter Verwendung Computer-gesteuerter Bildanalysegeräte können objektive Daten an morphologischen Präparaten erhoben werden. Dabei werden einerseits einfache morphologische Strukturen, wie z. B. Zellkerne, vermessen (Karyometrie) [1], es werden aber andererseits auch immunhistochemische Färbungen quantifiziert, wie z. B. beim Nachweis proliferierender Zellen mit dem Antikörper Ki 67. Bei den genannten Methoden zeichnen sich brauchbare Anwendungen sowohl in der Diagnostik als auch in der prognostischen Evaluierung ab.

Komplexe Gewebekulturmodelle

Die konventionelle Morphologie ist mit der Einschränkung konfrontiert, lediglich statische Bilder eines dynamischen Prozesses untersuchen zu können. Aus diesem Grunde werden neuerdings komplexe Gewebekulturmodelle verwendet, die die Beobachtung der vielfältigen Interaktion von Tumorzellen und Stromagewebe im zeitlichen Verlauf gestattet. Hierzu werden Multizellsphäroide von mesenchymalen Zellen in vitro mit Multizellsphäroiden von melanozytären Zell-Linien konfrontiert. An diesen Konfrontationskulturen können die komplexen Vorgänge der Tumorinvasivität verfolgt, gezielt beeinflußt und quantitativ erfaßt werden. Hiervor sind in Zukunft vor allem Erkenntnissse zur Pathogenese der Melanom-Invasivität und eventuell auch Hinweise für potentielle therapeutische Ansatzpunkte zu erwarten.

Die aufgezeigten Methoden ergänzen und erweitern das Spektrum der Dermatohistologie melanozytärer Hauttumoren, indem sie objektive Einblicke in diagnostisch und pathologisch interpetierbare Zusammenhänge des Tumorwachstums geben.

Literatur

1. Smolle J, Soyer HP, Jüttner F-M, Hödl S, Kerl H (1988) Nuclear parameters in the superficial and deep portion of melanocytic lesions – a morphometrical investigation. Pathol Res Pract 183:266–270
2. Soyer HP, Smolle J, Hödl S, Pachernegg H, Kerl H (1989) Surface microscopy. A new approach to the diagnosis of cutaneous pigmented tumors. Am J Dermatopathol 11:1–10

Histologische Untersuchung erregerbedingter Dermatosen

Helmut H. Wolff und Martin Winzer

Die mikroskopische Diagnose einer erregerbedingten Hauterkrankung kann oft mit nicht invasiven Methoden (Milbennachweis, Pilzpräparat, Bakterienfärbung, negative staining) gestellt werden. Ist dies nicht möglich, sind in vielen Fällen histologische Untersuchungen sinnvoll.

Mikroorganismen induzieren im Wirt entzündliche Gewebereaktionen, die histologisch den verschiedenen klassischen Reaktionsmustern der Haut entsprechen – von der intraepidermalen Dermatitis bis hin zu Granulomen, zur Vaskulitis oder Pannikulitis. Zusätzlich kann die Epidermis auf die Erreger mit einer Proliferation reagieren – Beispiele hierfür sind z.B. die Akanthose und Papillomatose der Viruswarzen.

Auch der direkte Erregernachweis kann histologisch erfolgen; meist sind dafür jedoch besondere Nachweismethoden wie Spezialfärbungen, Immunfluoreszenz, Elektronen-Mikroskopie oder in-situ-Hybridisierung notwendig.

Das feingewebliche Bild infektiöser Hauterkrankungen ist immer ein Spiegel der Wirt-Erreger-Interaktion. Die histologische Diagnose gründet sich somit einerseits auf die mehr oder weniger charakteristische Wirtsreaktion (Inflammation, Proliferation) sowie auf den Erregernachweis, der dann beweisend ist.

Die Wertigkeit von Wirtsreaktion und Erregernachweis bei der histologischen Diagnose infektiöser Hauterkrankungen wird exemplarisch erläutert.

Bullöse Dermatosen

Michael Meurer und Thomas Krieg

Die Diagnostik erworbener blasenbildender Dermatosen umfaßt die konventionelle
Dermatohistopathologie, die direkte Immunfluoreszenzmikroskopie, die Immunelektronenmikroskopie sowie verschiedene Methoden zum Nachweis und Charakterisierung zirkulierender Autoantikörper im Serum, zu denen die indirekte Immunfluoreszenzmikroskopie, die Westernblot-Technik und die Immunpräzipitation zählen [1].
Mit Hilfe der letztgenannten Methoden ist es zudem gelungen, in Extrakten menschlicher Epidermis bzw. aus Keratinozyten- oder Fibroblasten-Kulturen einige der Antigene zu isolieren und zu charakterisieren, welche Zielorte der Autoimmunantwort bei
diesen Krankheiten darstellen. Die Charakterisierung von bullösen Autoimmunder-
matosen auf molekularer Ebene gelingt allerdings nur, wenn zirkulierende Antikörper
nachweisbar sind, was nicht für alle Patienten mit bullösen Dermatosen zutrifft.

Für die Diagnostik, Klassifikation und Erforschung der Pathogenese ist die
Weiterentwicklung der direkten Immunfluoreszenzmikroskopie und vor allem der
Immunelektronenmikroskopie daher nach wie vor von großer Bedeutung.

Mit der direkten Immunfluoreszenzmikroskopie werden an Antigene in der Epi-
dermis, Basalmembranzone oder Dermis gebundene Antikörper nachgewiesen. Von
Bedeutung sind hier die Immunglobulinklasse der Antikörper (z. B. IgA bei LAD und
IgG bei BP), die Lokalisation und Intensität der Antikörperablagerung sowie der
Nachweis zusätzlicher Entzündungsmediatoren (wie z. B. aktivierte Komplement-
komponenten oder epidermale Enzyme) am Ort der Antigen-Antikörper-Reaktion.
Die Ebene der Spaltbildung kann durch die Untersuchung von spontanen Blasen
unter Einsatz von monoklonalen oder polyklonalen Antikörpern gegen definierte
Strukturproteine der Basalmembranzone oder Epidermis heute wesentlich besser festgelegt werden. Weitere Einblicke in die Pathogenese von erworbenen bullösen Dermatosen erlaubt die Immunelektronenmikroskopie, die in den vergangenen Jahren durch
verschiedene technische Modifikationen und vor allem durch die Verfügbarkeit cha-
rakterisierter monoklonaler und polyklonaler Antikörper wesentlich verbessert werden konnte. Als Beispiel für den Einsatz dieser Methoden können Dermatitis herpetiformis, LAD, EBA und die atypische neutrophile Dermatose mit subkornealen IgA-
Ablagerungen genannt werden [2].

Literatur

1. Meurer M, Bieber T (1987) Immunhistologische und serologische Diagnostik von Autoimmunerkrankungen der Haut. Hautarzt 38:S 59–S 68
2. Stolz W, Bieber T, Meurer M (1989) Is the atypical neutrophylic dermatosis with subcorneal
   IgA deposits a variant of pemphigus foliaceus? An immunoelectronic microscopic study. Br
   J Dermatol (in press)

Mikrobiologie

Moderation: W. Meinhof, A. A. Hartmann und H. C. Korting

Exfoliative Toxine und Hauterkrankungen

Peter Elsner

Definition

Durch exfoliative Toxine (ET, syn. Exfoliatine, Epidermolysine) von *Staphylococcus aureus* hervorgerufene unterschiedliche Krankheitsbilder werden heute unter dem Begriff „Staphylococcal Scalded Skin Syndrome" (SSSS) zusammengefaßt. Das SSSS beinhaltet derzeit fünf Krankheiten (Tabelle).

Tabelle. Zum STAPHYLOCOCCAL SCALDED SKIN SYNDROME (SSSS) gerechnete Hautkrankheiten

Generalisiertes SSSS:	Dermatitis exfoliative neonatorum (RITTER VON RITTERSHAIN) Pemphigus neonatorum Staphylogenes LYELL-Syndrom Staphylogenes scarlatiniformes Exanthem
Lokalisiertes SSSS:	Impetigo bullosa (staphylogenes) Sonderfall: Staphylodermia superficialis bullosa manuum

Eigenschaften und biologische Wirkungen der ET

ET sind Exoproteine von *S. aureus* mit Toxincharakter. Zwei biochemisch ähnliche, immunologisch und genetisch aber unterschiedliche ET wurden bisher beschrieben und als ETA bzw. ETB bezeichnet.

Die biologische Wirkung der ET ist eine auf das Stratum granulosum beschränkte Akantholyse. Eine Epidermiszellnekrose (wie bei der toxischen epidermalen Nekrolyse LYELL, TEN) tritt höchstens sekundär ein.

Nachweisverfahren für ET und ET-bildende *S. aureus*

ET-bildende S. aureus-Isolate gehören häufig, aber keineswegs immer zur Lyso(Phagen-)-gruppe II, und keineswegs alle Lysogruppe-II-*S. aureus* bilden ET. Die Lysotypisierung ist daher kein geeignetes Nachweisverfahren für ET-bildende Staphylokokken.

Die biologische ET-Wirkung kann im Tiermodell der neugeborenen Maus demonstriert werden. Der Tierversuch erlaubt jedoch keine Differenzierung zwischen ETA und ETB. Als biochemisches Verfahren für den ET-Nachweis hat sich die isoelektrische Fokussierung bewährt, die allerdings ebenfalls keine sichere Differenzierung zwischen ETA und ETB ermöglicht. Dafür sind immunologische Verfahren erforderlich (Immundiffusion, RIA, ELISA, Latex-Agglutination) [2]. Kürzlich wurde auch die DNA-Hybridisierung zum Nachweis von ET-bildenden S. aureus eingesetzt, ohne allerdings den konventionellen Methoden überlegen zu sein [4].

Epidemiologie der ET-induzierten Hautkrankheiten

Das SSSS ist in der lokalisierten als auch in der generalisierten Form überwiegend eine Erkrankung des Kindesalters. Umfassende Statistiken fehlen, da keine Meldepflicht besteht.

Durch Kontakt mit ET-bildenden Staphylokokken wird offenbar die Bildung protektiver Antikörper induziert, ohne daß eine klinisch relevante Infektion vorliegen muß. In einer seroepidemiologischen Studie konnten wir zeigen, daß ein hoher Prozentsatz Würzburger Blutspender über ET-Antikörper verfügt, wobei Antikörper gegen ETA häufiger und in höheren Titern nachgewiesen werden als Antikörper gegen ETB (Veröffentlichung in Vorbereitung). Dies dürfte mit der geringeren Verbreitung von ETB-Bildnern in unserer Population zu erklären sein.

SSSS-Fälle bei Erwachsenen sind selten, aber nicht außergewöhnlich. Die Mehrzahl der betroffenen Patienten leiden unter einer Niereninsuffizienz oder einem Immundefekt. Der Verlauf des SSSS war in der Mehrzahl der berichteten Fälle letal.

Obwohl bei geeigneter Therapie prognostisch wesentlich günstiger, stellen die Ausbrüche von Dermatitis exfoliativa neonatorum auf Neugeborenenstationen nach wie vor ein besonderes epidemiologisches Problem dar. Überträger sind meist gesunde Angehörige des Pflegepersonals. Hygiene-Mängel leisten der Verbreitung der ET-Bildner Vorschub, zumal auch kontaminierte Gegenstände eine Rolle in der Infektkette zu spielen scheinen. Der ET-Nachweis kann zur Identifizierung eines Überträgers von ET-Bildnern und damit zur Unterbrechung der Infektkette entscheidend beitragen [3]. Die Sanierung eines Überträgers toxinbildender S. aureus ist schwierig und verlangt längerfristige Nachkontrollen.

Dermatologische Patienten können mit ET-bildenden S. aureus infiziert oder kolonisiert sein, ohne Symptome des SSSS aufzuweisen. Bei 14% von Patienten mit nicht ET-induzierten bullösen Dermatosen, bei 7% von Patienten mit Neurodermitis und bei 3% von Patienten mit Kontaktekzem konnten wir ET-Bildner nachweisen [1]. Diese Hautkrankheiten können ein Reservoir für die Übertragung der Erreger auf Infektionsgefährdete darstellen.

Literatur

1. Elsner P (1988) Neuere Erkenntnisse zur Epidemiologie Exfoliatin-bildender Staphylokokken. Zentralbl Haut Geschlkr 154:693–706
2. Elsner P, Hartmann AA, Lenz W, Brandis H (1985) Screening of clinical S. aureus-isolates for the production of exfoliative toxin – a methodological study. Zentralbl Bakteriol Hyg A 260:216–220
3. Hoeger PH, Elsner P (1988) Staphylococcal scalded skin syndrome: transmission of exfoliatin-producing Staphylococcus aureus by an asymptomatic carrier. Pediatr Infect Dis J 7: 340-342
4. Rifai S, Barbancon V, Prevost G, Piemont Y (1989) Synthetic exfoliative toxin A and B DNA probes for detection of toxinogenic Staphylococcus aureus strains. J Clin Microbiol 27: 504-550

Verhalten der Darmflora unter systemischer Antibiotika-Therapie der Akne

Wolf Meinhof

Lange Zeit galt als wichtigster Repräsentant der Darmflora des gesunden Erwachsenen Eschericha coli, da dieser Keim bei den üblichen aeroben Kulturen fast ausschließlich gefunden wurde. Erst durch den Einsatz spezieller Kultivierungsverfahren, die auch anaerobe Bakterien nachwiesen, wurde klar, daß in der Menge der Stuhlkeime E. coli nur einen kleinen Teil der bakteriellen Population ausmacht. Dennoch werden auch heute noch Coli-Flora und Darmflora häufig gleichgesetzt, wodurch es leicht zu Mißverständnissen in der Diskussion über Veränderungen der Darmflora kommen kann [2].

Antibiotika und Chemotherapeutika können die Darmflora in vielfältiger Weise beeinflussen. Dabei lassen sich die folgenden Vorgänge voneinander abgrenzen:
1. Reduktion der Keimzahlen einzelner oder mehrerer Bakterienarten der normalen Darmflora.
2. Zunahme („Überwucherung") der Keimzahlen einzelner oder mehrerer Bakterienarten der normalen Darmflora.
3. Zunahme („Überwucherung") der Keimzahlen von Bakterien oder Pilzen, die zwar nicht der normalen Darmflora angehören, aber dennoch im Stuhl Gesunder auftreten können (z. B. Hefepilze, Milchschimmel, Clostridium difficile u. a.).
4. Veränderung – meist Reduktion – der Fähigkeit der Darmflora, sich gegen die Ansiedlung neuer, von außen kommender Mikroorganismen zu wehren („colonisation resistance" [4]).
5. Verursachung oder Verstärkung bereits vorhandener Resistenzen der Darmkeime gegen antimikrobiell wirksame Substanzen.

Alle genannten Wirkungen sind bei zahlreichen Antibiotika oder Chemotherapeutika vielfach beobachtet worden. Die einzelnen antimikrobiellen Substanzen verhalten sich dabei durchaus unterschiedlich. Für die Auswirkungen auf die Darmflora ist einerseits das natürliche Wirkungssprektrum der Substanzen maßgebend, vor allem aber die Konzentration der antimikrobiellen Substanzen im Darminhalt. Breitspektrumantibiotika beeinflussen die Darmflora nicht notwendigerweise stärker als Antibiotika mit schmalem Wirkungssprektrum [4].

Für die systemische Antibiotika-Therapie der Akne werden vor allem Tetrazykline seit vielen Jahren eingesetzt. Außerdem spielen auch Erythromycin und Clindamycin eine gewisse Rolle. Alle drei Substanzen bzw. Substanzgruppen werden auch in der topischen Aknetherapie verwendet.

Da die neueren Tetrazykline, wie Minocyclin und Doxycyclin, weit stärker aus dem Gastrointestinaltrakt resorbiert werden als die älteren Tetrazykline, kann die eingesetzte Dosis reduziert werden. Dadurch ergibt sich eine zusätzliche Abschwächung der unerwünschten Effekte auf die Darmflora.

In eigenen Untersuchungen [3] konnten wir zeigen, daß die Veränderungen der Keimzahlen der normalen Darmflora (aerob und anaerob) unter einer mehrwöchigen Therapie mit täglich 100 mg Minocyclin minimal waren. Insbesondere bei E. coli traten unter der Therapie höhere Keimzahlen tetrazyklinresistenter Bakterien auf, die jedoch nie die Keimzahlen der tetrazyklinresistenten E. coli überstiegen. Andererseits waren schon vor Beginn der Therapie bei den Patienten tetrazyklinresistente E. coli in geringeren Konzentrationen vorhanden. Bei der Bewertung der Resistenzen ist auch zu berücksichtigen, daß resistente Keime in die Umgebung der behandelten Patienten gelangen können und daß Resistenzfaktoren auch auf andere Keime übertragbar sind [1].

Candida albicans ist eine Hefe, die bei 20 bis 40% der Bevölkerung im Stuhl nachgewiesen werden kann. Bei den minocyclinbehandelten Patienten zeigte sich ein unterschiedliches Verhalten der Hefebesiedlung mit Zunahme, aber auch Rückgang während der Therapie. Insgesamt waren aber nach Abschluß der antibiotischen Behandlung mehr Patienten mit Hefebesiedlung zu verzeichnen als vorher.

Nord und Heimdahl konnten zeigen, daß Clindamycin und Erythromycin die „colonisation resistance" deutlich stärker beeinflussen als Doxycyclin. Die Untersuchungen wurden jedoch nicht unter den Bedingungen einer niedrigdosierten Langzeittherapie durchgeführt, wie sie bei der Aknetherapie erforderlich ist. Daher können diese Aussagen nur bedingt auf die systemische Behandlung der Akne mit Antibiotika bezogen werden.

Literatur

1. Adam SJ, Cunliffe WJ, Cooke EM (1985) Long-term antibiotic therapy for acne vulgaris: effects on the bowel flora of patients and their relatives. J Invest Dermatol 85:35–37
2. Knothe H (1965) Darmflora und Antibiotika. Arch Hyg Bakteriol 149:642–659
3. Lembke U, Meinhof W, Blechschmidt J (1987) Der Einfluß einer niedrigdosierten Langzeitbehandlung mit Minocyclin auf die Darmflora des Menschen. Akt Dermatol 13:22–24
4. Nord CE, Heimdahl A (1988) Impact of different antimicrobial agents on the colonisation resistance in the intestinal tract with special reference to doxycycline. Scand J Dis (Suppl) 53:50–58

Hauterscheinungen bei bakterieller Enteritis

Lutz Weber

Hauterkrankungen im Rahmen einer bakteriellen Enteritis zählen eher zu den ungewöhnlichen Dermatosen in der dermatologischen Praxis. Zahlreiche Spezies, zumal aus der Familie der Enterobacteriaceae, nicht nur Salmonellen, Shigellen, Yersinien, Campylobacter oder enteropathogene Escherichia coli-Stämme, können die Ursache einer bakteriellen Enteritis sein [3], welche jeweils mit sehr unterschiedlichen Begleitreaktionen an der Haut einhergehen kann.

Allgemein bekannt sind Hautläsionen bei gut definierten eigenständigen Krankheitsbildern wie etwa Roseolen beim Typhus und häufiger noch beim Paratyphus oder die Hautveränderungen des Morbus Reiter, wie er z. B. nach einer Shigellen-Enteritis auftreten kann. Darüber hinaus jedoch gibt es im Rahmen einer bakteriellen Enteritis verschiedenartige, eher unspezifische Hautmanifestationen, wie z. B. nodöse Erytheme, flüchtige makulöse Exantheme, multiforme Erytheme und nicht zuletzt metastatische Prozesse infolge eines septischen Geschehens. Die wichtigsten dieser Hautveränderungen sollen anhand der dermatologisch relevanten Yersinien-Infektionen aufgezeigt werden.

Yersinien sind typische stäbchenförmige gramnegative Enterobakterien, welche begeiselt sind und O- und H-Antigene aufweisen. Enterale Infektionen werden gelegentlich durch Yersinia pseudotuberculosis, häufiger jedoch durch Yersinia enterocolitica-Spezies hervorgerufen. Der Übertragunsmodus ist nicht definitiv geklärt.

Die primäre Yersinien-enterocolitica-Infektion äußert sich entweder in einer akuten Enterokolitis oder auch in einer sog. Pseudoappendizitis. Selten kommt es bei ungünstigen Voraussetzungen, wie Immundefizienz oder tumorösem Gewebe, zu einer Sepsis, welche heute zunehmend als Nosokomial-Infektion auch durch normalerweise saprophytär lebende, gramnegative Enterobakterien hervorgerufen wird. Im Gefolge einer Sepsis kann es nicht nur zur septischen Vaskulitis, sondern auch zu bullösen Reaktionen sowie je nach Autor als Pannikulitis oder Zellulitis bezeichneten entzündlichen Hautveränderungen kommen [1].

Überwiegend ist man allerdings im Rahmen einer bakteriellen Enteritis mit Hautläsionen konfrontiert, welche analog der Shigellen-Arthritis para- bzw. postinfektiöse Komplikationen darstellen. Häufig beschrieben wurde das postenteritische Erythema nodosum. Beim Erythema nodosum sollten heute immer entsprechende bekteriologische bzw. serologische Untersuchungen zur Aufdeckung einer möglicherweise zugrundeliegenden bakteriellen Enteritis durchgeführt werden. Das Erythema nodosum wurde nicht nur nach Yersinien-Infektionen, sondern ebenso nach Shigellen-, Salmonellen-, Campylobacter- u. a. Infekten beobachtet [4]. Mitunter kommt es auch zu flüchtigen skarlatiniformen oder urtikariellen Exanthemen, welche ätiologisch selten richtig eingeordnet werden. Äußerst charakteristisch sind hingegen Erythema exsudativum multiforme-artige Läsionen, wie sie insbesondere nach Yersinia enterocolitica-Infektionen beschrieben wurden [5]. Kennzeichnend für entsprechende Exantheme sind die diagnostisch wegweisenden Prädilektionsstellen: befallen sind fast immer der Hals, die Schultern sowie die Streckseiten der Oberarme. Die Einzelläsionen als solche zeigen eine größere Variationsbreite. So findet man gelegentlich papulöse Exantheme, bei anderen Patienten hingegen typische E.e.m.-artige Kokardenläsionen, welche zu größeren infiltrierten plaqueartigen Herden konfluieren können und klinisch sehr an ein Sweet-Syndrom erinnern. Interessanterweise gibt es in letzter Zeit mehrere Beobachtungen eines klassischen Sweet-Syndroms, welches jeweils in enger zeitlicher Assoziation mit einer bakteriologisch oder serologisch gesicherten intestinalen Yersinien-Infektion auftrat [2].

Bei entsprechenden suspekten Hautveränderungen wird die Diagnose einer bakteriellen Enteritis entweder durch den Erregernachweis aus dem Stuhl oder aber durch entsprechende serologische Untersuchungsmethoden, wie Agglutinationsreaktion, Widal-Reaktion, Komplementbindungsreaktion, ELISA-Test usw. gesichert. Auch wenn enterale Infekte nahezu symptomlos verlaufen können, sollte man der jeweiligen Anamnese entsprechende Beachtung schenken.

Die bezüglich der bakteriellen Enteritis oft hilfreiche, aber nicht immer erforderliche antibiotische Behandlung bleibt in der Regel ohne Einfluß auf die para- bzw. postinfektiösen Hautläsionen. Diese zeigen überdies in der Mehrzahl der Fälle eine spontane Regressionstendenz, so daß auch eine systemische Kortikoidbehandlung nur selten indiziert sein dürfte.

Literatur

1. Asmar BJ, Bashour BN, Fleischmann LE (1987) Escherichia coli cellulitis in children with idiopathic nephrotic syndrome. Clin Pediatr 26:592–594
2. Elsner P, Hartmann AA, Lechner W (1986) Sweet's syndrome associated with Yersinia enterocolitica infection. Dermatologica 173:85–89
3. Goeser T, Gärtner U, Sonntag HG (1986) Die bakterielle Enteritis infectiosa: Wandel im Keimspektrum? Dtsch Ärztebl 44:3017–3022
4. Lauhio A, Repo H, Nyberg M, Laehdevirta J (1988) Erythema nodosum and conjunctivitis triggered by enteritis due to Salmonella typhimurium. Scand J Infect Dis 20:221–223
5. Weber L (1988) Das Yersinien-Exanthem. Hautarzt 39:773–778

Zirkumskripte Sklerodermie und Lichen sclerosus et atrophicans: Welche Rolle spielen Borrelieninfektionen?

Uwe Neubert

Zirkumskripte Sklerodermie (ZS) und Lichen sclerosus et atrophicans (LSA) haben gemeinsam, daß sie mit entzündlichen Prozessen – allerdings unterschiedlicher Tiefenausdehnung – beginnen und in Atrophie enden [2]. Insbesondere die kleinfleckige Form der ZS (Morphea guttata) und der LSA können sich im klinischen und histologischen Erscheinungsbild ähneln. Die beiden Krankheitsentitäten treten nicht selten simultan am gleichen Patienten auf. Hautproben können in solchen Fällen histopathologische Merkmale beider Krankheiten nebeneinander zeigen [6]. Solche Befunde lassen Gemeinsamkeiten zwischen ZS und LSA auch in ätiopathogenetischer Hinsicht vermuten. Klinische und serologische Beobachtungen lassen darüber hinaus eine Beziehung zur Acrodermatitis chronica atrophicans (ACA) als möglich erscheinen. Die ACA gilt heute als Manifestation des Spätstadiums einer Infektion durch die Schildzeckenspirochäte Borrelia burgdorferi [1, 3–5]. Von 87 Patienten mit ACA wiesen 7 (8%) Hautveränderungen auf, die klinisch und histologisch LSA oder ZS entsprachen [4]. Solche zahlreichen kasuistischen Mitteilungen und eigenen Beobachtungen entsprechenden Befunde deuten auf ätiologische Beziehungen zwischen einer Borrelieninfektion und Erkrankungen an ZS oder LSA hin. Diese Hypothese einer ätiologischen Bedeutung von Spirochäten bzw. B. burgdorferi für die Entwicklung von ZS- oder LSA-Läsionen wird zur Zeit allerdings kontrovers diskutiert, da die Ergebnisse serologischer Untersuchungen verschiedener Gruppen in Europa und den USA einander zu widersprechen scheinen. Wir haben die Seren von insgesamt 80 ZS- und von 12 LSA-Patienten mithilfe eines indirekten Immunfluoreszenztests [3] auf das Vorhandensein von Borrelienantikörpern geprüft. Als Vergleichskollektiv dienten die Seren von 100 Hautpatienten entsprechender Alters- und Geschlechtsverteilung. Um falsch positive, durch kreuzreagierende Antikörper oder durch Rheumafaktor verursachte Ergebnisse auszuschließen, wurden die Seren mit Treponema phagedenis (Sorbent ®, bio merieux) und RF-Absorbens ® (Behringwerke AG) vorbehandelt. Erhöhte Antikörpertiter gegen B. burgdorferi fanden wir in 4 (4%) der Kontrollseren, dagegen in 24 (30%) der ZS-Seren. Relativ am häufigsten, in 40% der Fälle, waren Borrelienantikörper bei Atrophodermia idiopathica progressiva Pasini-Pierini (Typ 3 der ZS), gefolgt von der disseminierten plaqueförmigen Morphea (Typ 1 b) mit Antikörpern bei 32% der Seren. Bei zwei seropositiven Patienten lag eine Kombination von ZS des plaqueförmigen Typs mit LSA vor. Die histologischen Befunde der Hautbiopsien stimmten in der antikörperpositiven wie in der antikörpernegativen Gruppe zu jeweils zwei Dritteln gut, zu einem Drittel bedingt mit der klinischen Diagnose überein. Hinsichtlich des Vorhandenseins von Plasmazellen und elastischen Fasern ergaben sich ebenfalls keine Unterschiede, in keinem Falle lieferte der histopathologische Befund Anhaltspunkte für das Vorliegen einer ACA. Bei 43 Patienten war der Antikörperbestimmung eine antibiotische Behandlung vorausgegangen. Die Seren dieser im Mittel 1 Jahr zuvor mit Penizillin behandelten Gruppe wiesen in 37% Borrelienantikörper, die der nicht antibiotisch vorbehandelten Patienten dagegen nur in 22% Borrelienantikörper auf. Während eine nachfolgende Penizillintherapie bei allen antikörperpositiven Patienten aus der letztgenannten Gruppe die klinischen Veränderungen positiv beeinflußte, war dies nur bei 36% aus der antikörpernegativen Gruppe der Fall. Von den 12 LSA-Patienten zeigten 5 (42%) erhöhte Serumantikörpertiter gegen B. burgdorferi. Auch bei diesen Patienten fanden sich weder klinisch noch histologisch Anzeichen einer ACA oder einer anderen, eindeutig als Spirochätose anzusprechenden Erkrankung. Unsere Befunde deuten, in Übereinstimmung mit denjenigen von Aberer et al. und Rufli et al., darauf hin, daß zumindest in Gebieten mit endemisch gehäuftem Auftreten von Schildzeckenborreliosen diese für die Auslösung von ZS oder LSA neben anderen Faktoren eine Rolle spielen könnten. Die in einigen Fällen von ZS gelungene kulturelle Anzüchtung von Borrelien sowie ihre histologische Darstellung mit Hilfe einer Avidin-Biotin-Immunperoxidase-Methode bei 4 von 13 ZS- und 6 von 13 LSA-Patienten [1] stützen diese Annahme.

Literatur

1. Aberer E, Stanek G (1987) Histological Evidence for Spirochetal Origin of Morphea and Lichen Sclerosus et Atrophicans. Am J Dermatopathol 9:374–379
2. Ackerman AB, Niven J, Grant-Kels JM (1982) Lichen sclerosus et atrophicus vs. scleroderma. In: Differential Diagnosis in Dermatopathology. Lea and Febinger, Philadelphia, pp 62–65
3. Neubert U, Krampitz HE, Engl H (1986) Microbiological findings in erythema (chronicum) migrans and related disorders. Zentralbl Bakteriol (Orig A) 263:237–252
4. Olsson I, Hovmark A, Asbrink E, Brehmer-Andersson E (1988) Sclerotic Skin Lesions as Manifestations of Ixodes-borne Borreliosis. Ann NY Acad Sci 539:480–482
5. Rufli T, Lehner S, Aeschlimann A, Chamot A, Gigon F, Jeanneret JP (1986) Zum erweiterten Spektrum zeckenübertragener Spirochätosen. Hautarzt 37:597–602
6. Uitto J, Santa Cruz DJ, Bauer EA, Eisen AZ (1980) Morphea and lichen sclerosus et atrophicus. J Am Acad Dermatol 3:271–279

Neues in der Diagnostik der Herpes simplex-Infektion

S. W. Wassilew

Die Diagnostik von Herpes simplex Virus(HSV)-Infektionen hat sich in den letzten Jahren gewandelt. Bewährte Methoden, wie der Nachweis virusinfizierter Zellen im Tzanck-Test [3] oder von Herpes-Viren im Elektronenmikroskop [10] und ihre Anzüchtung in der Gewebekultur sind entweder wenig spezifisch oder zeit- und arbeitsintensiv. Sie konnten durch schnellere und einfachere Tests mit ausreichender Spezifität und Sensitivität ersetzt werden.

Die üblicherweise verwendete Methode zur Diagnostik von HSV ist ihre Anzüchtung in der Gewebekultur. Das Virus ruft in den Zellen zytopathogene Effekte hervor. Die meist verwendeten Zellen sind menschliche diploide Fibroblasten oder Affennierenzellen (GMK-Zellen). Nach Inokulation der Gewebekultur wird der zytopathogene Effekt registriert. Diese Veränderungen können normalerweise in Abhängigkeit von der Menge des infektiösen Virus innerhalb von 1 bis 4 Tagen nach Inokulation beobachtet werden. Eine Typisierung von HSV ist anhand der zellulären Veränderungen möglich. Sind diese schwierig zu interpretieren, kann die Typisierung durch immunchemische Identifizierung bestätigt werden. Als Untersuchungsmaterialien eignen sich Abstriche von Haut- oder Schleimhautläsionen, Rachenspülungen, Urinproben oder Biopsien. Diese Methode gilt immer noch als der sensitivste Nachweis von HSV und wird daher zur Kontrolle bei der Bestimmung der Sensitivität anderer, neuerer Methoden genutzt. Hierzu gehören insbesondere immunologische und molekularbiologische Methoden.

Immunologische diagnostische Methoden:

Ein bahnbrechender Fortschritt in der Diagnostik der Herpes simplex Infektion ist die Entwicklung monoklonaler Antikörper gegen virale Antigene. Hiermit können in der Kultur [11] aber auch in Gewebeabstrichen HSV-Antigene nachgewiesen werden, nachdem sie durch monoklonale Antikörper gebunden und meist fluoreszenzoptisch sichtbar gemacht wurden [4, 15, 16]. Diese Antigene werden während der intrazellulären Vermehrung in Form von Glykoproteinen, wie sie auch in der Glykoproteinhülle des kompletten Virus vorkommen, induziert. Sie sind in der späten Vermehrungsphase in großen Mengen in Kern- und Zellmembranen der Wirtszelle nachweisbar. Einige dieser Glykoproteine sind typspezifisch. Es ist gelungen, monoklonale Antikörper herzustellen, die ausschließlich bestimmte typspezifische Glykoproteine binden, so daß sie lichtoptisch als apfelgrüne Fluoreszenz gut erkennbar sind. Die Sensitivität dieser Methode liegt bei den käuflichen Kits (z. B. Fa. Syva Merck, Fa. Röhm Pharma) bei 80–90%, wenn vesikulöse oder krustöse Läsionen untersucht werden [5, 6, 15]. Bei der Untersuchung genitaler Effloreszenzen vom Penis oder der Vulva ist der Test mit ca. 50% deutlich weniger sensitiv. Bei der Untersuchung von Zervixabstrichen sinkt die Sensitivität des Tests mit käuflichen Kits auf ca. 15% [4, 16]. Bei der Virustypisierung mit käuflichen Kits ergibt sich eine Übereinstimmung mit der molekularbiologischen Typisierung durch Restriktions-Endonukleasen von 90–100%.

Falsch-negative Ergebnisse mit diesen Tests liegen häufig an der nicht ausreichenden Zellzahl im Abstrich. Es werden regelmäßig auch positive Reaktionen bei negativer Kontrollkultur beobachtet, die mit anderen molekularbiologischen Kontrollmethoden bestätigt werden. Hieraus kann abgeleitet werden, daß die direkte Antigennachweismethode im Einzelfall sensitiver sein kann als die Gewebekulturisolierung. Dies könnte daran liegen, daß mit der Gewebekultur nur infektiöses Virus nachgewiesen werden kann, diese Infektiosität kann aber durch neutralisierende Antikörper im Spätstadium der Infektion oder während des Transports zum Labor verloren gegangen sein. Mit monoklonalen Antikörpern werden dagegen infizierte Zellen, die nicht unbedingt noch infektiöses Virus enthalten müssen, nachgewiesen.

Der HSV-Nachweis mit Hilfe monoklonaler Antikörper ist eine einfache und vor allem schnelle, d.h. innerhalb ca. 1 Stunde durchführbare Methode. Verglichen mit der bisherigen Schnelldiagnostik, dem Virusnachweis mit Hilfe elektronenmikroskopischer Negativkontrasttechnik, ist sie zumindest von gleicher Sensitivität [6, 9, 14], erlaubt aber eine exakte Unterscheidung von Varizella zoster Viren und eine Typisierung von HSV.

Monoklonale Antikörper können auch in ELISA-Techniken eingesetzt werden, wobei eine weitgehende Übereinstimmung mit den oben beschriebenen Fluoreszenzmethoden gefunden wurde, insbesondere auch in bezug auf die nachlassende Sensitivität bei Genitalabstrichen, insbesondere bei Zervixabstrichen [2, 5].

Molekularbiologische diagnostische Methoden:

Von den molekularbiologischen Methoden zur Diagnostik der Herpes simplex-Infektion werden die wichtigsten, nämlich die Restriktionsenzymanalyse und die Hybridisierungstechnik erwähnt.

Bei der Restriktionsenzymanalyse wird durch Endonukleasen das Virusgenom in Bruchstücke zerteilt, die dann mit Referenzstämmen verglichen werden. Die Darstellung der Bruchstücke erfolgt mit der Agarosegel-Elektrophorese. Für die Typisierung von HSV reicht ein Restriktionsenzym aus. Bei der Verwendung mehrerer Endonukleasen lassen sich Subtypen unterscheiden, so daß bei einem Patienten Neuinfektionen von Rezidivinfektionen sicher unterschieden werden können [7, 13]. Die Methode ist hochsensitiv, aber aufwendig.

Mit Hybridierungstechniken können insbesondere Gewebeproben, aber auch Abstriche untersucht werden. Hierbei wird Virus-DNS denaturiert, d.h. die Doppelstrang-DNS wird in Einzelstrang-DNS aufgespalten und dann mit einer markierten Verbindung hybridisiert. Die in der Untersuchungsprobe vorhandenen spezifischen Nukleotidsequenzen des Virus hybridisieren dabei mit komplementären Sequenzen der Markierungsverbindungen und bilden so markierte Doppelstrang-DNS. Als Markersubstanzen dienen Isotope, Enzyme oder das Biotinavidinsystem. Die Methode ist vergleichbar sensitiv wie der Nachweis von Herpes-Viren in der Gewebekultur [8], sie ist jedoch noch wenig verbreitet.

Serologische Diagnostik:

In der Diagnostik der Herpes simplex-Infektion sind die mehr oder minder bewährten serologischen Methoden mit dem Nachweis komplementbindender oder neutralisierender Antikörper abgelöst worden durch den Nachweis von Antikörpern mit verschiedenen ELISA-Techniken.

Der Nachweis von virusspezifischem IgG, z.B. mit dem indirekten ELISA hat diagnostischen Wert nur bei Verlaufsuntersuchungen und dann im Intervall von 1 bis 2 Wochen. Ein 4facher Titeranstieg beweist das Vorliegen einer Primärinfektion. Ein Fortschritt ist die Möglichkeit des Nachweises von virusspezifischen IgM-Antikörpern. Er gelingt mit ELISA-Techniken, aber auch mit dem indirekten Hämagglutinationstest. IgM-Antikörper sind bei der Primärinfektion ab der 2. Woche nachweisbar. Einsetzbar ist dieser Test bei Verdacht auf neonatale oder cerebrale Herpes-Infektionen [15].

Eine serologische Unterscheidung der typspezifischen Virusantikörper ist schwierig, aber heute möglich.

Die molekularbiologischen und serologischen Methoden erlauben heute insbesondere die Klärung interessanter epidemiologischer Fragestellungen.

In der Praxis ergeben sich Forderungen an neue diagnostische Methoden daraus, daß unter bestimmten Bedingungen eine antiherpetische, virostatische Therapie indiziert ist, insbesondere da das klinische Bild und der Verlauf der Herpes-Infektionen äußerst variabel ist mit Abhängigkeit von der Lokalisation, aber auch vom Immunsystem des betroffenen Patienten. Der diagnostische Aufwand orientiert sich somit auch an der therapeutischen Konsequenz. Mit neuen immunologischen Methoden kann die Diagnose einer HSV-Infektion rechtzeitiger und sicherer gestellt werden. Sie sind einfach durchführbar und ermöglichen die Unterscheidung zwischen Herpes simplex Virus Typ I und Typ II Infektionen. Im folgenden wird die subjektive Meinung des Autors zum diagnostischen Procedere bei verschiedenen Herpes simplex-Infektionen dargelegt. Voraussetzung diagnostischer Maßnahmen bleibt dabei die durch den geschulten dermatologischen Blick mit Interpretation klinischer Symptome gestellte Verdachtsdiagnose.

Primäre und atypische Herpes simplex-Infektionen:

Die Verdachtsdiagnose sollte bei allen schmerzhaften Erosionen oder Ulzerationen, insbesondere im Genital- und Perianalbereich gestellt werden. Auffällig ist häufig die Diskrepanz zwischen dem klinischen Befund und den starken Schmerzen. Disseminierte, einzelne Bläschen bestätigen häufig die Diagnose. Ihre Sicherung erfolgt am einfachsten durch den Schnellnachweis virusinfizierter Zellen mit Hilfe monoklonaler Antikörper. Die Methode ist sensitiver und spezifischer als der Tzanck-Test, einfacher als der Virusnachweis im Elektronenmikroskop und billiger und schneller bei ausreichender Sensitivität als das Kulturverfahren. Die Konsequenz der Diagnose eines primären Herpes genitalis ist die antivirale Chemotherapie.

Auch die klinische Verdachtsdiagnose einer HSV-Infektion bei immunsupprimierten Patienten und Kindern mit atypischen Läsionen ergibt sich aus dem Vorliegen von schmerzhaften Erosionen und Ulzerationen. Die Sicherung einer Herpes-Infektion gelingt mit monoklonalen Antikörpern, der kulturelle Nachweis ist allerdings sensitiver und sollte parallel durchgeführt werden, da bei immunsupprimierten Erwachsenen auch noch nach 2 bis 3 Tagen eine antivirale Chemotherapie indiziert ist. Therapeutische Konsequenz ist wiederum eine antivirale Chemotherapie.

Rezidivinfektion:

Die Diagnose einer rezidivierenden Herpes-Infektion kann häufig klinisch und anamnestisch ohne Labormethoden gestellt werden. Der im Initialstadium mögliche Nachweis von Viren, z. B. mit Hilfe monoklonaler Antikörper ist selten zur differentialdiagnostischen Abklärung indiziert. Eine Konsequenz in Form antiviraler Chemotherapie ergibt sich nicht aus dem Virusnachweis, sondern aus der Beobachtung des klinischen Verlaufes der rezidivierenden Infektion. Für epidemiologische Fragestellungen ist der kulturelle Virusnachweis, evtl. mit Typisierung durch Restriktionsenzymanalyse, sinnvoll.

Bei den seltenen asymptomatischen Herpes-Infektionen mit Virusausscheidung ergibt sich das Vorliegen auf den Verdacht einer Virusinfektion aus anamnestischen Angaben, z. B. dem Vorliegen eines rezidivierenden Herpes oder einer Herpes-Infektion beim Partner [17]. Insbesondere bei Schwangeren soll ein Dermatologe zum Geburtstermin häufig Auskunft über das mögliche Vorliegen und die Sicherung einer asymptomatischen Virusausscheidung geben. Hier versagen die neuen Methoden, der kulturelle Nachweis von Herpes simplex Viren ergibt heute noch die einzig akzeptablen Ergebnisse [1, 12].

Die Beispiele sollen belegen, daß die neuen diagnostischen Verfahren von HSV-Infektionen ältere Methoden bisher nicht überflüssig gemacht haben. Die Erregerdiagnostik ist aber insbesondere durch Verwendung monoklonaler Antikörper schneller und sicherer geworden. Bereits vorliegende Untersuchungen lassen erkennen, daß auch die Herpes simplex-Virusdiagnostik in Zukunft im Zeichen der Gentechnologie stehen könnte, insbesondere wenn es um die Klärung vieler offener epidemiologischer und immunologischer Fragestellungen geht. Voraussetzung für den sinnvollen klinischen Einsatz neuer diagnostischer Methoden bei Herpes simplex-Infektionen bleibt aber die dermatologische Verdachtsdiagnose, die sich aus einer gewandelten und weiter verändernden Symptomatik und Klinik ergibt und – nicht minder wichtig – die exakte Materialentnahme durch dermatologisch geschultes Personal.

Literatur

1. Barton SE, Wright LK, Link CM, Munday PE (1986) Screening to detect asymptomatic shedding of herpes simplex virus (HSV) in women with recurrent genital HSV infection. Genitourin Med 62:181–185
2. Ensbroek JA, Overdiek P, Coutinho RA (1988) Rapid amplified enzyme linked immunosorbent assay evaluated for detecting herpes simplex virus. Genitourin Med 64:107–109
3. Folkers E, Oranje AP, Duivenvoorden JN, van der Veen JPW, Rijlaarsdam JU, Ensbroek JA (1988) Tzanck smear in diagnosing genital herpes. Genitourin Med 64:249–254
4. Goldstein LC, Corey L, McDougall JK, Tolentino E, Nowinski RC (1983) Monoclonal Antibodies to Herpes Simplex Viruses: Use in Antigenic Typic and Rapid Diagnosis. J Infect Dis 14(5):829–837
5. Hennes B, Kruse W, Hofmann H, Petzold D (1986) Nachweis von Herpes-simplex-Virusantigen mit einem Enzymimmunoassay und direkter Immunfluoreszenz. Hautarzt 37:662–666
6. Korting HC, Abeck D, Schmoeckel C (1987) Vergleichende Bewertung des Herpes-Virus-Nachweises mittels fluoreszenzmarkierter monoklonaler Antikörper und elektronenmikro-

skopischer Negativkontrasttechnik bei dermato-venerologischen Erkrankungen. Hautarzt 38:723–726
7. Lakeman AD, Nahmias AJ, Whitley RJ (1986) Analysis of DNA From Recurrent Genital Herpes Simplex Virus Isolates by Restriction Endonuclease Digestion. Sex Transm Dis (13)2:61–66
8. Langenberg A, Smith D, Brakel CL, Pollice M, Remington M, Winter C, Dunne A, Corey L (1988) Detection of Herpes Simplex Virus DNA from Genital Lesions by In Situ Hybridization. J Clin Microbiol 26(5):933–937
9. Lautier R, Dennin R, Knaußmann HG, Wolff HH (1988) Virologische, zytologische und serologische Nachweisverfahren bei Herpes simplex Virus-Infektionen. Vortrag auf der 62. Tagung der Nordwestdeutschen Dermatologischen Gesellschaft gemeinsam mit der Berliner und der Hamburger Dermatologischen Gesellschaft in Lübeck-Travemünde
10. Nasemann T, Schaeg G (1983) Einfacher Virusnachweis bei Herpes simplex-Läsionen an der Portio (HSV-Typ 2). Hautarzt 34:409
11. Pereira L, Dondero DV, Gallo D, Devlin V, Woodie JD (1982) Serological Analysis of Herpes Simplex Virus Types 1 and 2 with Monoclonal Antibodies. Infect Immun 35(1): 363–367
12. Prober CG, Hensleigh PA, Boucher FD, Yaskukawa LL, Au DS, Arvin AM (1988) Use of routine viral cultures at delivery to identify neonates exposed to herpes simplex virus. N Engl J Med 318:887–891
13. Schilt U, Krebs A (1980) Diagnostische Möglichkeiten für Herpes-simplex-Virusinfektionen. Dermatologica 161:378–388
14. Schmoeckel C, Hocheneder R (1987) Beurteilung der ultrastrukturellen Schnelldiagnostik mittels Negativkontrastierung von Herpesvirenerkrankungen aus Hautläsionen. Hautarzt 38:29–33
15. Stary A (1985) Neuere diagnostische Methoden beim Herpes simplex. Z Hautkr 60(22): 1767–1779
16. Volpi A, Lakeman AD, Pereira L, Stagno S (1983) Monoclonal antibodies for rapid diagnosis and typing of genital herpes infections during pregnancy. Gynecology 146(7):813–815
17. Woolley PD, Bowman CA, Hicks DA, Kinghorn GR (1988) Virological screening for herpes simplex virus during pregnancy. Br Med J 296:1642–1643

HPV-Infektionen an der Haut

Elke-Ingrid Grußendorf-Conen

Humanpathogene Papillomviren (HPV) sind die Erreger der klassischen Viruswarzen von Haut und Schleimhäuten bzw. Übergangsepithelien. Sie gehören zur Gruppe der onkogenen PAPOVA-Viren, kleinen DNS-Viren mit einem Durchmesser von ca. 55 nm. Ihr Kapsid besitzt Strukturproteine, die die gruppen- und typenspezifischen Virusantigene tragen. Das Core besteht aus einer ringförmigen doppelsträngigen Virus-DNS mit etwa 8000 Basenpaaren. Zur Zeit lassen sich mehr als 61 HPV-Typen aufgrund inkompletter Basenhomologie ihrer Nukleinsäuren charakterisieren.

Seitdem man erkannt hat, daß einige der humanpathogenen Papillomviren eine Schlüsselrolle in der Karzinogenese beim Menschen spielen, bringt man ihnen eine besondere Aufmerksamkeit entgegen. Dabei liegt die Bedeutung ihrer Differenzierung in der Tatsache, daß den einzelnen Virustypen ein unterschiedlich hohes onkogenes Potential zukommt. Die Typendiagnostik muß mit molekularbiologischen Methoden aus Gewebematerial erfolgen, da humanpathogene Papillomviren nicht in Zellkulturen züchtbar sind.

Das Hauptkontingent der durch humanpathogene Papillomviren hervorgerufenen Läsionen an der Haut stellen die *gewöhnlichen Warzen* dar, die in der Regel durch HPV 1, 2 und 4 hervorgerufen werden. HPV 7 kommt fast ausschließlich in den Handwarzen bei Schlachtern und Metzgern vor.

In den *juvenilen planen Warzen* finden sich in den meisten Fällen HPV 3, manchmal HPV 10.

Die größte Vielfalt an HPV-Typen bietet die *Epidermodysplasia verruciformis*. Sie ist ein sehr seltenes Krankheitsbild, bei dem sich auf dem Boden eines kongenitalen Defektes der zellvermittelten Immunität von Kindheit an disseminierte plane Warzen und Pityriasis versicolor-ähnliche rot-braune Flecken entwickeln, die keine Rückbildungstendenz zeigen. Bei etwa 30% der Patienten entstehen aus den warzigen Läsionen im Laufe von durchschnittlich 25 Jahren maligne, z.T. bowenoide Geschwülste der Haut, in der Regel ohne Metastasierungstendenz. Obwohl in allen Läsionen der Epidermodysplasia verruciformis .Papillomviren nachgewiesen werden konnten, ließen sich bemerkenswerterweise im maligne transformierten Gewebe bisher nur HPV 5, 8 und 14 beobachten [3].

Außer in diesen bekanntermaßen papillomvirusinduzierten Krankheitsbildern hat man einige HPV-Typen aus unterschiedlichen Hauttumoren isoliert oder in diesen gefunden: z.B. wurde HPV 34 aus einem kutanen M. Bowen isoliert, HPV 36 in einer aktinischen Keratose gefunden. HPV 37 stammt aus einem Keratoakanthom, HPV 38 wurde auf einem Melanom gefunden und HPV 41 und 48 konnten vereinzelt in Spinaliomen nachgewiesen werden [1, 2].

Auch in zahlreichen, an nicht verhornenden Epithelien lokalisierten HPV verteilen sich auf eine nur geringe Anzahl klinischer Erscheinungsbilder. Die häufigen *Condylomata acuminata* werden von HPV 6 bzw. von dem mit HPV 6 nahe verwandten HPV 11 hervorgerufen. Dies sind auch die Viren, die man in den *juvenilen infektiösen Larynxpapillomen* findet. HPV 13 und HPV 32 sind mit der *fokalen epithelialen Hyperplasie HECK* assoziiert. Die große Zahl der übrigen im Genitale vorkommenden HPV-Typen wurden aus den mehr oder weniger starken dysplastischen Veränderungen an der Cervix uteri isoliert.

Literatur

1. Grimmel M, De Villiers E-M, Neumann Ch, Pawlita M, Zur Hausen H (1988) Characterization of a new human papillomavirus (HPV 41) from disseminated warts and detection of its DNA in some skin carcinomas. Int J Cancer 41:5–9
2. Jablonska S, Kawashima M, Obalek S, Szymanczyk J, Orth G (1987) Human Papillomavirus-related Cutaneous Benign Lesions and Skin Malignancies. Cancer Cells 5/Papillomaviruses. Cold Spring Harbor Laboratory, pp 309–317
3. Ostrow RS, Manias D, Mitchell AJ, Stawowy L, Faras AJ (1987) Epidermodysplasia verruciformis. Arch Dermatol 123:1511–1516

Bewertung unterschiedlicher Nachweisverfahren in der genitalen Chlamydien-Diagnostik

H. Näher

Genitale Chlamydieninfektionen gehen mit unspezifischen Symptomen einher oder verlaufen häufig insbesondere bei Frauen auch völlig asymptomatisch. Aufgrund

476

dieses Sachverhaltes erwächst dem Erregernachweis eine zentrale Bedeutung für die Diagnostik genitaler Chlamydien-Infektionen [1].

Der Nachweis von Chlamydia trachomatis kann mit einfachen Maßnahmen nicht bewerkstelligt werden. Dem stehen im wesentlichen zwei Eigenschaften des Erregers entgegen: Zum einen handelt es sich bei den Chlamydien um sehr kleine, 0,3 µ messende Partikel, die sich weder nativ noch mit einfachen (z. B. Methylenblau-Färbung) oder Differential-Färbungen (z. B. Gram-Färbung) darstellen lassen. Zum anderen sind Chlamydien obligat intrazelluläre Bakterien, die auf künstlichen Nährböden nicht angezüchtet werden können.

Die Anzüchtung von Chlamydien erfordert die Zellkultur [2]. Dazu muß eine Zellinie permanent in Kultur gehalten werden. Zellen dieser Stammkultur werden auf Deckgläschen ausgesät, und nachdem sie in 1–2 Tagen zu einem konfluierenden Zellrasen herangewachsen sind, erfolgt die Inokulation dieser Zellkultur mit Abstrichmaterial. Nach dreitägiger Inkubation lassen sich bei Vorliegen einer Chlamydien-Infektion intraplasmatische Einschlüsse, die durch verschiedene Färbeverfahren sichtbar gemacht werden können, nachweisen.

Der unbestrittene Vorteil der Zellkultur liegt darin, daß durch den Multiplikationseffekt des Kultivierens auch bei sehr kleinen Inokula Chlamydien noch nachgewiesen werden können, weshalb die Zellkultur als die Methode der Wahl der Chlamydien-Diagnostik anzusehen ist. Allerdings gilt diese Aussage nur, wenn durch kurze Transportwege des Abstrichmaterials und die Einhaltung strenger Transport-Bedingungen eine Schädigung des Erregers vor der Inokulation ausgeschlossen ist. Außerdem muß der Nachweis der Einschlüsse mit fluoresceinmarkierten monoklonalen Antikörpern erfolgen, um die Leistungsfähigkeit dieses Verfahrens voll auszuschöpfen.

Einer breiten Anwendung des Zellkultur-Verfahrens zum Nachweis von Chlamydien stehen im wesentlichen zwei Gründe entgegen: Zum einen ist die Etablierung der Zellkultur mit großem technischem Aufwand verbunden und setzt eine umfangreiche Logistik voraus. Zum anderen ist die Nachweisrate der Zellkultur sehr von den Bedingungen abhängig, unter denen das Abstrichmaterial transportiert wird. Beide Faktoren, hohe technische Anforderungen und Transportprobleme, erlauben den Nachweis von Chlamydien durch Anzüchtung nur im unmittelbaren Umkreis spezialisierter Laboratorien. An weiteren Nachteilen kommen die hohen Kosten und die Tatsache, daß Tage vergehen, bis das Ergebnis vorliegt, noch hinzu. Aufgrund dieser Gegebenheiten ist, gestützt auf die Zellkultur, die epidemiologisch gebotene flächendeckende Chlamydien-Diagnostik kaum zu realisieren.

Einen Fortschritt hinsichtlich dieser Probleme erhoffte man sich von den Antigennachweis-Verfahren. Hierbei erfolgt der Nachweis des Erregers mit Hilfe spezifischer gegen Chlamydien gerichteter Antikörper. Prinzipiell kommen zwei Verfahren zur Anwendung: Direkte Immunfluoreszenz (DIF) und Enzymimmunoassay (EIA).

Beim DIF binden fluoresceinmarkierte monoklonale Antikörper an Chlamydien-Antigene im Abstrichmaterial. Die entstandenen Komplexe werden unter dem Fluoreszenz-Mikroskop als apfelgrün leuchtende Partikel sichtbar. Bei EIA besteht der erste Schritt in der Bindung enzymmarkierter mono- oder polyklonaler Anti-Chlamydien-Antikörper an Erreger-Antigene. Die Zugabe eines chromogenen Substrates zu dem enzymtragenden Komplex führt nach der Umsetzung zu einem Farbumschlag.

Die Antigennachweis-Verfahren weisen einige eindeutige Vorteile gegenüber dem Zellkultur-Verfahren auf: Aufgrund der von der Überlebensfähigkeit der Chlamydien unabhängigen Antigen-Antikörper-Reaktion gibt es keine Probleme in bezug auf den Transport des Abstrichmaterials, der großen zeitlichen und Temperatur-Schwankungen unterliegen kann. Außerdem ist der technische Aufwand gemessen am Zellkultur-Verfahren gering und die Kosten vergleichsweise niedrig sowie das Ergebnis binnen Stunden verfügbar. Dadurch ermöglichen die Antigennachweis-Verfahren erstmals eine flächendeckende Diagnostik der genitalen Chlamydien-Infektionen.

Wie ist es mit der Leistungsfähigkeit beider Techniken des Antigennachweises bestellt? In den Studien, in denen dies im Vergleich zur Zellkultur untersucht wurde, sind sehr unterschiedliche Werte für die Sensitivität (% Übereinstimmung in bezug auf positive Ergebnisse) und Spezifität (% Übereinstimmung in bezug auf negative Ergebnisse) ermittelt worden. Die Sensitivität des DIF lag zwischen 76% und 96% und die des EIA zwischen 70% und 92%. Die Spezifität des DIF betrug zwischen 96% und 99% und die des EIA zwischen 92% und 97%.

Für diese doch sehr unterschiedlichen Ergebnisse und den daraus abgeleiteten Beurteilungen der Verfahren kann eine Reihe von Gründen angeführt werden: Beim DIF wurde von den verschiedenen Untersuchern eine unterschiedliche Anzahl fluoreszierender Partikel als positiver Schwellenwert zugrundegelegt, was vor allem die Sensitivität beeinflußt. Bei beiden Verfahren kann es zu falsch positiven Ergebnissen kommen: Beim DIF durch die unspezifische Bindung der Antikörper an Protein A produzierende Staphylokokken, während die Ursache falsch positiver Ergebnisse beim EIA Kreuzreaktionen mit Acinetobacter Spezies sein können, falls diese Bakterien in hoher Konzentration vorliegen. Der DIF erlaubt eine Kontrolle der korrekten Beschickung des Objektträgers mit Abstrichmaterial. Ein nicht ausreichend beladener Objektträger kann aussortiert und die Materialentnahme wiederholt werden. Dies hat Einfluß auf die Sensitivität des Verfahrens. Beim EIA verläuft die Ablesung automatisiert und deshalb reproduzierbarer. Ein weiterer wesentlicher Faktor, der für die Unterschiedlichkeit bei den Evaluierungen verantwortlich zu machen ist, stellt die variable Handhabung des Standards Zellkultur durch die Untersucher dar. Unterm Strich ist jedoch festzustellen, daß die Aussagekraft der Antigenverfahren nur begrenzt an die Zellkultur heranreicht [3, 4].

Insgesamt sind die heute routinemäßig zum Nachweis genitaler Chlamydien-Infektionen eingesetzten Nachweisverfahren wie folgt zu bewerten: Die Zellkultur ist die Methode der Wahl und den Antigennachweis-Verfahren vorzuziehen, wenn eine rasche Inokulation des Abstrichmaterials sichergestellt ist. Eine andere Situation liegt vor, wenn die Möglichkeit zur Zellkultur in unmittelbarer Nähe zum Ort der Materialgewinnung nicht besteht. Der Postversand führt zu einer Erniedrigung der Sensitivität der Zellkultur deutlich unter die Werte der Antigennachweis-Verfahren. Unter diesen Bedingungen ist deshalb den Antigennachweis-Verfahren ganz eindeutig der Vorzug zu geben.

Literatur

1. Näher H (1988) Mikrobiologische und serologische Diagnostik bei sexuell übertragbaren Erkrankungen. Dtsch. Dermatologe 36:1087–1090
2. Mösinger-Lundgren V, Petzoldt D (1980) Nachweis von Chlamydia trachomatis in der Gewebekultur. Zentralbl Bakteriol Mikrobiol Hyg 246:555–561
3. Mösinger-Lundgren V, Petzoldt D, Näher H (1986) Direktnachweis von Chlamydia trachomatis mit monoklonalen Antikörpern. Hautarzt 37:325–328
4. Näher H, Hofmann H, Petzoldt D (1986) Nachweis von Chlamydia trachomatis mit einem Enzymimmunoassay. Hautarzt 37:37–41

Genitale Ureaplasma Urealyticum-Infektionen aus interdisziplinärer Sicht

Albert A. Hartmann

U. urealyticum [8], als sexuell übertragbares Bakterium, ist bei 30–40% der Erwachsenen im äußeren Urogenitaltrakt [1, 2] überwiegend asymptomatisch nachweisbar.

Seine potentiell ätiopathogene Bedeutung bei der Urethritis konnte nachgewiesen werden [11]. Im Einzelfall bereitet der Nachweis als ätiopathogenes Agens der Urethritis Schwierigkeiten, die darauf beruhen, daß *U. urealyticum* nicht wesentlich seltener in der Urethra von Männern ohne Urethritis nachgewiesen werden kann und zwar auch in hohen Keimzahlen [1, 2, 12]; die Höhe der Keimzahlen von *U. urealyticum* stellt kein absolutes Kriterium für die ätiopathogene Bedeutung bei einer Urethritis dar [2, 12], vielmehr müssen andere STD-Erreger als ätiopathogenes Agens zuvor ausgeschlossen worden sein. Interdisziplinär spielte *U. urealyticum* bis vor kurzem nur bei urogenitalen Partnerinfektionen eine Rolle.

Neuerdings wurde *U. urealyticum* jedoch bei Schwangeren mit vorzeitiger Geburt, niedrigem Geburtsgewicht [10] und vorzeitigem Blasensprung signifikant häufiger nachgewiesen [6] und erlangte mit dem Nachweis der *U. urealyticum*-Pneumonie bei Frühgeborenen mit hoher Letalitätsrate eine neue klinische Dimension [7, 10]. Neben Mutter und Kind wird damit auch der Sexualpartner als *U. urealyticum-Träger* miteinbezogen und eine fachübergreifende Versorgung durch Dermatologen, Urologen, Gynäkologen und Perinatologen erforderlich.

Die Übertragungsrate von *U. urealyticum* während der Geburt von vaginal infizierten Schwangeren auf Neugeborene ist nicht unerheblich [5, 9].

Auch die stete Überwachung der Resistenzentwicklung von *U. urealyticum* gegen Tetrazykline [4, 8, 13] und Erythromycin sollte unter den neuen Gesichtspunkten einer lebensrettenden suffizienten Therapie bei *U. urealyticum*-Pneumonien Frühgeborener einen höheren Stellenwert erhalten.

Unter diesem Gesichtspunkt sollte auch die „blinde" Tetrazyklin-Therapie bei mikroskopisch „steriler" Urethritis neu überdacht werden.

Insgesamt gesehen scheint *U. urealyticum* auch 1989 noch ein Bakterium zu sein, das an Klinik und Diagnostik erheblich höhere Anforderungen stellt und dessen ätiopathogene Potenz beim Menschen sicher noch nicht in seiner gesamten Breite vollständig erfaßt zu sein scheint.

Literatur

1. Elsner P, Hartmann AA, Wecker I (1987) Sexually transmittable organisms in the urethra of males with and without urethritis, Zentralbl Bakteriol Hyg A, 265:268–275
2. Hartmann AA (1982) Ureaplasma urealyticum in der Urethra des Mannes. Zur Wertung semiquantitativer Nachweise am Beispiel von Männern mit und ohne Urethritis. Z Hautkr 58:244–252
3. Hartmann AA (1983) Untersuchungen zur Nachweissicherheit von *Ureaplasma urealyticum* im äußeren weiblichen Urogenitaltrakt. Akt Dermatol 9:94–96
4. Hartmann AA, Leitgeb R (1983) MIC and MBC values to TDM85530 and 15 other antibiotics against *Ureaplasma urealyticum* from male and female urogenital tract. Proceedings SE 7.4/3 part 78, pp 7–9 of the 13th International Congress on Chemotherapie, ICC, Vienna
5. Martius J, Wecker I, Hartmann AA (1983) Nachweishäufigkeit von *Chlamydia trachomatis, Ureaplasma urealyticum, Mycoplasma species,* Streptokokken der Lancefield Gruppe B und *Candida species* bei Neugeborenen während der ersten Lebenswoche. Z Geburtshilfe Perinatal 187:235–238
6. Martius J, Krohn Ma, Hillier SL, Stamm WE, Holmes KK, Eschenbach DA (1988) Relationship of vaginal *Lactobacillus species,* cervical *Chlamydia trachomatis* and Bacterial vaginosis to preterm birth. Obstet Gynecol 71:98–95
7. Quinn PA, Gillan JE, Markestad T, St. John MA, Daneman A, Lie KI (1985) Intrauterine infection with Ureaplasma urealyticum as a cause of fatal neonatal pneumonia. Pediatr Infect Dis 4:538–543
8. Razin S, Freund EA (1984) The Mycoplasmas. In: Krieg RN, Holt JG (eds.) Bergey's manual of Systematic bacteriology, Volume I. William & Wilkins, Baltimore London, pp 740–775

9. Rempen A, Martius J, Hartmann AA, Wecker I (1987) Transmission rate of *Ureaplasma urealyticum, Mycoplasma spp. Gardnerella vaginalis, B-Streptococci, Candida spp.* and *Chlamydia trachomatis* from the mother to the newborn. Arch Gynecol Obstet 241:165–170
10. Rudd PT, Brown MB, Cassell GH (1984) A prospective study of mycoplasma infection in the preterm infant. Isr J Med Sci 20:899–901
11. Taylor-Robinson D, Csonka GW, Prentice MJ (1977) Human Intra-urethral Inoculation of Ureaplasmas. Quart J Med, New Series XLVI 183:309–326
12. Taylor-Robinson D (1985) Mycoplasmal and mixed infections of the human male urogenital tract and their possible complications. In: Razin S, Barile MF (eds.): The Mycoplasmas Volume IV, Mycoplasma pathogenicity, pp 27–63, Academic Press Inc, Harcourt Brace Jovanovich, Orlando-Toronto
13. Sobetzko R, Hartmann AA, Elsner P (1988) Susceptibility of *Ureaplasma urealyticum* to ten chemotherapeutic agents. Zentralbl Bakteriol Hyg A 269:245–250

Plasmid-gebundene und chromosomale Resistenz bei wichtigen Erregern von STD: Therapeutische Implikationen

D. Abeck

Aufgrund Resistenzentwicklung können heute antimikrobiell wirksame Chemotherapeutika, die jahrzehntelang bei der Bekämpfung der sexuell übertragbaren Erkrankungen hochwirksam waren, nicht mehr eingesetzt werden.

Galt lange Zeit die Einmalbehandlung der Gonorrhoe mit Penicillin als Mittel der Wahl, wird Penicillin heute in den „Richtlinien 1989 zur Diagnostik und Therapie von sexuell übertragbaren Erkrankungen" nur in der Therapie der komplizierten und disseminierten Gonokokkeninfektion sowie der Therapie der Ophthalmoblenorrhoe empfohlen. Die Penicillinresistenz der Gonokokken beruht in der Mehrzahl auf plasmidgebundener Beta-Laktamase-Produktion (4,4 bzw. 3,2 MDa Plasmid), jedoch ist auch mutationsbedingte chromosomal-gebundene Resistenz bekannt. Obwohl nicht häufig in der BRD in der Gonorrhoetherapie eingesetzt, wird Tetrazyklin aufgrund seiner Vorzüge – preiswert, gute Verträglichkeit, Wirksamkeit gegenüber den meisten Erregern der nichtgonorrhoischen Urethritis – weltweit eingesetzt. 1985 wurde in den USA der erste Stamm mit plasmidgebundener Tetrazyklinresistent isoliert (25,2 MDa Plasmid, zusammengesetzt aus 24,5 MDa Transfer-Plasmid und der tetM-Determinante der Streptokokken), dem weitere sowohl in den USA als auch in Europa (Großbritannien, Niederlande) folgten. Resistenz aufgrund chromosomaler Mutation bedingt intermediäre Resistenzstufen von bis zu 8 mg/l.

Gegenüber Spectinomycin, weitverbreitet in der BRD eingesetzt (penicillinasefest, gute Verträglichkeit) als auch in Gebieten Asiens und Afrikas mit endemischen Vorkommen penicillinase-bildender Gonokokken, ist eine chromosomale Resistenz bekannt. Während in der BRD lediglich eine Fallbeschreibung vorliegt, beträgt der Anteil spectinomycin-resistenter Stämme in Südkorea ca. 8%.

Aufgrund des stark angestiegenen internationalen Reiseverkehrs hat sich die Möglichkeit einer in Afrika bzw. Südost-Asien aquirierten Gonokokkeninfektion erhöht, wobei bei vorliegenden anamnestischen Angaben die Resistenzentwicklung in derartigen Ländern bei der Auswahl des Chemotherapeutikums berücksichtigt werden sollte und gegebenenfalls auf eines der hochwirksamen Drittgenerationscephalosporine (z. B. Ceftriaxon) oder Quinolone (z. B. Ciprofloxacin) ausgewichen werden sollte.

480

Da eine kulturelle Anzüchtung von *Treponema pallidum* über einen längeren Zeitraum nicht möglich ist, sind herkömmliche Untersuchungsverfahren zur Ermittlung der Chemotherapeutikaempfindlichkeit nicht einsetzbar. Deshalb gründet sich die Syphilis-Therapie auf empirisch durchgeführte klinische Prüfungen. Therapie der Wahl stellt Penicillin G dar, bei vorliegender Penicillinallergie werden Erythromycin bzw. Tetrazyklin eingesetzt, wobei Erythromycin aufgrund einer ungenügenden Liquorgängigkeit zur Therapie der Neurosyphilis ungeeignet ist. Obwohl *Treponema pallidum* immer noch eines der penicillin-empfindlichsten Mikroorganismen darstellt, läßt der Nachweis von Plasmid-DNA die Entwicklung einer Chemotherapeutikaresistenz als möglich erscheinen. Zwischenzeitlich konnte bei einem Isolat, das von einem Patienten mit Syphilis im Stadium II gewonnen wurde und bei dem eine Erythromycin-Therapie nicht zur Heilung führte, eine hohe Erythromycinresistenz aufgezeigt werden.

Haemophilus ducreyi, der Erreger des Ulcus molle, muß heute durchweg als penicillin-, tetrazyklin- und sulfamethoxazolresistent angesehen werden. Während die Resistenz gegenüber Penicillin stets aufgrund plasmidcodierter Beta-Laktamase-Bildung beruht (5,7 oder 7,0 MDa), besteht gegenüber den beiden anderen Chemotherapeutika sowohl die Möglichkeit der chromosomalen als auch der plasmid-vermittelten (30,0 MDa für Tetrazyklinresistenz; 4,9 MDa für Sulfamethoxazolresistenz) Resistenz. Da mit Ausnahme von Südostasien die Isolate jedoch Trimethoprim-empfindlich sind, ist eine Behandlung mit Cotrimoxazol möglich. Während das ebenfalls wirksame Erythromycin wie Trimethoprim-Sulfamethoxazol über 10 Tage eingenommen werden muß, stehen Einmaltherapieschemen in Form des Spectinomycin, Ceftriaxon und Ciprofloxacin zur Verfügung.

Chlamydia trachomatis, für die Mehrzahl der Erkrankungen an nichtgonorrhoischer Urethritis verantwortlich, ist sowohl Tetrazyklin- als auch Erythromycin-empfindlich, einmalig wurde über eine relative Erythromycin-Resistenz (1 µg/ml) berichtet.

Ureaplasma urealyticum und *Mycoplasma hominis,* mögliche Erreger der nichtgonorrhoischen Urethritis, sind überwiegend (U. u.) bzw. durchweg (M. h.) chromosomal Erythromycin-resistent. Bei *Ureaplasma urealyticum* besteht darüber hinaus gehäuft eine plasmidcodierte Tetrazyklinresistenz, wobei hierfür ebenfalls wie bei den Gonokokken die tetM-Determinante der Streptokokken verantwortlich ist. Eine derartige Resistenz besteht bei *Mycoplasma hominis* nicht. Weiterhin besteht für *Ureaplasma urealyticum* eine chromosomalgebundene Quinolonresistenz.

Literatur

1. Sehgal VN, Srivastava G (1987) Gonorrhea and the story of resistant *Neisseria gonorrhoeae.* Int J Dermatol 26:206–214
2. Rice RJ, Biddle JW, JeanLouis YA, DeWitt WE, Blount JH, Morse SA (1986) Chromosomally mediated resistance in *Neisseria gonorrhoeae* in the United States: results of surveillance and reporting, 1983–1984. J Infect Dis 153:340–345
3. Stamm LV, Stapleton JT, Bassford PJ (1988) In vitro assay to demonstrate high-level erythromycin resistance of a clinical isolate of *Treponema pallidum.* Antimicrob Agents Chemother 32:164–169
4. Abeck D, Johnson AP, Dangor Y, Ballard RC (1988) Antibiotic susceptibilities and plasmid profiles of *Haemophilus ducreyi* isolates from southern Africa. J Antimicrob Chemother 22:437–444
5. Mourad A, Sweet RL, Sugg N, Schachter J (1980) Relative resistance to erythromycin in *Chlamydia trachomatis.* Antimicrob Agents Chemother 18:696–698
6. Waitkes KB, Cassell GH, Canupp KC, Fernandes PB (1988) In vitro susceptibilities of mycoplasmas and ureaplasmas to new macrolides and acryl-fluoroquinolones. Antimicrob Agents Chemother 32:1500–1502

Pityrosporum ovale und Hauterkrankungen

Jan Faergemann

Die lipophile Hefe *Pityrosporum ovale* ist ein Keim der normalen Hautflora bei Erwachsenen [1]. Die Kolonisierung startet in der Präpubertät wegen eines Anstiegs der Sebumproduktion. *P. ovale* kommt überwiegend an der Kopfhaut, im Gesicht und am oberen Rumpf vor.

Die Bedeutung von P. ovale bei Krankheiten

P. ovale und Pityriasis versicolor

Viele Studien indizieren, daß der Pilz, den man in Schuppen von Pityriasis versicolor sieht, mit dem kultivierten *P. ovale* identisch ist [1]. Antigen-Ähnlichkeiten sind beschrieben. Experimentelle Pityriasis versicolor und Hyphen sind auch beschrieben mit dem kultivierten *P. ovale*.

P. ovale und Pityrosporum follikulitis

Pityrosporum-Follikulitis ist eine chronische Krankheit, gekennzeichnet durch jukkende Papeln und Pusteln, in erster Linie am Oberkörper, am Hals und am Oberarm [1]. In der Mikroskopie und Histologie findet man große Mengen von Hefen. Die Krankheit reagiert gut auf antimykotische Therapie.

P. ovale und seborrhoisches Ekzem

Mehrere Arbeiten indizieren heute, daß *P. ovale* der ätiologische Krankheitserreger des seborrhoischen Ekzemes ist [2, 3]. Viele dieser Arbeiten weisen eine gute Wirkung von Antimykotika, parallel mit einer Reduktion der Menge von *P. ovale* nach. In einer vor kurzem vollendeten Studie haben wir festgestellt, daß viele Patienten mit seborrhonischem Ekzem einen leichten T-Zell-Defekt haben, mit einer relativ leichten Erhöhung der T-Suppressor-Zellen und mit einer schwächeren Stimulation der Lymphozyten mit PHA und Con-A.

P. ovale und atopisches Ekzem

Hjorth und Mitarbeiter haben als erste das atopische Ekzem an der Kopfhaut und im Gesicht Erwachsener mit *P. ovale* verbunden [4]. Wir haben mit Kopenhagener Kollegen gefunden, daß die Mehrzahl dieser Patienten *P. ovale* Prick-Test positiv ist. Diese Patienten wurden nach antimykotischer Therapie besser [4].

P. ovale und konfluierende retikuläre Papillomatose (Gougerot-Carteaud)

P. ovale wird oft in Schuppen gefunden, und viele Patienten sind geheilt nach antimykotischer Therapie [1].

P. ovale und Psoriasis

Rosenberg und Mitarbeiter haben erklärt, daß *P. ovale* eine Rolle bei Psoriasis spielte [5]. Psoriasis, auf seborrhoischen Arealen, hat sich nach antimykotischer Behandlung gebessert.

P. ovale und systemische Infektionen

P. ovale kann auch systemische Infektionen auslösen, wie Sepsis und Lungenvaskulitis [1]. Die Mehrzahl dieser Patienten waren frühgeborene Kinder, die i. v. Lipide bekamen. *P. ovale* ist häufiger bei immunsupprimierten Patienten.

Unsere Schlußfolgerung ist, daß *P. ovale* nicht nur ein harmloser Saprophyt ist, sondern auch ein opportunistischer Krankheitserreger.

Literatur

1. Faergemann J (1985) Lipophilic Yeasts in Skin Disease. Semin Dermatol 4:173–184
2. Shuster S (1984) The aetiology of dandruff and the mode of action of therapeutic agents. Br J Dermatol 111:235–242
3. Faergemann J (1986) Seborrhoeic dermatitis and *Pityrosporum orbiculare:* Treatment of seborrhoeic dermatitis of the scalp with miconazole-hydrocortisone (Daktacort), miconazole and hydrocortisone. Br J Dermatol 114:695–700
4. Hjorth N, Clemensen OH (1983) Treatment of dermatitis of the head and neck with ketoconazole in patients with type I hypersensitivity for *Pityrosporum orbiculare.* Semin Dermatol 2:26–29
5. Rosenberg EW, Belew PW, Skinner RB (1984) Treatment of psoriasis with antimicrobial agents. In: Roenigk H, Maibach HJ (eds) Psoriasis. Marcel Dekker

Grundlagen einer rationalen Therapie der Tinea unguium

Hans Christian Korting

Die Tinea unguium, definiert als Onychomykose bedingt durch Dermatophyten, stellt auch und gerade heute eine häufige Infektionskrankheit des Menschen dar. Umso mehr mag es verwundern, daß die Möglichkeiten einer Heilung noch immer sehr begrenzt erscheinen. Dies gilt in Sonderheit für die Tinea unguium im Bereich der Füße. Diese Erkrankung soll im folgenden deshalb im Mittelpunkt der Betrachtung stehen. Obwohl Langzeit-Studien zu dieser Frage im engeren Sinne fehlen, ist die Vermutung als wahrscheinlich richtig zu erachten, wonach die Tinea unguium anders als manche Formen der Dermatophytosen im Regelfall keine selbstlimitierende Erkrankung darstellt. Der zahlenmäßig bei weitem wichtigste Erreger ist Trichophyton rubrum. Infektionen mit diesen Keimen gelten generell als besonders hartnäckig. Dies ist mit der besonders guten Adaptation des Keimes an den Wirt Mensch in Beziehung zu bringen: Ganz allgemein lösen Trichophyton-rubrum-Stämme an der menschlichen Haut nur eine vergleichsweise diskrete Entzündungsreaktion aus, was wiederum eine Eradikation des Erregers durch den Wirt allein erschwert, wenn nicht unmöglich macht.

Vor Beginn der Ära der antimikrobiellen Chemotherapie galt die Tinea unguium weithin als unheilbare Erkrankung. Behandlungsversuche gründeten sich im wesentlichen auf die chirurgische Entfernung des krankhaft veränderten Nagelmaterials (Nagelplatte) sowie auf den (konsekutiven) Einsatz von Desinfizientien. Derartige Therapiemethoden wurden bis heute nicht im modernen Sinne kritisch vor dem Hintergrund großer Fallzahlen evaluiert. Man muß aber davon ausgehen, daß bei der Tinea ungium speziell der Füße nicht bzw. nur an einem Bruchteil der Fälle mit einer definitiven Heilung zu rechnen ist.

Schon seit Jahrzehnten bemüht man sich darum, durch verbesserte topische Präparationen die Heilungschancen zu erhöhen. Derartige Versuche müssen aber bis heute – wie auch immer sie aussehen – als letztlich erfolglos gelten. Dies gilt auch für die Anwendung von Chemotherapeutika aus den drei relativ neuen Wirkstoffklassen der Azole (z. B. Clotrimazol), Pyridone (z. B. Ciclopiroxolamin) und Allylamine (z. B. Naftifin). Erst in allerletzter Zeit deutet sich hier wenigstens partiell eine Wende insofern an, als die Anwendung von Bifonazol im Rahmen eines Zweitschritt-Therapiekonzeptes wenigstens in einem kleinen Teil der behandelten Fälle zu gesicherter Heilung zu führen scheint. Dabei wird zunächst das krankhaft veränderte Nagelmaterial mit einer Salbe abgelöst, die gleichzeitig – in hoher Konzentration – Harnstoff sowie Bifonazol enthält; anschließend wird mit Bifonazol-haltiger Creme weiterbehandelt.

Trotz mancher Sicherheitsbedenken richtet sich das Interesse des Therapeuten bei der Tinea unguium deshalb vor allem auf die systemische Therapie. Möglich wurde sie vor etwa 3 Jahrzehnten durch die Einführung des oral zu applizierenden Griseofulvin. Obwohl diese Substanz bis heute ihren Stellenwert in der Therapie der Tinea unguium behalten hat, ist nicht zu übersehen, welche Wandlung Griseofulvin-haltige Präparate inzwischen durchgemacht haben: die ursprüngliche Form wurde zunächst durch eine mikronisierte abgewandelt, neben dieser steht heute zusätzlich eine ultramikronisierte (eine sog. feste Lösung). Zumindest mit den älteren Präparationen von Griseofulvin lagen die Heilungsraten aber auch überaus niedrig, in einer vor einigen Jahren erschienenen Übersicht wird von einer Heilungsrate von 17% gesprochen. Der wesentliche Fortschritt, den ultramikronisiertes Griseofulvin unter pharmakokinetischen Gesichtspunkten gebracht hat, kann heute nicht mehr übersehen werden. Welche Bedeutung diesem Umstand aber für die Effektivität einer Griseofulvin-Therapie bei Tinea unguium zukommt, bleibt bis heute im wesentlichen unklar.

Eine gewisse Zeit lang schien Ketokonazol eine wesentliche Alternative zu Griseofulvin werden zu können. Die hierzu vorgelegten Studien sind nicht sehr zahlreich. Man kann aber in Übereinstimmung mit Dritten zumindest von einer gleichguten Wirksamkeit des Ketokonazol bei Tinea unguium ausgehen. Nach breiterer Anwendung dieses ersten oral einsetzbaren Azol-Antimykotikums traten freilich Fälle von chemischer Hepatitis, in Einzelfällen mit tödlichem Ausgang, auf und die Mehrzahl dieser tödlichen Nebenwirkungen betraf in der Tat Patienten, bei denen das Präparat wegen der Indikation Onychomykose eingesetzt worden war. In Ansehung dieses Risikopotentials, das es vor dem Hintergrund einer gegenüber Griseofulvin nicht durchschlagend besseren Wirksamkeit zu würdigen gilt, wurde die Indikation Onychomykose zwischenzeitlich wieder gestrichen. Als Ersatz bieten sich neuere orale Azole an, in Sonderheit derzeit das Itrakonazol. Dies gilt insbesondere dann, wenn sich unter breiter Anwendung die auf verschiedene Indizien gestützte Vermutung bestätigen sollte, wonach Itrakonazol keine wesentlichen Lebernebenwirkungen zu induzieren vermag.

Gute klinische Wirksamkeit ist von einem Therapeutikum grundsätzlich immer dann zu erwarten, wenn in-vitro-Aktivität und beim Menschen erreichbare Blut- und Gewebsspiegelverläufe in einem günstigen Verhältnis stehen.

Verglichen mit zur systemischen Anwendung bestimmten antibakteriellen Chemotherapeutika liegen die minimalen Hemmkonzentrationen von Griseofulvin wie auch den Azolen hoch: Bei Münchener Dermatophyten-Isolaten finden sich nicht selten Werte in der Größenordnung von 1 µl. Derartige Konzentrationen werden in humaner Hautblasenflüssigkeit (Saug- wie Kantharidin-Blasen) höchstens für sehr kurze Zeit erreicht. Bei antibakteriellen Chemotherapeutika überschreiten die Gewebsspiegel nicht selten die minimalen Hemmkonzentrationen um ein Tausendfaches. Die angeführten pharmakokinetischen Daten orientieren sich an der Anwendung bislang üblicher Dosen von Griseofulvin bzw. Azolen.

Bei bislang nur sehr schwer zu behandelnden Erkrankungen wie der Tinea unguium sollten deshalb vergleichsweise hohe Dosen über lange Zeit Anwendung finden. Dies Konzept wird derzeit im Rahmen der Münchener Onychomykose-Therapiestudie 1 geprüft. Dabei werden 660 sowie 990 mg ultramikronisiertes Griseofulvin/die mit 100 mg Itrakonazol/die verglichen.

Andrologie

Moderation: N. Hofmann, H.-J. Vogt und W.-B. Schill

Neue Entwicklungen in der Andrologie

Wolf Bernhard Schill

Die Entwicklungen der letzten Jahre lassen erkennen, daß der Andrologie eine nicht zu unterschätzende bevölkerungspolitische Bedeutung zukommt. Dies gilt besonders im Hinblick auf den bedrohlichen Geburtenrückgang in den hochindustrialisierten Staaten Europas und den USA, aber auch im Rahmen der Bevölkerungsexplosion in der Dritten Welt, wo die Suche nach Möglichkeiten einer zusätzlichen Regulation der männlichen Fertilität von großer Bedeutung ist. Die Andrologie ist als Partner der Gynäkologie in der Betreuung des kinderlosen Paares ein vergleichsweise junges Fach, das im Hinblick auf den derzeitigen Kenntnisstand zur Physiologie, Pathophysiologie und Klinik männlicher Fertilitätsstörungen einen erheblichen Nachholbedarf aufweist. Bisher ging man davon aus, daß der Begriff „Andrologie" zu Anfang der zweiten Hälfte des 20. Jahrhunderts von dem Bonner Gynäkologen Harald Siebke als Pendant zur Gynäkologie geprägt wurde. Völlig außer Acht gelassen wurde jedoch, daß bereits im Jahre 1891 im Journal of the American Medical Association ein Editorial mit dem Titel „Andrology as a Speciality" erschienen war, welches auf die American Andrological Association Bezug nahm, die von amerikanischen Ärzten und Chirurgen gegründet worden war und Ende des 19. Jahrhunderts in den Vereinigten Staaten bereits eine Eigenständigkeit aufwies.

Gegenwärtig befindet sich die Andrologie als Teilgebiet der Dermatovenerologie in der Bundesrepublik berufspolitisch gesehen in einer Krisensituation, da das Mutterfach Dermatologie wenig Interesse an dieser Fachrichtung aufbringt, Urologie und Gynäkologie dagegen alle Anstrengungen auf sich nehmen, die Bedeutung dieser Disziplin entsprechend ihrem großen klinischen Bedarf zu würdigen. Eine Folge davon ist u. a. auf universitärer und außeruniversitärer Ebene die Bildung reproduktionsmedizinischer Zentren, die keine Beziehung mehr zur Dermatologie aufweisen und sich eng an die Gynäkologie anlehnen. Der Bedarf für diese Zentren wird um so deutlicher, wenn man bedenkt, daß kürzlich durchgeführte Untersuchungen zeigen, daß ca. 600000 verheiratete Männer in Ehen mit unerfülltem Kinderwunsch in der Bundesrepublik Deutschland behandlungsbedürftig sind.

Die modernen Entwicklungen auf dem Gebiet der Andrologie bedeuten, daß sich das Aufgabengebiet der Andrologie für den Hautarzt wesentlich erweitert hat. Zwar steht nach wie vor die Betreuung des männlichen Partners in einer kinderlosen Ehe im Hinblick auf Diagnostik, Therapie und ärztliche Führung im Vordergrund des Interesses; zunehmend gewinnen aber auch prophylaktische Aspekte zur Vermeidung von Fertilitätsstörungen an Bedeutung, die durch venerische und unspezifische Infektionen bedingt sind, Varikozelen, Orchidopathien, den Hodenhochstand und Berufsnoxen betreffen sowie seuchen-hygienische Aspekte der AIDS-Problematik einschließen. Hinzu kommen forensische Fragestellungen wie Vaterschaftsgutachten und das Erkennen von Medikamentennebenwirkungen auf Fertilität und Sexualität. Interessante Entwicklungen ergeben sich für den Dermatologen auch auf dem Gebiet der

Diagnostik und Therapie von Potenzstörungen, angeregt durch die Einführung der intrakavernösen Injektion von vasoaktiven Substanzen. Von besonderer Bedeutung erscheinen Untersuchungen zum Einfluß von Umweltschadstoffen auf die männliche Fertilität. Andererseits sind zunehmend Beratungen zur Frage der Familienplanung erforderlich, die die Möglichkeit der Kontrazeption durch Vasektomie mit entsprechenden Spermaanalysen vor und nach Durchführung dieses Eingriffes einschließen.

In besonderen Fällen sollte die Spermakonservierung mit Anlage von Spermadepots zur Fertilitätsprophylaxe, z. B. bei Tumorpatienten und Risikoberufen, angeboten werden. Von eminent wichtiger Bedeutung ist schließlich die intensive Auseinandersetzung mit der andrologischen Grundlagenforschung, da nur diese den Fortbestand des Fachs in eigenständiger Form oder als Subspezialität einer klassischen medizinischen Disziplin wie der Dermatologie erlaubt.

Als Folge einer intensiven endokrinologischen Forschung haben sich neue Aspekte zur endokrinen Regulation der männlichen Gonaden in Ergänzung zum klassischen Hypothalamus-Hypophysenvorderlappen-System ergeben, welches nach bisheriger Auffassung das wesentliche Steuerprinzip der Gonadenfunktion ist. In der letzten Jahren wird jedoch immer deutlicher, daß die Leydig' Zell- und Tubulusfunktion durch ein im Hoden existentes, sehr komplexes Feinregulationssystem beeinflußt wird. Diese sog. parakrine Regulation greift modifizierend in die Gonadenfunktion ein und wird in den kommenden Jahren Schwerpunkt andrologischer Forschung sein. So liegen erste Erkenntnisse vor, daß die Leydig' Zellen eine Reihe von Mediatorsubstanzen z. T. noch unbekannter Natur selbst herstellen, u. a. Prostaglandine, Oxytocin, Opiate, Angiotensin I und II. Letztere Peptide weisen auf interessante Querverbindungen zum Kallikrein-Kinin-System hin. Dabei spielt wahrscheinlich das angiotensin converting enzyme als Schlüsselenzym zwischen dem Renin-Angiotensin-System und dem Kallikrein-Kinin-System im männlichen Genitaltrakt eine besondere Rolle im Hinblick auf die Regulation testikulärer Funktionen.

Neue Entwicklungen zeichnen sich auch auf dem Gebiet biochemischer Marker zur Charakterisierung der Nebenhodenfunktion ab. Jüngste Untersuchungsergebnisse weisen darauf hin, daß die Alpha-Glukosidase ein wesentlich sensitiverer und reproduzierbarer Parameter zur Erfassung von funktionellen Störungen und Verschlüssen im Bereich des Nebenhodens ist als Carnitin. Unabhängig davon ist bald mit dem Einsatz von monoklonalen Antikörpern zur differenzierten Charakterisierung spezifischer Nebenhodenfunktionen bei männlichen Fertilitätsstörungen zu rechnen.

Fortschritte haben sich auch durch den Einsatz von Raster- und Elektronenmikroskopie in der Abklärung monosymptomatischer Krankheitsbilder ergeben, z. B. beim Immotile-Cilia-Syndrom und verwandten Syndrombildern wie dem Usher' Syndrom. Die ultrastrukturelle Analyse von Spermatozoendefekten erlaubt auch die Aufklärung isolierter Störungen während der Spermatohistogenese. So kann es während der Zentriolendifferenzierung zur strukturellen Fehlbildungen zwischen innerem und äußerem Zentriol kommen. Dies führt zur Ausbildung des sog. Dekapitations-Syndroms, bei dem Spermatozoenköpfe und hochmotile Spermatozoenschwänze mit dem mitochondrientragenden Mittelstücke ejakuliert werden (Holstein et al. 1986).

Neue Ansatzpunkte ergeben sich bei der Beurteilung der akrosomalen Morphologie und Funktion zur Abschätzung des Fertilisationsverhaltens einer Spermatozoenpopulation. Akrosomale Funktionsdefekte lassen sich durch die Bestimmung der Akrosinaktivität und der akrosomalen Reaktion erfassen. So kann gezeigt werden, daß in einzelnen Fällen mit unerfülltem Kinderwunsch bei normalem Spermiogrammbefund die akrosomale Reaktion nicht erfolgt bzw. bereits erfolgt ist, so daß gestörte Funktionsabläufe am Akrosom als Ursache einer männlichen Sub- bzw. Infertilität angesehen werden müssen. Eine weitere Möglichkeit der differenzierten Aussage zum Fertilisationsverhalten einer Spermatozoenpopulation ist der sog. heterologe Ovumpenetrationstest (HOP), der unter Zuhilfenahme von Hamstereizellen durchgeführt

wird. Nach jüngsten Untersuchungen von Aitken und Mitarbeitern (1987) kommt
diesem Bioassay eine hohe Aussagekraft zu, wenn durch Zugabe von Ionophor eine
Synchronisation der akrosomalen Reaktion bei den untersuchten Spermatozoen induziert wird.

Welche Bedeutung den im Seminalplasma vorhandenen Leukozyten bei der Beurteilung des Fertilisationspotentials einer Spermatozoenpopulation zukommt, ist noch
unbekannt. Sicherlich ist eine differenzierte Diagnostik entzündlicher Spermafakto-
ren von Bedeutung für die Beurteilung der männlichen Fertilität. Neuerdings gibt die
Bestimmung der Granulozyten-Elastase mit Hilfe eines Elisa und die quantitative
Bestimmung von Leukozyten-Subpopulationen wertvolle Informationen über das
Entzündungspotential einer Spermaprobe (Wolff und Anderson, 1988). Im übrigen
gilt als Grundlage der andrologischen Labordiagnostik das von der WHO herausge-
gebene Labormanual, das seit 1989 in deutscher Sprache erhältlich ist. Nach den
Empfehlungen der WHO ergeben sich folgende Normalwerte für das Spermiogramm:
Spermatozoendichte $> 20 \times 10^6$/ml, Gesamtspermatozoenzahl $> 50 \times 10^6$ pro Ejaku-
lat, Globalmotilität $> 50\%$, Progressivmotilität $> 25\%$ und Spermatozoenmorphologie $> 50\%$ normale Spermatozoen. Ejakulatvolumen 2 bis 6 ml, pH-Wert 7,2 bis 7,8,
Leukozytenzahl $< 1 \times 10^6$ pro ml Ejakulat.

Neue Entwicklungen auf dem Sektor der andrologischen Diagnostik sind auf dem
Gebiet der Spermatozoen-Eizell-Interaktion zu erwarten, wo die molekularbiologische Forschung zu einem besseren Verständnis reproduktionsbiologischer Zusammenhänge geführt hat. Gegenwärtig wird intensiv an der Entwicklung von Spermato-
zoen-Funktionstests gearbeitet, wie z. B. einem quantitativen Zona-Bindungstest. In
Entwicklung sind auch Rezeptornachweisverfahren, um zusätzliche Informationen
zum Befruchtungspotential einer Spermatozoenpopulation zu erhalten.

Wenden wir uns schließlich der andrologischen Therapie zu, so läßt sich unschwer
erkennen, daß die Behandlungsmöglichkeiten des männlichen Sterilitätsfaktors gegenüber früher unvergleichlich vielfältiger und spezifischer und somit auch erfolgversprechender geworden sind. Trotzdem bestehen nach wie vor erhebliche therapeutische Defizite mit einem Mangel an spezifischen Behandlungsmethoden. Auch die
empirischen Maßnahmen sind letztlich unzureichend, da – bedingt durch den mangelnden Kenntnisstand zur Physiologie und Pathophysiologie männlicher Fertilitätsstörungen – Selektionskriterien zur Durchführung einer medikamentösen Therapie,
abgesehen von den herkömmlichen endokrinen Parametern, nicht zur Verfügung
stehen.

Neue Ansatzpunkte ergeben sich durch den Einsatz des oral applizierbaren An-
drogenpräparates Testosteronundecanoat (Andriol, Organon) in der Behandlung von
Spermatozoenmotilitätsstörungen und bei mäßiggradiger Teratozoospermie. Pusch
(1989) konnte in einer Doppelblindstudie eine statistisch signifikante Verbesserung
der Spermatozoenmorphologie nach oraler Behandlung mit Andriol nachweisen. Von
Bedeutung scheint auch die Freisetzung bzw. Hemmung von Mediatorsubstanzen im
Hoden zu sein. Besonders interessant erscheint in Ergänzung zur Therapie mit Kallikrein eine Anhebung des Kinin-Spiegels in den männlichen Genitalsekreten durch
orale Verabreichung des Kininase-Inhibitors Captopril. Captopril ist ein potenter
Hemmstoff des angiotensin converting enzyme, das eine Schlüsselfunktion im männlichen Genitaltrakt zwischen Renin-Angiotensin-System und Kallikrein-Kinin-System
einnimmt. Eine kürzlich durchgeführte Doppelblindstudie zeigte, daß nach systemischer Verabreichung von Captopril mit einer signifikanten Steigerung der Spermatozoendichte im Ejakulat zu rechnen ist (Parsch und Schill, 1988).

Weitere interessante Ansätze ergeben sich durch den Einsatz von Pflanzenproduk-
ten (z. B. Regazell) und pflanzlicher Extrakte (chinesische Teesorten), die möglicherweise die Nebenhodenfunktion günstig beeinflussen. Liegt eine klinische bzw. subklinische Varikozele vor, bietet sich die ambulante Durchführung der Sklerotherapie als
Methode der Wahl an.

Kürzlich konnte gezeigt werden, daß die postoperativen Behandlungsergebnisse bei ambulanter Sklerotherapie im Hinblick auf die qualitative Verbesserung des Spermiogrammbefundes und die zu erwartenden Schwangerschaftsraten vergleichbar mit denen herkömmlicher operativer Verfahren z. B. nach Bernardi-Ivanissevich sind. Die selektive Sklerotherapie der Vena spermatica interna ist somit heute das Mittel der Wahl zur Durchführung einer Varikozelenentfernung.

Versagen operative und medikamentöse Behandlungsmethoden, stehen heute In-vitro-Techniken zur Therapie des männlichen Sterilitätsfaktors ganz im Vordergrund der Diskussion, insbesondere die Verbesserung der Spermaqualität in vitro durch Split-Ejakulat- und Swim-up-Verfahren. Letztere ermöglichen auch die Elimination von Mikroorganismen. Sperma, das zur In-vitro-Fertilisation eingesetzt wird, sollte nach Durchlaufen der verschiedenen Aufbereitungstechniken (Percoll Gradient, Glaswoll-Filtration usw.) zumindest über 100000 progressiv motiler Spermatozoen verfügen (Schill, 1989). Allerdings kann nicht häufig genug mit Nachdruck darauf hingewiesen werden, daß die Indikation zur Durchführung der In-vitro-Fertilisation aus andrologischer Sicht mit äußerster Zurückhaltung gestellt werden muß, da die Fertilisations- und Schwangerschaftsraten bei sog. Tripledefekten (reduzierte Spermatozoendichte in Kombination mit reduzierter Spermatozoenmotilität und reduzierter Spermatozoenmorphologie) sehr schlecht zu beurteilen sind. Bei Vorliegen eines therapieresistenten männlichen Sterilitätsfaktors sollten daher zunächst Spermaaufbereitungsverfahren in Kombination mit der intrauterinen Insemination für 4–6 Zyklen angestrebt werden. Erst danach ist die Möglichkeit der In-vitro-Fertilisation bzw. die Durchführung eines intratubaren Gametentransfers zu erwägen.

Im Hinblick auf die in den letzten Jahren stattgefundene rasante Entwicklung reproduktionsmedizinischer Techniken sollte schließlich hervorgehoben werden, daß auf dem 88. Deutschen Ärztetag in Travemünde bei der Schaffung von Mindestanforderungen für ein In-vitro-Fertilisations-Team erstmals die Andrologie als Teil der fachlichen Voraussetzungen zur Ausübung dieser Tätigkeit gefordert wurde. Die Andrologie ist damit fest in ein reproduktionsmedizinisches Team eingebunden. Diese Entscheidung bedeutet, daß unsere Standesorganisation die Andrologie als unentbehrlich bei der Durchführung reproduktionsmedizinischer Behandlungsmethoden anerkannt haben.

Literatur

Holstein AF, Schill W-B, Breucker H (1986) Dissociated centriole development as a cause of spermatid malformation in man. J Reprod Fertil 78:719–725
Parsch E, Schill W-B (1988) Captopril – a new approach for treatment of male subfertility. Andrologia 20:537–538
Pusch HH (1989) Oral treatment of oligozoospermia with testosterone-undecanoate: results of a double-blind-placebo-controlled trial. Andrologia 21:76–82
Schill W-B (1989) Andrologische Aspekte der In-vitro-Fertilisation. Fertilität 5:22–26
Wolff H, Anderson DJ (1988) Evaluation of granulocyte elastase as a seminal plasma marker for leukocytospermia. Fertil Steril 50:129–132

HIV-Übertragung durch Sperma

Hans Wolff

Das Acquired Immunodeficiency Syndrome (AIDS) hat sich in den Jahren ab 1980 mit fast explosionsartiger Geschwindigkeit ausgebreitet. Hauptsächlich betroffen von dem progressiven Verfall des Immunsystems und dessen Folgeerscheinungen, wie z. B.

opportunistischen Infektionen, sind in Westeuropa und in den USA homosexuelle Männer. Die rapide Ausbreitung des AIDS bei Homosexuellen legte als Ursache ein durch Geschlechtsverkehr übertragbares infektiöses Agens nahe. Heute weiß man, daß es sich um ein Retrovirus handelt, das den Namen Human Immunodeficiency Virus Type-1, oder kurz HIV-1, erhalten hat. HIV-1 befällt hauptsächlich T-Helfer-lymphozyten mit dem CD4 Oberflächenrezeptor. Aber auch Makrophagen können von HIV-1 infiziert werden, wahrscheinlich ebenfalls via CD4 Rezeptoren auf ihrer Oberfläche.

Zum Verständnis des sexuellen Übertragungsmechanismus hat entscheidend bei-getragen, daß HIV-1 aus dem Sperma von infizierten Männern isoliert werden konnte [1, 2]. Genauer gesagt handelte es sich dabei um die Fraktion der mononukleären Zellen des Spermas, die unter anderem auch Makrophagen und Lymphozyten enthält. Allerdings ist bisher noch wenig darüber bekannt, ob alle HIV-1-seropositiven Män-ner gleichermaßen infiziös sind; ob die Infektiosität mit dem Fortschreiten der Immunschwäche zunimmt (wofür es epidemiologische Anhaltspunkte gibt); und ob Kofaktoren, wie z. B. Genitalwegsentzündungen, das Übertragungsrisiko erhöhen können. Eine sehr gute Studie zum Themenkomplex der heterosexuellen Übertragung des HIV-1 wurde von Peterman und Mitarbeitern durchgeführt [3]. Die Autoren untersuchten ein Kollektiv von Männern und Frauen (und deren heterosexuelle Sexu-alpartner), die durch verseuchte Bluttransfusion infiziert worden waren.

Es zeigte sich, daß die männlichen Sexualpartner transfusionsinfizierter Frauen in 2 von 25 Fällen (8%) HIV-seropositiv waren, aller Wahrscheinlichkeit nach ange-steckt durch heterosexuellen Geschlechtsverkehr. Für die Möglichkeit einer derarti-gen Übertragung sprechen die Ergebnisse von Vogt et al. [4], die HIV-1 aus Zerviko-vaginalsekreten infizierter Frauen anzüchten konnten. Umgekehrt waren die weibli-chen Sexualpartner transfusionsinfizierter Männer in 10 von 53 Fällen (18%) von HIV-1 infiziert. Interessanterweise bestanden keine Unterschiede in der Anzahl unge-schützter Sexualkontakte zwischen infizierten und nicht infizierten Frauen. Etwa 20% der nicht infizierten Frauen hatten über 200 ungeschützte Sexualkontakte mit dem infizierten Mann! Andererseits gab es Frauen, die bereits nach acht Kontakten bzw. sogar nach einzigen Sexualkontakt infiziert worden waren. Petermann und Mitarbei-ter vermuten, daß sowohl bei Frauen als auch bei Männern biologische Kofaktoren vorhanden sein könnten, die eine sexuelle HIV-Übertragung entscheidend beeinflus-sen können.

Die Hypothese unserer Arbeitsgruppe ist, daß ein ganz entscheidender Kofaktor die Anzahl und der Aktivationszustand der HIV-Wirtszellen im Sperma ist. Als HIV-Wirtszellen im Sperma haben wir CD4 Lymphozyten und Monozyten/Makro-phagen definiert. Ein Hindernis bei der Definition von Risikofaktoren einer HIV-Übertragung durch Sperma war jedoch zunächst einmal die Unkenntnis darüber, ob, wieviele und welche Leukozyten sich normalerweise in menschlichen Ejakulaten be-finden.

Deshalb haben wir zunächst einmal anhand monoklonaler Antikörper mittels einer Immunperoxidasetechnik Leukozyten in verschiedenen Ejakulaten charakteri-siert und quantifiziert [5]. In etwa 70–80% der über 200 untersuchten Ejakulate fanden sich CD4 Lymphozyten, die klassischen HIV-Wirtszellen. Makrophagen konnten sogar in 100% der Ejakulate nachgewiesen werden.

Somit ist jedes Ejakulat allein aufgrund der immer anwesenden HIV-Wirtszellen als potentiell infektiös anzusehen.

Im Gegensatz zu den Verhältnissen im peripheren Blut lag die Zahl der Makro-phagen im Sperma in der Regel um ein Zehnfaches höher als die Zahl der CD4 Lymphozyten. Normalerweise enthält ein Ejakulat etwa 50 000 bis 200 000 Makro-phagen und etwa 5000 bis 20 000 CD4 Lymphozyten.

Bemerkenswert ist jedoch die enorme inter-individuelle Variationsbreite der HIV-Wirtszellzahlen: so wiesen manche Ejakulate überhaupt keine CD4 Lymphozyten auf, andere dagegen 3 Millionen; die Zahl der Makrophagen variierte sogar von 3000 bis zu 8 Millionen pro Ejakulat. Es ist daher durchaus vorstellbar, daß Männer mit sehr hohen HIV-Wirtszellzahlen im Sperma diejenigen sind, die ihre Sexualpartner bereits nach wenigen Kontakten infizieren.

Als nächstes stellt sich die Frage, welche Einflußfaktoren die Zahl der HIV-Wirtszellen im Sperma erhöhen können.

An den Spermata von 105 Männern wurde untersucht, ob die Anwesenheit einer Entzündung im Bereich der Samenwege die Zahl der Leukozyten und HIV-Wirtszellen im Sperma erhöhen kann. Die An- oder Abwesenheit einer Entzündung wurde durch Messung der Granulozytenelastase im Sperma bestimmt, einer von Schill und Mitarbeitern etablierten Methode [6]. Wir fanden, daß klar entzündliche Werte von über 1000 ng Granulozytenelastase pro ml Sperma eindeutig mit dramatisch erhöhten HIV-Wirtszellenzahlen im Sperma assoziiert waren. Verglichen zum Kontrollkollektiv ohne Hinweis auf Entzündung (unter 250 ng/ml Sperma) fanden sich in entzündlichen Ejakulaten im Median um 6fach höhere CD4 Lymphozytenzahlen und um 19fach höhere Makrophagenzahlen.

Neben der quantitativen Veränderung der HIV-Wirtszellen kommt es im Rahmen einer Entzündung auch zu einer gefährlichen qualitativen Veränderung: der Aktivierung von Lymphozyten und Makrophagen durch Zytokine und der damit einhergehenden möglichen Aktivierung eines latent im Genom vorhandenen HIV-1 Provirus (Ergebnisse von Fauci und Mitarbeitern).

Zusammenfassend kann vermutet werden, daß die zumeist asymptomatischen Entzündungen und Infektionen im Bereich des männlichen Genitaltraktes ein entscheidender Kofaktor bei der sexuellen Übertragung des HIV-1 sein könnten.

Literatur

1. Ho DD, Schooley RT, Rota TR et al. (1984) HTLV-III in semen and blood of a healthy homosexual man. Science 226:451–453
2. Zagury D, Bernard J, Leibovitch J et al. (1984) HTLV-III in cells cultured from semen of two patients with AIDS. Science 226:449–451
3. Peterman TA, Stoneburner RL, Allen JR et al. (1988) Risk of human immunodeficiency virus transmission from heterosexual adults with transfusion-associated infections. JAMA 259: 55–58
4. Vogt MW, Witt DJ, Craven DE et al. (1986) Isolation of HTLV-III/LAV from cervical secretions of women at risk for AIDS. Lancet II:525–527
5. Wolff H, Anderson DJ (1988) Immunohistologic characterization and quantitation of leukocyte subpopulations in human semen. Fertil Steril 49:497–504
6. Jochum M, Papst W, Schill WB (1986) Granulocyte elastase as a sensitive diagnostic parameter of silent male genital tract inflammation. Andrologie 18:413–419
7. Wolff H, Anderson DJ (1988) Male genital tract inflammation is associated with increased numbers of potential human immunodeficiency virus host cells in semen. Andrologie 20: 404–410
8. Wolff H, Anderson DJ (1988) Andrologische Aspekte der HIV-Infektion. In: Jäger H (Hrsg) AIDS und HIV-Infektionen, eco-med, Landsberg am Lech

Gynäkologisch-andrologische Aspekte in der Diagnostik und Therapie des kinderlosen Paares

G. Freundl

Kinderlosigkeit ist nicht das Problem eines Individuums, sondern eines Paares. Für 15–20% der Betroffenen erfüllt sich der Kinderwunsch deswegen nicht, weil eine kombinierte Störung bei Mann und Frau vorliegt oder gar durch das Zusammentreffen zweier Individuen ein immunologisches Problem geschaffen wird [3]. Relativ einfache Untersuchungen ermöglichen es, einen großen Prozentsatz der betroffenen Paare zu diagnostizieren. Zahlreiche Fälle können durch kombinierte Therapie, die in besonderen Fällen selbst die Methode der In-vitro-Fertilisation (IVF) heranzieht, therapiert werden.

Diagnostik

Für Problemfälle ist es sinnvoll, bereits in der Eingangsuntersuchung beide Partner gemeinsam zu sehen. Aus Anamnese und individuellem Befund läßt sich relativ schnell feststellen, ob es sich um solitäre Probleme bei der Frau oder dem Mann handelt. In diesem Fall werden die Probleme bei dem betroffenen Partner abgeklärt. Basisuntersuchungen sind neben der körperlichen Untersuchung beim Mann die Spermaanalyse, bei der Frau die Abklärung der Ovarialfunktion und die Beurteilung des Weges der Spermatozoen im weiblichen Genitaltrakt.

Sehr bald kommen jedoch Interaktionsteste zum Tragen, für deren Durchführung sowohl Komponenten bei der Frau als beim Mann herangezogen werden. Einfache klinische Teste in ihrer zeitlichen Reihenfolge stellt Abbildung 1 dar (nach [2]).

PCT → in vitro Pen.t. → SCMC → immunol. Kurzteste in Sperma und Zervikalschleim

Der *Postkoitaltest* (PCT) wird so durchgeführt, daß zur Zeit der Ovulation frühestens 1 Stunde, optimal 3 Stunden nach Geschlechtsverkehr die Zahl, die Motilität und die Morphologie der in den Zervikalschleim aus dem Ejakulat in-vitro-penetrierten Spermatozoen mikroskopisch bestimmt wird. Wir führen den Test allerdings so durch, daß der Verkehr nach einer 4- bis 5tägigen Karenz am Abend vor der Untersuchung oder am Untersuchungstag morgens stattgefunden hat und der Test nachmittags durchgeführt wird. Dies bedeutet für das zu untersuchende Paar weniger Streß.

Bei zweimal negativen PCT veranlassen wir die Durchführung von *In-vitro-Penetrationstesten* (In-vitro Pen.t.). Diese lassen sich in zwei Modifikationen durchführen: Beim Objektträgertest wird ein Tropfen Zervikalschleim auf einen sauberen Objektträger gebracht und mit dem Deckglas abgedeckt. Bei Zugabe von Sperma entsteht eine scharfe Grenzlinie, die sich im Phasenkontrastmikroskop sehr gut darstellen läßt. Die Penetration der Spermatozoen in den Zervikalschleim kann beobachtet werden. Definierte Bedingungen schafft der Kapillartest. Dabei wird der Zervikalschleim in eine mikroskopierbare flache Kapillare in gestreckter Form eingesogen. In diesen mit Zervikalschleim gefüllten Raum penetrieren Spermatozoen aus einem Behältnis in eine definierte Richtung. Die Geschwindigkeit der Penetration, die Anzahl und die Form der penetrierten Spermatozoen kann beurteilt werden.

Ergibt sich der Verdacht des Vorliegens einer immunologischen Sterilität, so ist als einfacher klinischer Test der von Krämer und Jager 1976 durchgeführte *SCMC*-Test (*Sperm Cervical Mucus Contact Test*) zu nennen. Dabei wird versucht, durch Beobachtung eines einfachen klinischen Phänomens, des Schüttelphänomens, die Existenz immunologischer Phänomene beim Zustandekommen einer Infertilität zu vermuten. Der Test wird so durchgeführt, daß das Sperma nach Gewinnung eine halbe Stunde stehenbleibt. Danach wird Material ca. 0,5 cm unterhalb der Oberfläche der Samenflüssigkeit entnommen. Auf einem Objektträger werden sodann ein Tropfen Zervikalschleim mit den Zeichen guter östrogener Stimulation und der oben erwähnte Samentropfen gemischt und mit einem Deckglas abgedeckt. Das Verhalten der Motilität wird in zeitlich festgelegten Abständen beobachtet. Zur Beurteilung dient das Schüttelphänomen, indem der Prozentsatz der Samenfäden angegeben wird, der in obiger Versuchsanordnung schüttelt. Nach den Untersuchungen von Franken et al., 1988 [1], stellt dieser Test einen guten Indikator für gegen Spermatozoen gerichtete Antikörper dar. Die Spezifizierung dieser Antikörper erfordert den Einsatz komplizierter Teste und ist für die normale Fertilitätssprechstunde sinnvollerweise nicht durchzuführen.

Zur Beurteilung der Fähigkeit der Spermatozoen, eine weibliche Eizelle aufzuschließen, wurden weitere Modelle entwickelt. Einer dieser Teste ist der Hamsterei-Penetrationstest (HOP-Test), der eine gute Vorhersage über die Fertilisationsfähigkeit von Spermatozoen erlaubt. Er wurde in unterschiedlichen Modifikationen durchgeführt. Problematisch ist der hohe Aufwand, der mit diesem Test verbunden ist.

Von van der Ven et al., 1989, wurden deswegen einfachere Teste herangezogen, deren Ergebnisse mit der Befruchtungsfähigkeit der Spermatozoen gut korrelieren: als erstes ist dabei der Spermatozoen-Schwelltest zu nennen. Er wird so durchgeführt, daß Spermatozoen einem hypoosmolaren Medium ausgesetzt werden und dabei ein charakteristisches Verhalten ihrer Zellmembran zeigen. Dieses Verhalten korreliert mit den Ergebnissen der in-vitro-Fertilisation (IVF).

Letztere erlaubt nach wie vor die beste Beurteilung der Fertilisationsfähigkeit der menschlichen Oozyte durch das menschliche Spermatozoon. Die Anzahl der in-vitro-fertilisierten Eizellen kann leicht beobachtet werden. Männliche Störungen in ihrer Bedeutung für die Fertilität eines Paares lassen sich so direkt am Zielobjekt beurteilen. In jüngerer Zeit werden vermehrt einfache immunologische Testsysteme auf dem Markt angeboten. Ihre Existenzberechtigung resultiert daraus, daß die üblichen Testsysteme auf Antikörper, wie z. B. der KIBRICK-Gelatine-Agglutinationstest oder der ISOJIMA-Spermatozoen-Immobilisationstest, im normalen Praxislabor nicht durchführbar sind. Als Vertreter der einfachen Teste sind Sperm Antibody Slide-Test, Fa. BIOTEC, die Spermatozoen- oder Ovarielle zona pellucida-Antikörperteste, Fa. Ciba-Corning, zu nennen. Er enthält alle Testkomponenten in aufbereiteter Form und kann auch in einem einfachen Praxislabor durchgeführt werden. Seine Probleme liegen darin, daß ein sehr exaktes "handling" notwendig ist, wenn mit dem Zervikalschleim gearbeitet wird. Für die meisten Praxen werden sich die oben erwähnten einfachen klinischen Teste besser bewähren.

Therapie

Für eine erfolgreiche gynäkologisch-andrologische Therapie ist die zeitliche Abstimmung therapeutischer Maßnahmen bei Mann und Frau von großer Bedeutung. Dazu muß man wissen, daß der weibliche Zyklus relativ kurz ist und Therapiemaßnahmen relativ schnell zu dem gewünschten Erfolg führen. Im Gegensatz dazu ist der Spermatogenese-Zyklus beim Mann sehr lange. Um gemeinsam zum Ziel der Optimierung zu gelangen, müssen Maßnahmen deswegen üblicherweise wesentlich früher beim Mann als bei der Frau begonnen werden.

Spezielle Behandlungsverfahren haben nach wie vor Bedeutung, wenn sie auch in ihrer Durchführung durch die Erfahrungen der IVF teilweise verändert wurden. Für die intrauterine Insemination (IUI) wird heute üblicherweise Samen verwendet, der durch Reinigungsschritte keimarm oder durch Migrations- oder Filtrationsschritte in seiner Qualität verändert wurde (Swim-up-Verfahren, Glasswool filtration, Percoll filtration). Während man anfänglich den Stellenwert der IVF nur darin sah, daß ein Fehlen der Eileiter bei der Frau dadurch behandelt werden kann, hat sich in letzter Zeit herausgestellt, daß das IVF/ET-Verfahren auch sinnvoll zur Kompensation von Störungen beim Mann eingesetzt werden kann. Insbesondere die Bonner Arbeitsgruppe [4] scheint Erfolge mit der Fertilisation menschlicher Eizellen in Kapillaren zu erzielen, wobei sie dieses Verfahren bei sehr geringen Spermatozoenzahlen empfiehlt.

Zusammenfassend ist nochmals darauf hinzuweisen, daß die gynäkologisch-andrologische Diagnostik und Therapie dem Paarproblem Sterilität besser gerecht wird als das individuelle Vorgehen bei den einzelnen Partnern.

Literatur

1. Franken DR, Grobler S, Pretorius E (1988) The SCMS test: a reliable monitor for antispermatozoal antibodies. Hum Reprod 3:607–609
2. Freundl G (1985) Spermatozoen-Zervikalschleim-Interaktion: Diagnostik und Bedeutung. Gynäkologie 18:84–91
3. Schumacher GFB (1988) Immunology of spermatozoa and cervical mucus. Hum Reprod 3:289–300
4. van der Ven, Hoebbel K, Al-Hasani S, Diedrich K, Krebs D (1989) Fertilization of human oocytes in capillary tubes with very small numbers of spermatozoa. Hum Reprod 4:72–76

Konzeptionsoptimum aus andrologischer Sicht

Hans Josef Vogt

Bei ungewollter Kinderlosigkeit wurde früher vorwiegend der Frau die Alleinschuld angelastet. Inzwischen ist diese Einstellung weitgehend der allgemeinen Erkenntnis gewichen, daß im Rahmen der erwünschten Konzeption Mann und Frau als biologische Einheit zu sehen sind. Dies verpflichtet zu einer intensiven Kooperation zwischen Gynäkologen und Andrologen.

Fast alle Männer, die unsere andrologische Sprechstunde wegen bisher unerfüllten Kinderwunsches aufsuchten, kamen auf direkte oder indirekte Veranlassung des Frauenarztes. Erstaunlich ist, daß es immer noch Frauen gibt, die mehrere Jahre lang ihre Basaltemperatur messen, bevor sich der Partner andrologisch untersuchen läßt. Die Führung einer Basaltemperaturkurve wird der Frau sowohl vom Haus- wie vom Facharzt empfohlen. Den Männern ist die Tatsache, daß ihre Frau die morgendliche Temperatur mißt, zwar bekannt, die Wertung des Ergebnisses mit den zu folgenden Schlüssen wird jedoch weitgehend der Frau überlassen.

Grundsätzlich sind Männer zwar über die fruchtbaren Tage der Frau informiert, daß es jedoch auch beim Mann physiologische Voraussetzungen gibt – z.B. die Ausreifung der Spermatozoen auch Zeit braucht – wird damit nicht korreliert.

Um den Kenntnisstand der Männer zu erfassen, wurden zwischen 1978 und 1980 1034 24–28jährige Männer der Fertilitätssprechstunde über das Konzeptionsoptimum befragt (Vogt und Theobald). Alle waren grundsätzlich über die fruchtbaren Tage der Frau orientiert. Befragt nach der günstigsten Zeit für einen im Hinblick auf eine Konzeption erfolgreichen Geschlechtsverkehr meinten 169, voll unterrichtet zu sein. Genaueres Fragen ergab jedoch, daß nur 24 dieser Männer über die Führung der Basaltemperaturkurve ihrer Frau mehr als die bloße Tatsache zu berichten wußten. Diese Männer kannten die Bedeutung eines stabilen Menstruationszyklus ebenso wie das Konzeptionsoptimum vor dem Anstieg der Basaltemperaturkurve. Der häufigste Fehler der anderen Männer war die Angabe des Konzeptionsoptimums bei oder nach Anstieg der Basaltemperaturkurve. 6 Männer waren sich bewußt, daß eine optimale sexuelle Karenz dem Zeitraum entspricht, den der Androloge vor Durchführung eines Spermiogrammes fordert.

In den letzten Jahren hat die Andrologie vor allem bei den niedergelassenen Urologen einen erheblichen Aufschwung genommen. Zahlreiche Publikationen sind erschienen, welche sich vor allem mit den somatischen Fragen der Konzeption und ihrer Störungen beschäftigen. Es konnten hervorragende Fortschritte in der Diagnostik und auch in der Therapie andrologischer Störungen erzielt werden. Gilt dies auch für den Wissensstand der Männer über das Konzeptionsoptimum?

In der Zeit von 1. Juli 1988 bis zum 31. März 1989 wurden 341 deutsche Männer, welche wegen unerfüllten Kinderwunsches unsere Fertilitätssprechstunde aufsuchten, entsprechend befragt. Dabei war ès erfreulich, daß zumindest 27 Männer mit ihrer Frau gemeinsam beim Frauenarzt gewesen waren, um sich informieren zu lassen. 58 konnten angeben, an welchem Zyklustag das Konzeptionsoptimum ihrer Frau liegt. Daß aus physiologischer Sicht eine sexuelle Karenz im statistischen Mittel von 5 Tagen zu einer Optimierung sowohl der Samenqualität wie der -quantität führt, war 42 Männern bekannt. Es konnen jedoch nur 20 Männer korrekt angeben, wann im Verhältnis zum Basaltemperaturkurvenanstieg die optimale Konzeptionschance besteht. Im Gegensatz dazu waren sich 55 Männer sicher, daß das Konzeptionsoptimum vorliegt, wenn die Basaltemperaturkurve ansteigt, 8 glaubten diesen Zeitpunkt gekommen, wenn die Kurve oben ist und weitere 5, nachdem die Kurve angestiegen ist.

Vergleicht man diese Zahlen mit den Ergebnissen 10 Jahre zuvor, so hat sich in dem Kenntnisstand der Männer über das Konzeptionsoptimum keine durchgreifende Verbesserung ergeben.

Um die Informationslücken zu füllen und irrtümliche Ansichten zu korrigieren, bemühen wir uns im Rahmen der andrologischen Sprechstunde, die einzelnen Punkte mit den Patienten zu erarbeiten. Wir bedienen uns dabei eines Merkblattes, das dem Patienten als Erinnerungshilfe mitgegeben wird.

Besonders betonen wir eine möglichst exakt 5tägige sexuelle Karenz vor dem zu erwartenden Anstieg der Basaltemperaturkurve, womit die effektive Karenz bis zur Ovulation 3–5 Tage beträgt. Im Wissen um die Befruchtungsfähigkeit des Eies von 2 (–6) Stunden und des Spermiums von etwa 2 Tagen ist diese Empfehlung optimal.

Die Meinung, die kurzfristige Wiederholung des Geschlechtsverkehrs um den Zeitpunkt des vermuteten Konzeptionsoptimums herum erhöhte die Chance einer Zeugung, ist aus spermatologischer Sicht unrichtig, da die Spermadepots bereits beim ersten Orgasmus den Großteil ihres Inhaltes abgeben und die Spermatozoenkonzentration bei kurz aufeinander folgenden Ejakulationen in statistisch sub- bis infertile Bereiche absinken (sog. Erschöpfungsazoospermie).

Durch die detaillierte Unterrichtung des Ehepaares soll erreicht werden, daß dieses einerseits korrekt informiert ist und andererseits in einem gewissen Spielraum sein Verhalten variieren kann. Es ist nämlich zu bedenken, daß ein starres Fixieren auf exakt vorbestimmte Tage infolge des vermeintlichen Leistungszwanges psychosomatisch bedingte genitale Dysfunktionen induzieren kann.

Literatur

1. Vogt H-J (1977) Infertilität als Folge psychosexueller Störungen des Mannes. Gynäkol Prax 1:697–702
2. Vogt H-J, Theobald K-P (1982) Wissen der Männer über das Konzeptionsoptimum. Gynäkol Prax 6:475–477

Video-Fallseminar mit mikroskopischen Übungen zum Thema „Varikozele"

G. Haidl und N. Hofmann

Trotz umfangreicher Untersuchungen wird das Problem der Varikozele nach wie vor kontrovers diskutiert. Die Erfahrung zeigt, daß bei einem Teil der Patienten die Operation oder Sklerosierung der Varikozele zu einem positiven Ergebnis führt, bei einem weiteren Teil nichts bewirkt und nicht selten auch negative Folgen zeitigt. Daher führen statistische Untersuchungen zu diesem Thema zu erheblichen Streubreiten. Deshalb sind heutzutage Untersuchungen, die Aussagen nur aufgrund eines globalen Refluxes treffen, nicht bindend. Angesichts der Häufigkeit der Varikozele in der männlichen Bevölkerung und in der Fertilitätssprechstunde (40%) gilt es, Kriterien herauszuarbeiten, in welchen Fällen die Varikozele lediglich eine physiologische Variante darstellt und wann sie eine behandlungsbedürftige Krankheit ist.

Bei der Befunderhebung sind nicht nur die Varikozele und der pathologische Reflux in der Ultraschall-Doppler-Sonographie diagnostische Bausteine, sondern vor allem auch der klinische Hodenbefund (tiefliegend, aufliegend, in der Konsistenz vermindert und zunehmend verkleinert) und der morphologische Spermabefund.

Wir gehen nach folgender Einteilung vor:

1. Varikozele ohne Varikozelenorchipathie

Dabei findet man in der Regel klinisch unauffällige Hoden und einen normalen Spermiogrammbefund. Die pathologische venöse Anflutung aus der V. spermatica interna wird offensichtlich über venöse Crossen in die beiden anderen venösen Systeme übergeleitet. Eine Therapie ist nicht erforderlich, jährliche Kontrolluntersuchungen sind jedoch empfehlenswert.

2. Varikozele mit Varikozelenorchipathie

Der betroffene Hoden ist tief intraskrotal gelagert und aufliegend, Konsistenz und Volumen sind je nach Schweregrad mehr oder weniger vermindert. Es ist zwischen einer schnell verlaufenden, aggressiven Form und einer chronischen Form, bei der die Schädigung langsam eintritt, zu unterscheiden. Bei der morphologischen Spermaanalyse fallen vorwiegend Überstreckungsformen auf, darüber hinaus kommt es zu vermehrter Exfoliation von Spermatogenesezellen. Zur Sicherung der Diagnose kann eine kurzfristige Kallikrein-Medikation durchgeführt werden.

3. Varikozelenkombinationsschaden

a) Varikozelenorchipathie in Kombination mit einem entzündlichen Adnexbefund

Hierbei findet man neben den typischen Befunden der Varikozelenorchipathie (siehe [2]) klinische Hinweise einer Nebenhodenentzündung (Induration und Verdickung, ggf. Druckdolenz). Bei der Spermaanalyse ist auf Leukozyten und Makrophagen sowie auf ein abnormes Färbeverhalten der Flagella zu achten. Therapeutisch steht zunächst die Sanierung der Entzündung im Vordergrund, anschließend wiederum kurzfristige Kallikrein-Gabe und bei positivem Ergebnis Varikozelenverödung.

b) Varikozelenorchipathie und entzündlicher Testesschaden

low-grade autoimmune orchitis   diffuser interstitieller Testesschaden

Klinische Hinweise sind schwielige Veränderungen des Periorchiums, spermatologisch imponieren überwiegend akrosomdefekte Formen oder variable Überstrekkungsformen mit gleichzeitigen Akrosomdefekten. Um die Relevanz der einzelnen Faktoren des Hodenschadens zu überprüfen, sollte zu Beginn der Kallikrein-Test durchgeführt werden, bei negativem Ausfall ggf. Hodenbiopsie (bei normalem FSH-Wert), um die zugrundeliegende Entzündung näher zu charakterisieren. Nach erfolgter Entzündungsbehandlung kann ggf. die Varikozele verödet werden.

c) Varikozelenorchipathie und anderweitiger Testesschaden

Bei Kombination mit einem nicht-entzündlichen Testesschaden kann durch Kallikrein in vielen Fällen noch der Spermatozoen-Outlet, weniger die Motilität, verbessert werden.

Literatur

1. Gall H (1987) Diagnostik der Varikozele mit der bidirektionalen Doppler-Sonographie: Ein Beitrag zur Pathogenese der Varikozele. Hautarzt 38:271–278
2. Hofmann N, Haider SG (1985) Neue Ergebnisse morphologischer Diagnostik der Spermatogenesestörung. Gynäkologe 18:70–80
3. Hofmann N (1988) Nosologie der für die Reproduktionsmedizin wichtigen Hoden- und Nebenhodenerkrankungen. In: Hofmann N (Hrsg) Wege zur Andrologie – Klinik der Fertilitätsstörungen des Mannes. TAD, Cuxhaven, S 93–97
4. Jequier A (1986) The varicocele controversy. In: Jequier A (Hrsg) Infertility in the male. Churchill Livingstone, Edinburgh, London, Melbourne, New York, pp 61–69

Operative Dermatologie

Moderation: J. Petres, B.-R. Balda und B. Konz

Möglichkeiten des operativen Wundverschlusses in der Praxis

Robert Pleier und Bernd-Rüdiger Balda

Chirurgische Eingriffe gehören zum festen Bestandteil des Tätigkeitsspektrums auch der in eigener Praxis niedergelassenen Dermatologen. Das spiegelt sich in folgenden Zahlen wieder: 1986 wurden insgesamt etwa 3,2 Mio. Operationen von niedergelassenen Dermatologen durchgeführt, davon 772 100 Tumorexzisionen und 21 900 Lappenplastiken bzw. Transplantationen [3]. Wenngleich von den Hautärzten kein Monopolanspruch für Zugriffe auf das Organ Haut erhoben wird, so dürfte doch kein Zweifel daran bestehen, daß sie aufgrund ihrer Ausbildung im besonderen Maße diagnostische wie therapeutische und damit auch operative Kompetenz besitzen. Zur Aufrechterhaltung eines hohen Standards auf dem Gebiet der Dermatochirurgie dienen zahlreiche wissenschaftliche und Fortbildungsveranstaltungen, beispielsweise die jährlichen Tagungen der Vereinigung für Operative Dermatologie (VOD), die Münchener Fortbildungswoche und das Symposium Augustanum.

Naturgemäß ist die operative Tätigkeit nach Art und Umfang stark individuell geprägt. Ein guter Überblick über das, was unter Dermatochirurgie zu verstehen ist, wird von Kaufmann und Landes [2] gegeben. Von diesen Autoren wird auch – unabhängig von dem stets zu erfüllenden Krankenkassenkatalog für ambulantes Operieren – auf Instrumentarium, Lokalanästhetika, Nahtmaterialien und -techniken eingegangen. Operative Eingriffe am Hautorgan zeichnen sich durch eine Besonderheit aus: Neben der erforderlichen Radikalität z. B. bei Tumorexzisionen unterliegen sie vor allem auch einer ästhetischen Wertung. Narben sollten möglichst unauffällig, am besten gar nicht sichtbar sein. Das ist schon bei der Planung der Schnittführung zu berücksichtigen. Sie sollte nach Möglichkeit den Kraftlinien der Haut, den sog. relaxed skin tension lines entsprechen. Selbstverständlich sind die anatomischen und funktionellen Gegebenheiten der jeweiligen Region zu beachten. Für den Gesichtsbereich wurde dies u. a. von Schulz [4] in Schemazeichnungen herausgearbeitet.

Neben dem primären Wundverschluß durch die „einfache" Dehnungsplastik nach meist spindel- und lanzettförmiger Exzision kommen in der Praxis vor allen Nahlappenplastiken und freie Transplantate zur Anwendung. Aufgrund ihrer Gefäßversorgung werden axiale Lappen mit definiertem Gefäßstiel und randomisierte Lappen unterschieden. Das Längen-Breiten-Verhältnis, das bei randomisierten Lappen 2,5 : 1 aus versorgungsphysiologischen Gründen nicht überschreiten sollte, kann bei axialen Lappen zugunsten der Länge verschoben werden. Angewandt werden offensichtlich am häufigsten randomisierte Lappen [5]. Man kann sie einteilen in Dehnungs- und Verschiebelappen (z. B. VY-Plastik, H-Plastik), Rotations- (z. B. Paragraphenschnitt nach Webster, Esser'scher Wangenlappen) und Schwenk- oder Transpositionslappen (z. B. Z-Plastik, Rautenlappen nach Limberg). Von wesentlicher Bedeutung ist bei allen Lappenplastiken gewebeschonendes Operieren mit entsprechenden instrumentellen und Nahttechniken. Die Lappen sollen unter Erhaltung des subkutanen Gefäßnetzes auf der Faszie gehoben werden. Im Wangenbereich sind allerdings die besonderen anatomischen Verhältnisse zu berücksichtigen. Postoperative Kompression ist zu vermeiden, um keine Versorgungsstörungen zu provozieren. Freie Hauttransplantate [1] kommen beim Verschluß größerer Defekte, die nicht mehr mit Lappenplastiken gedeckt werden können, manchmal auch alternativ zu den o. g. Techniken zum Einsatz. Aufgrund der jeweiligen Schichtdicke wird zwischen Spalthaut- und Vollhautlappen unterschieden. Letztere sind trophisch anspruchsvoller, jedoch wegen der besseren funktionellen und ästhetischen Ergebnisse nach Möglichkeit zu bevorzugen. Die Haut der Spenderregion sollte aus gleichen Gründen derjenigen der Empfängerregion möglichst ähnlich sein. Spalthaut wird bevorzugt zur Deckung größerer Defekte eingesetzt, ggf. nach Aufbereitung als genetztes („gemeshtes") Transplantat.

Eine Sonderstellung nehmen die Läppchentransplantate nach Reverdin ein. Diese trophisch ebenfalls anspruchslosen Läppchen haben jedoch wegen des pflastersteinartigen kosmetischen Resultates einen beschränkten Indikationsbereich. Sie sind heutzutage fast nur noch der Deckung kleinerer Ulzera vorbehalten. An freien Transplantaten seien weiterhin noch die zusammengesetzten Gewebeteile (composite grafts) erwähnt, die Schleimhauttransplantate und umgekehrten Koriumtransplantate, die jedoch im ambulanten Bereich wegen der komplizierten Operationstechniken kaum durchgeführt werden.

Nach allen erwähnten Eingriffen muß eine entsprechende postoperative Kontrolle gewährleistet sein. Außer auf den regelrechten Verlauf der Wundheilung in der Primärphase wird der operativ tätige Dermatologe im Rahmen der Nachsorge besonders auch darauf achten, daß frische Narben einer „Pflege" bedürfen und nicht vorhersehbare Keloidbildungen bereits frühzeitig suffizient behandelt werden.

Literatur

1. Andina F (1970) Die freien Hauttransplantationen. Springer, Berlin Heidelberg New York
2. Kaufmann R, Landes E (1987) Dermatologische Operationen. Thieme, Stuttgart New York
3. Petres J (1988) Dermatosurgery. In: Orfanos CI, Stadler R, Gollnik H (eds) Dermatology in five continents. Proc. XVII. World Congr. Dermatol. Berlin, May 24–29, 1988. Springer, Berlin Heidelberg New York, pp 203–209
4. Schulz H (1988) Operative Dermatologie im Gesicht. Diesbach, Berlin, S 20–140
5. Wheeland RG (1987) Random pattern flaps. In: Rook AJ, Maybach HI (eds) Semin Dermatol 6:159–186

Therapiekonzepte bei melanozytären Hautveränderungen

Eckart Haneke

Laienwirksame Aufklärungskampagnen, aber auch das Wissen um Melanommarker und -vorläufer haben zu einer ausgeprägten Zunahme von Konsultationen wegen pigmentierter Hautveränderungen geführt. Einerseits befürchten manche Patienten immer noch die Entwicklung eines malignen Tumors im Anschluß an die Exzision eines Pigmentmals, andererseits wird gelegentlich die Entfernung aller Nävi aus prophylaktischen oder kosmetischen Gründen gewünscht. Die medizinischen Erfordernisse sind dann oft nur schwer mit den Patientenängsten und -wünschen in Einklang zu bringen.

Banale Nävuszellnävi (NZN) werden überwiegend aus kosmetischen Gründen entfernt. Große behaarte papulöse NZN im Gesicht werden am günstigsten exzidiert und die Wundnaht mit feinstem atraumatischem Fadenmaterial vorgenommen. Papulöse dermale Nävuszellnävi ohne Haare können auch flach exzidiert werden; hier kann gelegentlich später eine unregelmäßig begrenzte Pigmentierung auftreten, die histologisch das Bild des sog. Pseudomelanoms bieten kann. Von kosmetischen Chirurgen wird die Tissue Reduction mit dem Argon-Laser empfohlen, die zu einem völlig narbenlosen Verschwinden der NZN führen soll. Obwohl eine ungünstige Prognose der NZN an Handtellern und Fußsohlen bisher nicht bewiesen ist, wird allgemein ihre Entfernung empfohlen. Auch NZN im Genitalbereich, perianal und auf dem Kapillitium sollen wegen der schwierigen Beobachtung exzidiert werden. Erworbene längsverlaufende Pigmentstreifen im Nagel sind bei Hellhäutigen eher Zeichen eines frühen malignen Melanoms als eines gutartigen NZN. Je nach Lage der Melanonychia longitudinalis und der Breite bieten sich unterschiedliche Techniken für den diagnostisch-therapeutischen Eingriff an. Dysplastische Nävi (DN) sind häufig in sehr großer Anzahl vorhanden und schon aus praktischen Gründen nicht komplett entfernbar. Zur histologischen Kontrolle empfiehlt sich die Entnahme von 3–5 DN, wobei die klinisch auffälligsten und evtl. auch die kosmetisch störendsten zu exzidieren sind. DN sind sowohl Marker für ein erhöhtes Melanomrisiko als gelegentlich wohl auch Vorläufer, jedoch ist das Melanomrisiko auch bei Personen mit > 50 banalen NZN deutlich erhöht. Konsequente Kontrolle ist daher wichtiger als die Operation aller Nävi. Kongenitale NZN (KN) haben lebenslang ein erhöhtes Melanomrisiko. Deshalb wird ihre Entfernung allgemein angeraten. Kleine KN lassen sich einfach exzidieren, bei mittelgroßen KN sind Serienexzisionen im allgemeinen ausreichend. Riesennävi sind meist auch mit Hautdehnung und großen Lappenplastiken nicht komplett entfernbar. Hier wird die Entfernung besonders auffälliger oder sich verändernder Anteile empfohlen. Die flächenhafte hochtourige Dermabrasion von Riesennävi ist als Melanomprophylaxe zwar umstritten, obwohl und weil bisher keine Langzeitbeobachtungen vorliegen, kosmetisch läßt sich jedoch eine eminente Besserung erzielen. Problematisch ist die operative Therapie von PUVA-Lentigines und ähnlichen Pigmentflecken. Sowohl Kryotherapie als auch Laser-Koagulation sind der Skalpell-Exzision überlegen.

Die Lentigo maligna läßt sich im allgemeinen in Lokalanästhesie exzidieren. Wundverschluß bzw. Defektdeckung hängen von der Größe und Lokalisation der Operation ab. Beim malignen Melanom empfehlen wir nach wie vor die Operation in Allgemein- oder Regionalanästhesie mit intraoperativer Schnellschnittuntersuchung zur Diagnosesicherung und orientierenden Tumordickenbestimmung, um den Eingriff individuell durchführen zu können.

Literatur

1. Barnes LM, Nordlung JJ (1987) The natural history of dysplastic naevi. Arch Dermatol 123:1059–1061
2. Gartmann H (1984) Was sind dysplastische Nävi? Hautarzt 35:3–6
3. Haneke E (1988) Terminologie melanozytärer Hautveränderungen – Korrelation von Klinik, Histologie und Prognose. In: Haneke E (ed) Gegenwärtiger Stand der operativen Dermatologie. Fortschritte der operativen Dermatologie. Springer, Berlin Heidelberg New York, 4: 139–146
4. Kühnl-Petzold C, Kunze J, Petres J, Volk B (1983) Histologische und ultrastrukturelle Befunde bei kongenitalen Nävi im Säuglingsalter. Hautarzt (Suppl VI) 34:355
5. Welkovich B, Schmoeckel C, Landthaler M, Braun-Falco O (1987) Dysplastic nevus syndrome. Arch Dermatol 123:1280

Dermabrasion

Johannes Petres

In der modernen Dermatologie stellt die hochtourige Dermabrasion bei einer Reihe kosmetisch störender Krankheitsbilder ein etabliertes Behandlungsverfahren dar. Sie wird im allgemeinen durchgeführt, wenn Haut-Veränderungen entfernt oder korrigiert werden sollen, die sich in der Epidermis oder/und den oberen Korium-Schichten befinden (vgl. Tabellen 1 und 2). Diese Einschränkung leitet sich ab aus der Beachtung der topographisch-anatomischen Gegebenheiten des Integuments und der Physiologie der Wundheilung: Eine problemlose, d. h. narbenlose Reepithelisierung von dermabradierten Hautbezirken ist nur dann möglich, wenn die Hautanhangsgebilde und Teile der basalen Epithellagen in situ belassen werden. Bleibende Narben nach einer Dermabrasion sind demnach nur zu erwarten, wenn diese Gegebenheiten fahrlässig oder bewußt, d. h. mit Zustimmung des Patienten im Rahmen der Entfernung von im tiefen Korium lokalisierten Veränderungen, mißachtet werden.

Je nach Ausdehnung des zu dermabradierenden Hautbezirkes kann der Eingriff in Lokal-, Regional- oder Allgemeinanästhesie erfolgen. Letztere bevorzugen wir bei Grenzfällen, wenn keine internistische Kontraindikation vorliegt; auch aus psychologischen Gründen, um den Operationsstreß für den Patienten möglichst gering zu halten.

Das Dermabrasionsgerät muß fest in der Hand des Operateurs liegen. Während der Dermabrasion stützt sich diese Hand in der Regel auf dem zu behandelnden Körperteil ab, um möglichst gleichmäßig und sicher die Hautoberfläche zu abradieren. Voraussetzung für eine stufenlose Glättung ist eine gleichmäßige Spannung des zu dermabradierenden Hautbezirks durch den Operateur und seine Assistenz. Verschiedentlich wird auch in diesem Zusammenhang das Aufbringen oberflächlicher Gefriermittel zur Hauthärtung empfohlen. Aufgrund unserer eigenen Erfahrungen ist dieses Vorgehen jedoch nicht unbedingt erforderlich.

Eine besondere Aufmerksamkeit erfordern Gaze-Tupfer- und -Kompressen, die in der Nähe oder in dem Operationsgebiet liegen. Sie müssen umgehend entfernt werden, da die Gefahr besteht, daß sie von der rotierenden Fräse erfaßt und mitgerissen werden können und so tiefe Hautverletzungen zur Folge haben können. Besonders sorgfältig ist die Haut in der Nähe der Augenlider, der Nasenflügel und der Lippen

Tabelle 1. Indikationen zur Dermabrasion

	Kosm. Ergebnis	Rezidiv
I. Narben, Hyperplasien und Einlagerungen		
Akne-Narben		
– bei florider Akne	+ − + +	−
– ausgebrannte Akne	(+) − + +	−
Unfall-Narben	(+) − + +	−
Chirurgische Narben	(+) − + +	−
Rhinophym	+ − + +	(+)
Morbus Favre-Racouchot	(+) − +	(+)
Haut-Amyloidose	+ +	(+)
Schmuck-, Schmutz-Tätowierung	− − (+)	−

Kosmetik: +: gut. + +: sehr gut. −: mangelhaft. (+): befriedigend
Rezidiv: −: nicht zu erwarten. (+): möglich. +: sicher

Tabelle 2. Indikationen zur Dermabrasion

	Kosm. Ergebnis	Rezidiv
II. Fehlbildungen und Neubildungen		
Lentigo simplex	+	(+)
Seborrh. Warzen	+	(+)
Verrucae planae (multipel)	+	(+)
Syringome	+ − + +	(+)
Aktinische Keratosen	+ − + +	(+)
Adenoma sebaceum	+	+
Congenitale Pigmentnaevi		
− klein	+ +	+
− mittel	+ − + +	(+)
− groß	(+)− +	(+)*

Kosmetik: −: mangelhaft. (+): befriedigend. +: gut. + +: sehr gut
Rezidiv: −: nicht zu erwarten. (+): möglich. +: sicher. *: in dem 1 Trimenon seltener

zu dermabradieren, da diese Strukturen bei Unachtsamkeit des Operateurs sehr leicht von der Fräse erfaßt, schwerverletzt und auch abgerissen werden können. Vorbeugen kann man dieser Gefahr, indem die Rotationsrichtung der Fräse auf die Lidkante, den Naseneingang und das Lippenrot weist.

Um die Entstehung eines wellenförmigen Reliefs der Hautoberfläche durch die Dermabrasion zu vermeiden, ist es sinnvoll, nach der parallelen Abrasion eine sanfte Korrektur-Abrasion der gleichen Körperstelle in 90 Grad veränderter Richtung vorzunehmen.

Drittgradige Verbrennungen als Folge der bei der hochtourigen Dermabrasion entstehenden Reibungshitze sind durch das gleichmäßige und konsequente Benetzen des Operationsgebietes mit physiologischer Kochsalzlösung zu vermeiden.

Um eine optimale Akzeptanz des Behandlungsergebnisses durch den Patienten sicherstellen zu können, ist eine eingehende Aufklärung erforderlich, die die Grenzen dieses Verfahrens und evtl. unerwünschte Begleiterscheinungen darstellen muß. Eindeutig ist darzulegen, daß vorhandene Narben im günstigsten Falle nur verbessert, jedoch nicht völlig beseitigt werden können. Bei der Entfernung von Tätowierungen, kongenitalen Pigmentnävi und sonstigen Veränderungen, die in den tieferen Koriumschichten lokalisiert sind, muß mit einem verzögerten Heilungsverlauf und bleibenden Narben gerechnet werden.

Die Aufklärung muß auch enthalten, daß die dermabradierten Hautbezirke für wenigstens 2 Wochen eine rosige bis rote Farbe aufweisen werden, die sich erst allmählich zurückbildet. Die neue Haut ist extrem empfindlich und ähnelt aufgrund ihrer Struktur der Neugeborenenhaut. Darauf muß die persönliche Kosmetik abgestellt werden, mit der Empfehlung einer intensiven, milden Pflege und der Verwendung hypoallergener Externa und Make-ups.

Das Auftreten von teilweise hunderten Milien während der ersten beiden Monate nach dem operativen Eingriff ist zwar nicht sehr häufig, beunruhigt aber die Patienten sehr. Milien sind durch Schlitzen und Exprimieren des Milieninhalts aber stets narbenlos und definitiv zu beseitigen. Auch andere, mehr oder weniger häufige Begleitsymptome der Dermabrasion, wie Dyspigmentierung, Hypertrichose, Ödem und Erythem bilden sich in der Regel innerhalb von 6 Monaten nach dem Eingriff zurück. Desgleichen eine gelegentlich zu beobachtende depressive Stimmungslage.

Lediglich Narben und Keloide sind irreversibel und bleibende Stigmata. Aus diesem Grund ist es günstiger, z. B. tiefe Aknenarben in einer Sitzung nicht vollständig zu planieren, sondern den Eingriff nach 1–2 Jahren zu wiederholen. Durch ein forsches Vorgehen können unnötig zusätzliche Narben provoziert werden.

Bei der Operationsplanung ist auch der Hauttyp sowie die Lokalisation der zu dermabradierenden Dermatose zu berücksichtigen. Enttäuschend sind in der Regel die Dermabrasionsergebnisse am Stamm und in der Nackenregion nach flächenhafter Dermabrasion. Südländer mit dunklem Teint und Menschen der negroiden Rasse neigen zu lang dauernden Dyspigmentierungen. Kontraindiziert ist die Dermabrasion von Keloiden bzw. hypertrophen Narben, da durch diesen Eingriff deren Wachstum noch stimuliert werden kann. Auch sollte ein florider Herpes-simplex-Herd nicht dermabradiert werden, da auf diesem Wege eine Virus-Übertragung in bisher noch nicht involvierte Gebiete erfolgen kann.

Moderne Therapiekonzepte in der Behandlung von Condylomata acuminata

Michael Landthaler und Ulrich Hohenleutner

Die Therapie von Condylomata acuminata ist aufgrund der raschen Zunahme dieser durch humane Papillomviren verursachten Infektion ein Problem der täglichen Praxis. In den letzten Jahren haben sich nun in der Behandlung dieser häufig zu Rückfällen neigenden Viruspapillome neue Entwicklungen ergeben. Dabei ist aber zu berücksichtigen, daß auch in klinisch unauffälliger Haut der Umgebung humane Papillomviren nachgewiesen werden können.

1. Podophyllotoxin

Eine 25%ige Podophyllin-Lösung gilt immer noch als Mittel der Wahl zur konservativen Therapie von Condylomata acuminata. Dabei handelt es sich um einen Extrakt aus dem Rhizon von Podophyllum peltatum, der sich aus Podophyllotoxin (25%), Querizin, Peltatin und weiteren, zum Teil unbekannten Substanzen zusammensetzt. Neuerdings steht eine gereinigte Form des Podophyllotoxins zur Verfügung, das gegenüber dem 25%igen Extrakt mehrere Vorteile aufweist. Es ist effektiver, wird besser toleriert und kann von den Patienten selbst angewandt werden. Aus toxikologischer Sicht ist hervorzuheben, daß eine 0,5%ige Lösung von Podophyllotoxin hinsichtlich der resorbierten Lignan-Menge günstiger ist als eine 20%ige Podophyllin-Lösung. Selbst die kumulative 3-Tages-Dosis übersteigt nicht den kritischen Lignanwert einer einmaligen Anwendung einer 20%igen Podophyllin-Lösung. Systemische Nebenwirkungen sind damit weniger zu erwarten.

In einer eigenen vergleichenden Studie an vorbehandelten Patienten war eine 0,5%ige Podophyllotoxin-Zubereitung wirksamer als eine 20%ige Podophyllin-Lösung. Dies zeigte sich vor allem in einer höheren Heilrate (76% vs. 55%), in einer schnelleren Abheilung (2,6 Wochen vs. 3,4 Wochen) und in einer niedrigeren Rezidivrate (15% vs. 50%). Die in der Literatur mitgeteilten Ergebnisse sind sogar noch günstiger, so daß mit Podophyllotoxin eine neue erfolgversprechende Behandlungsmöglichkeit gegeben ist, die aufgrund der günstigen toxikologischen Eigenschaften des Präparates von den Patienten selbst durchgeführt werden kann.

2. Lasertherapie

Zur Behandlung von Condylomata acuminata stehen der Nd:YAG- und der CO_2-Laser zur Verfügung. Während mit dem im nahen infraroten Bereich ($\lambda = 1060$ nm) emittierenden Nd:YAG-Laser koaguliert wird, kann mit dem CO_2-Laser ($\lambda = 10\,600$ nm) krankhaftes Gewebe unter Rauchentwicklung abgetragen werden.

Beide Laser sind bei der Behandlung von Condylomata acuminata klinisch in zahlreichen Zentren erprobt worden. Als Vorteile der Lasertherapie gegenüber herkömmlichen Therapieverfahren gelten ein vermindertes Blutungsrisiko und damit ein sehr übersichtliches Operationsfeld, eine geringere postoperative Schwellungsneigung und Infektionsgefahr und das verminderte Auftreten von Rezidiven. Allerdings konnte in einigen wenigen vergleichenden Studien kein Unterschied hinsichtlich der Rezidivraten zwischen CO_2-Lasertherapie und konventionellen Therapieverfahren gefunden werden.

Wir verwenden zur Behandlung von Condylomata acuminata überwiegend den CO_2-Laser. Es kommen Laserleistungen zwischen 10 und 20 W bei einem Strahldurchmesser von 2 bis 3 mm zur Anwendung. Blutungen treten nur selten auf, das Operationsgebiet bleibt deshalb trocken und übersichtlich. Auch die Behandlung von intraanalen und intravaginalen Kondylomen ist mit dem CO_2-Laser sehr gut möglich. Durch Anwendung von kurzen Laserimpulsen mit einer Pulsdauer von etwa 0,1 Sekunde und niedrigen Leistungen sind auch Veränderungen in Problembereichen, z. B. auf perianalen Venektasien oder Hämorrhoiden, ohne Blutungen schonend abzutragen. Die Gewebeabtragung ist präzise steuerbar, die Wunden heilen schnell ab und die Patienten haben wenig postoperative Beschwerden.

Allerdings kommt es bei Anwendung des CO_2-Lasers zu einer starken Rauchentwicklung. Da dieser Rauch gesundheitschädigend für die Patienten und die Ärzte sein kann, sind entsprechende Absaugevorrichtungen bei Anwendung des CO_2-Lasers dringend notwendig.

3. Interferone

Interferone sind biologisch aktive Polypeptide, die von verschiedenen Zellen des Organismus gebildet werden.

Interferone-alpha bestehen aus 166 Aminosäuren und werden von Leukozyten gebildet, Interferone-beta bestehen ebenfalls aus 166 Aminosäuren und werden von Fibroblasten gebildet. Die Kettenlänge von Interferon-gamma beträgt 145 Aminosäuren und sie stammen von Lymphozyten ab.

Aufgrund ihrer antiviralen und immunstimulierenden Eigenschaften haben Interferone Eingang in die Therapie von Condylomata acuminata gefunden. Sie sind sowohl bei intraläsionaler als auch bei systematischer Anwendung wirksam. Durch intraläsionale Injektionen von 1×10^6 IE konnten Ansprechraten zwischen 36 und 53% erzielt werden.

Nach Untersuchungen von Gross und Mitarbeitern ist vor allem eine niedrig dosierte intermittierende systemische Behandlung effektiv. Die höchste Heilrate wurde mit folgendem Schema erzielt: 50 µg Interferon-gamma subkutan für sieben Tage, Wiederholung der Behandlungszyklen mit vierwöchigen Pausen.

4. Kombination von lokalen und operativen Maßnahmen mit Interferonen

Nachdem die Wirksamkeit von lokal oder systemisch verabreichten Interferonen in mehreren Studien belegt worden war, lag es nahe, diese Substanzen mit lokalen operativen Maßnahmen zu kombinieren, um die Behandlungsresultate zu verbessern.

Dabei kann die Applikation von Interferonen auf verschiedenen Wegen erfolgen:
- nach Abheilung der operationsbedingten Hautläsionen subkutane Injektionen periläsional
- Auftragen von Interferon-haltigen Externa in Gelform
- systemisch niedrig dosierte intermittierende Interferon-Gabe postoperativ.

Alle drei Therapieformen sind wirksam und Aufgabe zukünftiger Studien ist es, die effektivste und am besten verträgliche Anwendungsform zu finden.

Wie diese kurze Übersicht zeigt, wurde die Behandlung von Condylomata acuminata in den letzten Jahren deutlich erweitert. Vor allem mit der Kombinationsbehandlung lassen sich die Behandlungschancen für ausgedehnte und häufig rezidivierende Kondylome deutlich verbessern.

Literatur

1. Gross G, Roussaki A, Pfister H (1988) Die postoperative Interferon-Hydrogel-Behandlung. Hautarzt 39:684–687
2. Gross G, Roussaki A, Broszka J (1988) Low doses of systematically administered recombinant interferon-gamma in the treatment of genital warts. J Invest Dermatol 90:242 (abstract)
3. Hohenleutner U, Landthaler M, Braun-Falco O, Schmoeckel C, Haina D (1988) Condylomata acuminata gigantea (Buschke-Löwenstein-Tumor). Behandlung mit dem CO_2-Laser und Interferon. Dtsch Med Wochenschr 113:985–987
4. Landthaler M, Fröschl M (1987) Zur Behandlung von Condylomata acuminata mit Podophyllotoxin. Dtsch Dermatol 35:1223–1225
5. Landthaler M, Haina D, Hohenleutner U, Seipp W, Waidelich W, Braun-Falco O (1988) Der CO_2-Laser in der Dermatotherapie – Anwendung und Indikation. Hautarzt 39:198–204
6. Tiedemann KH, Ernst T-M (1988) Kombinationstherapie von rezidivierenden Condylomata acuminata mit Elektrokaustik und Alpha-2 Interferon. Akt Dermatol 14:200–204

Dia-Klinik

Vorbereitet von
O. Braun-Falco, M. Landthaler und Th. Ruzicka

Photographie P. Bilek

Inhaltsverzeichnis

510

Lymphomatoide Papulose

Vorgestellt von Dr. P. Kaudewitz, Dr. K. Bieber und Dr. F. Eckert

Anamnese: Siegfried K., 84 Jahre. Erstmals 1946 Auftreten handtellergroßer, leicht schuppender, blasser Erytheme am Stamm, 1947 als Erythrodermie pityriasique en plaques disséminées (Brocq) diagnostiziert. Seit 1970 Auftreten von Papeln und Knötchen am Stamm und Extremitäten mit spontaner Rückbildung unter Hinterlassung teilweise varioliformer Narben. Daneben besonders am Stamm auch plaqueartige, kinderhandtellergroße Infiltrate. Wechselhafter Verlauf mit Phasen fast vollständiger Erscheinungsfreiheit und schubweisem Auftreten neuer Hauterscheinungen.

Hautbefund: Am Stamm locker disseminiert, an den distalen Unterarmen, an Handrücken und an Ober- und Unterschenkeln dichter stehende, bis zu 2 cm große rötliche Papeln mit fester Konsistenz.

Nebeneinander bestehen frische, rötliche bis hautfarbene und ältere, zentral ulzerierte, livid-rötliche, bis 2 cm große Papeln. Am Stamm plaqueartiges, 5 cm großes Infiltrat.

Histologie: Papel: Bandförmiges und fleckförmiges Infiltrat aus atypischen, teils lymphoiden Zellen mit chromatindichten, oft cerebriformen Kernen und größeren blastären Zellen mit lockerem Chromatin und prominenten Nukleolen. Vereinzelt atypische Mitosen. Fokal geringer Einzelzellepidermotropismus. Perivaskulär vereinzelt Leukozytoklasie als Hinweis auf das Bestehen einer Vaskulitis.

Plaque: Ganz überwiegend Aufbau des Infiltrates aus atypischen mittelgroßen bis großen Zellen mit rundlichen Kernen, unterschiedlich dichtem Chromatin und prominenten Nukleolen. Immunhistologisch Nachweis von T-Zellantigenen (CD2, CD3) und Aktivierungsantigenen (CD30). Hohe Proliferationsrate (Ki-67).

Allgemeinbefund: Keine palpablen Lymphknotenschwellungen, keine Beeinträchtigung des Allgemeinbefindens.

Laborbefunde: Kleines Blutbild und Differentialblutbild im Normbereich, BKS 12/34 mm, alk. Phosphatase, GOT, GPT, GGT, Kreatinin und Serumelektrolyte im Normbereich, Cholesterin 270 mg/dl, Blutglukose 210 mg/dl. Serumelektrophorese und Immunelektrophorese unauffällig. EBV (VCA) Titel 1:32, EBNA positiv.

Im peripheren Blut normale Anteile an Zellen mit T-(72%) oder B-(14%)Markern.

Weitere Befunde: Röntgen Thorax: substernale Struma, sonst unauffällig. Oberbauchsonographie: Fettleber, sonst unauffällig. Computertomogramm Abdomen: unauffällig.

Therapie und Verlauf: Geringe Beeinflussung des Spontanverlaufs durch PUVA, externe Kortikosteroide und lokal wirksame Stickstofflostderivate (BNCU).

Kommentar: Die lymphomatoide Papulose als klonale Proliferation aktivierter T-Zellen kann heute dem Spektrum niedrig maligner T-Zell-Lymphome der Haut zugerechnet werden. Eine systemische Ausbreitung erfolgt in etwa 10–20% der beobachteten Patienten. Übergänge der lymphomatoiden Papulose in Mykosis fungoides oder Morbus Hodgkin wurden beschrieben. Die Hautmanifestationen umfassen neben den

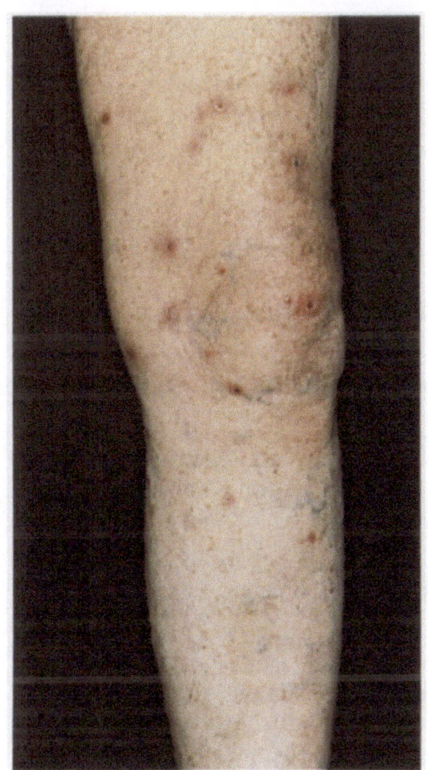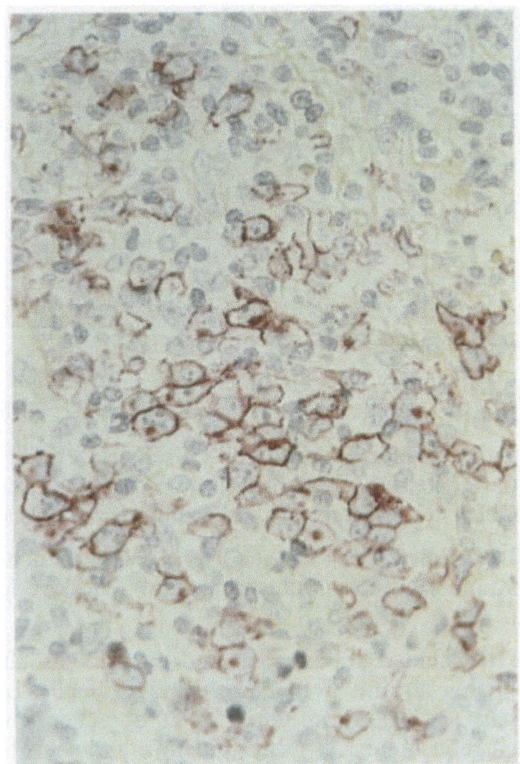

klassischen Papeln auch tumoröse und plaqueartige Infiltrate. Bemerkenswert ist das Vorbestehen einer großherdig-entzündlichen Parapsoriasisform bei unserem Patienten. Engmaschige klinische und bioptische Kontrollen sind in Anbetracht des malignen Potentials erforderlich.

Literatur

1. Chen KTK, Flam MS (1985) Hodgkin's disease complicating lymphomatoid papulosis. Am J Dermatopathol 7 (6):555–561
2. Sanchez NP, Pittelkow MR, Muller SA, Banks PM, Winkelmann RK (1983) The clinicopathologic spectrum of lymphomatoid papulosis: Study of 31 cases. J Am Acad Dermatol 8:81–94

Primär kutanes Ki-1 Lymphom

Vorgestellt von Dr. C. G. Schirren, Dr. S. Lübke und Dr. P. Kaudewitz
Überwiesen von Frau Dr. Schindele, München

Anamnese: Heinrich H., 53 Jahre. Innerhalb von 4 Monaten Wachstum eines exophytischen Tumors am rechten Oberarm.

Hautbefund: An der Innenseite des rechten Oberarmes findet sich ein $3,5 \times 4$ cm großer, exophytischer, zentral ulzerierter, rötlich-hautfarbener derber Knoten.

Laborbefunde: Blutbild und Differentialblutbild o. B.. Serumchemische Routinelaborparameter (alk. Phosphatase, SGOT, SGPT, CK, GGT, Kreatinin, Kalium, Kalzium, Cholesterin, Triglyceride, Serumelektrophorese) unauffällig.

Übrige Befunde: Röntgen Thorax, Oberbauchsonographie, Myelotomie des Beckenkamms und Computertomogramm des Abdomens, des Thorax und des Schädels o. B..

Histologie: Parakeratose und pseudoepitheliomatöse Epidermishyperplasie. Vom oberen Korium bis in die Subcutis reichendes Infiltrat aus locker aggregierten, großen, teilweise bizarr konfigurierten Tumorzellen. Diese weisen rundliche oder nierenförmig eingebuchtete Kerne mit einem oder mehreren prominenten Nukleolen auf. Zahlreiche mehrkernige Riesenzellen und atypische Mitosen. Reaktives Infiltrat aus kleinen lymphoiden Zellen, Plasmazellen und Eosinophilen.

Immunphänotypisierung: Immunhistochemisch positive Reaktion aller Tumorzellen mit anti-CD30 Antikörpern (Ki-1/Ber-H2). Inkonstante Expression T-Zell-assoziierter Antigene (CD2, CD3, CD5). Extrem hohe Proliferationsrate (40% Ki-67 positive Zellen). Zytokeratin negativ.

Therapie und Verlauf: Operative Entfernung des Tumors am Oberarm und Deckung des Defektes durch Spalthauttransplantat. Vier Wochen später Auftreten neuer Knoten im Bereich des Transplantates. Erneute operative Sanierung und Nachbestrahlung mit 45 Gy. Zwei Wochen nach Beendigung der Radiotherapie Auftreten von Rückenschmerzen, welche radiologisch vereinbar waren mit Beteiligung des Knochenmarks.

Kommentar: Großzellige, Ki-1 positive Lymphome können außer im Lymphknoten auch primär an der Haut auftreten. Aufgrund ihres histologischen Erscheinungsbildes besteht die Gefahr einer Verwechslung mit Karzinomen und histiozytären Tumoren. Die „regressive atypische Histiozytose" [1] ist histologisch und immunphänotypisch identisch mit dem hier beschriebenen Ki-1 Lymphom der Haut und kann ebenfalls systemischen Befall zeigen. Bisherige Beobachtungen deuten aber eher auf einen protrahierten Verlauf hin.

Literatur

1. Flynn KJ, Dehner LP, Gajl-Peczalska KA et al. (1986) Regressing atypical histiocytosis: A cutaneous proliferation of atypical neoplastic histiocytes with unexpectedly indolent biologic behavior. Cancer 49:959–970
2. Stein H, Mason DY, Gerdes J et al. (1985) The expression of the Hodgkin's disease associated antigen Ki-1 in reactive and neoplastic lymphoid tissue: Evidence that Reed-Steinberg cells and histiocytic malignancy are derived from activated lymphoid cells. Blood 66:848–859

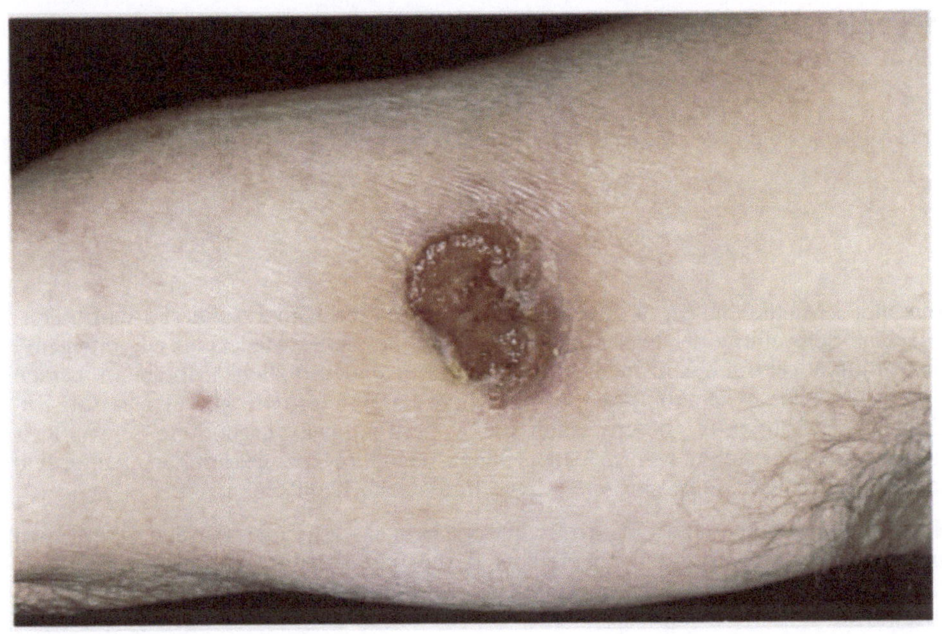

Wegenersche Granulomatose

Vorgestellt von Dr. F. Eckert, PD Dr. P. Herzer* und Prof. Th. Krieg

* Medizinische Poliklinik der LMU München (Direktor: Prof. Dr. N. Zöllner)

Anamnese: Magdalena S., 64 Jahre alt. Vor 4 Monaten bemerkte die Patientin erstmals eine Schwellung der Nasenschleimhaut. Seither sei es wiederholt zu „eitrigem" Nasenbluten gekommen. Einen Monat später traten plötzlich Knoten an beiden Unterschenkeln sowie subkutane, großflächige Knoten an den Oberarmen auf. Zusätzlich seien subjektive Beschwerden wie Appetitmangel, ausgeprägte Schweißneigung und heftige Schmerzen in den großen Gelenken hinzugekommen. Außerdem habe sie seit einer Woche gerötete Augen und starke Kopfschmerzen.

Hautbefund: Befallen sind Oberarme, Unterschenkel und Füße. An den Oberarmen finden sich mehrere unscharf begrenzte, derbe, bis 3 cm große, kutan-subkutane, knotige Infiltrate. Die darüberliegende Haut ist livid-rot, teils deutlich infiltriert und überwärmt.

An den Unterschenkeln, bevorzugt im Knöchelbereich, sowie vereinzelt auch auf den Fußrücken finden sich bis 1,5 cm große, wie ausgestanzt wirkende Ulcera mit erythematösem Randsaum.

Histologie: Oberarm: im gesamten Korium und im subkutanen Fettgewebe findet sich das Bild einer nekrotisierenden, granulomatösen Vaskulitis. Arteriolen und Venolen zeigen eine fibrinoide Wandverquellung und ausgeprägte entzündliche Infiltrate, die aus Lymphozyten, eosinophilen Granulozyten, Plasmazellen und Histiozyten bestehen. Einzelne Gefäße sind thrombosiert. In der Elastica-van-Gieson-Färbung erkennt man eine konzentrisch um die Gefäße angeordnete Fibrose sowie postinflammatorische Narben im subkutanen Fettgewebe. Teilweise finden sich Granulome mit Riesenzellen.

Unterschenkel: hier erkennt man ähnliche Veränderungen wie am Oberarm, allerdings ohne ausgeprägt subkutanen Befall der Gefäße.

Weitere Befunde: Röntgen-Thorax altersentsprechend. Oberbauchsonographie ohne pathologischen Befund. HNO-Befund: Biopsie der Nasenschleimhaut: uncharakteristische Rhinitis. Augenärztlicher Befund: Konjunktivitis beidseits.

Laborbefunde: BKS: 105/115 mm, Leukozyten 12000 mm³. Alpha-2-Globuline: 14,1%, beta-Globuline: 13,5% bei 7,9 g/100 ml Gesamteiweiß. C3-Komplement: 226 mg/100 ml (normal: 83–175 mg/100 ml). Mikrohämaturie und Albuminurie.

Immunologische Befunde: Ro-Antikörper (SS-A) positiv. Direkte Immunfluoreszenz einer Biopsie am Oberarm: IgG-, IgM-, IgA- und C3-Ablagerungen an den Gefäßen. Antizytoplasmatische Leukozytenantikörper im Serum positiv.

Therapie und Verlauf: Unter einer initialen Behandlung mit 100 mg Fluocortolon (Ultralan®) und 100 mg Cyclophosphamid (Endoxan®) kam es zu einem Rückgang der Hauterscheinungen und zu einer deutlichen Besserung der subjektiven Symptome. Die Kortikosteroiddosis konnte dann auf 10 mg/die reduziert werden, ohne daß es seither zu einer Krankheitsexazerbation kam.

Kommentar: Die Wegenersche Granulomatose ist eine nekrotisierende, granulomatöse Gefäßentzündung ungeklärter Ätiologie.

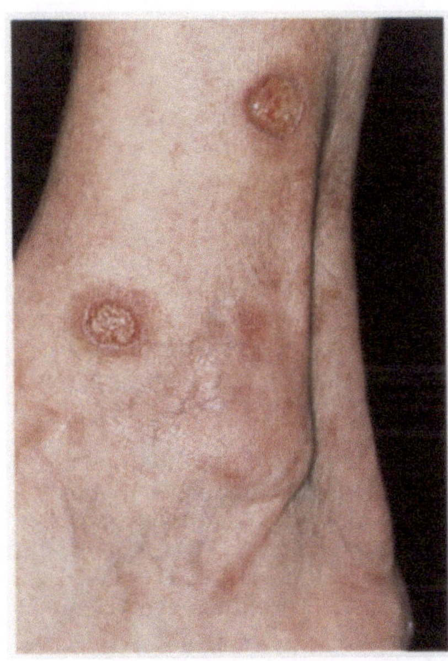
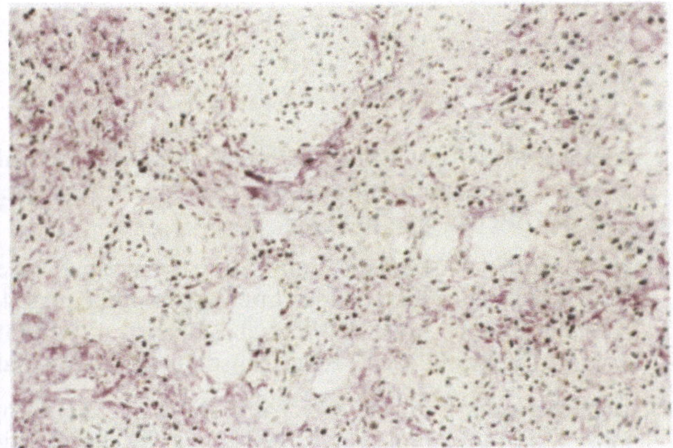

Sie befällt hauptsächlich den oberen Respirationstrakt, die Lunge, die Nieren, aber auch andere Organe und weist unbehandelt eine hohe Letalität auf. Die für eine frühzeitige, wirksame Therapie notwendige Diagnosestellung gelingt nur durch den Nachweis der typischen histologischen Veränderungen. Während Nasenschleimhautbiopsie und Nierenbiopsie häufig unspezifische Befunde ergeben, kann durch die Untersuchung von Lungengewebe die Diagnose meist zuverlässig gestellt werden.

Bei unserer Patientin waren die Anamnese und der Nachweis eines Antikörpers gegen zytoplasmatische Antigene von Granulozyten im Serum bereits richtungsweisend. Die bioptische Untermauerung bzw. Bestätigung der Diagnose gelang hier jedoch erst durch die histologische Untersuchung der Hauterscheinungen.

Dermatologische Veränderungen finden sich in ca. 40–50% aller Patienten mit Wegenerscher Granulomatose. Davon sind ungefähr ein Drittel unspezifischer Natur, während sich bei zwei Dritteln der Hauterscheinungen spezifische histologische Veränderungen nachweisen lassen. Hierbei reicht das Spektrum von einer nekrotisierenden Vaskulitis über eine granulomatöse Vaskulitis bis hin zu palisadenbildenden Granulomen. Differentialdiagnostisch müssen dementsprechend insbesondere die lymphomatoide Granulomatose, die allergische Angiitis (Churg-Strauss) sowie die Periarteriitis nodosa abgegrenzt werden.

Literatur

1. Esca SA, Holub G, Pimpl W (1984) Wegenersche Granulomatose. Hautarzt 35:379–382
2. Groß WL (1988) Wegenersche Granulomatose. Spontanverlauf, Frühdiagnostik, stadienadaptierte Therapie. Münch Med Wochenschr 130:603–604
3. Hoppe-Seyler G (1986) Diagnose der Wegenerschen Granulomatose. Dtsch Med Wochenschr 111:142–144
4. Hoppe-Seyler G (1986) Therapie der Wegenerschen Granulomatose. Dtsch Med Wochenschr 111:144–145
5. Hu CH, O'Loughlin S, Winkelmann RK (1977) Cutaneous manifestations of Wegener Granulomatosis. Arch Dermatol 113:175–182
6. Van der Woude FJ, Rasmussen N, Lobatto S, Wilk A, Permin H, van Es LA, van der Giessen M, van der Hem GK, The TH (1985) Autoantibodies against neutrophils and monocytes: Tool for diagnosis and marker for disease activity in Wegener's granulomatosis. Lancet I:425–429
7. Wegener F (1936) über generalisierte, septische Gefäßerkrankungen. Verh Dtsch Ges Pathol 29:202–208

Pankreatogene Pannikulitis

Vorgestellt von Dr. U. Hohenleutner und Dr. D. von der Helm

Überwiesen von Dr. M.-J. Schmid, Holzkirchen

Anamnese: Alfons M., 48 Jahre. Zustand nach Pankreatitis vor einem Jahr. Seit 2 Wochen Rückenschmerzen, seit einer Woche Auftreten von schmerzhaften Knoten an beiden Unterschenkeln.

Hautbefund: An den distalen Unterschenkeln beidseits sowie am rechten Oberarm finden sich einzelnstehende, kutan-subkutane, bis 4 cm messende, dunkelrot-livide Knoten. Sie sind unscharf begrenzt, derb, auf der Unterlage verschieblich und druckdolent. Einige Knoten zeigen Einschmelzung mit palpabler Fluktuation.

Laborbefunde: Leukozytose von $12\,000/\text{mm}^3$, Hämoglobin 11,7 g/l. Alpha-Amylase mit 793 U/l und Lipase mit 512 U/l massiv erhöht, die Gamma-GT mit 51 U/l mäßig erhöht. Übrige Routinelaborparameter im Normbereich. In Aspirationsmaterial aus einem eingeschmolzenen Knoten (ca. 1:10 bis 1:100 verdünnt) konnte Lipase mit einer Aktivität von 125 U/ml nachgewiesen werden.

Histologie: Einschmelzende lobuläre Pannikulitis mit basophiler Nekrose des Fettgewebes, Geisterzellen und fokaler Verkalkung einzelner Fettzellen.

Sonstige Befunde: Abdominelle Sonografie: Vergrößerung des Pankreaskopfes bei im übrigen unauffälligem intraabdominellem Befund. CT Abdomen: Dringender Verdacht auf Pankreaskopfkarzinom.

Verlauf: Laparoskopisch nur chronische Pankreatitis mit Verkalkungen, kein Nachweis eines Pankreaskarzinoms. Unter konservativer Therapie und Alkoholkarenz Abheilung der Hautveränderungen nach sechs Wochen.

Kommentar: Pannikulitiden bei Pankreaserkrankungen wurden erstmals von Chiari 1883 beschrieben, aber erst 1967 durch De Graciansky als eigenständige Erkrankung vom Morbus Pfeifer-Weber-Christian abgegrenzt.

Klinisch typisch ist das plötzliche Auftreten von kutan-subkutanen, meist schmerzhaften Knoten hauptsächlich an den Unterschenkeln. Einschmelzung und Ulzeration sind möglich.

Begleitend kommt es bei etwa 60% der Fälle zu Arthritiden, manchmal auch zu Polyserositis mit Pleuritis und Perikarditis.

Laborchemisch finden sich meist erhöhte Serumamylase- und Lipasewerte sowie in etwa 15% eine Eosinophilie.

Grunderkrankungen bei der pankreatogenen Pannikulitis sind Pankreasentzündungen (akut, chronisch, durch Pankreaszysten oder traumatisch), zu gut einem Drittel aber Pankreaskarzinome.

Die Verdachtsdiagnose Pannikulitis bei Pankreaserkrankung ist durch entsprechende laborchemische und klinische Untersuchungen sowie durch Biopsie zu bestätigen.

Histologisch typisch sind der Nachweis einer primär lobulären Pannikulitis ohne Vaskulitis mit sog. „Geisterzellen" im Fettgewebe und der Niederschlag basophiler Kalkseifen in Fettzellen.

Über die Pathogenese der pankreatogenen Pannikulitis ist noch wenig bekannt. Aufgrund des wiederholten Nachweises von erhöhten Amylase- und Lipasespiegeln

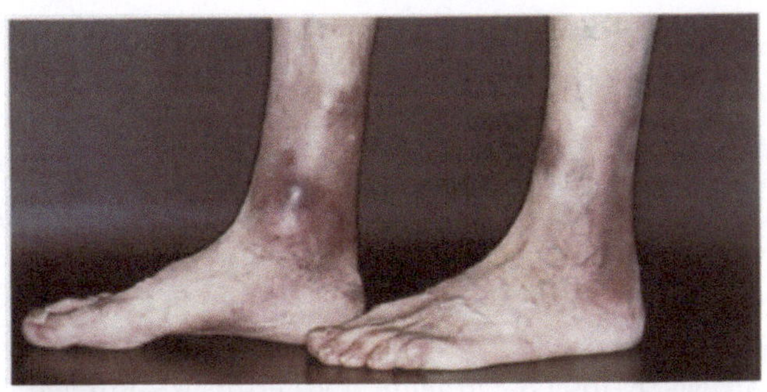

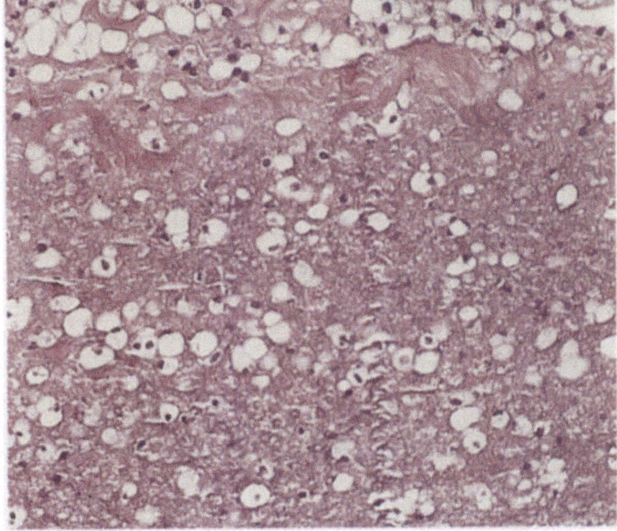

im Serum bzw. Urin sowie in Punktaten aus eingeschmolzenen Knoten wurde die proteolytische und lipolytische Aktivität dieser Enzyme als ursächlich für die Entstehung von Fettgewebsnekrosen angenommen.

In neueren Untersuchungen konnten in Aspirationsmaterial hohe Konzentrationen an freien, hydrolysierten Fettsäuren nachgewiesen werden, die zelltoxisch und inflammatorisch wirken und möglicherweise für die fortschreitende Entzündung verantwortlich sind.

Therapeutisch ist die pankreatogene Pannikulitis kaum zu beeinflussen. Antiphlogistika und Steroide sind praktisch unwirksam. Blande lokale Maßnahmen zur Verhinderung einer Superinfektion sind ausreichend, zumal die Hautveränderungen sich nach Besserung der Grunderkrankung zurückzubilden pflegen. Gutsitzende Kompressionsverbände können die Abheilung beschleunigen.

Literatur

1. Ackerman AB (1978) Histologic diagnosis of inflammatory skin diseases. Lea and Febiger, Philadelphia, pp 817–818
2. Chiari H (1883) Über die sogenannte Fettnekrose. Prager Med Wochenschr 8:285–286
3. Fine RM (1983) Subcutaneous fat necrosis, pancreatitis and arthropathy. Int J Dermatol 111:575–576
4. Hughes P, Aspisarnthanarax P, Mullins F (1975) Subcutaneous fat necrosis associated with pancreatic disease. Arch Dermatol 111:506–509
5. Potts DE, Mass MF, Iseman MD (1975) Syndrome of pancreatic disease, subcutaneous fat necrosis, and polyserositis. Am J Med 58:417–423

519

Pseudosklerodermie bei Borrelieninfektion und früherer Porphyria cutanea tarda

Vorgestellt von Dr. R. Hein und Dr. K. Schrallhammer
Überwiesen von Dr. A. Galosi und Dr. O. Steger, Pfaffenhofen/Ilm

Anamnese: Josef S., 70 Jahre, 1967 erstmals Auftreten von Blasen und Erosionen an Handrücken und Gesicht. Zusätzlich Braunverfärbung des Urins und Unverträglichkeit von fetten Speisen. Vorerkrankungen: 1942 Malaria, 1944 Hepatitis. Bei der stationären Behandlung 1967 wurde eine Porphyria cutanea tarda diagnostiziert; die Therapie bestand aus Aderlässen und Diät.

Im August 1988 Auftreten von entzündlichen Hautveränderungen am rechten Arm, Brust und Rücken. Vom Hautarzt Behandlung mit 12 Penicillininjektionen, darunter deutliche subjektive Besserung. Ein Zeckenbiß sei nicht erinnerlich.

Hautbefund: Livide polsterartige und ödematöse Schwellung des rechten Handrükkens mit zigarettenpapierartig fältelbarer, atrophischer und pityriasiform schuppender Haut, zusätzlich Teleangiektasien und durchscheinende Venenzeichnung. Am rechten Unterarm und am Stamm imponieren scheibenartige, an der Oberfläche spiegelnde, mit der Unterlage verbackene elfenbeinfarbene Verhärtungen, die von einem blauvioletten Lilac-Ring umgeben sind. Im Gesicht ist die Haut poikilodermatisch und verhärtet sowie ödematös geschwollen. Vereinzelte Erosionen an Handrükken und Capillitium. Angedeutete Sklerodaktylie.

Tabaksbeutelmund, Mikrostomie oder Zungenfrenulumsklerose fehlen. Keine Milien.

Laborbefunde: Routinelaborparameter im Normbereich. Gesamte Porphyriediagnostik unauffällig. AP 178 U/l, SGOT 29 U/l, SGPT 26 U/l, γ-GT 105 U/l; Anti-HBc+, Anti-HAV+; IgG 1860 mg/100 ml, IgA 498 mg/100 ml, IgM 398 mg/100 ml; C_4 13 mg/100 ml; ANA 1:640, ENA und zytoplasmatische Antikörper negativ. Borrelien-Ak-Titer IgM 160 ($\uparrow$), IgG 10240 ($\uparrow\uparrow$).

Weitere Befunde: Oesophagus-Funktionsszintigraphie: deutliche Entleerungsstörung für Flüssigkeiten, Befund vereinbar mit Organbeteiligung bei progressiver systemischer Sklerodermie.

Ultraschall-Kardiographie unauffällig.

Histologie: 1. Brust: Atrophie der Epidermis, Verquellung des Bindegewebes, im Korium fleckförmig dichtes lympho-histiozytären Infiltrat mit Plasmazellen.

2. Handrücken: Fokale Hypergranulose, Ballonierung basaler Keratinozyten, Fibrose des Koriums, im oberen Korium bandartige lympho-histiozytäre Infiltrate mit vielen Plasmazellen.

Kommentar: Klinisch wurde bei den Veränderungen am Unterarm, am Stamm sowie im Bereich des Kopfes und des Gesichts an eine zirkumskripte Sklerodermie und/oder an eine Pseudosklerodermie bei Porphyria cutanea tarda gedacht. Es ergaben sich laborchemisch allerdings keinerlei Hinweise für einen akuten Schub der Porphyrie.

Die Hautveränderungen am rechten Handrücken ließen primär an eine Acrodermatitis chronica atrophicans denken. Histologisch fanden sich entsprechende Veränderungen mit zahlreichen Plasmazellen, zudem war die Borrelien-Serologie positiv.

Die Beobachtung, daß es nach einer Penicillin-Behandlung sowohl zu einer deutlichen Besserung der Acrodermatitis chronica atrophicans als auch der Morphea-artigen Hautveränderungen kam, legt die Frage nahe, ob diese unterschiedlichen Haut-

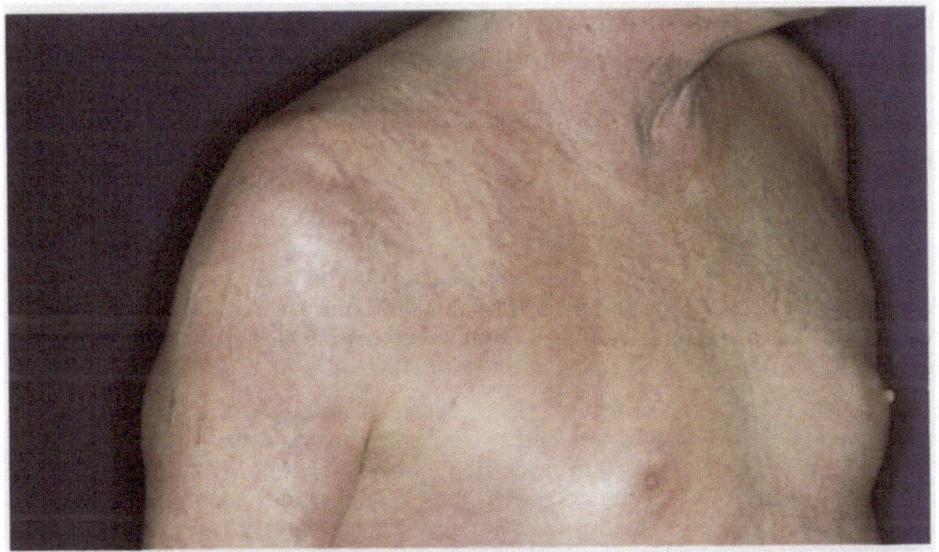

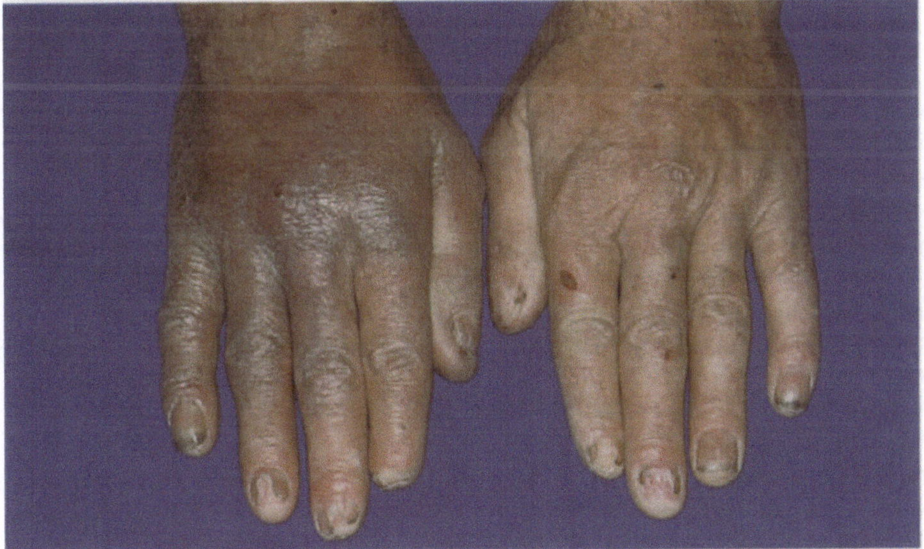

veränderungen durch eine Infektion mit Borrelien verursacht wurden. Der zum Zeitpunkt der Untersuchung normale Porphyrin-Stoffwechsel und der histologische Nachweis von Plasmazellen würden im Einklang mit dieser Interpretation sein.

Literatur

1. Aberer E, Neumann R, Stanek G (1985) Is localized scleroderma a borrelia infection? Lancet II:278
2. Doss MO (1987) Porphyria cutanea tarda: Neue Aspekte zur Pathogenese, Diagnose und Therapie. Z Hautkr 63:282–289
3. Hoesly JM, Mertz LE, Winkelmann RK (1987) Localized scleroderma (morphea) and antibody to Borrelia burgdorferi. J Am Acad Dermatol 17:455–458
4. Weber K, Neubert U (1986) Clinical features of early erythema migrans disease and related disorders. Zentralbl Bakteriol 263:209–220

Acrodermatitis chronica atrophicans mit disseminierten fibroiden Knoten und Pseudolymphom

Vorgestellt von Dr. S. Lübke, Dr. A. Georgii, Dr. C. G. Schirren, Prof. Th. Krieg

Überwiesen von Dr. von Ingersleben, Puchheim

Anamnese: Michael N., 70 Jahre. Im Oktober 1988 bemerkte der Patient erstmals das Auftreten livider Hautveränderungen am linken Oberschenkel und Handgelenk. Ein Insektenstich ist in der letzten Zeit nicht erinnerlich.

Hautbefund: An der Streckseite des linken Oberschenkels und linken Ellbogens finden sich disseminierte, teils aggregierte, erbs- bis bohnengroße, derbe, livide, kutan-subkutan gelegene Knoten. Die Haut beider Unterarme und Handrücken ist atrophisch und livide verfärbt. Zusätzlich finden sich am linken Oberschenkel multiple kleinknotige, scharf umschriebene, livid-rote, halbkugelig vorgewölbte, aggregierte Hautveränderungen.

Laborbefunde: Über den Normbereich erhöht waren BKS 18/40 mm, Leukozyten 10300 mm^3, Gamma-GT 64 U/l, Harnsäure 8,6 mg/dl, Cholesterin 292 mg/dl, Triglyceride 377 mg/dl. Im Serum des Patienten wurden Borrelien-Antikörper nachgewiesen: Lyme HAT 1 : 320 (erhöht), Lyme IgG 1 : 512 (erhöht). Lyme IgM 1 : 16 (im Normbereich). Kryoglobuline positiv, zirkulierende Immunkomplexe negativ. Lues- und HIV-Serologie negativ.

Neurologisches Konsil: Lyme-Borreliose mit leicht ausgeprägter Neuropathie, die nur neurophysiologisch nachweisbar war. Für eine Muskelbeteiligung ergab sich elektromyographisch kein Anhalt.

Histologie (fibroider Knochen am Oberarm): Atrophische Epidermis. Im Bereich des dargestellten Koriums erscheinen die kollagenen Fasern teilweise deutlich verquollen und homogenisiert. In diesen Bereichen histiozytäre Zellen zwischen den Kollagenbündeln. Seitlich davon teils perivaskuläre, teils periadnexielle fleckförmige, entzündliche Infiltrate, die zahlreiche Plasmazellen enthalten.

Therapie und Verlauf: Unter einer 12tägigen Ceftriaxon-Infusionstherapie kam es zu einem Abblassen der livid-roten Hautverfärbung und zu einem Rückgang der Knoten sowohl am Ellbogen als auch am Oberschenkel.

Kommentar: Im Rahmen einer serologisch gesicherten Lyme-Borreliose entwickelten sich eine Acrodermatitis chronica atrophicans symmetrisch an den oberen Extremitäten. Daneben traten fibroide Knoten bei dem Patienten in typischer Lokalisation am Ellbogen auf. Zusätzlich entwickelten sich disseminierte Knoten am Oberschenkel unter dem Bild eines Pseudolymphoms.

Literatur

1. Asbrink E, Hovmark A, Olsson I (1986) Clinical manifestations of acrodermatitis chronica atrophicans in 50 Swedish patients. Zentralbl Bakteriol Hyg [A] 263:253−261
2. Neubert U, Krampitz HE, Engl H (1986) Microbiological findings in erythema (chronicum) migrans and related disorders. Zentralbl Bakteriol Hyg [A] 263:237−252
3. Weber K, Schiers G, Wilske B, Preac-Mursic P (1984) Zur Klinik und Ätiologie der Acrodermatitis chronica atrophicans. Hautarzt 35:571−577

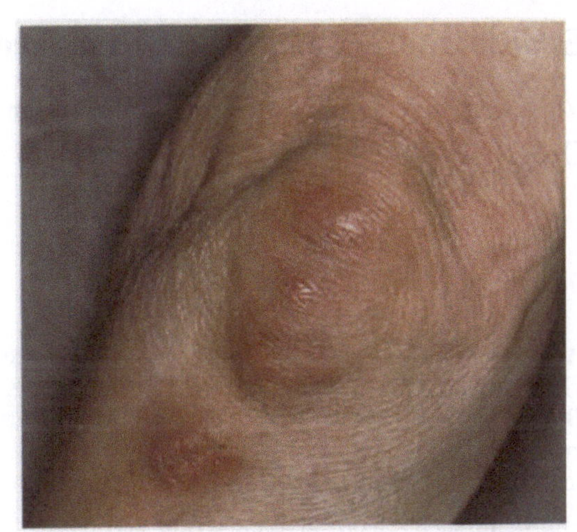

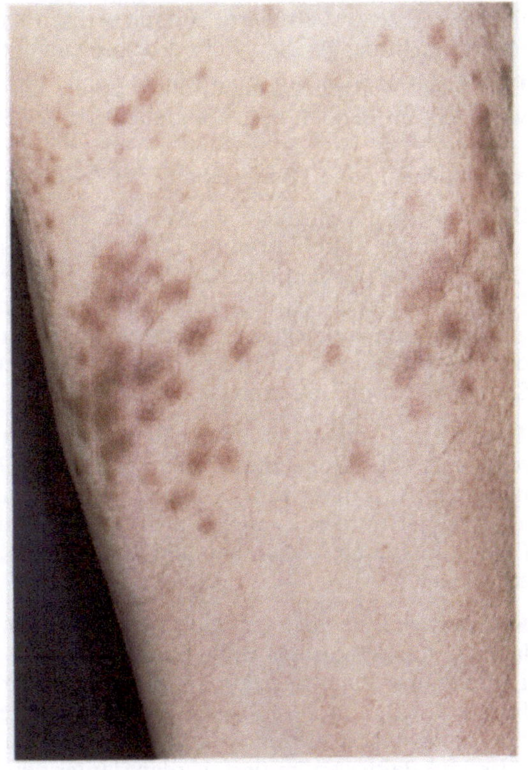

Sporotrichoide Infektion durch Mycobacterium marinum

Vorgestellt von Dr. U. Neubert, Dr. W. Grimm, PD Dr. H. C. Korting
Überwiesen von Dr. N. W. Tretter, Ergolding

Anamnese: Cornelia B., 27 Jahre. Seit 5 Monaten entwickelten sich, ausgehend vom Handrücken, an Zahl und Größe zunehmende Knoten am linken Arm. Eine 10tägige Behandlung mit einem oralen Penicillinpräparat (2 × 1,5 Mega Penicillin V tgl.) blieb erfolglos. Mögliche Infektionsquelle war ein mit tropischen Süßwasserfischen besetztes Aquarium der Patientin.

Hautbefund: 3 × 2 cm großer, livide verfärbter, fluktuierender Knoten mit lividrötlichem Randsaum am linken Handrücken. In lineärer Anordnung finden sich weitere flache, z.T. zentral erodierte und mit serösen Krusten belegte Knoten am Unter- und Oberarm. In der Axilla ist ein druckdolenter, derber Lymphknoten tastbar.

Histologie: Weitgehend unauffällige Epidermis. Im Bereich des unteren Koriums und vor allem im Bereich des subkutanen Fettgewebes dichte entzündliche Infiltrate aus Lymphozyten, Histiozyten und Plasmazellen. In umschriebenen Bereichen Gewebeeinschmelzung und Durchsetzung mit Zelldetritus sowie initiale Granulombildungen.

Bakteriologie: Aus einem exzidierten und homogenisierten Knoten wurden nach mehrwöchiger Inkubation auf Löwenstein-Jensen-Medium bei 30 °C photochromogene, gelblich pigmentierte Kolonien säurefester Stäbchenbakterien angezüchtet. Der Keim wurde als Mycobacterium marinum identifiziert und erwies sich im Antibiogramm als sensibel gegenüber Rifampicin, Ethambutol, Protionamid sowie Ofloxacin und Ciprofloxacin. Resistenz bestand u.a. gegen Isonikotinsäurehydrazid (INH), Streptomycin und p-Aminosalicylsäure (PAS).

Therapie und Verlauf: Da eine mehr als dreimonatige Monotherapie mit einem Gyrasehemmer Ciprofloxacin (Ciprobay®) in einer Dosierung von 2 × 750 mg p. o. täglich nicht zur Abheilung führte und der Erreger nach Absetzen des Präparates erneut angezüchtet werden konnte, wurde eine Kombinationsbehandlung mit Isoprodian® (Isoniazid 175 mg, Protionamid 175 mg, Dapson 50 mg) 2 × 1 Tablette täglich p. o. eingeleitet.

Kommentar: Eine meist mit einem ulzerierenden Knötchen, dem sogenannten Inokulationsschanker, an der Hand beginnende und sich durch aszendierende Knoten im Lymphbahnverlauf nach proximal auf den Arm fortsetzende Erkrankung wird häufig, veranlaßt durch das als typisch betrachtete klinische Bild, als Sporotrichose fehldiagnostiziert. Deren lymphokutane Verlaufsform kann jedoch durch zahlreiche Pilze und Bakterien imitiert werden. Unter den letzteren dominieren Mykobakterien (insbesondere M. marinum) und Nocardien (vor allem N. brasiliensis). Die in unserem Patientengut häufigste Quelle für die Infektion durch M. marinum sind verseuchte Aquarien. Um eine möglicherweise wirkungslose Initialtherapie durch eine gezielte systemische Behandlung ersetzen zu können, sollte auf den Versuch einer Erregerisolierung nicht verzichtet werden.

Die Monotherapie mit Ciprofloxacin führte in unserem Falle trotz primärer Empfindlichkeit des Keimes und ausreichend hoher und langdauernder Dosierung nicht zum Erfolg. Um die Entwicklung von Keimresistenzen zu vermeiden und einen rascheren Wirkungseintritt zu gewährleisten, sollte, ebenso wie bei Tuberkulose und Lepra, der kombinierte Einsatz mehrerer Chemotherapeutika bevorzugt werden.

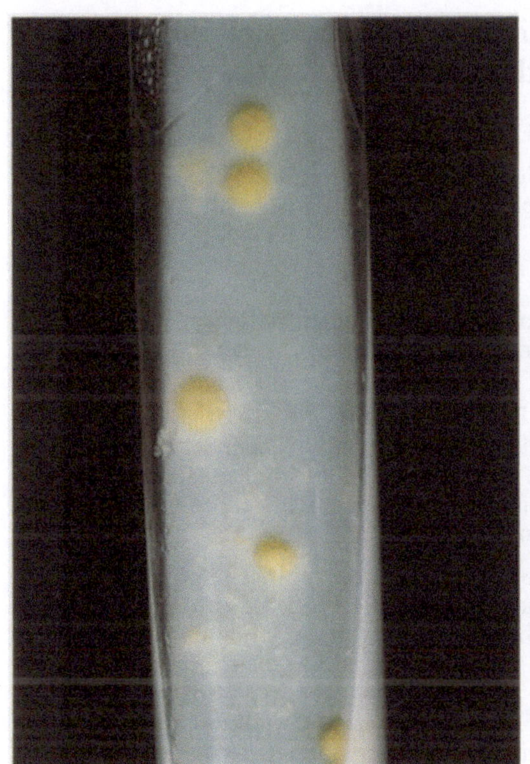 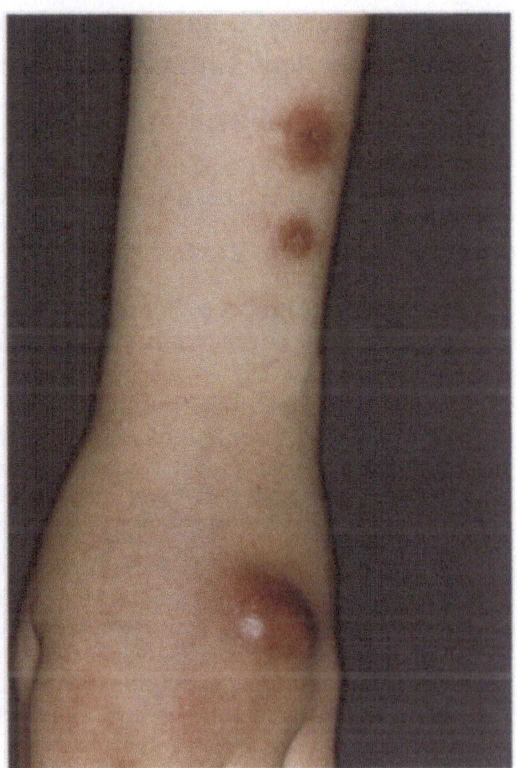

Literatur

1. Adams RM, Remington JS, Steinberg J, Seibert JS (1970) Tropical fish aquariums – a source of Mycobacterium marinum infections resembling sporotrichosis. J Am Med Assoc 211:457–461
2. Neubert U, Schaal KP (1982) Sporotrichoide Infektion durch Nocardia brasiliensis. Hautarzt 33:548–552
3. Neubert U (1983) Sporotrichoide Hautinfektionen. In: Braun-Falco O, Burg G (eds) Fortschr prakt Dermatol Venerol Bd X. Springer, Berlin Heidelberg New York Tokyo, pp 410–415
4. Wilson JW (1963) Cutaneous (chancriform) syndrome in deep mycoses. Arch Dermatol 87:81–85

Disseminierte Gonokokkeninfektion bei latenter Pharyngeal-Gonorrhoe und Chlamydien-Urethritis

Vorgestellt von PD Dr. H. C. Korting und Dr. B. Trautner

Überwiesen von der Rheumaeinheit der Medizinischen Poliklinik
der Ludwig-Maximilians-Universität München

Anamnese: Stefan O., 26 Jahre. Seit 3 Wochen unklare Beschwerden in mehreren Gelenken, seit 3 Tagen Ausfluß aus der Harnröhre. Häufig wechselnder Geschlechtsverkehr.

Haut- und Schleimhautbefund: Rötung im Bereich des Orificium urethrae. Bei Ausstreichen der Harnröhre Entleerung von glasigem, weißlich-gelblichem Sekret. Unter Betonung der distalen Extremitätenanteile finden sich am Integument disseminiert rötliche Papeln bzw. Knötchen mit zentraler hämorrhagischer Kruste. Schwellung im Bereich des Hand- und Daumengrundgelenkes.

Sonstige Befunde: Im Ausstrichpräparat von Urethralsekret zahlreiche polymorphkernige Granulozyten (mehr als 4 bei 100facher Objektvvergrößerung), kein Anhalt für Diplokokken. Bei der kulturellen Untersuchung von Abstrichmaterial aus Urethra, Rektum, Pharynx Nachweis von Neisseria gonorrhoeae einzig in letztgenannter Lokalisation (Speziesidentifikation mittels Objektträger-Agglutination unter Einsatz von an Protein A von Staphylokokken adsorbierten Gonokokkenantikörpern). Blutkultur negativ. Nachweis von Chlamydia trachomatis in der Urethra mittels fluoreszenzmarkierter monoklonaler Antikörper in der McCoy-Zellkultur. Die untersuchten klinisch-chemischen und hämatologischen Laborparameter mit Ausnahme einer Leukozytose ($15\,000/\mu l$) regelrecht.

Histologie: Zentrale Epidermisnekrose, Ablagerung von Fibrin und Erythrozyten. Verquollenes Bindegewebe. Oberflächlich und tief im Korium teils perivaskulär, teils periadnexiell orientiert, dichte lympho-histiozytäre Infiltration, untermischt mit zahlreichen polymorphkernigen Granulozyten. Kernstaub. Ausgeprägte Erythrozytenextravasate. Stellenweise Gefäßokklusion mit kleinen Fibrinthromben. In der direkten Immunfluoreszenz reichlich Ablagerung von C3 um die Gefäße und in der Basalmembranzone (fein granulär).

Therapie: Vor dem Hintergrund der eigenen Erfahrungen und der Empfehlungen der US-amerikanischen Centers for Disease Control parenterale Gabe eines Drittgenerations-Cephalosporins. Da der auswärtige Patient die Behandlung nicht an der hiesigen Klinik durchführen lassen wollte, wurden den weiterbehandelnden Kollegen des nahegelegenen Kreiskrankenhauses die Gabe von 2×2 g Ceftriaxon (Rocephin®) als Kurzinfusion über 10 Tage empfohlen.

Kommentar: Die latente Pharyngealgonorrhoe stellt eine seltene, in einem größeren venerologischen Krankengut aber regelmäßig vorkommende Form der unkomplizierten Gonorrhoe dar. Nachdem die Dissemination von Neisseria gonorrhoeae nicht selten ihren Ausgang von latenten Infektionen nimmt – bei den häufiger betroffenen weiblichen Indivuen speziell von solchen der Cervix –, ist prinzipiell stets auch an den Pharynx als Eintrittspforte des Erregers zu denken. Wie meist standen für den Patienten die Gelenkerscheinungen im Vordergrund, weshalb er Rheumatologen aufsuchte. Die begleitende Urethritis legte eine Überweisung zum Dermato-Venerologen nahe. Die eingehende mikrobiologische Abklärung ergab freilich, daß die Harnröhrenentzündung mit der im Vordergrund stehenden Krankheit nicht im direkten Zusammenhang stand. Im Rahmen einer Chlamydien-Urethritis können zwar Gelenkerschei-

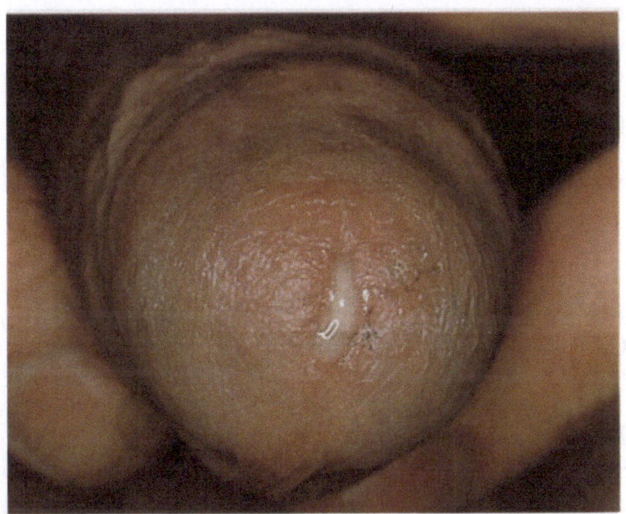

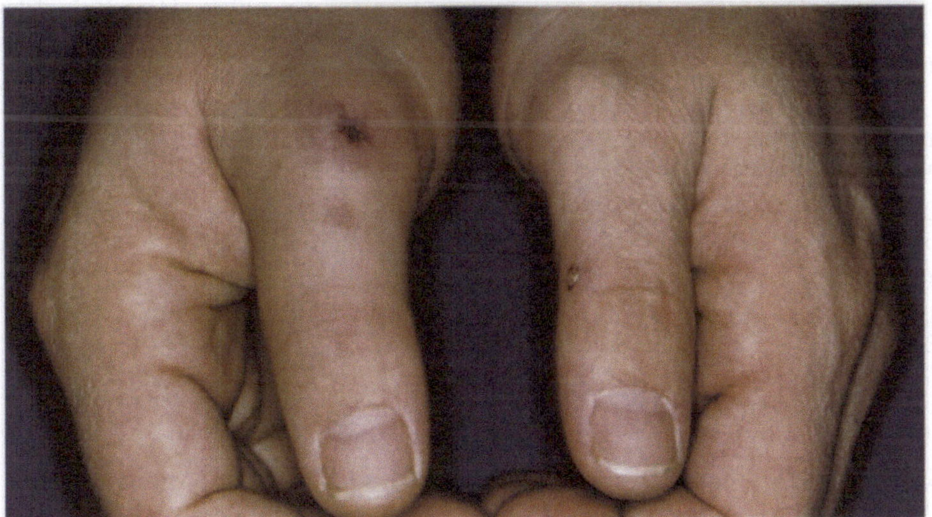

nungen auftreten – als Ausdruck einer sexuell acquirierten reaktiven Arthritis (SARA); die beobachteten Hauterscheinungen lassen sich aber einzig als Ausdruck einer disseminierten Gonokokken-Infektion interpretieren.

Literatur

1. Danielsson D, Kronvall G (1974) Slide agglutination method for serological identification of Neisseria gonorrhoeae with anti-gonococcal antibodies absorbed to protein A-containing staphylococci. Appl Microbiol 27:368–374
2. Holmes KK, Counts GW, Beaty HN (1971) Disseminated gonococcal infection. Ann Intern Med 74:979–993
3. Korting HC, Neubert U, Braun-Falco O (1983) Erregernachweis im Blut bei disseminierter Gonokokkeninfektion. Kasuistik und Literaturübersicht. Hautarzt 34:403–406
4. Korting HC, Neubert U (1985) Treatment of gonorrhoea with cefotetan: activity in vitro and clinical results of a 1 gram single-dose regimen. Dermatologica 171:264–268
5. Korting HC (1987) Unkomplizierte Gonorrhoe und disseminierte Gonokokkeninfektion – Klinik, Diagnostik und Therapie. Urologe (A) 26:237–245
6. Scherer R, Braun-Falco O (1976) Alternative pathway complement activation: a possible mechanism inducing skin lesions in benign gonococcal sepsis. Br J Dermatol 95:303–309

Subkutane Dirofilariasis

Vorgestellt von Dr. Th. Bergner, PD Dr. B. Przybilla, Dr. T. Löscher*

Überwiesen von Dr. H. Matthes, München

* Abteilung für Infektions- und Tropenmedizin der LMU München

Anamnese: Gisela E., 48 Jahre. 1 Jahr vor dem Auftreten eines Knotens an der Glabella Urlaub im Mittelmeerbereich. 8 Monate später Aufenthalt im Jemen. Wenige Wochen vor dem Auftreten der Hautveränderungen Insektenstich an der rechten Wange in Augsburg. Von der Stichstelle ausgehend bis zur Glabella links, wo sich der Knoten entwickelte, bemerkte die Patientin wochenlang ein „Krabbeln" in der Haut. Gleichzeitig rezidivierende periorbitale Schwellung im Sinne eines Quincke-Ödems.

Hautbefund: Im Bereich der Glabella links findet sich ein kugelförmig erhabener, haselnußgroßer, derber, kaum druckdolenter Knoten, der auf der Unterlage nicht verschieblich ist. Die Haut ist mit dem Knoten nicht verwachsen und morphologisch unauffällig.

Laborbefunde: BKS 16/35. Weißes Blutbild: Leukozyten 7500 mm^3, Differenzierung unauffällig, keine Eosinophilie. Gesamt-IgE 3 U/ml. Helminthenserologie: Im ELISA positiv für Filariose (Onchocerca volvulus und Dirofilaria immitis).

Ophthalmologisches Konsil: (Augenklinik der Ludwig-Maximilians-Universität München, Direktor: Prof. Dr. O.-E. Lund). Keine Auffälligkeiten.

Therapie und Verlauf: Exzision des Knotens in Lokalanästhesie unter den Verdachtsdiagnosen fibrosiertes Lipom oder fibrosierte epidermale Zyste, dabei überraschende Entdeckung und Mitentfernung des lebenden 14 cm langen, 0,5 mm dicken Wurms. Dieser wurde als adultes, unreifes Weibchen von Dirofilia repens bestimmt.

Nachbehandlung mit Diethylcarbamazin (Hetrazan®) 3 Tage 50 mg, 2 Tage 100 mg und schließlich 4 Wochen 150 mg, jeweils 3mal täglich.

Kommentar: Dirofilaria repens ist ein Hundeparasit, welcher im Mittelmeerraum, aber auch im Vorderen Orient beheimatet ist. Als Vektoren fungieren verschiedene Stechmückengattungen.

Der Mensch gilt als Fehlwirt, in dem sich wahrscheinlich keine geschlechtsreifen adulten Filarien entwickeln.

Der serologische Nachweis von Antikörpern gegen Dirofilia immitis ist nicht spezies-spezifisch und erlaubt nur die Aussage, daß eine Infektion mit Filarien stattgefunden hat.

Im vorliegenden Falle konnte der Parasit eindeutig bestimmt werden.

Die anamnestische Angabe des Insektenstiches in Augsburg wirft die Frage auf, ob die Infektion in Deutschland acquiriert wurde; entsprechende Kasuistiken fehlen in der Literatur.

Obgleich bislang keine Komplikationen bei Infektionen mit Dirofilaria repens beschrieben wurden, ist im Anschluß an die operative Versorgung die vorsorgliche Gabe von Diethylcarbamazin über mindestens 3 Wochen zu empfehlen.

Literatur

1. Bardach H, Heimbucher J, Raff M (1981) Subkutane Dirofilaria (Nochtiella) repens-Infektion beim Menschen – Erste Fallbeschreibung in Österreich und Übersicht der Literatur. Wien Klin Wochenschr 93:123–127

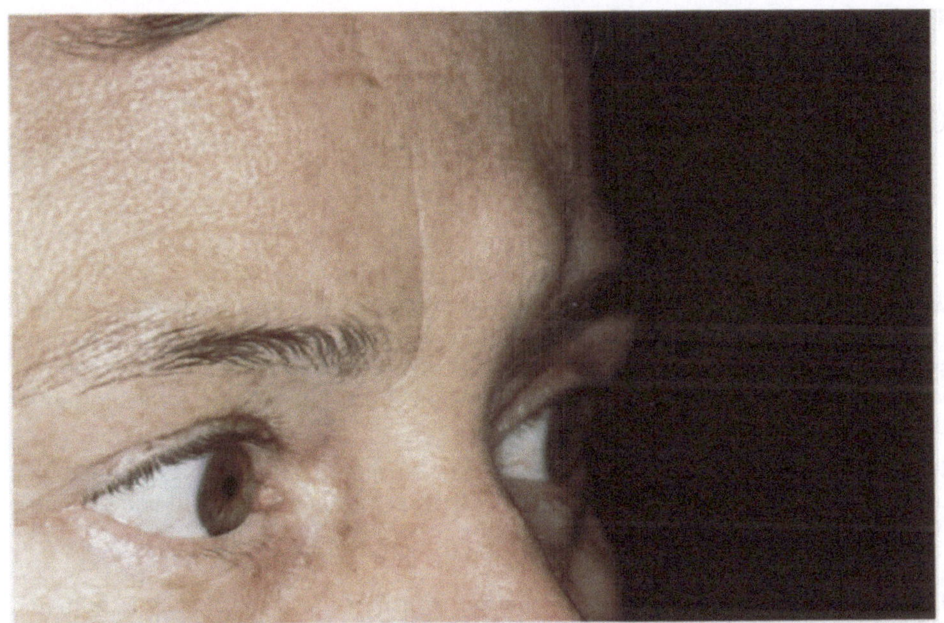

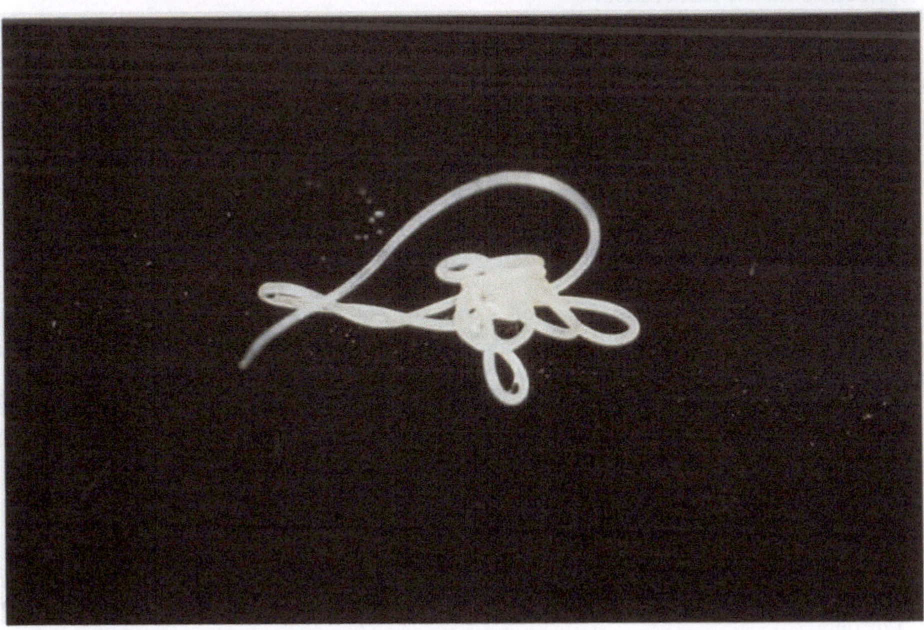

2. Gardiner CH, Oberdorfer CE, Reyes JE, Pinkus WH (1978) Infection of man by Dirofilaria repens. Am J Trop Med Hyg 27:1279–1281
3. Marty P, Le Fichoux Y, Dellamonica P, Rosa E, Kempf B (1981) Filariose sous-cutanée a Dirofilaria repens. Une nouvelle observation française. Nouv Presse Med 10:2114–2115
4. Pampiglione S, Franco F, Canestri Trotti G (1982) Human subcutaneous dirofilariasis. 1. Two new cases in Venice. Identification of the causal agent as Dirofilaria repens Raillet and Henry. Parassitologia 24:155–165
5. Pampiglione S, Canestri Trotti G, Squadrini F (1982) Human subcutaneous dirofilariasis. 2. A report of 5 new cases of Dirofilaria repens in central and northern Italy and of a sixth case with uncertain parasitological diagnosis. Parassitologia 24:167–176

Demodex-Folliculitis (Demodikose)

Vorgestellt von Dr. H. Behrendt

Überwiesen von Dr. E. Bödicker, München

Anamnese: Halil E., 49 Jahre alt, seit Mitte 1987 psychisch belastende Hautveränderungen im Gesicht. Erste Vorstellung im Februar 1988, unter der Diagnose Rosazea systemische Therapie mit Oxytetrazyklin (500 mg/die); gleichzeitig lokale Applikation von Metronidazol in einer Öl/Wasser-Emulsion. Fast vollständige Abheilung unter der Behandlung. Im Juli 1988 Rezidiv.

Hautbefund: An der rechten Wange, an der Stirn und auf der Nase finden sich unscharf begrenzte, polsterartig infiltrierte, fleckige Erytheme mit follikulär gebundenen Papeln und Pusteln.

Im Pustelexprimat zahlreiche Demodex-Milben.

Laborbefunde: Blutbild o. B., Transaminasen, Bilirubin, Gesamt-IgE, Cholesterin und Triglyzeride im Normbereich.

Kein Nachweis von antinukleären Antikörpern.

Bakteriologische und mykologische Untersuchungen (Pustelabstriche): kein Wachstum.

Therapie und Verlauf: Trotz äußerlicher Therapie mit Crotamitex Gel und Rosazea-Paste keine wesentliche Besserung, weiterhin Nachweis zahlreicher Demodex-Milben. Nach Anwendung von Metronidazol innerlich (2 × 250 mg/die) für 10 Tage und Jacutin Emulsion äußerlich Abheilung der Hautveränderungen innerhalb von 5 Wochen.

Kommentar: Der vorliegende Fall zeigt, daß bei asymmetrischen Rosazea-artigen Hautveränderungen auch an das Vorliegen einer Demodikose gedacht werden sollte. Der Nachweis der Milben gelingt meist leicht durch Exprimieren des Pustelinhaltes und Ausstreichen auf einem Objektträger. Die Demodex-Milben sind schon in der mikroskopischen Übersicht zu erkennen.

Obwohl die pathogenetische Rolle der Demodex-Milben nicht klar ist, scheint es lohnenswert, bei entsprechendem klinischen Bild eine antiparasitäre Behandlung zu versuchen.

Literatur

1. Diaz-Perez JL, Quintana R, Burgos J (1984) Cutaneous demodicosis. Arch Dermatol 120:1609
2. Landthaler M, Kleber R, Hohenleutner U (1988) Zum Krankheitsbild der Demodex-Follikulitis (Demodikose). Akt Dermatol 14:344–346

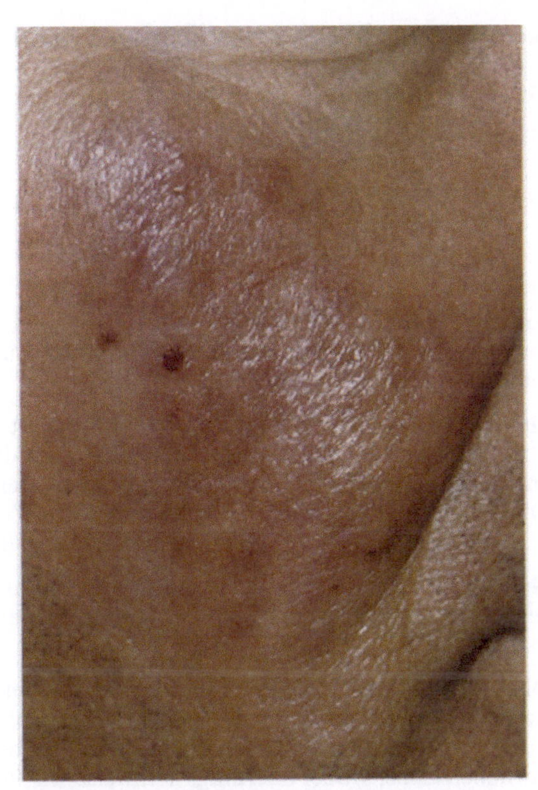

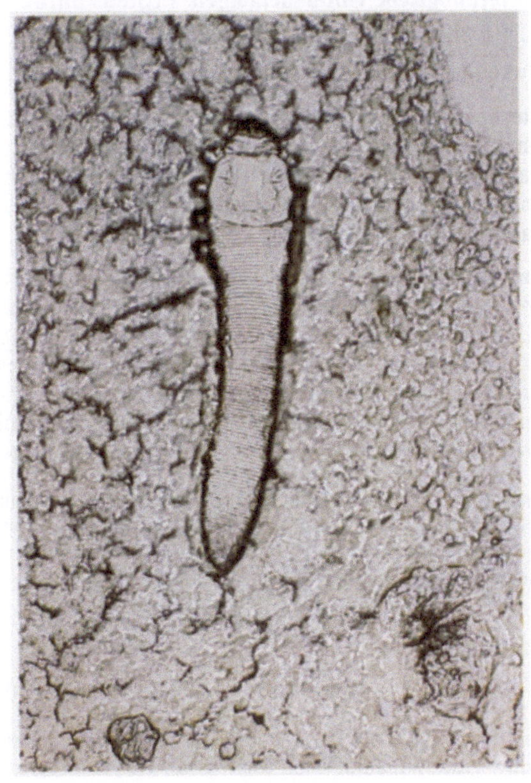

Keratoacanthoma centrifugum marginatum

Vorgestellt von Dr. W. Stolz, Prof. Dr. G. Burg
Überwiesen von Prof. Dr. S. Lukacs, München

Anamnese: Magdalena M., 74 Jahre. Seit 4 Jahren zentrifugales Wachstum eines Tumors am linken Handrücken, der zentral Rückbildungstendenz zeigte und sich peripher ausdehnte.

Hautbefund: Am linken Handrücken imponiert am Rande einer 3 × 4 cm großen, atrophischen Narbe ein 4 × 3,5 cm großer, randbetonter, anulärer, kalottenförmig erhabener Tumor, aus dem sich auf Druck weißlich-bröckliges Material entleert. Distal davon findet sich ein 1 × 2,5 cm großer Tumor.
  Lymphknotenstatus kubital and axillär unauffällig.

Histologie: Epidermale Lippenbildung. Proliferation von Strängen atypischer spinozellulärer Zellverbände mit eosinophilen Mikroabszessen. Starke entzündliche Stromareaktion.

DNA-Zytometrie: Bei der DNA-Messung Feulgen-gefärbter Tupfpräparate befanden sich 60% der Zellen in der S- und G2-/Mitosephase, was für einen proliferierenden Tumor spricht. 1% der Zellen zeigten Werte über dem 2,5fachen DNA-Wert einer normalen Zelle, wobei allerdings Hinweise für Polyploidisierung bestanden.

Bakteriologische Untersuchungen: Proteus mirabilis und Staphylococcus epidermidis. Mykobakterien kulturell negativ.

Mykologische Untersuchungen: Mehrfach nativ und kulturell negativ.

Therapie und Verlauf: Nachdem mehrfache konservative Therapieversuche mit intraläsionalen Injektionen von Triamcinolon-Kristallsuspension keine Besserung erbrachten, erfolgte in der Chirurgischen Klinik Innenstadt der Universität München die Exzision des Keratoakanthoms mit nachfolgender Spalthautdeckung. Das Transplantat heilte reizlos ein.

Kommentar: Das Keratoacanthoma (KA) centrifugum marginatum ist eine sehr seltene, besondere Verlaufsform des KA, von der bisher ca. 20 Fälle beschrieben wurden. Differentialdiagnostisch kamen weiterhin eine tiefe Trichophytie, eine Tuberculosis cutis fungosa oder eine atypische Mykobakteriose bzw. Sporotrichose in Betracht. Ein langsam wachsendes, gut differenziertes spinozelluläres Karzinom konnte auch durch die DNA-Zytometrie nicht völlig ausgeschlossen werden. Auch aus diesem Grund wurde eine chirurgische Therapie durchgeführt.

Diese Abbildung zeigt den relativen DNA-Wert der Tumorzellen. Ein relativer DNA-Wert von 2 ist typisch für eine normale Zelle. Bei verstärkter Zellproliferation sind vermehrt Zellen in der S-Phase (relativer DNA-Wert zwischen 2 und 4) sowie in der G2-/Mitosephase des Zellzyklus zu finden mit relativen DNA-Werten um 4.

Literatur

Belisario JC (1965) Brief review of keratoacanthoma centrifugum marginatum. Aust J Dermatol 8:65–72
Peteiro MC, Caeiro JL, Toribio J (1985) Keratoacanthoma centrifugum marginatum versus low-grade squamous cell carcinoma. Dermatologica 170:221–224

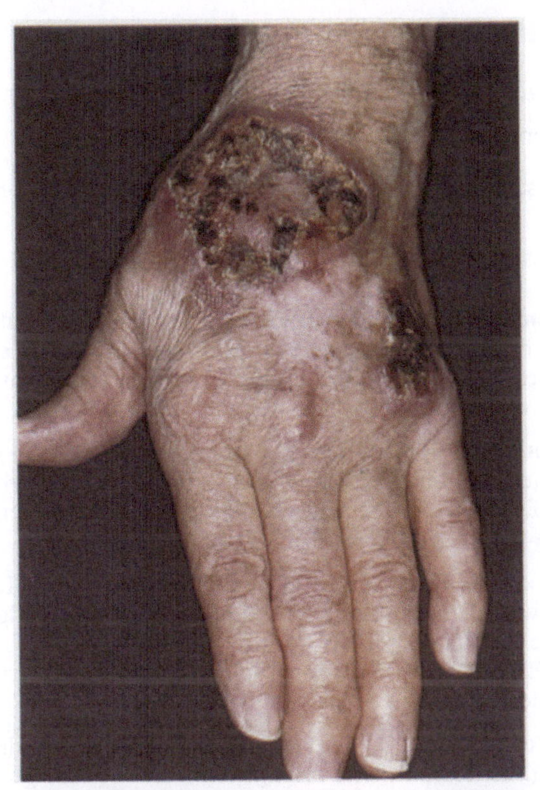

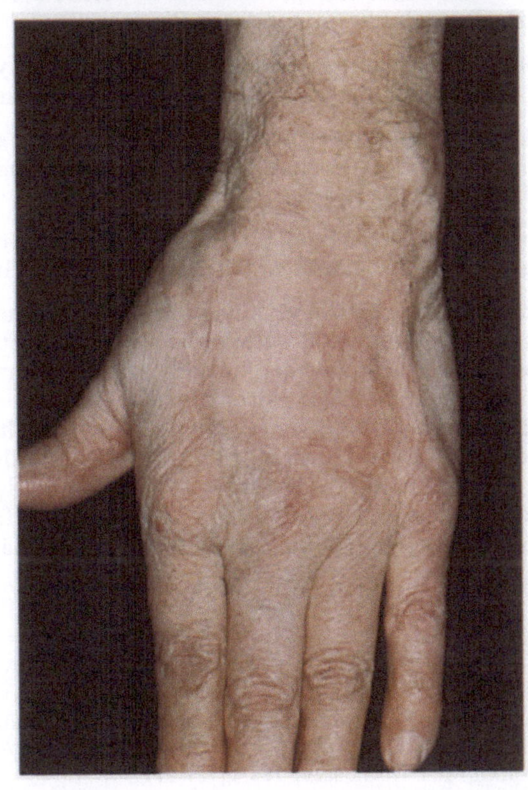

Kutane Amyloidose

Vorgestellt von Dr. Ch. Schulte, Dr. W. Stolz, PD Dr. R. Linke*, Prof. M. Landthaler

Überwiesen von Dr. J. Kostka, Nürnberg

* Institut für Immunologie der LMU München (Direktor: Prof. Dr. G. Riethmüller)

Anamnese: Nikoleta S., 41 Jahre. 1983 erstmals Auftreten von symptomlosen, gelblich-bräunlichen Flecken am Rücken, auf denen sich später stecknadelkopfgroße Papeln entwickelten. Im Laufe der letzten Jahre zunehmende Aussaat der Herde auf den vorderen Stamm und den rechten Unterarm.

Hautbefund: Am Stamm und am rechten Unterarm sieht man multiple, locker disseminierte, gelblich-bräunliche, bis kinderhandtellergroße, unscharf begrenzte, unregelmäßig konfigurierte Makulae mit dicht aggregierten, glasstecknadelkopfgroßen Papeln von wachsartiger Konsistenz.

Sonstige Befunde: Unauffällige Laborroutinewerte. In der Immunelektrophorese kein Hinweis für monoklonale Gammopathie. Unauffälliger Urinstatus. Bence-Jones-Proteine nicht nachweisbar.

EKG, Oberbauchsonographie, Sternalpunktat und Rektumbiopsie: Normalbefunde.

Histologie: Weitgehend unauffällige Epidermis mit diskreter basaler Hyperpigmentierung. Im Korium teils knotige, teils diffuse Ablagerungen von scholligem, schwach eosinophilem Material mit vereinzelten Fibroblasten und auffälligen Spaltbildungen. Entzündliche Infiltrate mit vielen Plasmazellen.

Immunhistochemie: Amyloidablagerung vom Aλ-Typ im Korium. λ und γ-Leichtketten, Präalbumin und β_2-Mikroglobulin fokal in einigen Keratinozyten.

Elektronenmikroskopie: Das Korium ist angefüllt mit 5–15 nm, breiten, nicht verzweigten Fibrillen. In einzelnen Keratinozyten finden sich intrazytoplasmatische fibrilläre Einschlüsse.

Therapie: Der Versuch mit topischer Anwendung von DMSO und Betnesol-V-Creme zu gleichen Teilen führte zu einer teilweisen Rückbildung der Hauterscheinungen.

Kommentar: Zu den primär kutan lokalisierten Hautamyloidosen gehören der Lichen amyloidosus, die makulöse und die seltenere knotige Hautamyloidose. Als weitere ungewöhnliche Variante der kutanen Amyloidosen wurden eine biphasische, poikilodermatische und bullöse Form beschrieben.

Bemerkenswert ist, daß es sich in unserem Fall histologisch um eine knotige Form handelte, während morphologisch eher das Bild des makulösen Typs vorherrschte. Pathogenetisch liegt bei dieser Form höchstwahrscheinlich eine benigne monoklonale Plasmazelldyskrasie vor, bei der die im Korium befindlichen Plasmazellen die monoklonalen λ-Immunoglobulin-Leichtketten als Vorläufermaterial exprimieren.

Literatur

1. Breathnach SM (1988) Amyloid and amyloidosis. J Am Acad Dermatol 18:1–16
2. Goerttler E, Anton-Lamprecht I, Kotzur B (1976) Amyloidosis cutis nodularis. Klinische, histopathologische und ultrastrukturelle Befunde. Hautarzt 27:16–25
3. Linke RP, Nathrath WJ (1980) Klassifizierung von Amyloid-Krankheiten an der Biopsie. Münch Med Wochenschr 122:1772–1777

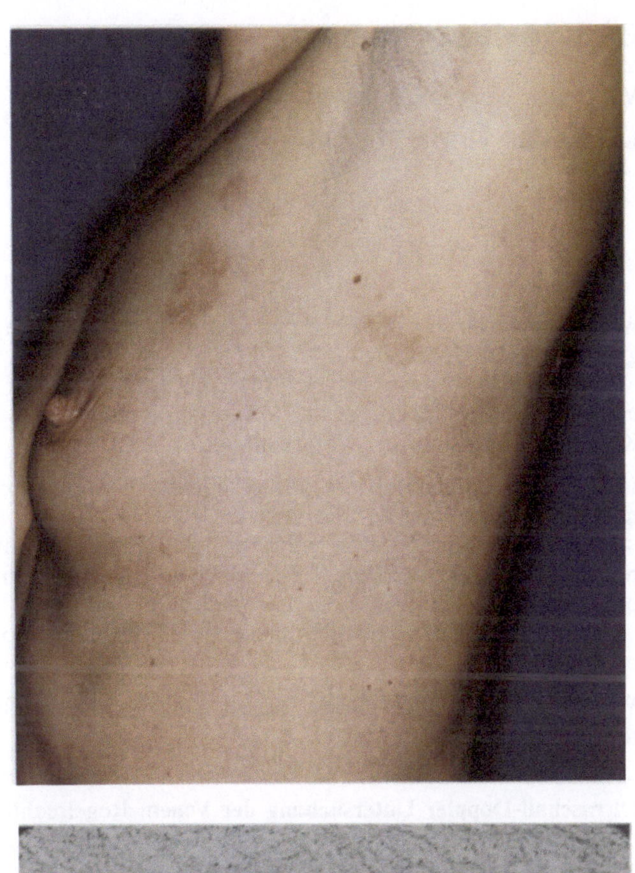

4. Northcutt AD, Vanover MJ (1985) Nodular cutaneous amyloidosis involving the vulva. Case report and literature review. Arch Dermatol 121:518–521
5. Wang W, Lin C, Wong C (1986) Response of systemic amyloidosis to dimethyl sulfoxide. J Am Acad Dermatol 15:402–405

Bockenheimer-Syndrom

Vorgestellt von Dr. B. Trautner

Überwiesen von Dr. Ertl, Dorfen

Anamnese: Erwin H., 42 Jahre. Seit Geburt sichtbare, symptomlose Gefäßerweiterungen am linken Unterarm.

Mit 27 Jahren erstmals Hervortreten von Venen am linken Unterschenkel. Vor einigen Monaten chirurgische Versorgung einer rupturierten Unterschenkelvene. Keine Thrombose in der Vorgeschichte.

Hautbefund: Im Bereich des linken Unterarms auf gering atrophischer Haut zahlreiche retikuläre Varizen und Besenreiser.

An beiden gering geschwollenen Unterschenkeln, links ausgeprägter als rechts, retikuläre Varizen und Besenreiser, fleckige Hyperpigmentierungen und eine Corona phlebectatica.

Am linken Außenknöchel unscharf begrenzte, lividrötliche, psoriasiform schuppende Herde.

Weitere Untersuchungsbefunde: Keine Längen- oder Umfangsdifferenzen beider oberen Extremitäten nachweisbar.

Ausgeprägte Senk-Spreizfüße.

Ultraschall-Doppler-Untersuchung der Venen: Regelrechtes Strömungsgeräusch über den Vv. femorales et popliteae. Gut auslösbare „augmented sounds" über den Knieregionen. Kein Reflux bei Valsalva-Preßversuch über den extrafaszialen Venen.

Ultraschall-Doppler-Untersuchung der Arterien: A. radialis rechts 135, links 120 mmHg. A. ulnaris rechts 115, links 115 mmHg. Kein Hinweis für AV-Shunts an den unteren und oberen Extremitäten.

Phlebographie: Linker Arm: Nachweis wundernetzartiger, oberflächlicher Venenkonvolute am gesamten Unterarm. Die tiefen Venen stellen sich nur angedeutet dar. Vv. basilica et cephalica regelrecht.

Linkes Bein: Postthrombotisches Zustandsbild mit guter Rekanalisation. Oberflächliche Varizenkonvolute. Gering reduzierter Klappenbesatz an den sonst unauffälligen Vv. poplitea et femoralis.

Echokardiographie: Mitralklappenprolaps.

Therapie: Bezüglich der Gefäßveränderungen am linken Arm ergibt sich keine Indikation zur Therapie.

Wegen des postthrombotischen Syndroms am linken Unterschenkel ist eine Kompressionsbehandlung bis zum Knie angezeigt.

Kommentar: Bei dem hier vorgestellten Fall handelt es sich um eine relativ gering ausgeprägte Form eines Bockenheimer-Syndroms. Es ist als genuine, diffuse Phlebektasie charakterisiert. Der Erkrankung liegt eine Venenwanddysplasie, insbesondere mit Auflösung der Elastica interna in einzelne Lamellen und Reduktion der Media mit Ersatz der Muskulatur durch Bindegewebe, zugrunde. An einer im Vergleich zur Gegenseite an Länge und Volumen vermehrten Extremität finden sich teils variköse, teils kavernöse Venenerweiterungen mit Thrombosen und Phlebolithen. Sekundär kommt es zu einer Inaktivitätsatrophie der Muskulatur. Die Arterien sind unverän-

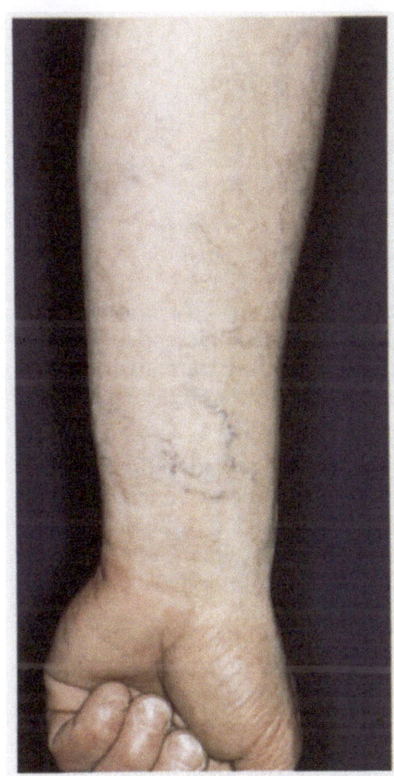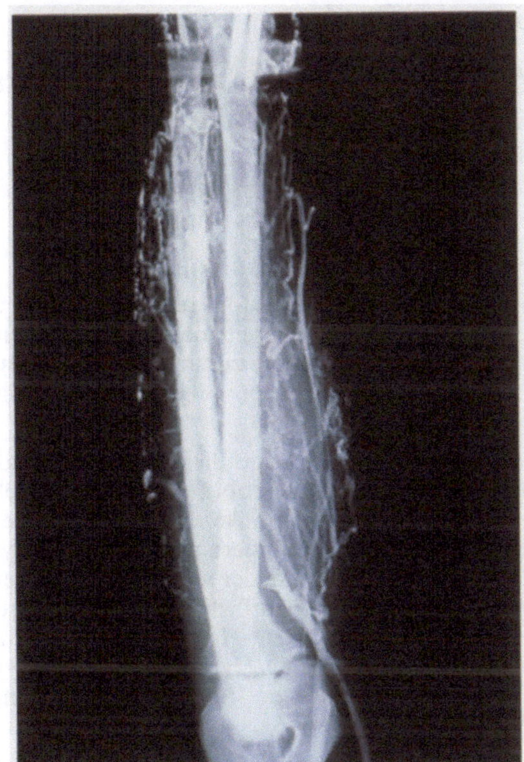

dert. Es bestehen keine AV-Shunts. Subjektiv wird über Müdigkeit, Schweregefühl und Schwellungen der betroffenen Gliedmaße berichtet. Als schwere Komplikation können Ulzerationen hinzutreten.

Zur Diagnosesicherung wird die Durchführung einer Phlebographie und Arteriographie empfohlen.

Therapeutisch werden das Anlegen von Kompressionsverbänden und die Hochlagerung der Extremität, sowie die Teilexstirpation und Unterbindung der größeren Gefäße bzw. bei schweren Komplikationen die Ablatio diskutiert.

Differentialdiagnostisch kommen das Rankenangiom als Neubildung von erweiterten und geschlängelten Venen neben der genuinen Phlebarteriektasie mit dem Nachweis arterieller Strömungsphänomene und die primäre Varikose in Betracht.

Literatur

1. Bircher E (1912) Genuine Phlebektasie des Arms. Arch Klin Chir 97:1035–1042
2. Bockenheimer Ph (1907) Über die genuine Phlebektasie der oberen Extremität. Festschrift für Georg Eduard von Rindfleisch, Leipzig, S 311–388
3. Bode HG (1937) Über die genuine diffuse Phlebektasie, insbesondere über ihre Beziehung zum arteriellen und venösen Rankenangiom sowie zur genuinen diffusen Phlebarteriektasie. Med Klin 35:1164–1170

Solomon-Syndrom

Vorgestellt von Dr. E.-M. Parsch, Dr. A. Georgii und Dr. B. Konz
Überwiesen von Dr. O. Drexel, Karlsruhe

Anamnese: Melanie K., 20 Jahre. Seit Geburt epidermaler Naevus im Genitoanalbereich sowie an der Innenseite des linken Oberschenkels mit einem nässenden, gestielten fibromatösen Tumor; zusätzlich seit Geburt Spalthand links, Hemiatrophie der linken Extremitäten, Hypotrichose und Hyperhidrosis links sowie Heterochromasie der Iris.

Hautbefund: Betroffen sind die linke Genitoanalregion und Inguinalregion mit Ausdehnung auf den Mons pubis, die Oberschenkelinnenseite, große und kleine Labien links und die Analfalte links. Es zeigt sich eine scharf begrenzte, erythemato-squamöse, flächenhafte Veränderung mit verrukös hyperkeratotischer Oberfläche, Rhagaden und Mazeration. An der hypertrophen linken großen Labie imponiert ein gestielter, 6 × 3 cm großer, hautfarbener, weicher fibromatöser Tumor.

Ferner finden sich eine Hemiatrophie links mit Syndaktylie von Dig II – Dig V der linken Hand sowie eine Hypotrichose und Hyperhidrose der linken Körperhälfte. Heterochromasie der Iris (re.: blau mit braunem Sektor; li.: braun). Café-au-lait Flecken.

Histologie: Parahyperkeratose, abschnittsweise Nekrose der oberflächlichen Epidermislagen, ausgeprägte Akanthose, spitzzipfelige Papillomatose. Im oberen Korium Ödematisation mit weitgestellten Gefäßen und Lymphspalten, Infiltrate mit lympho-histiozytoiden Zellelementen und neutrophilen Granulozyten.

Weitere Befunde: Normaler weiblicher Karyotyp. Neurologische Konsiliaruntersuchung: Normalbefund. EEG und CCT unauffällig, normale geistige Entwicklung. Gynäkologische Konsiliaruntersuchung: inneres Genitale unauffällig. Röntgen der BWS: rechtskonvexe Skoliose. Röntgen der linken Hand: Hypoplasie sämtlicher Handknochen, Dysplasie der Metacarpalia III und IV, Brachyphalangie und Hypoplasie der Dig III und V, Ulnardeviation im Endgelenk von Dig II und IV.

Therapie: Abtragung des mechanisch störenden Tumors an der großen Labie. In zweiter Sitzung Excision des genitocruralen Naevus bis ins subkutane Fettgewebe und Deckung mit Spalthaut vom Oberschenkel. Teilexcision des perianalen Naevusherdes.

Kommentar: 1968 beschrieben Solomon et al. [3] die Assoziation von kongenitalen lineären epidermalen Naevi mit Skelettanomalien, ZNS- oder okulären Veränderungen.

Wir fanden bei unserer Patientin neben dem ausgedehnten halbseitigen epidermalen Naevus im Genitokruralbereich eine Hypoplasie der linksseitigen Extremitären, eine rechtskonvexe Skoliose, eine Heterochromasie der Iris und eine Hyperhidrose und Hypotrichose der linken Körperhälfte.

Zentralnervöse Veränderungen konnten nicht festgestellt werden. Neben den bei der Patientin beobachteten Merkmalen wurden folgende Symptome beschrieben: zerebrale Neoplasien, Hemiparesen, Retardierung, Epilepsie, fibromatöse Tumoren am Auge, nicht obligat ipsilaterale Skelettanomalien (Polydaktylie, Hüftgelenksluxation, Klumpfuß) und Haaranomalien. Als kutane Manifestationen können u. a. kavernöse Hämangiome und Café-au-lait Flecken hinzutreten. Als Differentialdiagnose muß das CHILD-Syndrom diskutiert werden, das durch die Symptomentrias ichthyo-

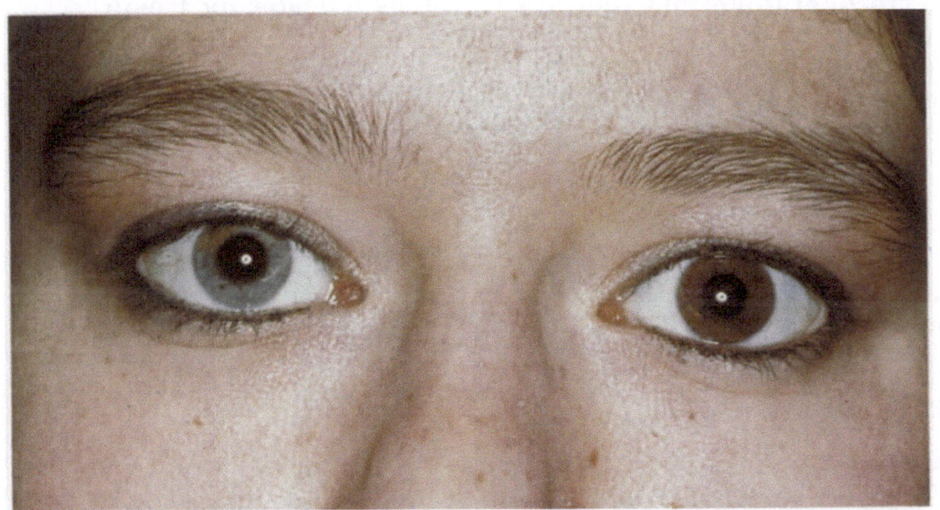

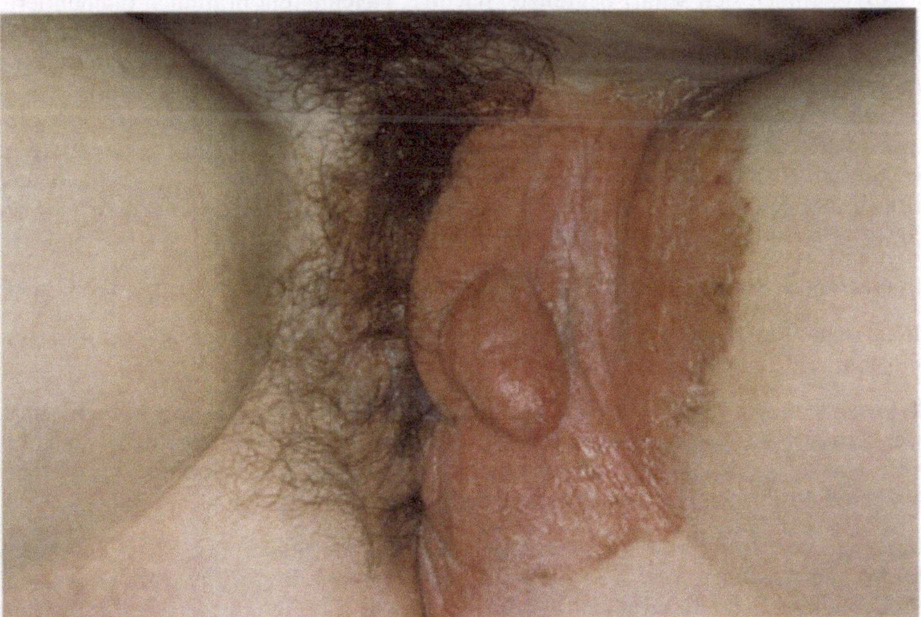

siforme Erythrodermie, Hemidysplasie sowie Gliederdefekte charakterisiert ist. Ähnlich wie das Solomon-Syndrom kann das CHILD-Syndrom mit internen Anomalien (z. B. Septumdefekt), neurologischen und Skelettmißbildungen (z. B. Meningocelen, punktförmige epiphysäre Verkalkungen) sowie Nageldystrophien und Haarwuchsstörungen kombiniert sein.

Literatur

1. Camacho Martinez F, Moreno Giminez J (1985) Syndrome du naevus épidermique (de Solomon, Fretzin et Dewald). Ann Dermatol Venerol 112:143–147
2. Happle R, Koch H, Lenz W (1980) The CHILD-syndrome. Congenital hemidysplasia with ichthyosiform erythroderma and limb defects. Eur J Pediatr 134:27–33
3. Solomon L, Fretzin D, Dewald R (1968) The epidermal nevus syndrome. Arch Dermatol 97:273–285

Erythrokeratodermia figurata variabilis Mendes da Costa

Vorgestellt von Dr. P. Spornraft, Dr. W. Stolz
Überwiesen von Dr. Quitterer, Eggenfelden

Anamnese: Regina A., 15 Jahre. Beginn der Hautveränderungen etwa 2 Wochen nach der Geburt zunächst mit Rötung, dann mit bräunlichen Hyperpigmentierungen sowie Hautablösungen an den Fußsohlen. Die erythematösen Herde zeigen starke Variabilität und sind durch Druck, Wind und Hitze provozierbar. Die Familienanamnese diesbezüglich ist leer.

Hautbefund: Betroffen sind vor allem mechanisch belastete Hautareale: Beuge- und Streckseiten der Knie und Ellenbogen, Achselhöhlen, Hand- und Fußrücken sowie Gesäß. Es finden sich scharf begrenzte, flächige, gleichmäßig bräunlich pigmentierte und etwas infiltrierte, wenig keratotische Areale im Hautniveau, die meist rundlich oder streifig konfiguriert sind oder aber, wenn sie größere Flächen bedecken, eine bogige Begrenzung aufweisen. Zusätzlich zeigen sich nur temporär bestehende, davon gut abgrenzbare, sehr scharf begrenzte erythematöse Anteile von landkartenartigem Aspekt ohne Infiltration. An Hand- und Fußrücken Erytheme mit spritzerartigen, bräunlichen Pigmentierungen. Palmoplantar erscheint die Haut diffus verdickt und gelblich, bei deutlicher Hyperhidrosis. Übrige Hautanhangsgebilde normal. Atopie-Stigmata: Dennie-Morgan-Zeichen, tiefer Haaransatz, Sebostase.

Laborbefunde: Routine-Laborparameter im Normbereich; Gesamt-IgE 1420 U/ml.

Elektronenmikroskopie: Fokale Verminderung von Keratinosomen im Stratum granulosum.

Histologie: Sägezahnartig gewellte Epidermis mit plumper Akanthose und Papillomatose; betontes Str. granulosum, darüber orthokeratotische Hyperkeratose, teils kompakt, teils korbgeflechtartig. Im oberen Korium geringes perivaskuläres, lympho-histiozytäres Infiltrat mit einzelnen Eosinophilen.

Therapie: Harnstoff- und Tretinoin-haltige Salben, Steroidcremes, Vit. A. innerlich (20 Tropfen A-Mulsin forte ≙ 35 000 I.E./die). Subjektive Besserung wurde vor allem durch Widmer Carbamid-Salbe mit VAS erreicht (Tretinoin, Harnstoff, Panthenol).

Kommentar: Unter den Erythrokeratodermien lassen sich eine progressive und eine variable Form unterscheiden; zusätzlich existieren atypische Fälle, die sich nicht zwanglos in diese Krankheitsbilder einordnen lassen und die zum Teil Annäherungen an die Ichthyosisgruppe oder die hereditären Palmoplantarkeratosen erkennen lassen.
Kennzeichnend für die Erythrokeratodermia figurata variabilis Mendes da Costa sind zwei morphologisch verschiedene Anteile, nämlich ein entzündlich erythematöser und ein keratotischer, wobei die erythematöse Komponente entweder selbständig neben den keratotischen Arealen auftritt oder diese bandartig einsäumt. Charakteristisch ist die hochgradige Variabilität, besonders der Erytheme. Der Vererbungsmodus ist wahrscheinlich autosomal dominant; die Erkrankung tritt meist kongenital oder in frühester Kindheit auf.
Differentialdiagnostisch abzugrenzen sind vor allem die trockene Form der Erythrodermie congénitale ichthyosiforme sowie die Erythrokeratodermia congenitalis progressiva symmetrica (Gottron), wobei letztere ebenfalls an mechanisch belasteten

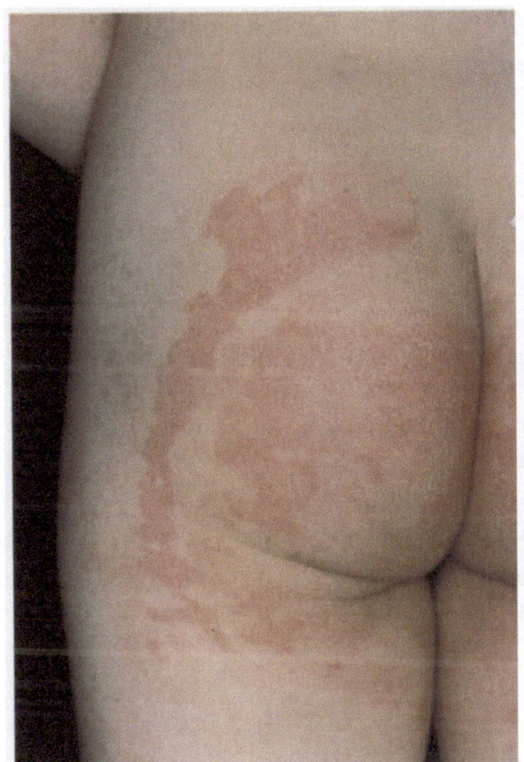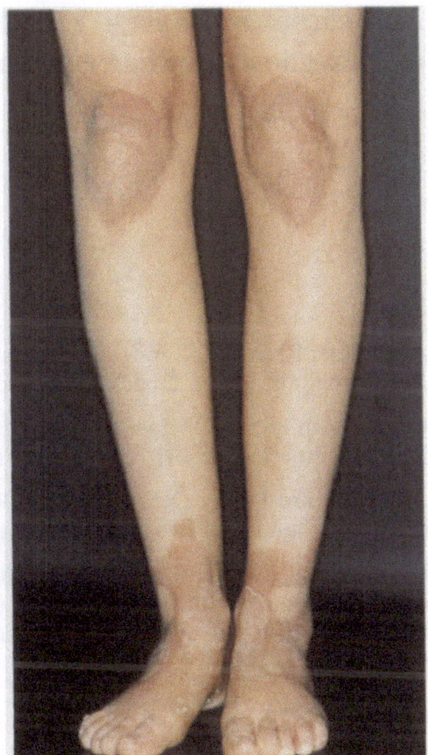

Arealen auftritt und einen langsam progredienten Verlauf zeigt, jedoch nicht die typische in diesem Fall beobachtete Variabilität.

Eine kausale Therapie existiert nicht. Die Wirksamkeit einer langzeitigen oralen Vitamin-A-Gabe wird unterschiedlich eingeschätzt. Die systemische Gabe von aromatischen Retinoiden zeigt eine günstige Beeinflussung vor allem der keratotischen Anteile. Lokal kommen Kortikosteroide oder z. B. Vitamin-A-Säure-haltige Zubereitungen in Betracht.

Literatur

1. Fritsch PO (1979) Erythrokeratodermia figurata variabilis Mendes da Costa: Erfolgreiche Behandlung mit einem oralen aromatischen Retinoid (Ro-10 9359). Hautarzt 30:161–163
2. Gewirtzmann GB, Winkler NW, Dobson RL (1978) Erythrokeratodermia variabilis. A family study. Arch Dermatol 114:259–261
3. Metz G (1980) Erythrokeratodermien. In: Korting GW (Hrsg) Dermatologie in Praxis und Klinik. Georg Thieme Verlag, S 21.17–26
4. Rappaport P, Goldes JA, Goltz RW (1986) Erythrokeratodermia variabilis treated with isotretinoin. Arch Dermatol 122:441–445
5. Schnyder U, Klunker W (1966) Die Erythrokeratodermien. Jadassohn Ergänzungsband VII, S 919–928

Auflichtmikroskopie – Eine Methode zur Verbesserung der Diagnostik initialer Melanome

Vorgestellt von Dr. W. Stolz, P. Bilek, Prof. M. Landthaler

Fall 1

Anamnese: Rosa H., 52 Jahre. Vor 8 Tagen bemerkte die Patientin zum ersten Mal ein Muttermal am linken Oberschenkel; keine subjektiven Beschwerden.

Befund: Am linken Oberschenkel findet sich ein 5 × 5 mm großer, inhomogener dunkel pigmentierter, scharf begrenzter Fleck.

Auflichtmikroskopie: Deutlich vergrößertes Pigmentnetz mit schwarzen Pigmentverdichtungen und radiären Streifen. Abrupter Übergang zur normalen Haut.

Histologie: Vorwiegend in der Basalschicht, vereinzelt auch in den oberen Epidermislagen Vermehrung von pigmentierten, teilweise auch einzeln liegenden Klarzellen mit Kernatypien. In der oberen Dermis dichtes lymphozytäres Infiltrat mit Melanophagen.

Fall 2

Anamnese: Margit S., 45 Jahre. Seit 2 Jahren bestehe unverändert ein schwarzer Fleck am linken medialen Unterschenkel.

Hautbefund: Am linken medialen Unterschenkel imponiert ein 5 × 4 mm großer, inhomogener dunkel pigmentierter, scharf begrenzter Fleck.

Auflichtmikroskopie: Deutlich akzentuiertes Pigmentnetz mit radiärer Streifung und schwarzen Pigmentverdichtungen. Abrupter Übergang zur normalen Haut.

Histologie: Ausgezogene Reteleisten mit Vermehrung von Klarzellen vorwiegend in der Basalschicht, vereinzelt auch in den oberen Epidermislagen, die Kernpolymorphie zeigen. In der oberen Dermis einzelne atypische melanozytäre Zellen umgeben von einem dichten lymphohistiozytären Infiltrat.

Kommentar: Die klinische Diagnostik von initialen Melanomen ist immer noch problematisch. Selbst erfahrene Dermatologen können nur 60–70% der Fälle richtig einordnen. Daher werden Verfahren entwickelt, die eine Verbesserung der klinischen Diagnostik erwarten lassen. Durch den Einsatz der Auflichtmikroskopie können weitere diagnostische Parameter in den Entscheidungsprozeß mit einbezogen werden. Dabei sprechen die Vergrößerungen des Pigmentnetzes, das Auftreten von schwarzen Pigmentflecken und radiären Streifen, sowie ein abrupter Übergang zur normalen Haut für ein malignes Melanom und gegen einen benignen Naevuszellnaevus. Mit Hilfe der Auflichtmikroskopie können auch pigmentierte Basaliome, thrombosierte Angiome und Hämorrhagien sowie mit gewissen Einschränkungen auch Verrucae seborrhoiceae seniles von melanozytären Veränderungen abgegrenzt werden.

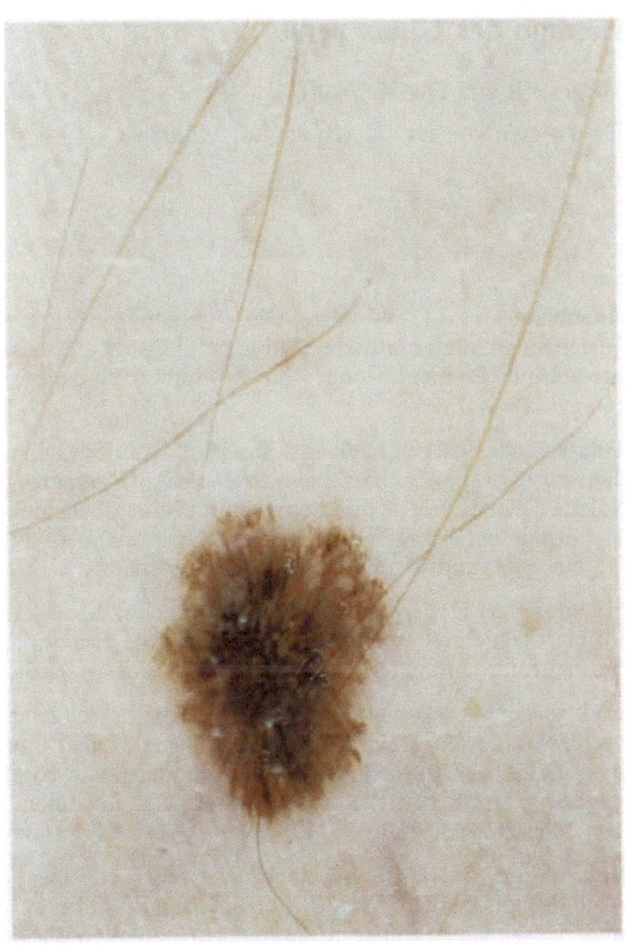

Literatur

1. Bahmer FA, Rohrer C (1985) Ein Beitrag zur Abgrenzung früher Melanome mittels einer einfachen Methode der hochauflösenden Hautoberflächenfotografie. Akt Dermatol 11:149–153
2. Fritsch P, Pechlaner R (1981) Differentiation of benign from malignant melanocytic lesions using incident light microscopy. In: Ackerman AB (ed) Pathology of malignant melanoma. Mason, New York, pp 301–312
3. Pehamberger H, Steiner A, Wolff K (1987) In vivo epiluminescence microscopy of pigmented skin lesions. I. Pattern analysis of pigmented skin lesions. J Am Acad Dermatol 17:571–583
4. Soyer HP, Smolle J, Kresbach H, Hödl S, Glavanovitz P, Pachernegg H, Kerl H (1988) Zur Auflichtmikroskopie von Pigmenttumoren der Haut. Hautarzt 39:223–227

Lentigo der Glans penis

Vorgestellt von Dr. H. Wolff, Dr. W. Stolz

Überwiesen von Dr. A. Kussmaul, München

Anamnese: Cevat E., 47 Jahre. Die Vorstellung erfolgte wegen eines seit drei Monaten bestehenden anulären Lichen ruber genitalis. Nach Angaben des Patienten bestanden die braunen Pigmentierungen im Genitalbereich dagegen unverändert seit vielen Jahren.

Hautbefund: Zustand nach Zirkumzision. An der Glans penis findet sich periorifiziell eine mittelbraune, scharf begrenzte, fleckige Hyperpigmentierung. Im Bereich des Sulcus coronarius auf den Penisschaft rechts übergreifend finden sich dunkelbraune Hyperpigmentierungen und weißliche Hypopigmentierungen.

Nebenbefund: Anulärer Lichen ruber planus.

Histologie der Hyperpigmentierung: Unregelmäßige Akanthose der Epidermis mit teils löffelartigen Reteleisten. Ausgeprägte basale Hyperpigmentierung. Keine auffällige Vermehrung von melanozytären Zellen, keine wesentlichen entzündlichen Infiltrate.

Elektronenmikroskopie: Hyperpigmentierung: Weitgehend normale Melanozyten mit voll melanisierten Melanosomen. Im Gegensatz zur Umgebung liegen die Melanosomen in den Keratinozyten nicht als Komplexe vor, sondern größtenteils einzeln oder paarweise. Man sieht keine atypischen Melanosomen. Hypopigmentierung: Fehlen von Melanozyten und Melanosomen in den Keratinozyten.

Kommentar: Die Differentialdiagnose pigmentierter Veränderungen im Genitalbereich (Melanoplakien nach Braun-Falco) umfaßt im wesentlichen die Lentigo simplex und das akrolentiginöse Melanom. In neuerer Zeit findet das Krankheitsbild der Lengito der Glans penis mehr Beachtung. Gleichartige Veränderungen wurden auch an der Vulva und an den Lippen beobachtet.

Für das weitere Vorgehen entscheidend ist die diagnostische Abklärung, ob es sich um eine benigne oder maligne Veränderung handelt. Da die typische Lentig des Penis klinisch nicht von einer Lentigo mit Atypien oder von einem akrolentiginösen Melanom in-situ unterschieden werden kann, muß in jedem Falle eine histologische Abklärung erfolgen.

Beim Vorliegen einer Lentigo simplex ohne Zellatypien kann eine abwartende Haltung eingenommen werden, oder gegebenenfalls ein Therapieversuch mit Azelainsäure (in zwei eigenen Fällen unwirksam) oder vorsichtiger Laserkoagulation durchgeführt werden.

Literatur

1. Braun-Falco O (1975) Zur Diagnostik und Therapie von Erkrankungen im Präputialraum. Therapiewoche 25:2716–2725
2. Kopf AW, Bart RS (1982) Tumor Conference 43. Penile Lentigo. J Dermatol Surg Oncol 8:637–639
3. Landthaler M, Stolz W, Braun-Falco O (1989) Lentigo der Glans penis. Hautarzt 40:222–225
4. Sison-Torre EQ, Ackerman AB (1985) Melanosis of the vulva. A clinical simulator of malignant melanoma. Am J Dermatopathol [Suppl] 7:51–60
5. Spann CR, Owen LG, Hodge SJ (1987) The labial melanotic macule. Arch Dermatol 123:1029–1031

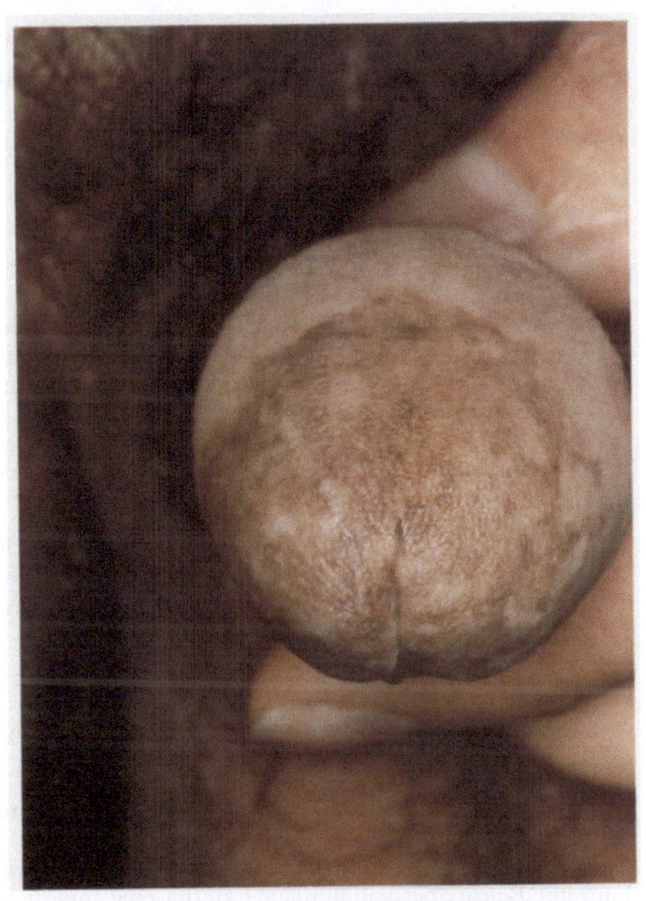

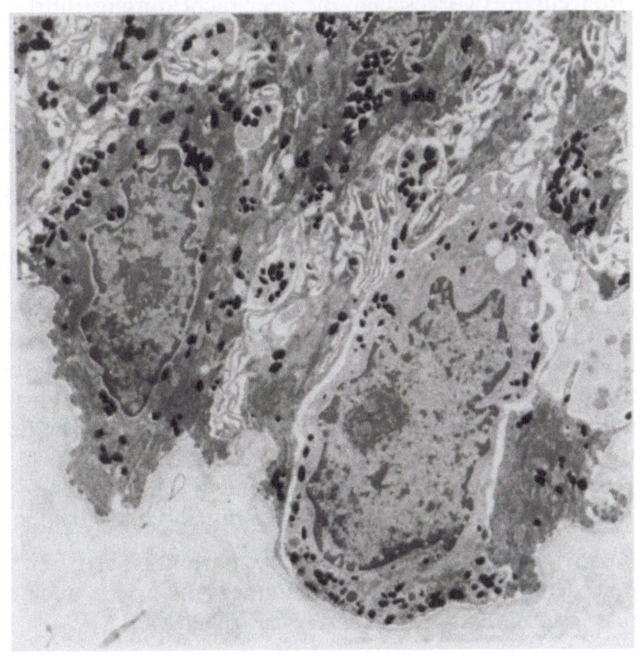

Exazerbation einer Akne vulgaris nach Einnahme von Anabolika und Vitamin-B-Komplex-haltigen Präparaten

Vorgestellt von T. Merkle

Überwiesen von Dr. Beckert, Passau

Anamnese: Christian H., 21 Jahre. Bei einer etwa seit dem 14. Lebensjahr bestehenden, vornehmlich auf das Gesicht begrenzten Akne vulgaris kam es innerhalb von vier bis sechs Wochen zu einer akuten Verschlechterung mit deutlicher Zunahme der Effloreszenzen und Ausbreitung auch auf Brust und Rücken.

Zwei Monate zuvor hatte der Patient im Rahmen seines Kraftsporttrainings mit der Einnahme von Anabolika und Vitamin-B-Komplex-haltigen Präparaten begonnen.

Hautbefund: Im Gesicht, besonders aber an Brust und Rücken, finden sich multiple Komedonen, livide Papeln, entzündlich gerötete Papulopusteln und indurierte, zum Teil auch abszedierende Knoten mit serös-hämorrhagischen oder eitrigen Krusten. Die intertriginösen Areale sind frei.

Pathologische Laborbefunde: Die BKS mit 18/46 mm mäßig erhöht, Leukozyten mit 10 700/µl geringfügig über der Norm.

Bakteriologische Untersuchung von Pustelinhalt: koagulasenegative Staphylokokken.

Therapie und Verlauf: Dem Patienten wurde dringend empfohlen, die vitaminhaltigen Präparate und Anabolika abzusetzen.

Nach Kontrolle von Leberwerten und Blutfetten war neben einer Schälbehandlung mit Benzoylperoxidhaltigen Externa eine innerliche Therapie mit Isotretinoin (Roaccutan®) vorgesehen, die aber nicht durchgeführt wurde.

Bei Wiedervorstellung des Patienten nach 12 Monaten finden sich besonders an Brust und Rücken multiple hypertrophe und zum Teil keloidiforme Narben.

Im Gesicht zeigen sich neben Komedonen vereinzelte Papeln und Papulopusteln. Auf Befragung gibt der Patient ein erneutes Auftreten dieser Effloreszenzen in zeitlichem Zusammenhang mit der Wiederaufnahme der Anabolikaeinnahme an.

Kommentar: Anabolika und Vitaminpräparate (B_6, B_{12}) werden in Kraftsport- und Fitness-Studios häufig zur Beschleunigung des Muskelaufbaus eingesetzt. Derartige Zubereitungen (z. B. Stromba®, Deca-Durabolin®, Primobolan®) werden entweder durch den Hausarzt oder Ärzte, welche selbst Mitglieder der jeweiligen Klubs sind, rezeptiert, oder – vor allem in Italien – rezeptfrei erworben.

In tierexperimentellen Untersuchungen konnte gezeigt werden, daß die Anwendung von Androgenen zu einer Zunahme des Talgdrüsenvolumens, der Talgbildung und zu einer Vermehrung von Androgenrezeptoren führt. Eine Provokation der Akne vulgaris z. B. unter Testosteronsubstitution oder bei endokrinologisch aktiven Hodentumoren wird durch diese Wirkmechanismen erklärt. Auch die hier beschriebene Exazerbation einer bereits bestehenden milden Akne vulgaris nach Einnahme von Anabolika in Verbindung mit Vitaminen der B-Gruppe kann so erklärt werden.

Fazit: Unvorhergesehene Verschlechterung einer bereits bestehenden Akne vulgaris oder deren Neuauftreten sollte immer Anlaß sein, auch nach der Einnahme hormon- oder vitaminhaltiger Präparate zu fragen.

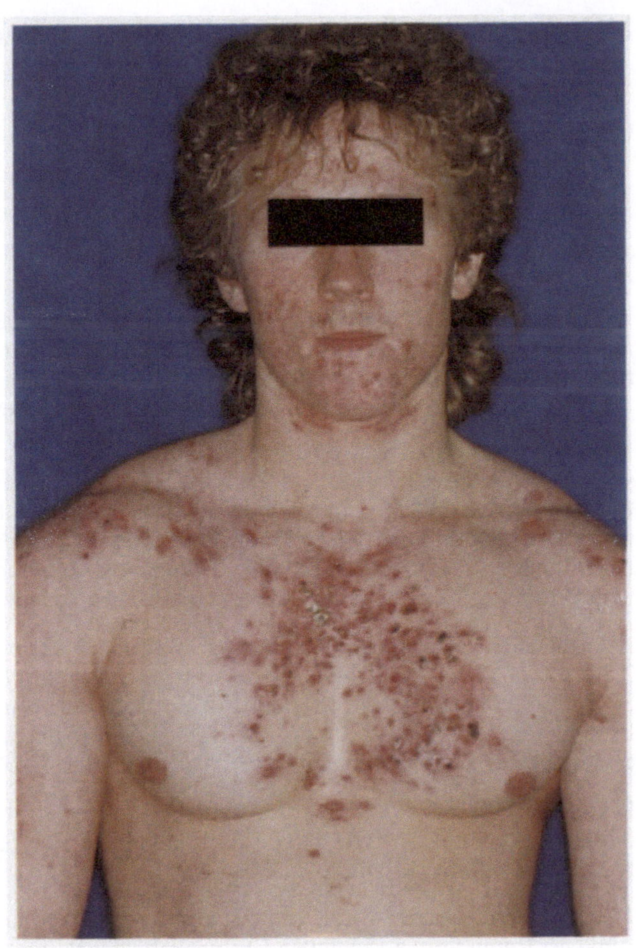

Literatur

1. Bonne C, Raynaud J-P (1977) Characterization and hormonal control of the androgen receptor in the hamster sebaceous glands. J Invest Dermatol 68:215–220
2. Klepzig K, Burg G, Schill WB, Knorr D, Tauber R (1986) Akne fulminans bei erhöhten Testosteronplasmawerten. In: Braun-Falco O, Schill WB (Hrsg) Fortschr prakt Dermatol, Bd XI. Springer, Berlin Heidelberg New York Tokyo, S 514–517
3. Luderschmidt C, Eiermann W, Jawny J (1983) Steroid hormone receptors and their relevance in the sebaceous gland ear model of the syrian hamster. Arch Dermatol Res 275:175–180

HIV-induzierte Psoriasis. Behandlung mit Zidovudin (AZT)

Vorgestellt von PD Dr. Th. Ruzicka, Dr. M. Fröschl

Überwiesen von Dr. U. Vonnegut, München

Anamnese: Franz F., 43 Jahre. In der Familien- und Eigenanamnese keine Hinweise auf eine vorbestehende Psoriasis. 1984 traten ein schwerer, hämorrhagisch-nekrotisierender Zoster und eine sekundäre Syphilis auf. Im Juni 1987 kam es erstmals zum Auftreten einer generalisierten, schweren, teils pustulösen Psoriasis.

Hautbefund: Nahezu das gesamte Integument mit Ausnahme des Gesichts ist mit scharf begrenzten, konfluierenden, stark exsudativen, erythemato-squamösen Plaques bedeckt. Beide Unterschenkel sind stark geschwollen und von erythematösen, teils nummulären, infiltrierten Plaques, Pusteln, Schuppen und Krusten übersät. Daneben finden sich Onychodystrophie, Mundsoor, depigmentierte Zosternarben in den Segmenten C_4-Th_3 rechts und eine generalisierte Lymphknotenschwellung.

Laborbefunde: Pathologisch verändert waren: Leukozyten 15200/µl; γ-Globuline 2,3 g/100 ml, IgG 1859, IgA 310 mg/100 ml. Serologisch Hinweise auf abgelaufene Syphilis, Hepatitis B, Cytomegalo- und Epstein-Barr-Virus-Infektionen. C-reaktives Protein und Rheumafaktor positiv. HIV-1-Serologie positiv, T4/T8-Ratio mit 0,2 erniedrigt bei Leukozytose und normaler absoluter T4-Zellzahl von 519/mm^3.

Histologie: Hyperparakeratose, Verschmälerung des Stratum granulosum, Akanthose der Epidermis mit Leukozytenansammlungen. In der papillären Dermis erweiterte Kapillaren, Ödem, entzündliches Infiltrat.

Therapie und Verlauf: Unter der Therapie mit Etretinat (Tigason®) 50 mg täglich zunächst Remission, anschließend entwickelte der Patient jedoch Resistenz gegenüber der Retinoidbehandlung, so daß es trotz fortgesetzter Medikation zum Auftreten mehrerer generalisierter Rezidive kam. Die äußerliche Behandlung mit Cignolin führte zur weiteren Verschlechterung des klinisches Bildes. Deshalb wurde diese Therapie abgesetzt und eine Monotherapie mit 6 × 200 mg bzw. 4 × 250 mg Zidovudin (AZT) peroral täglich begonnen. Unter dieser Therapie, die abgesehen von einer Makrozytose der Erythrozyten vom Patienten ohne Nebenwirkungen toleriert wurde, kam es innerhalb von 2 Wochen zur weitgehenden Besserung, nach insgesamt 4 Wochen zur völligen Abheilung. Der Patient blieb unter der Zidovudin-Behandlung seit nunmehr 18 Monaten in Dauerremission.

Kommentar: Die HIV-Infektion kann zur Provokation oder Exazerbation einer Psoriasis führen. Dies wird anhand unseres Patienten illustriert, der erstmals an einer schweren, atypischen, teils pustulösen, generalisierten Psoriasis erkrankte, die an den Akren bis zum Bild der Acrodermatitis continua suppurativa Hallopeau reichte. Die Therapie gestaltet sich bei diesen Patienten meist schwierig: Glukokortikosteroide und Ultraviolett-Bestrahlungen können eine zusätzliche Immunsuppression mit der Gefahr von mukokutanen Infektionen bewirken. Cignolin führt bei Psoriasis pustulosa generalisata zur Verstärkung der entzündlichen Veränderungen. Methotrexat ist ebenso wie Ciclosporin A aufgrund der bestehenden Immundefizienz eher kontraindiziert. Therapie der Wahl bleiben somit Retinoide, die jedoch zu verschiedenen Nebenwirkungen führen können, und in unserem Fall nach anfänglicher Besserung wirkungslos waren. Zidovudin führte bei diesem Retinoid-resistenten Fall zur

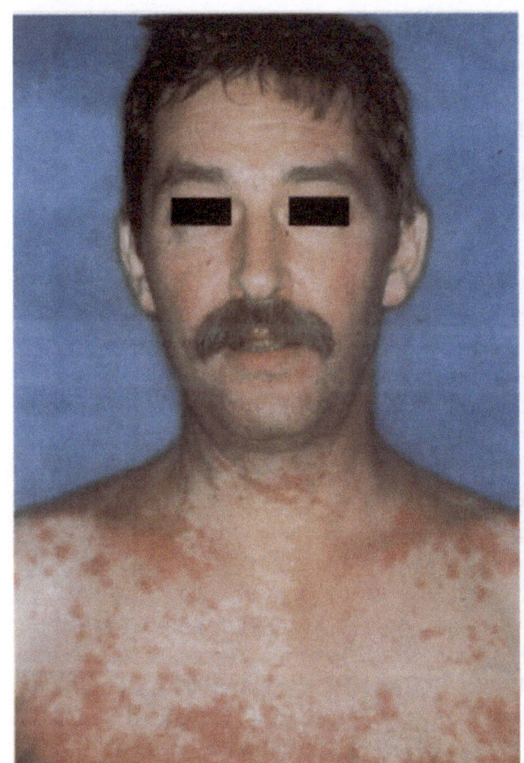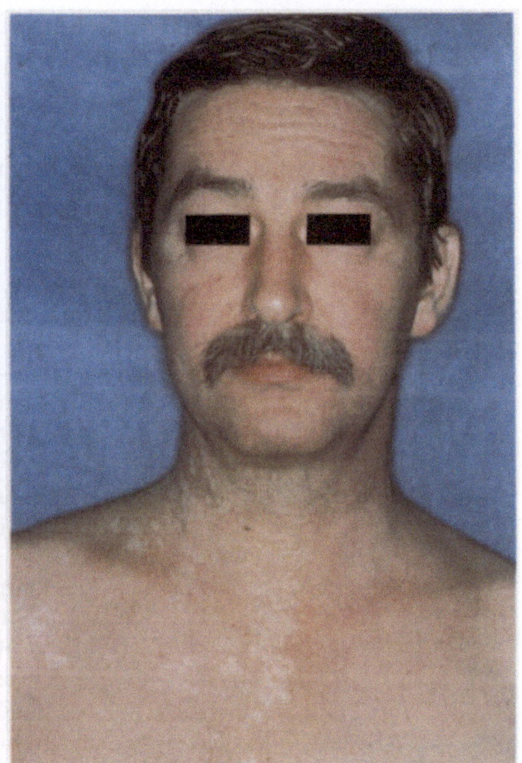

vollständigen Remission, wobei seine antipsoriatische Wirksamkeit an einer größeren Patientenzahl getestet werden muß. Solche Beobachtungen sollten jedoch der Psoriasisforschung neue Impulse verleihen (Virusätiologie? Rolle der Immundysregulation? Rolle von opportunistischen Infekten?) und neue Therapiemöglichkeiten bahnen.

Literatur

1. Duvic M, Rios A, Brewton G (1987) Remission of AIDS-associated psoriasis with zidovudine. Lancet II:627
2. Duvic M, Johnson TM, Rapini RP, Freese T, Brewton G, Rios A (1987) Acquired immunodeficiency syndrome – associated psoriasis and Reiter's syndrome. Arch Dermatol 123:1622–1632
3. Johnson TM, Duvic M, Rapini RP (1985) AIDS exacerbates psoriasis. N Engl J Med 313:1415

Fulminant metastasierendes malignes Melanom bei HIV II-Infektion

Vorgestellt von Dr. M. Fröschl, Prof. M. Landthaler, PD Dr. Th. Ruzicka

Überwiesen von Dr. D. Boepple, Stuttgart

Anamnese: Harro K., 39 Jahre. Vor 6 Monaten Exzision eines sekundär knotigen superfiziell spreitenden Melanoms (Clark Level V, Tumordicke 3,3 mm). Ebenfalls seit 6 Monaten bekannter positiver HIV II-Antikörpertest. Mehrere Auslandsaufenthalte mit wechselnden homosexuellen Kontakten waren vorausgegangen. 3 Monate nach Entfernung des Primärtumors Beginn einer generalisierten Haut-, Lymphknoten- und Organmetastasierung mit Todesfolge.

Hautbefund: Im Bereich der oberen Brustwirbelsäule links paravertebral findet sich ein 12×11 cm großes Transplantat, das übersät ist von dichtstehenden, bläulichschwärzlichen, stecknadelgroßen Papeln. Auch am gesamten übrigen Integument finden sich unzählige kutane und subkutane, wenige Millimeter große, blauschwarze Knötchen. Zahlreiche Knötchen lassen sich auch am weichen Gaumen und der Gingiva nachweisen. Das gesamte Hautkolorit ist fahlgrau verfärbt.

Laborbefunde: Gesamteiweiß 4,8 g%; AP 549 U/l; SGOT 94 U/l; SGPT 33 U/l; Gamma-GT 187 U/l; Bilirubin ges. 4,28 mg/dl; Kreatinin 1,75 mg/dl; IgG 1600 mg/100 ml.

HIV II-Serologie: ELISA, Immunfluoreszenz u. Westernblot reaktiv (Prof. L. Gürtler, Max v. Pettenkofer Institut der Universität München). HIV I-Serologie: negativ.

Syphilis-Serologie: TPHA-Test reaktiv; VDRL-Test grenzwertig; IgG-FTA-ABS-Test reaktiv; 19S-IgM-FTA-ABS-Test nicht reaktiv; positive Hepatitis A- und B-Serologie.

Kutane Hypoergie auf Recall-Antigene. CD4/CD8-Quotient 0,9; absolute CD4-Zellzahl 340/mm^3 (Normwert > 400/mm^3).

Sonstige Befunde: Der Urin zeigt eine braun-schwarze Verfärbung (Melaninurie). Es besteht Aszites bei massiver Hepatosplenomegalie und groteskem Ödem der unteren Extremitäten infolge Einflußstauung und Hypalbuminämie. Auf weitere invasive Diagnostik wurde angesichts des desolaten Allgemeinzustandes verzichtet.

Therapie und Verlauf: Ein Therapieversuch mit Interferon-Alpha führte nicht zu einer Reduktion der Tumormasse. Trotz palliativer Therapie verstarb der Patient zwei Wochen nach Klinikaufnahme.

Kommentar: Der fulminante Krankheitsverlauf mit rascher Progredienz der Erkrankung mit dichter Aussaat von unzähligen kutanen Metastasen, diffuser Melanose des gesamten Integuments, Melaninurie, generalisiertem Organbefall des Abdominalraums sowie Lymphknoten-Metastasierung ist bemerkenswert. Auffällig ist ferner die Koinzidenz mit der in Deutschland sehr seltenen (bisher nur ca. 50 Fälle bekannt) HIV-II-Infektion. Der Kausalzusammenhang zwischen dem ungewöhnlich raschen Krankheitsverlauf und der Retrovirusinfektion ist aber unklar. Einzelne Beobachtungen weisen jedoch darauf hin, daß der natürliche Krankheitsverlauf der Melanomerkrankung bei HIV-I-Infizierten beschleunigt sein könnte. Auch wurde das Auftreten von malignen Melanomen bei immunsupprimierten Patienten nach Nierentransplantation beschrieben. Es stellt sich die Frage, ob der fulminante Krankheitsverlauf bei HIV-infizierten Patienten eine mittelbare Folge des Immundefekts oder eine direkte Folge des Virusinfekts darstellt.

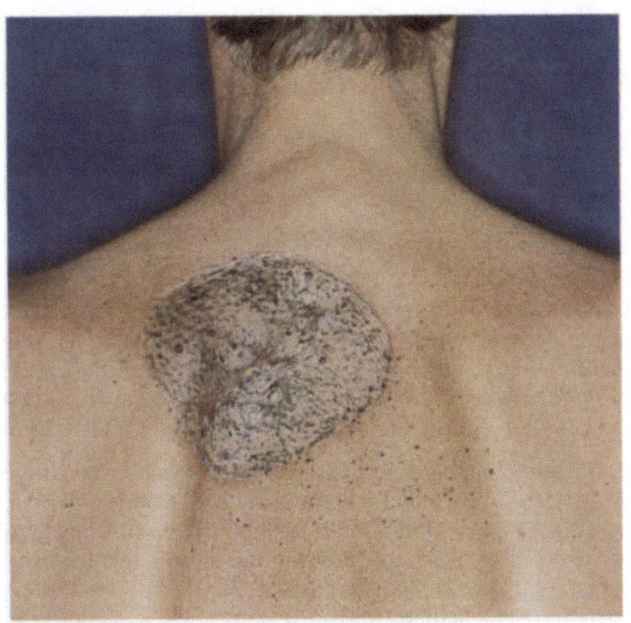

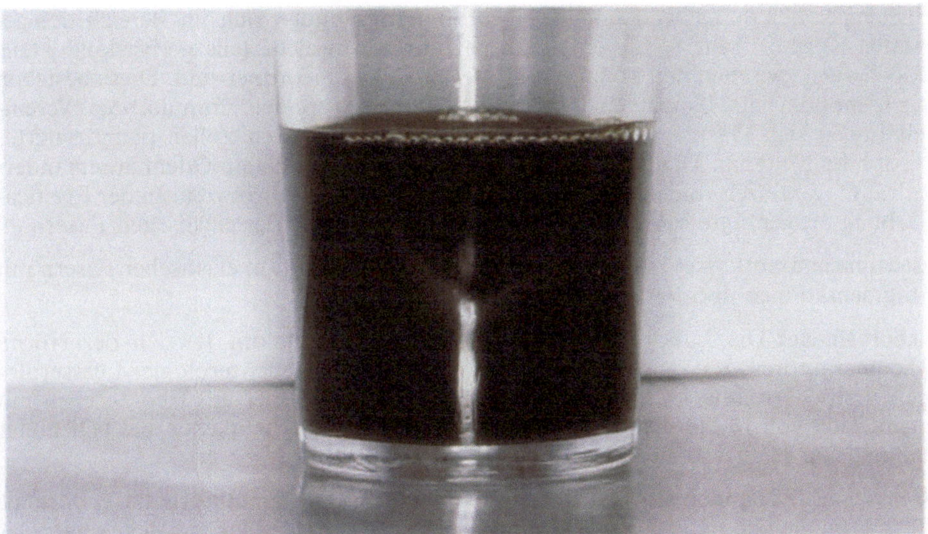

Literatur

1. Gupta S, Imam A (1987) Malignant melanoma in a homosexual man with HTLV III/LAV exposure. Am J Med 82:1027–1030
2. Krause W, Mittag H, Gieler U, Thomas E, Wichmann U (1987) A case of malignant melanoma in AIDS-related complex. Arch Dermatol 123:867–868
3. Marquart KH, Müller H (1988) HIV-II Infektion bei zwei homosexuellen deutschen Männern. DMW 113:157
4. Moore GE, Cook DD (1985) AIDS in association with malignant melanoma and Hodgkin's disease. J Clin Oncol 3:1437
5. Tindall B, Finlayson R, Mutimer K, Billson FA, Munro, VF, Cooper DA (1989) Malignant melanoma associated with human immunodeficiency virus infection in three homosexual men. J Am Acad Dermatol 20:587–591

Cutis laxa acquisita localisata bei intermittierender Arthritis

Vorgestellt von Prof. Th. Krieg, Dr. A. Georgii, PD P. Herzer*, Prof. M. Landthaler

* Medizinische Poliklinik der LMU München (Direktor: Prof. Dr. N. Zöllner)

Anamnese: Irene B., 26 Jahre. Seit 4 bis 5 Jahren kommt es rezidivierend zu schmerzhaften Schwellungen im Bereich der Finger- und Handgelenke, der Sprunggelenke, Großzehengrundgelenke sowie zu Tendovaginitiden. Zur selben Zeit seien intermittierende Weichteilschwellungen aufgetreten sowie Rötungen über den Ellenbogen, den Finger- und Zehengelenken. Während dieser Zeit allgemeines Krankheitsgefühl.

Hautbefund: Befallen ist die Haut im Bereich der Fingerspitzen, der Finger- sowie Handgelenke sowie der Ellenbogen. Hier findet sich eine ingesamt livid-rötliche Verfärbung sowie eine in Falten abhebbare, nicht überdehnbare, jedoch schlaffe Haut, die nach Zugbelastung langsam in die Ausgangslagen zurückgeht. Vor allem im Bereich der Akren läßt die zu weite, hier blau-livide gefärbte Haut die Fingerspitzen verbreitert erscheinen.

Histologie: Bei weitgehend unauffälliger Epidermis finden sich im Bereich des gesamten Koriums sehr dichte entzündliche Infiltrate, welche teils perivaskulär, teils jedoch auch zwischen den kollagenen Faserbündeln angeordnet sind. Diese bestehen aus Lymphozyten, Histiozyten, eosinophilen und neutrophilen Granulozyten. Vereinzelt finden sich Plasmazellen. In mehreren der histiozytären Zellen phagozytiertes basophiles Material. Die kollagenen Faserbündel sind durch ein Ödem auseinandergedrängt, vereinzelt findet sich eine Extravasation von Erythrozyten. In der Elastica-Färbung ausgeprägte Verminderung und Fragmentierung der elastischen Fasern.

Elektronenmikroskopie: Im Korium ausgeprägte Degeneration elastischer Fasern mit Fragmentationen und Verklumpungen.

Laborbefunde: Die Laborwerte befanden sich weitgehend im Bereich der Norm. Rheumafaktoren, Kryoglobuline, Immunkomplexe, Borrelienserologie, Luesserologie negativ. Auffällig waren positive antinukleäre Antikörper auf Hep-2-Zellen mit einem Titer von 10 240. Die direkte Immunfluoreszenz aus befallener und belichteter unbefallener Haut war negativ.

Kommentar: Es handelt sich um eine umschriebene, postinflammatorische, erworbene Cutis laxa, die sich im Rahmen von intermittierenden Arthritiden entwickelt hat. Das histologische Bild zeigt Reste der entzündlichen Reaktion, die zur Fragmentierung der elastischen Fasern geführt hat. Obwohl der Nachweis von antinukleären Antikörpern mit einem Titer von 10 240 deutlich positiv ausfiel, ließen sich durch die weiteren laborchemischen Untersuchungen keine zusätzlichen Hinweise auf das Vorliegen einer Kollagenose, insbesondere eines Lupus erythematodes finden. Eine weitere Klassifizierung des der erworbenen Cutis laxa zugrundeliegenden Krankheitsbildes läßt sich daher zur Zeit nicht durchführen. Ein Therapieversuch mit Chloroquin war ohne Erfolg. Eine interne Behandlung mit Glukokortikosteroiden wurde empfohlen.

Literatur

1. Harris RB, Heaphy MR, Perry HO (1978) Generalized elastolyses (Cutis laxa). Am J Med 65:815–822

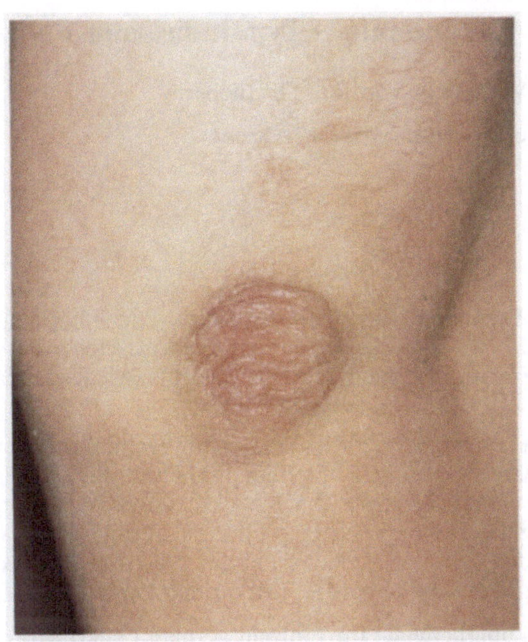

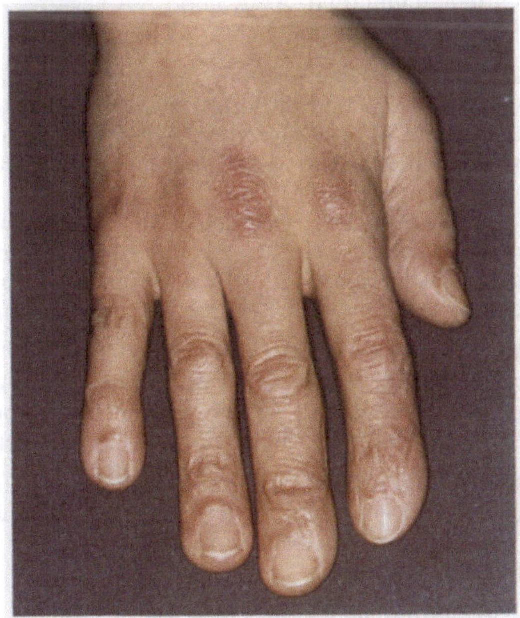

2. Kerl H, Burg G (1975) Erworbene postinflammatorische Dermatochalasis. Hautarzt 26:191–196
3. Mensing H, Krieg T, Meigel W, Braun-Falco O (1984) Cutis laxa. Klassifikation, Klinik und molekulare Defekte. Hautarzt 35:506–511
4. Uitto J (1979) Biochemistry of the elatic fibers in normal connective tissue and its alteration in diseases. J Invest Dermatol 72:1–10
5. Wehrhagen AR, Wördemann NJ (1975) Post-inflammatory elastolysis in cutis laxa. Br J Dermatol 92:183–190

Anetodermie – Typ Jadassohn-Pellizari

Vorgestellt von Dr. Th. Bieber

Überwiesen von Dr. Ahrens

Anamnese: Jürgen S., 29 Jahre. Die Familien- und Eigenanamnese ist leer. Seit 2 Jahren bemerkt der Patient das Auftreten von symptomlosen rötlichen Hautveränderungen, die nach Tagen bis Wochen wieder abblassen und ein eingesunkenes, atrophisches Areal hinterlassen.

Hautbefund: Befallen sind, in unregelmäßiger Verteilung, der Stamm und die proximalen Extremitäten. Es finden sich z. T. dichtstehende hautfarbene, rundliche bis ovale, scharf begrenzte, 0,5 bis 1 cm große atrophische Areale. Diese Herde zeigen eine zigarettenpapierartig gefältete Hautoberfläche mit einer hernienartigen Vorwölbung des darunterliegenden Fettgewebes. Am Stamm finden sich nur vereinzelt ca. 10 mm große, erythematöse, urtikarielle Papeln.

Laborbefunde: Im Blutbild geringe Leukozytose mit 12 400 Leukos/μl, bei normalem Differentialblutbild. ANA und ENA negativ. Borrelien-Antikörper mit IgG 1 : 5 und IgM 1 : 5 im Normbereich.

Histologie: 1. Urtikarielle Papel: Unauffällige Epidermis. Ödem des oberen Korium. Oberflächliche und tiefe perivaskuläre und interstitielle Infiltrate aus Granulozyten und vereinzelt Lymphozyten, stellenweise Leukozytoklasie. Verdickung der Gefäßwände mit Schwellung der Endothelien. Fibrinexsudation und stellenweise Erythrozytenextravasate.

2. Atrophischer Herd: In der HE-Färbung weitgehend normaler Befund mit regelrecht aufgebauter Epidermis und unauffälligem Korium mit vereinzelten Makrophagen. Bei der Elastica-Färbung deutliche Verminderung der elastischen Fasern im oberen und mittleren Korium. Die direkte Immunfluoreszenz ist negativ.

Elektronenmikroskopie: Die ultrastrukturelle Untersuchung einer Primäreffloreszenz zeigt zahlreiche Neutrophile in direktem Kontakt mit elastischen Fasern. Diese weisen deutliche Alterationszeichen auf. In den atrophischen Herden sind nur vereinzelt elastische Fasern vorhanden; die Kollagenfasern bleiben unverändert.

Kommentar: Die Anetodermien stellen eine heterogene Gruppe chronisch verlaufender, meist asymptomatischer Erkrankungen unklarer Genese dar, die sich durch eine Verminderung des elastischen Bindegewebes auszeichnen. Die klassische Einteilung unterscheidet:

a) die primären Anetodermien: den Typ Jadassohn-Pellizari mit entzündlichem oder urtikariellem Vorstadium, und den Typ Schwenninger-Buzzi, ohne erkennbares Anfangsstadium.

b) die sekundären Anetodermien als Endstadium einer anderen vorausgegangenen Hauterkrankung (z. B. bei Acne conglobata oder Lupus erythematodes).

Gelegentlich assoziierte Erkrankungen wie ein SLE, ein Divertikulum des Oesophagus, ein Mitral-Prolaps und Endokrinopathien sollten durch eine internistische Untersuchung ausgeschlossen werden. Eine effiziente Therapie ist bislang noch nicht bekannt.

Klinische, histologische und ultrastrukturelle Studien von primären Anetodermien weisen bislang auf die Diskrepanz zwischen dem ausgeprägten klinischen und

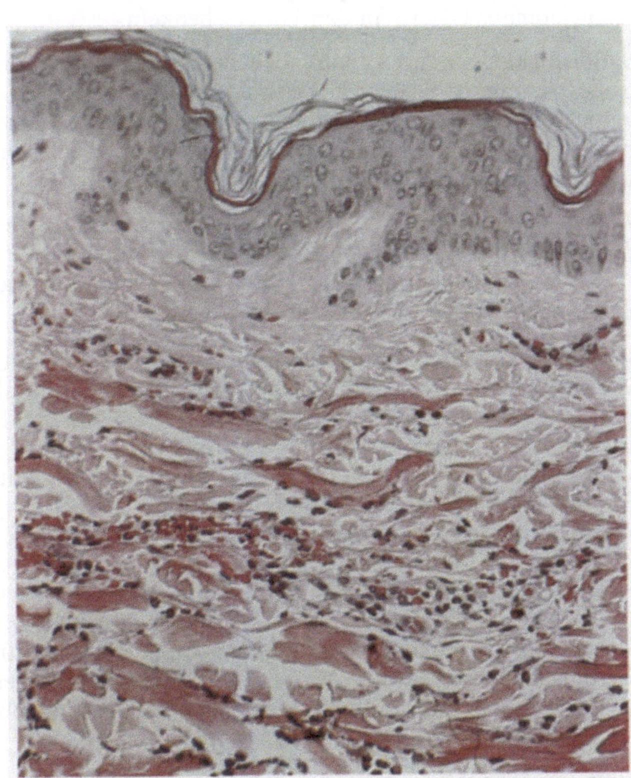

dem diskreten histologischen Befund hin. Unsere Befunde zeigen jedoch deutliche histologische Unterschiede (Ausprägung und Zusammensetzung des Infiltrates) im Verlauf der Läsionen. In der Primärphase scheinen die Neutrophilen durch ihre elastolytische Aktivität eine wesentliche Rolle bei der Zerstörung der elastischen Fasern zu spielen. Letztere werden später von Makrophagen beseitigt. Ein funktioneller Defekt der Fibroblasten ist dabei nicht ausgeschlossen. Der Auslöser dieser Kettenreaktion bleibt jedoch vorerst unklar.

Literatur

1. Braun-Falco O, Plewig G, Wolff H (1983) Dermatologie und Venerologie. 3. Aufl., Springer, Berlin Heidelberg New York Tokyo
2. Janoff A, Scherer J (1968) Mediators of inflammation in leukocyte lysosomes. IX. Elastolytic activity in granules of human polymorphonuclear leukocytes. J Exp Med 128:1137–1155
3. Venencie PY, Winkelmann RK (1984) Histologic findings in anetoderma. Arch Dermatol 120:1040–1044
4. Venencie PY, Winkelmann RK, Moore BA (1984) Anetoderma. Clinical findings, associations, and long-term follow-up evaluations. Arch Dermatol 120:1032–1039
5. Venencie PY, Winkelmann RK, Moore BA (1984) Ultrastructural findings in skin lesions of patients with anetoderma. Acta Dermatol Venereol (Stockh) 64:112–120

Anticardiolipin-Syndrom

Vorgestellt von Dr. W. Grimm, PD Dr. Th. Ruzicka, PD Dr. M. Meurer
Überwiesen von Dr. U. Schönmetzler, Pfarrkirchen

Anamnese: Edeltraud K., 33 Jahre. Arterieller Hypertonus seit 1980 bekannt. 1981 Totgeburt in der 20. Schwangerschaftswoche, anschließend Pneumonie, möglicherweise auf dem Boden einer Lungenembolie. 1982 EPH-Gestose (Ödem-Proteinurie-Hypertonie-Syndrom) mit Frühgeburt (Sectio) in der 30. Schwangerschaftswoche, im Anschluß daran rechtsseitiger apoplektischer Insult. Ein halbes Jahr später Auftreten rezidivierender Ulzera an den Unterschenkeln.

Hautbefund: Über den Außenknöcheln beidseits findet sich jeweils ein ca. 3,0 × 3,0 cm großes, schmierig belegtes Ulkus mit entzündlicher Rötung und Schwellung der Umgebung. Neben einer deutlich ausgeprägten Akrozyanose finden sich im Bereich der distalen Extremitätenabschnitte retikuläre, bräunlich-livide, z.T. blitzfigurenartige, nur wenig wegdrückbare Gefäßzeichnungen.

Allgemeinbefund: Bei der Herzauskultation bandförmiges Systolikum mit punctum maximum über der Herzspitze.

Im Rahmen der neurologischen Untersuchung Dysdiadochokinese der linken Hand mit gestörter Feinmotilität der Finger.

Befunde: BKS 30/53 mm, Leukozyten 13 800/µl, C-reaktives Protein stark positiv. Gerinnungswerte: PTT mit 51,1 sek verlängert bei normalem Quick und Thrombinzeit. Luesserologie: VDRL-Test reaktiv, TPHA-Test, IgG- und IgM-FTA-ABS-Test nicht reaktiv. Immunserologie: Antinukleäre Antikörper (ANA) positiv, Titer 1:2560, Muster feingefleckt. DNS-Antikörper und Ro-Antikörper negativ. ENA-Antikörper schwach positiv. Immunglobuline quantitativ, C3/C4-Komplement im Normbereich. Rheumafaktor, zirkulierende Immunkomplexe und Kryoglobuline negativ. Coombs-Tests und Cardiolipin-Antikörper (ELISA) positiv.

Im Rahmen der internistischen Untersuchung, einschließlich Röntgen-Thorax, EKG, Sonographie, Lungenfunktion und Echokardiographie, ergab sich die Diagnose einer LE-assoziierten Libman-Sacks-Endokarditis, kein Anhalt für eine Nierenbeteiligung. Direkte Immunfluoreszenz (unbefallene, lichtexponierte Haut): Ablagerung von IgG und IgM im Bereich der Basalmembranzone (positiver Lupusbandtest).

Kommentar: Die Anamnese der Patientin ist durch Aborte, EPH-Gestose und einen apoplektischen Insult bemerkenswert. Dermatologisch bietet sie das Bild einer Livedo racemosa mit Ulzerationen. Laborchemisch fanden sich hohe antinukleäre Antikörper, eine biologisch falsch reaktive Luesserologie, Anticardiolipinantikörper und ein positiver Lupusbandtest. Ferner bestand eine Libman-Sacks-Endokarditis.

Diese Befundkonstellation illustriert exemplarisch das von Hughes 1985 als Anticardiolipin-Syndrom bezeichnete Krankheitsbild, das klinisch und immunologisch als umschriebenes Syndrom im Rahmen des Spektrums des systemischen Lupus erythematodes einzuordnen ist. Die Anticardiolipinantikörperbildung ist bei Patienten mit systemischem Lupus erythematodes in hohem Maße mit dem Auftreten einer Livedo racemosa vergesellschaftet. Livedo racemosa ohne SLE-Symptome kann ihrerseits wiederum mit zentralnervösen Störungen wie Apoplex, Epilepsie, psychoorganischem Syndrom etc. einhergehen und wird als Sneddon-Syndrom bezeichnet. Ähnliche zen-

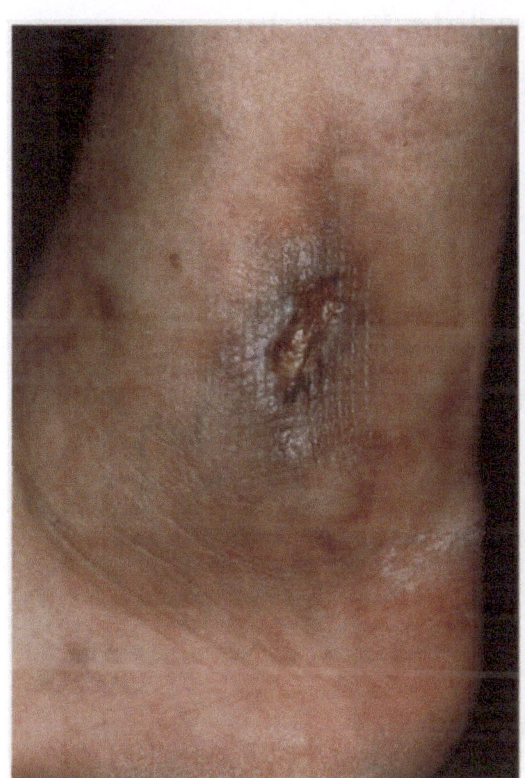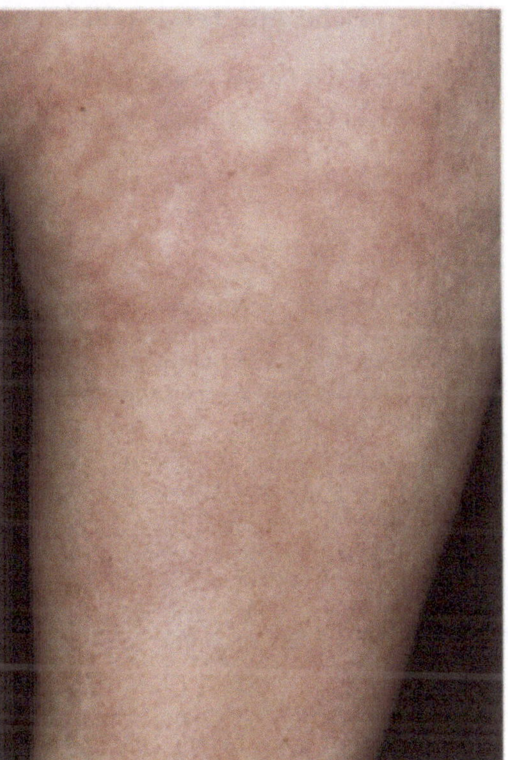

tralnervöse Störungen treten auch beim systemischen Lupus erythematodes in Erscheinung.

In der Pathogenese der Gefäßveränderungen, insbesondere der thromboembolischen Komplikationen sowie der zentralnervösen Ausfälle, scheinen Anticardiolipinantikörper eine zentrale Rolle zu spielen. Diskutiert werden einerseits hemmende Einflüsse von Anticardiolipinantikörpern auf die Prostaglandinsynthese der Gefäßendothelzellen mit nachfolgender Förderung der Blutplättchenaggregation und Thrombenbildung, andererseits direkte durch Anticardiolipinantikörper verursachte Störungen der Thrombozytenfunktion.

Literatur

1. Harris EN, Gharavi AE, Boey ML (1983) Anticardiolipin antibodies: Detection by radioimmunoassay and association with thrombosis in systemic lupus erythematosus. Lancet II:1211–1214
2. Hughes GRV (1985) The anticardiolipin syndrome. Clin Exp Rheumatol 3(4):285–286
3. Sneddon JB (1965) Cerebro-vascular lesions and livedo reticularis. Br J Dermatol 77:180–185
4. Sontheimer RD (1987) The anticardiolipin syndrome. Arch Dermatol (Chic) 123:590–595
5. Weinstein C, Miller MH, Axtens R (1987) Livedo reticularis associated with increased titers of anticardiolipin antibodies in systemic lupus erythematosus. Arch Dermatol 123:596–600

Systemische progressive Sklerodermie im Kindesalter

Vorgestellt von Dr. A. Lissner, Prof. Th. Krieg

Überwiesen von Dr. H. Pösl, Schwandorf

Anamnese: Anja G., 6 Jahre. Seit 2 Jahren Blauverfärbung der Finger und Zehen, im Winter Auftreten schlecht heilender Nekrosen im Bereich der Finger- und Zehenkuppen. Keine Raynaud-Symptomatik, keine Dyspnoe, leichte Dysphagie. Rezidivierende Harnwegsinfektionen und Bronchitiden; seit Pneumonie im Januar 1987 Gewichtsverlust.

Hautbefund: Bläulich livide Verfärbung aller Finger und Zehen. Die Finger weisen im Bereich der Endglieder streckseitig eine atrophisch spiegelnde Oberfläche auf und sind im Sinne von Madonnenfingern konisch zugespitzt. Sog. Rattenbißnekrosen an mehreren Finger- und Zehenkuppen. Nagelhäutchen teilweise keratotisch mit thrombosierten Kapillarschlingen. Im Gesichtsbereich deutliche Mikrostomie bei straff gespannter Haut. Frenulumsklerose.

Im Bereich des gesamten Integumentes starke Venenzeichnung bei verringertem Unterhautfettgewebe.

Laborbefunde: BKS 8/18 mm, Gamma-Glob. leicht vermindert mit 10,2%, IgG vermindert mit 486 mg/100 ml, IgA, IgM, C3, C4 im Normbereich, Kryoglobuline zeitweilig positiv, Immunelektrophorese: kein Anhalt für Paraproteinämie. ANA positiv, Titer 1:10240, grobgeflecktes Muster; ENA-Ak positiv ohne eindeutige Zuordnung zu einem bestimmten Muster, DNS- und Ro-Ak negativ, Borrelien-Serologie negativ.

Sonstige Befunde: Ösophagus-Szintigraphie: Geringgradige Entleerungsverzögerung für Flüssig- und Festspeisen. Mittelgradiger gastro-ösophagealer Reflux. Lungenfunktion und Echokardiographie unauffällig.

Therapie: Methylprednisolon (Urbason®) zunächst 2 mg/kg KG für 10 Tage mit langsamer Dosisreduktion über 2 Monate. Darunter Gewichtszunahme und Besserung des subjektiven Befindens bis zu 12 mg/d, bei Unterschreiten dieser Dosis wieder Zunahme der Beschwerden. Anschließend Penicillin G i.v. 3 bzw. 5 Mio. IE/d über 14 Tage. Darunter deutlicher Rückgang der lividen Verfärbung der Finger und Zehen sowie der Nekrosen, jedoch keine Gewichtszunahme.

Kommentar: Es handelt sich hier um eine, in der Kindheit sehr selten auftretende, systemische Sklerodermie vom Typ I. Nur 10% der Patienten entwickeln diese Erkrankung vor dem 20. Lebensjahr, wobei zwei Drittel der betroffenen Kinder Mädchen sind.

Bei vorwiegend inflammatorischen Veränderungen erfolgt die Therapie symptomatisch mit Glukokortikosteroiden, zur Behandlung der Raynaud-Symptomatik empfiehlt sich die Applikation von Wärme und durchblutungsfördernden Externa sowie ggf. Gabe von Nifedipin. Auch die hochdosierte, intravenöse Therapie mit Penicillin G zeigte in einigen Fällen gute Erfolge.

Literatur

1. Arbeitsgruppe Sklerodermie der Arbeitsgemeinschaft Dermatologische Forschung (ADF) (1986) Klinik der progressiven systemischen Sklerodermie (PSS). Hautarzt 37:320–324

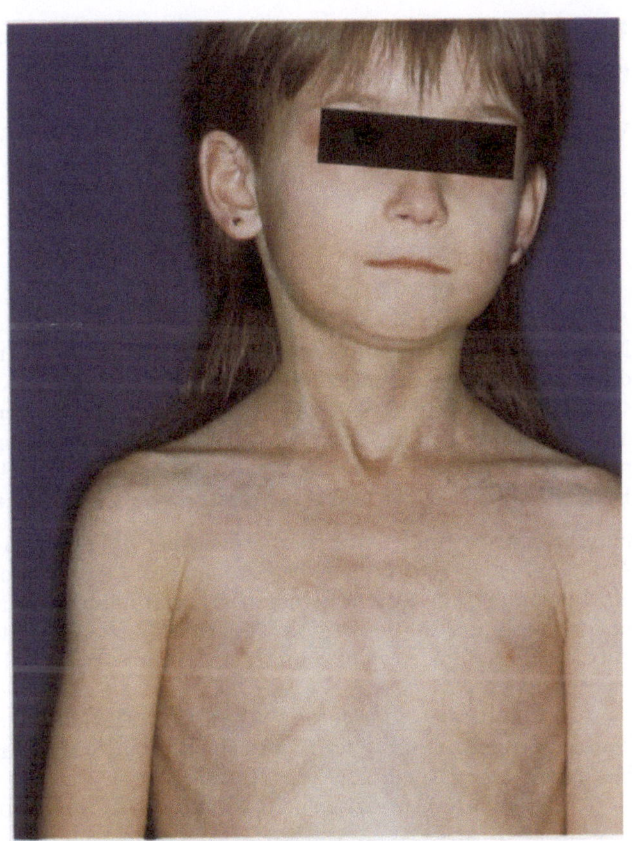

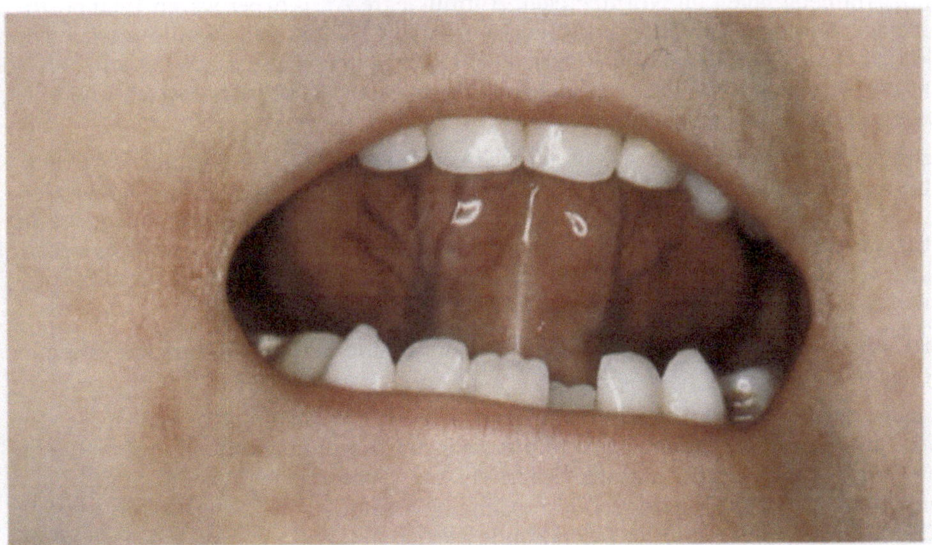

2. Jacobs JC (1982) Pediatric Rheumatology for the Practitioner. Springer, New York Heidelberg Berlin
3. Krieg T, Meurer M (1988) Systemic scleroderma. Clinical and pathophysiologic aspects. J Am Acad Dermatol 18:457–481
4. Tuffanelli D, Winkelmann RK (1961) Systemic scleroderma. A clinical study of 727 cases. Arch Dermatol (Chic) 84:359–371

Lupus erythematodes chronicus discoides partim profundus und Necrobiosis lipoidica

Vorgestellt von Dr. S. Lübke, PD M. Meurer, PH Dr. Th. Ruzicka, Prof. Th. Krieg

Anamnese: Hedwig K., 63 Jahre. Im 14. Lebensjahr traten erstmals an Wangen und Nase sowie am Capillitium scharf begrenzte, elevierte Erytheme auf. 1970 bemerkte die Patientin tiefe, schmerzhafte, entzündlich-gerötete Knoten an Gesäß und Oberschenkel, die narbig abheilten. Seit 1979 kommt es an den Unterschenkel- und Oberarmstreckseiten symmetrisch zum Auftreten scharf begrenzter, plattenförmiger, atrophischer Herde, die langsam an Größe zunehmen. 1987 erfolgte eine koronare Bypass-Operation, 1988 eine Abtragung von Condylomata acuminata.

Hautbefund: Es finden sich zwei ineinander greifende Gruppen von Effloreszenzen: Am Kopf, hier zentrofacial betont, an den Oberarmen und Oberschenkeln sowie gluteal finden sich nahezu symmetrisch plattenartige, max. 17 × 13 cm große, scharf begrenzte, in der Glutealregion wie ausgestanzt wirkende, atrophische, eingezogene Narben, die vereinzelt Brückennarben und Teleangiektasien sowie Hyper- und Depigmentierungen aufweisen.

An den oberen und unteren Extremitätenstreckseiten erkennt man bilateral scharf begrenzte, unregelmäßig konfigurierte, plattenförmige, atrophische, gelb-bräunliche Herde mit einem rot-lividen Randsaum.

Am Capillitium findet sich zusätzlich eine ausgedehnte, vernarbende Alopezie.

Laborbefunde: Pathologisch erhöht war die BKS mit 30/64 mm, die übrigen Routinelaborparameter lagen im Normbereich. Antinukleäre Antikörper waren 1980 positiv mit einem homogenen Muster und einem Titer von 1280 und fielen kontinuierlich von 640 (1981) auf 320 (1984), 160 (1986), 40 (1988) ab. ds- DNA-, ENA- und Ro/SSA-Antikörper waren stets negativ. Glucose-Toleranztest (1988): pathologisch. Ein Diabetes mellitus war nicht bekannt.

Histologie: Aus plattenartigem, rötlich-braunem Herd an den Extremitäten: Atrophisches Epidermisband. Im oberen und tiefen Korium dicht gepackte kollagene Faserbündel mit histiozytären und fibrozytären Zellelementen. Deutliche bindegewebige diffuse Nekrobiose. Infiltrate aus Lymphozyten, Histiozyten und Epitheloidzellen, teilweise Riesenzellen. Direkte Immunfluoreszenz: negativ. Direkte Immunfluoreszenz aus LE-Herd (1984): positives Lupusband mit IgG, IgM, C3.

Therapie: Systemische Therapie mit Chloroquin und lokale Behandlung mit Steroid-Externa.

Kommentar: Bei unserer Patientin kam es neben den typischen diskoiden LE-Herden zum Auftreten der tiefen, in die Subkutis reichenden, schmerzhaften Knoten, die im Sinne eines Lupus erythematodes profundus mit eingezogenen, großflächigen Narbenplatten abheilten. Eine viszerale Beteiligung konnte nicht nachgewiesen werden. Die antinukleären Antikörper fielen kontinuierlich innerhalb von zehn Jahren bis zu einem Titer von 40 ab.

Bemerkenswert ist das zusätzliche Auftreten einer Necrobiosis lipoidica, die einerseits in typischer Lokalisation, andererseits aber auch an den oberen Extremitäten zu beobachten war. Die Abgrenzung vom Granuloma anulare kann klinisch und histologisch schwierig sein. Unsere Diagnose einer Necrobiosis lipoidica ließ sich nicht nur klinisch und histologisch sichern, sondern wurde zusätzlich unterstützt durch den

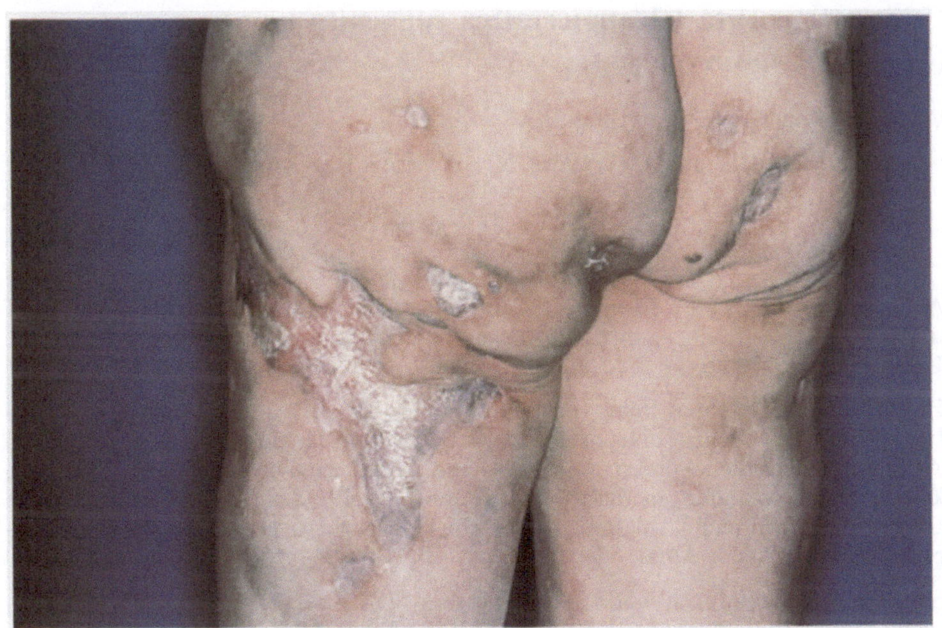

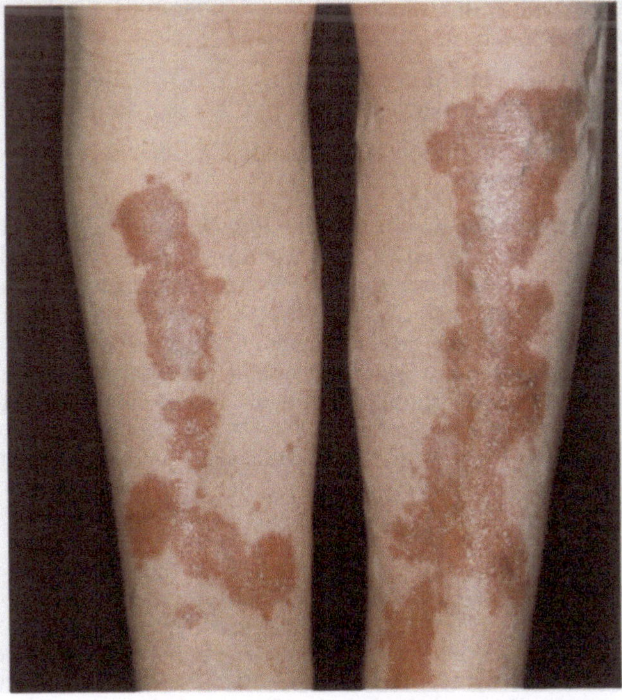

Nachweis eines pathologischen Glucose-Toleranztestes bei bisher unbekanntem Diabetes mellitus und einer Hypertonie.

Literatur

1. Gilliam JN, Sontheimer RD (1981) Distinctive cutaneous subsets in the spectrum of lupus erythematosus. J Am Acad Dermatol 4:471–475

Cutis marmorata teleangiectatica congenita (Van-Lohuizen-Syndrom)

Vorgestellt von Dr. H. Zienicke

Überwiesen von Chefarzt Dr. Schütz, Krankenhaus Regensburg

Anamnese: Andreas S., 5 Monate. Familienanamnese leer. Schwangerschaftsverlauf und Geburt unauffällig. Seit Geburt Gefäßzeichnung am Bein und Gesäß rechts. Ulzerationen perianal seit 2 Monaten.

Hautbefund: Am rechten Bein, von den Zehen dorsal bis zur Hüfte reichend, livid-bräunliches, verwaschenes Netzwerk, das von feinen Teleangiektasien durchzogen ist. Am Fußrücken Phlebektasien, an Fersen- und Zehenballen sowie perianal livid-rote, konfluierende Maculae, in denen sich perianal zwei 1 bzw. 3,5 cm große, flache Ulzerationen befinden. Am Bein lateral ein längsgewundenes, 2 mm breites, atrophisch eingesunkenes Areal.

Sonstige Befunde: Längen- und Umfangmessung der Extremitäten seitengleich. Ultraschall-Doppleruntersuchung: RR A.tib. post./dors.ped. 85 mm Hg bds. Pädiatrische, einschließlich neurologischer und sonographischer Untersuchung von Schädel und Abdomen o.B.

Histologie: Unauffällige Epidermis; im Bereich des oberen Koriums ektatische Blutgefäße ohne wesentliche Entzündung. Direkte Immunfluoreszenz: negativ.

Therapie: Unter polypragmatischer Ulkusbehandlung gute Granulation und Abheilung der Ulzera.

Kommentar: Bei diesem erstmals 1922 von van Lohuizen beschriebenen, sehr seltenen Krankheitsbild handelt es sich um angeborene Gefäßektasien ungeklärter Ursache. Sporadisches Auftreten ist die Regel. Vereinzelt wird autosomal-dominante Vererbung angenommen. Das gewöhnlich bereits bei Geburt vorhandene charakteristische klinische Bild einer persistierenden Cutis marmorata mit Teleangiektasien und Phlebektasien ist diagnostisch wegweisend. Ulzerationen mit guter Heilungstendenz kommen vor. Assoziierte Fehlbildungen, insbesondere Hemiatrophie der betroffenen Extremität, werden beschrieben. Der Verlauf ist günstig. Gegen Ende des 1. Lebensjahres blassen die Herde ab. Eine vollständige Rückbildung tritt bei 50% der Patienten ein.

Literatur

1. Cohen PR, Zalar GL (1988) Cutis marmorata teleangiectatica congenita: Clinicopathologic characteristics and differential diagnosis. Cutis 42:518–522
2. Keining E (1938) Cutis marmorata teleangiectatica congenita bei einem 14tägigen Säugling. Versammlungen. 6. Tagung der Dermatologischen Vereinigung Groß-Hamburg. Fallvorweisungen. Dermatol Wochenschr 107:1123–1124
3. Kolde G, Happle R (1987) Cutis marmorata teleangiectatica congenita (Van-Lohuizen-Syndrom). Hautarzt 38:101–103
4. Lohuizen CHJ van (1922) Über eine seltene angeborene Hautanomalie (Cutis marmorata teleangiectatica congenita). Acta Derm Venereol (Stockh) 3:202–211
5. Powel ST, Su WPD (1984) Cutis marmorata teleangiectatica congenita: Report of nine cases and review of the literature. Cutis 34:305–312

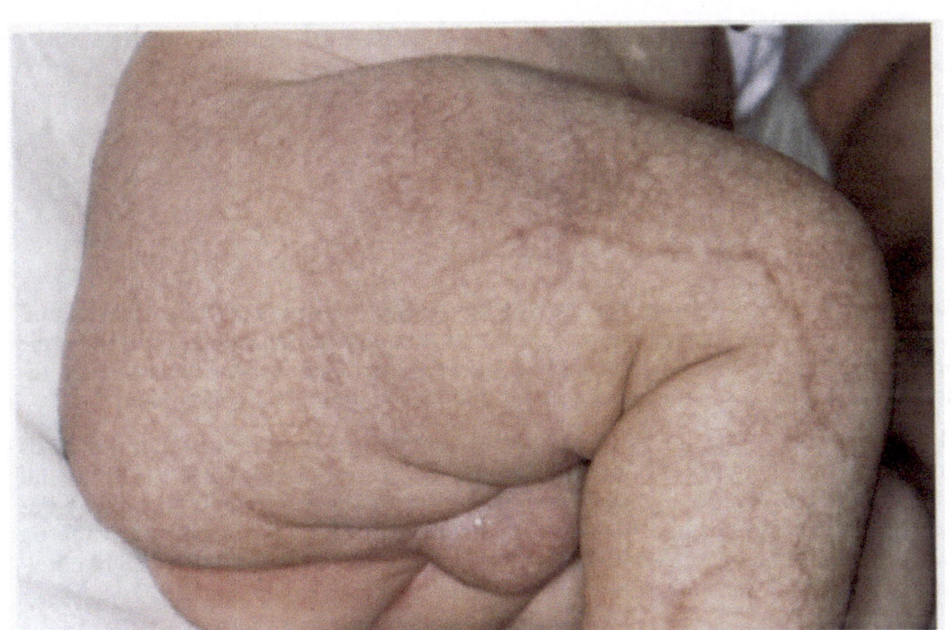

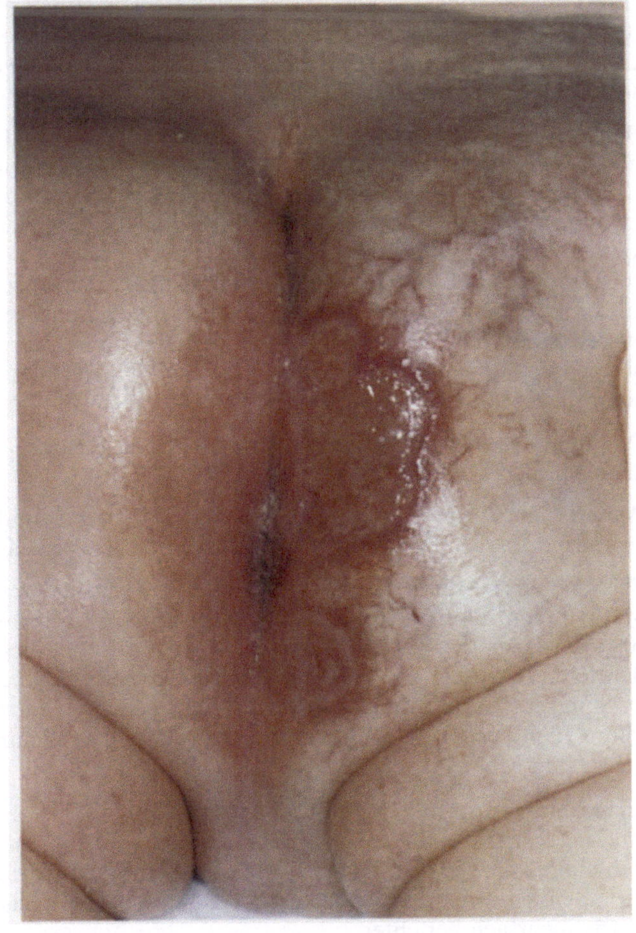

Disseminiertes Pyoderma gangraenosum und subkorneale Pustulose bei IgA-Gammopathie

Vorgestellt von Dr. A. Georgii, Prof. M. Landthaler

Überwiesen von Dr. I. Kroiß, Hautärztin

Anamnese: Karl S., 53 Jahre. Seit 1970 treten vesikulo-pustulöse Effloreszenzen auf. Aus ihnen entwickelten sich nach Tagen bis Wochen schmerzhafte Ulzerationen, die unter systemischer Behandlung mit Glukokortikosteroiden bisher immer wieder abheilten. Im Januar '88 wurde der Patient erstmals stationär aufgenommen.

Hautbefund: Betroffen sind in bilateraler Ausprägung Stamm und Extremitäten. Es imponiert ein polymorphes Bild: konfluierende, polyzyklisch begrenzte Erytheme mit colleretteartiger Schuppung sowie einzelstehende, bis linsengroße, entzündliche Papeln, Pusteln, hämorrhagisch verkrustete Erosionen und einzelne, randwärts wallartig erhabene, zentral eingesunkene, düsterrote Ulzera. Als Residuen finden sich handtellergroße, weißlich-atrophische, teilweise wie gestrickt wirkende Narben.

Laborbefunde: BKS 18/35 mm, Leukozyten 18 300/µl (unter Glukokortikosteroiden), orale Glukosebelastung unauffällig, CRP stark positiv, IgA leicht erhöht mit 395 mg/100 ml, antinukleäre Antikörper 1:10 240, CEA deutlich erhöht mit 16,2 ng/ml, Glukagonserumspiegel im Normbereich. Immunelektrophorese: geringgradige monoklonale IgA-Lambda-Gammopathie.

Histologie: 1. Probebiopsie vom Ulkusrand (Januar '88): Unregelmäßige Akanthose, subepidermales Ödem, teilweise Nekrose des Korums mit fibrinoider Nekrose der Gefäßwände, die von Neutrophilen durchsetzt sind: perivaskulär dichte Infiltrate aus Lymphozyten, Histiozyten, eosinophilen und neutrophilen Granulozyten; Leukozytoklasie und Erythrozytenextravasate.

2. Probebiopsie einer Pustel (November '88): teils abgehobenes Stratum corneum mit subkornealer Ansammlung von Neutrophilen, teils Nekrose der obersten Epidermisschichten, die durch Neutrophile demarkiert ist, unregelmäßige Akanthose der übrigen Epidermis; Ödem im oberen Korium mit teils interstitiellem, teils perivaskulär betontem Infiltrat aus Lymphozyten, Histiozyten und neutrophilen Granulozyten.

Direkte Immunfluoreszenz: ad 1) Nachweis von IgG, IgM, C_3 und Fibrinogen an den Gefäßen, ad 2) negativ.

Weitere Untersuchungsbefunde: Radiologie: CT Thorax und Abdomen: unauffällig bis auf unspezifische Lymphknotenhyperplasie paraaortal. Koloskopie: unauffällig.

Therapie und Verlauf: Behandlung des Pyoderma gangraenosum mit initial 60 mg Methylprednisolon in langsam absteigender Dosierung sowie Clofazimine, initial 100 mg tgl., später ansteigend bis 3 × 100 mg tgl. Unter dieser Therapie relativ stabiler Befund bis Oktober '88. Dann zusätzlich figurierte Erytheme sowie einzelne Pusteln im Sinne einer subkornealen Pustulose. Fortsetzung der Therapie mit Methylprednisolon 12 mg jeden 2. Tag sowie 2 × 100 mg Clofazimine täglich; zusätzlich tgl. 3 × 100 mg Mebhydrolin.

Kommentar: Aufgrund des klinischen Verlaufes, des histologischen Befundes und der direkten Immunfluoreszenz wurde im Januar '88 zunächst ein Pyoderma gangraenosum diagnostiziert. Es fand sich gleichzeitig eine Assoziation mit einer bisher benigne verlaufenden IgA-monoklonalen Gammopathie. Über das gemeinsame Vorkommen wurde mehrfach berichtet.

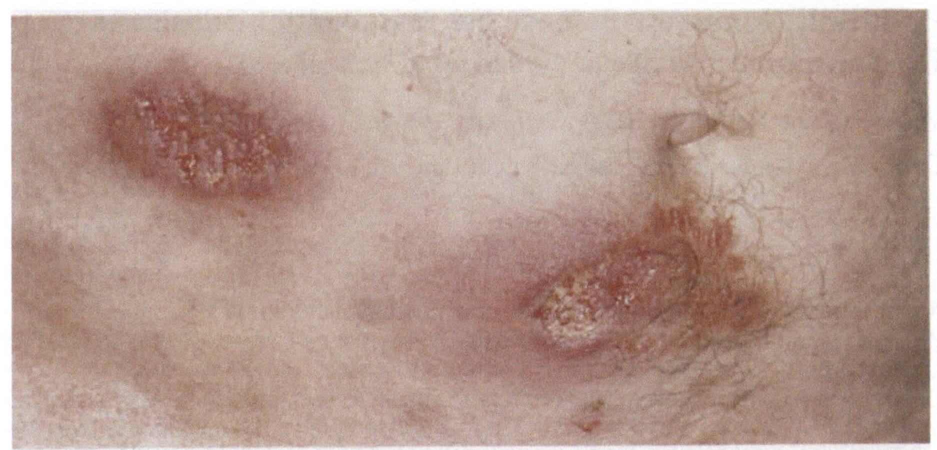

Die in der Folgezeit im November '88 aufgetretenen Hauterscheinungen wurden klinisch und histologisch als subkorneale Pustulose eingeordnet, deren Assoziation mit einer Paraproteinämie ebenfalls des öfteren beschrieben wurde. Über das gemeinsame Auftreten eines Pyoderma gangraenosum und einer subkornealen Pustulose bei IgA-Paraproteinämie berichtete K. Wolff 1971.

Da eine IgA-Gammopathie als mögliches Frühsymptom eines Plasmozytoms gilt, werden im weiteren Verlauf engmaschige internistische Kontrollen notwendig sein.

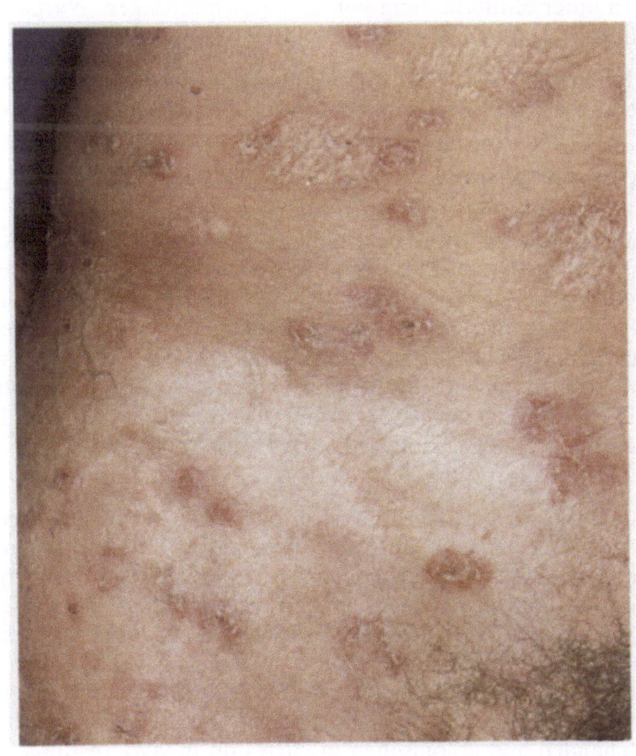

Literatur

1. Kasha EE, Epinette WW (1988) Subcorneal pustular dermatosis (Sneddon-Wilkinson disease) in association with a monoclonal IgA gammopathy: A report and review of literature. J Am Acad Dermatol 19:854–858
2. Powell FC, Schroeter AL, Daniel WP, Perry HO (1983) Pyoderma gangraenosum and monoclonal gammopathy. Arch Dermatol 119:468–472
3. Wolff K (1971) Subkorneale pustulöse Dermatose (Sneddon-Wilkinson), Pyoderma gangraenosum mit IgA-Paraproteinämie. Dermatol Monatsschr 157:842

Positive Epikutantest-Befunde bei Arzneimittel-induziertem Lyell-Syndrom (Toxische epidermale Nekrolyse)

Vorgestellt von Dr. D. Vieluf, Prof. J. Ring, PD Dr. B. Przybilla

Überwiesen von der Medizinischen Klinik Innenstadt der Universität München

Anamnese: Anita A., 22 Jahre. Wegen eines Ceylon-Aufenthaltes erfolgte Malaria-Prophylaxe mit Fansidar® Tbl. (Sulfadoxin, Pyrimethamin). Nach Rückkehr aus dem Urlaub aufgrund „grippaler Beschwerden" zusätzliche Einnahme von Novalgin® (Metamizol-Natrium) und Wick MediNait®, nach Entwicklung von Hautrötungen und Fieber außerdem Hostacyclin® Filmtbl. (Tetracyclin). Daraufhin weitere Zunahme der Hautveränderungen am gesamten Integument, weshalb Fansidar® durch Resochin® (Chloroquin) ersetzt wurde. Nach Diagnose eines Lyell-Syndroms erfolgte eine intensivmedizinische Behandlung, die zu einer Abheilung der Hautveränderungen unter Hinterlassung von Depigmentierungen, Narben und Wachstumsstörungen führte.

Hautbefund: Am gesamten Integument finden sich in z. T. dichter Dissemination teilweise konfluierende, fleckförmige Depigmentierungen und oberflächliche Narben. Zusätzlich Onychodystrophie nach Onycholyse sämtlicher Nägel.

Allergietestbefunde: Prick-Testung Aeroallergene und Nahrungsmittel: + Reaktion auf verschiedene Aeroallergene (u. a. Tierepithelien, Dermatophagoides pteronyssinus, Kräuterpollen). Prick- und Intracutan-Testung von Analgetika: Prick-Test negativ, i.c.-Test + + Reaktion auf 50 mmol/l Metamizol und 10 mmol/l Prophyphenazon nach 20 min, nach 48 Std negativ. Prick-Testung übrige Medikamente: Pyrimethamin: nach 20 min (+), nach 24 Std +; Sulfadoxin, Novalgin®, Resochin® und Hostacyclin® negativ. Epikutantestungen: + + Reaktion auf Pyrimethamin und Metamizol nach 72 Std; Sulfadoxin, Tetracyclin, Chloroquin und Wick MediNait® (1:10) sämtlich negativ. Vertragen wurden bei der oralen Provokation: 500 mg Paracetamol, 50 mg Tramadol, 1000 mg Azetylsalizylsäure, 500 mg Tetracyclin und 125 mg Chloroquin (Resochin®).

Kommentar: Das allergologisch-diagnostische Vorgehen nach Arzneimittel-induziertem Lyell-Syndrom sollte aus unserer Sicht ca. 12 Wochen nach vollständiger Abheilung der Hautveränderungen und Absetzen der Glukokortikosteroide erfolgen, insbesondere um bei gleichzeitiger Anwendung zahlreicher verschiedener Medikamente die auslösende(n) Substanz(en) (Wirkstoffe, Additiva etc.) zu ermitteln. Bisher erfolgte die kausale Zuordnung zumeist willkürlich nach Vergleich mit der zur Verfügung stehenden Literatur, so daß bestimmte Medikamente möglicherweise ungerechtfertigt immer häufiger als Auslöser genannt werden, ohne daß dies durch die zur Verfügung stehenden allergologischen in vitro und in vivo Testungen gesichert wäre. In einigen Fällen von Lyell-Syndrom wurden im Hauttest oder bei in vitro Untersuchungen (Lymphozytentransformationstest) Hinweise für eine immunologische Sensibilisierung gefunden. Nach eigenen Erfahrungen und aufgrund der zur Verfügung stehenden Literatur ergibt sich zum jetzigen Zeitpunkt kein Hinweis dafür, daß durch eine vorsichtige Hauttestung (Prick, ECT) eine generalisierte Lyell-Symptomatik provoziert werden könnte. Jedoch ist dabei zu bedenken, daß diese nur mit entsprechend stark verdünnten Testlösungen (1:1000) durchgeführt und pro Tag nur eine Substanz in einer Verdünnungsstufe getestet werden sollte.

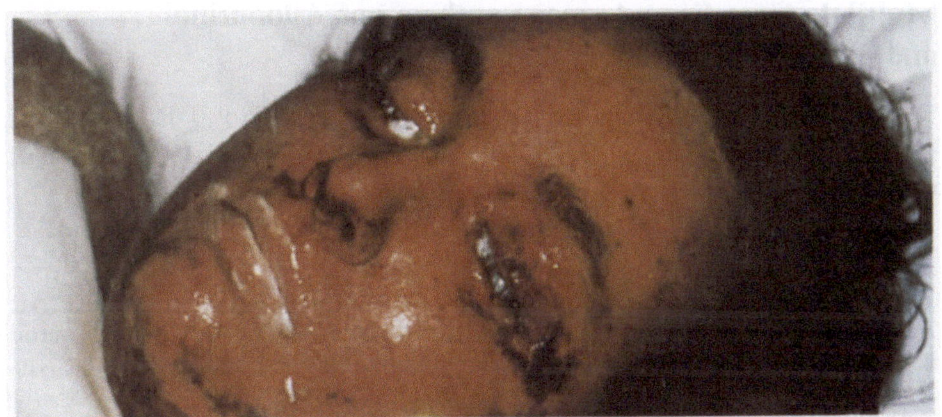

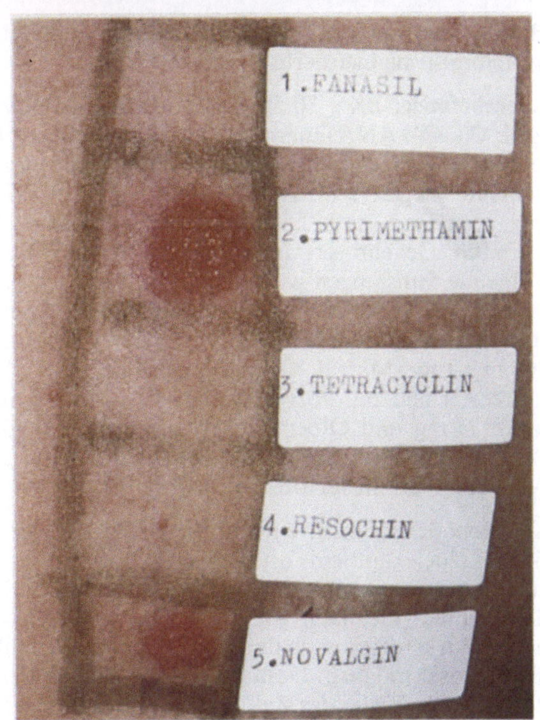

Bei der hier vorgestellten Kasuistik ist besonders bemerkenswert, daß zwei verschiedene Substanzen eindeutig positive Epikutantestreaktionen zeigten, so daß beide als Auslöser des Lyell-Syndroms angesehen werden können.

Literatur

1. Braun-Falco O, Bandmann HH (Hrsg) (1970) Das Lyell-Syndrome. Das Syndrom der „verbrühten Haut". Huber, Bern Stuttgart Wien
2. Goerz G, Ruzicka T (1978) Lyell-Syndrom. Grosse, Berlin
3. Kauppinen K, Stubb S (1984) Drug eruptions: causative agents and clinical types. Acta Derm Venereol (Stockh) 64:320–324
4. Kleinhans D, Fuchs T (1984) Orale Provokation bei einem durch Barbitursäure verursachten Lyell-Syndrom. Akt Dermatol 10:122–124
5. Ring J, Wimschneider G, Luderschmidt C (1986) Arzneimittel-induziertes Lyell-Syndrom. In: Braun-Falco O, Schill WB (Hrsg) Fortschritte der praktischen Dermatologie und Venerologie, Bd 11, Springer, Berlin, pp 252–264
6. Schöpf E, Schulz KH, Kessler R, Taugner M, Braun W (1975) Allergologische Untersuchungen beim Lyell-Syndrom. Z Hautkr 50:865–873

Multilokuläres fixes Arzneiexanthem auf Allopurinol und Tetracyclin

Vorgestellt von Dr. R. Gollhausen, Dr. K. Schrallhammer, Prof. J. Ring
Überwiesen von Dr. Stübner, Internist, München

Anamnese: Hans L., 53 Jahre. Seit 1968 nach Medikamenteneinnahme rezidivierendes Auftreten von Blasen an Händen und Füßen. Als auslösende Medikamente werden vom Patienten vermutet: Cedur ret. Drg., Chinidin-Duriles Tbl., Develin ret. Kps., Hostacyclin 500 Filmtbl., Lipo-Merz Kps., Niconacid forte Tbl., Olbemox Kps. und Zyloric 300 Tbl.

Hautbefund: Bei Aufnahme an den genannten Lokalisationen unscharf begrenzte, mittelbraun pigmentierte Maculae.

Laborbefunde: BKS 30/55 mm, sonstige Laborwerte (einschließlich IgE, IgG, IgA, IgM, C3, C4, ANA) unauffällig. Allergologische Untersuchungen: Pricktest: Aeroallergene: mehrfach positive Reaktionen. Nahrungsmittel und oben angeführte Medikamente: negativ. ECT: Kontaktallergie auf p-Phenylendiamin, Benzocain, Cainemix, Mafenid und Diaminodiphenylmethan. Keine Reaktion auf Cedur ret., Chinidin, Develin ret., Hostacyclin, Olbemox und Zyloric. Oraler Provokationstest: Folgende Substanzen wurden reaktionslos vertragen: Acetylsalicylsäure 1 g, Aspirin 1 Tbl., Bezafibrat 200 mg, Cedur ret 1 Drg., Chinidin Duriles ret. 1 Tbl., Chinidinbisulfattetrahydrat 250 mg, Develin ret. 1 Kps., Farbstoffmischung, K-Metabisulfit 300 mg, Lipo-Merz 1 Kps., Maisstärke 1 g, Na-Benzoat 500 mg, p-Hydroxybenzoesäureester 500 mg, Polyethylenglycol 6000 500 mg, Tartrazin 50 mg. Nach Nikotinsäure 75 mg und Olbemox 1 Tbl. pharmakologische Flush-Reaktion. Nach oraler Provokation mit Zyloric 300 Tbl., Allopurinol 50 mg und Tetracyclin-HCl 250 mg Auftreten von düsterroten bis livide Erythemen und Blasen an den Handgelenken.

Kommentar: Bei nicht eindeutiger Anamnese ist die Ermittlung des Auslösers eines fixen Arzneiexanthems oft schwierig. Positive Testergebnisse in loco sind beschrieben; zuverlässiger ist die orale Provokationstestung. Bei der Angabe von zahlreichen Medikamenten, die nach Meinung des Patienten das Exanthem auslösten, schienen neben Wirkstoffen auch durchaus mehreren Medikamenten gemeinsame Zusatzstoffe als Auslöser möglich. Deshalb wurden nach der ersten positiven Provokationstestung des Handelspräparates Zyloric vor der weiteren Testung einzelner Medikamente eine Auswahl der in den Medikamenten enthaltenen Einzelsubstanzen (insgesamt 32) sowie einzelne Wirksubstanzen getestet. Die umfangreiche Testung ergab schließlich als Auslöser die Wirksubstanzen Allopurinol und Tetracyclin. Die übrigen Medikamente wurden reaktionslos vertragen.

Präparat-Name	Wirksubstanz
Cedur ret. Drg.	Bezafibrat
Chinidin-Duriles Tbl.	Chinidin
Develin ret. Kps.	Dextropropoxyphen
Hostacyclin 500 Filmtbl.	Tetracyclin
Lipo-Merz Kps.	Etofibrat
Niconacid forte	Nikotinsäure
Olbemox Kps.	Acipimox
Zyloric 300 Tbl.	Allopurinol

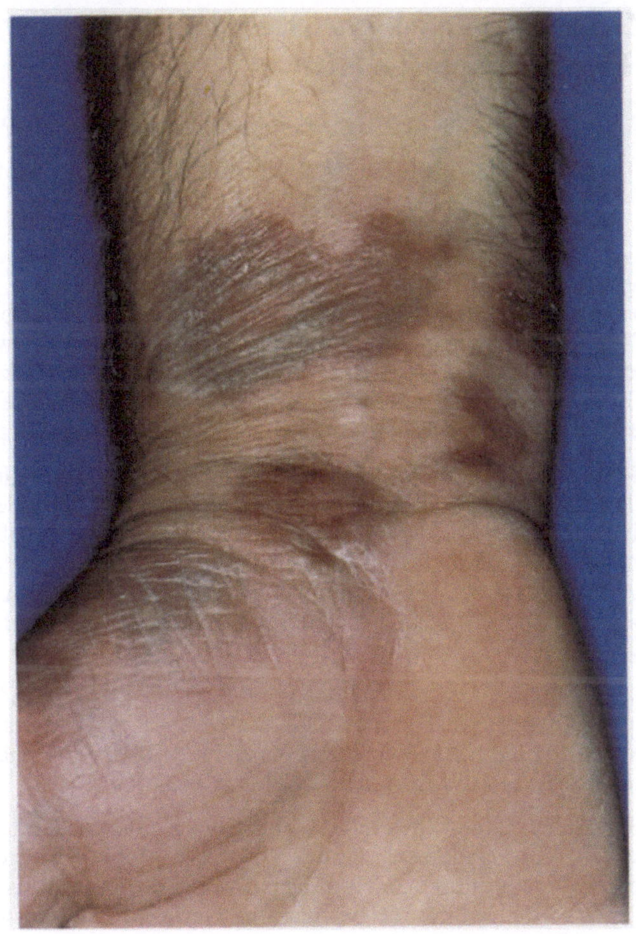

Literatur

1. Chan HL (1984) Fixed drug eruptions. Int J Dermatol 23:607–609
2. Kauppinen K, Stubb S (1985) Fixed eruptions: causative drugs and challenge tests. Br J Dermatol 112:575–578
3. Korkij W, Soltani K (1984) Fixed drug eruption. Arch Dermatol 120:520–524
4. Marghescu S (1987) Fixe toxische Arzneiexantheme. In: Braun-Falco O, Schill WB (Hrsg) Fortschritte der praktischen Dermatologie und Venerologie, Bd 1. Springer, Berlin Heidelberg New York, S 269–271
5. Ring J (1988) Angewandte Allergologie. 2. Aufl. MMV Vieweg, München

Zirkumskripte Sklerodermie bei chronischer Graft-versus-Host-Reaktion (GvHR)

Vorgestellt von Dr. R. Soehnchen, PD Dr. M. Meurer, Prof. Th. Krieg

Überwiesen von Prof. Dr. H. J. Kolb, Klinikum Großhadern

Anamnese: Hubert v. P., 26 Jahre. 1985 allogene Knochenmarkstransplantation (KMT) wegen einer Dysmyelopoese. Das Knochenmark wurde von der HLA identischen Schwester gespendet. An der Haut ergaben sich keine Zeichen einer akuten GvHR. 2 Jahre nach KMT Entwicklung einer lokalisierten Verhärtung der Haut im Bereich des linken Unterschenkels. Zunehmende Schmerzen und Taubheitsgefühl.

Befund: Am linken Unterschenkel distal in einem handtellergroßen Areal wachsartig glänzende, nicht verschiebliche, straff gespannte, poikilodermatische Haut. Linksseitige Akrozyanose. Am Malleolus medialis 8 × 2 cm große, festhaftende, serös-hämorrhagische Kruste. Im Bereich der Mundhöhle sowie auf der Zunge finden sich weißliche, netzartige Zeichnungen mit flachen Erosionen. Ferner befinden sich auf beiden Handrücken und an mehreren Fingern einzeln stehende, erbsgroße, hyperkeratotische Verrucae vulgares.

Laborbefunde: Alk. Phosphatase 3047 U/l, SGOT 175 U/l, SGPT 196 U/l, gamma GT 1053 U/l, Bilirubin 3,6 mg%, Cholesterin 728 mg%, sonstige Parameter i.d. Norm. ANA: 1:10240, ENA und zytoplasmat. Antikörper: negativ, zirkulierende Immunkomplexe: positiv, Borrelien-Serologie: negativ.

Histologie: (Unterschenkel) Atrophisches Epidermisband, Vakuolisierung in der Basalzone, intraepidermale Kolloidkörperchen; bandförmiges, lymphozytäres Infiltrat mit Pigmentkontinenz. Homogenisierung des Kollagens, einzelne Kollagenbündel ziehen in das subkutane Fettgewebe, hier schüttere, perivaskuläre lympho-histiozytäre Infiltrate.

Therapie und Verlauf: Immunsupprimierende Dauertherapie mit Cyclosporin A (240 mg/d), Prednisolon (17 mg/d) und Azathioprin (200 mg/d). Aufgrund des morpheaartigen Aspektes wurde mit Penicillin G (10 Mio. E/d) für 14 Tage behandelt. In der äußerlichen Behandlung wurden Contractubex comp. sowie weiche Zinkpaste eingesetzt, darunter kam es zu einem reduzierten Spannungsgefühl und einer besseren Beweglichkeit im Fußgelenk.

Kommentar: Die akute Graft-versus-Host-Reaktion nach allogener KMT manifestiert sich nach 14–21 Tagen mit teils schwerer interner Symptomatik. Bei 30% der Patienten tritt auch die chronische Form nach ca. einem halben Jahr auf. Die kutanen Ausprägungen der chronischen GvHR können etwa einem Lichen ruber planus, einer Sklerodermie oder einer Poikilodermie entsprechen.

In dem besprochenen Fall kam es trotz HLA-Identität zur GvHR, wobei jedoch lediglich umschriebene Hautveränderungen auftraten. Die pathogenetische Bedeutung der zirkulierenden Antikörper ist noch nicht klar. In einem weiteren beobachteten Fall konnte gezeigt werden, daß der anfänglich negative Titer im Verlauf der Erkrankung anstieg. Weitere Untersuchungen müssen klären, ob sich dies durch einen unterschiedlichen genetischen Hintergrund der verschiedenen Patienten erklärt.

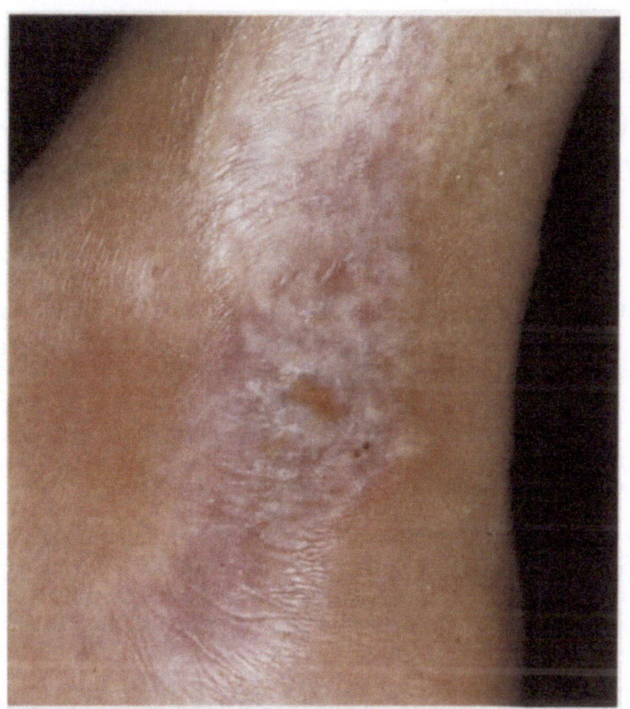

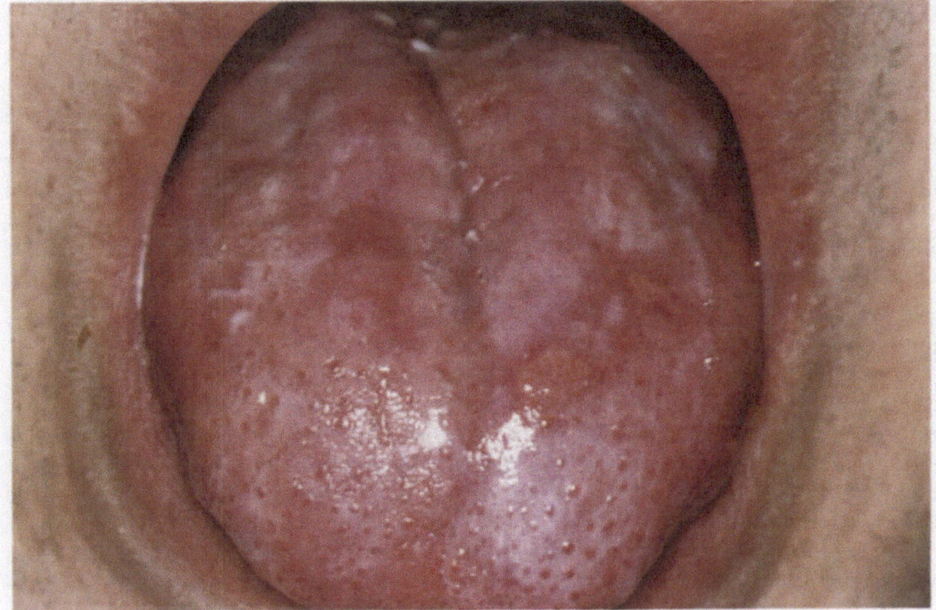

Literatur

1. Hymes S et al. (1985) Methoxypsoralen + UVA radiation in treatment of chronic cutaneous GvH reaction. J Am Acad Dermatol 12:30–37
2. Ippen H, Nagel G (1984) Chronische Graft-versus-Host-Reaktion nach Knochenmarktransplantation. Hautarzt 35:182–187
3. Volc-Platzer B, Wolff K (1987) Graft-Versus-Host Erkrankung. In: Braun-Falco O, Schill WB (Hrsg) Fortschritte der praktischen Dermatologie und Venerologie, Bd 11. Springer, Berlin Heidelberg New York Tokyo, S 53–63

Erythema scarlatiniforme desquamativum recidivans generalisatum

Vorgestellt von Prof. M. Landthaler, Dr. D. von der Helm

Überwiesen von Dr. A. Müller-Leisgang, Zentralkrankenhaus der JVA Stadelheim

Anamnese: Michael K., 30 Jahre. Seit einem Jahr häufig rezidivierend generalisierte Rötung der Haut mit erheblichem Spannungsgefühl und anschließender groblamellöser Abschuppung. Nur geringer Juckreiz, keine Beeinträchtigung des Allgemeinbefindens. Insgesamt bisher 12 Schübe von 3–4 Wochen Dauer.

Atopieanamnese leer; Medikamentenanamnese unübersichtlich, da der Patient drogenabhängig war. Zum Zeitpunkt der Untersuchung immer wieder Einnahme von Analgetika und nichtsteroidalen Antiphlogistika.

Hautbefund: Zu Beginn eines Schubes flächenhaftes, gering infiltriertes Erythem ohne Schuppung, danach Beginn einer groblamellösen Abschuppung mit Eczèma craquelé-artigen Rhagaden. Schleimhäute und Kapillitium sind nicht beteiligt, auffällig starke Beteiligung der Periorbitalregion. Nach Abschuppung klinisch weitgehend unauffällige Haut.

Befunde: Leichte Erhöhung der SGPT auf 53 U/l, übrige Leberwerte unauffällig. Mäßige Leukozytose mit 14 400 Leukozyten/µl, 14 Stabkernige und 4 Eosinophile. Virus-Serologie und serologische Untersuchungen unauffällig.

Histologie: Kompakte Parahyperkeratose. Zwischen Parakeratose und Epithelband findet sich eine drei- bis fünflagige orthokeratotische Schicht. Die Epidermis zeigt mäßige Akanthose und Papillomatose. In den Papillenspitzen weitgestellte Gefäße mit perivaskulären lymphohistiozytären Infiltraten.

Therapie und Verlauf: Ex juvantibus Therapieversuch mit Erythromycin 2 g tgl. Drei Monate nach der letzten Vorstellung bei uns während einer Behandlung in einer Spezialabteilung für Drogenabhängige weitgehend normaler Hautzustand. Seither liegen keine weiteren Informationen mehr vor.

Kommentar: Beim Erythema scarlatiniforme desquamativum recidivans (ESDR) werden eine generalisierte und eine lokalisierte Form unterschieden.

Typisch für ein ESDR generalisatum waren bei unserem Patienten der schubweise Verlauf mit großflächiger Hautrötung und nachfolgender scarlatiniformer Desquamation und weitgehend normaler Haut zwischen den einzelnen Schüben. Allerdings ließ sich die sonst typische handschuh- und sandalenförmige Ablösung der Haut nicht nachweisen. Auch fehlten Prodromi wie Fieber und allgemeines Krankheitsgefühl, die einem ESDR vorausgehen können.

Ätiopathogenetisch werden bei prädisponierten Patienten eine Arzneireaktion oder eine Infektallergie als Auslöser diskutiert. Da bei unserem Patienten ein eindeutiger Medikamentenabusus bestand, ist eine Auslösung durch Medikamente möglich. Die Tatsache, daß es während einer „Entgiftungsbehandlung" zu keinem weiteren Schub gekommen ist, stützt diese Deutung.

Literatur

1. Juliusberg G (1928) Das Erythema scarlatiniforme desquamativum recidivans. In: Jadassohn J (Hrsg) Handbuch der Haut- und Geschlechtskrankheiten, Bd VII/1. Springer, Berlin, S 343–351

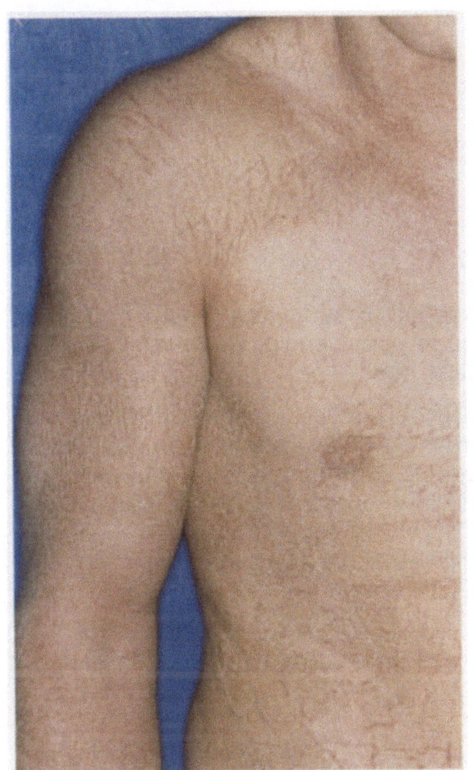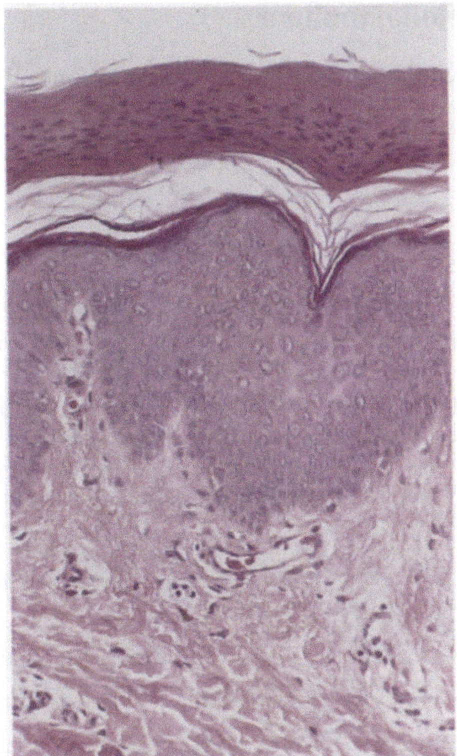

2. Kresbach H (1969) Erythema scarlatiniforme recidivans (Féréol-Besnier). Dermatol Monatsschr 155:365–366
3. Landthaler M, Michalopoulos M, Schwab U, Dorn M (1985) Erythema scarlatiniforme desquamativum recidivans localisatum. Hautarzt 36:581–585
4. Lausecker H (1954) Das Erythema scarlatiniforme desquamativum recidivans. Arch Dermatol Syphil 198:529–548
5. Seiff B, Pullmann H (1987) Erythema scarlatiniforme desquamativum recidivans generalisatum. Dia-Klinik, 5. Lüdenscheider Dermatologenabend, 11. 11. 1987.

Kolloidmilium

Vorgestellt von Dr. K. Schrallhammer

Anamnese: Ivan M., 52 Jahre. Seit 1970 symptomlose, anfänglich progrediente, jetzt persistierende, papulöse Eruption an Händen und im Gesicht. Osteo-artikuläre Beschwerdesymptomatik fehlt. Familienanamnese leer.

Hautbefund: An beiden Handrücken, an beiden Ohrmuscheln, beiden Jochbogen und symmetrisch an der Stirn sowie diskret an der Nasenwurzel finden sich teils halbkugelige, teils lichenoide, glasig-gelbliche, pseudo-vesikulöse, aggregiert stehende, bis 5 mm im Durchmesser große Papeln, die stellenweise konfluieren. Auf Stichinzision folgt Entleerung eines gallertigen Materials. Nebenbefunde: vorgealterter, sonnengebräunter Patient, ausgeprägte aktinische Schädigung der Haut mit aktinischer Elastose, M. Favre-Racouchot, Erythrosis interfollicularis colli, Cheilitis actinica chronica, Cutis rhomboidalis nuchae.

Laborbefunde: Routinelaboruntersuchungen und Porphyriediagnostik unauffällig.

Lichttestung: Minimale Erythemdosis für UV-B im Normbereich.

Histologie: Orthohyperkeratose. Im oberen Korium multizentrische Ablagerungen von schwach bläulichem, homogenem Material mit eingeschlossenen Fibroblasten. Ausgeprägte Spaltbildungen innerhalb des Materials. In den Randbereichen stellenweise fließender Übergang zwischen Kolloid und der ausgeprägten aktinischen Elastose in der Umgebung. Nur diskrete lympho-histiozytäre Infiltrate. Kolloid ist Alzianblau-negativ, PAS-positiv und nicht mit Elastikafärbung darstellbar.

Elektronenmikroskopie: Im oberen Korium großflächige Ablagerung von hellem amorphem Material. In den dazwischenliegenden Spalten finden sich kollagene Fasern und Fibroblasten. Im Randbereich elastotische Degeneration elastischer Fasern mit Aufhellung der fibrillären Strukturen und Zunahme der amorphen dunklen Anteile. Um die korialen Gefäße Vervielfachung der Basalmembranlagen mit Übergang in kolloidartiges Material.

Kommentar: Zwei Formen von Kolloidmilium werden unterschieden:

1. Eine juvenile Form mit autosomal-dominanter Vererbung, präpubertärem Auftreten und möglicher Koinzidenz mit osteo-artikulären Veränderungen.
2. Die häufigere adulte oder solare Form, die vorwiegend bei älteren Menschen mit chronischer Lichtexposition oder nach längerem Kontakt mit photodynamischen Substanzen wie Hydrochinon auftritt.

Klinisch findet man stets an lichtexponierter Haut gelblich-glasige, pseudo-vesikulöse Papeln. Das histologische Substrat dieser Papeln, das Kolloid in den dermalen Papillenspitzen, ist biochemisch ein Glykoprotein und wird wahrscheinlich größtenteils von aktinisch geschädigten Fibroblasten gebildet.

Nur bei kosmetischer Beeinträchtigung wird therapeutisch Dermabrasio, Kürettage, Anwendung von Kohlensäureschnee oder Diathermie empfohlen.

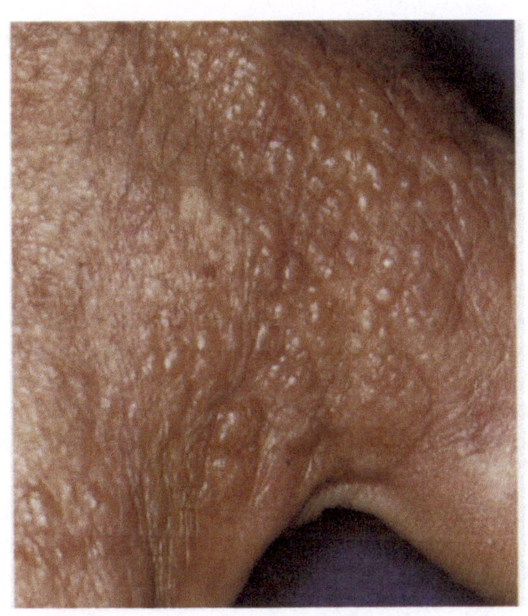

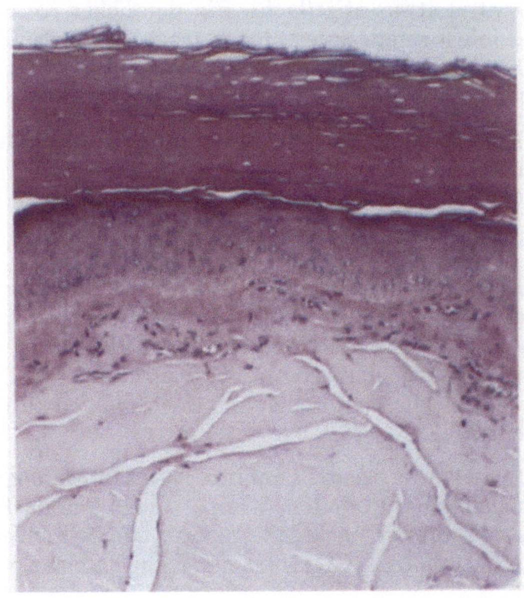

Literatur

1. Findlay GH, Morrison JGL, Simson IW (1975) Exogenous ochronosis and pigmented colloid milium from hydroquinone bleaching cream. Br J Dermatol 93:613–622
2. Graham JH, Marques AS (1967) Colloid milium: A histochemical study. J Invest Dermatol 49:497–507
3. Hashimoto K, Katzman RL, Kang AH, Kanzaki T (1957) Electron microscopical and biochemical analysis of colloid milium. Arch Dermatol 111:49–59
4. Miedzinski F, Kozakiewicz J, Szarnach H (1960) Zur Klinik des Pseudomilium colloidale. Dermatol Wochenschr 34:927–933

575

Nekrobiotisches Xanthogranulom in Verbindung mit Paraproteinämie

Vorgestellt von Dr. D. Abeck, Dr. P. Kaudewitz, Prof. O. Braun-Falco
Überwiesen von Dr. Swoboda, Bad Reichenhall

Anamnese: Anna P., 76 Jahre. Vor zwei Jahren kam es erstmals zum Auftreten von Knötchen im Bereich der rechten Ellenbeuge. Im weiteren Verlauf kontinuierliches Wachstum und Ausdehnung bereits bestehender und Neubildung weiterer Knötchen und Knoten im Bereich des Halses, des Nackens sowie der linken Ellenbeuge. Die Hautveränderungen sind auf Berührung sehr schmerzhaft. Gelenkbeschwerden bestehen nicht.

Hautbefund: In bilateraler Verteilung finden sich unter Betonung des Halses, des Nackens, des Décolletés, der Achseln sowie der Ellenbeugen mehrere erbs- bis handflächengroße, z. T. konfluierende Herde mit scharfer, polyzyklischer Begrenzung. Vereinzelt zeigen sich münz- bis handtellergroße Veränderungen am Bauch und Rücken sowie inguinal und gluteal. Die Einzelherde sind plattenartig verdickt und erhaben, zentral etwas abgeflacht. Ein deutlicher roter Randsaum setzt sich vom zentralen gelblich-roten Anteil durch einen lila-farbenen Streifen ab. Die Oberlider zeigen rechts stärker als links bis zu erbsgroße, derbe, gelbliche Knötchen. Die Unterlider sind stark gerötet.

Laborbefunde: Pathologisch verändert waren: BKS 110/116 mm, alkalische Phosphatase 263 U/l, Gamma-GT 47 U/l; Immunelektrophorese: monoklonale IgG-Kappa-Gammopathie mit Verminderung von IgM im Serum. Serumlipide im Normbereich.

Röntgenologischer Befund: Schädel, HWS, BWS: kein Hinweis für Plasmozytom.

Histologie: Unauffällige Epidermis mit korbgeflechtartiger Hornschicht. Im Bereich des gesamten Koriums finden sich dichte Infiltrate in teils knotiger, teils interstitieller Anordnung. Die Infiltrate bestehen aus Epitheloidzellen, Schaumzellen, Toutonschen Riesenzellen und vereinzelten Plasmazellen und Lymphozyten. Das dermale Bindegewebe erscheint zwischen und innerhalb der Infiltrate hyalinisiert und fokal nekrobiotisch.

Immunhistochemische Infiltratcharakterisierung: Vereinzelt Plasmazellen mit polyklonalen leichten Ketten (Kappa- und Lambda-Ketten), kein Hinweis auf Infiltration durch monoklonale B-Lymphozyten. Vereinzelt T-Zellen (CD3), hohe Anzahl von Makrophagen (CD11c), kein Nachweis einer proliferativen Aktivität (Ki-67 negativ).

Elektronenmikroskopie: In den Histiozyten und Riesenzellen zahlreiche Lipidvakuolen, daneben pleomorphe und elektronendichte Granula, kein Nachweis von Birbeck-Granula. Stark verzahnte Plasmalemmfortsätze.

Therapie: Unter kombinierter Behandlung mit äußerlich eingesetzten fluorierten Glukokortikosteroiden sowie oraler Methylprednisolongabe (beginnend mit 40 mg täglich) kam es zu einer deutlichen Abblassung der Herde, die auch keine Berührungsempfindlichkeit mehr aufwiesen.

Kommentar: Das nekrobiotische Xanthogranulom in Assoziation mit Paraproteinämie stellt aufgrund des klinischen Erscheinungsbildes mit Prädilektionsstellen periorbital, im Beugenbereich und am Stamm und des charakteristischen histologischen Befundes von Xanthogranulomen mit Nekrobiose eine seltene, scharf umris-

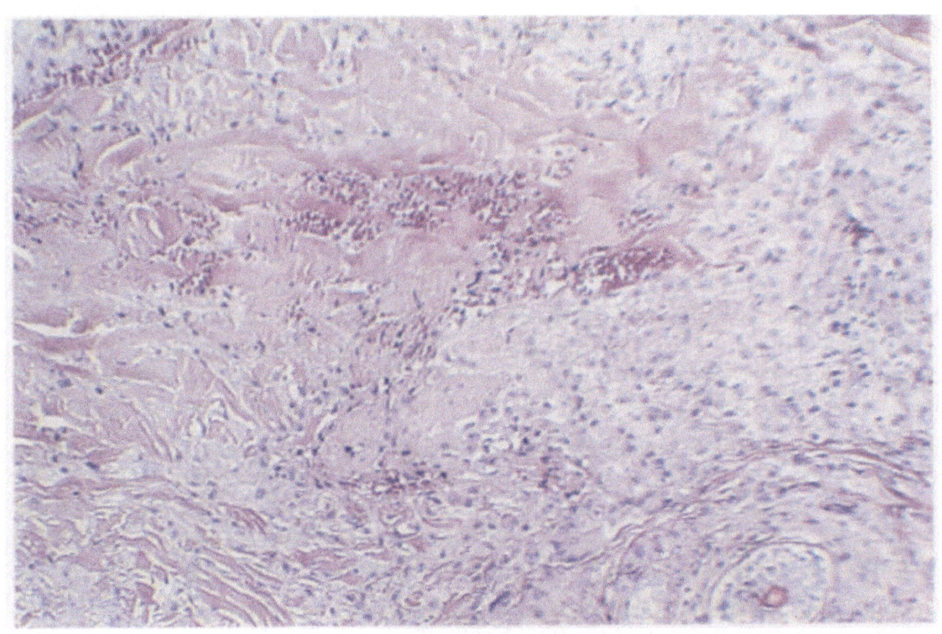

sene Krankheitsentität dar. Die
wichtigste differentialdiagnostische Abgrenzung besteht gegenüber der Necrobiosis lipoidica.
Therapeutisch wird neben oraler
Steroidgabe eine niedrig dosierte
immunsuppressive Therapie mit
alkylierenden Substanzen empfohlen. Auch über erfolgreiche
Plasmapherese-Behandlung wurde unlängst berichtet.

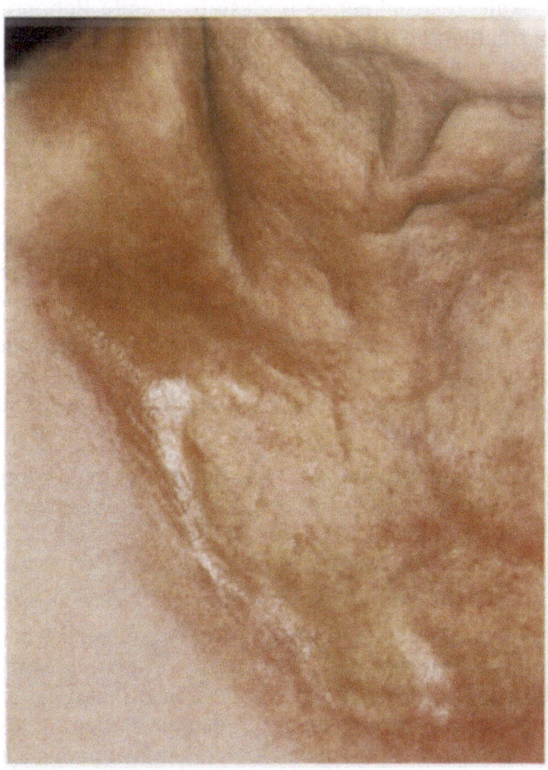

Literatur

1. Finelli LG, Ratz J (1987) Plasmapheresis, a treatment-modality for necrobiotic xanthogranuloma. J Am Acad Dermatol 17:351–354
2. Kossard S, Winkelmann RK (1980) Necrobiotic xanthogranuloma with paraproteinemia. J
   Am Acad Dermatol 3:257–270
3. Muller SA, Winkelmann RK (1966) Atypical forms of necrobiosis lipoidica diabeticorum: a
   report of threee cases. Arch Pathol 81:352–361

Epidermolysis bullosa atrophicans generalisata gravis Typ Herlitz

Vorgestellt von Dr. R. Hein und Dr. W. Stolz

Überwiesen von Dr. Mann und Dr. Meinhold, Kinderklinik St. Hedwig, Regensburg

Anamnese: Sabrina H., 5 Tage, 1. Schwangerschaft, Entbindung in der 39. SSW durch Sectio wegen Placenta praevia und Beckenendlage. In der Familienanamnese keine Erkrankungen bekannt. Bei der Urgroßmutter väterlicherseits seien 10 von 13 Kindern im Säuglingsalter verstorben. Zur Diagnosestellung im Inkubator überwiesen.

Hautbefund: Bei dem 5 Tage alten weiblichen Säugling fanden sich in beiden Leisten sowie am Bauch und an den unteren Extremitäten multiple, prallgespannte, mit seröser Flüssigkeit gefüllte Blasen, unterbrochen von flächigen Erosionen. An den Finger- und Zehenendgliedern ebenfalls Erosionen mit teilweiser Ablösung der Nägel. Ausgeprägte blutige Erosionen an der Mundschleimhaut. Nikolski I positiv.

Therapie und Verlauf: Zunächst vitaler Säugling, jedoch rasch zunehmende Verschlechterung des AZ mit Anämie (Hb 7 g/dl), Tachykardie, Tachypnoe und Apathie. Lokale austrocknende u. desinfizierende Behandlung mit Farbstoffen und Kaliumpermanganat-Bädern. Zwischenzeitlich Besserung, jedoch ab 20. Lebenstag deutliche Dystrophie u. starkes Schmerzempfinden. Nach Transfusionstherapie Gewichtszunahme (3100 g im 36. Lebenstag) und Besserung des AZ; jedoch ab 5. Lebenswoche erneut starker Blasenschub mit Schleimhautbefall. Das Kind verstarb am 48. Lebenstag.

Laborbefund: Hb 7,8 g/dl, Bluteosinophilie 16%.

Histologie: Subepidermale Blasenbildung, vereinbar mit Epidermolysis bullosa hereditaria. Sehr viele Eosinophile. In der PAS-Färbung Basalmembran überwiegend am Blasenboden lokalisiert. Kein Anhalt für staphylogenes Lyell-Syndrom.

Indirekte Immunfluoreszenzmikroskopie (Antigen mapping): Bullöses Pemphigoid-Antigen am Blasendach, Laminin am Blasendach und -grund, Typ IV Kollagen am Blasengrund: Blasenbildung oberhalb der Lamina lucida, somit junktiolytische Blasenspaltbildung.

Elektronenmikroskopie*: Blasenbildung in der dermo-epidermalen Junktionszone mit Basallamina am Blasenboden. Viele Halbdesmosomen, jedoch deutliche Hypoplasie dieser Haftstrukturen; Haftplatten der Basalzellen gut erkennbar, jedoch Fehlen der subbasalen Platten in der Lamina rara (Vernetzungszone der Halbdesmosomen).
Der Befund entspricht einer Epidermolysis bullosa hereditaria Typ Herlitz.

Kommentar: Diese autosomal-rezessiv vererbte blasenbildende Erkrankung weist eine infauste Prognose auf. Die meisten Patienten sterben in den ersten Lebenswochen. Im Jahr 1976 wurde jedoch von Hashimoto und Mitarbeitern [2] eine Form mit günstigerem Verlauf beschrieben, bei der die Patienten das Erwachsenenalter erreichen.
Es kommt sowohl bei der letalen juvenilen als auch bei der benignen adulten Form zu einer Spaltbildung in der Basalmembran aufgrund einer Hypoplasie bzw. Verminderung der Hemidesmosomen. Die Hemidesmosomen besitzen nur rudimentäre Haftplatten; die subbasalen Verdichtungszonen fehlen in den letalen Formen vollständig,

---

* Frau Prof. Dr. I. Anton-Lamprecht und Frau Dr. I. Arnold sei für die Mitbegutachtung der Elektronenmikroskopie gedankt.

578

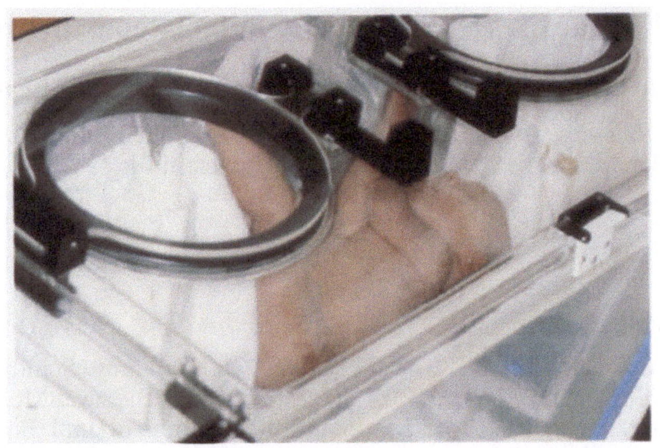

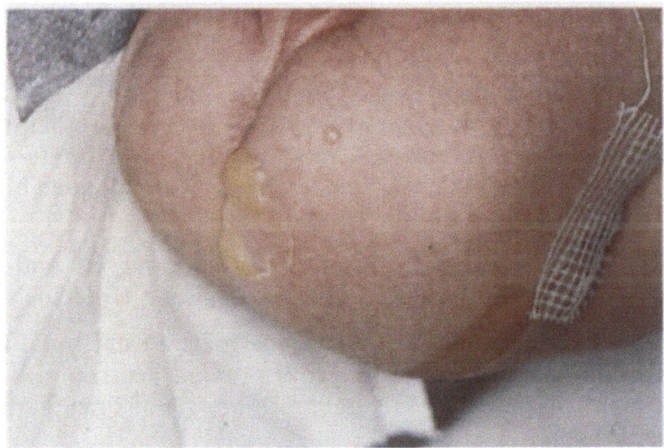

in den benignen Formen sind sie nur teilweise nachweisbar. In Arealen mit Blasenbildung tritt Spaltung immer in der Ebene der Lamina lucida auf. Der Befall der Finger- und Zehennägel ist typisch, ebenso kommt es zu Schleimhautbefall einschließlich des Ösophagus. Die strukturellen Defekte spielen offensichtlich bei der Pathomorphogenese der junktionalen Blasenbildung eine wesentliche Rolle.

Die Therapie gestaltet sich rein symptomatisch. Es soll jedoch auf die Möglichkeit der pränatalen Diagnostik in Risikoschwangerschaften für dieses Krankheitsbild hingewiesen werden. Neuerdings kann diese Untersuchung durch immunhistochemische Methoden bei blasenbildenden Erkrankungen ergänzt werden, wobei mit Antikörpern gegen bestimmte Basalmembranproteine die Spaltbildung der Blase genau lokalisiert werden kann.

Literatur

1. Anton-Lamprecht I (1984) Prenatal diagnosis of epidermolysis bullosa hereditaria: A review. Semin Dermatol 3:220–240
2. Hashimoto I, Gedde-Dahl Jr T, Schnyder UW, Anton-Lamprecht I (1976) Ultrastructural studies in epidermolysis bullosa hereditaria. IV. Recessive dystrophic types with junctional blistering. Arch Dermatol Res 257:17–32
3. Hintner H, Wolff K (1982) Generalized atrophic benign epidermolysis bullosa. Arch Dermatol 118:375–384
4. Krieg T, Schurig V, Braun-Falco O (1986) Hereditäre bullöse Dermatosen. Hautarzt 37:185–189

Pustulosis palmoplantaris mit Osteoarthritis

Vorgestellt von Dr. D. von der Helm, Prof. M. Landthaler

Überwiesen von Dr. Beuthues, Oberschleißheim und Rheuma-Einheit
der Medizinischen Poliklinik der Universität

Fall 1

Anamnese: Hans K., 49 Jahre. Seit 2 Jahren akute Schübe pustulöser Eruptionen an
Palmae und Plantae; Rezidive zunächst ca. alle zwei Monate, jetzt wesentlich häufi-
ger. Bezüglich Psoriasis unauffällige Familien- und Eigenanamnese. Seit etwa 10
Jahren Sakroileitis unklarer Genese, die mit Diclofenac behandelt wird. Eine zeitliche
Korrelation zwischen der Einnahme von Diclofenac und dem Auftreten der Pusteln
besteht nicht.

Hautbefund: Palmoplantar trimorphes Bild mit 3–5 mm großen, einzeln stehenden,
grüngelben Pusteln ohne wesentliches Erythem, rötlich-bräunlichen, eingetrockneten
Krusten und coleretteartiger Schuppung. Vereinzelte Pusteln auch an Hand- und
Fingerrücken. Nach etwa einwöchiger Bestanddauer Eintrocknen der Pusteln unter
Bildung einer bräunlichen Kruste.

Laborbefunde: HLA-Typisierung: B27 negativ, B5 und B12 positiv. Rheumafaktor:
negativ. Bakteriologische und mykologische Untersuchung: Steriler Pustelinhalt.

Histologie: Unilokuläre, intraepidermale Pustel mit Fibrin und Neutrophilen. Im
Korium lympho-histiozytäre Infiltrate mit neutrophilen Leukozyten und Erythrozy-
tenextravasaten. Direkte Immunfluoreszenz: Präzipitate von IgG, IgA und Fibrin
perivaskulär.

Fall 2

Anamnese: Franz L., 29 Jahre. Seit 8 Jahren schmerzhafte sternoklavikuläre Hyperostosen. Seit 6 Jahren schubweises Auftreten von sterilen Pusteln palmoplantar; unter
Behandlung mit Methotrexat Besserung der Schmerzen am Sternum und der Hautveränderungen.

Hautbefund: Palmoplantar auf scharf begrenztem Erythem stecknadelkopfgroße Pusteln. Im Sternoklavikularbereich deutliche Schwellung und starke Schmerzhaftigkeit.

Laborbefunde: HLA-Typisierung: B27 negativ und Bw62 negativ.

Histologie: Fokale Parakeratose, subkorneale unilokuläre Pustel mit Neutrophilen
und Fibrinfäden, unter der Pustel leichte Spongiose.

Kommentar: Unter den akral lokalisierten pustulösen Erkrankungen läßt sich die
Pustulosis palmoplantaris mit Osteoarthritis als eigenständiges Krankheitsbild abgrenzen, und zwar gegenüber

- Psoriasis pustulosa palmoplantaris bei Psoriasis arthropathica (siehe Tab.)
- infantiler Akropustulose (Abheilung bis zum vierten Lebensjahr)
- akuter Akropustulose und
- pustulösem Bakterid Andrews (postinfektiös).

Am schwierigsten ist die Abgrenzung der Psoriasis pustulosa palmaris et plantaris,
wobei sich bei der Pustulosis palmoplantaris mit Osteoarthritis häufiger eine unilokuläre Pustel (wie beim pustulösen Bakterid), ein Übergreifen auf den Handrücken, ein

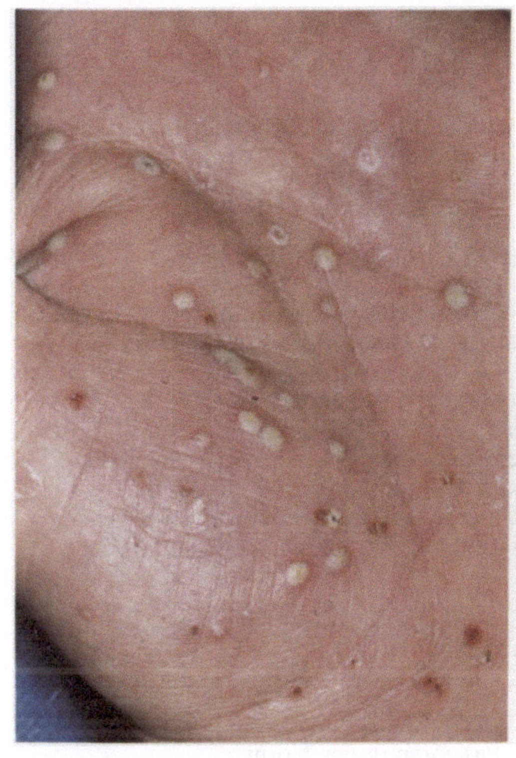
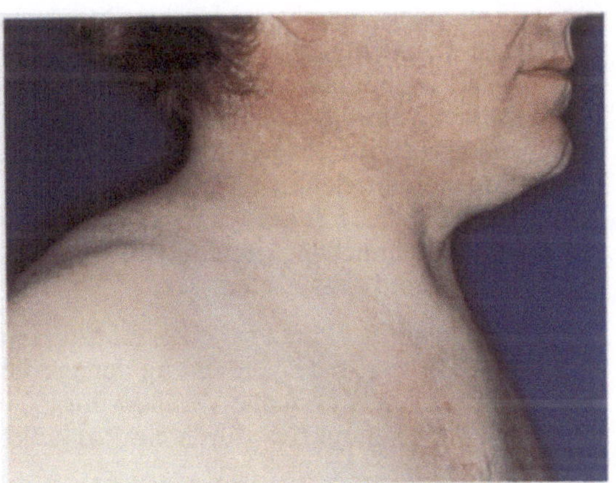

	Psoriasis pustulosa palmoplantaris bei Psoriasis arthropathica	Pustulosis palmoplantaris mit Osteoarthritis
Klinik	Pusteln auf schuppendem Erythem	vorwiegend einzelstehende Pusteln auf normaler Haut
Histologie	Spongiforme Pustel	vorwiegend unilokuläre Pustel
Verlauf	chronisch	schubweise
Gelenke	vorwiegend periphere Gelenke	vorwiegend Sternalgelenke, Wirbelsäule, Ileosakralgelenke
HLA-Typ	häufig HLA B 27	HLA B 27 negativ

schubweiser Verlauf und die auffällige Gelenkssymptomatik zeigen. Das pustulöse Bakterid läßt sich klinisch leicht abgrenzen, da von Andrews keine Gelenksymptomatik berichtet wurde und die Veränderungen nach Fokussanierung abheilten.

Rheumatologisch findet sich typischerweise eine seronegative und HLA B27-negative Sakroileitis, eine ankylosierende Spondylitis und/oder eine sternale Osteoarthritis.

Literatur

1. Andrews GC, Machacek GF (1935) Pustular bacterids of the hands and feet. Arch Dermatol Syph 32:837
2. Jurik AG, Ternowitz T (1988) Frequency of skeletal disease, arthro-osteitis, in patients with pustulosis palmoplantaris. J Am Acad Dermatol 18:666–671
3. Le Goff Guillet G, Brousse A, Massé R (1984) Rhumatisme inflammatoire peristernal de la pustulose palmoplantaire. Ann Dermatol Venereol III:710–720
4. Sonozaki H, Mitsuri Miyanaga Y, Okitsu K, Igarashi M, Hayashi Y, Matsuura M, Azuma A, Okai K, Kawashima M (1981) Clinical features of 53 cases with pustulotic arthroosteitis. Ann Rheum Dis 40:547–553

Erythroprosopalgie

Vorgestellt von Dr. F. Lobkowicz, Dr. D. v. d. Helm

Überwiesen von Prof. Dr. Lukacs und Augenklinik der Ludwig-Maximilians-Universität München

Anamnese: Berichtet wird über zwei männliche Patienten, die sich mit anfallsartig auftretender, massiver Lidschwellung und sulzigem Ödem der Konjunktiva eines Auges vorstellten.

Pat. 1, 42 Jahre, gab an, es komme seit zwei Jahren in Abständen von zwei bis drei Monaten anfallsweise zu Augentränen und Lidschwellung am linken Auge, gleichzeitig zu heftigen Kopfschmerzattacken, die einige Minuten bis eine halbe Stunde andauerten.

Bei Pat. 2, 16 Jahre, kam es seit fünf Jahren, drei bis viermal jährlich, vorwiegend nachts zu ähnlichen Attacken, wobei im letzten Jahr bereits dreimal ein konjunktivales Hämatom aufgetreten war.

Hautbefund: Bei Pat. 1 sah man Rötung und Schwellung der Augenlider links, zusätzlich fiel eine sulzige Verdickung der geröteten Konjunktiva auf.

Pat. 2 zeigte ähnliche Veränderungen, hinzu kam bei ihm eine homogene Rotfärbung der Konjunktiva durch ein konjunktivales Hämatom.

Laborwerte: C1-Esterase-Inhibitor bei beiden Patienten in der Norm.

Verlauf: Bei Pat. 1 bildete sich die Lidschwellung innerhalb einiger Tage zurück, das konjunktivale Ödem bestand deutlich länger. In der Augenklinik der Universität wurde am linken Augenhintergrund ein hochprominentes Areal mit Begleitablatio festgestellt, das sich bei der Ultraschalluntersuchung als solider Knoten mit einer maximalen Prominenz von 7 mm darstellte. Eine erste Biopsie der Sklera zeigte nur entzündlich infiltriertes Bindegewebe. Bei einer zweiten Biopsie nach sechs Monaten wurde ein malignes Melanom festgestellt, das bereits Infiltration in die Orbita zeigte. Eine Exenteratio der linken Orbita wurde durchgeführt. Im weiteren Verlauf traten bisher keine erneuten Erythroprosopalgie-Anfälle mehr auf.

Pat. 2 stellte sich nicht mehr bei uns vor.

Kommentar: Die Erythroprosopalgie, im englischen Sprachraum wegen der oft schubweise gehäuft auftretenden Attacken als eine Form des „cluster-headache" betrachtet, ist durch ihre klinische Symptomatik definiert.

Kardinalsymptome sind: stets einseitig und immer auf derselben Seite auftretend, heftige, aber kurzdauernde Schmerzattacken, Tränen und Rötung des befallenen Auges (oft auch homolaterale Rhinorrhoe), Rötung und Schwellung der Augenlider und oft auch der benachbarten Stirn-/Schläfen-Region. Typisch ist das nächtliche Auftreten der Attacken. Ausgeprägte Androtropie. Zur Ätiologie und Pathogenese bestehen keine einheitlichen Vorstellungen.

Die bei Pat. 1 beobachtete Koinzidenz mit einem malignen Melanom des Augenhintergrundes ist bemerkenswert. Zusammenhänge zwischen Erythroprosopalgie und Tumoren in der Orbita sind jedoch nicht beschrieben.

Differentialdiagnosen: Neben Migräne und Trigeminusneuralgie auch Quincke-Ödem und Erysipel. Ausschlaggebend für die Diagnose sind Klinik und Anamnese.

Zur Therapie liegen überwiegend Einzelberichte vor. Genannt werden unter anderen Dihydroergotamin, nichtsteroidale Antiphlogistika und hochdosierte Glukokortikosteroide.

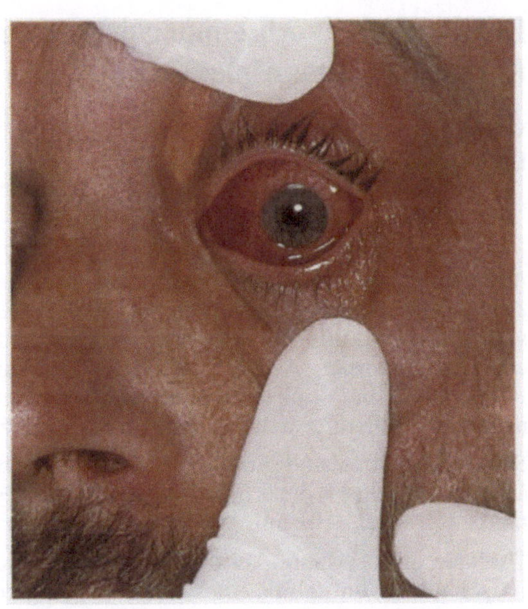

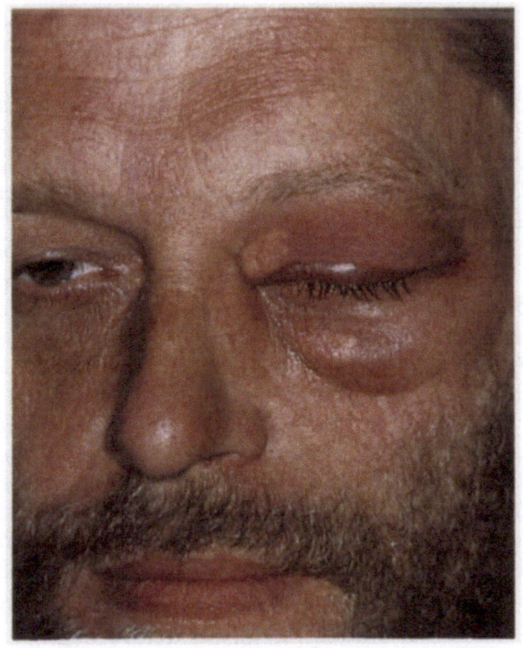

Literatur

1. Heyk H (1962) Über das Bingsche Kopfschmerzsyndrom (Erythroprosopalgie). Dtsch Med Wochenschr 38:1942–1947
2. Kaufmann R (1988) Zur Kenntnis der Erythroprosopalgie. Akt Dermatol 14:99–100
3. Kudrow L (1980) Cluster Headache. Mechanisms and Management. Oxford University Press, Oxford

Deckung von Verbrennungswunden mit autologen Keratinozytentransplantaten

Vorgestellt von Dr. R. Soehnchen, Dr. Dr. A. Hartinger*,
Dr. G. Henckel v. Donnersmarck**

Anamnese: Susanne S., 23 J., erlitt bei einer Benzinverpuffung Hautverbrennungen zweiten und dritten Grades von bis zu 60% der Körperoberfläche. Sofortige Verlegung auf die Station für Schwerbrandverletzte des Städtischen Krankenhauses München-Bogenhausen. Am 2. Tag nach Aufnahme erfolgt das Debridement bis zur Faszie sowie die gleichzeitige Entnahme einer ca. briefmarkenstückgroßen Insel von normaler Vollhaut zur Isolation von Keratinozyten.

Befund: Betroffen sind sämtliche vier Extremitäten sowie der Rumpf mit insgesamt ca. 60% verbrannter Körperoberfläche, teils mit geschädigtem Gewebe bis in die Subkutis (drittgradig), teils mit Anteilen verbliebener Dermis (zweitgradig).

Therapie und Verlauf: Aufgrund des relativ stabilen Gesamtzustandes am 2. Tag Entschluß zur Entnahme eines kleinen Stücks Vollhaut zur Isolation von Keratinozyten für die in-vitro Expansion im Kulturgefäß.

Im Labor erfolgt die enzymatische Trennung von Dermis und Epidermis sowie die Herstellung einer Einzelzellsuspension. Die Kultivierung erfolgt nach der Feederlayer-Methode von Rheinwald und Green.

Ungefähr 8 Tage nach Einsaat finden sich einzelne Inseln proliferierender Keratinozyten am Boden des Kulturgefäßes, die nach 14–21 Tagen zu einem konfluenten Zellrasen zusammengewachsen sind, der 2–4 Zellschichten stark ist und enzymatisch vom Plastikgefäß abgelöst wird. Nach gründlicher Wundbettkonditionierung, d. h. Entfernung von Fibrinabscheidungen und Nekrosen, erfolgt die Übertragung der Transplantate, die auf ihrer Oberfläche mit einer Vaselingaze bedeckt sind. Durch Ligaclips werden die Transplantate am Wundbett fixiert.

Bei unserem Patienten wurden Areale an den Extremitäten mit insgesamt 15 ca. 50 cm² großen Transplantaten gedeckt. 7 Tage nach Transplantation wurde die Vaselingaze entfernt, dabei wurde festgestellt, daß sich auf ca. 40% der so behandelten Areale ein hauchdünner, rosafarbener Epithelrasen befindet. An den übrigen Stellen fanden sich keine Epithelisierungszeichen.

Am 16. Tag nach Transplantation wurde eine Stanzbiopsie aus einem transplantierten Areal entnommen (s. Histologie). Drei Monate nach der Übertragung des kultivierten Epithels findet man eine dünne, poikilodermatisch wirkende, erythematöse, silbrig schuppende Haut, die mechanische Belastbarkeit ist aufgrund noch nicht ausgebildeter Verankerungsfibrillen eingeschränkt. Narbenkontrakturen wurden ähnlich häufig wie bei konventionellen Transplantaten beobachtet.

Histologie: (16. Tag nach Transplantation) Orthohyperkeratose, dünnes ca. 3–6 Schichten starkes Epidermisband mit Ausprägung sämtlicher Differenzierungsschichten. Dermo-epidermale Trennung (präparationstechnisch bedingt) mit zahlreichen Erythrozyten. Locker gefügte kollagene Fasern in der ödematisierten, oberen Dermis mit diffus verteiltem, lympho-histiozytärem Infiltrat.

Kommentar: Durch die in-vitro Expansion von humanen Keratinozyten hat sich insbesondere für die Verbrennungschirurgie bei großflächigen Epitheldefekten eine

---

* Abteilung für Medizinische Mikrobiologie (Chefarzt Dr. Dr. H. Blaufuß) Städtisches Krankenhaus München-Bogenhausen
** Abteilung für plastische und Wiederherstellungschirurgie, Zentrum für Schwerbrandverletzte (Chefarzt Prof. Dr. W. Mühlbauer) Städtisches Krankenhaus München-Bogenhausen

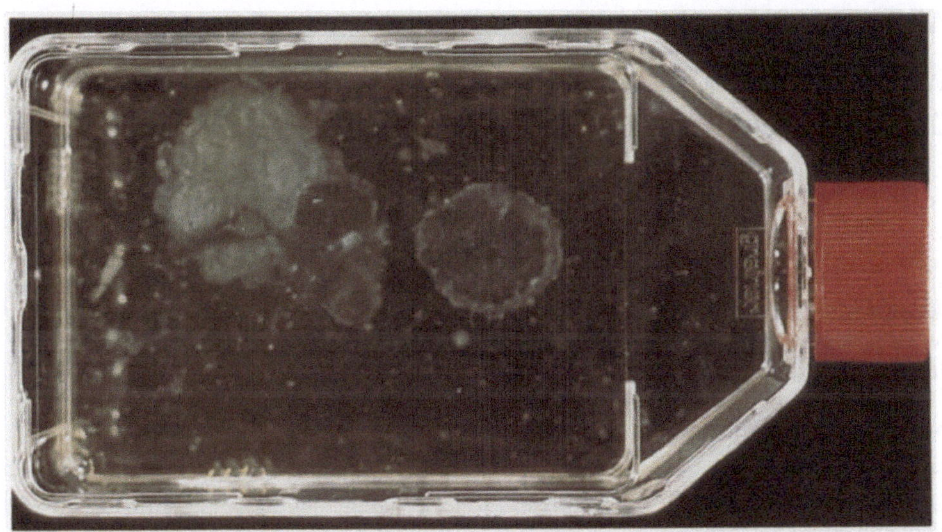

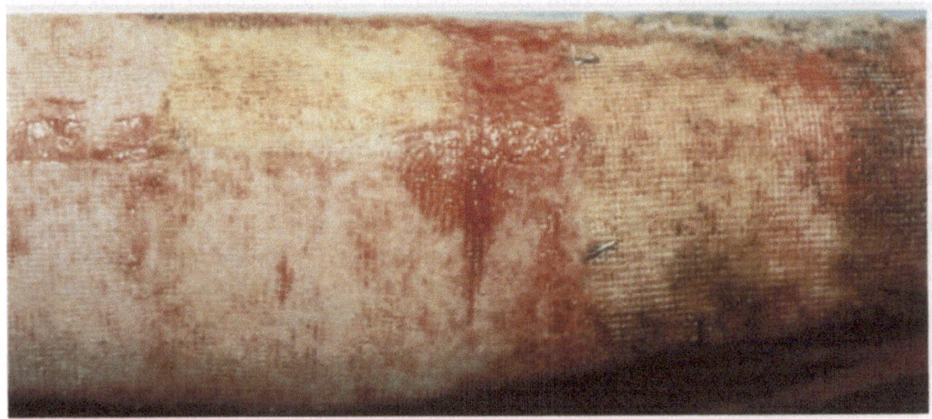

neue Perspektive ergeben. Bis jetzt gibt es keine Beobachtung über eine maligne Transformation nach Rückübertragung auf Patienten.

Insgesamt heilten ca. 30–40% der autologen Transplantate dauerhaft ein. Bakterielle Kontaminationen, ungenügende Wundbettkonditionierung und mechanische Traumatisierung während der Einheilungsphase senken die Annahmerate der fragilen, transparenten und äußerst schwierig zu handhabenden Transplantate.

Keratinozytenkulturen weisen nach 2–3 Wochen einen nur wenige Schichten starken Epithelrasen auf. Zukünftige Bemühungen zur Verbesserung der Transplantate werden durch Kombination mit geeigneten mesenchymalen Substraten versuchen, eine weitere Angleichung an die normale Haut zu erreichen.

Literatur

1. Gallico G, O'Connor N, Compton C, Kehinde O, Green H (1984) Permanent coverage of large burn wounds with autologous cultured human epithelium. N Engl J Med 311:448–450
2. Rheinwald J, Green H (1975) Serial cultivation of strain of human epidermal keratinocytes: the formation of keratinizing colonies from single cell. Cell 6:331–344
3. Soehnchen R, Braun-Falco O (1988) Epitheltransplantation mit kultivierten Keratinozyten. Hautarzt 39:701–707

Akinisches Retikuloid – Cyclosporin A-Therapie

Vorgestellt von Dr. D. Stallmann, PD Dr. B. Przybilla, PD Dr. Th. Ruzicka
Überwiesen von Dr. Blick, Weiden

Anamnese: Josef F., 56 Jahre. Seit 8 Jahren in den lichtexponierten Arealen rezidivierende ödematöse Schwellung mit Infiltration und Rötung sowie Juckreiz. Seit 5 Jahren Ausbreitung auch auf nicht belichtete Areale; massive Verschlechterung des Hautbefundes bei Sonnenexposition. Behandlungsversuch mit PUVA und Methylprednisolon 6 mg/dl erfolglos.

Hautbefund: Befallen sind Gesicht, Ohren, Hals, Handrücken sowie Streckseiten der Unterarme; retroaurikulär („Wilkinson Dreieck") zeigt sich normale Haut. Es findet sich eine livide Verfärbung mit ausgeprägter Infiltration der Haut, die von weißlichen, fest haftenden Schuppen und zum Teil geblichen Krusten bedeckt ist. Das Gesicht weist zusätzlich eine starke ödematöse Schwellung auf.

Sonstige Befunde: Hypertonie, chronisch obstruktive Lungenerkrankung mit Emphysem, Verschluß der Arteria carotis interna links.

Laborbefunde: BKS 60/70 mm, Harnsäure 8,6 mg%, IgE 720 U/ml. Antinukleäre und Ro-Antikörper negativ, Porphyriescreening unauffällig. Buffy-Coat unauffällig.

Histologie: Kompakte Ortho- und Parakeratose, unregelmäßige plumpe Akanthose, abschnittsweise Exozytose von lymphozytären Zellen, im oberen und mittleren Korium dichtes entzündliches Infiltrat von Lymphozyten, Histiozyten sowie eosinophilen Granulozyten und Plasmazellen, viele ektatische Gefäße.

Direkte Immunfluoreszenz: Ablagerung von Fibrin an den Gefäßen.

Epikutantest: Positive Reaktionen auf Aluminiumhydroxid, Formaldehyd, Kaliumdichromat, Kobaltchlorid sowie Nickelsulfat.

Lichttestung: Minimale Erythemdosis (MED) vor Therapiebeginn mit Cyclosporin A: UVA polychromatisch 4 J/cm^2, damit deutlich erniedrigt. Während der Therapie mit Cyclosporin A Anstieg der MED auf 8 J/cm^2 bzw. 14 mJ/cm^2, nach einem Monat ohne Cyclosporintherapie erneuter Abfall auf 6 J/cm^2 bzw. 5 mJ/cm^2.

Therapie: Zunächst Versuch mit Azathioprin 100 mg/d, Hydroxychloroquin 200 mg/d sowie äußerlicher Pflege- und Lichtschutztherapie, darunter weiterhin rezidivierende Hauterscheinungen.

Einleitung einer Therapie mit Cyclosporin A, zunächst mit 10 mg/kg Körpergewicht. Nach Blutspiegelkontrolle von Cyclosporin A Reduktion auf 7 mg/kg Körpergewicht. Nach 1 ½monatiger Therapie Anstieg des Kreatininspiegels auf 2,4 mg%, daher Abbruch der Cyclosporin A-Therapie trotz deutlicher Befundbesserung, sowohl klinisch als auch in der Lichttestung. Versuch mit Methotrexat 22,5 mg/Woche, darunter wieder deutliche Verschlechterung der Hautsymptomatik.

Der Patient verstarb im April 1988 an einem Hinterwandinfarkt.

Kommentar: Beim aktinischen Retikuloid handelt es sich um die Maximalvariante der persistierenden Lichtreaktion; die Ursache ist unbekannt. Stets findet sich eine erniedrigte minimale Erythemdosis (MED). Jahrelanges Bestehen von ekzematösen Hautveränderungen kann dem Krankheitsbild vorausgehen. Kontaktallergien gegen Me-

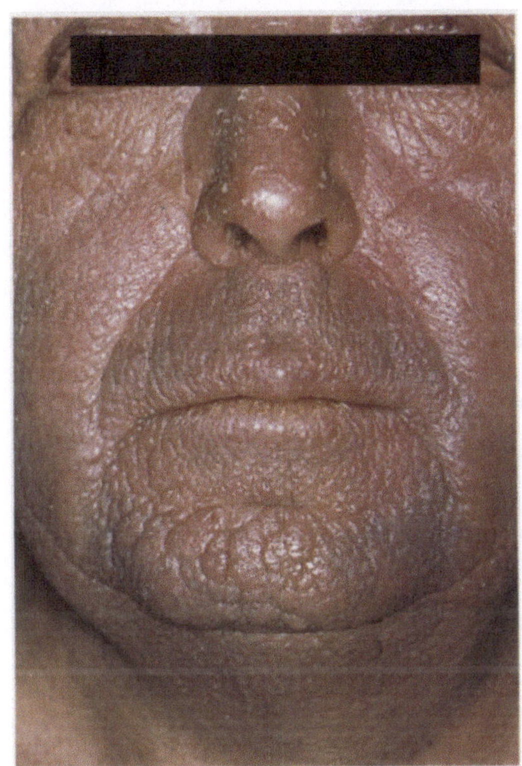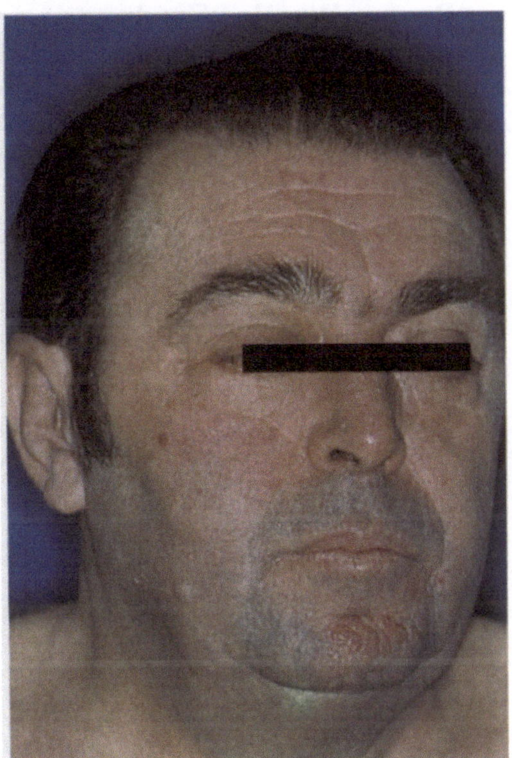

tallsalze sind nicht selten. Da die Lichtempfindlichkeit bestehen bleibt, ist die Prognose mit Vorsicht zu stellen. Therapie mit totalem Lichtschutz, äußerlicher und innerlicher Glukokortikoidgabe, Cytostatika sowie Cyclosporin A kann versucht werden.

Die Therapie der Wahl ist PUVA, darunter kann es selbst nach jahrelangem Bestehen der Hautveränderungen zu einer Besserung der klinischen Symptomatik sowie der MED kommen. In dem beschriebenen Fall war jedoch eine auswärts durchgeführte PUVA-Therapie erfolglos, ebenso wie die zytostatische Therapie mit Azathioprin und Methotrexat. Demgegenüber zeigte der Patient gutes therapeutisches Ansprechen auf Cyclosporin A, das jedoch aufgrund von Nebenwirkungen abgesetzt werden mußte.

Literatur

1. Duschet P, Schwarz T, Oppolzer G, Gschnait F (1987) Persistent light reaction: Successful treatment with Cyclosporin A. Acta Derm Venereol (Stockh) 68:176–178
2. Galosi A, Hölzle E, Plewig G, Braun-Falco O (1982) PUVA-Therapie bei persistierender Lichtreaktion. Hautarzt 33:657–661
3. Ive FA, Magnus IA, Warin RP, Wilson Jones E (1969) "Actinic reticuloid"; a chronic dermatosis associated with severe photosensitivity and the histological resemblance to lymphoma. Br J Dermatol 81:469–485
4. Vandermaesen J, Roelandts R, Degreef H (1986) Light on the persistant light reaction-photosensitivity dermatitis-actinic reticuloid syndrome. J Am Acad Dermatol 15:685–692

Bureau-Barrière-Syndrom

Vorgestellt von Dr. G. Donhauser, PD Dr. Th. Ruzicka
Überwiesen von Prof. Dr. W. Bachmann, Kronach

Anamnese: Herbert R., 37 Jahre. Seit 14 Jahren sind Otosklerose und ein zum Teil schwer einstellbarer, insulinpflichtiger Diabetes mellitus Typ I bekannt. Wegen rezidivierender Gangrän Amputation beider Vorderfüße mit postoperativ schlechter Heilungstendenz und Ulkusbildung. Alkoholabusus wird vom Patienten verneint. Bei der Mutter Zehen- und Unterschenkelamputation nach Ulzera bei Diabetes mellitus. Sowohl sie als auch die Schwester des Patienten leiden an einer Otosklerose beidseits.

Hautbefund: Zustand nach Amputation aller Zehen des linken Fußes. Über den Metatarsaleköpfchen I–V befindet sich ein $4,5 \times 2,8$ cm großes, scharf begrenztes, ausgestanztes Ulkus. Am Ulkusrand imponieren Hyperkeratosen und Granulationsgewebe.

Am rechten Vorfuß sind die Zehen DI und DII amputiert. Über den Metatarsaleköpfchen sieht man ein $3,4 \times 1,2$ cm großes, scharf begrenztes Ulkus. Zentral fällt brückenbildendes Granulationsgewebe auf. Beide Ulzera sind schmierig belegt.

Neurologische Untersuchung (Frau Dr. Wagner, Friedrich-Baur-Stiftung, LMU München): Distal betonte Polyneuropathie mit neurogenem Umbau im Elektromyogramm und erhöhte Nervenleitgeschwindigkeit. Eine Differenzierung zwischen diabetischer Polyneuropathie und Bureau-Barrière-Syndrom ist nicht sicher möglich. Insgesamt additive Ursache wahrscheinlich, insbesondere ist die Hyperhidrose ungewöhnlich für eine rein diabetische Polyneuropathie.

Röntgenuntersuchung: Röntgen beider Füße in 2 Ebenen: kein Anhalt für Osteomyelitis bei Zustand nach Amputation aller Zehen links sowie der 1. und 2. Zehe rechts.

Therapie und Verlauf: Unter konsequenter Lokalbehandlung der Ulzera mit nekrolytischen und granulationsfördernden Externa sowie Fußbädern konnte keine wesentliche Abheilungstendenz erreicht werden. Erst durch zusätzliche orthopädische Betreuung mit speziellen Vorfußentlastungsschuhen kam es zu einer deutlichen Besserung des Zustandes mit rascher Granulation des Ulkusgrundes und fast vollständiger Epithelialisierung der vorher therapieresistenten Ulzera.

Kommentar: Beim Bureau-Barrière-Syndrom handelt es sich um ein symptomatisches Mal perforant bei Alkoholismus, Leberschaden, Diabetes mellitus oder sensorischer Neuropathie. Bei unserem Patienten ist neben dem insulinpflichtigen Diabetes mellitus und der Polyneuropahie die positive Familienanamnese auffällig, wie sie für das klinisch ähnliche Thévénard-Syndrom typisch wäre. Die torpiden, neurotropen Ulzera zeigen häufig trotz konsequenter, örtlicher Behandlung keine Abheilungstendenz. Ein Therapieerfolg kann, wie in unserem Fall illustriert und weitere eigene Erfahrungen zeigen, erst durch geeignete orthopädische Entlastungsmaßnahmen erzielt werden.

Literatur

1. Bureau J, Barrière H (1955) Acropathies pseudosyringomyéliques des membranes inférieurs. Semin Hop (Paris) 31:1419–1429

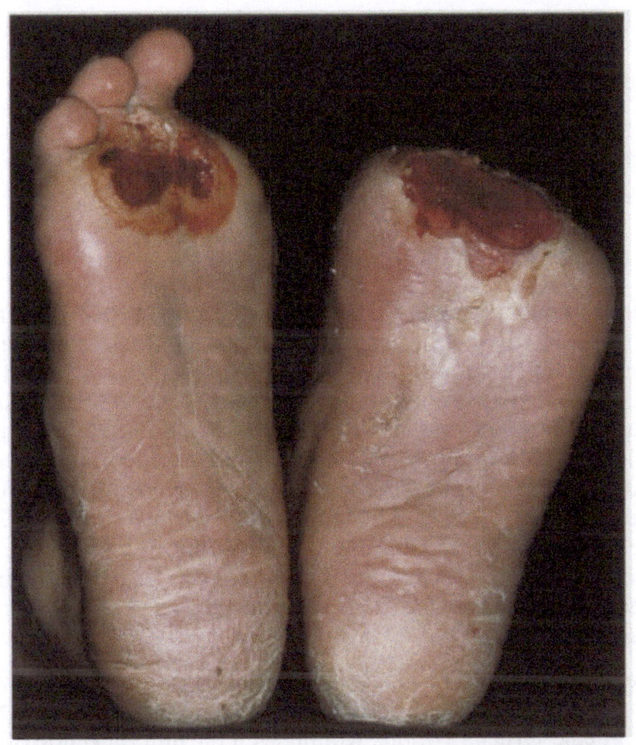

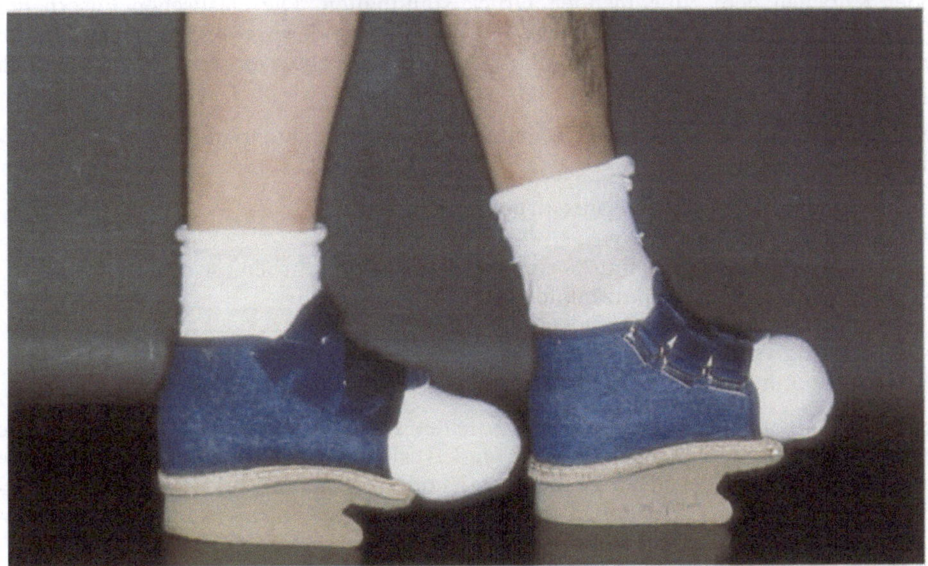

2. Burg G, Burg D (1983) Dermatosen durch Neuropathien. In: Braun-Falco O, Burg G (Hrsg) Fortschritte der praktischen Dermatologie und Venerologie, Bd 10. Springer, Berlin Heidelberg New York, S 28–35
3. Burg G, Burg D (1986) Neurotrophic ulcers of palms and soles. In: Kansky A (Hrsg) Dermatologic lesions of palms and soles. Zagreb, S 251–258
4. Michel I, Hornstein OP (1982) Akroosteopathia ulcero-mutilans der Füße. Dtsch Med Wochenschr 107:169–175

Hautexpander in der operativen Dermatologie

Vorgestellt von Dr. B. Konz

Definition: Hautexpander wurden von Radovan 1976 [2] für die rekonstruktive Brustaufbauplastik nach Mammaamputation eingeführt. Es handelt sich um Silikonballons, die über ein Ventil langsam aufgefüllt werden. Ballon und Ventil werden suprafasziell in das tiefe subkutane Gewebe eingesetzt. Der Implantationsort ist die nähere Umgebung der zu rekonstruierenden Läsion. Durch transkutane Punktion des Ventils wird der Ballon schrittweise über einen längeren Zeitraum mit physiologischer Kochsalzlösung aufgefüllt. Hierdurch wird eine kontrollierte Hautdehnung ermöglicht, wie sie auch vergleichsweise in der Schwangerschaft stattfindet, Je nach Größe und Form des Silikonballons kann die Hautdehnung den jeweiligen Erfordernissen angepaßt werden. Nach vollständiger Entfaltung des Expanders wird dieser entfernt und die gedehnte Haut für den Defektverschluß, nach Exzision der zu behandelnden Läsion, verwendet.

Veränderungen durch Hautdehnung: Die Hautexpansion bewirkt die Ausbildung einer stark vaskularisierten Kapsel um das Silikonimplantat. Das subkutane Fettgewebe zeigt eine Druckatrophie, wohingegen darunterliegende Strukturen, wie Muskulatur oder Knochen dem zunehmenden Druck standhalten. Die elastischen Fasern der Dermis werden gedehnt und teilweise zerstört. Die Epidermis wird akanthotisch; ob eine wirkliche Zellvermehrung statthat, d. h. ob neue Haut entsteht, ist bisher noch nicht geklärt.

Indikationen: Für die operative Dermatologie können Hautexpander verwendet werden zur:

– Rekonstruktion nach Tumorexstirpation,
– Entfernung von Riesennävi,
– Behandlung von Verbrennungs- und traumatischen Narben,
– Beseitigung partieller Glatzenbildung,
– Therapie narbiger Veränderungen bei Akne conglobata,
– Entfernung von Tätowierungen,
– Defektdeckung nach Wammenentfernung bei Morbus Recklinghausen.

Beispiel: Patient Norbert B., 30 Jahre, leidet seit der Pubertät unter einer Akne conglobata mit zunehmender Schwere und Ausbildung einer Aknetetrade. Axilläre und inguinale Veränderungen wurden bereits operativ saniert. Im Bereich des Mandibularbogens beidseits 7 × 4 cm große, derbe, keloidartige Narbenplatten mit eitrig-sezernierenden Fistelgängen. Wegen der Größe der Veränderung bestand keine Möglichkeit zur Exzision mit primärem Wundverschluß. Freie Hauttransplantationen waren aufgrund der Lokalisation sowohl funktionell als auch kosmetisch unbefriedigend. Daher war die Indikation für die beidseitige Implantation eines rechteckigen Hautexpanders der Größe 16 × 6 cm und einem erreichbaren Füllungsvolumen von 320 ccm gegeben. Nach 3 Monaten ausreichende Hautexpansion bei einem Volumen von 260 ccm. Spindelförmige Exzision des Narbenareals und Exstirpation des Expanders ausgehend vom unteren Wundpol. Die gedehnte Haut wird, nach teilweiser Kapselentfernung, nach kranial verschoben, wobei ein spannungsarmer primärer Wundverschluß erzielt wird.

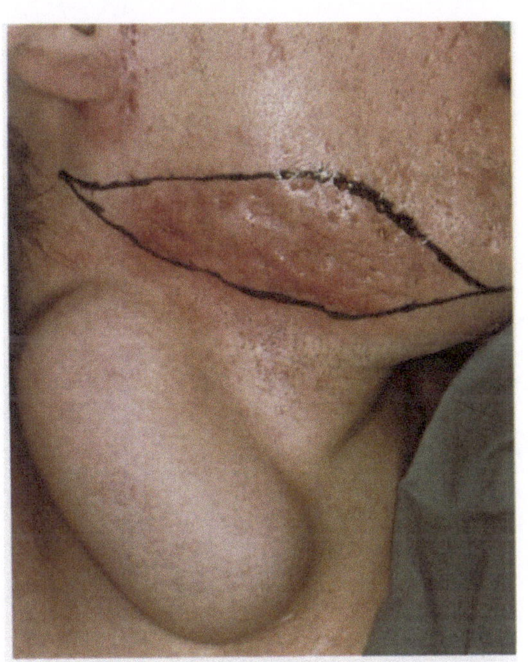

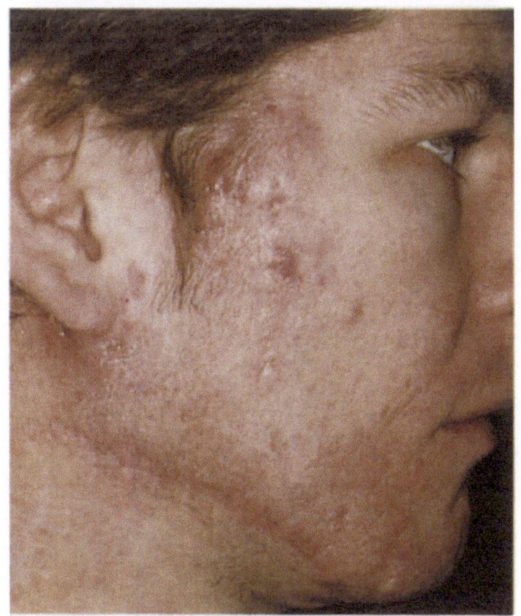

Literatur

1. Argenta C (1984) Controlled tissue expansion in reconstructive surgery. Br J Plast Surg 37:520–529
2. Radovan C (1976) Adjacent flap development using expandable silastic implant. Ann Meeting Amer Soc Plast Reconstr Surg Boston
3. Radovan C (1984) Tissue expansion of soft-tissue reconstruction. J Plast Reconstr Surg 74:482–492

Sachverzeichnis